肿瘤靶向治疗及免疫治疗进展

主　编　吴小亮　梁文华　张荣欣

科学出版社

北　京

内 容 简 介

本书共分为两篇 23 章。第一篇概述篇，主要包括肿瘤靶向治疗及免疫治疗简介及相关基础知识。第二篇临床篇，包括肺癌、乳腺癌、食管癌、胃癌、结直肠癌、原发性肝癌、胰腺癌、肾癌、尿路上皮癌、宫颈癌、卵巢癌、脑胶质瘤、头颈部鳞癌、甲状腺癌、恶性淋巴瘤、白血病、皮肤癌及黑色素瘤和非基于肿瘤类型的靶向治疗及免疫治疗，靶向治疗和免疫治疗药物不良反应及处理等。每章均按照流行病学及分子生物学特点、靶向治疗药物及临床试验进展、免疫治疗药物及临床试验进展三个方面进行阐述，为读者提供新颖、全面的靶向治疗及免疫治疗药物相关临床试验进展知识。附录部分整理了目前美国 FDA 和我国 NMPA 批准上市的靶向治疗及免疫治疗药物。

本书适合于肿瘤相关科室医生、肿瘤科研工作者、肿瘤学专业学生等参考使用。

图书在版编目（CIP）数据

肿瘤靶向治疗及免疫治疗进展 / 吴小亮，梁文华，张荣欣主编. —北京：科学出版社，2020.12
　ISBN 978-7-03-067279-7

Ⅰ．①肿… Ⅱ．①吴… ②梁… ③张… Ⅲ．①肿瘤–治疗–研究
Ⅳ．①R730.5

中国版本图书馆 CIP 数据核字（2020）第 252509 号

责任编辑：戚东桂 ／ 责任校对：张小霞
责任印制：李 彤 ／ 封面设计：明 镜 龙 岩

科学出版社 出版
北京东黄城根北街 16 号
邮政编码：100717
http://www.sciencep.com

北京建宏印刷有限公司 印刷
科学出版社发行 各地新华书店经销

*

2020 年 12 月第 一 版　开本：889×1194　1/16
2023 年 4 月第五次印刷　印张：29 1/4
字数：799 000
定价：128.00 元
（如有印装质量问题，我社负责调换）

编 委 会

毛丽丽　北京大学肿瘤医院

潘运宝　武汉大学中南医院

邱立新　复旦大学附属肿瘤医院

沈建飞　浙江省台州医院

生　金　浙江大学医学院附属邵逸夫医院

孙　锐　华中科技大学同济医学院附属普爱医院

田　晨　天津医科大学肿瘤医院

王　昕　中国医学科学院肿瘤医院

王海永　山东省肿瘤医院

王静姝　中山大学附属第二医院

王绍佳　云南省肿瘤医院

王文俊　安徽医科大学第一附属医院

王志辉　中山大学附属第五医院

吴　晨　苏州大学附属第三医院

吴佳竹　江苏省人民医院

吴小亮　贵州省人民医院

夏　冰　天津医科大学肿瘤医院

谢新华　中山大学肿瘤防治中心

谢阳春　中南大学湘雅二医院

杨贤子　广州医科大学附属肿瘤医院

杨中元　中山大学肿瘤防治中心

叶云林　中山大学肿瘤防治中心

游　赣　首都医科大学附属北京天坛医院

于国鹏　上海交通大学医学院附属第九人民医院

张　继　中山大学肿瘤防治中心

张传宝　首都医科大学附属北京天坛医院

张慧卿　江西省肿瘤医院

张荣欣　中山大学肿瘤防治中心

张瑞光　华中科技大学同济医学院附属协和医院

张士强　中山大学附属第七医院

张业繁　中国医学科学院肿瘤医院

张永法　复旦大学附属肿瘤医院

赵　沙　同济大学附属上海市肺科医院

赵培起　天津医科大学肿瘤医院

郑于臻　中山大学附属第六医院

周　斐　同济大学附属上海市肺科医院

周悦乔　琼海市人民医院

朱　琳　遵义医科大学第二附属医院

朱传东　南京中医药大学附属南京医院

我国临床肿瘤学的传承与创新
（代序）

早在古希腊时期和我国殷商时期，典籍中就有关于肿瘤的记载。在几千年的历史长河中，肿瘤却一直属于罕见病。我国近代临床肿瘤学的发展，以 1933 年北京协和医院外科成立肿瘤组来算，只有八十多年历史。

建国初期，从事这一学科的专家仅有二十多位，其中包括做放射诊断兼放射治疗的专家和妇科以镭治疗子宫颈癌的专家。专科从事肿瘤诊疗的专家寥寥无几。

建国八年，我国觉察到世界各国肿瘤发病率有明显增高的趋向、肿瘤治疗在卫生工作中的地位越来越重要，于是将正在筹建的国际医院改成了肿瘤专科医院。这家肿瘤专科医院就是 1958 年建院的中国医学科学院肿瘤医院，现在的国家癌症中心。那时的条件十分简陋，几位肿瘤医学的元老克服重重困难，尽毕生之力发展我国临床肿瘤学事业。记录片《时间的记忆》记录了他们的献身精神和杰出贡献。

我国近代内科肿瘤学的发展更晚。1958 年，为了开展多学科综合治疗，吴桓兴、金显宅和李冰等专家共同决定和指导成立了肿瘤内科治疗单位"化疗组"。到 1965 年，"化疗组"才正式改称肿瘤内科。吴桓兴是放射肿瘤学专家，金显宅和李冰两位是外科肿瘤学家，他们共同支持建立内科肿瘤学这一行为是非常有远见的。几位专家在那时已经认识到，作为进行全身治疗的内科在肿瘤综合治疗中拥有不可或缺的地位和发展前景。

我们把那时开始进入临床肿瘤学的年轻同道称为我国第二代临床肿瘤学家，他们的主要任务是承上启下，向老一辈学习和进一步发展专业。

20 世纪 60~80 年代我国的肿瘤发病率和病死率迅速增高，肿瘤成为主要威胁人民健康的常见病、多发病。那时，各省都陆续建立了防治肿瘤的专科医院，但这并没有遏制肿瘤发病率的继续增高。肿瘤治疗手段也在不断增多，其中内科治疗尤为突出。改革开放这四十多年来，由于分子生物学的迅速发展，进入 21 世纪后分子靶向治疗迅猛发展；近年来现代免疫治疗进入临床实践，肿瘤内科治疗成为临床医学最活跃的研究领域。2006 年 WHO 将肿瘤定位为"可控慢性疾病"，内科治疗更加受到重视。

我们把改革开放以来成长的中青年学者称为我国第三代临床肿瘤学家。他们赶上好时代——起点高、机会多，很多人得到了国外交流学习的宝贵机会。再加上很多学者在国外学成后归国就业，学术研究迅速发展而且成果质量很高。

最近，国家癌症中心新药（抗肿瘤）临床研究中心发表了近十年来我国新药临床试验的统计资料：注册临床试验共 1493 项，每年递增 33%，其中我国自主研发的 751 项；靶向药物和免疫药物分别占 29% 和 60%。全国已经有 123 家具有牵头能力开展临床试验的单位。因此，我们迫切需要一本有关靶向治疗和免疫治疗的专著来供大家参考。

我国第三代临床肿瘤学家的代表是 CSCO 的领军人物。CSCO 已经和 ASCO、ESMO、ACOS 等国际组织建立了互相承认会员资格的姊妹学会关系，在国际上有了话语权。同时，也为青年同行搭建了平台，专门成立了青年会员组织，不断将年轻一代推向第一线，帮助他们迅速成长。对此我们感到特别欣慰，这就是我国临床肿瘤学传承的表现。在此，大家可能理解了我看到 70 多位最具发展潜力的中青年学者编写的专著时的喜悦与激动。我多次和吴孟超院士说起 CSCO 的会员，由于时代的前进和优越的条件，他们各个方面都比我们强多了。

当前学术界的共识是循证医学、个体化、规范化治疗，我认为这三者是一种连续的互相关联的过程。早期人们曾经怀疑，规范化会不会影响个体化？千篇一律按规范治疗，会不会忽视病人的个体差异，违背"个别对待"的基本原则？实践证明并非如此。临床上重要的个体化处理恰恰都是通过循证研究临床试验而获得的。最好的例子就是 NSCLC 的靶向治疗，最初我们应用第一代 TKI 时还不了解其疗效与 *EGFR* 基因突变的关系，通过临床研究证明其疗效与 EGFR19-21 外显子突变相关以后，临床治疗疗效有了很大的提高。并且该研究还证明这些优势病人，TKI 的疗效优于化疗；后续研究发现第一代 TKI 耐药的病人多数有 T790M 突变，而针对这一突变合成的第三代 EGFR-TKI 奥希替尼对这类病人也有很好的疗效；同样，例如，我国研制的安罗替尼，对第二代 TKI 耐药的病人又有一定疗效。我国的临床试验证明，对常规 TKIs 治疗不太满意的 EGFR21 外显子突变的病人，加大剂量的 TKI 如埃克替尼又可以取得良好疗效。此外，具有 *EML4-ALK* 融合基因的病人用克唑替尼治疗的疗效突出。颅内多发转移的 NSCLC 病人也可以选择 TKI 治疗。这些研究，大大丰富了个体化治疗的内涵，进入规范化无疑会在相当程度上提高治疗疗效。所以传承创新是时代的主旋律。

其他常见肿瘤如乳腺癌、大肠癌、原发性肝癌、淋巴瘤等，通过近年来靶向治疗和免疫治疗的快速发展，它们的治疗疗效也都有相当程度的提高。

反观每年根据循证医学重大进展而制定的诊疗规范中，除了国际上欧美的常见肿瘤规范，我国也正在根据自己的实际情况和临床经验制定我国的规范或准入制度。各种规范的目的是提高治愈率和改善患者的生活质量。在我国特别重视发挥中西医的特点和长处，所以制定的规范中特别重视保护患者的免疫、骨髓、肝肾功能和治疗后的康复。熟悉常见肿瘤的临床规范是临床肿瘤学基本功。但在具体处理每一位病人时，医生还是需要根据病人的具体情况加以调整以取得最佳的疗效，这样才能成为一名合格的临床肿瘤学家。

在相当多的肿瘤中，合理、有计划的综合治疗取得了较好的疗效。近 60 年来综合治疗已经取代了传统的单一治疗，并且在相当多的肿瘤中提高了治愈率。由于改善了对于肿瘤的全身性控制，使得某些患者即使有了肿瘤播散，仍可能治愈。在另一方面，它也促进了肿瘤生物学的发展，促使我们对肿瘤的基因调控、生长和播散规律、异质性或不均一性、增殖动力学、耐药性（特别是多药耐药）、代谢分布等内容有了比较深入的认识。

当然，由于学科发展太快，几乎每天都有新的研究成果发布。尽管我不断嘱托编者要努力将最新、最好的成果呈现给大家参考，但是各位编者的时间和精力都有限，难免会有新的、重要的内容和进展未能纳入本书，疏漏之处将待再版时补充修订。

征癌路上与大家偕行是我的荣幸！

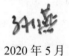

2020 年 5 月

前　　言

恶性肿瘤严重威胁着人类生命健康。2018 年，全球估计有 1810 万新发恶性肿瘤病例和 960 万死亡病例。2019 年，国家癌症中心发布了我国最新的癌症数据，这份数据汇集整理了全国 368 家癌症登记点的资料。数据显示，我国 2015 年新发恶性肿瘤病例约 392.9 万例，全国恶性肿瘤发病率为 285.83/10 万（男性 305.47/10 万，女性 265.21/10 万）。我国常见的恶性肿瘤主要为肺癌、胃癌、结直肠癌、肝癌和乳腺癌等。

传统的肿瘤治疗方法主要是手术、化疗及放疗。在过去的数十年里，研究者们进行了更深入的肿瘤细胞水平及分子水平的研究，在靶向治疗和免疫治疗方面取得了非常显著的成果，一方面极大限度地延长了晚期肿瘤患者的生命；另一方面也提高了肿瘤患者的生活质量。不过近年来研究进展太多且更新太快，我们时常无法及时、快速、精准地掌握最前沿的肿瘤治疗知识，所以很有必要编写一本完整、全面、系统并且紧跟前沿的介绍肿瘤靶向治疗及免疫治疗的书籍。

目前，肿瘤靶向已治疗成为晚期恶性肿瘤精准医疗的"主战场"。研究人员发现，精准靶向治疗能够很好地优化临床疗效，在延长患者生命的同时降低治疗副作用，提高生活质量。尽管靶向治疗取得了惊人的成绩，但是仍有部分患者的治疗疗效较差，而且即使靶向治疗有效，最终也不可避免会产生耐药。基于对肿瘤细胞层面及分子生物学层面的认知，我们应该进一步探索靶向治疗耐药机制、开发新的靶向药物，更好地做到个体化治疗，以更好地服务临床。

随着免疫学等相关学科的迅速发展，促使肿瘤免疫治疗技术突飞猛进，使之成为新的肿瘤治疗热点，免疫检查点抑制剂已被批准用于多种晚期恶性肿瘤。在应用免疫治疗药物过程中，应熟悉免疫治疗的作用机制、适用人群、疗效判断标准及伴随出现的不良反应等。国内外涉及免疫检查点的新药临床研究，都在尽可能地覆盖更多患者，相信在不久的将来，免疫治疗可以惠及更多的恶性肿瘤患者。

本书共分为两篇，第一篇为概述篇，主要内容为肿瘤靶向治疗及免疫治疗简介和分子生物学基础。第二篇为临床篇，主要介绍了各类肿瘤的流行病学及分子生物学特点、靶向治疗药物及免疫治疗药物，以及相关的最新临床试验进展，最后介绍了靶向治疗药物及免疫治疗药物的不良反应及处理。在提供新颖、全面的靶向治疗及免疫治疗药物相关临床试验进展知识的同时，也整理了相关药物不良反应及处理的具体内容，以期更好地服务临床一线医生和肿瘤患者。

在本书编写过程中，各种临床试验结果在不断更新、新药在不断上市、原有药物适应证也在逐渐扩大。尽管我们很难及时地把最新知识点全部囊括进来，但是我们务求跟上最新的进展，以适应临床肿瘤学的实际需求。

本书编委均是活跃在肿瘤临床/科研一线的优秀青年骨干，其中不乏"国之名医"、博士生导师、ASCO 口头报告者、ASCO Merit Award 获得者、CSCO "35 under 35" 最具潜力青年肿瘤医生，保证了本书的前沿性、专业性及可读性。

由于编者学识有限，编写中难免有疏忽及不足之处，敬请读者批评指正，以便再版时更新修正。

吴小亮

2020 年 5 月

目　　录

第一篇　概　述　篇

第二篇　临　床　篇

第一篇

概　述　篇

第一章

肿瘤靶向治疗概述

恶性肿瘤已成为危害全球居民健康的重要原因。GLOBOCAN 2018 报告显示，全球恶性肿瘤新发约 1810 万例，死亡约 960 万例；2015 年我国恶性肿瘤发病约 392.9 万例，死亡约 233.8 万例。肿瘤防治工作面临巨大挑战。目前恶性肿瘤治疗方法主要有手术、化疗、放疗等，手术和放疗可以解决早期肿瘤患者或者晚期患者的局部症状等；而化疗经过几十年的发展，也取得了很好的疗效，与手术和（或）放疗的配合大大提升了对于疾病的控制率。但是化疗除了面临肿瘤耐药外，还存在严重的不良反应，如脱发、恶心、呕吐、骨髓抑制等。伴随着临床和科研人员对肿瘤细胞水平及分子水平的深入研究，肿瘤基因组学、蛋白质组学、表观遗传学、肿瘤免疫学及其他生物技术在医学领域的飞速发展，肿瘤的治疗方式也在逐步地增加和完善。近年来靶向治疗和免疫治疗的出现促使肿瘤治疗迈入了一个全新的时代（Bray et al.，2018；Siegel et al.，2020；Dobashi et al.，2012；郑荣寿 等，2015）。

一、靶向治疗的定义及基本原理

靶向治疗是指针对特定的靶标进行精准治疗而不影响机体正常组织的治疗方式。它主要分为三个层次：分子靶向治疗、细胞靶向治疗、器官靶向治疗（董坚，2018；高社干 等，2012）。

（一）分子靶向治疗

分子靶向治疗是指针对肿瘤细胞里导致细胞癌变和肿瘤进展环节中的某个蛋白质分子、核苷酸片段，或者基因产物来设计相应的治疗药物，药物进入体内会特异地选择与相应分子结合产生抗肿瘤效应，使肿瘤细胞特异性死亡，而不会影响正常细胞或是影响很小。

肿瘤是一种多因素影响、多基因参与、多阶段形成的复杂疾病。肿瘤发生发展过程中涉及很多分子变化和众多环节，如癌基因和抑癌基因、生长因子与细胞信号转导通路、细胞周期调控、细胞凋亡、DNA 损伤修复等。另外，肿瘤发生发展及转移过程中也需要肿瘤微环境的"鼎力支持"，如肿瘤相关成纤维细胞（cancer-associated fibroblast，CAF）、血管生成、免疫细胞等。基于这些不同的分子变化人们开发了相应的靶向治疗药物，例如，根据导致肿瘤发生发展过程中的癌基因激活和抑癌基因失活（常见的癌基因有 *EGFR*、*HER-2*、*RAS*、*RAF*、*MET* 等；常见抑癌基因有 *TP53*、*PTEN*、*Rb* 等）并在此基础上研发的分子靶向药物，如厄洛替尼、曲妥珠单抗等；针对生长因子与细胞信号转导通路开发的分子靶向药物，如靶向 PI3K/AKT/mTOR、信号通路开发的药物雷帕霉素等。另外，还有阻断肿瘤细胞营养来源的，如抗肿瘤血管生成的治疗靶点血管内皮生长因子（vascular endothelial growth factor，VEGF），针对其开发的药物有贝伐珠单抗（bevacizumab）等。

（二）细胞靶向治疗

细胞靶向治疗主要是指免疫细胞靶向治疗，将患者免疫细胞分离，在体外进行分选、扩增、活化后回输至患者体内，免疫细胞选择性地与肿瘤细胞特异性结合导致肿瘤细胞凋亡从而产生抗肿瘤效应。目前临床常用的方法有嵌合抗原受体 T 细胞（chimeric antigen receptor T-cell，CAR-T）疗法、树突状细胞（dendritic cell，DC）靶向治疗、骨髓源性抑制细胞（myeloid derived suppressor cell，MDSC）靶向治疗、肿瘤相关巨噬细胞（tumor-associated macrophage，TAM）靶向治疗。CAR-T 技术是一种非常有前景的新型靶向肿瘤免疫治疗方法，精准、快速且高效。其原理是从患者的血液中提取出 T 淋巴细胞后对这些 T 淋巴细胞进行再造，从而使其表面表达嵌合抗原受体（chimeric antigen receptor，CAR），当 CAR-T 细胞被重新输回到患者体内时，这些受体能够帮助 T 淋巴细胞识别、攻击患者体内的癌细胞。目前，已有两款免疫细胞疗法获得美国食品药品监督管理局（Food and Drug Administration，FDA）批准上市：诺华的 tisagenlecleucel（Kymriah）用于治疗白血病和成人非霍奇金淋巴瘤（non-Hodgkin's lymphoma，NHL），Kite Pharmar 的 axicabtagene ciloleucel（Yescarta）用于治疗弥漫性大 B 细胞淋巴瘤（diffuse large B cell lymphoma，DLBCL），就此开启了肿瘤免疫细胞治疗的新时代（Maude et al.，2018；Neelapu et al.，2017）。

（三）器官靶向治疗

针对肿瘤在器官水平上的差异进行的靶向治疗即器官靶向治疗，主要包括血管内介入治疗和局部药物注射两种方式。血管内介入治疗即选择性地在肿瘤的供血动脉内插管靶向灌注或栓塞化疗；局部药物注射即经皮穿刺或经导管直接在肿瘤区域注射化疗药物或乙醇、乙酸等。

二、靶向治疗药物的发展历程

分子靶向治疗药物主要分为单克隆抗体和小分子化合物两大类。本章主要根据美国 FDA 和我国国家药品监督管理局（National Medical Products Administration，NMPA）批准的划时代靶向治疗药物上市时间的顺序作简单介绍，随后将会在后续各章节中对每种药物的临床试验及进展等进行具体介绍。

1997 年 11 月，美国 FDA 批准利妥昔单抗（rituximab，Rituxan，美罗华）上市用于治疗 CD20 阳性的非霍奇金淋巴瘤，从此揭开了分子靶向治疗的序幕。利妥昔单抗是一种人鼠转基因嵌合的单克隆抗体（monoclonal antibody，mAb），以 CD20 抗原为靶标。利妥昔单抗的 Fab 结构区与恶性 B 淋巴细胞上的 CD20 抗原结合，通过补体依赖的细胞毒作用（complement dependent cytotoxicity，CDC）和抗体依赖细胞介导的细胞毒作用（antibody dependent cell mediated cytotoxicity，ADCC）介导 B-细胞溶解（Pierpont et al.，2018）。

1998 年 9 月，FDA 批准曲妥珠单抗（trastuzumab，Herceptin，赫赛汀）用于治疗表皮生长因子受体-2（epidermal growth factor receptor 2，HER-2/neu）过表达（IHC3+或 IHC2+/FISH+）的乳腺癌患者。曲妥珠单抗是重组 DNA 衍生的人源化单克隆抗体，在原发性乳腺癌患者中有 25%～30% 的患者 HER-2 过度表达。曲妥珠单抗含人 IgG1 框架，互补决定区源自鼠抗 p185 HER-2 抗体，能够与 HER-2 绑定，可抑制 HER-2 过度表达的肿瘤细胞的增殖，联合化疗可使乳腺癌患者生存率得到大幅提高（Cameron et al.，2017）。

进入 21 世纪后，靶向治疗药物的发展突飞猛进，2001 年 FDA 批准阿仑单抗（alemtuzumab）上市用于治疗慢性 B 淋巴细胞白血病（chronic B lymphocytic leukemia，B-CLL）。阿仑单抗是靶向 CD52 的人源化单克隆抗体，与 B 淋巴细胞表面的 CD52 结合，通过 CDC 和 ADCC 杀伤肿瘤细胞（Dearden et al.，2001）。同年，FDA 还批准了伊马替尼（imatinib，Gleevec，格列卫）用于慢性髓细胞性白血病（chronic myelocytic leukemia，CML）的治疗。CML 患者费城染色体阳性（Ph+），即 *ABL* 与 *BCR* 两种基因重组在一起，产生融合蛋白 p-210，p-210 具有较高的酪氨酸激酶活性，伊马替尼可抑制 ABL 酪氨酸激酶的活性，特异性地抑制 ABL 的表达和 *BCR-ABL* 细胞的增殖（Druker et al.，2001）。随后 FDA 批准伊马替尼用于治疗胃肠道间质瘤（gastrointestinal stromal tumor，GIST）（Heinrich et al.，2002）。

2002 年 2 月 FDA 批准替伊莫单抗（ibritumomab tiuxetan，Zevalin）上市用于治疗复发、难治的低级别或滤泡性 B 细胞非霍奇金淋巴瘤。替伊莫单抗采用同位素 ^{90}Y 标记，是第一个放射免疫共轭物（抗体+放射性核素连接构成）并靶向 CD20 放射治疗的单克隆抗体（Krasner et al.，2001）。

2003 年 5 月，FDA 批准硼替佐米（bortezomib，Velcade）用于治疗复发性或难治性套细胞淋巴瘤

（mantle cell lymphoma，MCL）。硼替佐米是 26S 蛋白酶体的可逆性抑制剂，可防止泛蛋白的水解，是第一个临床应用的蛋白酶抑制剂（Pei et al.，2003）。

2003 年及 2004 年吉非替尼（gefitinib，Iressa，易瑞沙）和厄洛替尼（erlotinib，Tarceva，特罗凯）分别获批上市，用于治疗表皮生长因子受体（epidermal growth factor receptor，EGFR）基因突变的局部晚期或转移性非小细胞肺癌（non-small cell lung cancer，NSCLC）。EGFR 是 NSCLC 最主要的驱动基因之一。EGFR 位于第 7 号染色体短臂上，有 28 个外显子，其中 EGFR 酪氨酸激酶区域的突变主要发生在 18～21 号外显子，尤其以 19 和 21 号外显子突变更为重要。在西方人群中 EGFR 突变率为 10%～20%，而在东亚人群中突变率则高达 40%～50%。既往研究已经证实 EGFR 信号转导通路在肿瘤发生发展过程中起着十分重要的作用，其中 19 号外显子突变阳性，提示分子靶向药疗效较好（Midha et al.，2015）。

2004 年 2 月 FDA 批准贝伐珠单抗（bevacizumab，Avastin）上市用于治疗转移性结直肠癌。贝伐珠单抗是重组人源化单克隆抗体，能与人血管内皮生长因子（VEGF）结合并阻断其生物活性，是美国第一个获得批准上市的抑制肿瘤血管生成的药物，随后于 2005 年、2009 年、2010 年分别获批用于转移性 NSCLC、胶质母细胞瘤、转移性肾细胞癌，成为抗血管生成的明星药物。西妥昔单抗（cetuximab，Erbitux，爱必妥）是以 EGFR 为靶点的人鼠嵌合 IgG1 单克隆抗体，2004 年 2 月 FDA 宣布批准西妥昔单抗用于晚期直肠癌，随后于 2011 年批准其用于晚期头颈部肿瘤。

2005 年 12 月，FDA 批准索拉非尼（sorafenib，多吉美）用于治疗晚期肾细胞癌，随后分别在 2007 年 11 月与 2013 年 11 月获批用于治疗肝癌和甲状腺癌。索拉非尼是第一个口服的多靶点靶向药物，可以抑制 CRAF 和 BRAF 的丝氨酸-苏氨酸激酶活性，也可以抑制 PDGFR、VEGFR-2、c-KIT、FLT3 酪氨酸激酶活性，从而抑制新生血管形成及肿瘤增殖。

2006 年 1 月，FDA 批准舒尼替尼（sunitinib，Sutent）上市用于治疗晚期肾癌。舒尼替尼是酪氨酸激酶抑制剂，可以抑制多个靶点如 VEGFR、PDGFR、FLT3、c-KIT、RET 等。同年 6 月，FDA 批准达沙替尼（dasatinib，Sprycel）用于伊马替尼耐药或不耐受的 Ph+CML 及急性淋巴细胞白血病（acute lymphocytic leukemia，ALL）。

2007 年 3 月，FDA 批准拉帕替尼（lapatinib，Tykerb）上市用于治疗 HER-2 阳性乳腺癌。拉帕替尼是双靶点（EGFR、HER-2）酪氨酸激酶抑制剂。同年 5 月，FDA 批准替西罗莫司（temsirolimus，Torisel）用于难治性晚期肾癌，替西罗莫司是一种特异性哺乳动物雷帕霉素靶蛋白（mammalian target of rapamycin，mTOR）抑制剂。

2009 年 3 月，FDA 批准依维莫司（everolimus，Afinitor）用于既往经舒尼替尼、索拉非尼治疗失败的晚期肾癌，随后于 2012 年批准其用于晚期乳腺癌。2009 年 9 月，FDA 批准普拉曲沙（pralatrexate，Folotyn）上市，普拉曲沙是首个用于治疗复发性/难治性外周 T 细胞淋巴瘤（peripheral T-cell lymphoma，PTCL）的二氢叶酸还原酶抑制剂。

2011 年 8 月，FDA 批准克唑替尼（crizotinib，Xalkori）用于治疗 ALK 阳性的晚期 NSCLC，我国也于 2013 年 1 月批准其上市，具有里程碑意义。克唑替尼是一种小分子酪氨酸激酶抑制剂，靶点有 ALK、ROS1、MET。ALK 是一种受体酪氨酸激酶，在部分 NSCLC 中，棘皮动物微管结合蛋白 4（echinoderm microtubule-associated protein-like 4，EML4）基因（EML4）与 ALK 基因形成 EML4-ALK 融合基因。

2012 年 1 月，FDA 批准阿昔替尼（axitinib，Inlyta）用于其他药物治疗无效的晚期肾癌，我国于 2015 年 4 月批准上市。阿昔替尼是小分子酪氨酸激酶抑制剂，靶点有 VEGFR、PDGFR、c-KIT。帕妥珠单抗（pertuzumab，Perjeta）是一种重组人源化单克隆抗体，2012 年 6 月 FDA 批准其用于治疗 HER-2 阳性的转移性乳腺癌。瑞戈非尼（regorafenib，Stivarga）是一种多个靶点的激酶抑制剂，2012 年 9 月 FDA 批准瑞戈非尼上市用于经治疗后进展或播散至机体其他部位（转移）的结直肠癌；随后在 2013 年 2 月，又被批准用于治疗不能手术切除且对伊马替尼和舒尼替尼治疗无应答的晚期 GIST；2017 年 4 月被批准用于经索拉非尼治疗无效的肝癌。阿柏西普（ziv-aflibercept，Zaltrap）是一种可溶性重组 VEGFR 蛋白，由 VEGFR-1/VEGFR-2/人类免疫球蛋白 IgG1 的部分片段融合而成。2012 年 8 月 FDA 批准阿柏西普联合 FOLFIRI 方案用于经含奥沙利铂化疗方案治疗无效的转移性结直肠癌。卡博替尼

（cabozantinib, Cometriq）是一种多靶点的小分子酪氨酸激酶抑制剂（MET、VEGFR-1、VEGFR-2、VEGFR-3、ROS-1、RET、AXL、NTRK、c-KIT），2012年11月经FDA批准用于晚期甲状腺髓样癌，2016年4月获批用于晚期肾癌，2019年1月获批用于索拉非尼治疗无效的肝癌。

2013年FDA批准曲妥珠单抗-美坦辛（T-DM1）用于治疗HER-2阳性晚期乳腺癌，成为第一个成功上市的抗体偶联物。随后在2019年5月，FDA批准T-DM1用于在接受基于曲妥珠单抗+紫杉类的新辅助治疗后仍存在残存病灶的HER-2阳性早期乳腺癌（early breast cancer, EBC）的辅助治疗。T-DM1（ado-trastuzumab emtansine, Kadcyla）是将经典的抗HER-2靶向治疗药物曲妥珠单抗与抑制微管聚集的化疗药物emtansine通过硫醚连接子连接成的稳定的抗体药物偶联物（antibody drug conjugate, ADC），兼具靶向药和化疗药的优点，在提高治疗有效率的同时降低了对正常组织的毒副作用。

2015年2月，FDA批准仑伐替尼（lenvatinib, Lenvima）用于治疗接受放射性碘治疗病情仍在进展的分化型甲状腺癌（differentiated thyroid cancer, DTC），2016年5月批准其用于治疗晚期肾癌，2018年8月批准用于不能切除肝癌的一线治疗，2019年9月批准用于晚期子宫内膜癌。仑伐替尼是一种多受体酪氨酸激酶抑制剂（VEGFR-1、VEGFR-2、VEGFR-3、FGFR1、PDGFR、c-KIT、RET）。

2018年11月，FDA批准"广谱抗癌药"拉罗替尼（larotrectinib）上市用于治疗NTRK（neurotrophic receptor tyrosine kinase）基因融合阳性的实体瘤患者，不论患者年龄及肿瘤来源。2019年6月日本卫生劳动福利部（MHLW）率先批准恩曲替尼（entrectinib）上市用于治疗成人和儿童NTRK融合阳性、晚期复发性实体肿瘤，随后2019年8月FDA加速批准恩曲替尼上市。（附录1：目前已上市的肿瘤靶向治疗药物。）

三、靶向治疗药物的特点、局限性及注意事项

（一）特点

肿瘤具有异质性（包括肿瘤内的异质性和肿瘤患者间的异质性），而分子靶向治疗主要是针对肿瘤发生发展中的关键靶标（驱动基因）或微环境中的关键分子，具有很强的"针对性""专一性""排他性"，这使得个体化治疗成为可能。靶向治疗药物对正常细胞影响小，毒副作用轻，患者耐受性好；常可通过口服或直接静脉给药，使用方便，患者依从性好。

（二）局限性

1. 驱动基因 部分肿瘤依赖某个关键基因的异常激活，识别该驱动基因，为后续的靶向治疗提供了理论基础。但有些肿瘤并不依赖于其中某个基因或者目前尚未找到其驱动基因，导致无法实现靶向治疗。

2. 原发性耐药 有时即使找到的驱动基因是敏感靶点，但仍在初始治疗时出现耐药，目前原因尚不明确，可能与敏感突变及耐药突变共存、通路下游基因突变、其他基因扩增等因素相关。

3. 继发性耐药 靶向治疗药物通常对某个或某几个分子有效，但恶性肿瘤非常"狡猾"，在接受靶向治疗一段时间后，该驱动基因的再次突变或者其他基因的异常活化会导致肿瘤出现耐药。这是目前靶向治疗面临的最主要也是最头痛的问题，针对这种情况，临床及科研工作者们不断开发新的（第二代、第三代等）靶向治疗药物或采用联合治疗以克服耐药。

4. 不良反应 虽然靶向治疗的药物不良反应比化疗药物的轻，但并不是没有不良反应，仍可出现皮疹、胃肠道反应、心血管反应等（详见第二十三章），尤其是多靶点靶向治疗药物的不良反应更加明显，甚至可能会影响靶向治疗的依从性，导致药物减量使用甚至停药。

5. 费用 靶向治疗的花费相对较高。

（三）注意事项

根据前面两点（特点和局限性）及恶性肿瘤的其他生物学特征，选择目标患者及相对应的靶向治疗药物显得尤其重要。

1. 筛选目标患者 并不是所有患者都适合靶向治疗，如晚期NSCLC患者，如果没有驱动基因突变（EGFR、ALK、MET等），则不适合选用靶向治疗，所以在靶向治疗前需要做基因检测确定患者是否具有相应的分子表达的变化。

2. 选择合适的靶向治疗药物　不同的基因突变应选择不同的靶向治疗药物。*EGFR* 突变的晚期 NSCLC 患者需要选用 EGFR-TKI，如厄洛替尼、吉非替尼等。如果是 *ALK* 阳性，则应选用 ALK-TKI，如克唑替尼、阿来替尼等。随着针对同个驱动基因的不同靶向治疗药物的出现（第一代、第二代、第三代等），一线治疗应该选择第几代药物也成为我们需要注意的一大问题。开发新一代药物的初衷是为了解决上一代药物的耐药问题，所以我们常规认为是第一代药物耐药后才选择第二代药物，第二代药物耐药后才选择第三代药物，但是随着更多临床试验结果的出炉，这种单一的固定逻辑思维也在逐步改变，比如第三代 EGFR-TKI 奥希替尼就因展现了显著的无进展生存期（progression-free survival, PFS），被美国国家综合癌症网络（NCCN）及我国临床肿瘤学会（CSCO）指南批准用于 *EGFR* 突变晚期 NSCLC 的一线治疗。

3. 治疗时间　利妥昔单抗需与 CHOP 化疗方案同时使用疗效才最佳。曲妥珠单抗+化疗治疗结束后，曲妥珠单抗需维持使用至 1 年，而 EGFR-TKI 等需要一直使用直至疾病进展。

4. 药物剂量　只有选择合适的药物剂量才能达到更为有效的治疗效果，如克唑替尼 250mg 口服，每日 2 次，直至疾病进展或患者无法耐受，但患者有时会出现不能耐受的不良反应而不得不调低剂量甚至停药。

5. 用药途径　大多数靶向治疗药物如酪氨酸激酶抑制剂（TKI）口服即可，患者使用非常方便，但是单克隆抗体类药物常需要静脉输注。

6. 联合用药　大多数分子靶向治疗药物单用疗效非常好，但越来越多的临床研究发现将分子靶向治疗药物与细胞毒类药物/免疫治疗联合，或将不同的靶向治疗药物联合，也是提高疗效的有效途径之一。

7. 关注药物不良反应　一般分子靶向药物的不良反应较轻，但也可能会出现严重的不良反应，因此需要随时关注药物的不良反应，给予相应的对症处理，调整药物剂量或者停药等。

8. 耐药　靶向治疗药物最终也会面临耐药，如何及时发现耐药并找到解决耐药的方法也是目前亟须攻克的问题。

9. 治疗费用问题　靶向药物一般较贵，尽管现有部分靶向治疗药物有慈善援助计划或已进入医保，在一定程度上减轻了患者的费用负担，但在选择靶向治疗药物时仍需考虑患者家庭的经济承受能力。

四、小　　结

近十几年来现代生物学技术给靶向治疗药物的开发带来了飞跃式的发展，靶向治疗药物一路披荆斩棘，突破一个又一个基因靶点，如 EGFR、HER-2、ALK 等。目前各种新的生物标志物鉴定，以及更多疗效更好、副作用更小的药物也都在快马加鞭地研制中，部分已经发展到第三代甚至第四代。但是，分子靶向药物的研发投入大、风险高，有成功也有失败。如何高效、精准地筛选目标人群、监测原发及继发性耐药的发生、规范耐药后的靶向治疗策略等还没有得到非常有效完善的解决。另外，我们的思维也不能单纯停留在新的靶向药物研发上，不能等到耐药了再去寻找新的出路，陷入靶向治疗短期内有效，继发耐药，然后研究耐药机制继而开发新一代抗耐药药物，接着又出现耐药……似乎掉进了一个"死"循环。如何破解这个尴尬的局面，让靶向治疗药物持续有效下去，是值得我们深思的问题！一方面要更加系统、全面且深入地了解肿瘤的生物学特征，开发新的更高效的靶向治疗药物；另一方面要结合其他治疗方式，如双靶向、靶向治疗+化疗/放疗/免疫治疗/手术等，或许能改变靶向治疗药物面临的困境。我们期待更多新的突破，也期望靶向治疗跨上新的台阶！

（吴小亮）

编者简介

吴小亮，肿瘤学博士，美国宾州州立大学博士后，美国西弗吉尼亚大学博士后及访问学者，主治医师，毕业于中山大学肿瘤防治中心，就职于贵州省人民医院肿瘤科。主要研究方向为恶性肿瘤靶向治疗、免疫治疗、放疗及转化研究。发表论文共 21 篇，第一作者/共同第一作者/通讯作者论文共 10 篇，总引用＞500 次，H 指数 11。多项研究成果入选全球顶级肿瘤学会议口头报告；美国临床肿瘤学会（ASCO）年会

1 项，世界肺癌大会（WCLC）年会 4 项，美国癌症研究协会（AACR）年会 1 项；美国转化研究癌症中心联盟（TRCCC）年会 2 项。其中，2018 年 ASCO Oral Presentation 为报告者、TRCCC Oral Presentation 为报告者。另有 2 项研究成果入选 2018 年 ASCO 壁报讨论，其中一篇为报告者，并获得 ASCO Merit Award；另一篇为第二作者。参与编写 2018 年 *ASCO Educational Book*、*Targeted Therapies for Lung Cancer*。主持国家自然科学基金青年科学基金项目 1 项，参与多项国家自然科学基金面上项目及国际（地区）合作项目研究。现为 ASCO、AACR 及国际肺癌研究协会（IASLC）等多个国际肿瘤专业学会会员。担任多种肿瘤相关 SCI 收录期刊审稿人。获得实用新型专利 5 项。

第二章

肿瘤靶向治疗分子生物学基础

第一节　癌基因与抑癌基因

临床工作中若想从根本上预防肿瘤发生和治愈肿瘤，必须首先明确肿瘤的病因及其内在的分子机制。尽管至今我们未能完全阐明肿瘤的发病机制，但近30年来肿瘤学家通过大量研究证实肿瘤本质上是一种基因相关疾病，多种环境因素（如不良生活习惯、环境污染、电离辐射、病毒感染等）和机体遗传因素（基因突变或缺失等）相互作用可导致正常细胞获得异常分化、无限增殖和侵袭转移的恶性表型，最终促使恶性肿瘤发生、发展和转移（Hanahan et al., 2011）。目前的研究结果认为大多数环境因素通过改变遗传基因的表达发挥致癌作用。肿瘤的发生发展是一个多因素、多步骤、多基因变异累积的复杂过程。在这一过程中癌基因（oncogene）和抑癌基因（tumor suppressor gene）的激活与失活起着重要的调控作用。本章节将重点阐述癌基因和抑癌基因在肿瘤恶变中的作用和研究进展。

一、癌基因的分类和功能

正常细胞也含有癌基因DNA序列，但它们以非激活的形式存在，故又称为原癌基因（proto-oncogene）。通过外界因素的诱导原癌基因发生结构和功能改变，原癌基因被激活，促进细胞恶变，则称之为癌基因。根据基因结构和表达产物的功能特点，癌基因又可分为以下七类：①生长因子类：包括 *Int-2*、*Hst*、*Sis* 等，在乳腺癌、胃癌和白血病中存在异常表达。②生长因子受体类：包括 *EGFR*、*c-KIT*、*HER-2*、*ROS* 等，在非小细胞肺癌、乳腺癌和卵巢癌中异常表达。③G 蛋白类：包括 *H-RAS*、*K-RAS*、*N-RAS* 等，在肺癌、结直肠癌和白血病中异常表达。④转录因子类：包括 *N-MYC*、*L-MYC*、*TP53*、*TTG* 等，在淋巴瘤、小细胞肺癌、白血病中异常表达。⑤酪氨酸激酶类：包括 *TRK*、*RET*、*BCR-ABL* 等，在结肠癌、胸腺瘤、T 细胞白血病中异常表达。⑥丝氨酸/苏氨酸蛋白激酶类：包括 *RAF*、*MOS* 等，在卵巢癌中异常表达。⑦细胞凋亡和细胞周期类：包括 *BCL-2*、*CYCD1* 等，在 B 细胞淋巴瘤、乳腺癌中异常表达。

此外，基于大量的研究成果，人们根据癌基因来源不同将癌基因分为病毒癌基因和细胞癌基因。其中，在病毒基因组中的一段不能编码病毒结构成分、无促进病毒复制作用但能增强细胞增殖和转化能力的 DNA 序列，称为病毒癌基因（virus oncogene, v-onco）。在人类肿瘤细胞中发现的与病毒癌基因同源的 DNA 序列称为细胞癌基因（cellular-oncogene, c-onco）。早在 20 世纪初期 Rous 和 Shope 两位学者分别从鸡肉瘤、成纤维细胞瘤和乳头状瘤中发现了一种逆转录病毒（RNA 病毒），该病毒能在正常动物体内快速诱发恶性肿瘤。直到 20 世纪 70 年代，Bishop、Varmus、Stehelin 等学者通过研究 Rous 肉瘤 RNA 病毒鉴定出第一个病毒癌基因 v-Src（Stehelin et al., 1976）。1981 年研究者从 Harvey 和 Kirsten 鼠肉瘤病毒中分离出 *RAS* 基因（Ellis et al., 1981）。1982 年 Weinberg 等首次从人类膀胱癌细胞系中分离出与 Harvey 鼠肉瘤病毒癌基因同源的第一个人类癌基因 *H-RAS*（Parada et al., 1982）。进一步研究证实 *RAS* 基因在真核生物进化中高度保守,表达一种膜结合型的GTP酶(GTPase)活性蛋白,通过调控细胞内信号传导通路参与多种细胞生物学进程(Magee et al.,1999)。随后学者们鉴定出来大量的病毒癌基因和细胞癌基因,并证实RNA病毒主要通过激活细胞癌基因发挥致癌作用,但正常情况下这些癌基因主要调控细胞增殖、分化与凋亡等多种生物学特性。

随着研究的不断深入,有些学者发现参与某一类肿瘤发生发展的癌基因不止一个,而一个癌基因可能影响肿瘤细胞多种生物学功能,故多数研究者认为目前癌基因的分类方法仍不完善和不准确。

二、癌基因的激活方式

在多种环境因素和(或)遗传因素作用下,原癌基因可以通过点突变、易位、重排、基因扩增、过表达及低甲基化等多种方式变异为癌基因,诱导正常细胞发生癌变。目前研究得比较清楚的癌基因激活方式有以下5种。

(一)点突变

大量的实验研究发现(Marx,1993),点突变是癌基因激活的主要方式之一。点突变是原癌基因在致癌物的诱导下其DNA序列中一个碱基对发生改变,致使癌基因被激活,基因产物异常表达从而导致癌细胞的产生。我们所熟知的 RAS 基因被激活最常见的方式就是点突变(Glennon et al.,2000;Guerrero et al.,2000)。肿瘤细胞中 H-RAS 基因点突变常发生在N端的第12、13和61位密码子上,其中第12位密码子突变最多见。这种突变可使 H-RAS 基因中GGC转变为GTC,相应编码的P21蛋白第21位氨基酸残基由甘氨酸转变为缬氨酸。P21蛋白一个氨基酸的改变导致其内在的GTPase活性下降,细胞凋亡减少,转移能力增强。此外,第61位密码子点突变同样能减弱GTP酶激活蛋白(GAP)与P21蛋白的结合能力,增强细胞恶性转化的能力。

(二)染色体易位和基因重排

这种遗传学改变主要通过两种方式激活癌基因的表达。

(1)染色体从正常位置转移到另一位置,导致融合基因的产生。最著名的属1960年Nowell和Hungerford发现的慢性粒细胞白血病中的Ph染色体(费城染色体)(Klein,1981),22号染色体长臂(22q11)上的 BCR 基因片段易位到9号染色体长臂(9q34)原癌基因 ABL 上产生一个融合基因 BCR-ABL。后者可激活JAK-STAT信号通路中酪氨酸激酶的活性,并启动下游基因的异常转录和表达。

(2)具有调控作用的基因易位到正常基因的附近,导致正常基因的表达失调。最典型的例子是Burkitt淋巴瘤(Klein,1981):8号染色体长臂上的 c-MYC 基因易位到14号染色体长臂上的免疫球蛋白IgH基因座上,导致 c-MYC 基因自身过度表达,进而增强其调控细胞增殖的功能。

(三)基因扩增

除了染色体易位能改变 c-MYC 基因的表达外,基因扩增也是 c-MYC 基因另一种活化方式。癌基因的扩增多与环境因素有关(Pohjanpelto et al.,1985),常见有3种表现形式。癌基因通过不明原因复制成多拷贝,多拷贝DNA片段以游离形式存在称为双微体(double minute,DMS),或再次整合入染色体形成均匀染色区(homogeneous staining region,HSR),或独立存在于染色体外的染色小体(small chromatid bodies,SCB)。这些异常的扩增方式均代表着染色体结构的破坏和高度不稳定性。c-MYC 癌基因的扩增最早是Collins和Dalla-Favera在髓系白血病中发现的(Collins et al.,1982;Dalla-Favera et al.,1982)。随后在宫颈癌细胞中也发现了 c-MYC 癌基因扩增和过度表达,且 c-MYC 扩增和过度表达与患者早期复发呈正相关(Riou et al.,1987)。此外,在小细胞肺癌、乳腺癌和结直肠癌细胞中也发现 c-MYC 基因有较高频率的DNA扩增(Kato et al.,1992)。这些研究结果暗示癌基因扩增具有重要的临床意义。

(四)过量表达

在特定的条件下,一些癌基因在没有DNA扩增的情况下通过调控基因的转录和翻译水平实现癌基因过量表达。癌基因过量表达主要为mRNA和蛋白水平的增加。例如,c-MET 基因在浅表性胃炎、萎缩性胃炎、肠上皮化生和胃癌中均过量表达,但在肠上皮化生、异型增生和癌之间没有显著差异(Soman et al.,1991)。C-erbB2 基因在高分化型胃癌中普遍存在过量表达现象，而在低分化型胃癌中较少出现，且 *C-erbB2* 基因过度表达与胃癌分化、进展、转移和患者预后有关（Tokunaga et al., 1995; Tsugawa et al., 1998）。

（五）低甲基化

甲基化主要是在 DNA 甲基转移酶（DNA methyltransferase, DNMT）的作用下，*S*-腺嘌呤甲硫氨酸（*S*-adenosylmethionine, SAM）中的甲基转移至基因组 CpG 二核苷酸的胞嘧啶 5′-碳位共价键上，形成 5-甲基胞嘧啶（5-methylcytosine, 5MC）（Yang et al., 2015）。在多种肿瘤中低甲基化能激活癌基因，增强癌细胞的增殖和转移能力。研究者通过比较正常组织与癌组织样本发现，原癌基因 *MET*、*Rab3IP* 和 *Chrm3* 在结直肠癌组织中均为低甲基化状态，且与肿瘤肝转移有关（Hur et al., 2014）。

三、抑癌基因的分类和功能

随着人们对癌基因研究的深入，有学者提出抑癌基因存在的假说（Knudson, 1971）。与癌基因相反，体细胞中存在一种可通过染色体或基因缺失、表观遗传学改变导致蛋白表达缺失或下降，进而诱导细胞恶变的基因，称为抑癌基因（antioncogene），或隐性癌基因（recessive gene）等。自 1986 年人们分离鉴定出第一个人类抑癌基因 *Rb*（retinoblastoma）后（Friend et al., 1986; Lee et al., 1987），目前已鉴定出一大批抑癌基因，如 *TP53*、*Rb1*、*PTEN*、*p16*、*WT1*、*APC*、*BRCA1/2*、*p15* 等。抑癌基因的发现和研究也极大地推动了人们对肿瘤发生发展的认识。

与原癌基因相似，正常细胞中也存在抑癌基因。该基因在调控正常细胞增殖、分化和凋亡等方面发挥负性调控作用。但抑癌基因缺失、甲基化或功能失活可导致正常细胞恶变转化为肿瘤。通常确定一种抑癌基因需要符合以下 3 种条件（Marshall, 1991）：①该基因在肿瘤对应的正常组织中必须表达正常；②在肿瘤细胞中该基因功能失活，失活方式可包括点突变、基因缺失、甲基化或低表达等；③向该基因功能失活的肿瘤细胞中导入野生型该基因，可部分或全部逆转肿瘤细胞的进展和转移。

与癌基因相似，抑癌基因也可以根据其产物参与的生物学功能的特点进行分类：①转录因子类：包括 *TP53*、*Rb1*、*WT1* 等，在多种肿瘤中均存在异常表达。②G 蛋白类：包括 *APC*、*MCC* 等，在肺癌、结直肠癌和肝癌中异常表达。③磷酸酶类：包括 *PTEN*、*PTPG* 等，在肺癌、胶质母细胞瘤和肾细胞癌中存在异常表达。④GAP 相关类：包括 *NF1*、*K-REV-1* 等，成纤维细胞瘤、神经纤维瘤中异常表达。⑤细胞黏附相关类：包括 *DCC*、*E-cadherin*、*VHL* 等，在结肠癌、乳腺癌、膀胱癌、肾癌中异常表达。⑥细胞周期类：包括 *p16*、*p15*、*p14*、*p21* 等，在多种肿瘤中均异常表达。随着人们对抑癌基因结构和功能的深入研究，目前普遍认为肿瘤的发生是癌基因的激活和抑癌基因失活等多基因协同作用的结果，但仍有大量的研究工作需要进一步开展。

四、抑癌基因的失活方式

早在 1971 年 Knudson 等（1971）通过对儿童散发型和遗传型视网膜母细胞瘤进行遗传学分析，提出了著名的肿瘤"二次打击"假说（two-hit hypothesis），也首次提出了抑癌基因功能缺失的一种方式。此后大量研究发现抑癌基因失活的方式众多，主要包括以下 5 种。

（一）杂合性丢失

某一基因正常情况下有两个成对等位基因，但在肿瘤组织中该基因的一个等位基因出现了部分或全部基因组序列缺失，导致该基因不能正常表达，这种改变称为杂合性丢失（loss of heterozygosity, LOH）。研究发现，肿瘤细胞可能通过染色体易位或重组、染色体断裂或丢失、染色体不分离等机制引起基因杂合性丢失（Velasco et al., 2008）。Ohta 等（2009）发现口腔鳞癌细胞染色体 9q21 存在 LOH 现象，深入研究证实该区域存在两个抑癌基因 *p16* 和 *p14*，实验证实两个抑癌基因的缺失可诱导口腔鳞癌的发生和进展。

（二）单倍体不足

单倍体不足（haploid deficiency）是指两个等位基因中只有一个等位基因正常拷贝，另一个等位基因发生突变导致细胞恶性转变。单倍体不足主要表现在该抑癌基因表达下降，而不是常见的"二次打击"引起的抑癌基因缺失，这种失活方式也可以导致细胞恶变，促进肿瘤生长（Payne et al.，2005）。最经典的例子是 *p27* 基因，*p27* 单倍体不足导致敲除鼠组织中 P27 蛋白表达量下降 50%，肿瘤的发生率明显增加（Fero et al.，1996）。此外，*ASPP2*、*NPM1*、*CDH1* 基因在多种肿瘤组织中也存在单倍体不足现象，与细胞恶变或肿瘤发生密切相关（Garcia-Higuera et al.，2008）。

（三）DNA 甲基化

启动子甲基化是抑癌基因失活的主要方式之一。DNA 甲基化主要发生在抑癌基因启动子区域的 CpG 岛位点上。抑癌基因高甲基化可抑制基因表达，不能发挥抗癌作用，诱发肿瘤产生。研究者通过检测 133 例头颈部肿瘤组织中抑癌基因的甲基化状态发现有 11 种基因存在高甲基化，包括 *p16*、*DCC*、*E-cadherin*、*H-cadherin*、*MGMT* 等（Misawa et al.，2016）。该研究也发现 65% 的头颈部肿瘤组织中存在两个以上抑癌基因的高甲基化，且高甲基化的数量与患者预后不良呈正比（Misawa et al.，2016）。

（四）基因组印记

基因组印记（genomic imprinting）指在胚胎的生长和行为发育过程中来自亲本的等位基因或染色体通过生化途径来标记其双亲来源信息。通过这种修饰方式可确定此类基因的来源（父系或母系）和是否发生沉默。研究发现印记基因功能异常可诱发多种疾病，包括肿瘤（Morison et al.，2005）。基因组印记发生的分子机制包括：

1. 印记基因的突变、杂合性丢失会导致印记抑癌基因的拷贝丢失或低表达，促使肿瘤发生。

2. 印记缺失（loss of imprinting，LOI），即印记等位基因再次激活或表达，引起多种疾病甚至癌症的发生（Fukuzawa et al.，2005）。*H19* 基因就是一个典型的具有基因印记特征的基因。在肾母细胞瘤、胚胎性横纹肌肉瘤中，*H19* 基因表达显著下降，且与肿瘤发生呈负相关（Hao et al.，1993）。在滋养层细胞肿瘤和葡萄胎组织中，*H19* 基因存在印记丢失和大量表达（Franklin et al.，1996）。

（五）基因多态性

基因多态性（genetic polymorphism）指基因组

水平上单个核苷酸突变导致 DNA 序列改变，其发生率 >1%，且与人群肿瘤易感性及预后相关。研究发现切除修复交叉互补基因 1（*ERCC1*）的 118C-T 和 8092C-A 多态性与食管癌的发生有关（Tse et al.，2008），*ERCC2* 的 18911A-C 多态性与头颈鳞癌和乳腺癌的发生相关（Mitra et al.，2009）。核酸切除修复基因 *XPF* 的 rs1800067 和 rs2276466 与胶质瘤的发生相关（Wang et al.，2013）。抑癌基因 *PTEN* 的基因多态性与乳腺癌的发生相关（Bonneau et al.，2000）。

五、特定基因的"双重身份"

近 10 年来，随着肿瘤基因组学研究的不断深入，人们发现很多基因编码的蛋白既有癌基因的功能也有抑癌基因的作用，而这种"双重身份"与该基因的亚细胞定位和肿瘤类型相关。例如，激活转录因子-2（activating transcription factor-2，ATF-2）在黑色素瘤细胞中的定位决定其发挥促癌或抑癌作用。Berger 等发现定位在胞质的 ATF-2 蛋白与黑色素瘤患者良好预后呈正相关，相反，定位在细胞核的 ATF-2 蛋白与患者不良预后呈正相关（Berger et al.，2003）。进一步分子机制研究发现，蛋白激酶 PKCε（protein kinase Cε）可通过诱导 ATF-2 磷酸化促进 ATF-2 蛋白转至核内定位。在正常角质细胞、良性皮肤肿瘤细胞和黑色素瘤细胞中，ATF-2 蛋白磷酸化水平较低，故定位在胞质中，发挥抑癌基因作用。在恶性黑色素瘤细胞中 ATF-2 蛋白磷酸化水平较高，转移至核内，通过增强下游基因转录和表达发挥癌基因作用（Lau et al.，2012）。此外，糖原合成激酶 3β（glycogen synthesis kinase-3β，GSK-3β）同样具有癌基因和抑癌基因双重作用。在神经胶质瘤中，GSK-3β 能抑制 P53 和 Rb 蛋白活性，减少癌细胞凋亡，促进肿瘤进展（Miyashita et al.，2009）。在骨肉瘤中同样也观察到 GSK-3β 通过激活 NF-κB 通路提高了化疗药物对骨肉瘤细胞的杀伤作用（Tang et al.，2012）。然而，人为的过表达 GSK-3β 持续活性状态的突变体能增强乳腺癌细胞对化疗的敏感性，诱导细胞周期阻滞，抑制细胞的恶性增殖（Dal Col et al.，2008；Dong et al.，2005；Wang et al.，2006）。而抑制 GSK-3β 表达可增强乳腺癌细胞上皮间质转化（epithelial mesenchymal transition，EMT）

和其侵袭能力（Bachelder et al.，2005）。基因生物学功能双重特性为肿瘤病因学研究提供了机遇和挑战，深入研究其内在的分子机制为阐明恶性肿瘤的发生和发展提供了新的思路和研究方向。

六、小　结

近 30 年来，人们已经认识到肿瘤的发生发展是多因素、多基因、多步骤的复杂变异过程，其中主要涉及癌基因的激活和抑癌基因的失活。早在1990 年，Vogelstein 和他的团队就提出了结肠癌癌变的分子模型，并详述了从结肠正常黏膜到腺瘤再到腺癌的一系列分子生物学事件（Vogelstein et al.，1993）。在此基础上，研究者构建了胃癌、食管癌、肺癌和乳腺癌癌变的分子模型，阐明其癌变演化和分子机制的实验体系，为肿瘤的病因学研究和靶向治疗研究奠定了必要的理论基础。目前大多数研究者认为：细胞癌变的激发阶段主要是癌基因的点突变、过量表达，这一过程是可逆的；癌变的促进阶段主要是癌基因扩增、易位与重排，导致细胞出现明显的异质性并脱离机体的调控，从而失控性生长并逃脱宿主免疫监视，逐步形成恶性表型。继而抑癌基因缺失或甲基化癌变细胞获得更多样的生物学特性，发展成浸润性或转移性癌。

尽管我们已初步认识到癌基因和抑癌基因在肿瘤发生发展中的重要作用，并依靠先进的基因组学、蛋白质组学和二代测序技术对癌基因和抑癌基因调控肿瘤的分子机制有了不少新的认识，但仍有很多问题需要进一步研究和阐明。这些科学问题包括：①癌基因和抑癌基因在肿瘤演变过程中的时空性表达；②Warburg 效应指出肿瘤细胞在有氧条件下依然通过糖酵解途径提供能量（Samudio et al.，2009），那么癌基因和抑癌基因与肿瘤微环境、肿瘤代谢重编程之间的调控关系如何？③特定基因的"双重身份"其内在的分子机制和不同时空学特性等。

上述问题的解决可以促进我们更深入地认识癌基因和抑癌基因的致癌机制，对于肿瘤预防、早期诊治和晚期的精准治疗提供必不可少的理论和实验基础，具有重要的临床意义。

（杨贤子）

编者简介

杨贤子，肿瘤学博士，主治医师。毕业于中山大学，现就职于广州医科大学附属肿瘤医院，擅长非霍奇金淋巴瘤的放化疗和靶向治疗、多发性骨髓瘤的综合治疗等。发表 SCI 论文 12篇，其中作为第一或共同第一作者或通讯作者的累计 12 篇，总 IF 55 分，单篇 IF 最高 10.769分。总引用 227 次，单篇引用最高 50 次，H 指数 7。目前主持中国博士后课题 1 项和广东省课题 1 项，参与国家级课题 2 项。近 3 年参与肿瘤新药国内多中心临床试验 12 项。

第二节　生长因子及相关信号通路

一、概　述

生理情况下，机体内细胞可接受其周围组织环境发出的各种信号，这些信号大多为来自生长因子及多肽的刺激。这些生长因子相互作用，共同维持机体内环境平衡。肿瘤的形成是多因素相互作用的结果，生长因子在肿瘤发生发展的各阶段均发挥重要作用，肿瘤细胞增殖、肿瘤血管生成、肿瘤侵袭转移这些过程都依赖于生长因子（Witsch et al.，2010）。

目前有关生长因子的研究层出不穷，针对不同因子进行的靶向治疗已成为当今肿瘤治疗的热点。靶向药物可以通过作用于肿瘤特定蛋白，从而抑制肿瘤细胞增殖、促进肿瘤细胞凋亡。然而靶向治疗并非"广谱"的抗肿瘤治疗，而是针对性地作用于特定的肿瘤组织、器官或分子。目前靶向药物已广泛运用于肺癌、肠癌、乳腺癌、淋巴瘤、白血病等多种肿瘤中。该小节旨在对表达于肿瘤表面的生长因子及相关信号通路进行阐述。

1950 年 Rita Levi-Montalcini 和 Stanley Cohen 研究发现肿瘤和可溶性生长因子存在关联性（Cohen et al.，1954），他们在研究鸡胚的肢体神经分布时将小鼠的肉瘤移植到胚胎中，观察到了肉瘤中存在广泛的神经纤维分布。随后他们发现蛇唾液和鼠的颌下腺分布着一种神经刺激因子的类似物，并分离出了两种生长因子：神经生长因子（nerve growth factor，NGF）和表皮生长因子（epidermal growth factor，EGF）。研究人员从鼠科动物肉瘤中分离出两种生长因子：转化生长因子-α（transforming growth factor-α，TGF-α）和转化生长因子-β（transforming growth factor-β，TGF-β）（Roberts et al.，1982）。后续相关研究表明被病毒感染或化学药物转染的细胞，抑或是人类肿瘤上皮来源的细胞均能分泌生长因子，这些因子可通过自分泌方式促进肿瘤生长。1983年Waterfield等发现类人猿病毒的转化基因与血小板来源的生长因子（platelet-derived growth factor，PDGF）在结构上类似，其后续研究证实了生长因子和肿瘤存在相关性（Downward et al.，1984）。Ullrich等（1984）对表皮生长因子受体EGFR分子克隆的研究进一步探究了生长因子发挥作用的细胞内信号传导机制。大多数生长因子受体为含有酪氨酸激酶的单跨膜蛋白（TGF-β受体包含丝氨酸和苏氨酸激酶）（Yarden et al.，1988）。

研究表明，生长因子是肿瘤和细胞外基质、间质、非肿瘤细胞（诸如肌成纤维细胞、巨噬细胞和内皮细胞）相互作用的调控者（Graham et al.，2017），能促进肿瘤血管形成及局部炎症反应（Folkman，1971），为肿瘤生长提供相应的物质基础和微环境，以促进肿瘤进展。在本节中，我们将着重阐述生长因子在上皮来源的肿瘤中发挥的多重性作用及其重要性。

二、生长因子促进肿瘤进展

生长因子是短小的多肽，能与富有激酶活性的跨膜受体相结合，刺激细胞内诸如丝裂原活化蛋白激酶（mitogen-activated protein kinase，MAPK）、磷脂酰肌醇 3-激酶（phosphoinositide 3-kinase，PI3K）、磷脂酶C-γ（phospholipase C-γ，PLC-γ）等信号通路以及 STAT、SMAD 等转录因子蛋白的激活，这些因子及相关信号通路在肿瘤发展的不同时期共同发挥作用，促进肿瘤生长（Cocco et al.，2019；Khanna et al.，2018；Timsah et al.，2014）。不同于旁分泌生长因子的调控模式，肿瘤细胞以自分泌方式发挥作用（Di Fiore et al.，1987；Sporn et al.，1980）。除自分泌外，肿瘤细胞内还存在其他机制，导致组成性信号通路的激活。受体的过表达能增加肿瘤细胞对生长因子的敏感性（诸如头颈部肿瘤中的 EGFR，以及乳腺癌中的 ERBB2/HER-2），特殊类型的突变或缺失会刺激配体依赖的信号通路

（Gradiz et al.，2016；Huang et al.，1997；Roswall et al.，2018）。

（一）生长因子促进上皮细胞增殖

上皮来源病灶的重要特征之一是周围基底膜的完整性（Epstein，2009）、腔内细胞扩增、上皮极性的破坏及具有异倍性，这些重要特征通常与异常的生长因子和激素相关信号通路相关（Meijnen et al.，2008）。

（二）生长因子刺激基底膜破坏和肿瘤发生侵袭、生长

当由基底膜构成的具有分泌功能的管腔裂解时，往往提示肿瘤发生了进展。在基底膜破坏及肿瘤细胞穿透到邻近的组织、血管及淋巴系统（内渗），以及离开血管（外渗）随后转移至远处器官的过程中，都有生长因子参与并发挥重要作用（Seton-Rogers et al.，2004）。如果出现排列紧密且具有极性的上皮细胞转化为具有运动能力的单个细胞这一现象，往往提示着 EMT 的发生，预示着肿瘤获得了侵袭、迁移的能力（Neal et al.，2009）。肿瘤细胞自分泌的生长因子，通过酪氨酸激酶区域激活等一系列信号通路，能促进 EMT 发生，导致肿瘤远处转移（Baines et al.，2018）。大规模临床样本验证及过表达细胞 ERBB2/HER 等研究发现 TGF-β 能促进肿瘤侵袭与转移。体外实验研究表明，TGF-β 和其他生长因子，诸如肝细胞生长因子（hepatocyte growth factor，HGF）和成纤维细胞生长因子（fibroblast growth factor，FGF）能上调基质金属蛋白酶-2（matrix metalloproteinase 2，MMP-2）、基质金属蛋白酶-9（matrix metalloproteinase 9，MMP-9）等蛋白酶，下调蛋白酶抑制剂以促进肿瘤侵袭转移。同时，生长因子可以促进一些黏附分子的改变，包括上皮钙黏蛋白 E（E-cadherin）的丢失、间质钙黏蛋白 N（N-cadherin）的表达（Katz et al.，2007；Werb，1997）。另一个分子转化就是 tensin-3（细胞骨架 actin 和细胞外基质的连接者）和 tensin-4（又称为 CTEN，即 C-terminal tensin 样蛋白）的转化。两者发生转化后会破坏细胞间的桥梁而促进肿瘤迁移。在大多数上皮来源的肿瘤中，由于突变失活、转录水平抑制、钙黏蛋白细胞外区域的蛋白水解作用，E-cadherin 丧失了原本的黏附和生长阻滞

能力。一方面，大量诸如 TGF-β、EGF 等生长因子促使钙黏蛋白 E 的阻遏蛋白高表达；另一方面，E-cadherin 的裂解、泛素化及内吞等都能下调 E-cadherin 的表达（Curtis et al., 2017; Fujita et al., 2002）。

（三）生长因子使肿瘤细胞免于细胞毒性药物杀伤

一些肿瘤可有长达 20 余年甚至更长的休眠期，肿瘤细胞转移到新的微环境这期间有一个适应阶段。临床上，对于接受化疗的肿瘤患者，微小转移病灶的出现也可能对他们的生存产生影响（Aboud-Pirak et al., 1988）。具有抗凋亡特性是肿瘤细胞的一大特征，肿瘤细胞可通过 PI3K/AKT 信号通路传导抗凋亡信号，以削弱化疗所致的细胞凋亡。诸如胰岛素样生长因子-1（insulin-like growth factor-1，IGF-1）、表皮生长因子（EGF）等可通过这些抗凋亡信号通路使肿瘤细胞免于凋亡（Asahara et al., 1997）。肿瘤细胞分泌的生长因子也可削弱细胞毒性药物对肿瘤细胞的杀伤作用。靶向抑制某些生长因子及相关受体可下调肿瘤细胞的增殖、黏附、迁移、侵袭能力，逆转肿瘤的恶性生物学行为（Chattopadhyay et al., 2014; Dranoff, 2004）。因此，靶向生长因子可成为肿瘤治疗中极有希望的新靶点。

（四）生长因子促进肿瘤血管生成

新生血管对肿瘤生长的作用必不可少，而生长因子可促进肿瘤血管生成。新生血管来源于成熟的内皮细胞或骨髓来源的内皮祖细胞（endothelial progenitor cell，EPC）。诸如血管内皮生长因子（vascular endothelial growth factor，VEGF）、FGF和 TGF-β 等生长因子在血管生成中发挥重要作用（Shaked et al., 2006）。研究表明，VEGF 拮抗剂能抑制肿瘤患者血管形成。EPC 能通过旁分泌促血管生长因子，同时直接作用于血管管腔促进血管新生。肿瘤进展过程中的关键环节之一是生长因子动员体内的循环祖细胞和其他内皮细胞转移至肿瘤所在部位。例如，肿瘤相关成纤维细胞能通过招募 EPC 至肿瘤组织中，促进人基质细胞衍生因子（stromal cell-derived factor-1，SDF-1）分泌而促进新生血管形成。研究表明，诸如高剂量化疗在内的肿瘤治疗，能动员 EPC 迁移至肿瘤边缘（Morikawa et al., 2016; Roswall et al., 2018）。

三、常见生长因子

（一）TGF-β

TGF-β 是一种分子质量约为 25kDa 的同源二聚体，主要有 3 种亚型，即 TGF-$β_1$、TGF-$β_2$、TGF-$β_3$（Flanders et al., 2009; Gordon et al., 2008; Kiritsi et al., 2018）。TβRⅢ是一种跨膜的蛋白多糖，与 TGF-β有较高亲和力，与其他两种受体相比（TβRⅠ、TβRⅡ），TβRⅢ在细胞内的表达量最高。TβRⅢ与 TGF-β的相互作用提高了 TGF-β 的局部浓度，进而促进了 TGF-β 与其他受体的结合能力（Flanders et al., 2009）。TβRⅢ在胚胎形成、繁殖、调控其他受体的定位、调控细胞之间的粘连等方面都发挥重要作用。活化的 TGF-β 可与 TβRⅢ先结合或者直接与 TβRⅡ结合，使其胞内段的丝氨酸/苏氨酸激酶被活化，并进一步招募细胞膜上的 TβRⅠ，使其甘氨酸-丝氨酸区域发生磷酸化（Batlle et al., 2019; Colak et al., 2017; Kiritsi et al., 2018; Nagaraj et al., 2010; Padua et al., 2009）。活化后的 TβRⅠ进一步将信号传导至细胞内。根据信号转导过程中是否依赖 SMAD 家族蛋白，将 TGF-β 信号通路分为两类：一类为经典的 TGF-β/SMAD 信号转导途径；另一类为非依赖 SMAD 信号转导途径。在非依赖 SMAD 信号通路中，TGF-β 可以通过 RAS/MAPK、PI3K/AKT等途径调控细胞功能。TGF-β 对肿瘤的生长具有抑制作用，在肿瘤形成过程中，这种功能的缺失主要是由于其下游信号通路中 TβR、SMAD 等蛋白功能受到了抑制（Mu et al., 2012; Yue et al., 2001）。在肿瘤晚期，TGF-β 可以促进肿瘤侵袭转移，在此过程中伴随着 EMT 的发生。这主要与 TGF-β 信号通路下游调控的转录因子的表达有关。转录因子的异常活化与肿瘤的发生有很大的关系，其中影响 EMT 的转录因子有 Snail 家族、ZEB 家族、bHLH家族。在 TGF-β 的作用下，这类转录因子可通过抑制上皮细胞基因表达、促进间质细胞的基因表达从而促进 EMT 的发生。在 EMT 发生过程中，有关上皮细胞的标志基因 *E-cadherin*、*Claudins*、*Occludin*、*Desmoplakin*、*Plakophilin*、*Crumbs3*、*Cytokeratins*等表达下降，而有关间质细胞的基因 *Fibronectin*、

Vitronectin、*N-cadherin*、*Collagen*、*MMPs*、*SPARC* 等表达上升（Wendt et al.，2010）。

（二）VEGF

VEGF 是目前被研究最多的血管因子之一，VEGF 家族包括 VEGF-A、VEGF-B、VEGF-C、VEGF-D、VEGF-E 和 PIGF。由于从同一基因上有不同的剪切，VEGF 包括以下 6 种亚型，分别是 VEGF121、VEGF145、VEGF165、VEGF183、VEGF189、VEGF206。VEGF 有 3 种不同的受体，分别是 VEGFR-1（Flt-1）、VEGFR-2（KDR/Flk-1）和 VEGFR-3（Flt-4）（Kowanetz et al.，2006）。

VEGF 发挥作用是通过蛋白激酶 C（protein kinase C，PKC）信号通路介导一系列级联反应。VEGFR 参与由配体介导的二聚体化，从而促进相邻受体亚基的自身磷酸化和转磷酸化，以介导相关信号传导。VEGF 与 VEGFR 相结合后 VEGFR 发生二聚体化，接着受体胞质区的酪氨酸残基发生磷酸化，进而促进胞质区诸如 PI3K、PLC-γ、GTP 酶激活蛋白（GTPase-activating protein，GAP）等信号蛋白磷酸化。PI3K 使磷脂酰肌醇发生磷酸化，产生第二信使。PLC-γ 水解磷脂酰肌醇 4，5-二磷酸（IPI-2），产生肌醇 1，4，5-三磷酸（inositol 1，4，5-trisphosphate，IP3）（IPI-3）和二酯酰甘油（diacylglycerol，DAG），分别刺激钙离子的释放和激活蛋白酶。这些信号分子连接激活的受体，参与传导级联反应，促进细胞参与一系列生理活动（Kam et al.，2005；Wu et al.，2006）。

VEGFR-2 活化可导致血管通透性、肿瘤细胞迁移能力的增加，同时也能增强肿瘤细胞的增殖能力，因此 VEGFR-2 是目前重要的肿瘤治疗靶点之一。在众多临床试验中，有许多针对 VEGFR 的小分子抑制剂已经被开发运用到临床当中（Kaplan et al.，2005）。贝伐珠单抗可通过靶向 VEGF 从而抑制 VEGF 与 VEGFR 相结合，靶向 PI3K、PLC-γ 和 GRB2 来抑制 VEGF/PI3K/AKT/mTOR 信号通路的下游分子（Li et al.，2014；Riesterer et al.，2004）。

索拉非尼（sorafenib）是靶向 VEGFR-2 和 VEGFR-3 的小分子抑制剂，同时也靶向 c-KIT 和 PDGFR。FDA 批准索拉非尼用于治疗不可切除的肝细胞肝癌和晚期肾癌。索拉非尼可与 VEGFR-2、VEGFR-3、c-KIT 和 PDGFR 的激酶区域相互作用，从而抑制 RAF/MEK/ERK 信号通路（Heath et al.，2009）。大量研究表明，肿瘤中 RAF/MEK/ERK 信号通路常存在过度活化。通过抑制肝癌和肾癌中这些信号通路，往往能起到一定的治疗效果。但是这些药物在抑制 VEGFR 信号通路的同时，也会产生许多副作用，诸如伤口愈合变慢、高血压、皮肤红疹和血栓形成。

（三）HER 家族

20 世纪 70 年代人们发现了人类 EGFR 及其生长因子，生长因子成员包括 EGF、神经调节素（neuregulin，NRG），其受体包括 EGFR、HER-2、HER-3、HER-4（Lal et al.，2004）。

HER 家族的四个受体均为糖蛋白，结构上可分为三个区域：胞外区、跨膜区和胞内区。HER 受体在细胞膜上以单体形式存在，静息状态下无酪氨酸激酶活性。其配体可诱导两个单体形成同源或异源二聚体。与同源二聚体相比，异源二聚体结合更稳定，信号转导途径也呈现出多样化，其中活性最强的为 HER-2/HER-3 构成的异源二聚体（Stone et al.，1996；Tse et al.，2011）。形成的二聚体使胞内区酪氨酸残基自身磷酸化激活。残基磷酸化后，可募集含 Src 同源区 SH2 和磷酸酪氨酸结合域 PIB 的信号分子并使其停泊在残基部位。这些信号分子是酪氨酸激酶的底物，与胞内区结合后被活化，进一步导致磷酸化级联反应启动，引起相应的胞内信号转导（Kopp et al.，2018）。

HER 家族受体信号转导通路主要包括三条信号途径。第一条是抗凋亡激酶或蛋白激酶 B 途径，主要影响细胞存活和抗凋亡；第二条是 RAS/RAF/MAPK（丝裂原活化蛋白激酶，如 ERK），主要介导细胞的增殖和分化；第三条是 C-Src/STAT（信号转导和转录激活子），主要介导血管生成和细胞运动迁移等。其异常激活信号最终可通过核内转录因子如（NF-κB、c-FOS 等）调控基因转录，影响细胞周期进程，细胞增殖、迁移、凋亡等生物学行为，从而使细胞生长、恶性转化，促进肿瘤生长、侵袭和转移（Gardaneh et al.，2017；Mukherjee et al.，2011；Wu et al.，2014）。

HER-2 为 HER 家族中的一员，*HER-2* 基因又称为 *ERBB2* 基因，为原癌基因，定位于 17q21→q22。HER-2 蛋白通常处于非活性状态，在成人体内仅少量正常组织中存在微量表达。当 *HER-2* 原癌基因通过点突变、过表达与扩增导致基因活化后，其过表达所组成的同源二聚体或通过与其他家族成员 HER-1、HER-3、HER-4 组成异源二聚体，使胞内区的蛋白酪氨酸激酶(PTK)活性显著增强，同时 HER-2 自身也具有若干酪氨酸残基磷酸化位点，可导致发生酪氨酸自身磷酸化，激活多种信号转导途径，促进细胞增殖、分化，同时抑制凋亡，从而促进肿瘤的发生、发展（Darini et al., 2019；Wu et al., 2019）。

EGFR 信号通路调控一系列细胞活动，诸如细胞生长、分化、侵袭、迁移等。研究表明，人类大多数肿瘤中存在 EGFR 及其配体的过度表达。表达 EGFR 的细胞可通过自分泌产生 EGF 生长因子，其周边的细胞（包括间质细胞）可通过旁分泌产生 EGF 生长因子（Dube et al., 2018；Tan et al., 2017）。

大量研究表明，EGFR 及其信号通路在不同肿瘤（肾癌、乳腺癌、神经胶质细胞瘤、卵巢癌、非小细胞肺癌、前列腺癌、胰腺癌、头颈部肿瘤）中存在过度表达。人类肿瘤中 EGFR 过度表达的机制仍未被完全阐明。肿瘤进展是一个复杂的过程，包括肿瘤细胞与其周围间质细胞的相互作用，几乎所有的间质细胞表面均表达 EGFR。因此，肿瘤微环境中，非恶性细胞表面 EGFR 的持续活化会影响正在转化的细胞的生物学行为，从而在肿瘤进展中发挥作用。EGFR 及相关信号通路同时参与肿瘤转移与血管形成。肿瘤微环境中存在一种富含亮氨酸的黏蛋白，它可以下调 EGFR 的活性，既可以抑制原发肿瘤生长又可以抑制肿瘤灶的转移（Berger et al., 2019；Rotow et al., 2017）。

吉非替尼是特定靶向 EGFR ATP 结合区域的小分子抑制剂，它能有效抑制 EGFR 的活化和细胞生长，用于治疗 *EGFR* 突变的晚期 NSCLC。研究表明，对吉非替尼敏感的 NSCLC，在 EGFR 的酪氨酸区域的突变可导致抗凋亡相关因子及其信号通路的活化（Sequist et al., 2008；Thomas et al., 2015）。

拉帕替尼是特定靶向 EGFR 和 HER-2 的小分子抑制剂，其与 EGFR 和 HER-2 的亲和力比吉非替尼强。拉帕替尼不是通过阻止 EGFR 和 HER-2 的二聚体化，而是通过抑制 ATP 与 HER-2 的结合而抑制一系列磷酸化反应。因此，拉帕替尼能够阻断 PI3K 和 RAS/MAPK 信号通路，从而抑制下游诸如 c-MYC、c-JUN、c-FOS 等靶点的上调（Cameron et al., 2008；Scaltriti et al., 2009）。

（四）FGF

FGF 是一种由垂体和下丘脑分泌的多肽，FGF 家族包括众多生长因子，参与细胞生长、分化等众多生命活动。FGF 通过与表达于细胞膜上的成纤维细胞生长因子受体（fibroblast growth factor receptor，FGFR）结合继而激活下游的 MAPK 和抗凋亡 PI3K/AKT 信号通路，从而导致肿瘤细胞增殖、抑制肿瘤细胞凋亡（Fang et al., 2016；Turner et al., 2010）。PLC/PKC 也作为 FGFR 的下游信号通路，与 MAPK 信号通路相交汇，促进肿瘤细胞增殖。FGF-FGFR 还可以通过自分泌和旁分泌形式促进血管生成而发挥作用。肿瘤细胞 FGFR 表达可导致肿瘤细胞产生耐药性，特别是靶向位点较多（*EGFR*、*PDGFR* 和 *VEGFR*）的药物。*FGFR* 基因的扩增和突变能导致 FGFR 的激活和上调，在诸如乳腺癌、卵巢癌、胃癌、肺癌中发生频率较高（Ayada et al., 2009；Tovar et al., 2017）。

（五）PDGF

血小板衍生生长因子（platelet-derived growth factor，PDGF）是一种重要的结缔组织促有丝分裂因子。PDGF 及其受体可调控多种细胞过程，包括细胞增殖、凋亡、转化，血管生成，肿瘤迁移、侵袭和转移等，在调节肿瘤生长、转移和肿瘤微环境等方面具有多种功能，是肿瘤治疗的重要靶点之一（Hosaka et al., 2013）。

PDGF 最初从血小板中被发现，在组织损伤早期从血小板 α 颗粒中释放出来，启动并加速组织创伤的修复。PDGF 是间质来源细胞的重要有丝分裂原。最早在 BALB/c-3T3 细胞中发现 PDGF 具有使细胞进入 DNA 合成期的能力，引起了研究人员广泛的关注。随后 PDGF 家族成员在人体内的作用和机制逐渐被认识。PDGF 家族由 PDGF-A、PDGF-B、PDGF-C 和 PDGF-D 组成，在生物体内以 PDGF-AA、PDGF-BB、PDGF-CC、PDGF-DD 和 PDGF-AB 二聚体或异二聚体的形式存在，通过自分泌和旁分泌的方式发挥作用。PDGF-A 链和 PDGF-B 链的编码基因分别位于 7 号染色体和 22 号染色体上，PDGF-A 链与 PDGF-B 链的基因序列具有 50% 的同源性。PDGF-C 和 PDGF-D 是近年被发现的 PDGF

家族新成员，它们的编码基因分别位于 4 号和 11 号染色体上（Freitas et al.，2016；Matei et al.，2006）。

研究表明，PDGF-BB 通过 Src 信号触发癌细胞的侵袭性表型，包括细胞黏附、迁移和侵袭；PDGF-BB 能增加癌细胞向肺和骨转移（Bartoschek et al.，2018；Xue et al.，2011）。PDGF-BB 是促进血管生成的有效细胞因子，在肺转移乳腺癌小鼠模型中 PDGF-BB 通过参与肿瘤微环境小血管的形成促进恶性肿瘤的转移；PDGF 受体抑制剂能有效防止乳腺癌中 CXC 趋化因子配体 17（CXC family of chemokines 17，CXCL-17）所致的肺转移（Clara et al.，2014；Weigel et al.，2013）。

（六）HGF

肝细胞生长因子（hepatocyte growth factor，HGF）主要来源于肝脏的间质细胞，主要由肝星状细胞分泌。近期大量研究表明，诸如成纤维细胞、中性粒细胞及血管内皮细胞等其他间质细胞也均能分泌 HGF（Yamamoto et al.，2007）。HGF 可作用于肿瘤细胞膜上的 MET，引起一系列信号转导蛋白的酶促反应，影响肿瘤细胞间的黏附，促进肿瘤细胞的迁移、促进细胞外基质降解、促进细胞增殖、诱导血管生成等，从而影响肿瘤细胞的生物学行为。因此，深入了解 HGF/MET 信号通路有助于研发新的肿瘤药物。针对肿瘤患者进行个体化的 HGF/MET 靶向治疗，将是今后抗肿瘤药物研究的新方向（Cecchi et al.，2012；Hartmann et al.，2016）。

四、小　结

从最初发现生长因子以来，有关生长因子在肿瘤中所起作用的研究取得了突飞猛进的进展。生长因子除了在肿瘤微环境中发挥自分泌作用外，还以旁分泌方式参与肿瘤进展，作用于肿瘤微环境中的间质细胞和内皮细胞。对于生长因子的深入研究使我们不仅仅将目光聚焦在生长因子在胚胎发展中的作用，而更多地转移至生长因子在肿瘤中所发挥的功效。针对生长因子信号通路的相关抑制剂也运用于肿瘤的临床治疗当中。尽管生长因子相关抑制剂的开发研究日益取得进展，我们也还是面临着巨大的挑战，如何优化联合运用靶向药物是当前亟须解决的问题。

在肿瘤治疗中，针对生长因子受体的靶向治疗在肿瘤治疗中前景光明。值得注意的是，肿瘤细胞上生长因子受体呈高表达可导致肿瘤细胞对各种药物产生耐药性，而不同药物联合使用可以降低肿瘤耐药的发生。因此，我们需要建立完善的药物平台，通过纳米材料运载靶向药物等方式将在今后的肿瘤治疗中占有一席之地。

（王海永）

编者简介

王海永，中西医结合临床（肿瘤方向）博士，副主任医师。毕业于复旦大学，现就职于山东省肿瘤防治研究院，擅长肺癌的精确诊断及内科规范化治疗。目前为山东省抗癌协会青年理事会理事，山东省抗癌协会肺癌分会委员兼秘书，山东省抗癌协会肺癌分会青年委员会常委，山东省医药生物技术学会细胞治疗技术与标准化专委会常委，山东省研究型医院协会杰出青年人才分会委员。以第一作者/通讯作者（含共同）发表肿瘤相关 SCI 论文 38 篇，总影响因子 110 余分，单篇他引最高 55 次。作为项目负责人承担国家、省级课题 6 项。作为 Sub-I 承担药物相关临床研究 5 项。2018 年入选"山东省泰山学者青年专家"计划。2019 年入选首届"澳门青年学者计划"。

第三节　细胞凋亡与肿瘤

被调控的细胞死亡（regulated cell death，RCD）可以通过某些药理学和遗传的调节而得以改变（Ashkenazi et al.，2014；Galluzzi et al.，2015）。越来越多的研究证实，RCD 以多种方式被激活或抑制，并且参与了许多生理和病理过程，如免疫功能的调节，以及癌症的发生和发展（Galluzzi et al.，2014；Vanden Berghe et al.，2014）。

细胞凋亡（apoptosis）的概念是由 Kerr、Wyllie 和 Currie 三位教授在 1972 年首先提出的，用于描述受调控的细胞死亡过程中的形态学变化（Kerr et al.，1972）。Apoptosis 一词起源于希腊语，意思是"脱落"，强调生命物质的死亡是生物体生命周期中不可或缺的一部分。细胞凋亡在多细胞生物发育过程中调控和维持组织细胞数量方面发挥着重要作用，它可能是 RCD 中最常见的一种形式，与其他类型的 RCD，如坏死、自噬及铁死亡，在形态学、生物化学和遗传水平显著不同（表 2-1），但这些非凋亡类型的细胞死亡也具有重要的生物学意义（Galluzzi et al.，2012；Kroemer et al.，2005；Kroemer et al.，2009；Xie et al.，2016）。

表 2-1　凋亡、自噬和程序性坏死的特征比较

死亡类型		形态学特征	生化特征	免疫特征	核心调控因子
凋亡	细胞膜：质膜出泡		Caspase 活化	多数情况下抗炎或导致免疫	正调控因子
	细胞质：细胞变圆，伪足回缩		寡核苷酸 DNA 破裂	静止	P53
	细胞核：体积变小，核碎裂			某些情况下由于释放 DAMP	Bax
	细胞体积变小			而激发免疫反应	Bak
					其他促凋亡 Bcl-2 家族蛋白
					负调控因子
					Bcl-2
					Bcl-xL
					其他抗凋亡 Bcl-2 家族蛋白
自噬	细胞膜：无变化		LC3-Ⅰ向 LC3-Ⅱ转化	多数情况下通过抑制炎症小	正调控因子
	细胞质：形成双层膜结构的自噬囊泡		底物（如 p62）降解	体的活化而抗炎	ATG5
	细胞核：缺乏染色质聚集			某些情况下由于介导了非经	ATG7
				典细胞因子的分泌而促炎	Beclin 1
					其他 ATG 家族蛋白
程序性坏死	细胞膜：细胞膜破裂		ATP 水平降低	多数情况下由于释放 DAMP	正调控因子
				而促炎	RIP1
	细胞质：细胞质肿胀，细胞器肿胀		RIP1、RIP3 和 MLKL 活化	某些情况下抗炎	RIP3
	细胞核：染色质聚集		DAMP 释放（如 HMGB1）		MLKL
			PARP1 过度活化		

注：HMGB1，高迁移率族蛋白 B1；RIP，受体相互作用蛋白；MLKL，混合谱系激酶结构域样蛋白；DAMP，损伤相关分子模式。

细胞凋亡有两种不同的途径：内在的（线粒体）途径和外在的（死亡受体）途径。尽管它们都具有激活胱天蛋白酶（称为 caspase）的最终结果，但其发生机制却截然不同。本节综合阐述细胞凋亡的发现、细胞凋亡的形态、基本分子生物学特征、凋亡的调控和检测以及凋亡与癌症的关系。

一、细胞凋亡的形态学特征

早期的研究根据细胞形态学外观将多种类型的细胞死亡分类如下：Ⅰ型细胞死亡（"凋亡"），表现为细胞皱缩、核膜边缘化、核固缩、核碎裂（karyorrhexis，核裂变）及凋亡小体的形成；Ⅱ型细胞死亡（"自噬"），表现为形成广泛的空泡，并最终发展成自噬溶酶体；Ⅲ型细胞死亡（"坏死"），表现为细胞膜破裂、细胞质和线粒体肿胀以及细胞

器分解。

凋亡细胞可以通过典型的形态学改变来识别：细胞收缩、变形并与邻近细胞失去联系。染色质在核膜上凝结和边缘化，质膜起泡或出芽，最后细胞分裂成紧密的膜包围结构，称为"凋亡小体"，其中包含细胞质、凝聚的染色质和细胞器。凋亡小体被巨噬细胞吞噬，因此在不引起炎症反应的情况下被清除出组织。这些形态特征可以用于区分其他形式的 RCD。

二、细胞凋亡的内源性途径

细胞凋亡的内源性途径，也称为线粒体凋亡通路，它依赖于正/负信号调节通路诱导的线粒体释放的因子（Igney et al.，2002）。当细胞所处的环境中缺乏细胞因子、激素和生长因子时会产生诱导凋亡

的负面信号。如果没有促生存信号，细胞内通常受到抑制的促凋亡分子，如 Puma、Noxa 和 Bax，就会变得活跃并开始诱导凋亡。启动细胞凋亡的其他因素，包括环境内缺氧、毒素、辐射、活性氧、病毒和各种有毒物质等，则成为诱导凋亡的正面信号（Brenner et al., 2009）。控制凋亡内源性通路的 Caspase 启动因子是 Caspase 9。Caspase 9 能够与 Caspase 募集域（CARD 结构域）暴露的适配蛋白凋亡蛋白酶激活因子 1（apoptotic protease activating factor 1，APAF1）结合。在非凋亡细胞中，APAF1 的折叠方式无法暴露 CARD 结构域，也无法与 Procaspase 9 结合。当正/负向刺激诱导细胞凋亡时，线粒体膜发生变化，其结果是线粒体通透性转换（mitochondrial permeability transition，MPT）孔的打开。MPT 孔一旦打开，促凋亡蛋白（包括细胞色素 c、Smac/Diablo 和 HtrA2/Omi）就能从线粒体释放到细胞质中，从而激活细胞凋亡（Cain et al., 2002）。细胞色素 c 与 APAF1 单体的 WD 结构域结合，导致 APAF1 构象发生改变，暴露出能够结合脱氧 ATP（deoxy ATP，dATP）的核苷酸结合寡聚域，从而诱导凋亡。这种结合使 APAF1 发生了额外的构象变化，暴露了它的 CARD 结构域和寡聚域，由此几个 APAF1 聚集成为一个复合体，被称为凋亡小体。凋亡小体的开放中心含有几个暴露的 CARD 结构域，这些 CARD 结构域随后招募并激活数个 Procaspase 9 蛋白。这些活化的 Caspase 9 能够激活"刽子手"Procaspase 3，而 Procaspase 3 以活化的 Caspase 3 的形式最终导致凋亡的发生（Cain et al.,2002）。即使没有细胞色素 c 的释放，Smac/Diablo 和 HtrA2/Omi 也可以通过抑制凋亡抑制蛋白 IAP 使细胞发生凋亡，但仅仅抑制 IAP 不足以启动细胞凋亡（Ekert et al., 2005）。

三、细胞凋亡的外源性途径

细胞凋亡的外源性途径，也被称为死亡受体通路（Igney et al., 2002），是由循环 NK 细胞或巨噬细胞产生死亡配体，与靶细胞膜上的死亡受体（death receptor，DR）结合后，通过使 Procaspase 8 活化成为 Caspase 8 来启动外源性途径的。DRs 是肿瘤坏死超家族的成员，每个 DR 都有相应的死亡配体（表 2-2）（Bossen et al., 2006）。为了激活 Caspase 8，

死亡配体必须绑定一个 DR，通过 Procaspase 8 的死亡效应结构域（death effector domain，DED）招募单体形式的 Procaspase 8 与死亡诱导信号复合体（death inducing signaling complex，DISC）胞内段结合。DISC 复合体还包括一个适配器蛋白，这个适配器蛋白可以是 FAS 相关死亡结构域（fas-associated protein with death domain，FADD）或 TNFR 相关死亡结构域（TNFR-associated death domain protein，TRADD），可促进 Procaspase 8 与 DISC 复合体之间的交互作用。Procaspase 8 与 DISC 复合体结合后发生二聚化并活化，随后 Caspase 8 通过两个不同的子通路诱导细胞凋亡。决定凋亡发生的特定子通路取决于发生凋亡的细胞属于 I 型细胞还是 II 型细胞（Samraj et al., 2006）。在 I 型细胞中，Caspase 8 直接裂解 Caspase，从而启动凋亡；在 II 型细胞中，IAP 通过抑制 Caspase 8 而直接活化 Caspase，除非 IAP 受到线粒体释放蛋白的抑制（Spencer et al., 2009）。

表 2-2　人类细胞的死亡受体及其相应的配体

死亡受体	死亡配体
TNFR1	TNF
CD95/Fas/APO-1	CD95-L/Fas-L TLIA
DR3	Apo2-L
DR4/TRAIL-R1/TRAIL-R2	PARP1 过度活化

无论凋亡是由内源性途径还是外源性途径触发的，它都受到严格的调控。如果不能有效调控细胞凋亡，将会造成严重的后果。例如，在癌症中，由于各种启动机制的突变，细胞无法启动凋亡。如果发生这种情况伴随着细胞无法应对外部信号，细胞将不会触发外源性通路从而抑制增殖，这是导致细胞生长和分裂失控，最终形成肿瘤的重要原因（Philchenkov et al., 2004）。

四、细胞凋亡通路的改变

多种情况下，死亡受体信号传导受损，促凋亡蛋白和抗凋亡蛋白之间的平衡被破坏，Caspase 功能下降和 P53 功能受损等，都会使细胞的内外凋亡通路发生改变，导致细胞凋亡减少或获得细胞凋亡抗性。外源性凋亡通路的改变与多种类型的肿瘤发生有关，例如，Fas-FasL 系统的失活（Muschen et al.,

2000）或死亡受体凋亡通路（如 FADD）中组分的异常表达（Tourneur et al., 2005）可以促进肿瘤的转化。某些基因缺陷已被证实可导致肿瘤细胞对 Fas 介导的凋亡的抵抗。Fas 转录沉默是上皮细胞转化过程中常见的致癌事件，其突变常与 B 细胞生发中心衍生的淋巴瘤的发生有关（Muschen et al., 2002）。多种恶性肿瘤中常见的另一种耐药机制是抗凋亡蛋白 c-Flip 的过度表达，该蛋白在 DISC 复合体中聚集，阻止 Procaspase8 的自身激活，从而使细胞对死亡受体介导的凋亡产生耐药性（Bagnoli et al., 2010；Irmler et al., 1997；Shirley et al., 2013）。

与外源性凋亡通路相比，内源性凋亡通路组分的改变可能在多种肿瘤耐药的发生发展中发挥重要作用。Bcl-2 家族中抗凋亡和促凋亡蛋白的表达失衡会导致细胞凋亡失调。这可能是一个或多个抗凋亡蛋白的过度表达，或一个或多个促凋亡蛋白的下调导致的。抗凋亡的 Bcl-2 蛋白在前列腺癌、弥漫性大 B 细胞淋巴瘤（diffuse large B cell lymphoma，DLBCL）、黑色素瘤等多种肿瘤中过表达（Abramson et al., 2005；Gandour-Edwards et al., 2004；Watanabe et al., 2013），可保护肿瘤细胞免于凋亡（Fulda et al., 2002；Raffo et al., 1995）。BCL-xL 在结直肠癌和卡波西肉瘤中均有过表达（Foreman et al., 1996；Krajewska et al., 1996），使肿瘤细胞呈现多药耐药表型，并阻止肿瘤细胞发生凋亡（Minn et al., 1995）。因此，抗凋亡蛋白 Bcl-2 和 BCL-xL 的高表达已被证实与多种恶性肿瘤，包括非小细胞肺癌、头颈部肿瘤、卵巢癌和乳腺癌的顺铂耐药性和肿瘤复发相关（Erovic et al., 2005；Han et al., 2003；Williams et al., 2005；Yang et al., 2013）。另外，有报道称，在结直肠癌中促凋亡的 *Bax* 基因发生突变也会导致细胞对抗肿瘤治疗的耐药（Miquel et al., 2005）。内源性凋亡通路转变还包括启动子异常甲基化导致凋亡小体的基本成分 Apaf-1 的表达降低（Baldi et al., 2004；Soengas et al., 2001）。此外，肿瘤细胞对凋亡的抵抗也发生于调控凋亡小体下游的内源性凋亡通路组分的改变，也就是与 Caspase 活性有关（Fulda, 2009；Schimmer, 2004）。

五、细胞凋亡的信号通路

细胞凋亡是由多种信号触发的，并且受到多种复杂的外源性和内源性信号的调控。根据 Caspase 参与与否，主要分为两条凋亡通路。而线粒体则将这两条不同的凋亡通路连接在了一起。

（一）Caspase 依赖的信号通路

Caspase 依赖性凋亡是经典的程序性细胞死亡通路，Capase 8、Caspase 9、Caspase 12、Caspase 7、Caspase 3 级联通常参与其中，多种受体也参与这条通路，如 TNF-α 受体、FasL 受体、TLR、DR 等。某些铁离子通道也可能参与细胞凋亡途径。RNA 或 DNA、蛋白质或多肽、某些化合物或天然化合物均可触发 Caspase 依赖性凋亡。它们可能具有不同的受体，并通过不同的 Caspase 作为传感器诱导细胞死亡。宿主细胞用这种方法来防御有害因素，维持健康的生理状态（Nakagawa et al., 2000；Obregon-Henao et al., 2012）。

（二）Caspase 非依赖的信号通路

细胞凋亡有多种机制，它可由体内和体外的细胞配体触发不同的信号转导途径。到目前为止，Caspase 非依赖的信号通路其机制尚不清楚。尽管已有研究发现凋亡诱导因子（AIF）、活性氧（reactive oxygen species，ROS）等配体可以刺激这类凋亡途径，然而深层机制仍有待进一步挖掘。总体来说，在 Caspase 非依赖的信号通路中，Caspase 家族成员不参与细胞凋亡，Caspase 抑制剂，如 z-VAD-FMK、Ac-DEVD-FMK 等，不能抑制这种凋亡。在发生 Caspase 非依赖凋亡的细胞中，某些细胞内组分或者上游事件，如 AIF、ROS、钙离子、ATP、蛋白质的错误折叠或修饰等，都可以触发这类细胞凋亡（Kang et al., 2004；Martinvalet et al., 2005）。

（三）线粒体动态与细胞凋亡

线粒体作为一种动态的细胞器，可以不断地改变其形状和结构，以响应细胞的不同刺激和代谢需求。最新的生物化学和细胞生物学研究表明，线粒体融合与分裂之间的形态变化在凋亡调控中起着非常重要的作用（Karbowski, 2010；Sheridan et al., 2008）。

钙离子是线粒体分裂的上游刺激因子，随着细胞内钙离子水平的升高，线粒体迅速分裂。如果钙离子水平明显升高，而线粒体的分裂是不可逆的，便会导致细胞凋亡（Hom et al., 2007）。一些线粒体膜蛋白也参与控制线粒体形态，例如，Bcl-2 蛋白驻留在线粒体外膜，它是内源性凋亡通路的核心调控因子。而其他毒素或蛋白也可以调节线粒体融合/分裂，有两种毒素蛋白 Parkin 和 Pink1 可以通过靶向线粒体和调节线粒体动态来维持线粒体稳态（van Laar et al., 2009）。线粒体融合和分裂往往可以相互转换，这与线粒体膜电位的变化有关。哺乳动物细胞中存在 Drp1 依赖的线粒体分裂和 Fzo1 依赖的线粒体融合，而线粒体的分裂往往伴随着细胞凋亡。如果线粒体分裂/融合失去动态平衡，将导致某些神经退行性病变，如帕金森病（van Laar et al., 2009）。总之，线粒体在维持细胞健康方面起着重要作用。

六、细胞凋亡的生物化学

细胞凋亡主要是由 Caspase 家族（半胱氨酸、天冬氨酸特异性蛋白酶）执行完成的（Li et al., 2008）。Caspases 是凋亡机制的核心，它们既是凋亡的启动子（Caspase 2、8、9、10）（Thornberry et al., 1998），也是凋亡的刽子手（Caspase 3、6、7）。Caspase 首先以非活性蛋白（酶原或 Procaspase）形式存在，当它们与特定的适配分子发生作用后，通过自身蛋白水解被激活（Nicholson, 1999）。启动子 Caspase 一旦被激活，就会裂解为刽子手 Caspase，刽子手 Caspase 对特定的细胞底物进行裂解，最终导致细胞凋亡。内/外源性细胞凋亡通路的最终结果都是 Caspase 介导的不可逆的蛋白水解作用。也就是说，这两种途径都有 Caspase 3、6、7 的参与，它们破坏 DNA 和细胞组分，诱导凋亡过程中典型的形态学改变。

七、细胞凋亡的检测方法

（一）电镜检测细胞凋亡

2003 年 Yasuhara 等使用电子显微镜（简称电镜）来区分细胞凋亡和坏死。诱导 8 小时后，透射电镜观察凋亡细胞，观察凋亡形态。其征象包括完整的细胞器，如线粒体，染色质向细胞核一侧均匀凝聚，部分细胞内基质电子密度增加。凋亡细胞在 13 小时后出现空泡化、凋亡小体形成、细胞核破碎

等晚期凋亡的标志。8 小时后坏死细胞细胞膜破裂、染色质破坏不规则、胞质染色不良、形成液泡、细胞器破坏（Yasuhara et al., 2003）。Roberg 运用电镜测定了氧化应激心肌细胞中 cathespin D 和细胞色素 c 在凋亡过程中不同时间的超微结构位置。他观察到在诱导细胞凋亡 30 分钟后细胞质中检测到 cathespin D，环磷酰胺诱导细胞凋亡 1 小时后线粒体外检测到细胞色素 c（Roberg, 2001）。

（二）蛋白质组学和基因组学方法

电子显微镜仅仅提供了有限的细胞凋亡的形态学信息，而基因组学和蛋白质组学分析能够在细胞凋亡机制方面提供更多的信息。

检测细胞染色质状态的一种常用方法是 DNA 阶梯法。染色质的断裂导致 DNA 片段的形成，这可以通过几种方法检测到。凝胶电泳检测时，DNA 片段的梯状结构象征细胞凋亡的发生。相反，非凋亡细胞由于缺乏分裂而没有梯状结构形成的迹象。然而，DNA 阶梯法的灵敏度较低（Barbouti et al., 2002）。因为阶梯法依赖于寡核小体分裂的程度，所以要到后期才能检测到凋亡。因此，梯形实验没有提供细胞凋亡早期阶段的信息，且时间分辨率较低。

蛋白质组学分析可以检测细胞色素 c 的释放、关键蛋白的表达变化，以及 Caspase 的激活。蛋白质印迹法（western blotting）已被广泛应用于细胞色素 c 的检测，因为细胞色素 c 是通过固有途径诱导凋亡后从线粒体中释放出来的。在 Roberg 的研究中，细胞色素 c 的释放是在使用诱导剂处理 30 分钟后检测到的，这是凋亡发生的早期事件（Roberg, 2001）。此外，Western blotting 的灵敏度较高，因此，检测早期凋亡的能力将确保 Western blotting 在凋亡相关研究中继续发挥关键作用。

（三）光谱技术

大多数凋亡检测和测量的光谱技术依赖于荧光检测。凋亡标记物的荧光探针和标签可以多种格式读出，如流式细胞仪、显微镜、微阵列等。流式细胞术的应用将在后面的章节进行讨论，在这里将介绍分光原理。光谱技术可用于检测细胞凋亡过程中对细胞环境做出反应的免疫化学标签或荧光探针。有几种光谱技术可以用来研究细胞凋亡，包括

Annexin V染色、TUNEL 法、Caspase 检测和线粒体膜电位测定。

标记的 Annexin V 可应用于流式细胞术和光镜检查，以鉴别中晚期凋亡细胞。Koopman 等（1994）首次报道 Annexin V 在细胞凋亡过程中具有与细胞膜表面暴露的磷脂酰丝氨酸（PS）结合的能力。Gatti 等（1998）在研究中比较了 Annexin V-FITC 和 Calcein-AM 在共聚焦显微镜下检测两种不同细胞系（PC12 和 NIH3T3）的凋亡情况。虽然 Annexin V-FITC 在 PC12 细胞中能够成功检测凋亡，但在 NIH3T3 细胞中，Calcein-AM 检测呈晚期凋亡，而 Annexin V-FITC 呈阴性。因此，Annexin V 阳性细胞可能只能代表进入凋亡通路的一小部分细胞。当与显微镜相结合时，Calcein-AM 可以提供染色质凝聚的信息，并提供有关质膜功能的信息。如果磷脂酰丝氨酸在早期丢失，则不能恢复，且不能通过 Annexin V 标签检测到（Uggeri et al.，2004）。因此，在 NIH3T3 细胞系中，Annexin V-FITC 不能作为可靠的凋亡早期标志物。

另一种常用的基于 DNA 片段检测凋亡的方法是末端脱氧核苷酸转移酶介导的 dUTP 缺口末端标记法（TUNEL 法）。利用共聚焦显微镜，可以检测凋亡细胞产生的核浓缩染色质游离的 DNA 3′-OH 端。Gavrieli 等率先利用 TUNEL 法来研究多种细胞的凋亡。结果表明，TUNEL 法观察到的 DNA 断裂排列与凋亡的预期排列一致。此外，TUNEL 法在单细胞水平上提供了 DNA 破碎过程的原位可视化信息，并且先于凝胶电泳中核碎片梯状结构的出现，说明通过该方法可以观察到细胞凋亡过程中超微结构的变化（Gavrieli et al.，1992）。

多年来，细胞膜电位的光谱探针一直被用作检测细胞凋亡的早期指标。线粒体通透性转换孔打开，随后细胞色素 c 释放到胞质中，是细胞内在凋亡通路中早期发生事件之一。膜电位已被证明是这种渗透性改变的一个指标，可以用几种不同的染料来跟踪检测。膜电位探针有很多，其中有三种广泛应用于检测细胞凋亡的探针，JC-1（Jacotot et al.，2000）、罗丹明 123 和丝裂霉素（Ferlini et al.，1996）。JC-1 在完整的线粒体中形成红色荧光聚集物，但聚集物在细胞膜电位丧失后发生解离。因此，跟踪聚集物是检测细胞膜电位损失和细胞凋亡的一种简单方法。罗丹明 123 和丝裂霉素聚集在线粒体中，荧光强度随着膜电位的丧失而减弱。

（四）流式细胞术

流式细胞术是一种常用的细胞凋亡检测或验证方法。在细胞凋亡的应用中，流式细胞术可用于检测凋亡细胞的比率。此外，流式细胞术还可用于检测 Caspase 活性、DNA 裂解、膜动力学及光散射等一系列凋亡参数（Dobrucki et al.，2001）。流式细胞术的主要优势是细胞吞吐量大。大多数流式细胞仪可以在几秒钟内检测 10 000 个细胞，而其他方法，如显微镜，在大多数情况下一次只能检测几十个细胞。

几乎所有不依赖形态学检测的荧光检测方法都可以通过流式细胞术进行高细胞计数分析。同样，作为凋亡指标检测的形态学分析也需要与某种形式的成像检测相结合。利用 Annexin V、DNA 含量、Caspase 活性、膜电位和其他探针进行检测的方法，可以与流式细胞术结合使用，实现大细胞计数和人群中稀有细胞的检测。

Caspase 是一组蛋白酶，当凋亡激活时，可以启动裂解富含天冬氨酸残基的蛋白的级联反应（Stennicke et al.，2002）。Caspase 选择性裂解而非随机破坏蛋白质的能力使得级联反应成为检测细胞凋亡的良好生化标记。Hug 等使用流式细胞术检测了发生凋亡的造血细胞内的 Caspase 活性。此外，通过使用不同的 Caspase 选择性肽序列，荧光探针可用于识别 Caspase 活性的不同阶段，从而确定凋亡的动态时间（Hug et al.，1999）。

（五）微流体技术

近年来，利用微流体装置研究细胞凋亡引起了人们越来越多的关注。微流控装置可用于捕获和固定细胞（Valero et al.，2005）、筛选诱导凋亡的药物（Wlodkowic et al.，2009）或检测游离的 Caspase 活性（Wu et al.，2003）。因此，大多数此类设备可以用于检测细胞外的 Caspase 活性（即游离的 Caspase 活性）或进行芯片流式细胞术。

（六）电化学方法

检测细胞凋亡的方法并不都需要复杂而昂贵的仪器。电化学方法是近年来出现的检测凋亡细胞的一种方法。Xiao 等（2008）提出了一种早期的电化学传感器，他们设计的电化学传感器只需要一个易于制作的用（Fc）-GDGDEVDGC 修饰的金电极，操作简单、方便。

电化学方法检测细胞凋亡是一个新兴的研究领域。它的主要优点包括高通量和易用性。此外，相对于许多光谱和流式细胞学方法，它更具备成本低、生产工艺简单等优点。而它的弱点是不能在单个细胞水平上检测细胞凋亡，也不能在大量细胞增殖过程中提供细胞的特异性信息。

八、细胞凋亡与肿瘤

逃避或抵抗细胞凋亡已被认为是肿瘤的一个标志性事件（Hanahan et al., 2011; Hanahan et al., 2000）。实际上，许多肿瘤的标志性事件，包括癌基因激活、独立于生长因子的生长，以及在原发部位以外的侵袭和转移，都会引发凋亡信号。然而，这种信号必须以某种方式发生转换，才能使细胞存活下来，最终形成肿瘤。在一些模型系统中，阻滞凋亡信号的传导能够促进肿瘤的发生。因此，肿瘤发生的过程使细胞受到促凋亡的压力，这种压力必须被缓冲或阻止，才能使肿瘤发生。事实上，Hanahan 和 Weinberg 将逃避凋亡作为肿瘤的标志性事件之一的概念主要是在肿瘤已经发生的背景下提出的。

然而，有些学者已经扩展了这一概念，认为即使是在肿瘤发生后，癌细胞也对随后发生在它们身上的促凋亡信号具有普遍的抵抗力。但几乎没有证据表明肿瘤细胞比正常细胞更能抵抗凋亡。事实上，在许多肿瘤中，充足的证据表明其细胞会持续自发凋亡。此外，常规化疗对大多数肿瘤治疗有效也正是因为肿瘤细胞对凋亡的敏感性比正常细胞更高（Ni Chonghaile et al., 2011; Vo et al., 2012）。虽然肿瘤细胞可能在肿瘤发生的早期选择逃避凋亡，但它们无法预知是否对尚未遇到的凋亡信号（如化疗引起的凋亡信号）产生耐药性。尽管肿瘤细胞对凋亡的抵抗力确实比预期的要高，但一般来说，肿瘤细胞对凋亡的抵抗力并不比正常细胞高。

抑制细胞凋亡可促进肿瘤的发生。支持这个说法的第一个证据就是几乎所有的滤泡淋巴瘤和大部分弥漫性大 B 细胞淋巴瘤都会发生 BCL-2 t（14；18）易位，说明抑制细胞凋亡在致癌作用上具有选择性优势（Fukuhara et al., 1979; Rowley, 1988）。BCL-2 可阻断 MYC 诱导的细胞凋亡，在小鼠模型中过表达 BCL-2 可显著加快过表达 c-MYC 的淋巴细胞性白血病/淋巴瘤的增殖（Bissonnette et al., 1992; Strasser et al., 1990）。然而，虽然抑制凋亡可以增强其他致癌基因的致癌作用，但其本身的致癌作用甚微。因为过表达 BCL-2 的小鼠淋巴瘤模型的致瘤效率明显降低（McDonnell et al., 1991）。此外，抵抗线粒体凋亡通路的 *Bax/Bak* 双敲除小鼠模型也很少发生肿瘤（Lindsten et al., 2000; Wei et al., 2001）。

当肿瘤细胞接受化疗时，细胞凋亡敏感性降低，这可能是许多肿瘤耐药复发的重要因素（Davids et al., 2012; Ni Chonghaile et al., 2011; Vo et al., 2012）。在这方面，令人好奇的是，肿瘤细胞中很少出现 Bax 和 Bak 的双向缺失，因此这样的一个联合阻断将是一种很好的抗肿瘤治疗策略。

九、小　　结

近年来，肿瘤学家一直在利用肿瘤细胞与正常细胞凋亡通路的差异找寻攻克肿瘤的方法。最近，直接靶向线粒体凋亡通路的小分子抑制剂 BH_3 mimetics（如 venetoclax）已被证实具有临床应用价值。而实现更深层次和更持久的有效治疗肿瘤的方法可能需要将不同选择性地诱导肿瘤细胞凋亡的药物结合起来应用。

此外，某些细胞凋亡调节因子也涉及其他类型的 RCD，如铁死亡、坏死和自噬，并且肿瘤细胞对细胞凋亡的反应性显示出遗传异质性。因此，进一步定义肿瘤中细胞凋亡的基因选择性活性以及所涉及的机制，在基于细胞凋亡的治疗研究中显得尤为重要。未来，理想的联合治疗将在减轻传统化疗的不良反应的同时，能够获得更持久高效的抗肿瘤效果。

（冯瑜桦　谢阳春）

编者简介

谢阳春，肿瘤学博士，医师，助理研究员。毕业于中南大学，现就职于中南大学湘雅二医院，擅长多种恶性肿瘤的综合治疗。发表 SCI 论文 20 篇，其中第一或共同第一作者或通讯作者累计 6 篇，总 IF 52.128 分，IF＞10 分的 2 篇，单篇 IF 最高 20.773 分，总引用 422 次，单篇引用最高 238 次。目前主持或参与 4 项国家自然科学基金项目，2017 年获美中抗癌协会&亚洲癌症研究基金会"青年学者奖"（全国仅 6 名）。参编专著 3 部。

第四节　血管生成与肿瘤

肿瘤的高度侵袭性是其恶性程度的主要表现，而肿瘤细胞的侵袭性生长速度和转移依赖于肿瘤间质内血管新生。病理性的血管形成是恶性肿瘤的基本生物学特征之一（Hanahan et al., 2011），新生血管保证了肿瘤细胞不断增殖所需的氧气和营养供应，满足了肿瘤生长和转移的需求（Bergers et al., 1999；Folkman, 1971）。自 1971 年 Jodah Folkman 提出利用阻断血管新生来治疗恶性肿瘤的理论以来，抗血管生成疗法开辟了癌症治疗的新领域，治疗策略逐渐从传统的仅以肿瘤细胞为中心的治疗向包含以肿瘤血管为治疗靶点的多种疗法转变（Carmeliet et al., 2011a；Chung et al., 2010；Ferrara et al., 2016；Ferrara et al., 2005b；Kerbel et al., 2002）。本节将就肿瘤血管新生机制和影响因素以及抗血管生成治疗临床应用现状进行概述。

一、肿瘤血管新生机制

（一）"血管生成转换"作用

血管生成是指由内皮细胞形成的脉管通过出芽的方式从现存血管系统生成新生血管的过程，该过程由血管生成促进因子和抑制因子相互作用共同调控完成（Carmeliet et al., 2011a）。在肿瘤形成初期，肿瘤细胞的增殖和凋亡速度相当，肿瘤处于休眠状态，而当增生的肿瘤细胞团达到临界大小（$1\sim2mm^3$）后，其营养和氧气供应或代谢废物的清除（随着与最近的现存血管距离的增加而增加）将

无法被肿瘤细胞所在组织原有的血管供应区域完全覆盖，此时，为满足肿瘤细胞团快速增殖所引起的代谢需求变化，肿瘤细胞必须为自身构建新的微循环系统（Carmeliet et al., 2011a；Folkman, 1971）。在此过程中，肿瘤细胞和内皮细胞之间相互作用，形成一个"高度整合的生态系统"，肿瘤细胞可分泌大量的 VEGF 直接作用于血管内皮细胞，促进其分泌血管生成促进因子，同时抑制其分泌血管生成抑制因子，在血管生成促进因子作用下，处于静息状态的血管内皮细胞降解细胞基底膜，继而侵入细胞外基质，并逐渐形成管腔状结构，最终形成新生血管，肿瘤细胞的这种调控作用被称为"血管生成转换"（angiogenic switch）（Carmeliet et al., 2011a；Folkman, 1971；Ribatti et al., 2007；Whiteside, 2008）。血管生成转换过程由复杂的多步骤过程组成，构成肿瘤基质的多种细胞成分（包括肿瘤相关的成纤维细胞、血管外周细胞、炎性细胞等）也共同参与其调控，这一过程看似是恶性肿瘤进展过程中的限速事件，但它就像肿瘤加速生长的一个开关，一旦开启，就意味着肿瘤从无血管的增生状态向血管化赘生阶段过渡，随着新生滋养血管不断构建，肿瘤组织血供加快、代谢更加旺盛，肿瘤细胞将不再受到抑制而快速生长，侵袭力和转移能力均显著增强（Folkman, 1989；Hanahan et al., 1996）。

血循环的建立是机体良好发育的前提和保证，健全的血管形成对各组织器官的发育至关重要。而一旦发育完全，成人的血管内皮细胞即进入静止状态，在生理条件下极少发生血管新生（除外子宫内膜随月经周期的生理性修复过程及与伤口愈合、炎症相关的组织修复过程等）（Carmeliet, 2003；Nagy et al., 2007）。相反，异常的新生血管形成往往是病理状况的重要特征。除了肿瘤增殖导致的血管生成外，病理性血管形成还可见于血管增生性视网膜病变、类风湿性关节炎、脑卒中和心肌梗死等疾病（Folkman, 1995）。

（二）生理性血管形成和病理性血管新生

生理性血管形成和病理性血管新生两者之间有相似但又不同。在生理条件下，缺氧信号驱动了 VEGF 的表达，血管内皮细胞增殖、迁移，新生血管随之形成，在正常组织中这一过程是有自限性的，当微血管系统构建完成、血流灌注满足代谢需

求、组织缺氧得到缓解后，血管新生随即停止（Carmeliet et al.，2011a）。在肿瘤形成过程中，缺氧同样是触发血管新生的关键因素（Folkman et al.，1987），且肿瘤血管生成过程与正常组织在生理条件下的组织防御、更新及修复过程中的血管生成有着相似的分子调控机制。然而，与正常组织的血管相比，肿瘤新生血管往往结构异常、功能紊乱（Baluk et al.，2003；Nagy et al.，2009），表现为形态迂曲、排列无序、基底膜薄弱且渗透性增加，高度异常的血管结构致使肿瘤组织内血流灌注不足和代谢异常，组织缺氧进一步加剧，而缺氧将继续诱导病理性血管增生（Baluk et al.，2003；Chung et al.，2010；De Bock et al.，2011）。可见，"肿瘤组织缺氧-病理性血管新生-缺氧加剧"的恶性循环所致的血管新生是持续性的，最终可导致大量异常血管床的形成。在此过程中，肿瘤细胞也不断自我更新进化，通过代谢重编辑来适应低氧和酸性的肿瘤微环境（Barsoum et al.，2014；Chouaib et al.，2018；Chung et al.，2010）。

二、肿瘤血管新生相关信号通路

（一）VEGF 家族及其受体信号通路

VEGF 最早作为重要的血管通透性因子（vascular permeability factor，VPF）被分离出，通过分子克隆显示该因子是一种与 PDGF 结构相似的具有内皮细胞有丝分裂原活性的分泌型肝素结合蛋白（Ferrara，2009；Nagy et al.，2007；Senger et al.，1983）。目前认为 VEGF 家族是肿瘤新生血管形成过程中所涉及的最重要且最具特征性的促血管生成因子。哺乳动物 VEGF 家族共包含五个成员，即 VEGF-A、VEGF-B、VEGF-C、VEGF-D 和胎盘生长因子（placental growth factor，PIGF），均是由机体分泌的、二硫键共价相连的同源二聚体糖蛋白（Ferrara et al.，2016；Koch et al.，2012）。VEGF 可由多种细胞分泌产生，包括肿瘤细胞、肿瘤内浸润的炎性细胞和肿瘤相关成纤维细胞等。其中 VEGF-A（尤其是其剪接变体 VEGF-A165）是触发肿瘤血管新生的最关键因子，主要通过与 VEGF 受体（VEGF receptor，VEGFR）结合作用于血管内皮细胞（Ferrara et al.，2003；Peach et al.，2018）。哺乳动物中已发现的 VEGF 酪氨酸激酶（tyrosine

kinase，TK）受体有三种，包括 VEGFR-1（fms 样，TK1）、VEGFR-2（激酶插入域受体，KDR）和 VEGFR-3（fms 样 TK4，Flt4），均可在淋巴管和血管内皮表达（Carmeliet et al.，2011a；Koch et al.，2012）。此外，还存在可与 VEGF 结合的非酶辅助受体神经纤维网蛋白（neuropilins，NRP），包括 NRP-1 和 NRP-2。这些共受体分子均包含长的细胞外免疫球蛋白样疏水跨膜区域、TK 结构域的跨膜区域和短的细胞质内序列。

VEGF 是具有多重功能的细胞因子。组织缺氧导致的 VEGF 高表达在多种病理性血管形成过程中起着关键的调控作用，VEGF 不仅在肿瘤血管新生中起到促内皮细胞分裂和出芽的作用，还是抑制内皮细胞凋亡、维持新生不成熟血管活性的关键因子（Carmeliet，2005；Shweiki et al.，1992）。此外，VEGF 还可促进多种细胞外基质降解酶的分泌（如胶原酶、尿激酶型纤溶酶原激活物）（Carmeliet，2005；Ferrara，2001；Senger et al.，1983），从而改变细胞外基质，使之更有利于血管生长。同时，VEGF 具有较强的增加管壁通透性的作用，VEGF 所引起的血浆渗漏是产生临时性纤维蛋白基质、趋化炎性细胞并促进新生血管向内生长的关键步骤，有利于成熟的血管化的肿瘤基质形成（Ferrara，2001；Senger et al.，1983）。如前文所述，VEGF/VEGFR 信号通路是介导肿瘤血管新生最关键的因素，目前抗血管生成药物也多以 VEGF/VEGFR 为作用靶点，但 VEGF/VEGFR 信号轴并非唯一的血管新生途径，肿瘤组织中存在多种共存的血管新生调控机制。

（二）FGF 家族及其受体

哺乳动物中编码 FGF 家族的基因共有 22 种，其中已知 18 个基因编码的蛋白可与 FGF 酪氨酸激酶受体（FGFR）结合进行信号传导。肝素结合对 FGF 功能的影响至关重要，不但可以调控 FGF 通过细胞外基质的扩散，还可作为辅因子调控 FGF 与 FGFR 结合的亲和力和特异性（Ornitz et al.，2015）。FGF 信号通路下调或过度活化可通过多种方式引起肿瘤生长的抑制或进展（Babina et al.，2017；Turner et al.，2010）。其中，在几种已知的 FGF 家族成员中，FGF-1（酸性）和 FGF-2（碱性）是参与肿瘤发生的最主要的血管新生相关因子（Babina et al.，2017）。与其他家族成员不同，FGF-1

和 FGF-2 缺乏常规的分泌信号肽，是直接通过跨细胞膜转运而从细胞中分泌出（Gospodarowicz et al.，1987）。FGF-1 和 FGF-2 是多效能的细胞因子，可以自分泌和旁分泌的方式作用于肿瘤和基质细胞，两者均可通过多种调控方式（包括调节基质金属蛋白酶表达等）来有效刺激血管内皮细胞的增殖和迁移（Ornitz et al.，2015；Turner et al.，2010）；FGF-2 还有较强的促有丝分裂活性，其作用明显强于 VEGF-A；此外，FGF-2 还可参与机体对 VEGF 抑制剂的耐药（Zubilewicz et al.，2001）。总之，基于 FGF-2 是重要的非 VEGF 依赖性的病理性血管新生调控机制，抑制 FGF-2 信号传导可同时干扰 FGF 依赖性和 VEGF 依赖性血管形成，因此 FGF 信号通路也可作为抗血管新生治疗的作用靶点之一。

（三）PDGF 家族及其受体

血小板衍生生长因子（PDGF）家族由五个成员组成，这些成员包含四个（A、B、C 和 D）同型二聚体键合的二硫键结合多肽和一个由 AB 多肽链构成的异二聚体。PDGF 受体（PDGF receptor，PDGFR）包括 PDGFR-α 和 PDGFR-β，与干细胞生长因子受体（stem cell growth factor receptor，SCFR 或 c-KIT）、集落刺激因子-1（colony stimulating factor，CSF-1）受体和 FLT3 同属于Ⅲ型酪氨酸激酶受体家族（Heldin et al.，2013），在肿瘤形成及纤维化等细胞过度增殖性疾病中均可观察到 PDGF 受体的活化。PDGF 信号通路不但可刺激内皮细胞增殖、参与血管生成，还可以通过多种方式参与抗血管药物耐药（Erber et al.，2004；Song et al.，2009）。通常情况下，内皮细胞所分泌的 PDGF-B 可促进内皮细胞形成管腔，吸引并整合外周细胞，维持新生血管的稳定性；而由肿瘤细胞分泌的 PDGF 在调控血管新生的同时还可影响肿瘤基质，提高瘤内压（Abramsson et al.，2003；Heldin et al.，2004；Song et al.，2009；Song et al.，2005），这些均使得抗 VEGF 药物进入肿瘤血管的难度增加。而相反，未募集足量外周细胞的不成熟血管对 VEGF 抑制性药物更加敏感，从这一角度来看，联合抑制 VEGF 和 PDGF 信号通路往往可通过抑制外周细胞对内皮细胞的保护作用，从而使得更多血管退缩，发挥更强的抗血管生成作用（Erber et al.，2004）。但值得注意的是，外周细胞的覆盖在一定程度上也限制了肿瘤细

胞的转移，因此采用 PDGF 信号通路抑制剂需谨慎。此外，PDGF 还可通过诱导肿瘤内发生 EMT 来介导抗血管耐药。在某些肿瘤（如神经胶质瘤）发生 EMT 时，转化后的细胞表面可发现 PDGFR 表达上调，且对 PDGF 的反应性也增强，而细胞表面 VEGFR-2 的表达明显降低，从而导致了血管内皮细胞对于以 VEGF 信号轴为靶点的药物敏感性降低（Liu et al.，2018）。这些发现均表明同时抑制 PDGF 信号通路可作为对单一抗 VEGF 治疗不敏感的肿瘤的新的治疗策略。

（四）血管生成素/Tie-2 信号通路

血管生成素（angiopoietin，Ang）家族包含 Ang-1 和 Ang-2 两个成员，其受体均为 Tie-2（Huang et al.，2010；Yancopoulos et al.，2000）。Tie-2 受体是主要在血管内皮上表达的单向跨膜分子，此外，Ang/Tie 信号轴中还包含另一个较少见的酪氨酸激酶受体 Tie-1 及其配体 Ang-3 和 Ang-4（Fukuhara et al.，2010；Huang et al.，2010）。不同 Ang 家族配体与其受体结合发挥不同功能，其中，Ang-1/Tie-2 信号通路在维持血管稳定性和促进血管成熟方面发挥重要作用，同时还具有抗炎及抗渗透性功能，而 Ang-2 是病理性血管形成过程中重要的调节因子。Ang-2 通常是由缺氧信号诱导表达，可破坏血管内皮细胞与外周细胞之间的连接，致使外周细胞脱落，因此，Ang-2 往往在病理性血管新生的早期发挥作用，可促进肿瘤组织"血管转换作用"的进行（Felcht et al.，2012；Scharpfenecker et al.，2005）；此外，Ang-2 还可募集表达 Tie-2 的单核细胞/巨噬细胞，进一步发挥促血管新生的作用（De Palma et al.，2005；Murdoch et al.，2007）。

（五）HGF/c-MET 信号通路

HGF 及其受体 c-MET 信号通路在细胞增殖、侵袭、迁移过程中发挥重要作用，HGF 也因此又被称为细胞"播散因子"（Bussolino et al.，1992）。通常在原发性肿瘤的基质中可观察到 HGF 的过表达，HGF 通过与 c-MET 受体结合可介导肿瘤和基质间的相互作用（Bussolino et al.，1992；Matsumoto et al.，2006）。HGF 可直接刺激血管内皮细胞的增殖和迁移，此外，HGF/c-MET 信号通路还可通过诱导内皮细胞 VEGF-A 表达而介导血管生成（Zhang et al.，2003）。总之，HGF/c-MET 信号轴可通过多种途径促进肿瘤血管新生，同样在介导肿瘤对靶向 VEGF 的抗血管生成药物耐药性方面发挥一定的作用。

三、抗血管生成药物的应用

1. 靶向 VEGF 的生物制剂

（1）贝伐珠单抗：目前，抗血管生成治疗策略主要以 VEGF-A/VEGFR-2 信号轴为靶点，其中贝伐珠单抗（Avastin）是一种重组人源化的 VEGF-A 单克隆抗体，可特异性识别并中和人 VEGF-A 所有生物活性同工型（Ferrara et al.，2016；Ferrara et al.，2005a），阻止下游 VEGFR-1 和 VEGFR-2 的活化并抑制肿瘤的生长。作为第一个获 FDA 批准上市的肿瘤血管生成抑制剂，目前贝伐珠单抗已获得 FDA 和欧洲药品管理局（European Medicines Agency，EMA）批准，作为转移性结直肠癌的一线和二线治疗，以及转移性非小细胞肺癌和转移性肾细胞癌的一线治疗（Ferrara et al.，2016）。此外，贝伐珠单抗在美国和欧洲分别被批准用于复发性胶质母细胞瘤及转移性乳腺癌、转移性卵巢癌的一线治疗（Ferrara et al.，2016；Sennino et al.，2012）。据报道，贝伐珠单抗治疗相关的不良反应主要包括胃肠道穿孔、血栓栓塞事件、肺栓塞、高血压、胃肠道出血、脑出血或脑血管意外（Taugourdeau-Raymond et al.，2012）。

（2）VEGF"诱饵"：阿柏西普（AFL）是一种可溶性重组嵌合蛋白，是 VEGF 的高效诱饵受体（Ciombor et al.，2014；Gaya et al.，2012），可与 VEGF-A、VEGF-B、PlGF 各亚型结合。与其他靶向 VEGF-A 的药物相比，AFL 结合 VEGF-A 的亲和力更强，且抑制作用更长久（Papadopoulos et al.，2012）。目前 AFL 已获批用于眼部新生血管疾病及转移性结直肠癌的二线治疗（Ferrara et al.，2016；van Cutsem et al.，2012）。

2. 靶向 VEGFR-2 的生物制剂

雷莫芦单抗（ramucirumab）是一种可与 VEGFR-2 胞外区域结合位点结合的人源化单克隆抗体，可阻断 VEGF-A、VEGF-C、VEGF-D 与 VEGFR-2 的结合，抑制 VEGFR-2 磷酸化（Spratlin，2011）。目前雷莫芦单抗已获批用于转移性胃癌/胃食管癌中的单一治疗，

并可与化疗联合用于治疗转移性非小细胞肺癌和转移性结直肠癌（Calvetti et al.，2015）。值得注意的是，应用抗 VEGFR-2 抗体存在潜在风险，可能会导致机体循环 VEGF 水平急性增加，因此雷莫芦单抗的临床疗效和安全性值得进一步评估（Vennepureddy et al.，2017）。

3. 小分子受体酪氨酸激酶抑制剂（TKI）

除了靶向 VEGFR-2 或其配体的蛋白生物制剂外，以竞争性或变构方式来抑制参与血管生成的受体酪氨酸激酶活性的治疗策略已成为肿瘤治疗的重要手段（Dancey et al.，2003；Gschwind et al.，2004）。目前已知的 TKI 通常以下调 VEGF/VEGFR-2 轴信号传导为主，同时往往对多种受体酪氨酸激酶（RTK）具有广泛的亲和力，包括 PDGFR、c-KIT、FLT3、RET、CSF1R 和 BRAF 等，一些抑制剂还可阻断 FGFR-1、EGFR 或非 RTK 的 BRAF（Sennino et al.，2012），也正因如此，临床应用 TKI 时常观察到一些与阻断 VEGFR 无关的药物不良反应。

TKI 最早被用于晚期肾癌的治疗，首批获批的药物包括索拉非尼（sorafenib）、舒尼替尼（sunitinib）和培唑帕尼（pazopanib）（Dancey et al.，2003；Gschwind et al.，2004；Levitzki，2013）。索拉非尼最初为 RAF 抑制剂，其后被证实可作为 VEGFR 和 PDGFR 酪氨酸激酶信号转导的变构抑制剂，索拉非尼同样也是第一个获批用于晚期原发肝癌和甲状腺癌的 TKI。第二代的 TKI，如替沃扎尼（tivozanib）和阿西替尼（axitinib），对 VEGFR 选择性更高且效能更强（Levitzki，2013）。目前阿西替尼已被批准用于难治性转移性肾细胞癌的二线治疗（Ferrara et al.，2016；Sennino et al.，2012）。另外，TKI 还可用于胰腺神经内分泌瘤的治疗（Raymond et al.，2011）。然而，尽管单独使用 TKI 治疗在部分瘤种中取得了良好疗效，但 RTKI 与贝伐珠单抗或其他细胞毒性药物联合使用并未能提高疗效，反而增强了药物不良反应。

4. 非特异性抗血管生成治疗

（1）诱导血管正常化：如前文所述，持续性血管新生是肿瘤的基本生物学特征之一。新生的肿瘤血管在结构和功能上高度异常，表现为血管形态迂曲僵硬、管腔扩张，外周细胞覆盖缺如或异常，血管通透性增加，最终致使血流灌注不足及微环境代谢异常，促进免疫抑制性的肿瘤微环境形成，进一

步加速肿瘤增长。传统的抗血管生成治疗以阻碍血管新生、使现有血管退缩为目的，但值得注意的是，这种抑制新生血管的疗法会进一步加重瘤内组织灌注不足，加重抗肿瘤免疫抑制，且更利于可耐受缺氧条件的癌细胞存活增殖，导致肿瘤恶性程度增加，同时还限制了抗肿瘤药物向肿瘤内部的运输。基于此，Jain 最早提出了"诱导血管正常化"理论，即合理运用抗血管生成药物，恢复促血管生成因子和血管生成抑制因子间的平衡，使肿瘤组织血管在治疗一定时间后趋于正常（Carmeliet et al., 2011b; Jain, 2005）。抗血管药物对肿瘤血管结构和功能的影响是一个动态变化的过程，血管正常化往往出现在药物所致的血管严重消退前。在血管正常化的时间窗内，肿瘤组织灌注增加、缺氧缓解，此外，免疫抑制性的肿瘤微环境也得到重塑，包括促进肿瘤相关淋巴细胞的浸润，促进肿瘤相关巨噬细胞向免疫刺激性表型分化，降低免疫抑制性细胞募集等（Carmeliet et al., 2011b; Turner et al., 2010）。因此，利用抗血管治疗使得肿瘤血管正常化，可改善由血管异常分布和局部乏氧所致的药物治疗耐受，协同其他治疗方法发挥抗肿瘤疗效。但诱导血管正常化的治疗策略成功运用于临床还存在一系列亟待解决的问题。首先，不同种类抗血管药物对血管作用机制不同，是否均可诱导血管正常化尚待明确；诱导血管正常化的抗血管药物剂量和作用时间的选择至关重要，个性化、合理地选择治疗方案仍是难题；另外，药物所致的血管正常化有特定的时间窗。因此，开发有效的抗血管治疗反应监测手段至关重要（Baines et al., 2018）。

（2）节拍化疗：是指连续性、不间断地给予低剂量细胞毒性制剂的节律性化学疗法，这种疗法可在一定程度上降低高剂量化疗药物抗肿瘤治疗时的药物毒性作用（Ciccolini et al., 2017; Romiti et al., 2013）。另外，值得注意的是，与采用最大耐受剂量的标准方案相比，采用高频率低剂量的方案治疗时，化疗药物并不是单纯地发挥对恶性肿瘤细胞的细胞毒性作用，而是可以靶向肿瘤微环境，损伤血管内皮细胞，从而导致肿瘤血管生成受限。因此，采用节拍化疗可使肿瘤维持在进展缓慢的非转移状态。目前节拍化疗抑制肿瘤血管新生的作用机制尚不完全明确，可能与治疗中肿瘤组织内 VEGF 表达水平降低相关（Natale et al., 2018; Romiti et al.,

2013）。此外，节拍化疗和贝伐珠单抗等抗血管生成制剂联合使用，也可发挥良好的抗肿瘤疗效（Kerbel et al., 2013; Romiti et al., 2013）。

（3）免疫治疗：近年来，免疫治疗被认为是抗肿瘤治疗领域最具发展前景的研究方向之一，其中免疫检查点抑制剂（immune checkpoint inhibitors, ICI）的临床应用更是为晚期恶性肿瘤的治疗模式带来了巨大变革（Brahmer et al., 2012）。免疫检查点阻断治疗旨在解除癌细胞对效应 T 淋巴细胞的免疫抑制，改善肿瘤免疫抑制性的微环境，恢复免疫系统的抗肿瘤能力来治疗肿瘤。目前成功应用于临床治疗的 ICI 主要包括两大类，即靶向 PD-1/PD-L 的单克隆抗体 [如帕博利珠单抗（pembrolizumab）、纳武利尤单抗（nivolumab）、阿替利珠单抗（atezolizumab）、阿维鲁单抗（avelumab）、度伐利尤单抗（durvalumab）]，以及靶向 CTLA-4 的单克隆抗体伊匹木单抗（Ipililumab）。ICI 已获批用于晚期非小细胞肺癌、肾细胞癌、尿路上皮癌、黑色素瘤及微卫星不稳定性高或错配修复缺陷型实体瘤（如结肠癌）的治疗（Brahmer et al., 2012; Overman et al., 2017; Zhao et al., 2017）。此外，ICI 作为早期胶质细胞瘤和微转移性黑色素瘤的新辅助疗法也取得了良好疗效（Cloughesy et al., 2019; Schalper et al., 2019）。

作为肿瘤微环境内两大重要的生物学特征，肿瘤异常血管新生和肿瘤细胞免疫逃逸之间相辅相成、关系密切。一方面，肿瘤异常血管新生在抗肿瘤免疫环路的多个环节影响免疫反应，促使肿瘤细胞逃避免疫系统的识别和清除，促进了免疫抑制性的微环境形成；另一方面，越来越多的证据表明肿瘤微环境中的多种免疫抑制性成分可促进病理性血管形成，参与抗血管生成药物耐药的发生。ICI 的应用不仅可重塑肿瘤微环境，还会对肿瘤微血管系统产生一系列影响，进而发挥抗血管生成的作用（Dewhirst et al., 2019; Huang et al., 2017）。此外，抗血管生成药物对肿瘤血管结构和功能的影响存在剂量和时间依赖性，抗血管治疗所致的"血管正常化"时间窗内，组织缺氧得到改善，肿瘤微环境也更倾向于免疫支持型的表现，这也更有利于 ICI 疗效的发挥（Huang et al., 2012; Tartour et al., 2011）。这些均为免疫治疗和抗血管生成治疗的联合使用提供了理论基础，目前二者联用的治疗策略也在临床抗肿瘤治疗中得到了初步应用。

四、小　结

血管新生是恶性肿瘤生长的必要条件。肿瘤血管生成主要通过 VEGF/VEGFR 信号轴介导及在肿瘤微环境中多种成分共同参与下完成。抗血管生成治疗是肿瘤治疗的重要组成部分，多种抗血管新生药物在临床应用中取得了卓越的疗效。鉴于肿瘤血管形成机制的复杂性及肿瘤微环境的高度异质性，单一的抗血管生成治疗往往很难持续高效地发挥抗肿瘤疗效，不可避免发生耐药，而抗血管生成药物与不同治疗方案的联合使用是提高疗效、解决耐药的有效途径。另外，明确肿瘤与肿瘤外基质间的相互作用及对血管生成的影响，了解抗血管生成药物耐药机制，对于有针对性地、科学合理地选择抗血管治疗及联合治疗策略至关重要。

（赵　沙）

编者简介

赵沙，肿瘤学博士，毕业于同济大学，师从周彩存教授，现就职于上海市东方医院（同济大学附属东方医院）。以第一或通讯作者在 *Cancer Immunol Res*、*Lung Cancer* 等期刊发表 SCI 论文 6 篇，累计影响因子 31.23，主持上海市肺科医院青年人才项目一项，其研究成果多次于国际肺癌学术会议作大会发言或壁报展示。

第五节　肿瘤侵袭转移

尽管癌症的诊断和治疗取得了重大进展，但对于绝大多数肿瘤患者，一旦出现转移，以目前的治疗方案是无法治愈的。约 90% 与癌症相关的死亡是由转移而不是原发肿瘤引起的。肿瘤侵袭转移的过程包括：原发肿瘤细胞对周围组织的局部侵袭；肿瘤细胞通过血管进入循环系统，并在血行转运过程中存活；肿瘤细胞通过血管壁进入远处组织；组织内微转移灶的形成；微小转移灶向外扩散，形成临床上可检测到的肿瘤转移灶。在发生侵袭转移的过程中，肿瘤细胞通过 EMT（Lambert et al.，2017）使细胞间的极性丧失和黏附性降低，获得迁移能力，从而离开原发部位，穿透血管壁，经血循环或淋巴循环侵入远处组织，形成远处转移灶（Ramaswamy et al.，2003）。

一、肿瘤侵袭转移相关因素及机制

（一）细胞特性的改变

1. 细胞连接　细胞连接是细胞间结构和功能联系的基本方式。细胞间的连接方式包括紧密连接、黏着连接、桥粒连接和间隙连接。

（1）紧密连接：此类连接分布于各种上皮细胞，如消化道、膀胱等处上皮细胞及毛细血管内皮细胞。上皮细胞和内皮细胞的通透性受紧密连接的调控。紧密连接主要是封闭上皮细胞顶端的细胞间隙，使大多数大分子无法透过，但无机离子能够透过，因此紧密连接与黏着连接和桥粒连接共同维持上皮细胞层的完整性，保护多细胞生物免受外部环境的影响。另外，它们还通过参与细胞信号传导，在细胞极性、生长、增殖、分化和迁移中发挥作用（Bhat et al.，2018）。紧密连接是癌细胞转移必须克服的第一个障碍，癌细胞通过上调或下调紧密连接相关蛋白，使细胞间通透性增加，极性和接触抑制消失，核内生长刺激基因的表达增加，导致细胞增殖失控。EMT 过程中也会出现紧密连接的丢失（Salvador et al.，2016）。

（2）黏着连接：是上皮细胞或上皮细胞与细胞外基质间的连接结构，主要由钙黏蛋白（cadherin）和连环素（catenin）组成。在上皮细胞和内皮细胞中最丰富的钙黏蛋白分别为 E-cadherin 和 VE-cadherin，钙黏蛋白的胞外结构域调节细胞-细胞间相互作用，胞质区的蛋白末端则通过与 β-catenin 的接触而与肌动蛋白细胞骨架相互作用。E-cadherin 在正常的细胞连接中起着至关重要的作用，是一种肿瘤抑制因子，当上皮肿瘤进展中发生 EMT 时，E-cadherin 的表达会下调（Martin et al.，2013）。

（3）桥粒连接：在细胞-细胞连接中，桥粒是组织完整性的关键，因为它们具有很强的黏附能力，可以将质膜上的细胞-细胞接触点连接到中间丝细胞骨架上，以促进组织的完整性和动态平衡。桥粒不仅提供机械稳定性，上皮细胞中的桥粒蛋白还可以和经典的钙黏蛋白相互作用，通过信号传递促进细胞间通信。Dusek 等在小鼠的遗传学研究中，发现在肿瘤侵袭之前，就出现了桥粒的下调（Dusek et al.，2011）。另外，有文献报道在头颈部癌（Brown et al.，2014）、肺癌（Cai et al.，2017）、结直肠癌（Cui et al.，2011）等肿瘤中，桥粒蛋白，如 Desmoglin 2 和 Desmoglin 3 的表达增加，与肿瘤的进展密切相关（Zhou et al.，2017）。

（4）间隙连接：是一种特殊的细胞间通道，通过连接子传递电信号和化学信号，完成群体细胞间的协调合作。肿瘤的发生发展与间隙连接的连接子有关，连接子的缺失导致细胞间直接通信丧失，从而影响细胞的增殖、凋亡、侵袭、迁移、EMT、肿瘤细胞分化和血管生成等活动（Aasen et al.，2016）。

2. 细胞黏附　细胞黏附是细胞连接的起始阶段，在细胞黏附过程中起核心作用的是细胞黏附分子（cell adhesion molecule，CAM），主要包括 CD44、免疫球蛋白超家族（immunoglobulin superfamily，IgSF）、钙黏蛋白、选择素等。细胞黏附分子可以促进细胞进程，如细胞增殖、迁移和分化，对维持细胞的正常发育和组织结构的完整性至关重要。其胞外区，作为黏附受体与肿瘤微环境中的细胞外配体结合，胞质区可与细胞骨架成分或胞内的信号转导蛋白结合，将细胞外环境与细胞内信号耦合。正常组织中，CAM 的表达受到严格的调节，若 CAM 异常表达破坏了正常的细胞-细胞和细胞-基质相互作用，将促进肿瘤细胞的增殖、存活、迁移和侵袭（Oh et al.，2012）。

（1）CD44：CD44 蛋白是一类多功能的单链跨膜糖蛋白，属于细胞黏附分子。CD44 家族的所有成员都是由一个含 19 个外显子的基因编码的。CD44 是多种肿瘤干细胞（cancer stem cell，CSC）的标志物（Kinugasa et al.，2014）。肿瘤中只有少数特定的细胞具有自我更新和重建整个肿瘤的特性，而这种特性取决于它们与周围细胞（包括成纤维细胞和造血细胞）以及细胞外基质[如纤维连接蛋白、层粘连蛋白、胶原或透明质酸（HA）]的相互作用。CD44 作为细胞表面黏附分子，可以介导 CSCs 与宿主细胞及基质的黏附。另外，CD44 与肿瘤微环境内细胞分泌的多种细胞外基质成分、细胞因子及生长因子相互作用，还可以与细胞骨架蛋白

结合，参与细胞伪足形成，促进肿瘤细胞侵袭转移（Morath et al.，2016）。

（2）免疫球蛋白超家族：其胞外区由一个或多个含有类似免疫球蛋白样结构域组成，每一个免疫球蛋白（immunoglobulin，Ig）结构域都是由氨基酸残基形成的紧密折叠结构，其间有二硫键相连接，是一类不依赖钙离子的细胞黏附分子。其组成包括血小板内皮细胞黏附分子（platelet endothelial cell adhesion molecule，PE-CAM）、神经细胞黏附分子（neural cell adhesion molecule，N-CAM）、血管内皮细胞黏附分子（vascular cell adhesion molecule，V-CAM）和细胞间黏附分子（intercellular adhesion molecule，I-CAM）等。免疫球蛋白超家族中含有若干在细胞表面表达的蛋白，如识别抗原的受体、细胞因子受体、IgFc 段受体、细胞间黏附分子受体，以及病毒受体等不同的结构域，可以结合多种配体，并促进多种细胞活性和生物学功能，包括黏附和免疫反应（Dermody et al.，2009）。连接黏附分子-A（JAM-A）属于免疫球蛋白超家族，JAM-A 失调与乳腺癌（Cao et al.，2014）、肺癌（Zhang et al.，2013c）和胰腺癌（Fong et al.，2012）等癌症的侵袭和转移密切相关。

（3）钙黏素家族：黏着连接的整体膜蛋白为钙黏蛋白家族，E-cadherin 属于 I 型钙黏素，是上皮细胞最丰富的黏附蛋白。E-cadherin 的表达与生长抑制、凋亡、细胞周期阻滞、分化及细胞侵袭性降低等功能密切相关，而 N-cadherin 与 E-cadherin 的作用相反，它促进血管生成并维持其完整性，参与调节癌细胞的增殖、侵袭和转移。在肿瘤的侵袭转移过程中，经常出现 E-cadherin 介导的细胞-细胞黏附的丧失，N-cadherin 的表达升高。

（4）选择素：是一类依赖于钙离子的细胞黏附分子，有 P-选择素、L-选择素和 E-选择素三种类型，其配体是在白细胞和癌细胞上表达的跨膜糖蛋白。白细胞与选择素结合，介导白细胞与血管内皮细胞或血小板的识别与黏着，调节白细胞外溢到炎症部位。肿瘤细胞通过分泌特定的细胞因子来控制内皮细胞上 E-选择素的表达，通过调控血管内皮细胞上选择素的表达和密度，可以吸引特定的免疫细胞，如单核细胞，帮助肿瘤建立转移前的生态环境。肿瘤细胞还可以通过促进血管生成来获得其高代谢要求的营养物质。肿瘤还利用活化血小板上 P-选择

素的升高，形成免疫复合物，使其能够逃避巨噬细胞的识别。因此，通过控制选择素的表达，调节循环肿瘤细胞与血管壁的黏附和吸引细胞及营养物质至肿瘤微环境，有利于肿瘤细胞的侵袭转移（Kedmi et al.，2016）。

（5）整联蛋白超家族：整联蛋白是一类依赖于钙离子或镁离子的细胞黏附分子，其胞外区介导细胞与细胞外基质的黏着，胞内区可通过连接蛋白与细胞内的肌动蛋白丝等细胞骨架相互作用。整联蛋白可启动信号转导，介导双向信号，调节细胞的增殖、分化、凋亡和迁移等多个过程，在决定细胞是否有能力突破肿瘤边缘发生局部侵袭和远处转移的过程中起着重要的作用（Brooks et al.，1996）。另外，整合素依赖于对基底膜的黏附，导致细胞的内在极性，从而引起细胞的不对称分裂，维持干细胞的自我更新和产生分化细胞（Goulas et al.，2012）。由于肿瘤大多起源于上皮细胞，在上皮细胞上表达的整合素也普遍存在于肿瘤细胞中，其中整合素 $\alpha_v\beta_3$ 可促进 CSC 的特性，促进肿瘤的形成和转移（Desgrosellier et al.，2014；Seguin et al.，2015）。

（二）EMT

细胞正常的运动迁移是器官发生、炎症和伤口愈合的主要过程，而当其调节的信号传导途径发生改变时，就可能发生肿瘤细胞侵袭和转移的病理过程。细胞的运动是通过一系列过程来协调的，包括细胞-基质黏附性的改变、细胞外基质的改变和细胞骨架修饰，整个过程涉及一个重要的动态过程，即上皮间质转化（EMT）。EMT 的发生涉及以下几个关键环节：转录因子的激活；特定细胞表面蛋白表达的改变；细胞-细胞粘连的丧失；细胞骨架蛋白的重组和表达；细胞外基质（extracellular matrix，ECM）降解酶的产生（Puram et al.，2017）。

EMT 转录激活因子（ZEB1、Slug、Snail、Twist）在受到诱导信号，如 HGF、EGF 和 TGF-β 等生长因子刺激后，激活 EMT 程序，EMT 通过细胞内信号转导通路（如 PI3K/AKT 信号通路、TGF-β 信号通路、Wnt 信号通路和 Notch 信号通路）调节恶性肿瘤的局部浸润和远处转移过程。在 EMT 过程中，上皮细胞标记蛋白（如 E-cadherin、α-catenin、Claudins、Occluin 和 ZO-1）缺失使上皮细胞间连接消失，便于有转移特性的肿瘤细胞从原发肿瘤中脱离出来，具有迁移特性的间充质标记蛋白（如 N-cadherin、波形蛋白和纤维连接蛋白）的表达增加促使细胞骨架重构，导致基底细胞极性丧失和形成纺锤形细胞形态，肿瘤细胞的运动能力提高。另外，迁移细胞还可以分泌破坏细胞外基质蛋白所需的蛋白酶，进一步促使肿瘤细胞发生侵袭转移（Zheng et al.，2015）。

1. 转录因子

（1）ZEB1：E 盒结合锌指蛋白 1，（ZEB1）促进肿瘤进展的两个主要作用机制：首先，ZEB1 通过细胞因子 TGF-β 诱导 ZEB1 与 miRNA-200 家族成员之间的反馈调节，miRNA-200 可以抑制重要的肿瘤相关基因的表达以及未分化和分化表型之间的切换（Brabletz et al.，2010），促使细胞从分化型转为未分化型，该机制被认为是肿瘤进展、发生转移的主要驱动力；其次，ZEB1 可以调控肿瘤型干细胞的高表达和非肿瘤型干细胞的低表达之间快速转换，激活 CSCs 特性，这是肿瘤发生和定植的关键（Krebs et al.，2017）。另外，在 ZEB 1 缺失的细胞中，基础能量通路遭到破坏，糖酵解减少，这可能也是定植步骤的关键。

（2）Snail：是含有锌指结构的 DNA 结合蛋白，几乎所有的 EMT 过程都与其相关。Snail 通过识别并与 Smad 竞争性结合 E-cadherin 启动子区的 E-box 序列，从而抑制 E-cadherin 的表达，同时可增加间质细胞标志物的表达，诱导肿瘤细胞发生 EMT。大多数表达 Snail 的上皮细胞会出现扁平的成纤维细胞表型，细胞间连接降低。Snail 也是各种环境中肿瘤起始细胞（tumor initiation cell，TIC）的主要调节因子，与肿瘤的发生发展密切相关（Ye et al.，2015）。Snail 还可以和 ZEB1 的启动子结合，诱导 ZEB1 的表达。ZEB1 对上皮标记物如 E-cadherin 和 MUC1 的抑制能力不如 Snail 强，但 ZEB1 可以延长短暂表达的 Snail 对上皮基因的抑制作用，而且 ZEB1 的表达在 Snail 下调后持续存在。ZEB2 也能在某些细胞环境中通过抑制 E-cadherin 的表达促进上皮细胞 EMT 的发生，但 ZEB2 的活性相较 ZEB1 和 Snail 更低（Guaita et al.，2002）。

（3）Twist：是碱性螺旋-环-螺旋家族中的一类转录因子。Twist 参与胚胎发育、EMT、血管和淋巴管的形成等过程。另外，Twist 还有促进 CSCs 表型形成和放化疗抵抗的能力。Twist 通过

TGF-β/NF-κB/Twist1/E-cadherin 信号通路调节多种 EMT 相关蛋白的表达，如促进 N-cadherin 的表达上调、E-cadherin 的表达下调。Twist 调控 E-cadherin 表达的方式与 Snail 相似，通过与 E-cadherin 启动子区 E-box 结合，抑制其转录。而且 Twist 与 ZEB1 和 ZEB2 的表达呈正相关，其协同作用进一步增强了对 E-cadherin 表达的抑制，导致肿瘤细胞黏附性降低。N-cadherin 表达增加使肿瘤细胞的运动能力增强，VE-cadherin 表达增加促进肿瘤相关内皮细胞的产生，有利于肿瘤微环境中血管的生成，促进肿瘤发生侵袭转移。此外，Twist 还通过降低 ADP-核糖基化因子（ARF）的表达来抑制抑癌基因 TP53 转录。

2. 信号转导通路

（1）PI3K/AKT 信号通路：磷酸肌醇 3-激酶（phosphatidylinositide 3-kinase，PI3K）家族的成员，可以磷酸化蛋白激酶 B（protein kinase B，PKB/AKT），激活其完整的酶活性（Bozulic et al.，2009）。PI3K/AKT 信号通路在调控肿瘤细胞增殖、代谢和侵袭转移等方面发挥重要作用。AKT 的作用机制包括：通过影响 TSC1/TSC2 复合体和 mTORC 信号的转导，调控细胞生长；通过磷酸化细胞周期蛋白依赖性激酶（CDK）的抑制剂 p21 和 p27，以及直接抑制促凋亡蛋白（如 Bad）或由转录因子（如 FoxO）产生的促凋亡信号，调控细胞增殖；通过激活 PFKFB2 和 AS160，调节细胞代谢；通过磷酸化波形蛋白（Vimentin）和 Palladin 蛋白，参与细胞迁移和侵袭；通过磷酸化 TPL2 和 IKKα，调节 NF-κB 信号转导；能够激活 Palladin 信号级联放大的因子，如整合素、T 细胞和 B 细胞受体、细胞因子受体、G 蛋白偶联受体、受体酪氨酸激酶及 3，4，5-三磷酸磷脂酰肌醇（PIP3）（Hemmings et al.，2012）。肿瘤细胞表面过度表达的 CD44 分子也可以激活 PI3K/AKT 信号通路。

（2）TGF-β信号通路：TGF-β可以激活 Snail 和 ZEB 蛋白的表达，调节肿瘤细胞 EMT。乳腺癌发生骨转移时 TGF-β信号通路被激活，TGF-β和 tβR Ⅱ结合并磷酸化 tβR Ⅰ，激活的 tβR Ⅰ通过磷酸化 SMAD2 和 SMAD3（SMAD2/3）传递信号，SMAD 的羧基端被磷酸化后与 SMAD4 结合，磷酸化的 SMAD2/3-SMAD4 复合物与转录因子相互作用，激活对 TGF-β应答的靶基因，调节各种不同的生物学效应（Oshimori et al.，2015）。TGF-β 家族受体和（或）SMAD 的稳定性由 USP4/11/15 去泛素化酶和 SMURF E3 泛素连接酶共同调节，TGF-β 通路的激活需要 MAPK 级联信号在多个水平进行调节。此外，TGF-β 信号转导也可以影响非 SMAD 依赖通路，包括 Erk、SAPK/JNK、p38 MAPK 和 TRAF 4 通路等（Zhang et al.，2013b）。

（3）Wnt/β-catenin 通路：此通路被称为经典的 Wnt 通路（Carotenuto et al.，2017）。肿瘤细胞中 Wnt 信号通路的激活会诱导 EMT 转录因子 Snail 表达，上调间质标记物 Vimentin 的表达。Wnt 蛋白与细胞表面的 LRP5/6、FRZ 结合形成三聚体，抑制β-catenin 的降解，从而使β-catenin 在细胞质中积累，并进入细胞核，与核内 T 淋巴细胞转录因子/淋巴样增强因子发生作用，激活下游靶基因的表达，从而诱导 EMT。另外，Wnt/β-catenin 通路还在 CSCs 的自我更新及肿瘤耐药中发挥着重要作用（Mohammed et al.，2016）。

（4）Notch 信号通路：此通路是一组高度保守的细胞间通信机制，通常是由邻近细胞配体与其受体相结合触发该通路。受体激活后发生裂解，其胞内结构域被释放出来，进入细胞核，调控 HES 蛋白和 HES 相关蛋白家族（HERP、HRT、HEY）、bHLH 类转录因子等下游靶基因的转录。Notch 配体 JAG1 的表达和 Notch 通路的激活会导致肿瘤患者预后不良（Izrailit et al.，2017）。Wnt 和 Notch 信号通路在肿瘤发生发展中相互作用并协调发展。Notch 可以联合β-catenin 抑制 Wnt 信号通路；Wnt 可活化 Dvl 对抗 Notch 信号通路，而且 GSK-3β 也可与 Notch 通路相互作用而影响其通路活性。但也有研究发现 Wnt 和 Notch 通路在某些肿瘤细胞中可发挥协同作用。例如，APC 变异的小鼠中 Notch 信号通路的活化可以激活 Wnt 信号通路促进腺癌的发展（Takebe et al.，2015）。

（5）其他信号通路：肿瘤细胞发生 EMT 需要多个信号分子的共同参与，以引起细胞内信号的级联放大反应，进而促进 EMT 转录因子（EMT-TFS）的激活（Lamouille et al.，2014）。激活这些转录因子的细胞因子及信号通路也相继被报道，如 Integrin、RAS-MAPK、Jagged/Notch 等。由此，EMT 的调控通路（Lamouille et al.，2014；Yang et al.，2008）逐渐被报道（图 2-1）。

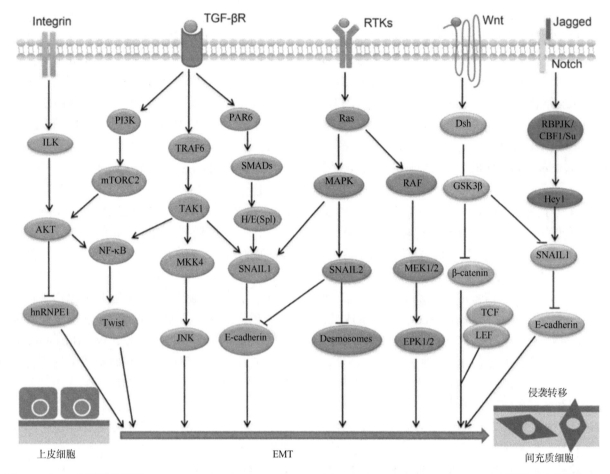

图 2-1 EMT 主要信号通路。Integrin、TGF-β-SMADs、Wnt-β-catenin、RAS-MAPK、Jagged/Notch 等均参与调控 EMT，影响肿瘤细胞侵袭转移

注：mTORC2，雷帕霉素靶蛋白复合体 2；ILK，整合素连锁激酶；MKK4，丝裂原活化蛋白激酶 4；Desmosomes，桥粒

二、肿瘤微环境与肿瘤侵袭转移

肿瘤微环境（tumor microenvironment，TME）是指在肿瘤细胞周围区域与其相互作用的非肿瘤细胞及基质，由肿瘤细胞、肿瘤相关成纤维细胞、免疫细胞、间质细胞及分泌的细胞因子、生长因子、趋化因子、促血管生成因子等活性介质共同构成的局部内环境。TME 的生理状态与肿瘤发生发展的各步骤密切相关，当微环境处于健康状态时，它可以帮助防止肿瘤的发生和迁移，反之，当 TME 处于不健康的状态时，会促进肿瘤细胞的发生发展。

（一）肿瘤相关成纤维细胞

肿瘤相关成纤维细胞（tumor-associated fibroblast，CAF）是组成肿瘤微环境最主要的基质细胞成分，可以重构 ECM，诱导血管生成。当癌组织受到损伤后，CAF 可产生炎症趋化因子，诱导炎症细胞至损伤部位，在损伤消退后 CAF 继续产生并分泌 IL-6 及 IL-8 等多种炎性因子。CAF 还能和间充质-上皮细胞相互作用直接刺激癌细胞增殖，通过 HGF、TGF-β、血小板衍生生长因子（platelet derived growth factor，PDGF）和 VEGF 等途径加速肿瘤的侵袭转移（Wiseman et al., 2002）。

（二）肿瘤相关巨噬细胞

肿瘤中存在的巨噬细胞通常被称为肿瘤相关巨噬细胞（tumor-associated macrophage，TAM），TAM 被证实是存在于肿瘤间质中最为重要的免疫细胞，约占肿瘤间质免疫细胞总数的 50%以上。TAM 可以分泌炎性介质、细胞因子、生长因子和蛋白水解酶，以及刺激血管和淋巴管生成和帮助肿瘤细胞免疫逃逸，建立适宜肿瘤生长的肿瘤微环境，促进肿瘤细胞侵袭转移（Raiha et al., 2018）。

（三）肿瘤相关中性粒细胞

中性粒细胞是循环系统中最丰富的白细胞，释放多种趋化因子，如 CXC 趋化因子。CXC 趋化因子与中性粒细胞膜上的 CXC 受体相互作用，促进中性粒细胞进入肿瘤微环境，肿瘤微环境中的一些促炎症因子可以延长其存活时间，如 γ 干扰素（interferon-γ，IFN-γ），并在不同条件下激活肿瘤相关中性粒细胞（tumor-associated neutrophil，TAN），导致中性粒细胞的促肿瘤功能。TAN 可以释放促进肿瘤发生发展的细胞因子和趋化因子，如 TGF-β，以促进自身和其他细胞类型转化为癌前表型，如调节巨噬细胞分化为促肿瘤的 M2 型巨噬细胞。除了与巨噬细胞相互作用外，TAN 还能与 TME 中的 T 淋巴细胞相互作用，可以释放促血管生成因子，如 MMP-8、MMP-9 和 CXCL8，促进微环境中血管的生成，有利于肿瘤的免疫逃逸和远处转移（Wu et al.，2019）。

（四）细胞外基质

细胞外基质（ECM）中含有基质细胞和肿瘤细胞分泌的所有细胞因子、生长因子、激素、胶原、层粘连蛋白、纤维蛋白、蛋白多糖和透明质酸等成分（Wang et al.，2017）。ECM 促进肿瘤侵袭转移的方式如下：①ECM 可能通过细胞外分泌影响肿瘤细胞行为；②ECM 可能改变基质细胞或肿瘤细胞的表型；③ECM 可以帮助肿瘤细胞逃避免疫监视；④ECM 将提供一个低氧或酸性环境，使肿瘤细胞比正常细胞具有更大的生存优势；⑤ECM 被蛋白酶水解可以促进肿瘤的侵袭和转移。

（五）其他因素

多数肿瘤表现出以缺氧和高间质流体压为特征的生理微环境，这些异常促进了肿瘤的生长、局部侵袭和远处转移。

1. 代谢因素　肿瘤的发生与肿瘤微环境的生理状态密切相关，相对于正常细胞，癌细胞的代谢活动发生了明显改变，以维持肿瘤细胞的恶性特性（DeBerardinis et al.，2016），如细胞过度增殖、耐凋亡和代谢向无氧糖酵解转变（Warburg 效应），这些事件会导致组织缺氧、氧化应激和酸中毒。众多实体肿瘤的一个突出的特点是它们处于低氧环境（0～2% O_2）。低氧诱导因子（hypoxia-inducing factor，HIF）是肿瘤细胞在乏氧状态下调控基因表达的关键转录因子之一，通过激活下游靶基因协调控制细胞应答，使肿瘤细胞适应缺氧环境（Semenza，2012）。HIF 上调 VEGF 和 EGF 等血管生成因子，VEGF 通过巨噬细胞受体促进巨噬细胞浸润，这些巨噬细胞通过正反馈释放更多的 VEGF 和 TNF-α，促进内皮细胞向低氧组织迁移，有助于形成新的血管以克服氧气需求（Serocki et al.，2018）。HIF 维持活性氧的稳态平衡，调控肿瘤在缺氧状态下的葡萄糖代谢（Jun et al.，2017）。另外，HIF-1 可以通过结合 Snail1 启动子中的两个低氧反应元件（hypoxia response element，HRE）来调控 Snail1 的表达，促进肿瘤细胞发生 EMT，增强肿瘤细胞侵袭迁移的能力（Zhang et al.，2013a）。HIF 也能参与肿瘤细胞的 pH 调节（Swietach et al.，2007），肿瘤微环境因糖酵解和不良的血管灌注呈现典型的酸性环境，同时酸性环境使肿瘤细胞更具有生长优势（Pavlova et al.，2016）。HIF 还能调控肿瘤细胞的免疫逃逸，通过程序性细胞死亡配体 1（programmed death ligand-1，PD-L1）与活化细胞毒性 T 淋巴细胞（cytotoxic T lymphocyte，CTL）上的 PD-L1 受体相互作用，诱导 CTL 细胞凋亡和失能，抑制免疫应答，从而逃避适应性免疫反应，促进恶性进程（Barsoum et al.，2014）。

2. 肿瘤组织间液压力　血管和淋巴管的生成对恶性肿瘤的进展有至关重要的作用，而过度增生的肿瘤细胞对血管和淋巴管造成的机械性挤压，会导致血液流动和淋巴液回流障碍。血管内外的静水压和胶体渗透压几乎相等，而且肿瘤血管的上下游压力差消失，使血液流动几乎处于静止状态，影响化疗药物的运输，大幅降低了化疗药物的抗肿瘤作用。组织间液压力的升高和渗漏到正常组织的间质液体的流动，在肿瘤缺氧、肿瘤周围血管和淋巴管生成及肿瘤的转移中发挥重要作用。研究表明，在宫颈癌患者体内，其原发性肿瘤的高组织间液压力与高远处转移发生率、放疗后盆腔复发及生存率降低有关（Rofstad et al.，2014）。

三、循环肿瘤细胞与转移

肿瘤细胞一旦进入血管腔内，就可以通过静脉和动脉循环广泛传播。克服了基质脱离的压力后，循环肿瘤细胞（circulating tumor cell，CTC）还必须克服血流动力学的剪切力以及固有免疫细胞，尤其是自然杀伤细胞所造成的伤害，才能转移至远处的器官组织，因此，只有一小部分 CTCs 能引起转移。而能引起转移的这部分 CTCs 可能通过一种机制同时避开了这两种威胁，这种机制主要依赖于机体的凝血功能，具体来说，是通过与血小板的相互作用形成相对较大的栓子，既能保护自己不受剪切力的影响，又能逃避免疫监视。被血小板包裹的肿瘤细胞能够更好地在循环中存活，直至它们在远处组织部位定植（Valastyan et al.，2011）。在临床出现可检测的转移灶前，通过对血液进行液体活检，分离和检测 CTCs 是肿瘤早期诊断和预后的关键（Bankó et al.，2019）。

四、抗肿瘤侵袭转移的策略

肿瘤的治疗主要包括手术、放疗、化疗、靶向治疗、免疫治疗等，治疗的选择取决于肿瘤的位置、分级和分期以及患者的一般状态。彻底清除癌症而不损害身体其余正常器官或功能是早期患者治疗的理想目标，在某些情况下可以通过手术或放疗来实现；但肿瘤侵入邻近组织或远处转移后往往限制了其使用，那么尽可能在延长患者生命的同时提高其生活质量则是该阶段治疗的理想目标，综合治疗成为主要的抗肿瘤手段。

（曾晓娇　潘运宝）

编 者 简 介

潘运宝，病理学与病理生理学博士，硕士生导师，副研究员，副主任技师。毕业于中山大学，现就职于武汉大学中南医院，擅长肿瘤的临床检验及诊断。发表 SCI 论文 41 篇，IF＞10 分的 2 篇，单篇 IF 最高 10.19 分，总引用 708 次，H 指数 14。主持 10 项基金项目，包括 3 项国家自然科学基金。入选"武汉中青年医学骨干人才""武汉大学中南医院优秀中青年技术人才"。现任中国医疗保健国际交流促进会基层检验技术标准化分会"临床分子诊断学组"秘书；湖北省医学会检验医学分会青年委员；湖北省临床肿瘤学会血液专家委员会常委；湖北省医学生物免疫学会青年专家委员会委员。

第三章

肿瘤免疫治疗概述

肿瘤免疫疗法，包括免疫检查点抑制剂、细胞过继治疗和肿瘤疫苗等，目前已成为癌症治疗的可行选择，也是未来的主要发展方向，而利用免疫系统对抗恶性肿瘤的概念可以追溯到一个世纪以前。

William B. Coley 发现，肿瘤患者术后发生感染能改善预后。基于该临床现象，Coley 对肉瘤不可切除的患者注射细菌毒素进行临床试验，尽管结果不一致，但他发现部分患者的肿瘤出现了消退（Coley，1898）。他成为首位使用免疫方法治疗肿瘤的医生。然而，相较于化疗和放疗，免疫治疗曾被极大忽视。

1950 年，Paul Ehrlich 提出了免疫监视的概念，并提出假说：恶性细胞出现是一个经常发生的事件，除非免疫力减弱，否则免疫系统会抑制恶性细胞向肿瘤发展（Burnet，1970）。尽管这些早期假说支持了肿瘤免疫疗法，但免疫如何被激活仍未被充分阐明。

1976 年，免疫疗法迎来一项重大突破，Morales 等（1976）对 9 例复发性膀胱表皮癌患者进行卡介苗（bacillus Calmette–Guérin，BCG）膀胱灌注。BCG 是一种免疫佐剂，可以增强巨噬细胞的肿瘤杀伤活性，间接激活 T 细胞，降低复发而不会引起不良反应或长期副作用。同年，他们发现了 T 细胞生长因子白介素 2（interleukin-2，IL-2），IL-2 实现了 T 淋巴细胞的体外培养，并且 T 细胞通常不会丧失效应功能（Morgan et al.，1976）。

1984 年，首次有人尝试用免疫增强剂 IL-2（促使 T 细胞生长、增殖）治疗肿瘤，并引起轰动。1 例 33 岁转移性黑色素瘤女性患者接受重组 IL-2 注射治疗 1 个月后，其中一处肿瘤活检提示渐进性坏死，2 个月后所有转移瘤缩小，几个月后肿瘤消失，其无病生存期为 29 年（Rosenberg，2014）。1992 年，美国 FDA 批准 IL-2 用于治疗肾细胞癌，1998 年批准其用于治疗黑色素瘤。这些进步激发了科研人员识别参与肿瘤免疫疗法的特定 T 细胞及其同源抗原的研究热情。

1986 年，人们开始尝试过继细胞治疗（adoptive cell therapy，ACT），即把免疫细胞体外扩增后回输到肿瘤患者体内。体外采用 IL-2 扩增肿瘤浸润 T 淋巴细胞（tumor infiltrating lymphocyte，TIL），将其回输移植瘤小鼠模型可抑制肝肺转移瘤的生长，随后发现从切除的黑色素瘤中获取的 TIL 含有能够特异性识别自体肿瘤的细胞，这些研究促使人们在 1988 年首次证明使用自体 TIL 的 ACT 可引起转移性黑色素瘤消退（Rosenberg et al.，2015）。同年，Schulof 等尝试采用辐射后冷冻保存的自体肺癌组织疫苗联合 BCG 注射治疗术后的非小细胞肺癌（Schulof et al.，1988）。后来研发的自体肿瘤疫苗有粒细胞巨噬细胞刺激因子（GM-CSF）介导的自体肿瘤细胞疫苗（GVAX），而异基因肿瘤细胞疫苗有异基因全肿瘤细胞疫苗等。

T. Boon 等（van der Bruggen et al.，1991）首次报道人黑色素瘤特异性抗原 MZ2-E。肿瘤特异性抗原指正常细胞不表达，只在肿瘤细胞表达的抗原。发现肿瘤特异性抗原是免疫治疗的里程碑，人们开始研究将肿瘤相关抗原作为治疗靶点。蛋白质/肽疫苗从此备受关注，通过改变肿瘤相关抗原（TAA）的肽序列以引入增强子激动剂表位，从而增加肽与 MHC 分子或 T 细胞受体的结合，引发更高水平的 T 细胞反应和（或）更高亲和力的 T 细胞（Guo et al.，2013）。后来还研发出了蛋白质/肽疫苗的免疫刺激佐剂。此外，肿瘤特异性抗原对改良 ACT 也有重要作用，2002 年有研究显示，选择性 T 细胞回输，即非清髓性化疗方案耗竭 T 淋巴细胞后回输 TIL，肿瘤抑制效果更佳（Rosenberg et al., 2015）。

1996 年，Murphy 等首次对转移性前列腺癌患者进行树突状细胞（dendritic cell, DC）免疫原性的临床试验，患者接受自体 DCs 疫苗联合源自前列腺特异性膜抗原（PSMA）的 HLA-A0201 限制性肽，在某些患者中观察到抗原特异性细胞应答和前列腺特异性抗原（PSA）降低，提示了这种疫苗疗法的潜在用途（Murphy et al., 1996），后来 DC 被不断改良，疫苗效价逐步提高。

2006 年，美国 FDA 批准了第一个 4 价人乳头瘤病毒（human papilloma virus, HPV）疫苗用以预防宫颈癌。2010 年，FDA 批准 sipuleucel-TDC 疫苗治疗前列腺癌。其他基因疫苗还有 RNA 疫苗、病毒疫苗等。

为扩大 ACT 在其他肿瘤的应用范围，人们开发了将抗肿瘤受体引入正常 T 细胞的技术。早在 20 世纪 80 年代后期，Gross 等率先开发肿瘤嵌合抗原受体（chimeric antigen receptor, CAR），可通过将抗体重链和轻链的可变区与细胞内信号链（如 CD3-Zeta）相连来构建，通常包括编码 CD28 共刺激域或 CD137 完全激活 T 细胞，该基因工程 T 细胞属于非 MHC 限制性 T 细胞（Rosenberg et al., 2015）。2012 年，Carl June 等用二代 CD19 嵌合抗原受体 T 细胞免疫疗法（chimeric antigen receptor T-cell immunotherapy, CAR-T）治愈了 7 岁急性淋巴细胞白血病（acute lymphoblastic leukemia, ALL）女孩 Emily，她是首例细胞免疫疗法治愈的儿童白血病患者。2017 年，FDA 批准 CAR-T 细胞产品 Kymriah 和 Yescarta 上市，分别用于治疗复发性或难治性儿童、青少年 B 细胞前体急性淋巴细胞白血病（25 岁以下患者）和在接受至少 2 种其他治疗方案后无响应或复发的特定类型的大 B 细胞淋巴瘤成人患者。目前有研究正在开发针对实体瘤的 HER-2 特异性 CAR-T 疗法。

近年来，肿瘤免疫治疗最大的突破是针对免疫检查点失衡的治疗。正常生理条件下，免疫检查点起负反馈作用，以调节 T 细胞活化后的炎症反应。Brunet 等早在 1980 年，首次对细胞毒性 T 淋巴细胞相关蛋白 4（cytotoxic T lymphocyte associated antigen-4, CTLA-4）免疫检查点受体进行论述，他

们在筛选小鼠溶细胞性 T 细胞来源的 cDNA 文库时，发现了定义序列 CTLA-4 的 cDNA 克隆，该序列可以编码一个明显属于免疫球蛋白超家族、含 223 个氨基酸的蛋白质，它由一个侧接两个疏水区域的 V 状结构域组成，其中一个具有膜锚定的结构（Brunet et al., 1987）。1995 年，Krummel 和 Allison 发现，T 细胞上的 CTLA-4 可与抗原提呈细胞上的 B7 配体竞争性结合，干扰 CD28-B7 相互作用，从而阻断共刺激信号和 T 细胞活化启动（Krummel et al., 1995）。随后，该团队用抗体阻断 CTLA-4，在体外表现出肿瘤排斥反应，该排斥对于二次肿瘤细胞暴露仍有免疫应答，成为免疫检查点抑制剂概念的有力证明（Leach et al., 1996）。2011 年，FDA 批准首个免疫检查点抑制剂 anti-CTLA-4 单抗伊匹木单抗（ipilimumab）上市，用于晚期黑色素瘤的二线治疗，标志着肿瘤免疫治疗进入新时代。

另一个关键的免疫检查点受体 PD-1 于 1992 年由 Ishida 和 Yasumasa 等研究程序性细胞死亡时使用消减杂交技术分离得到。PD-1 分子是免疫球蛋白基因超家族的新成员（Ishida et al., 1992），随后其配体 PD-L1 也被详细论证，即 PD-L1 与 PD-1 结合导致 T 细胞受体介导的淋巴细胞增殖和细胞因子分泌被抑制，抗原提呈细胞上抑制性 PD-L1/PD-L2 信号和共刺激 B7-1/B7-2 信号的相对水平可能决定了 T 细胞的活化程度（Freeman et al., 2000; Keir et al., 2008）。肿瘤/抗原提呈细胞表达共抑制受体，如 PD-L1/PD-L2、TIM-3、BTLA、TIGIT、LAG-3，可引起 T 细胞耗竭，因此共抑制受体可作为增强抗肿瘤免疫反应的治疗靶标（Fares et al., 2019）。自 2014 年以来，FDA 批准 PD-1/PD-L1 单抗用于以下癌种（表 3-1）：肾癌、黑色素瘤、B 细胞淋巴瘤/白血病、肺癌、霍奇金淋巴瘤、尿道上皮癌、头颈部癌、默克尔（Merkel）细胞癌、胃癌、高 MSI 肿瘤、肝癌、宫颈癌等（Sanmamed et al., 2018）。

过去曾被忽视的免疫治疗目前正快速发展，初始的主流观点被不断证实，通过免疫治疗对抗肿瘤增强免疫反应必不可少。这些治疗策略包括：

（1）使用免疫系统效应细胞/分子直接攻击肿瘤细胞，即"被动"免疫疗法，包括抗体靶向疗法及其衍生物（如抗体-药物偶联物）、过继免疫细胞疗法，以及最近进行的基因改造 T 细胞（CAR-T 和 TCR-T 等）。被动免疫疗法利用现代技术，将免

疫系统提升到更高水平，有时甚至达到非同寻常的水平，如针对乳腺癌的 anti-HER-2/neu 单克隆抗体、针对大肠癌或头颈部癌的 anti-EGFR mAb 和针对 B 淋巴瘤的抗 CD20 mAb 等。

表 3-1　2014～2019 年 FDA 批准的免疫治疗相关药物

	2014 年	2015 年	2016 年	2017 年	2018 年	2019 年
黑色素瘤	Pembrolizumab Nivolumab	Daratumumab Talimogene laherparepvec				
非小细胞肺癌		Pembrolizumab Nivolumab	Atezolizumab		Durvalumab	
尿道上皮癌			Atezolizumab	Pembrolizumab Nivolumab Durvalumab		
霍奇金淋巴瘤			Nivolumab	Pembrolizumab Avelumab		
原发纵隔大 B 细胞淋巴瘤					Pembrolizumab	
肾癌		Nivolumab				Pembrolizumab Avelumab
胃癌				Pembrolizumab		
肝细胞癌				Pembrolizumab	Pembrolizumab	
头颈部鳞状细胞癌			Pembrolizumab Nivolumab			
宫颈癌					Pembrolizumab	
Merkel 细胞癌				Avelumab	Pembrolizumab	
小细胞肺癌					Nivolumab	Pembrolizumab Atezolizumab
结直肠癌					Nivolumab	
慢性淋巴细胞性白血病			Ofatumumab			
Ph 阴性 B 细胞前体急性淋巴细胞白血病		Blinatumomab				
多发性骨髓瘤		Daratumumab Elotuzumab				
滤泡型淋巴瘤			Obinutuzumab			
膀胱癌			Atezolizumab	Durvalumab Pembrolizumab		
三阴性乳腺癌						Atezolizumab

（2）通过内源性调节和（或）活化免疫机制来增强免疫系统活化，这也称为"主动"免疫疗法，包括：①增强抗原/佐剂疫苗和树突状细胞疫苗等 APC 的抗原摄取、加工和提呈给 T 细胞，这也可能扩展到细胞因子或试剂以促进 APC 活性，如 I 型干扰素（interferon，IFN）、Toll 样受体（Toll-like receptor，TLR）激动剂和干扰素基因（STINGs）激动剂的刺激剂；②增强幼稚 T 细胞的活化和扩增，如树突状细胞疫苗和抗细胞毒性 T 淋巴细胞抗原 4（CTLA-4）mAb；③增强免疫应答的效应器阶段，如采用离体刺激和扩增的肿瘤浸润性 T 细胞再注入癌症患者的过继细胞疗法（Sanmamed et al., 2018）。

PD-L1、TMB 或肿瘤炎症等生物标志物有助于评估受益肿瘤患者，并可用于优化新药和新药组合的开发，下一步是更好地识别具有原发性或获得性耐药风险的患者，并使用不断发展的转化科学方法开发联合疗法，使免疫检查点抑制可应用于所有患者（Doroshow et al.，2019）。

（陈子盛　梁文华）

编者简介

梁文华，肿瘤学博士，副主任医师，副研究员，博导/博士后合作导师，"国之名医"青年新锐，青年珠江学者，广东省杰出青年医学人才，广州市高层次人才。毕业于中山大学肿瘤防治中心，就职于广州医科大学附属第一医院。主要从事肺癌的综合诊疗及转化研究，建立了完善的肺癌早筛及精细化诊断体系，包括全球首个血液高通量甲基化肺癌早诊工具、被美国国家癌症研究所引用的肺癌预后模型、多个国际广泛认可的肺癌诊疗标准等。2012~2019年在 *BMJ*、*J Clin Oncol*、*J Thorac Oncol* 等国际权威杂志发表论文118篇，其中10分以上8篇，5分以上14篇，累计总影响因子400分以上，总被引1200次，H指数27。担任广东省胸部疾病学会秘书长及免疫治疗专委会主委，呼吸疾病国家重点实验室肺癌学组副组长、国家临床医学研究中心骨干。CSCO 青年委员，肺癌专委会、人工智能专委会委员。ASCO Merit Award 获得者，2018年 CSCO "35 under 35" 最具潜力青年肿瘤医生，CSCO 肺癌指南专家顾问。*Transl Lung Cancer Res* 副主编，*J Thorac Dis* 及 *Ann Transl Med* 编委。作为完成人之一获得国家科学技术进步奖二等奖等。

第四章

肿瘤免疫治疗分子生物学基础

第一节 肿瘤免疫

一、肿瘤抗原

肿瘤免疫是研究肿瘤细胞的免疫原性，机体的免疫功能与肿瘤发生、发展的关系，机体对肿瘤的免疫应答及抗肿瘤机制，以及肿瘤的诊断及防治的科学（周光炎 等，2013）。20 世纪 50 年代，随着肿瘤抗原被发现，尤其是证实其诱导的免疫应答具有抗肿瘤活性后，免疫在肿瘤治疗中的作用引起了人们的广泛重视。肿瘤抗原可分为肿瘤特异性抗原和肿瘤相关抗原。肿瘤特异性抗原是指不存在于正常组织细胞上而为肿瘤细胞所特有的抗原。肿瘤相关抗原是指既可表达于肿瘤组织细胞，又可表达于正常组织细胞，而肿瘤细胞的表达量较正常细胞多的一类抗原，其表现为量的变化，没有严格的肿瘤特异性。肿瘤特异性抗原包括物理和（或）化学致癌因素诱发的肿瘤抗原，病毒诱发的肿瘤抗原（如 EB 病毒与鼻咽癌和 Burkitt 淋巴瘤有关，HPV 与宫颈癌有关等），癌基因和抑癌基因突变表达的肿瘤抗原（如癌基因 *RAS* 基因编码的 P21^{ras} 蛋白，抑癌基因 *TP53* 突变编码的异常 P53 蛋白）等。肿瘤相关抗原包括胚胎抗原（如甲胎蛋白、癌胚抗原），分化抗原（如 Pmel17/gp100、Melan-A^{MART-1}），某些癌基因高表达的抗原（如 *HER-2* 基因编码的 P185 蛋白），异常或过量表达的糖蛋白或糖脂抗原等（周光炎 等，2013）。

二、抗肿瘤免疫的效应机制

机体抗肿瘤免疫的机制主要包括适应性免疫和先天免疫（周光炎 等，2013）。前者包括体液免疫和细胞免疫，通常认为细胞免疫发挥着抗肿瘤免疫的主导作用，与体液免疫相互调节，协同杀伤肿瘤细胞。先天免疫的参与成分包括 γδT 细胞、巨噬细胞、自然杀伤（natural killer，NK）细胞、中性粒细胞和多种细胞因子等。

CD8$^+$ T 淋巴细胞是体内最主要的效应细胞，可通过释放穿孔素、颗粒酶、淋巴毒素和肿瘤坏死因子（tumor necrosis factor，TNF）等导致肿瘤细胞死亡，也可以通过分泌细胞因子等间接杀伤肿瘤细胞；同时，CD8$^+$ T 细胞表面可表达 FasL，与肿瘤细胞表面 Fas 结合，杀伤肿瘤细胞。CD4$^+$T 细胞的抗肿瘤效应主要是对 CD8$^+$ T 细胞和 B 细胞发挥辅助作用，同时部分 CD4$^+$ T 细胞也可以直接杀伤肿瘤细胞。NK 细胞主要通过抗体依赖细胞介导的细胞毒作用（antibody dependent cell mediated cytotoxicity，ADCC）发挥抗肿瘤作用。巨噬细胞在机体免疫中发挥抗原提呈细胞的作用，同时巨噬细胞可以直接吞噬肿瘤细胞，也可以通过分泌细胞因子如 TNF 等杀伤肿瘤细胞。γδT 细胞也可以通过释放穿孔素、颗粒酶以及通过 FasL/Fas 途径等，杀伤肿瘤细胞。

机体免疫系统通过识别肿瘤而产生相应的免疫应答，引起效应细胞的激活及效应分子的释放，攻击并清除肿瘤细胞，抑制肿瘤生长。而肿瘤与机体免疫系统的相互作用，尤其是免疫系统对肿瘤的双向[抑制和（或）促进]作用，则随着肿瘤免疫编辑概念的提出及完善，使得我们对肿瘤免疫具有更加清晰的认识。

三、肿瘤免疫编辑

机体免疫系统可以促进细胞转化、预防或控制肿瘤生长并塑造肿瘤细胞的免疫原性。甲基胆蒽（methylcholanthrene，MCA）是一种在雪茄中发现的焦油成分，可诱发肿瘤。实验证实，免疫功能正常小鼠与免疫缺陷小鼠诱导产生的肿瘤在免疫原性上有所不同（Shankaran et al.，2001）。将来自甲基胆蒽处理的免疫功能正常小鼠的肿瘤细胞，移植到免疫缺陷小鼠和同系免疫功能正常小鼠中均100%成瘤。相比之下，将甲基胆蒽处理的免疫缺陷小鼠诱导的肿瘤细胞移植到同系免疫功能正常小鼠中时，只有一半的小鼠成瘤。因此，来自免疫功能正常小鼠的致癌物诱导的肿瘤被称为"编辑的"，具有较低的免疫原性而显示进行性生长；而免疫缺陷小鼠中形成的肿瘤具有较强的免疫原性，被称为"未经编辑的"。

免疫系统不仅可以保护宿主免于形成肿瘤，而且可以塑造肿瘤的免疫原性，这是肿瘤免疫编辑假说的基础，强调宿主免疫对发展中肿瘤的双重保护和肿瘤促进作用。肿瘤免疫编辑过程按顺序分成三个不同的阶段，包括清除阶段、均衡阶段和逃逸阶段（Mittal et al.，2014）。在某些情况下，肿瘤细胞可直接进入平衡阶段或逃逸阶段。此外，外部因素可能影响肿瘤免疫的方向，如免疫治疗干预对肿瘤患者肿瘤细胞生长的影响（Yuan et al.，2010）。

（一）清除阶段

在清除阶段，先天免疫和适应性免疫系统协作识别已经逃脱机体内在肿瘤抑制功能的转化细胞，在临床可检测到之前清除它们。如果肿瘤细胞被清除，则免疫编辑结束，无免疫均衡及免疫逃逸过程。清除阶段机体适应性免疫及先天免疫均有参与，可能的参与细胞包括巨噬细胞、NK细胞、NKT细胞、树突状细胞、γδT细胞、CD4$^+$T细胞和CD8$^+$T细胞等，效应分子包括穿孔素、Fas/FasL、TRAIL、NKG2D、Ⅰ型（IFN-α/β）和Ⅱ型干扰素（IFN-γ）等（Mittal et al.，2014）。

研究指出，Ⅰ型（IFN-α/β）和Ⅱ型干扰素（IFN-γ）都是抗肿瘤免疫应答所必需的，但在肿瘤免疫编辑过程中起着不同的作用。IFN-γ靶向肿瘤细胞和造血细胞，而IFN-α/β主要作用于宿主细胞。Ⅰ型IFN是启动早期抗肿瘤反应所必需的，并作用于CD8a+/CD103+DCs，以增强肿瘤抗原向CD8$^+$T细胞的交叉提呈（Diamond et al.，2011；Fuertes et

al.，2011）。

肿瘤细胞染色体的非整倍特别是四倍体化，可增强肿瘤细胞的免疫原性，导致肿瘤细胞的免疫清除（Senovilla et al.，2012）。超倍体细胞具有组成型活性内质网应激反应，导致钙网蛋白的异常细胞表面暴露和细胞免疫原性的增加。用于控制整倍体的免疫清除机制依赖于CD4$^+$和CD8$^+$T细胞，以及IFN-γ和IFN-γ受体。这些结果表明，致癌物诱导的和致癌基因诱导的肿瘤中的超倍体性为免疫消除肿瘤的机制提供了识别功能。亦有研究指出，B细胞淋巴瘤在早期可被免疫系统识别控制并清除（Croxford et al.，2013）。Em-myc小鼠的早期B细胞是肿瘤性的，但在6～9月龄急剧退化。在该模型中，持续的Myc表达诱导DNA损伤，DNA损伤反应可以诱导增强免疫识别的配体。而早期转化的B细胞的消退可被多种方式破坏，如阻断DNAM-1或清除T细胞、NK1.1细胞等。

除了涉及适应性免疫的常规清除机制之外，另有研究指出，先天免疫系统的细胞在免疫清除阶段亦起到重要作用。在肝癌的小鼠模型中，NK细胞以依赖于肿瘤细胞P53的内在表达的方式消除衰老的肿瘤细胞（Iannello et al.，2013）。在P53表达后，肿瘤细胞经历衰老并分泌各种白介素（IL-6、IL-12和IL-15）和趋化因子如CCL2，募集NK细胞至肿瘤周围。NK细胞通过涉及NKG2D配体的肿瘤细胞表达的机制来清除肿瘤细胞。NKG2D配体可以通过多种其他刺激诱导肿瘤细胞，包括RAS信号传导和DNA损伤反应（Gasser et al.，2005；Liu et al.，2012）。类似地，在K-RAS诱导的肝细胞癌模型中，显示在巨噬细胞的帮助下通过肝脏浸润K-RAS特异性CD4$^+$T细胞来清除癌前期衰老的肝细胞（Kang et al.，2011）。肿瘤细胞中高水平的TRF2可以降低它们募集和激活NK细胞的能力（Biroccio et al.，2013）。通过筛选TRF2结合的基因，发现编码硫酸乙酰肝素3-O-硫酸基转移酶4的基因HS3ST4受TRF2调节并抑制NK细胞的募集。这些结果揭示了TRF2可抑制NK细胞清除肿瘤。

巨噬细胞在先天性肿瘤清除中亦起到重要的作用。肿瘤细胞组成型表达CD47，其在与巨噬细胞上的SIRPa抑制性受体相互作用时发出"不吃我"的信号。应用CD47单克隆抗体阻断CD47与SIRPa相互作用，导致吞噬细胞清除肿瘤细胞（Willingham et al., 2012）。类似现象同样见于肿瘤细胞表达的 CD24 与巨噬细胞上的 Siglec-10 的相互作用（Barkal et al., 2019）。

（二）均衡阶段

能够在清除阶段存活的肿瘤细胞可以进展到肿瘤免疫编辑的平衡阶段，肿瘤细胞生长受限，处于休眠状态，其免疫原性由适应性免疫系统编辑。肿瘤免疫均衡现象多见于人体肿瘤的描述，而 2007 年一项小鼠实验则为此提供了具体的分子机制解释，证明了适应性免疫在介导的纤维肉瘤休眠中的作用（Koebel et al., 2007）。

使用低剂量的甲基胆蒽诱导小鼠肿瘤，在初始的一段时间会引起一部分小鼠生长出致命的肿瘤，而后其他幸存的小鼠未显示肿瘤明显生长的迹象。但在最初的甲基胆蒽诱导致死性肿瘤之后，其他具有完整免疫功能的小鼠在相应处理后发展为进展性生长的肿瘤。这些处理方法主要与适应性免疫有关，包括使用单克隆抗体的方法去除 T 淋巴细胞（抗 CD4/CD8）或中和 IL-12 或 IFN-γ。相比之下，通过使用单克隆抗体的方法去除 NK 细胞（抗 NK1.1）、阻断 NK 细胞识别（抗 NKG2D）或抑制 NK 细胞效应功能（抗 TNF 相关凋亡诱导配体，TRAIL）则无相应作用。这些数据表明，适应性免疫是控制肿瘤细胞处于平衡阶段（休眠）的主要组成部分，在预防晚期 MCA 诱导的肉瘤生长中起着特别重要的作用。

而使用相同的 MCA 诱导的肉瘤和 *TP53* 突变肿瘤小鼠模型证实，免疫介导的肿瘤免疫均衡可能是一个非常漫长的过程。促进肿瘤清除的 IL-12 与促进肿瘤进展的 IL-23（共享亚基 IL-12p40）共同维持肿瘤平衡（Teng et al., 2012）。

肿瘤抗原特异性 T 细胞可以通过 IFN-γ 和 TNF 之间的协调，阻止实验诱导小鼠的胰腺肿瘤（Tag 诱导的多阶段致癌作用）的生长（Muller-Hermelink et al., 2008）。在缺乏 TNFR 或 IFN-γ 的情况下，相同的 T 细胞促进血管生成和诱导多阶段致癌。进一步实验表明，IFN-γ 和 TNF 通过诱导 G_1/G_0 的永久性生长停滞、p16INK4a 的激活和 Rb 低磷酸化来驱动表达 Tag 的肿瘤进入休眠（Braumuller et al., 2013），即进入肿瘤免疫均衡状态。

肿瘤免疫编辑的免疫均衡与免疫逃逸阶段肿瘤微环境存在差异。在均衡阶段，肿瘤微环境中具有高比例的 CD8$^+$ T 细胞、NK 细胞、γδT 细胞和低比例的 NKT 细胞、FoxP3 + Treg 细胞、MDSCs（Wu et al., 2013）。这项研究进一步提示，免疫抑制细胞和能够在肿瘤微环境中表现出抗肿瘤效应的免疫细胞的相对平衡，可能与维持肿瘤细胞处于免疫调节的休眠状态（免疫均衡）相关。

（三）逃逸阶段

肿瘤细胞免疫逃逸可通过许多不同的机制发生，包括免疫识别降低（如缺乏强肿瘤抗原、MHC Ⅰ 丢失），肿瘤抵抗力或存活率增加（如增加 STAT-3、抗凋亡分子 Bcl-2 的表达）或免疫抑制性肿瘤微环境的形成（细胞因子如 VEGF、TGF-β；免疫抑制分子如 IDO、PD-1/PD-L1、TIM-3/Galectin-9、LAG-3/FGL1）等。

四、免疫治疗对肿瘤免疫的影响

对于接受各种形式的肿瘤免疫治疗的患者所进行的分析显示，患者治疗期间仍然发生肿瘤免疫编辑。一些接受治疗的患者表现出反映肿瘤免疫编辑的消除阶段的反应（例如，具有完整效应功能的肿瘤特异性 T 细胞数量增加，摧毁一些或所有肿瘤细胞），一些患者则显示出建立治疗诱导的平衡阶段的证据，还有一些患者则显示出其他逃逸机制的出现。据报道，在具有预先存在的 NY-ESO-1 免疫性的黑色素瘤患者中进行 CTLA-4 阻断单一疗法，能够记录到所有三个阶段的肿瘤免疫编辑的发生（Yuan et al., 2010）。在免疫治疗 28 个月后，观察到有的黑色素瘤病变消失（清除），有的病变处于休眠状态（平衡），有的继续生长（逃逸）。因此，肿瘤免疫编辑不仅在未干预的免疫系统中发生的肿瘤中发生，而且在对已建立的肿瘤进行免疫治疗时也会发生。

五、小　　结

肿瘤免疫编辑概念的提出，更好地阐述了肿瘤与机体免疫系统相互作用的关系。机体免疫系统可以抑制肿瘤的发生，同样，在肿瘤进展过程中，由于肿瘤免疫编辑的存在而具有促进肿瘤进展的作用。当前针对免疫逃逸机制的研究，尤其是对于共抑制/共刺激分子在肿瘤免疫逃逸中所发挥作用的阐述，以及针对此机制开发的肿瘤免疫治疗（如抗 PD-1/PD-L1 阻断型抗体），为肿瘤治疗领域带来了突破性的进展，如在部分晚期患者中出现了治愈的可能。相信，随着肿瘤免疫基础机制研究的进一步深入，将有越来越多的肿瘤患者取得治愈性的疗效。

（张士强）

编 者 简 介

张士强，医学博士，毕业于中山大学，现就职于中山大学附属第七医院泌尿外科。发表 SCI 论文 8 篇，其中第一或共同第一作者累计 4 篇。目前参与国家级课题 2 项（其中 1 项为国家重点研发计划项目），主持市级基金项目 1 项。

第二节　肿瘤免疫逃逸

肿瘤的发生和发展与机体的免疫水平息息相关，免疫系统在肿瘤生物学行为调控网络中位居重要环节。肿瘤细胞和周围的基质细胞及机体免疫系统相互作用，共同左右了肿瘤的最终命运。近年来的研究表明，肿瘤细胞可以通过多种机制避免免疫系统识别和攻击，从而得以生长和转移。这种现象称为肿瘤免疫逃逸，被认为是肿瘤生存与发展的重要战略。

托马斯和伯纳提出"免疫监视假说"（immuno-surveillance hypothesis），认为免疫系统对早期转化细胞的发展具有调控左右，可以积极监视恶性转化事件并诱导识别和消除恶性细胞（Motz et al., 2013; Thomas, 1982）。随着对肿瘤和免疫系统相互作用的深入了解，这一理论也在不断得到完善。2002 年，美国学者 Schreiber 提出"肿瘤免疫编辑"理论，认为免疫系统和恶变细胞之间的博弈是一个动态的过程。机体正常的免疫系统可以识别、监视，并最终清除大部分恶变的细胞，但少数恶性转化的细胞可能躲过免疫清除，进入"平衡"期。癌细胞可积累突变，获得在新环境中生存、转移、逃避免疫监视的能力以及提高对抗肿瘤药物的耐药性。恶性细

胞一旦打破这种平衡，将摆脱机体免疫系统对其生长的控制，实现"肿瘤免疫逃逸"（Dunn et al., 2002; Schreiber et al., 2011）。

2013 年，Chen 和 Mellman 提出"肿瘤-免疫循环"的概念（Chen et al., 2013），在这个循环中，免疫系统产生抗肿瘤免疫反应和发挥杀伤肿瘤细胞的作用，需要经历以下关键过程：①首先，肿瘤形成后产生肿瘤新生抗原，这些新生抗原释放后被机体树突状细胞（dendritic cell，DC）所捕获；②抗原提呈细胞（antigen-presenting cell，APC）表面的主要组织相容性复合体（major histocompatibility complex，MHC）和新生抗原形成"肽-MHC 复合物"；③进一步募集和激活效应 T 细胞；④活化的效应 T 细胞迁移至瘤床；⑤活化的效应 T 细胞在瘤床浸润；⑥识别肿瘤细胞；⑦活化的效应 T 细胞通过释放颗粒酶、穿孔素以及 Fas 配体等途径发挥杀伤肿瘤细胞的作用。在这个循环中，被杀灭的肿瘤细胞进一步释放肿瘤相关抗原，使得免疫效应增强（Chen et al., 2013）。在"肿瘤-免疫循环"的博弈中，已经成形的肿瘤仍然可能通过多种机制逃脱免疫系统的监测和约束。本节将从肿瘤细胞自身的修饰，以及免疫细胞与肿瘤微环境的相互关系等角度，阐述肿瘤如何实现免疫逃逸。

一、肿瘤细胞自身修饰

（一）肿瘤抗原性的降低

抗原性指抗原与其所诱导产生的抗体或致敏淋巴细胞特异性结合的能力。免疫系统区分正常细胞和肿瘤细胞的能力是癌症免疫治疗的基础，而这种能力一定程度上依赖于肿瘤细胞保持足够的抗原性。肿瘤可以表达多种抗原，这些抗原有可能引起特异性免疫反应。肿瘤抗原可以从病毒蛋白、癌症胚系基因编码的蛋白、分化抗原和体细胞突变或基因重排产生的蛋白中获得（Yarchoan et al., 2017）。肿瘤一方面通过不断积累突变而演变和进化；另一方面，突变产生的新抗原（neoantigen）将启动抗肿瘤免疫的关键步骤。肿瘤细胞产生的非同义突变（nonsynonymous mutations）将改变原有的氨基酸编码序列，产生正常细胞所没有的异常蛋白（Forbes et al., 2015）。这些异常蛋白，可以被 APC 降解成短肽段，进一步与 APC 表面的 MHC 分子高

亲和力结合，并以复合物形式提呈给 T 细胞，在第二信号的刺激下，引起 T 细胞活化，发起对肿瘤细胞的攻击和清除（Golstein et al.，2018）。

为了逃避免疫清除，癌细胞可能会通过突变积累或免疫筛选降低其抗原性，也可以间接地通过抗原表达能力的缺失或缺陷，如 MHC 表达丧失或抗原处理机制的失调来降低肿瘤的抗原性。肿瘤也可以通过分泌黏蛋白和多糖分子或借助异常激活的凝血系统，在肿瘤细胞表面形成纤维外壳或多糖覆盖，以达到遮蔽抗原的目的，从而无法诱导足够强度的免疫反应。另外，在免疫系统发育过程中，如果接受抗原性较弱的癌变细胞反复刺激，也可诱导产生免疫耐受。肿瘤相关抗原如甲胎蛋白（alpha-fetoprotein，AFP）在机体胚胎期已有合成，在免疫系统发育过程中，对 AFP 已形成免疫耐受。当恶性肿瘤形成，类似的肿瘤相关抗原重新大量分泌时，已难以激起有效的抗肿瘤免疫反应（Hong et al.，2014）。

目前尚不清楚如何有效地量化癌症的抗原性，但可以利用全基因组、全外显子或靶标测序技术，计算肿瘤基因组中去除胚系突变数据后的体细胞突变数量，即肿瘤突变负荷(tumor mutation burden，TMB)，以肿瘤非同义突变总数量或每 1 兆碱基（Mb）的突变数量来表示。多项临床研究数据表明，在黑色素瘤、肺癌等瘤种，免疫检查点 PD-1/PD-L1 抑制剂的客观缓解率与 TMB 呈正相关。针对"新抗原"的肿瘤疫苗治疗是目前研究的热点，但靶向"新抗原"是否可以作为癌症免疫治疗的有效靶点还没有得到验证（Lawrence et al.，2013）。最近的研究表明，识别"新抗原"的 T 细胞能够浸润肿瘤组织，并能在体外扩张和过继回输后介导肿瘤退缩。这些发现增加了肿瘤突变频率可能与免疫治疗反应性相关的可能性（Yarchoan et al.，2017）。

即使肿瘤表达了足够的免疫原性的抗原，免疫识别也依赖于"肽-MHC 复合物"提呈抗原的能力。十多年来，人们认识到肿瘤细胞中完整的抗原表达机制，包括 MHC 的表达，对 T 细胞依赖的抗肿瘤免疫至关重要。MHC 表达缺失或抗原提呈能力缺陷的肿瘤可能逃避肿瘤特异性T细胞免疫介导的消除。在 20%～60%的常见实体肿瘤中（包括黑色素瘤、肺癌、乳腺癌、肾癌、前列腺癌和膀胱癌）发现了 MHC Ⅰ类分子的下调（Campoli et al.，2008）。

此外，在一些恶性肿瘤中，MHC 表达的变化与临床进程相关。研究结果表明，MHC Ⅰ和 MHC Ⅱ类分子可作为结直肠癌的独立预后因子，并可用于预测膀胱癌的免疫治疗效果和卵巢癌的化疗效果。这些数据有力地证明了肿瘤组织 MHC Ⅰ/Ⅱ类分子作为抗原性指标的作用，可用于识别最有可能受益于 T 细胞免疫治疗的患者，通过 MHC 检测了解肿瘤的抗原性，可能为如何有效地实现个性化免疫治疗提供关键的依据。除了 MHC 的改变，抗原提呈机制的成分在表观遗传、转录和转录后水平的失调也进一步减弱了肿瘤抗原性（Campoli et al.，2008）。因此，了解恶性细胞的抗原性可能揭示癌症对内源性 T 细胞免疫消除的潜在易感性。

（二）肿瘤免疫原性减弱

降低免疫原性是肿瘤用以逃避免疫系统的消除的另一策略。免疫原性，即抗原刺激机体产生免疫应答，诱导产生抗体或致敏淋巴细胞的能力。免疫效应细胞活化不仅需要肿瘤抗原和 B 细胞表面受体（B cell receptor，BCR）或 T 细胞受体（T cell receptor，TCR）结合产生第一信号，还需要 APC 或肿瘤细胞表面协同刺激分子的共同作用。肿瘤细胞可通过下调协同刺激分子（如 B7 分子）的表达，使 T 细胞失去第二信号的刺激，致使其活性降低。癌基因激活或抑癌基因的缺失也被发现参与了免疫检查点的调控(Hong et al.，2016)。此外，在 EGFR 突变型肺腺癌小鼠模型上发现了肿瘤 PD-L1 表达上调、效应 T 细胞减少以及 T 细胞的耗竭增多（Chen et al.，2015；Zhang et al.，2016）。

（三）肿瘤细胞表观遗传的改变

表观遗传调控是改变基因表达和染色质结构但不改变潜在的核苷酸序列的 DNA 可遗传修饰。通过高通量组学技术研究对比肿瘤细胞和正常细胞发现，肿瘤细胞内部表观遗传信息发生了显著的变化，其中涉及肿瘤免疫监视非常重要的编码基因、细胞因子的基因，而表观遗传药物如 DNA 甲基转移酶和组蛋白去乙酰化酶抑制剂可以逆转免疫抑制（Yang et al.，2019），临床前研究已经发现免疫系统的多个元素可以通过表观遗传机制进行调控，从而改善抗原提呈、效应 T 细胞功能和免疫抑制机制的破坏（Héninger et al.，2015）。Woods 等在黑色素瘤小鼠模型上发现组蛋白脱乙酰酶抑制剂（HDACi）治疗可通过增加组蛋白乙酰化作用提高肿瘤 PD-L1 和 PD-L2 的表达，HDACi 联合 PD-1 较单药可以显著提高抑瘤水平（Woods et al., 2015）。例如，NKILA，一种与 NF-κB 相互作用的长非编码 RNA（lncRNA），可通过抑制 NF-κB 活动使 T 细胞对激活诱导的细胞死亡敏感，促进肿瘤免疫逃避。过激回输 NKILA 敲除的 T 淋巴细胞可显著增加细胞毒性 T 淋巴细胞浸润及功能，有效地抑制乳腺癌患者来源的小鼠异种移植肿瘤的生长（Huang et al., 2018）。这些发现为表观遗传学和免疫治疗药物联合应用于肿瘤治疗的研究奠定了良好的基础。

（四）肿瘤细胞的其他改变

研究发现肿瘤细胞中伴随着多种信号通路的持续性激活，参与肿瘤细胞的凋亡抵抗、慢性炎症反应及免疫抵抗。例如，丝裂原活化蛋白激酶（mitogen activated protein kinase，MAPK）、信号转导与转录激活因子 3（signal transducer and activator of transcription 3，STAT3）、核转录因子-κB（nuclear factor-κB，NF-κB）、Wnt/β-catenin、磷脂酰肌醇 3-激酶（phosphatidylinositide-3 kinase，PI3K）/AKT 等多种信号途径都参与协助或主导肿瘤的免疫逃逸（Chen et al., 2016；Lim et al., 2019）。另外，PI3K/AKT 的失活可导致细胞存活基因 *BCL-xL* 的表达下调，促进 T 淋巴细胞凋亡，同时抑制 T 淋巴细胞分泌细胞因子的能力（Greenwald et al., 2005）。

肿瘤细胞分泌的多种可溶性因子，也有助于肿瘤逃避免疫清除（Lippitz, 2013）。研究发现，白介素-2（interleukin-2，IL-2）是刺激 T 淋巴细胞增殖分化的重要因子。TGF-β 可通过抑制 IL-2 的分泌抑制 T 淋巴细胞的增殖分化。IL-4 及 IL-10 可抑制 Th1 免疫反应，促进 Th2 细胞亚型发育。而另一种细胞因子前列腺素 E_2（prostaglandin E_2，PGE_2）水平的增高会促进抗凋亡分子的表达，打破细胞凋亡调控的平衡，使肿瘤细胞在免疫监视过程中产生凋亡抵抗（Lippitz, 2013）。另外，肿瘤分泌的 VEGF 可以抑制 DC 等抗原提呈细胞的分化及功能，进一步影响效应 T 细胞的扩增、活化及对肿瘤细胞的杀伤能力（Kamstock et al., 2007）。

肿瘤细胞的死亡方式对免疫系统的激活也有显著差异（Ferguson et al., 2011）。研究显示，肿瘤细胞凋亡可能会诱发 T 细胞耐受，而肿瘤细胞坏死或免疫原性细胞死亡可能会诱发激活型抗肿瘤免疫反应。铁死亡是最近发现的一种细胞死亡形式，是由于铁离子依赖的脂质过氧化损伤所引起的程序性细胞死亡（Dixon et al., 2012）。研究表明，免疫治疗过程中活化的 CD8[+] T 细胞能够增强肿瘤细胞内铁死亡特异的脂质过氧化水平，并且有助于免疫治疗的抗肿瘤效果（Friedmann Angeli et al., 2019；Wang et al., 2019）。

肿瘤细胞在很大程度上依赖于糖酵解为其提供能量，尽可能地避免线粒体活动和氧化磷酸化作用。肿瘤细胞的糖酵解会产生较多的乳酸，肿瘤微环境中这种酸性环境可以抑制效应 T 细胞的效应及改变细胞因子的分泌（Christofk et al., 2008）。另外，研究发现坏死的肿瘤细胞释放细胞内钾离子到小鼠和人类肿瘤的细胞外液中，导致 T 细胞效应功能的严重抑制（Vodnala et al., 2019）。最近的发现强调了癌细胞的代谢可塑性，并提供了一个有趣的见解，即代谢重组对于癌细胞的持久性、去分化和扩张是一个至关重要的事件。然而，目前还不清楚哪些代谢决定因素对肿瘤耐药性或免疫逃逸至关重要。

二、肿瘤微环境与免疫逃逸

肿瘤微环境包括肿瘤细胞、间质细胞、细胞外基质等，其在肿瘤的生长和发展过程中起着关键作用，并且参与了肿瘤组织与免疫系统的相互作用，包括抑制性免疫调节 Treg 细胞和细胞因子的免疫负调节作用、抑制性配体受体反应、局部效应细胞功能障碍以及肿瘤微环境中 T 细胞代谢活性的负性调节等（Bedognetti et al., 2016）。

调节性 T 细胞（regulatory T cell，Treg）在肿瘤微环境中是一类丰富的 T 细胞亚群，表达转录因子 FoxP3 的 CD4[+] Treg 细胞具有高度的免疫抑制作用，在维持自身耐受和免疫稳态方面发挥着重要作用。肿瘤细胞可促进趋化因子的表达，在肿瘤微环境吸引 Treg 细胞等抑制性细胞的聚集。此外，肿瘤细胞或其他细胞分泌的 TGF-β 可诱导 CD4[+] T 细胞转化为免疫抑制性的 Treg 细胞（Ham et al., 2015）。研究显示，肿瘤诱导的 Treg 细胞比自然状态的 Treg

具有更强的免疫抑制作用。肿瘤微环境中 CD4+CD25+FoxP3+调节性 T 细胞在肿瘤免疫逃逸中扮演重要角色，它主要是通过表面的抑制性受体细胞毒性 T 细胞抗原-4（cytotoxic T-lymphocyte-associated antigen 4，CTLA-4）竞争性和 B7 结合阻断 B7-CD28 介导的共刺激信号，以及通过 CD25 消耗细胞因子 IL-2，抑制有效的抗肿瘤免疫而促进肿瘤进展（Takeuchi et al.，2016）。

髓系细胞，特别是骨髓源性抑制细胞（myeloid-derived suppressor cell，MDSC）、调节性树突状细胞（modulated dendritic cell，mDC）以及 M1 和 M2 型巨噬细胞组成一个复杂的炎性肿瘤微环境，对肿瘤的发生、新生血管形成及肿瘤转移具有重要的调节作用（Fleming et al.，2018）。炎症因子可增强 MDSC 的凋亡抵抗，进而导致肿瘤微环境中 MDSC 富集、T 细胞减少并抑制 CD8$^+$ T 细胞的抗肿瘤免疫反应。M2 型巨噬细胞可分泌 IL-10、TGF-β、VEGF 等细胞因子促进肿瘤生长（Umansky et al.，2017）。DC 细胞是一种重要的抗原提呈细胞，在肿瘤免疫逃逸过程中也有举足轻重的作用。一方面，肿瘤细胞可以直接诱导 DC 细胞凋亡，抑或通过干扰髓系细胞的分化和 DC 细胞的成熟、影响 DC 细胞共刺激分子的表达等机制，下调或抑制 DC 细胞的免疫功能。另一方面，DC 细胞还可以通过分泌细胞因子 TGF-β 和 IL-10、募集 Treg 细胞和 MDSC 来进一步加强对 T 细胞的免疫抑制，促进肿瘤细胞的免疫逃逸。

色氨酸是淋巴细胞内的主要养分之一，对 T 细胞的增殖及分化具有重要意义，但色氨酸的代谢产物犬尿氨酸有毒性，能引起淋巴细胞的凋亡。吲哚胺 2，3-双加氧酶（indoleamine 2，3-dioxygenase，IDO）是色氨酸降解过程中的限速酶，共有 3 个亚型，其中一个亚型 IDO-1 酶的作用是将色氨酸分解代谢成犬尿氨酸。过高的 IDO-1 酶及其分解代谢途径可导致色氨酸的耗竭及效应 T 细胞的应激反应状态，在组织微环境中促进对"非自身"抗原的免疫耐受，而 IDO 抑制剂可降低色氨酸的分解代谢，恢复 T 淋巴细胞的活性（Munn et al.，2007；Munn et al.，2013）。

使肿瘤微环境成为抗肿瘤免疫细胞的敌对环境的驱动力源于缺氧和局部酸性环境导致的级联生化反应。尽管不同的免疫细胞亚群对 pH 有不同的敏感性，并采用不同的适应性策略在酸性条件下生存，但是肿瘤部位的代谢功能障碍无疑是有效抗肿瘤免疫反应的障碍，也是肿瘤免疫调节值得深入研究的方向。

表 4-1 梳理了"肿瘤-免疫循环"中各环节的双向调控因素。一方面，肿瘤细胞可以降低肿瘤抗原的表达和释放，释放具有抑制作用的可溶性因子，如 IL-10、IL-4 等抑制抗原提呈。另一方面，肿瘤细胞还可以表达抑制性的受体以抑制 T 淋巴细胞的激活。同时，肿瘤微环境中聚集的抑制性免疫细胞，如髓样抑制细胞、Treg、肿瘤相关巨噬细胞等，可以抑制活化的效应 T 细胞向肿瘤迁移和浸润。肽-MHC 表达缺失或抗原提呈能力缺陷的肿瘤细胞更有机会逃避效

表 4-1　肿瘤-免疫循环各环节双向调控因素

步骤	正向调节因素	负向调节因素
1. 释放肿瘤抗原	免疫原性细胞死亡或肿瘤细胞坏死	耐受性细胞死亡或肿瘤细胞凋亡
2. 抗原提呈	前炎性细胞因子：TNF-α、IL-1、IFN-α	细胞因子 IL-10、IL-4、IL-13
	免疫细胞因子：CD40L/CD40	
	垂死细胞分泌的内源性佐剂：CDN（STING 配体）、ATP、HMGB1	
	肠道微生物产物：TLR 配体	
3. T 细胞激活	共刺激信号 CD28：B7.1、CD137（4-1BB）/CD137L、OX40：OX40L、CD27：CD70、HVEM、GITR、IL-2、IL-12	共抑制信号 CTLA-4：B7.1、PD-L1；PD-1、PD-L1：B7.1、前列腺素
4. 活化的效应 T 细胞迁移至瘤床	趋化因子 CX3CL1、CXCL9、CXCL10、CCL5	
5. 活化的效应 T 细胞在瘤床浸润	LFA1：ICAM1、选择素	VEGF、内皮素 B 受体
6. T 细胞识别肿瘤细胞	T 细胞受体（TCR）	肽-MHC 表达量降低
7. 杀伤肿瘤细胞	IFN-γ、T 细胞颗粒内容物	PD-L1：PD-1、PD-L1：B7.1、TIM-3：磷脂质、BTLA、VISTA、LAG-3、IDO、精氨酸酶、MICA：MICB、B7-H4、TGF-β

应 T 细胞的免疫清除。此外，肿瘤细胞不同的死亡方式可诱导不同的免疫反应类型。在复杂的肿瘤及肿瘤微环境免疫调控网络中，多种信号途径的变化参与或主导肿瘤的免疫逃逸（Chen et al.，2017）。更好地理解肿瘤代谢改变如何调控肿瘤免疫逃逸及其相关机制，将有助于发现新的治疗策略来改善癌症治疗。

（生　金）

编 者 简 介

生金，肿瘤学博士，临床医学博士后，主治医师。毕业于中山大学，现就职于浙江大学医学院附属邵逸夫医院肿瘤内科，擅长肺癌等胸部肿瘤综合诊疗、肿瘤耐药及免疫逃逸的研究。现任浙江省抗癌协会肿瘤内科青年委员会委员。主持国家自然科学基金青年科学基金项目 1 项、浙江省博士后择优资助项目 1 项。作为 Sub-I 参与多项国内外实体肿瘤多中心临床研究。近 3 年发表 SCI 论文 10 余篇，研究成果多次在 WCLC、ASCO 年会及姑息治疗会议上进行口头交流或壁报展示。2018 年获第二届"35 under 35"中国最具潜力百强肿瘤医师。

第三节　免疫检查点

免疫检查点（immune checkpoint）是在免疫应答过程中调节 TCR 识别和处理抗原的一类信号分子（Nirschl et al.，2013），当免疫系统攻击入侵机体的病原体时，免疫系统除了激活相应免疫细胞和因子之外，为了调控免疫功能趋于稳态，使正常组织免受过度损伤，也会启动相应的免疫自稳机制，而免疫检查点分子在这两个环节均发挥作用（Pardoll，2012）。免疫检查点分子主要包括以下两种。

（1）共刺激免疫检查点（co-stimulatory immune checkpoint，CSICP）：刺激并促进免疫功能，如 CD27、ICOS、CD137 等。

（2）共抑制免疫检查点（co-inhibitory immune checkpoint，CIICP）：抑制免疫功能，如 PD1/PD-L1、CTLA-4、B7-H3、IDO、LAG-3、TIM-3、VISTA、SIGLEC-15 等。

在肿瘤环境中，肿瘤细胞可以通过使免疫检查点相关蛋白失调，传递抑制性信号，巧妙地逃脱免疫监

视和免疫攻击（Wu et al.，2012）。因此，针对免疫检查点的治疗依赖于刺激抗肿瘤免疫功能，主要包括共刺激信号的激动剂或共抑制信号的拮抗剂。

近年来，包括 CTLA-4（Chen et al.，1992）和 PD-1（Ishida et al.，1992）在内的免疫检查点被陆续发现和广泛研究，并开发了相应的抑制性抗体，成为肿瘤治疗领域里程碑式的事件。不仅如此，多项针对具有潜在抗肿瘤疗效靶点作用的多种免疫检查点的研究也在积极开展中，并逐渐进入临床。

一、共刺激免疫检查点

共刺激信号由 T 细胞上的共刺激信号和 APC 上相应配体相结合并传递正性信号，介导共刺激信号的蛋白分子主要包括 CD27、CD40、OX40、GITR、CD137 和 ICOS 等。

（一）CD27

CD27 属于肿瘤坏死因子受体超家族（tumor necrosis factor receptor superfamily，TNFRSF）（Camerini et al.，1991），与其配体 CD70 相结合后主要通过激活 NF-κB 和 MAPK8/JNK 信号（Akiba et al.，1998），支持 T 细胞抗原特异性扩增，其活性取决于配体-受体结合后在淋巴细胞和树突状细胞上的瞬时作用（transient availability），对于 T 细胞免疫的长时间维持具有重要作用（Gravestein et al.，1998；Prasad et al.，1997）；同时也是记忆性 B 细胞的表面标记，参与调控 B 细胞功能维持和免疫球蛋白的合成（Zhang et al.，2004）。目前针对 CD27 的临床转化有 Celldex 公司研发的代码为 CDX-1127 的针对实体肿瘤的系列临床研究，Aduro BioTech 和默沙东公司联合开发的代码为 BION-1402 的系列临床研究。

（二）CD40

CD40 属于肿瘤坏死因子受体超家族，在包括 B 细胞、树突状细胞（DC）、巨噬细胞、上皮细胞和肿瘤细胞在内的多种细胞表面表达，可在活化的 CD4+ T 细胞表面瞬时表达，其配体为 CD40L（CD154）（Banchereau et al.，1994；Ferrari et al.，2001）。CD40 与其配体相结合后，开启下游信号通路，被认为是开启 B 细胞和 DC 成熟的信号，进而

触发 T 细胞的活化和分化（Armitage et al.，1993；Ni et al.，2000；Singh et al.，1998）。目前，针对 CD40 靶点的激动型抗体的各期临床试验正在进行，主要有诺华的鲁卡木单抗（lucatumumab）（Fanale et al.，2014），辉瑞的 CP-870893（Vonderheide et al.，2013），Celldex 公司的 CDX-1140（Vitale et al.，2019）。

（三）CD137

CD137 也称为 4-1BB，属于肿瘤坏死因子受体超家族，在 T 细胞、DC、滤泡 DC、NK 细胞和发生炎症反应的血管壁细胞表达。CD137 与 CD137 配体结合，可促进 T 细胞增殖，增加 IL-2 的释放，增强抗肿瘤免疫反应，同时与其配体相结合介导的信号转导也被认为可以保护 T 细胞免受活化诱导的细胞凋亡，尤其是 $CD8^+$ T 细胞（Cooper et al.，2002）。因此，CD137 被认为是免疫治疗中非常有价值的靶点，抗 4-1BB 激动剂疗法最有效的途径是通过增加 γ 干扰素和多种颗粒酶的表达来刺激 $CD8^+$ 细胞毒性 T 细胞增殖并增加其效应（Jang et al.，1998）。也可以刺激 $CD4^+$ 效应 T 细胞扩增并产生促炎细胞因子（Arch et al.，1998）。目前针对 CD137 的免疫激动型临床抗体 Utomilumab（施贵宝）已经在临床试验阶段（Segal et al.，2018；Tolcher et al.，2017）；同时需要提到的是，CD137 是嵌合抗原受体 T 细胞治疗技术（chimeric antigen receptor T-Cell，CAR-T）中非常重要的信号转导分子，在 CAR-T 技术发展和临床管理中也有很多新进展。

（四）OX40

OX40 也称为 CD134，和 CD27 一样，当 OX40 与其配体 OX40L 结合时，能促进效应细胞和记忆 T 细胞的扩展，它也能抑制调节性 T 细胞（regulatory T，Treg）的分化和活性，增加细胞因子（如 IL-2、IL-4、IL-5、IFN-γ）的分泌，进一步放大 T 细胞活化效应，并且这种表达或者活化只在炎症病灶中最新活化的 T 细胞中上调，这个特点是其作为药物靶点的主要价值（Arch et al.，1998；Aspeslagh et al.，2016；Kawamata et al.，1998）。抗 OX40 单克隆抗体已被证明在晚期癌症中具有临床应用价值。多家制药公司针对 OX40 靶点开发了多种药物，如 MEDI6469，而国内信达公司在 2018 年完成了国内首个 OX40 抗体的临床登记，也开始针对 OX40 靶

点开发其临床应用型抗体。

（五）GITR

GITR 是糖皮质激素诱导的 TNFR 家族相关基因的缩写，又称为 CD3，这种分子主要通过 TRAF2/NIK 信号通路介导 NF-κB 的活化，参与激活的 T 淋巴细胞和内皮细胞的免疫交互作用，调控 Treg 的扩增；通过下调 Treg 谱系稳定性来促进抗肿瘤反应（Gurney et al.，1999；Park et al.，2007）。目前进入临床的 GITR 抗体药是从联合用药角度出发进行临床试验的，默克公司进行了 GITR 激活剂 MK-1248 单克隆抗体的 I 期临床试验，初步结果显示其与 PD-1 抑制剂联合使用具有一定疗效（2018ASCO，摘要号 3029）。

（六）诱导性 T 细胞共刺激因子

诱导性 T 细胞共刺激因子（inducible T cell co-stimulator，ICOS）也称为 CD278，属于 CD28 分子家族，在活化的 T 细胞上表达，增强 T 淋巴细胞对外来抗原的所有基本免疫反应，即细胞增殖、细胞因子分泌，调节细胞间相互作用的分子，以及有效帮助 B 细胞分泌抗体（Hutloff et al.，1999）。CD 278/ICOS 可抑制已经被激活的 T 细胞发生凋亡，并在 CD40 介导的免疫球蛋白亚型的类转换中起重要的调节作用（Beier et al.，2000；Tezuka et al.，2000）。针对 ICOS 的激活性和拮抗性的药物目前多处于 I～II 期临床试验中，以激活性抗体居多，而拮抗性抗体主要调控 ICOS 阳性 T 细胞累积，抑制 $CD4^+$ 肿瘤浸润淋巴细胞（TILs）分泌 IL-10，从而消除 Treg 介导的免疫抑制作用。

二、共抑制免疫检查点

（一）CTLA-4

CTLA-4 也称为 CD152，是一种在 T 细胞上发现的抑制性分子。CD28 是 T 淋巴细胞表面表达的共刺激分子，CTLA-4 对其配体的亲和力高于 CD28，这表明抑制信号在免疫激活中占主导地位（Waterhouse et al.，1995）。CD28 和 CTLA-4 的共同配体被称为 B7 分子，它们存在于 APC 表面。B7 蛋白有两种类型：B7-1（也称为 CD80）和 B7-2（也称为 CD86）。CTLA-4 的主要作用是改变 T 淋巴细

胞对刺激的反应，在 T 细胞免疫启动和 T 细胞二次扩增过程中可调控克隆增殖的大小，就结合亲和力和辅助信号的共刺激而言，这都被认为与 TCR-MHC 复合物的激活强度成正比（Rudd et al.，2009）。

在正常情况下，当免疫反应激活后，T 淋巴细胞立即在其细胞表面表达 CTLA-4，而其抗体可以削弱抑制信号，从而 B7 与 CD28 的相互作用也会增强，因此在增强抗肿瘤免疫方面作用明显（Rudd et al.，2009）。然而，B7 很少出现在肿瘤微环境中，这就引出了第二种假说，即调控效应 T 细胞（effector T cell，Teff）和调节性 T 细胞（Treg）的比例。与 Teff 细胞相比，CTLA-4 在 Treg 细胞表面的表达水平更高，因此当使用 CTLA-4 阻断剂时，CD4$^+$和 CD8$^+$肿瘤浸润淋巴细胞中的 Teff/Treg 比值较高，促进抗肿瘤免疫的发生（Alvarez-Quiroga et al.，2011；Linterman et al.，2014）。

此外，通过 B7 的 CTLA-4 反向信号传导可导致 IDO 表达增加，IDO 导致肿瘤微环境中局部色氨酸存储水平降低，进而抑制 T 淋巴细胞活化和增殖（Coquerelle et al.，2009；Onodera et al.，2009）。可溶性抑制剂可以通过下调或阻断 B7 和共刺激分子 CD28 的潜在相互作用，调节免疫抑制。目前针对 CTLA-4 的抑制性抗体已经在临床广泛使用（例如，早在 2011 年 Ipilimumab 就被批准用于恶性黑色素瘤治疗）。

（二）PD-1/PD-L1

相比 CTLA-4 参与中央耐受和调控，PD-1/PD-L1 是外周耐受调控的关键。PD-1 表达于胸腺发育过程中的 T 淋巴细胞。与 CTLA-4 类似，PD-1 作为一种共抑制信号，在抗原刺激时可在 CD8$^+$ T 淋巴细胞、自然杀伤 T 细胞、B 细胞、单核细胞和某些树突状细胞亚群上表达（Agata et al.，1996；Freeman et al.，2000；Ishida et al.，1992）。PD-1 有两种主要配体，即 PD-L1 和 PD-L2，虽然 PD-L2 对 PD-1 有更高的亲和力，但 PD-L1 的表达更为广泛（Latchman et al.，2001）。

作为一种共同抑制信号，PD-1/PD-L1 信号可导致促炎细胞因子产生减少，淋巴细胞增殖减弱（Blank et al.，2007）。在急性感染发生时，PD-1 在 T 淋巴细胞表面表达一过性上调，随着细菌、病毒等感染因素的清除逐渐下调；但在慢性病毒感染

中，CD8$^+$ T 淋巴细胞组成性地表达 PD-1，很可能通过基因去甲基化，导致 T 细胞出现耗竭表型。例如，在人类免疫缺陷病毒（human immunodeficiency virus，HIV）感染时，高水平的 PD-1 和 APC 表达的 PD-L1 与继发性 T 细胞功能障碍持续相互作用（Blank et al.，2007）。在这种情况下，T 淋巴细胞的激活基本上被阻断了，如果能够有效阻断 PD-1/PD-L1 通路，就可以诱导活跃的免疫反应。

目前针对 PD-1/PD-L1 检查点的抑制性抗体在临床被广泛使用，也逐渐写入各种恶性肿瘤的临床治疗指南，并且与传统化疗、放疗、靶向治疗和其他免疫治疗联合应用，具有广阔的前景。

（三）B7-H3

B7-H3 属于免疫球蛋白 B7 家族，又称为 CD276，结构上包括两个 Ig 样 C2 型结构域和两个 Ig 样 V 型结构域（Chapoval et al.，2001）。在发现 B7-H3 的初期，它被认为是一种共刺激分子，但随后发现 B7-H3 能通过抑制自然杀伤等细胞发挥保护肿瘤细胞的作用，现在被普遍认为是共抑制检查点。许多研究结果显示，B7-H3 在黑色素瘤、乳腺癌、前列腺癌和结直肠癌等肿瘤中表达水平升高，其表达水平与患者预后不良密切相关，可能是一种预后评估肿瘤标志物（Castriconi et al.，2004）。MacroGenics 和天境生物科技（上海）有限公司联合开发的一种针对 B7-H3 的 Fc 段优化单克隆抗体 Enoblituzumab（MGA271），可通过 ADCC 作用发挥抗肿瘤效应，其联合 PD-1 抗体在头颈部鳞癌治疗的临床试验中取得了令人鼓舞的初步结果，目前正在逐步推进大规模临床试验。

（四）IDO

吲哚胺 2，3-双加氧酶（IDO）（Yasui et al.，1986）可以抑制 T 细胞和 NK 细胞，产生并激活 Treg 和骨髓来源的抑制细胞（Pallotta et al.，2011）。肿瘤细胞能够利用 IDO 消耗免疫细胞代谢所必需色氨酸的功能，主要通过 GCN2、m-TOR 和 AhR 这 3 种机制介导体内免疫抑制（Mellor et al.，2003）；不仅如此，IDO 还在色氨酸代谢途径中通过消耗色氨酸来增加 IL-6 的表达，增加 VEGF 的表达，促进肿瘤血管的生成，一定程度上从肿瘤免疫和血管生成两条途径促进肿瘤生成和发展，是一种十分重要

的免疫检查点（Zhai et al.，2018）。虽然针对 IDO 开发的免疫检查点抑制剂，其最终目的都是激活 T 细胞，但是肿瘤细胞仍会通过其他途径进行免疫逃逸，因此 IDO 抑制剂往往和其他免疫检查点抑制剂联合使用，在针对各类恶性肿瘤的各期临床试验中已取得一定的疗效。

（五）LAG-3

LAG-3 是淋巴细胞活化基因-3（lymphocyte activation gene-3）的缩写，该基因定位于 12 号染色体，也称为 CD223，属于免疫球蛋白超家族，在胞外段有 4 个 Ig 样结构域，在激活的 NK 细胞、T 细胞表面广泛存在（Goldberg et al.，2011）。由于基因定位的关系，LAG-3 与 CD4 分子在染色体上的结构相似（Triebel et al.，1990）。一方面，通过抑制 LAG-3 能使 T 细胞重新获得细胞毒性，增强 T 细胞的抗肿瘤免疫效应；另一方面，抑制 LAG-3 还能够降低 Treg 细胞抑制免疫反应的功能，是较为理想的药物设计免疫检查点（Huang et al.，2004；Woo et al.，2012）。以 LAG-3 为靶点的药物目前尚未上市，在各期临床试验中，其中 Immutep 公司的 IMP321 联合紫杉醇在转移性乳腺癌一线治疗中具有一定疗效（Dirix et al.，2019），并且联合 Pembrolizumab（PD-1 单抗）Ⅰ期临床治疗不可切除或者转移性黑色素瘤也体现出良好的临床反应率（Legat et al.，2016）。但目前多项临床试验结果显示，LAG-3 抑制剂的不良反应较为突出，在药物研发和临床管理方面均需优化。

（六）TIM-3

TIM-3 是一类免疫调节分子家族成员，表达于活化的人 CD4[+] T 细胞上（Monney et al.，2002；Sanchez-Fueyo et al.，2003）。在肿瘤微环境中，活化的 T 细胞表面的 TIM-3 与肿瘤细胞的 Galectin-9 结合后，将抑制 T 细胞的活性，使之出现功能耗竭（Zhu et al.，2005）；TIM-3 也存在于 Treg 和其他抑制性细胞表面，TIM-3[+] T 细胞能促进在 CD11b[+] 的 MDSC 的增殖，从而抑制肿瘤内的免疫应答反应。因此，阻断 TIM-3/Galectin-9 信号，可以逆转 TIM-3 表达的功能受损细胞（Zhu et al.，2005），恢复抗肿瘤能力，调节 CD4[+] T 细胞向 Th1 和 Th17 极化，对自身免疫性疾病和肿瘤均具有治

疗意义（Sakuishi et al.，2010）。目前针对 TIM-3 的临床试验大多刚刚开展，主要针对晚期转移或复发实体肿瘤，以联合治疗为主，目前尚无充足确切的实验数据公布。

（七）VISTA

VISTA 又称为 B7-H5，是 B7-CD28 家族成员之一，与负性调节因子 CTLA-4 和 PD-1 等存在较高的同源性，在 CD4[+] T 细胞、CD8[+] T 细胞、MDSC 和 Treg 等细胞表面表达（Lines et al.，2014a；Wang et al.，2011）。VISTA 水平及活性的增加和 CD4[+] T 细胞的减少具有相关性，而 VISTA 抗体可以抑制 T 细胞的增殖和 T 细胞因子及活化标记物的产生，但不能影响 B 淋巴细胞的功能（Wang et al.，2014）。在肿瘤中，抗体阻断 VISTA 的功能，可以导致肿瘤细胞生长减慢（Le Mercier et al.，2014；Lines et al.，2014b）。目前 CA-170 是一种小分子口服 PD-L1/VISTA 双重抑制剂，临床前研究发现同时抑制 PD-L1 和 VISTA 通路相比只抑制一个通路更能增强免疫系统的抗肿瘤效应（Musielak et al.，2019），使用之后淋巴瘤和其他实体瘤患者出现不同程度的肿瘤消退，并且副作用可以耐受。

（八）Siglec-15

唾液酸结合性免疫球蛋白样凝集素（sialic acid-binding Ig-like lectins，Siglecs）属于免疫球蛋白超家族，主要通过识别含有唾液酸的糖链结构，介导免疫细胞间、免疫细胞与其他细胞或病原体间的相互作用，对固有和适应性免疫效应具有十分重要的调控作用。Siglec-15 是 Siglec 家族的重要成员，通常在癌细胞和肿瘤浸润的髓系细胞上高表达，表达水平被认为与 B7-H1 呈负相关。Siglec-15 在体内外实验中均促进抑制性巨噬细胞的存活和分化，抑制抗原特异性 T 淋巴细胞的抗肿瘤免疫反应。同时，Siglec-15 可识别肿瘤 sTn 抗原，激活 DAP12－Syk 信号通路，进而促进肿瘤相关巨噬细胞分泌 TGF-β，促进肿瘤增长。通过基因沉默和抗体封闭的方式阻断 Siglec-15 功能后可增强肿瘤微环境中的抗肿瘤免疫效应。基于此，Siglec-15 可作为癌症免疫治疗的潜在靶点。目前 Siglec-15 抗体 NC318 的Ⅰ期试验结果显示其抗肿

瘤疗效显著，特别是对 PD-1 抗体难治性非小细胞肺癌的患者也显示出良好疗效（Takamiya et al.，2013；Wang et al.，2019）。

除上述列举之外，在免疫和分子基础研究领域将有越来越多免疫检查点被陆续发现和深入研究，也将有更多的检查点药物进入各期临床试验并获批上市。

（吴　晨）

编者简介

　　吴晨，肿瘤学博士，博士后，毕业于南京医科大学，现就职于苏州大学附属第三医院（常州市第一人民医院）肿瘤科，主治医师，擅长恶性肿瘤的综合治疗。近 5 年以第一负责人主持课题 3 项，其中国家自然基金青年科学基金项目 1 项，江苏省博士后科研资助计划 1 项，常州市科技计划应用基础研究 1 项。共发表 SCI 论文 17 篇，其中以第一及共同第一作者或通讯作者发表 SCI 论文 8 篇。获得国家发明专利和实用新型专利各 1 项；受邀在 5th International conference on WT1 in Human Neoplasia（都灵）大会发言。被评为江苏省青年医学人才；获得江苏省卫生计生委医学新技术引进奖二等奖 1 项，常州市科学技术进步奖一等奖 1 项；2018 年 CSCO "35 under 35" 最具潜力肿瘤医师 100 强；担任中国研究型医院学会生物治疗学专业委员会青年委员兼胃癌学组秘书，中国医药生物技术协会生物医药临床应用专业委员会委员，江苏省免疫学会肿瘤免疫专业委员会委员兼秘书，*Translational Cancer Research* 期刊编委，《中国肿瘤生物治疗杂志》特约审稿专家。

第二篇

临　床　篇

第五章

肺　癌

第一节　流行病学及分子生物学特点

一、流行病学特征

（一）发病率及死亡率

据 GLOBOCAN 估计，2018 年全球新发肺癌 210 万例，占所有新发肿瘤病例的 11.6%（排名第一）；死亡 180 万例，占所有肿瘤死亡病例的 18.4%（排名第一），肺癌发病率在绝大多数国家位居所有癌症首位，并有持续上升趋势。然而在美国，经过近几十年的控烟行动，肺癌死亡率出现了来之不易的下降。1990～2015 年，男性肺癌死亡率下降了 45%；2002～2015 年，女性肺癌死亡率下降了 19%。非洲虽然有较高的吸烟率，但由于其平均寿命较短而呈现相对较低的肺癌发病率（Bray et al., 2018）。

在中国，2013 年约有 368.2 万例新确诊的癌症病例，相当于每天有超过 1 万例新确诊的癌症病例。约有 222.93 万人死于癌症，相当于每天约有 6100 人死亡。其中，肺癌新发病例数达 73.28 万人，男性为 48.88 万人，女性为 24.40 万人；肺癌患者死亡约 53.07 万人，男性死亡人数为 40.19 万，女性死亡人数为 18.88 万，其新发病数量及死亡数量在全国所有恶性肿瘤中所占的比例为 19.90%、26.20%，居恶性肿瘤的首位（Chen et al., 2017b）。随着我国工业化进程的高速发展，空气污染日益严重，肺癌发病率和死亡率在全部恶性肿瘤中所占的比例也逐年上升。在最近的《柳叶刀》杂志上一篇关于中国近 20 年疾病负担的文章提到，肺癌位居疾病负担前三，给患者带来了沉重的疾病负担（Zhou et al., 2019）。

（二）性别差异

癌症在我国男性和女性的年龄标化发病率分别为 210.74/10 万和 163.93/10 万。肺癌在男性中为最常见的恶性肿瘤，在女性中的发病率仅次于乳腺癌。虽然国内外男女性肺癌的发病率均呈上升趋势，但也存在一定差异性，以往研究认为，与女性相比，男性肺癌的发病率和死亡率均相对较高。然而近 30 年的数据表明这种趋势有所转变，男性肺癌患者的死亡率开始下降，女性死亡率逐年上升，这种性别间的差异正在逐渐缩小。同时，从我国肺癌的整体发病趋势来看，男性肺癌的增长速度相对平稳，而女性则表现为明显上升的走向。一项中国近 20 年肺癌发病率相关研究结果显示，肺癌的发病率在不同性别间均呈上升趋势，且女性的增长幅度较男性快，1989～2008 年，男女性别间发病率比值由 2.47 降至 2.28（Chen et al., 2016）。在世界范围内，女性肺癌发病率也在增加（Youlden et al., 2008）。男女性患病率在城乡之间也表现出显著差异。1990～1992 年中国城乡肺癌死亡情况的统计分析结果显示：男性和女性肺癌死亡率分别为 38.1/10 万、16.2/10 万；而在农村地区，其男女死亡率仅为 19.1/10 万、8.8/10 万，此研究结果同时也体现了我国肺癌分布的城乡差异。

（三）年龄差异

GLOBOCAN 显示中国癌症年龄标化发病率为 201.7/10 万，排名世界第 67 位，年龄标化死亡率 130.1/10 万，世界排名第 11 位（Bray et al., 2018）。根据中国 2015 年癌症统计数据，男性肺癌的高发年龄段在 75 岁以上，而女性则为 60 岁以上。随着年龄的增长，肺癌发病率逐年攀升，在 45 岁之前发病率较低，>45 岁开始快速增加，在 80 岁左右时达到发病高峰期。这一趋势可能与我国目前人口老龄化以及吸烟起始年龄、危险因素暴露情况、个人遗传易感因素的差异有关。然而，近些年来由于我国青少年过早吸烟与被动吸烟，肺癌的发病年龄呈现年轻化趋势，值得我们关注（Chen et al.，2016）。

（四）地区分布

从总体上来看，肺癌的地区分布显示出一定的差异性，肺癌发病率在发达地区恶性肿瘤中居第 3 位，低于乳腺癌和前列腺癌；而在发展中地区，肺癌发病率位居恶性肿瘤的首位，究其原因可能与不同地区人群暴露于不同的危险因素有关。2012 年 GLOBOCAN 分析显示，在男性人群中，肺癌在欧洲、东亚和北美最为常见，而在撒哈拉以南的非洲则较少见；在女性人群中，肺癌发病率最高的是北美、北欧和西欧、澳大利亚、新西兰和东亚（Torre et al.，2015）。同时，对于我国肺癌分布情况的一项研究发现，城市地区的年龄标准化发病率高于农村地区（每 10 万人中有 189.8 人患病，农村为 182.4 人患病）。华南地区癌症发病率最高，其次是华东和华中地区，东北地区发病率最低（Chen et al.，2017a）。

（五）危险因素

肺癌的发生与烟草、空气污染、职业暴露等因素密不可分。很多研究表明烟草的使用是加速肺癌流行的最重要的危险因素之一，并且可与其他危险因素形成协同效应。我国一项研究显示，由吸烟引起的肺癌在男性患者死亡人数中占 75.04%，女性为 18.35%（Chen et al.，2010）。鉴于我国的高吸烟率及沉重的经济负担，我国政府启动了一项名为"健康中国 2030"的国家战略，其中目标之一是将吸烟率降至 20% 以下。我国工业化进程取得举世瞩目的成就，随之而来的空气污染问题也不可小觑，主要包括化石燃料燃烧产生的致癌物质和空气中的颗粒物。多环芳烃、二氧化硫和微量金属、颗粒物如 $PM_{2.5}$ 等被国际癌症研究机构列为一类致癌物（Hamra et al.，2014）。据估计，职业性接触致癌物占肺癌的 5%（Doll et al.，1981）。其中，石棉是最常见的，职业性接触石棉可将肺癌发生风险增至正常人的 5 倍（Alberg et al.，2013）。氡是肺癌的又一常见危险因素，常见于矿井工人（Doll et al.，1981）。此外，慢性阻塞性肺疾病及遗传因素在肺癌的发生中也有一定作用。

二、分子生物学特征

（一）EGFR

表皮生长因子受体（EGFR）是一种广泛分布于人体各组织细胞膜上的多功能糖蛋白，是肺癌的一项重要的分子生物学特征。多项研究证明肺癌组织中高表达 EGFR，其中 45%～70% 的 NSCLC 中存在 EGFR 高表达。此外，鳞癌患者中 EGFR 过表达者占 57%～92%，高于非鳞癌患者（65%～68%），小细胞肺癌（small cell lung cancer，SCLC）患者很少出现 EGFR 的高表达（Sholl et al.，2015）。

EGFR 属于酪氨酸激酶受体家族，该家族还包括人类表皮生长因子受体 2（HER-2，也称为 ERBB2）、HER-3（ERBB3）和 HER-4（ERBB4）。EGFR 与相关配体的结合会导致羧基末端酪氨酸残基二聚体化和磷酸化，激活参与细胞增殖、存活、侵袭和血管生成的下游通路。与 EGFR 酪氨酸激酶抑制剂敏感性相关的最常见的 EGFR 突变包括外显子 19 缺失和外显子 21（L858R）的错义突变。在 EGFR 突变患者的治疗中，相比化疗患者，第一代表皮生长因子受体酪氨酸激酶抑制剂（EGFR tyrosine kinase inhibitor，EGFR-TKI）包括吉非替尼和厄洛替尼，显示出较高的总缓解率（overall response rate，ORR）和无进展生存期（PFS）。第一代 EGFR-TKI 是一种可逆的竞争性 ATP 抑制剂，只针对特定的一种 EGFR。第二代抑制剂包括阿法替尼和达克替尼，针对 HER-2 和 HER-4，是不可逆的竞争性 ATP 抑制剂。与吉非替尼相比，经阿法替尼和达克替尼治疗的患者，其 PFS 进一步延长。在外显子 19 缺失的患者中，阿法替尼的中位总生存率与铂类细胞毒治疗相比有了显著提高，但在 L858R 突变的患者中没有这一效果（Herbst et al.，2018）。

第一代 TKI 获得性耐药最常见于 T790M 突变。这种突变通过空间位阻或增加酪氨酸激酶结构域对三磷酸腺苷（ATP）的亲和力从而影响 EGFR-TKI 的初始效能。其他的耐药机制包括 HER-2 的扩增或

MET、BRAF 或磷脂酰肌醇-4，5-二磷酸 3-激酶催化亚单位 α（PIK3CA）的突变，以及 SCLC 转化。第三代 EGFR-TKI 是原始致敏和 T790M 突变的选择性抑制剂，同时保留了野生型表皮生长因子受体。这些药物与 797 位密码子上的半胱氨酸共价结合，克服 T790M 突变造成的 ATP 亲和力增强。奥希替尼是第三代 EGFR-TKI，对使用第一代 EGFR-TKI 后发生 T790M 突变的非小细胞肺癌患者有效。第三代 EGFR-TKI 获得性耐药的机制之一是 C797S 突变。然而，三重突变体（致敏突变，T790M 和 C797S 突变）的存在导致了对三代 EGFR-TKI 的抗性。针对三重突变的治疗方法包括：变空间抑制剂 EAI045 联合抗 EGFR 单克隆抗体西妥昔单抗在具有原始 L858R 致敏突变的肿瘤中应用，以及 ALK 抑制剂布格替尼联合西妥昔单抗在含有 19 号外显子缺失的肿瘤中应用（Mayekar et al.，2017）。

（二）ALK

间变性淋巴瘤受体酪氨酸激酶（anaplastic lymphoma receptor tyrosine kinase，ALK），属于胰岛素受体超家族，编码一种跨膜受体酪氨酸激酶，在中枢神经系统发育中起重要作用。在 ALK 阳性患者中，ALK 有重排、突变或扩增。在 1%～7% NSCLC 患者中发生的致瘤性 ALK 基因重排，是将完整的 ALK 激酶结构域与 N 端伴侣基因融合，其中最常见的是棘皮动物微管相关蛋白样 4（EML4）-间变性淋巴瘤激酶基因（EML4-ALK）（Soda et al.，2007）。克唑替尼是第一代 ALK 抑制剂，在 ALK 融合阳性 NSCLC 中疗效显著。与化疗相比，服用克唑替尼患者的 ORR 和 PFS 中值均有改善。大多数先前接受克唑替尼治疗的患者也受益于第二代 ALK 抑制剂，包括塞瑞替尼、阿来替尼和布格替尼。与一线细胞毒性治疗相比，塞瑞替尼也改善了 ALK 阳性 NSCLC 患者的中位 PFS。两项随机研究显示，在以前未治疗的 ALK 阳性 NSCLC 患者中，阿来替尼的 ORR 和中位 PFS 高于克唑替尼，这奠定了阿来替尼作为一线治疗药物的地位。ALK 抑制剂出现耐药性可能是由于 ALK 突变和扩增，或旁路信号通路上调，包括 EGFR 和 MAPK 等。继发性 ALK 突变是第二代 TKI 的主要耐药机制。第二代 ALK-TKI 耐药最常见 G1202R 点突变，第三代劳拉替尼对于该突变及已知的大部分突变有很好的

疗效（Thai et al.，2018）。

（三）ROS1

ROS1 编码一种酪氨酸激酶受体，当重组导致其酪氨酸激酶结构域与伴侣基因融合时，该结构域就会被激活。在 1%～2% 的 NSCLC 中可检测到 ROS-1 变异。这些融合将完整的 ROS-1 激酶区域与广泛的分子伴侣配对（最常见的是 CD74），以促进组成型的 ROS-1 激酶活性（Bergethon et al.，2012）。由于 ROS-1 和 ALK 的激酶结构域高度同源，用于治疗 ALK 阳性肿瘤的药物，包括克唑替尼、塞瑞替尼和劳拉替尼，在 ROS-1 阳性肿瘤中也显示出明显的活性。ROS-1 重排对克唑替尼获得性耐药的机制是继发性突变，其中最常见的是 G2032R，野生型 EGFR 信号激活，KRAS 和 c-KIT 突变（Lin et al.，2017）。

（四）MET

MET 基因异常见于约 25% 的 NSCLC 患者，并与不良预后有关，其 14 号外显子突变会导致 MET 稳定性增加以及延长肝细胞生长因子刺激的信号传导。该突变包含招募 CBL 泛素连接酶所需的 Y1003 残基，而 CBL 泛素连接酶可以实现泛素介导的降解。MET 14 号外显子缺失的 NSCLC 患者可能对 MET 抑制剂如克唑替尼或卡博替尼产生反应（Salgia，2017）。MET 扩增见于 1%～4% 的 NSCLC 患者，在一项研究中，高水平 MET 扩增的患者对克唑替尼的应答率为 50%，而较低水平 MET 扩增的患者应答率较低（0～20%）（Rotow et al.，2017）。

（五）KRAS

KRAS 基因突变在肺癌中较常见，突变主要发生在第 12 号密码子，第 13 号和第 61 号较少见。从人群分布来看，亚裔人群发生率较低而高加索裔发生率较高。有研究表明，亚洲人该突变检出率为 11%，西方人为 26%。在肺癌中 KRAS 突变为 G12C、G12V、G12D，其中 G12C 最常见。抑制下游靶点 MEK 的治疗，对生存率的改善不明显。旁路激活，如激活 PI3K 或 FGFR1 可能解释了这种情况下 MEK 抑制剂的有限活性，将 MEK 抑制与 PI3K 或 FGFR1 抑制相结合可能是克服这种耐药性的一种策略（Tomasini et al.，2016）。

（六）BRAF

BRAF 突变在肺癌中的发生率约为 3%，多见于腺癌，尤其是吸烟患者。在 *BRAF* 突变的 NSCLC 患者中，大约有一半在第 15 号外显子有一个单一的转位，在密码子 600 位点缬氨酸被谷氨酸残基（V600E）取代，该突变可作为 BRAF 抑制剂维莫非尼和达拉非尼单药治疗或达拉非尼联合 MEK 抑制剂曲米替尼治疗敏感性的预测指标（Hertzman Johansson et al., 2014）。

（七）NTRK

神经营养受体酪氨酸激酶（neurotrophic receptor tyrosine kinase, NTRK）基因融合是由于染色体变异，*NTRK1*、*NTRK2*、*NTRK3* 等 *NTRK* 基因家族成员与其他基因融合在一起，产生异常 TRK 融合蛋白，这些融合蛋白能诱导癌细胞增殖并激活下游信号通路（PI3K、RAS/MAPK/ERK、PLC-γ）（Gatalica et al., 2019）。*NTRK1*、*NTRK2* 和 *NTRK3*（分别编码神经营养蛋白受体 TRKA、TRKB 和 TRKC）是多种肿瘤的致癌驱动因素（Vaishnavi et al., 2015）。*NTRK1* 融合在近 3%的肺腺癌中可检测到，并且与其他致癌驱动突变相互排斥。*NTRK2* 和 *NTRK3* 重排在1%的非鳞非小细胞肺癌患者中可检测到，同样与其他基因无重叠显性突变（Ricciuti et al., 2017）。目前尚无该突变在中国人群中的数据，国外临床研究显示拉罗替尼（larotrectinib）和恩曲替尼（entrectinib）是特异性针对 *NTRK* 基因融合的靶向药。

（八）RET

RET 基因是钙黏蛋白超家族的成员，编码一种细胞表面酪氨酸激酶，介导细胞生长和分化，在神经嵴的发育中起重要作用。*RET* 基因也会因重排而与其他基因发生融合，多见于肺腺癌，其发生率约为 1%，会导致 RET 激酶异常激活，其中最常见的融合型为 *KIF5B-RET* 融合。几种已上市的具有抑制RET 激酶活性的 TKI（包括卡博替尼、索拉非尼和舒尼替尼）对 *RET* 融合阳性 NSCLC 患者的总体疗效不佳（Ferrara et al., 2018）。

（九）HER-2

人表皮生长因子受体-2（HER-2）是 HER 家族的重要成员之一，其编码的 HER-2 蛋白与 EGFR（HER1）属于同一家族。在 NSCLC 中，*HER-2* 突变发生率为 0.9%～4%，且多发生在亚裔、女性、不吸烟的肺腺癌患者中（Pillai et al., 2017）。

（十）免疫检查点

1. CTLA-4　又名 CD152，是由 *CTLA-4* 基因编码的一种跨膜蛋白，表达于活化的 CD4+和 CD8+T 细胞，CTLA-4 通路是 T 细胞对组织反应的关键调控因子。研究表明，在 51%～87%的 NSCLC 患者中可检测到 CTLA-4 表达。

CTLA-4 和 CD28 是 CD4+ 和 CD8+ T 细胞共同表达的同源受体，介导 T 细胞活化的相反功能。这两种受体都有一对在抗原提呈细胞表面表达的配体。CD28 与相对高亲和力的 CD80 二聚体和低亲和力的 CD86 单体相互作用，介导 T 细胞共刺激与 T 细胞受体（T cell receptor, TCR）信号。相反，与 CTLA-4 的配体相互作用可以抑制 T 细胞的反应。CTLA-4 可以与 CD28 竞争结合配体，从而作为 CD28 介导的共刺激的拮抗剂，调节 T 细胞的反应。CTLA-4 抑制剂 Ipilimumab 与 CTLA-4 结合后，能阻止 CTLA-4 与相应的配体结合，并减轻对 CD28/B7 T 细胞活性的抑制，进而发挥抗肿瘤作用（Blank et al., 2015）。

2. PD-1　是一个由 288 个氨基酸组成的跨膜糖蛋白，通过 TCR 和细胞因子受体在 T 细胞上诱导激活。PD-1 是 CD28 超家族的成员，与 CD28 有15%的氨基酸同源性，与 CTLA-4 有 20%的同源性。CD4 和 CD8 淋巴细胞、调节性 T 细胞（Treg）、B 淋巴细胞和 NK 细胞上均表达 PD-1 受体。PD-1 与其配体结合后，促使 PD-1 的免疫受体酪氨酸转换基序（immunoreceptor tyrosine based switch motif, ITSM）结构域中的酪氨酸发生磷酸化，进而引起下游蛋白激酶 Syk 和 PI3K 的去磷酸化，抑制下游 AKT、ERK 等通路的活化，进而抑制 T 细胞活化所需基因及细胞因子的转录和翻译，发挥负向调控 T 细胞活性的作用（Boussiotis, 2016）。PD-1 抑制剂包括 Nivolumab、Pembrolizumab。

3. PD-L1　为 PD-1 的配体，属于 B7 超家族的一员，参与免疫应答的负性调节。PD-L1 可表达于 T 细胞、B 细胞、巨噬细胞及树突状细胞，在许多实体肿瘤中，PD-L1 的表达上调。在细胞因子，如 IL-4、IL-10、IFN-α、IFN-β 或 IFN-γ 等的诱导下，

PD-L1 会激活 T 细胞上的 PD-1，并下调 T 细胞效应器的功能，介导肿瘤细胞逃脱宿主免疫监视。27%～57.7% 的 NSCLC 细胞表达 PD-L1，在肉瘤样 NSCLC 中 PD-L1 的表达比例为 69%，远高于其他 NSCLC（27%）（Magiera-Mularz et al.，2017）。

4. PD-L2　程序性细胞死亡配体 2（PD-L2，也称为 B7-DC）是一种人类体内由 *PDCD1LG2* 基因编码的蛋白质，是 PD-1 的第二配体。PD-L2 与 PD-1 的结合显著抑制 CD4$^+$ T 细胞介导的 TCR 增殖和细胞因子的产生，与 PD-L1 功能类似。与 PD-L1 相比，PD-L2 在巨噬细胞和树突状细胞中的表达被认为是有限的，在多种肿瘤中均有其表达，包括肺癌。PD-L2 表达最初只在原发纵隔大 B 细胞淋巴瘤中发现，而不是实体瘤。最近发现 PD-L2 在 51.7% 的食管腺癌中有中度或强表达，而 PD-L1 仅在 2% 的受试者中有表达。尽管没有发现与患者生存有关，但已发现 PD-L2 的表达与早期、较小的肿瘤和分化良好的分级有关。到目前为止，PD-L2 是否可能在其他上皮性肿瘤中预先表达尚不清楚，因此 PD-L2 在各种癌症中的功能、预后和治疗意义仍有待确定（Latchman et al.，2001）。

5. LAG-3　淋巴细胞活化基因-3（lymphocyte activation gene-3，LAG-3/CD223）是免疫球蛋白超家族（IgSF）的一个重要检查点，其编码的 LAG-3 蛋白由 4 个细胞外免疫球蛋白样结构域（D1～D4）组成，与 CD4 有 20% 的基因同源性。LAG-3 与 PD-1/PD-L1 具有协同作用，可抑制 T 细胞的增殖、活化和稳态。LAG-3 表达于自然杀伤细胞、B 细胞、肿瘤浸润淋巴细胞、一些 T 细胞亚群和树突状细胞的细胞膜上（He et al.，2017）。迄今为止，已报道至少有 4 种不同的蛋白质与 LAG-3 相互作用，包括主要组织相容性复合体 Ⅱ（MHC-Ⅱ）、半乳糖凝集素-3（Gal-3）、LSECtin 和 α-synuclein。Gal-3 和 LSECtin 可能参与 T 细胞调控，而 α-synuclein 可能参与了 LAG-3 的神经功能。2019 年 1 月陈列平教授发现，在正常人体中仅表达于肝脏和胰腺组织的纤维蛋白原样蛋白 1（fibrinogen-like protein 1，FGL1），在多种实体瘤，尤其肺癌中的表达明显上调。FGL1 是一种肝脏分泌蛋白，是一种独立于 MHC-Ⅱ 的 LAG-3 功能配体。肿瘤患者血浆中 FGL1 的升高与预后不良和抗 PD-1 治疗的耐药性有关。阻断 FGL1 和 LAG-3 的相互作用可刺激肿瘤免疫，

并以受体-配体相互依赖的方式治疗小鼠肿瘤，有望成为新的治疗靶点（Wang et al.，2019）。

6. TIM-3　T 细胞免疫球蛋白黏蛋白-3（T cell immunoglobulin mucin-3，TIM-3），也被称为 HAVCR2，属于 *TIM* 基因家族。人 *TIM* 家族包括 *TIM-1*、*TIM-3* 和 *TIM-4*，位于染色体 5q33.2 上。TIM-3 是一种 Ⅰ 型膜蛋白，由 281 个氨基酸组成，包括一个胞外结构域、一个单跨膜结构域和一个 C 端胞质尾部，是一种阴性的调节性免疫检查点，在不同类型的免疫细胞中均可检测到，包括 T 细胞、Treg、树突状细胞、B 细胞、巨噬细胞、自然杀伤细胞和肥大细胞。TIM-3 有 4 种配体，包括半乳糖凝集素-9（Gal-9）、癌胚抗原细胞黏附分子 1（CEACAM-1）、高迁移率基团蛋白 B1（HMGB1）和磷脂酰丝氨酸（PS）。Gal-9 是第一个被确认的，它是一种碳水化合物结合蛋白，具体识别 TIM-3 免疫球蛋白可变区（IgV）域中 N 端连锁糖链的结构。TIM-3/Gal-9 可通过负调控 T 细胞免疫抑制肿瘤免疫。TIM-3 IgV 域与 Gal-9 的连接可终止辅助性 T 细胞 1（Th1）的免疫反应。TIM-3 可诱导免疫耐受，与哮喘、食物过敏和自身免疫性疾病（如多发性硬化和类风湿）有关。TIM-3 还能抑制 T 细胞的免疫反应，并与免疫衰竭有关，可引起慢性病毒感染。据报道 PD-1 抗体可能导致肺癌体内模型中 TIM-3 表达增加，提示 TIM-3 可能是 PD-1 阻断抗体耐药的标志物（He et al.，2018）。

7. Gal-3　半乳糖凝集素-3（Gal-3）是半乳糖凝集素家族中唯一的嵌合凝集素，影响多种生物学过程，如肿瘤的发生、侵袭转移及免疫反应。Gal-3 在 NSCLC 细胞内外均有高表达，而在 SCLC 标本中很少或无表达。越来越多的证据表明，Gal-3 参与了 NSCLC 的发生、侵袭转移和肿瘤免疫。在 NSCLC 中，Gal-3 通过调控 β-连环蛋白（β-catenin）、EGFR 和其他细胞因子参与调节血管生成和肿瘤干细胞增殖。同时，Gal-3 通过调控 MMP、integerin、MUC1、polyLacNAc、LAMP1 等细胞因子，促进 NSCLC 的侵袭转移。Gal-3 与 NSCLC 的不良预后有关，针对 Gal-3 及其配体的分子靶向治疗可能为 NSCLC 提供分子研究机制和新的临床治疗手段（Jiang et al.，2019）。

8. OX40、OX40L　OX40 又名 TNFRSF4（tumor necrosis factor receptor superfamily member 4）、

CD134、ACT45，由其同源配体 OX40L（CD134L，CD252）激活，具有 T 细胞共刺激分子的功能。OX40 在活化的 T 细胞上表达，包括 CD4、CD8、辅助性 T 细胞。OX40L 存在于抗原提呈细胞、活化的 T 细胞以及淋巴组织诱导细胞、内皮细胞和肥大细胞等。OX40-OX40L 相互作用能够直接激活 NF-κB 信号通路，增加大量抗凋亡蛋白的表达，包括 BCL-2、BCL-xL 和 BFL-1，从而抑制细胞凋亡，提高细胞存活率。OX40-OX40L 相互作用也能增强 TCR 下游的信号通路，如 PI3K/PKB 和 NFAT。OX40 也被证明对细胞因子的产生有影响，具体取决于环境，它可以导致 CD4$^+$ T 细胞分化成 Th1 或 Th2 亚群，增强 CD4$^+$ T 细胞对抗原的持续增殖和最佳克隆扩增，同时也在 IL-17 的产生和调节 Th17 介导的疾病中发挥作用。OX40 下游信号传递具有增强增殖、抑制胞饮和诱导 T 细胞产生更大细胞因子反应的潜力，所有这些都是激动剂 OX40 抗体在作为免疫治疗形式使用时能够诱发的功能性结果（Willoughby et al.，2017）。在肿瘤微环境中，免疫激活可导致 OX40 表达，可增强效应 T 细胞的活化和增殖，并抑制 Treg，从而导致复杂的抗肿瘤免疫反应。OX40 抗体激活剂可降低肿瘤内 Treg，提高抗肿瘤活性（Buchan et al.，2018）。

9. 4-1BB 又称 CD137，由肿瘤坏死因子受体超家族成员 9（tumor necrosis factor receptor superfamily 9，*TNFRSF9*）基因编码，和 OX40 同属肿瘤坏死因子（TNF）受体家族的成员，在活化的树突状细胞、单核细胞、NK 细胞、中性粒细胞、嗜酸性粒细胞、肥大细胞上表达，其配体 4-1BBL 在活化的抗原提呈细胞（antigen-presenting cell，APC）上表达，包括树突状细胞、巨噬细胞及 B 细胞。4-1BB 与配体结合会使 T 细胞触发信号级联，导致抗凋亡分子、细胞因子分泌的上调，并增强效应功能。在 NK 细胞上，4-1BB 信号可以增强抗体依赖细胞介导的细胞毒作用（antibody-dependent cell-mediated cytotoxicity，ADCC）。在 T 细胞上，4-1BB 在 T 细胞受体参与后瞬时表达，当 4-1BB 与天然或人工配体结合时，提供 CD28 独立的共刺激，从而促进 T 细胞增殖和 Th1 型细胞因子的产生。

4-1BB 配体可招募 TNFR 相关因子 1（TRAF1）和 TRAF2，并通过转录因子 NF-κB 和 MAPK 诱导信号传导。4-1BB 信号最终有助于 IL-2、IFN-γ 分泌及抗凋亡 BCL-2 家族成员 BCL-xL 和 BFL-1 的上调，对激活诱导的 T 细胞死亡具有很强的保护作用。炎症部位血管壁 4-1BB 的表达，主要包括肿瘤微血管和动脉粥样硬化区域，提示 4-1BB 可能介导白细胞外渗和迁移。另外，肿瘤内缺氧血管内皮细胞在低氧诱导因子 1α 介导下可上调 4-1BB，因此，抗 4-1BB 抗体增加了 T 细胞浸润的归巢受体的表达。总之，4-1BB 作为一种多功能的免疫活性调节剂，已成为肿瘤免疫治疗的一个有前景的研究对象，未来的药物有望在避免免疫相关不良事件的同时实现强大的免疫激活（Chester et al.，2018）。

（何雅億）

编者简介

何雅億，同济大学肿瘤学博士研究生导师，同济大学附属上海市肺科医院肿瘤科副主任医师，副教授，肿瘤学博士（导师：周彩存教授），美国科罗拉多大学访问学者。目前共发表论文 43 篇。主持并参与多项国家自然科学基金项目。研究成果多次在 ASCO、ESMO、WCLC 等国际会议上进行口头交流及壁报展示，并获得 2016 年 ESMO Travel Grant。2016 年获得上海市抗癌科技奖二等奖（第八），2017 年获得上海市浦江人才计划资助，同年获得中国抗癌协会科技奖一等奖（第八），2018 年获得上海市科学技术奖一等奖（第十二）。以秘书身份参与 2019 年 CSCO 原发性肺癌诊疗指南及晚期非小细胞肺癌抗血管生成药物治疗的中国专家共识编写工作。以第一发明人申请国家实用新型专利 6 项。现任 CSCO 非小细胞肺癌专委会秘书，中国抗癌协会肿瘤药物临床研究专委会委员，ASCO、ESMO 及 IASLC 会员。担任多种 SCI 收录杂志审稿人。

第二节　靶向治疗药物及临床试验进展

EGFR

近年来，非小细胞肺癌（NSCLC）的治疗已进入分子分型时代，基于驱动基因的靶向药物不断涌现，可以根据不同的分子特征来选择相应的分子靶向药物进行治疗。*EGFR* 突变基因是 NSCLC 中最常见的驱动基因。以吉非替尼（gefitinib）、厄洛替尼（erlotinib）、奥希替尼（osimertinib）等为代表的 EGFR-TKI 已成为 *EGFR* 突变晚期 NSCLC 重要的治疗手段。

一、EGFR-TKI 单药治疗

EGFR-TKI 单药治疗是目前指南推荐的 *EGFR* 突变的晚期非小细胞肺癌一线治疗的标准方案，与传统的含铂双药化疗方案相比，EGFR-TKI 能够为患者带来更好的临床获益及生活质量。

（一）第一代 EGFR-TKI

1. 吉非替尼　是最早用于临床的口服一代 EGFR-TKI。2003 年，美国 FDA 批准吉非替尼用于晚期非小细胞肺癌的二线及三线治疗；2015 年，美国 FDA 批准其用于 *EGFR* 突变的晚期 NSCLC 患者的一线治疗。有四项主要研究支持吉非替尼作为 *EGFR* 突变的 NSCLC 的一线治疗。IPASS 研究是第一个将 EGFR-TKI 与化疗对比用于晚期 NSCLC 一线治疗的随机对照临床试验，被认为是 EGFR-TKI 临床应用的里程碑。结果显示，化疗组的 PFS 优于吉非替尼组。然而，在对患者进行亚组分析后发现，在 *EGFR* 突变阳性亚组，EGFR-TKI 组患者的 PFS 明显优于化疗组[9.5 个月 vs 6.3 个月；HR=0.48（0.36～0.64）；$P<0.001$]；而对于 *EGFR* 突变阴性亚组，EGFR-TKI 组并未获得 PFS 获益[1.5 个月 vs 5.5 个月；HR=2.85（2.05～3.98）；$P<0.001$]。根据 IPASS 研究结果，认为 EGFR 突变可以预测患者对吉非替尼的疗效，因此它可能是最有希望的一种疗效预测生物标志物（Fukuoka et al., 2011）。在 IPASS 研究的基础上，通过筛选特定的入组人群，First-SIGNAL（Han et al., 2012）、NEJ002（Inoue et al., 2013）和 WJTOG3405（Mitsudomi et al., 2010）等研究的结果与 IPASS 研究中 *EGFR* 突变亚组患者的结果相同，这些结果也确定了 *EGFR* 突变状态是 EGFR-TKI 疗效的最重要因素，并被作为今后研究的入组标准。在这些研究中，皮疹、腹泻和肝功能损伤是应用吉非替尼最常见的不良事件（adverse event，AE）。然而，这些临床研究中 EGFR-TKI 组获得的 PFS 优势并没有转变为 OS 优

势，可能是受到了后续治疗不统一的影响。这些研究的结果使得各大指南均推荐吉非替尼作为 *EGFR* 突变的晚期 NSCLC 患者一线治疗的标准方案，也为后续的研究追求 OS 上的获益带来了挑战。

2. 厄洛替尼　是一种可逆性的口服 EGFR-TKI，并于 2013 年获得 FDA 批准作为 *EGFR* 突变的晚期 NSCLC 患者的一线治疗。与吉非替尼将研究的起点放在女性、不吸烟的亚裔人群不同，厄洛替尼最早的 EURTAC 研究（Rosell et al., 2012）证明高加索人群的晚期 NSCLC 患者同样可以从 EGFR-TKI 的一线治疗中获益。在一项研究中，研究人员将 173 例 *EGFR* 突变的 NSCLC 患者随机分配到厄洛替尼组与化疗组。厄洛替尼组的中位 PFS（主要研究终点）达到了 9.7 个月，而化疗组为 5.2 个月（HR=0.37，95%CI，0.25～0.54；$P<0.0001$）。与吉非替尼的多项临床研究的结果类似，该研究的 OS 也没有显著获益，EGFR-TKI 组 OS 为 22.9 个月，而化疗组为 18.8 个月（HR=0.80，$P=0.42$）。厄洛替尼组中最常见的 AE 是皮疹和转氨酶增加。在中国进行的另一项随机Ⅲ期临床研究（OPTIMAL）（Zhou et al., 2011）也证实了厄洛替尼在 *EGFR* 突变的晚期 NSCLC 患者中 PFS 优于一线化疗（13.1 个月 vs 4.6 个月；HR=0.16，95%CI，0.10～0.26；$P<0.0001$）。

在第 15 届世界肺癌大会上，吴一龙教授报告了 ENSURE 研究的结果（Wu et al., 2015），其中 217 例亚洲患者随机接受厄洛替尼（150mg/d）或吉西他滨联合顺铂方案化疗。结果显示，厄洛替尼组的中位 PFS（主要终点）优于化疗组（11.0 个月 vs 5.5 个月；HR=0.33；$P<0.0001$）。有趣的是，厄洛替尼组患者的亚组分析显示，19 号外显子缺失亚组与 21 号外显子 L858R 点突变的 PFS 分别为 11.1 个月和 8.3 个月，相应的化疗组只有 4.3 个月和 5.8 个月，表明用厄洛替尼治疗的两个 *EGFR* 突变患者组均具有优势，而 19 号外显子缺失突变组优势更明显。

3. 埃克替尼　是我国自主研发的第一款一代 EGFR-TKI 药物。国家药品监督管理局（NMPA）于 2011 年批准埃克替尼用于晚期 NSCLC 患者的治疗，是全球第三个上市的 EGFR-TKI。ICOGEN 试验（Shi et al., 2013）作为一项非劣效性研究，其结果显示，对于非选择性人群，埃克替尼组的 PFS 与吉非替尼组相当（4.6 个月 vs 3.4 个月）。此外，

与化疗相比较，一项随机对照Ⅲ期研究（CONVINCE）证实（Shi et al., 2017），与化疗组相比，埃克替尼能够显著改善 PFS[296 天（95%CI，255～355）vs 219 天（189～253）；HR=0.67，95%CI，0.49～0.90；P=0.008]。此外，客观缓解率（objective response rate，ORR）的数据也支持埃克替尼优于化疗组（64.8% vs 33.8%；P<0.001）；埃克替尼组的 AE 主要为转氨酶升高（29.1%）、皮疹（17.6%）和腹泻（9.5%）。关于一代 EGFR-TKI 单药用于 EGFR 突变的晚期 NSCLC 患者临床研究数据见表 5-1。

表 5-1　一代 EGFR-TKI 一线治疗晚期 NSCLC 患者临床研究汇总

研究	EGFR-TKI	化疗	入组人群	PFS（月）	ORR（%）	OS（月）
IPASS	吉非替尼	紫杉醇+卡铂	未筛选	9.5 vs 6.3	71.2 vs 47.3	21.6 vs 21.9
WJTOG3405	吉非替尼	多西他赛+顺铂	突变人群	9.2 vs 6.3	62.1 vs 32.2	36 vs 39
First-SIGNA	吉非替尼	吉西他滨+顺铂	未筛选	8.0 vs 6.3	55.4 vs 46.0	27.2 vs 25.6
NEJ002	吉非替尼	紫杉醇+卡铂	突变人群	10.8 vs 5.4	73.7 vs 30.7	27.7 vs 26.6
EURTAC	厄洛替尼	多西他赛+顺铂	突变人群	9.7 vs 5.2	64 vs 18	19.3 vs 19.5
OPTIMAL	厄洛替尼	吉西他滨+卡铂	突变人群	13.1 vs 4.6	83 vs 36	NA
CONVINCE	埃克替尼	培美曲塞+顺铂	突变人群	9.9 vs 7.3	64.8 vs 33.8	30.5 vs 32.1

注：NA，暂缺结果。

（二）第二代 EGFR-TKI

第二代 EGFR-TKI 的开发是为了克服第一代 EGFR-TKI 的获得性耐药。因此，第二代 EGFR-TKI 的结合方式及作用机制与第一代 EGFR-TKI 并不完全相同。但是，临床前研究显示，第二代 EGFR-TKI 疗效主要体现在泛 HER 家族的抑制性以及对 EGFR 的不可逆性结合，并未体现出对一代 EGFR-TKI 获得性耐药的有效性。

1. 阿法替尼　是一种口服的不可逆 EGFR 抑制剂，它是一种苯胺喹唑啉衍生物，具有反应性丙烯酰胺基团，可结合 EGFR、HER-2 和 ErbB-4 催化结构域内的半胱氨酸残基，通过不可逆的共价键阻断 ErbB 受体家族成员的酶活性。因不可逆的共价结合可以抑制激酶活性，直到新受体的合成，所以阿法替尼的作用时间可能比可逆的 EGFR-TKI 更长。LUX-Lung 3 研究（Yang et al., 2013）是一项全球多中心随机对照研究，用来评估阿法替尼与化疗在 EGFR 突变的晚期肺腺癌患者中一线治疗的效果和安全性。入组患者（n=345）以 2∶1 的比例随机分配至阿法替尼组或培美曲塞联合顺铂组，结果显示，阿法替尼组中位 PFS 显著延长，中位 PFS 分别为 11.1 个月和 6.9 个月（HR=0.58，95%CI，0.43～0.78；P=0.0004）。此外，阿法替尼组的相对危险度（relative risk，RR）也显著高于化疗组（分别为 56.1%和 22.6%）。

最大的前瞻性Ⅲ期研究（LUX-Lung 6）（Yang et al., 2016）是在 EGFR 突变阳性晚期肺癌患者中进行的。研究人员将 364 例患者随机分组，以 2∶1 的比例接受阿法替尼或吉西他滨联合顺铂化疗。与化疗组相比，在常见 EGFR 突变患者（Del19/L858R）中，阿法替尼显著延长中位 PFS（11.0 个月 vs 5.6 个月；HR=0.28；P<0.0001）。阿法替尼组达到了更高的 ORR（66.9% vs 23.0%；P<0.0001）及疾病控制率（92.6% vs 76.2%；P<0.0001）。

LUX-Lung3 和 LUX-Lung6 的组合分析第一次证明了 19 号外显子缺失突变亚组与 21 号外显子 L858R 点突变亚组患者的疗效不同。其中，19 号外显子缺失突变的中位 OS 优于化疗组，而在 21 号外显子 L858R 突变组中未观察到 OS 在统计学上显著的差异。阿法替尼最常见的治疗相关 AE 是腹泻、皮疹/痤疮、口腔炎和指甲沟炎。

与第一代 EGFR-TKI 相比，阿法替尼是第一个在 OS 上相对化疗能够体现出生存优势的靶向治疗药物，并且将这种优势更具体地体现在 19 号外显子缺失突变的患者。具体原因可能为 19 号外显子缺失突变与 21 号外显子 L858R 突变的不同生物学特性，可逆性 EGFR-TKI 与不可逆性 ERBB 家族阻断剂在对这两种突变位点的结合上具有很大的差别。在临床研究的分层分析中对含有 19 号外显子缺失突变与 21 号外显子 L858R 突变的患者进行亚组分析，结果显示部分 19 号外显子突变患者疗效更优，但在目前的数据基础下，所有携带 EGFR 敏感突变的晚期肺腺癌患者仍然应该使用 EGFR-TKI

作为一线治疗，无论是第一代还是基于更好的 PFS 的阿法替尼。

2. 达克替尼　作为 pan-HER 抑制剂，达克替尼能够针对 EGFR、ERBB2 和 ErbB4 激酶发挥抑制作用，并且通过不可逆地结合 ATP 结合位点来阻断 EGFR 信号通路。早期的 Ⅱ 期临床研究结果显示，达克替尼用于 EGFR 突变患者的一线治疗，获得了 74% 的客观反应（95%CI，59～86）。然而，由于达克替尼的毒副作用发生率高于一代 EGFR-TKI，而疗效却未较一代 EGFR-TKI 有明显提高，因此达克替尼一直未获得一线应用的适应证。而 2018 年公布的 ARCHER 1050（Wu et al.，2017）研究则奠定了达克替尼的一线使用地位，该研究纳入了 452 例新诊断具有 EGFR 突变（19 号外显子缺失或 21 号外显子 L858R 点突变）的 ⅢB/Ⅳ 期或复发性且无中枢神经系统（central nervous system，CNS）转移的、没有经过系统性治疗的非小细胞肺癌患者，按 1：1 比例随机分配每日口服达克替尼 45mg 或吉非替尼 250mg，但在之后的治疗中由于毒副作用，逐渐减少患者药物使用的剂量，达克替尼组共有 151 例患者进行了药剂调整，第一次调整为 30mg/d，第二次调整为 15mg/d；而吉非替尼组只有 18 例发生了剂量调整，将 250mg/d 调整为了每 2 天 250mg。这一研究的最终结果显示，达克替尼组和吉非替尼组的 ORR 相似，分别为 75% 和 72%，达克替尼组患者 PFS 为 14.7 个月，持续反应时间为 14.8 个月；吉非替尼组患者 PFS 为 9.2 个月，持续反应时间为 8.3 个月。达克替尼组患者的 OS 数据得到明显提高，为 34.1 个月 vs 26.8 个月；30 个月的总生存率为 56.2% vs 46.3%。这一临床研究的结果显示，达克替尼相比吉非替尼，能够显著提高患者的 OS 和 PFS，且安全性良好，这为达克替尼作为 EGFR 突变的晚期非小细胞肺癌的一线选择提供了依据。

（三）第三代 EGFR-TKI

鉴于第二代 EGFR-TKI 作用位点集中在与 EGFR 的不可逆性结合，而在针对 T790M 耐药方面的结合能力有限，因此人们研发出第三代 EGFR-TKI，包括奥希替尼（Oxnard et al.，2016）、AC0010（Xu et al.，2016）、olmutinib（Kim et al.，2019）和 rociletinib（Walter et al.，2013）。这类第三代药物的特征是它们在 EGFR 突变细胞中的活性明显高于 EGFR 野生型细胞，特别是对于 T790M 位点突变，使其具有突变选择性。目前，唯一获得批准上市的第三代 EGFR-TKI 是奥希替尼。

奥希替尼是口服第三代 EGFR-TKI，可选择性地和不可逆地靶向抑制 EGFR 敏感突变及 T790M 突变。奥希替尼是一种单苯胺基嘧啶化合物，在抑制野生型 EGFR 的磷酸化方面效果较差，对 EGFR 敏感突变及 T790M 位点突变的结合效力比野生型 EGFR 高近 200 倍。在临床前研究中，奥希替尼在异种移植和转基因小鼠肿瘤模型中表现出令人印象深刻的活性，同时具有深度和持续的诱导肿瘤消退作用。此外，奥希替尼还在 EGFR 突变的小鼠原位脑转移模型中诱导颅内肿瘤病灶持续的消退。

Ⅰ/Ⅱ 期 AURA 试验确定了奥希替尼在初始一代 EGFR-TKI 治疗进展的患者（n=253）中的安全性和有效性（Janne et al.，2015）。腹泻是最常见的毒性反应（47%），其次是皮疹（40%），恶心和食欲下降（21%）。在疗效方面，ORR 为 51%，疾病控制率（disease control rate，DCR）达 84%，中位 PFS 为 8.2 个月。正如预期的那样，T790M 突变阳性患者（n=127）的亚组具有优异的 DCR，为 95%，ORR 为 61%，中位 PFS 为 9.6 个月。没有 EGFR T790M 突变的患者（n=61）疗效相对较差，ORR 和 PFS 分别为 21% 和 2.8 个月（95%CI，2.1～4.3 个月）。

在最初的 AURA Ⅰ/Ⅱ 期研究取得令人鼓舞的疗效和安全剂量之后，每日口服 80mg 的奥希替尼进行单臂、多中心 Ⅱ 期 AURA2 研究（Goss et al.，2016）。所有患者（n=210）均为含有 T790M 突变的晚期肺腺癌患者，T790M 突变均为一代 EGFR-TKI 治疗后的获得性耐药。研究结果显示，ORR 为 70%，CR 为 3%，DCR 为 92%。中位 PFS 为 9.9 个月（95%CI，8.5～12.3 个月），中位持续反应时间为 11.4 个月。总体而言，毒性可控、最常见的可能与治疗相关的 3 级或 4 级 AE 是 QT 间期的延长（2%）、中性粒细胞减少（1%）和血小板减少（1%）。

AURA3 是一项开放的国际多中心 Ⅲ 期临床试验（Mok et al.，2017），共入组 419 例局部晚期或转移性 EGFR T790M 突变的 NSCLC 患者，以 2：1 的比例随机分配至奥希替尼每日 80mg（n=279）或标准治疗培美曲塞联合顺铂每 3 周一次，并采用培美曲塞单药维持，研究结果显示，两组患者中位 PFS 为 10.1 个月 vs 4.4 个月（HR=0.30，95%CI，0.23～

0.41；$P<0.001$）。与标准治疗相比，奥希替尼组的 ORR 更高（71% vs 31%，OR=5.39，95%CI，3.47～8.48；$P<0.001$）。AURA3 研究也入组了部分脑转移患者，这部分患者采用奥希替尼治疗中位 PFS 为 8.5 个月，而化疗组中位 PFS 为 4.2 个月（HR=0.32，95%CI，0.21～0.49），而在采用奥希替尼或化疗治疗时，分别只有 5%（n=13）和 14%（n=20）的患者发生了新的 CNS 病变。

与化疗组（64%）相比，奥希替尼组（23%）发生 3 级或以上不良反应的患者更少。在奥希替尼组中，最常报告的 AE 是腹泻（41%）、皮疹（34%）、皮肤干燥（23%）和甲沟炎（22%）。在奥希替尼组中有 10 例患者（4%）报道了类似间质性肺疾病的 AE，9 例患者的严重度≤2 级，有 1 例死亡。奥希替尼与永久停药率较低（7%，化疗为 10%）相关。

根据美国 FDA 批准的临床研究，2015 年 11 月，奥希替尼在突破性疗法指定计划下获得了加速批准，用于 *EGFR* T790M 突变阳性转移性非小细胞肺癌（NSCLC）。随后，2015 年 12 月 EMA 推荐对 osimertinib（Tagrisso）进行有条件的市场营销许可，并于 2016 年 2 月批准了相同的适应证。

FLAURA 是一项Ⅲ期、双盲、随机临床研究（Soria et al., 2018），评估了在 Ex19del/L858R *EGFR* 突变晚期患者的一线治疗（n=556）中，奥希替尼与传统的一代 EGFR-TKI（吉非替尼或厄洛替尼）的疗效和安全性。主要终点 PFS 为 18.9 个月 vs 10.2 个月（HR=0.46，95%CI，0.37～0.57；$P<0.0001$），并且在所有亚组中 PFS 获益均一致。奥希替尼和传统一代 EGFR-TKI 的 ORR 分别为 80% 和 76%。奥希替尼组患者中位反应持续时间明显更长（17.2 个月 vs 8.5 个月）。在 2019 年欧洲肿瘤内科学会（ESMO）大会最终公布了该研究的 OS 结果，奥希替尼组和对照组的 OS 分别达到 38.6 个月、31.8 个月，奥希替尼组 OS 延长近 7 个月，差距具有显著的统计学意义，这是当前一线 EGFR-TKI 单药治疗 *EGFR* 敏感突变的 NSCLC 患者所取得的最长 OS 数据。

在毒副作用方面，与第一代 EGFR-TKI 相比，奥希替尼导致的腹泻发生率相似（58% vs 57%），口腔炎的风险更高（29% vs 20%），痤疮性皮肤炎的发生率更低（25% vs 48%），谷草转氨酶（AST）升高（9%vs 25%），谷丙转氨酶（ALT）升高（8%vs 27%）。

在 34% 的奥希替尼患者中发生了 3 级以上的 AE，而在一代 TKI 中为 45%。根据 FLAURA 研究的结果，奥希替尼可被视为具有 EGFR 敏感突变的转移性 NSCLC 患者的一线治疗方案，尤其是脑转移患者。

（四）第四代 EGFR-TKI

32% 的患者在二线使用奥希替尼后会出现 C797S 位点的顺式突变，这一位点的突变可以不可逆地使得 EGFR-TKI 的结合不受共价键的影响，进而减弱奥希替尼的疗效。为了克服新的突变，出现了第四代 EGFR-TKI。

EAI045 是第一个针对 *EGFR* T790M 和 C797S 突变体的变构抑制剂（Wang et al., 2017）。有趣的是，只有与西妥昔单抗联合使用时，EAI045 才能起作用。研究人员发现，EAI045 在二聚化缺陷型 *EGFR* 突变体中活性更高。当与西妥昔单抗联合使用时，EAI045 明显抑制了带有 L858R/T790M 突变的 Ba/F3 细胞的增殖，后者可以通过阻止 EGF 配体结合而阻止 EGFR 二聚化。

EAI045 的出现为 NSCLC 患者带来了一线希望，但目前的研究仅处于临床前阶段。此外，由于 C797S 突变并不是对第三代 EGFR-TKI 产生抗药性的唯一机制，EAI045 并没有完全克服这些抗药性的问题。因此，第四代 EGFR-TKI 仍有很长的路要走。

（五）EGFR-TKI 对比 EGFR-TKI

经过数十年的研究，市场上已经出现了几代 EGFR-TKI，临床医生在为患者选择治疗方案的时候，往往面对三代同堂的局面，如何选择合适的药物以及药物的应用顺序以最大限度地为患者带来临床获益，这是不同的 EGFR-TKI 进行比较研究的意义所在。

1. 吉非替尼 vs 厄洛替尼 CTONG0901 试验（Yang et al., 2015）是第一项前瞻性头对头对比两种不同的一代 EGFR-TKI 药物一线用于 *EGFR* 突变的晚期非小细胞肺癌患者中的疗效研究。256 例患者被随机分配一线接受厄洛替尼或吉非替尼治疗，直至疾病进展或出现无法接受的毒性反应。然而，该临床研究没有达到主要终点[中位 PFS 吉非替尼 vs 厄洛替尼（10.4 个月 vs 13 个月）；

HR=0.81；P=0.108]。此外，无论 EGFR19 号外显子突变或 21 号外显子突变，厄洛替尼均未获得比吉非替尼更好的疗效和生存获益。它们都具有相似的毒性。同时，无论是厄洛替尼组还是吉非替尼组，EGFR 19 号外显子突变组患者的 RR 和 OS 均显著高于 21 号外显子突变患者。

2. 阿法替尼 vs 吉非替尼 LUX-Lung7（Park et al., 2016）是第一个头对头比较第一代和第二代 EGFR-TKI 一线治疗的随机研究。在这项研究中，将 319 例 *EGFR* 常见位点突变的晚期 NSCLC 患者随机分为阿法替尼组或吉非替尼组。研究结果显示，与吉非替尼相比，阿法替尼能够改善患者的 PFS（11.0 个月 vs 10.9 个月，P=0.017）和治疗失败时间（TTF）（13.7 个月 vs 11.5 个月，P=0.0073）。疾病进展和治疗失败的风险均降低了 27%，各种不同的 *EGFR* 突变类型的亚组分析中均能体现阿法替尼的获益。两组的 AE 均与先前的经验一致，治疗中断率同样较低（两个治疗组均为 6.3%）。随访 42.6 个月后，阿法替尼组与吉非替尼组之间的中位 OS 无统计学差异（中位 OS：27.9 个月 vs 24.5 个月；HR=0.86，95%CI，0.66～1.12；P=0.2580）。

尽管对于临床实践及治疗指南而言，0.1 个月的 PFS 获益并没有太大影响，但是该研究结果表明阿法替尼与吉非替尼相比具有更广泛、更持久的抑制作用，并且能够延长反应时间。例如，阿法替尼可以抑制 ERBB2 和 ERBB3 的信号转导，而这一通路的激活与一代 EGFR-TKI 的耐药相关。此外，先前的研究表明阿法替尼对于 *EGFR* 少见位点突变及鳞癌患者的突变亚组具有更好的临床获益，这些数据的得出，使得阿法替尼获得了 NMPA 的上市批准。

3. 达克替尼 vs 吉非替尼 ARCHER 1050（Mok et al., 2018）研究是第二代 EGFR-TKI 达克替尼头对头比较一代吉非替尼治疗 *EGFG* 敏感突变的晚期 NSCLC 患者的随机对照临床研究，该试验结果显示，达克替尼组和吉非替尼组 ORR 相似，分别为 75% 和 72%。达克替尼组患者 PFS 为 14.7 个月，持续反应时间为 14.8 个月；吉非替尼组 PFS 为 9.2 个月，持续反应时间为 8.3 个月。与吉非替尼组患者相比，达克替尼组患者的 OS 得到了显著提高，为 34.1 个月 vs 26.8 个月；30 个月的总生存率为 56.2% vs 46.3%。亚组分析显示，21 号外显子

L858R 点突变患者的 OS 为 32.5 个月，30 个月的生存率为 51.6%；而吉非替尼组的 OS 为 23.2 个月，30 个月的生存率为 36.7%，21 号外显子突变亚组患者生存获益更为明显。在不良反应方面，达克替尼组患者最常见的 3 级及以上 AE 为腹泻、甲沟炎、痤疮样皮炎、食欲下降、体重减轻和皮疹，而吉非替尼组为 ALT 和 AST 升高。这一研究结果表明，对于晚期 *EGFR* 突变阳性，尤其是 21 号外显子 L858R 突变非小细胞肺癌患者，与吉非替尼相比，达克替尼显著提高了患者的 OS 和 PFS，且安全性良好，可以作为一线治疗的新的选择。

4. 奥希替尼 vs 吉非替尼或厄洛替尼 FLAURA（Soria et al., 2018）研究是一项随机对照多中心研究，共纳入 556 例 *EGFR* 19del/L858R 突变的未经治疗的晚期 NSCLC 患者，以 1∶1 随机分组至对照组（吉非替尼/厄洛替尼）和奥希替尼组。主要研究终点为 PFS（研究者评估，RECIST1.1）；次要研究终点，包括 OS、ORR、DCR、DOR（缓解持续时间）等。2017 年 9 月在 ESMO 大会上公布了该研究的主要研究终点，奥希替尼组患者 PFS（18.9 个月 vs 10.2 个月），较第一代 TKI 延长了 8.7 个月，并降低了 54% 的死亡风险。而在 2019 年 ESMO 大会上公布了 FLAURA 研究最终的 OS 数据（Ramalingam et al., 2019），结果显示奥希替尼组 OS 显示出显著改善（38.6 个月 vs 31.8 个月；HR=0.779；P=0.0462）。更令人鼓舞的是，这一结果是在对照组患者中 1/3 的患者交叉接受奥希替尼治疗的情况下取得的，这是目前所有 EGFR-TKI 临床研究中接受交叉奥希替尼二线治疗最高的比例。对于脑转移的患者，奥希替尼组的 PFS 同样明显优于标准组（15.2 个月 vs 9.6 个月；HR=0.47；P=0.0009），可降低 53% 颅内疾病进展风险。奥希替尼的 AE 数据与之前临床试验中所观察到的结果一致。奥希替尼组出现≥3 级 AE 的发生率低于一代 TKI 组（18% vs 29%）。这一研究的最终结果显示，奥希替尼是首个单药一线使用 OS 达到 3 年以上的 EGFR 抑制剂，奠定了奥希替尼作为一线标准用药的地位。

二、EGFR-TKI 联合治疗

（一）联合化疗

FAST-ACT Ⅱ（Wu et al., 2013）是第一个随机

的Ⅲ期临床研究，旨在证明间歇化疗联合EGFR-TKI对晚期NSCLC患者的疗效。入组患者随机接受6个周期的吉西他滨/卡铂方案联合厄洛替尼或安慰剂化疗。研究结果显示，厄洛替尼联合化疗组的PFS明显优于安慰剂组[mPFS 7.6个月 vs 6.0个月；HR=0.57（0.47~0.69）；$P<0.0001$]。中位OS也支持前者[18.3个月 vs 15.2个月；HR=0.79（0.64~0.99）；$P=0.0420$）。此外，在EGFR突变阳性的患者中，治疗的获益有显著差异[mPFS 16.8个月 vs 6.9个月，HR=0.25（0.16~0.39），$P<0.0001$；mOS 31.4个月（22.2-undefined）vs 20.6个月（14.2~26.9），HR=0.48（0.27~0.84），$P=0.0092$]。

NEJ005/TCOG0902（Sugawara et al., 2015）是评估EGFR-TKI联合化疗应用于EGFR突变阳性的晚期NSCLC患者的最早随机研究。研究人员将80例未治疗的EGFR突变的NSCLC患者随机分为吉非替尼和经典化疗（卡铂/培美曲塞）联合组或续贯组。最终结果显示，在联合组和续贯组中，中位PFS分别为18.3个月（$n=41$）和15.3个月（$n=39$）[HR=0.71（0.42~1.20）；$P=0.20$]。初步结果表明，中位OS取得了显著效果，分别为41.9个月和30.7个月[HR=0.51（0.26~0.99）；$P=0.042$]。随后，NEJ009研究（Nakamura et al., 2018）入组了345例晚期EGFR突变非小细胞肺癌患者随机按1:1比例接受吉非替尼联合化疗（联合组）或吉非替尼单药治疗（单药组）。研究结果显示，吉非替尼单药组中位PFS为11.2个月，吉非替尼联合组中位PFS为20.9为个月。吉非替尼单药组中位OS为38.8个月；吉非替尼联合组中位OS为52.2个月。无论在PFS上还是OS上，联合治疗都获得了优势。

此外，国内的一项Ⅱ期随机试验（JMIT）（Cheng et al., 2016）研究了吉非替尼联合培美曲塞和吉非替尼单独治疗晚期EGFR突变的非鳞NSCLC的一线治疗。研究人员将195例EGFR突变的亚洲患者随机分配为培美曲塞联合吉非替尼组或单药吉非替尼组，比例为2:1。结果显示，联合组的中位PFS为15.8个月，明显高于吉非替尼组的10.9个月（校正后HR=0.68；95%CI，0.48~0.96，$P=0.014$）。然而，两组之间的总体生存时间的差异并无统计学意义。在安全性方面，联合治疗组具有更高的3级AE，但毒性是常见且可控的。

（二）联合抗血管生成治疗

血管新生对于肿瘤的发展和转移是必不可少的，抗血管生成治疗一直都是肺癌治疗的重要手段之一。VEGF被认为是最有效的血管生成调节剂，已知VEGF和EGFR途径是相互关联的。EGFR的激活可以通过其配体在细胞水平上增加VEGF的表达。同样，EGFR抑制可通过下调VEGF通路的表达实现。一些临床前研究表明，贝伐珠单抗联合使用EGFR-TKI在EGFR突变的NSCLC细胞（尤其是表达高水平VEGF的细胞）中会显示出很高的抗肿瘤活性。

一项随机的Ⅱ期临床试验（JO25567）（Yoshida et al., 2015），旨在明确厄洛替尼联合或不联合贝伐珠单抗作为EGFR突变患者一线治疗的有效性和安全性。最后，该研究结果表明联合组的PFS要长于厄洛替尼单药治疗（16.0个月 vs 9.7个月，$P=0.0015$）。此外，两组的严重AE发生率均相同，观察到的3级或更差的AE是皮疹、高血压和蛋白尿。

BELIEF是研究贝伐珠单抗和厄洛替尼联合治疗的国际多中心、单臂、Ⅱ期研究（NCT01562028）（Rosell et al., 2017）。结果显示，总的中位PFS为13.2个月（95%CI，10.3~15.5个月）。独立于T790M状态，T790M突变阳性的中位PFS为16.0个月（95%CI，12.7个月~NE）；相比之下，无T790M突变的患者的中位PFS为10.5个月（95%CI，9.4~14.2个月）。上述研究表明，贝伐珠单抗和EGFR-TKI的组合对于EGFR突变患者，甚至是对EGFR-TKI具有原发耐药的患者，可能都是一种有前途的治疗模式。贝伐珠单抗的联合机制可能会增强EGFR-TKI的抗肿瘤活性，并可能增加EGFR-TKI的肿瘤内浓度以部分逆转原发耐药性。

三、小　结

在与一代EGFR-TKI的头对头临床试验研究中，基于奥希替尼出色的临床数据，FDA及NMPA批准奥希替尼上市用于EGFR突变晚期NSCLC一线治疗。EGFR-TKI一线之争暂时告一段落。随着更多的EGFR-TKI的研发与广泛应用，EGFR突变肺癌患者的总生存期大为提高。如何解决耐药一直是我们在努力的重中之重，第三代药物也只是解决了部分第一代药物的耐药问题，甚至第三代药物最终也会出现耐药。尽管目前的 EGFR 靶向治疗显著地延长了患者的生存期，大大提高了患者的生活质量，但是我们能否打破药物敏感—耐药—新药研发—再耐药的无尽循环？联合治疗如何延长耐药出现的时间？又或者能否开发出一劳永逸的靶向治疗药物？还需要进行大量的临床试验来解决这些疑惑。

（张瑞光）

编者简介

张瑞光，肿瘤学博士，副主任医师。毕业于华中科技大学，现就职于华中科技大学同济医学院附属协和医院，擅长胸部肿瘤的放化疗等。发表 SCI 论文 8 篇，总 IF 26 分，单篇 IF 最高 5.5 分。目前主持国家自然科学基金一项，国内外口头报告 3 次，获湖北省科学技术进步奖二等奖一项。

ALK

ALK 基因位于人类染色体 2p23.2，1994 年以 NPM1-ALK 融合基因的形式出现在间变性大细胞淋巴瘤（anaplastic large cell lymphoma，ALCL）中（Morris et al.，1995）。2007 年，日本学者 Soda 等（2007）在肺腺癌患者中首次发现了 EML4-ALK 融合基因。EML4 外显子 13 下游的 13 号内含子在大约 13.6kb 处中断，反转连接到 ALK 外显子 21 上游 297bp 处，产生了 EML4-ALK 的亚型 1。融合基因的 EML4（尤其是 Basic 区）具有强大的致癌活性，这种活性主要是通过 EML4-ALK 激活酪氨酸激酶，进而活化下游的 JAK/STAT、PL3K/mTOR 及 MAPK 等多条信号通路，导致细胞增殖与凋亡失控。随后，他们检测了 33 例 NSCLC 标本中 EML4-ALK 的融合频率，发现 3 例 EML4-ALK 融合基因亚型 1（9.1%）；6 例（18.2%）存在 EGFR 19 号外显子的缺失或替换，但是均无 EML4-ALK 融合基因；KRAS 突变患者也无 EML4-ALK 融合。同时，他们又在一组 42 例 NSCLC 患者中筛选 EML4-ALK 融合基因，结果发现，2 例肺腺癌患者中存在其他 EML4-ALK 亚型，EML4 在 20 号外显子下游 545bp 位置被中断，

并融合到 ALK 的 21 号外显子上游 232bp 处 （亚型 2）。随后，Choi 等（2008）又在 2 例 NSCLC 患者中发现并鉴定了 EML4-ALK 亚型 3a 和 3b。EML4-ALK 亚型 3a 和 3b 都显示出不低于亚型 1 和 2 的转化活性和激酶活性。进一步研究 EML4-ALK 激活的细胞内信号通路，用荧光素酶报告基因连接 FOS、MYC、BCL-xL、NF-κB 和 GAS（STAT-1 和 STAT3 的靶点）基因的启动子，然后将连接产物和一个表达 EML4-ALK 亚型 3 的质粒共同导入到 HEK293 细胞中，结果表明 EML4-ALK 亚型 3b 激活 FOS 和 MYC 基因的启动子；相反，虽然 STAT3 已被证明是一个 NPM-ALK 融合蛋白的下游目标，EML4-ALK 却没有激活 GAS，表明 STAT3 不太可能是 EML4-ALK 的主要靶标。EML4-ALK 没有激活 BCL-xL 基因的启动子，而诱导了一个弱的但明显增强的 NF-κB 结合序列的激活。与此同时，Koivunen 等（2008）筛选了 305 例 NSCLC 标本和 83 个 NSCLC 细胞系，首次确定了在白种人 NSCLC 患者和 NSCLC 细胞系中 EML4-ALK 的融合频率。305 例中有 3%（n=8）存在 EML4-ALK 融合基因，其中 2 例为新亚型（亚型 4），是 EML4 的 15 号外显子与 ALK 的 20 号外显子融合的产物。在 167 例韩国患者中有 3.6% 的患者携带 EML4-ALK 融合基因（n=6），138 例美国患者中有 1.5% 的患者（n=2）携带 EML4-ALK 融合基因；这 8 例患者均无 KRAS 和 BRAF 突变，但有 1 例患者有 EGFR 突变。

亚裔人群 EML4-ALK 基因融合的特点及临床特征也屡有报道，2009 年 Wong 等报道了中国 NSCLC 患者 EML4-ALK 的融合频率、基因表达谱和临床病理特征。研究了在 266 例手术切除的原发 NSCLC 标本和 24 个肺癌细胞系中 EML4-ALK 的表达情况。结果表明，这些 NSCLC 标本中有 4.9%（n=13）表达 EML4-ALK，其中 8 例表达亚型 3（3a 和 3b），2 例表达亚型 1，2 例表达亚型 2，还有 1 例标本表达新的 EML4-ALK 亚型（亚型 5，涉及 EML4 的 18 号外显子）。2010 年，张绪超等报道了一组 103 例 NSCLC 患者中 EML4-ALK 融合基因的频率，确定 12 例（11.7%）表达 EML4-ALK。其中，1 例表达亚型 5（E2；A20，408bp）；3 例表达亚型 9（E18；A20，2256bp）；4 例表达亚型 1（E13；A20，1689bp）；1 例表达亚型 2（E20；A20，2445bp）；3 例表达亚型 3a/b（E6；A20 或 E6 ins33；A20，867bp

和 900bp）。*EML4-ALK* 在腺癌患者中的表达频率为 16.13%（10/62）。

在机制方面，*EML4-ALK* 的融合将影响一系列蛋白的寡聚过程，导致组成性激活 ALK 激酶和异常活化的下游信号，包括 PI3K/AKT、STAT3 和细胞外信号调节激酶 1/2 等，导致肿瘤细胞生长、增殖及抗凋亡等多种表型的改变（Polgar et al.，2005）。正因如此，*EML4-ALK* 可以作为 NSCLC 潜在的治疗靶点，单独或组合应用 ALK-TKI 对携带 *EML4-ALK* 的 NSCLC 患者可能是有效的临床治疗手段。*EML4-ALK* 基因融合的发现及 ALK-TKI 的问世为 NSCLC 的治疗翻开了崭新的一页。

一、第一代 ALK-TKI

克唑替尼（crizotinib）是选择性 ATP 竞争性多靶点（ALK、ROS-1、MET）的小分子抑制剂。克唑替尼是第一个被批准用于 *ALK* 突变阳性 NSCLC 的 ALK-TKI。

1. PROFILE 1001 研究 PROFILE 1001 是克唑替尼首个 I 期临床研究（NCT00585195）（Kwak et al.，2010）。在这项研究中，共纳入 103 例 *ALK* 阳性晚期 NSCLC 患者，其中 82 例患者接受了克唑替尼治疗。结果显示二、三线克唑替尼治疗组 1 年生存率达到 70%，2 年生存率也高达 55%，高于对照组的 44% 和 12%（*P*=0.02）。表明 *ALK* 阳性的晚期 NSCLC 患者二、三线接受克唑替尼治疗的总生存时间明显长于未接受克唑替尼治疗组及 *ALK* 阴性对照组。

2. PROFILE 1005 研究 PROFILE 1005 是多中心、单臂 II 期临床试验（NCT00932451），主要评估克唑替尼的安全性和耐受性（250mg BID）（Blackhall et al.，2017）。共 1066 例患者接受克唑替尼治疗，ORR 为 54%（95% CI，51～57），最常见的与治疗相关的 AE 是视力障碍（58%）、恶心（51%）、腹泻（47%）和呕吐（47%）。PROFILE 1001 和 PROFILE 1005 这两项研究成为 FDA 快速批准克唑替尼治疗晚期 *ALK* 阳性 NSCLC 的基础。

3. PROFILE 1007 研究 PROFILE 1007 是克唑替尼的首个随机 III 期临床研究（NCT00932893）（Shaw et al.，2013）。这项研究旨在对比观察克唑替尼和二线标准化疗方案治疗曾接受过一线含铂双药治疗后进展的 *ALK* 融合基因阳性 NSCLC 患者

的疗效。最终研究纳入 347 例患者，其中 173 例患者接受克唑替尼治疗，174 例患者接受传统化疗。结果显示，克唑替尼组中位 PFS 为 7.7 个月，而接受化疗组中位 PFS 仅为 3 个月。此外，克唑替尼组的 ORR 显著高于化疗组（65% vs 19%）。

4. PROFILE 1014 研究 PROFILE 1014 是第一个在 *ALK* 阳性晚期 NSCLC 中比较克唑替尼一线治疗与标准化疗的前瞻性随机 III 期临床研究（NCT01154140）（Solomon et al.，2014）。研究纳入 343 例局部晚期/复发/转移性 *ALK* 阳性非鳞 NSCLC 患者并随机分配至克唑替尼组（*n*=172，250mg BID）或化疗组（*n*=171，培美曲塞 500mg/m^2+顺铂 75mg/m^2 或卡铂 AUC 5～6mg/（ml·min），3 周方案，≤6 个周期）。其中，化疗组患者在疾病进展后允许交叉到克唑替尼组，而克唑替尼组在进展后依然允许继续使用克唑替尼进行治疗。相关研究结果最早在 2014 年发表于《新英格兰医学杂志》。研究发现，克唑替尼组 PFS（10.9 个月）显著高于化疗组（7.0 个月）（*P*<0.001），克唑替尼组 ORR 也高于化疗组（74% vs 45%），但有关总生存的数据尚不成熟。随后，在 2017 年 ESMO 年会上（Mok et al.，2017），公布了 PROFILE 1014 的总生存数据，化疗组中的中位 OS 可达 4 年；而克唑替尼组中的 OS 还未达到，意味着克唑替尼组的中位 OS 是 4 年以上。PROFILE 1014 研究总体生存期的数据显示出克唑替尼用于一线治疗的欣喜结果，提示这部分晚期肺癌患者的总体生存期达到 5 年甚至 5 年以上逐渐变为可能。

5. PROFILE 1029 研究 PROFILE 1029 是一项前瞻性随机 III 期研究（NCT01639001），在东亚人群 *ALK* 阳性晚期 NSCLC 中比较克唑替尼一线治疗与标准化疗的疗效（Wu et al.，2018）。PROFILE 1029 与前述 PROFILE 1014 的研究设计相似，但 PROFILE 1014 包括非亚裔和亚裔人群，而 PROFILE 1029 是大样本东亚人群（主要是中国人群）。研究共招募了 207 例（中国患者 183 例）*ALK* 阳性晚期 NSCLC 患者，随机分为克唑替尼组和化疗组。克唑替尼组接受克唑替尼 250mg BID 治疗，直至不能耐受或疾病进展后，研究者判断不能从克唑替尼继续治疗中获益；化疗组则接受培美曲塞联合顺铂或卡铂治疗。化疗组患者在疾病进展后允许交叉至克唑替尼组继续治疗。结果显示，克唑替尼

组患者的 PFS 显著长于标准含铂双药化疗组的患者（11.1 个月 vs 6.8 个月），肿瘤缓解率明显提高（88% vs 46%；$P<0.0001$）；与化疗相比，克唑替尼治疗耐受性和安全性良好，与之前的研究相一致。

除了临床研究，一系列的实际数据也支持克唑替尼在 ALK 阳性 NSCLC 患者中的疗效。上海胸科医院回顾性分析了 67 例接受克唑替尼治疗的 ALK 阳性的 NSCLC 患者资料，发现总体患者中位 PFS 为 10.3 个月（95%CI，8.6～12.0 个月），1 年无进展生存率为 78%。在总体患者中，一线接受克唑替尼的 PFS 最佳，达 14.3 个月，优于二/三线患者的 10.0 个月的治疗数据（Cui et al.，2015）。

虽然克唑替尼初始反应良好，但是大部分患者在治疗 1 年内出现了耐药，称为获得性耐药（Choi et al.，2010）。克唑替尼的获得性耐药机制主要有以下几种：继发性耐药突变，包括 ALK 激酶区突变 L1196M、G1202R、1151Tins、L1152R、G1269A、S1206Y、F1174C、C1156Y 和 D1203N，ALK 基因拷贝数扩增；旁路和下游通路的激活等（Doebele et al.，2012；Katayama et al.，2012）。

二、第二代 ALK-TKI

（一）色瑞替尼

色瑞替尼（ceritinib）是继克唑替尼之后第 2 个 ALK 靶向抑制剂，2014 年 4 月 29 日 FDA 批准其上市用于克唑替尼治疗后进展或不能耐受的 ALK 阳性转移性 NSCLC（Dhillon et al.，2014）。色瑞替尼能够克服由克唑替尼耐药患者的活检样本培养的细胞系耐药，能够有效地抑制 ALK、L1196M、G1269A、I1171T 和 S1206Y 基因突变，从而克服克唑替尼引起的耐药（Friboulet et al.，2014）。

1. ASCEND-1 研究 ASCEND-1 是色瑞替尼的首个 I 期临床研究（NCT01283516），其主要研究对象是局部进展或转移的 ALK 阳性（FISH 确认）的 NSCLC 成人患者，ECOG 评分≤2、是否存在无症状的脑转移（已治疗或未治疗）均可入组（Kim et al.，2016）。在这个国际多中心研究中，总共有 11 个国家的 20 个研究中心参与，最终纳入 130 例 ALK 阳性的晚期 NSCLC 患者。在剂量爬坡试验中，剂量递增阶段从 50mg 空腹起始，至 750mg[最大耐受

剂量（MTD）]，之后扩展至 130 例患者进行有效性和安全性研究。结果发现接受色瑞替尼≤300mg/d 的患者，其部分缓解率（partial response，PR）仅为 25%，而在 114 例接受色瑞替尼≥400mg/d 的患者中，PR 则高达 57%，ORR 为 58%，有 78 例患者接受 750mg/d 的剂量治疗，PR 为 59%，ORR 为 59%。其中，83 例患者曾接受克唑替尼治疗，≥400mg/d 的患者有 80 例，ORR 为 56%，而 750mg/d 的患者有 50 例，ORR 为 56%。值得注意的是，因为该研究同时纳入了一部分合并脑转移的患者，发现色瑞替尼在合并脑转移的患者中也具有一定的治疗效果。最终，全组患者中未经 ALK 抑制剂治疗的 ORR 为 72.3%，而那些曾经接受过 ALK 抑制剂的 ORR 则为 56.4%。在疾病控制时间方面，那些未经 ALK 抑制剂治疗的患者，中位 PFS 为 18.4 个月，而那些曾经接受 ALK 抑制剂治疗的患者，其中位 PFS 为 6.9 个月。在亚组分析中，有 26 例患者为克唑替尼进展后二线使用色瑞替尼，这部分患者的 PFS 为 8.2 个月，ORR 为 65.4%。纳入人群中有 94 例患者合并颅内转移，其中 19 例为未经 ALK 抑制剂治疗的患者，这部分患者颅内病灶控制率（intracranial lesion disease control rate，IDCR）为 78.9%，75 例既往接受 ALK 抑制剂治疗的患者，这部分患者的 IDCR 为 65.3%；此外，有 36 例患者具备可测量的颅内病灶，这部分患者中，有 8 例患者未经 ALK 抑制剂治疗，色瑞替尼实现了 IDCR 为 62.5%，有 28 例患者曾经接受 ALK 抑制剂治疗，色瑞替尼在这部分人群中的 IDCR 为 60.7%。最终，得益于这项 I 期临床研究的优异成果，2014 年 FDA 批准色瑞替尼上市。

2. ASCEND-2 研究 ASCEND-2 是首个色瑞替尼国际单臂开放 II 期临床研究（NCT01685060），在这项研究中，从全球 51 个医疗中心共纳入 140 例经克唑替尼及一至三线化疗治疗进展后患者，其中 71.4% 的患者为脑转移，72% 的患者有既往脑部放疗（Crino et al.，2016）。全组患者均接受过克唑替尼治疗，并接受了至少一程的化疗，其中有 56.4% 的患者既往接受过三线以上的治疗。研究最终纳入人群中有 60 例高加索人、38 例亚洲人，既往二线、三线、四线及以上治疗的比例分别为 43.6%、34.3% 及 22.1%。最终全组患者 ORR 为 38.6%，脑转移患者 ORR 为 33.0%，在全组患者中，治疗后的中位

DOR 为 9.7 个月，而在脑转移患者中则为 9.2 个月。在疾病控制方面，全组患者 PFS 为 7.2 个月，其中基线脑转移患者的中位 PFS 为 5.4 个月，而基线无脑转移的中位 PFS 为 11.3 个月。

3. ASCEND-3 研究　在 ASCEND-2 之后开展了 ASCEND-3 临床研究，这个临床研究依然是一个单臂开放的 II 期临床研究（NCT01685138），研究的目的是评估色瑞替尼在未经 ALK 抑制剂 NSCLC 患者中的疗效及安全性，而不论其是否存在脑转移。研究结果在 2018 年欧洲肿瘤学年会上披露（Felip et al., 2018）。最终在全球范围内入组 124 例患者，色瑞替尼口服剂量采用 750mg/d，ORR 为主要评估终点。全组人群中，有 98.4%的患者曾经接受过至少一线的系统化疗。最终，全组人群的 ORR 为 67.7%，没有脑转移患者的 ORR 可高达 74.7%；全组人群的 DCR 为 90.3%，没有脑转移患者的 DCR 高达 92%。在疾病控制方面，由研究者评估的中位 PFS 为 16.6 个月，而由第三方独立中心评审的中位 PFS 为 19.4 个月。中位 OS 为 51.3 个月，其中基线有脑转移患者的中位 OS 为 36.2 个月，而基线无脑转移患者的中位 OS 为 55.3 个月。

4. ASCEND-4 研究　ASCEND-4 是色瑞替尼的首个随机对照 III 期临床研究（NCT01828099）（Soria et al., 2017），旨在比较一线色瑞替尼与传统化疗在转移性 ALK 阳性 NSCLC 患者中的有效性，主要研究终点为 PFS。研究最终纳入 376 例患者，其中 189 例患者接受色瑞替尼治疗，而 187 例患者接受传统化疗。21 例合并脑转移患者，其中 59 例患者接受色瑞替尼治疗，而 62 例患者接受传统化疗。最终，色瑞替尼组的 ORR 为 72.5%，显著优于化疗组的 26.7%；在疾病控制方面，色瑞替尼组的中位 PFS 为 16.6 个月，而化疗组的中位 PFS 仅为 8.1 个月，统计结果显示，色瑞替尼治疗较化疗降低了约 45%的进展风险。在没有基线脑转移的 255 例患者中，色瑞替尼中位 PFS 显著优于化疗组的（26.3 个月 vs 8.3 个月）；在基线合并脑转移的 121 例患者中，色瑞替尼中位 PFS 同样显著优于化疗组（10.7 个月 vs 6.7 个月）。在合并脑转移患者中，色瑞替尼组的 ORR 为 46.3%，而化疗组的 ORR 仅为 21.2%；在基线可测量的脑转移患者中，色瑞替尼组的 ORR 为 72.7%，而化疗组的 ORR 仅仅为 27.3%。截至研究发布之时，色瑞替尼的中位 OS

尚未达到，而化疗组的中位 OS 为 26.2 个月，两组的 2 年总生存率分别为 70.6%与 58.2%，尽管数据尚不成熟，但色瑞替尼依然体现了强劲的总生存潜在优势。并且前期是否接受脑部放疗并不影响色瑞替尼的治疗效果。这项研究发现，色瑞替尼 750mg 空腹给药影响治疗依从性，整组人群中因为出现不良事件导致剂量调整或中断/延迟的患者达 152 例，占总体人群的 80%。

5. ASCEND-5 研究　ASCEND-5 是与 ASCEND-4 同时开展的另一项临床研究（NCT01828112）（Shaw et al., 2017b），旨在评估克唑替尼进展后且接受一或二线化疗的 ALK 阳性 NSCLC 患者中使用色瑞替尼的有效性。研究从全世界 20 个国家、99 个医疗中心纳入患者，最终纳入 231 例符合条件的患者并按 1：1 比例随机分至色瑞替尼 750mg 组与化疗组（化疗方案为培美曲塞或多西他赛单药化疗）。最终的结果显示，在 115 例色瑞替尼组患者中，总体 ORR 达 42.6%，显著高于化疗组的 6.0%，中位首次应答时间色瑞替尼组患者为 6.7 周，快于化疗组的 7.4 周。生存分析显示，在克唑替尼治疗进展后的患者，一线采用色瑞替尼能够实现比化疗更好的疾病控制时间，两组患者的中位 PFS 分别为 6.7 个月和 1.6 个月，差异有统计学意义。但是，两组之间的总生存并没有显著差异，中位 OS 在色瑞替尼组为 18.1 个月，而在化疗组为 20.1 个月。研究者指出这可能是与研究的设计有关，即化疗组进展后可以转至色瑞替尼组继续治疗。本研究纳入了 29 例亚洲患者，在这部分患者中，色瑞替尼组的中位 PFS 为 9.8 个月，依然显著优于单纯化疗组的 1.6 个月，差异有统计学意义。独立评估结果显示，所有亚组均可从色瑞替尼的治疗中获益，其中亚洲具有一般状况良好（体能评分为 0）、疾病负荷较小、既往克唑替尼应答等特征的 ALK 阳性 NSCLC 患者，倾向于 PFS 获益更多。因为克唑替尼治疗后的主要进展模式为脑转移，因此色瑞替尼能否有效克服克唑替尼耐药下的脑转移也是本研究的一大亮点，引起了多方面的关注。在本研究中，总共有 133 例脑转移患者，其中 66 例患者接受色瑞替尼治疗，67 例患者接受化疗，两组的中位 PFS 分别为 4.4 个月和 1.5 个月，差异有统计学意义。研究显示，相比化疗，使用色瑞替尼治疗有助于减少约 46%的进展风险。

6. ASCEND-6 研究 在 ASCEND-4 及 ASCEND-5 这两个Ⅲ期临床研究后,诺华随即启动了 ASCEND-6 研究,这是一项面对中国患者开展的多中心、开放性、单臂Ⅰ/Ⅱ期研究(NCT02040870)(Zhang et al., 2016)。研究招募既往接受过克唑替尼治疗的 *ALK* 阳性晚期 NSCLC 中国成年患者,最终有 103 例患者成功入组。研究结果显示,在整组患者中,总体 ORR 达 40.8%,实现中位 PFS 为 5.7 个月,在总生存方面,因为随访时间不够,数据尚不成熟,18 个月的总生存率为 52.6%。在不良反应方面,色瑞替尼 750mg 依然体现了较大的毒副作用,其中 3~4 级不良事件占比 59.2%,需要调整剂量或暂停给药的比例为 36.9%。在所有 3~4 级不良反应中,肝功能异常占比最高,其中 ALT 升高比例为 12.6%,AST 升高比例为 9.7%,γ-谷氨酰转肽酶升高比例为 10.7%。

7. ASCEND-8 研究 鉴于既往研究中色瑞替尼具有较大的毒副作用,诺华公司开始考虑进行色瑞替尼的剂量调整,即尝试能否在减少剂量的同时又确保药物疗效不受影响,并基于此设想开启了 ASCEND-8 研究。这是一项评估色瑞替尼 450mg 或 600mg 随餐 vs 750mg 空腹在转移性 *ALK* 阳性 NSCLC 患者中的疗效及安全性的随机开放性Ⅰ期临床研究(Cho et al., 2019)。结果显示,塞瑞替尼 450mg/d、600mg/d、750mg/d 组 ORR 分别为 78.1%(95% CI, 66.9~86.9)、72.5%(95% CI, 58.3%~84.1%)、75.7%(95% CI, 64.3%~84.9%);中位 DOR 分别为 NE(not estimable)(95% CI, 11.2~NE)、20.7 个月(95% CI, 15.8 个月~NE)、15.4 个月(95% CI, 8.3 个月~NE);中位 PFS 分别为 NE(11.8~NE)、17.0 个月(10.1 个月~NE)、12.2 个月(8.2 个月~NE)。预估的 18 个月无进展的患者比例分别为 52.9%(30.9%~70.8%)、61.1%(36.7%~78.5%)、36.7%(14.5%~59.4%)。450mg/d 组胃肠道不良反应发生率及严重程度较另外两组明显更低(75.9% vs 82.6% vs 91.8%)。

(二)阿来替尼

阿来替尼由罗氏公司研发,与色瑞替尼一样,都是第二代 ALK 抑制剂,在药物结构设计中,通过重塑 3D 结构进一步优化 ALK 激酶结构域的结核性、增加了靶向激酶的选择性,同时改善了药物的代谢动力学。前期体外研究已经证实,阿来替尼对不同 ALK 激酶域亲和力更强,能有效抑制部分对克唑替尼耐药的 EML4-ALK 融合蛋白的突变类型。

1. AF-001JP 研究 AF-001JP 是阿来替尼针对未接受过 ALK 抑制治疗的患者开展的Ⅰ/Ⅱ期研究,这项研究是在日本开展的,其数据自 2013 年首次在 *Lancet Oncology* 披露以来,多次于国际肿瘤学大会上进行报道。Nishio 等学者(2017)在 2017 年世界肺癌大会上公布了其最终分析结果(Tamura et al., 2017)。在研究中,作者纳入≥20 岁、ⅢB/Ⅳ期 NSCLC、*ALK* 阳性、既往接受过至少一线的化疗,但却未接受过 ALK 抑制剂治疗的患者。在Ⅰ期研究阶段,剂量爬坡限定为 20~300mg BID 的范围内,纳入 24 例患者;在Ⅱ期研究阶段,选取 300mg BID 的剂量,纳入 46 例患者。在Ⅰ期研究,主要是评估阿来替尼的安全性;在Ⅱ期研究,主要评估指标则是患者的 ORR。值得注意的是,在Ⅱ期研究纳入的 46 例患者中,脑转移比例达 33%,最终在Ⅱ期研究中实现了 ORR 达 94%,其中 CR 为 20%,PR 为 74%,SD 为 2%。在意向性治疗(ITT)人群中,46 例患者的 2 年无进展生存率 76%、3 年无进展生存率 62%、4 年无进展生存率 52%;总生存方面,4 年总生存率 70%。安全性分析也证实阿来替尼安全可靠,全组采用 300mg BID 剂量的 58 例患者(Ⅰ期及Ⅱ期)无 4 级不良事件,总共有 18 例患者出现 3 级事件(31%)。在 14 例基线存在脑转移的患者中,有 9 例患者的持续缓解时间>12 个月。可以说,AF-001JP 首次证实了阿来替尼在人体的安全性和有效性,基于 *ALK* 突变 NSCLC 患者进一步评估阿来替尼的有效性显得十分必要。

2. J-ALEX 研究 J-ALEX 是在日本未接受过 ALK 抑制剂的 *ALK* 阳性 NSCLC 患者中比较阿来替尼和克唑替尼的Ⅲ期临床研究(JapicCTI-132316)。自 2015 年 12 月 3 日 J-ALEX 的研究数据首次披露以来,多次在国际肿瘤学会议上报道。其纳入标准为ⅢB/Ⅳ期 NSCLC,经免疫组织化学(IHC)、荧光原位杂交(FISH)或反转录聚合酶链反应(RT-PCR)检测确诊为 *ALK* 阳性,既往未接受过 ALK 抑制剂治疗。研究纳入 207 例患者,随机采用阿来替尼 300mg BID 或克唑替尼 250mg BID

治疗，阿来替尼组 103 例、克唑替尼组 104 例。主要研究终点为 PFS，次要研究终点包括 OS、ORR 及安全性等数据。研究结果显示，阿来替尼组的 FPS 高于克唑替尼组（25.9 个月 vs 10.2 个月）。针对不同变量开展的亚组分析显示，阿来替尼延缓复发的优势并不受体力状态、治疗线数、临床分期、年龄分组、吸烟状态及性别的影响。阿来替尼能够实现比克唑替尼更高的 ORR（独立评选委员会评估：92% vs 79%；研究者评估：85% vs 70%）。在安全性方面，阿来替尼组的 3～4 级不良事件为 32%，而克唑替尼组的 AE 发生率为 57%。

3. ALEX 研究 在由 J-ALEX 证实阿来替尼更优于克唑替尼的疗效后，罗氏公司推出了 ALEX 研究，旨在评估阿来替尼和克唑替尼治疗初治 *ALK* 阳性 NSCLC 患者疗效的 Ⅲ 期临床研究（NCT02075840）（Camidge et al., 2019; Peters et al., 2017）（Camidge et al., 2018b）。其相关纳入条件与 J-ALEX 相似，但强调所有患者均为首次诊断为 *ALK* 阳性的 NSCLC 患者，未接受相关抗肿瘤治疗。最终有 303 例患者符合入组条件，其中有 152 例接受阿来替尼治疗，而 151 例接受克唑替尼治疗。研究在 2017 年披露 PFS 数据，其中由研究者评估的克唑替尼组 PFS 为 11.1 个月，而阿来替尼组中位 PFS 未达到，在末次随访时，62 例患者达到阳性时间，仅占总体患者的 41%；在独立评审委员会评审的 PFS 数据方面，克唑替尼组中位 PFS 为 20.4 个月，而阿来替尼组为 25.7 个月。这个数据在 2018 年 ASCO 年会上得到了进一步的更新（研究者评估），克唑替尼组中位 PFS 为 10.9 个月，而阿来替尼组为 34.8 个月。在 ORR 方面，阿来替尼组 ORR 高于克唑替尼组（82.9% vs 75.5%，*P*=0.09）。在后续随访过程中，对两种药物控制颅内病情的效果也进行了相应的比较，数据显示，在治疗 12 个月后，克唑替尼组颅内进展的比例高达 41.4%，而阿来替尼组仅为 9.4%，存在显著差异。但在总生存方面，两组差异尚不明显（*P*=0.24）。在针对不同种族人群开展的亚组分析中，阿来替尼不论在亚裔还是非亚裔人群中都显示了较克唑替尼更好的延缓复发的作用。在安全性分析方面，阿来替尼组 3～5 级不良事件的比例为 41%，而克唑替尼组为 50%。

在 ALEX 基础上，为了进一步证实阿来替尼在

亚裔人群的有效性，罗氏开启了 ALESIA 研究（NCT02838420）（Zhou et al., 2019），纳入了 187 例亚裔初治 *ALK* 阳性 NSCLC 患者，值得注意的是，所有 ALK 评估均由中央实验室采用 Ventana IHC 进行检测，最终 125 例患者接受阿来替尼治疗，而 62 例患者接受克唑替尼治疗。其中克唑替尼组的中位 PFS 为 11.1 个月，而阿来替尼组的中位 PFS 则未达到，差异有统计学意义。在基线存在脑转移的患者群体中，接受阿来替尼的颅内 ORR 为 73%，显著高于克唑替尼组的 22%。在总生存方面，因为随访时间不足，相关数据尚不成熟。不良反应方面，与克唑替尼比较，阿来替尼显示出更好的安全性，两组的 3～5 级 AE 发生率分别是 48% 与 29%。

（三）布格替尼

布格替尼（brigatinib）是第二代 ALK-TKI，抑制靶点有 ALK 和 EGFR。2017 年 4 月 28 日，美国 FDA 授予加速批准布格替尼上市用于治疗克唑替尼不耐受或使用克唑替尼后出现进展的 *ALK* 阳性转移性 NSCLC 患者。批准基于 Ⅱ 期非对照、双臂、开放标签、多中心临床试验（ALTA 试验，NCT02094573）。研究共招募 222 例 *ALK* 阳性晚期 NSCLC 患者，随机分配给予布格替尼口服 90mg/d（*n*=112）或 180mg/d（*n*=110）治疗。180mg 组的 ORR 为 53%（95%CI，43～62），90mg 组的 ORR 为 48%（95%CI，39～58），中位随访时间为 8 个月，两组中位 DOR 为 13.8 个月。在基线可测量的脑转移患者中，180mg 组的 ORR 为 67%（95%CI，41%～87%）（*n*=18），90mg 组的颅内 ORR 为 42%（95%CI，23%～63%）（*n*=26），90mg 组的中位颅内 DOR 值无法估计，而 180mg 组的中位颅内 DOR 值为 5.6 个月。在出现颅内反应的患者中，90mg 组 78% 的患者和 180mg 组 68% 的患者维持颅内反应至少 4 个月。最常见的不良反应是恶心、腹泻、疲劳、咳嗽和头痛；最常见的严重 AE 是肺炎。导致永久停用布格替尼的不良反应发生率分别为 2.8% 和 8.2%，分别为 90mg 和 180mg（Camidge et al., 2018a; Kim et al., 2017）。随后 Ⅲ 期、开放标签、随机的临床试验中（ALTA-1L，NCT02737501），比较布格替尼和克唑替尼一线治疗初治 *ALK* 阳性晚期 NSCLC 疗效，主要研究终点为 PFS，次要研究终点包括客观有效率和颅内反应。研究共招募了 275 例患者，按 1:1

比例随机分组至布格替尼组（*n*=137），布格替尼 180mg（每日 1 次）；克唑替尼组（*n*=138），克唑替尼 250mg（每日 2 次）。在第一次中期分析中（*n*=99），布格替尼组的中位随访时间为 11.0 个月，克唑替尼组为 9.3 个月；布格替尼组的 12 个月无进展生存率为 67%（95% CI，56%～75%），克唑替尼组为 43%（95% CI，32%～53%）；疾病进展或死亡的危险比为 0.49（95% CI，0.33～0.74）。布格替尼组的 ORR 为 71%（95% CI，62%～78%），克唑替尼组 ORR 为 60%（95% CI，51%～68%）；可测量病变患者颅内反应率分别为 78%（95% CI，52%～94%）和 29%（95% CI，11%～52%）。对于克唑替尼耐药或者初治的 *ALK* 阳性晚期 NSCLC 患者，布格替尼均展现了其强大的优越性，那么对于其他的二代 ALK-TKI 耐药后的患者是否可以换用布格替尼呢？一项Ⅱ期、开放标签、单臂、多中心临床试验（NCT03535740）正在开展中，计划招募 103 例曾使用过阿立替尼或色瑞替尼（±克唑替尼）*ALK* 阳性晚期 NSCLC 患者，布格替尼 180mg/d，主要研究终点为独立评审委员会（Independent Review Committee，IRC）评估的 ORR；次要研究终点为研究者（investigator，INV）评估的 ORR、反应时间、PFS、疾病控制率和反应时间。期待这项研究结果给予我们更多的数据。

三、第三代 ALK-TKI

劳拉替尼是第三代 ALK-TKI，抑制的靶点有 ALK 和 ROS1。2018 年 11 月 2 号，美国 FDA 批准劳拉替尼上市用于治疗 *ALK* 阳性的且对第一代或第二代 ALK-TKI 耐药（包括 crizotinib、alectinib、ceritinib）的晚期 NSCLC 患者。推荐剂量是 100mg/d。批准是基于一项非随机、多队列、多中心研究（B7461001，NCT01970865），评估劳拉替尼治疗既往接受过一种或多种 ALK-TKI 治疗后病情进展的 *ALK* 阳性晚期 NSCLC 患者的疗效和安全性。研究共招募了 215 例 *ALK* 阳性晚期 NSCLC 患者。ORR 为 48%（95% CI，42%～55%），CR 为 4%，PR44%。估计中位反应时间为 12.5 个月（95% CI，8.4～23.7 个月）。根据 RECIST 1.1，其中 89 例可测量的中枢神经系统病变患者的颅内 ORR 为 60%（95% CI，49%～70%），CR 达 21%，PR 达 38%。

估计中位反应时间为 19.5 个月（95% CI，12.4 个月至未达到）。最常见的 AE（发生率≥20%）为水肿、认知功能障碍、周围神经病变、疲劳、呼吸困难、体重增加、关节痛、情绪影响和腹泻。最常见的实验室异常是高胆固醇血症和高甘油三酯血症。一项Ⅱ期临床研究（NCT01970865）中，30 例 *ALK* 阳性既往未经治患者，其中 27 例患者疾病达到 OR（90.0%；95% CI，73.5%～97.9%），1 例 CR（3%），26 例 PR（87%）。3 例患者基线存在可测量的中枢神经系统转移灶，2 例患者观察到颅内 OR（66.7%；95% CI，9.4%～99.2%）（Solomon et al.，2018）。目前正在开展Ⅲ期的头对头比较劳拉替尼和克唑替尼一线治疗 *ALK* 阳性晚期肺癌（NCT03052608），我们期待最终数据，或许会得到同奥希替尼一线治疗 *EGFR* 突变晚期肺癌一样的惊人数据（Shaw et al.，2017a）。

四、小　结

对于 *ALK* 阳性的晚期肺癌患者，使用 ALK-TKI 治疗后疗效显著，但是也面临着一些耐药与脑转移的问题。为了有效解决这些问题，已经研制出了第二代、第三代 ALK-TKI。另外第二代、第三代药物在获得二线治疗的基础上，也在试图用于一线治疗。我们期待更多的临床试验数据，以使 ALK-TKI 靶向治疗更加精准化、高效化、个体化。

（郑于臻）

编者简介

郑于臻，肿瘤学博士，主治医师。毕业于中山大学，现就职于中山大学附属第六医院，擅长肺部小结节、肺癌、食管癌的手术及综合治疗。发表 SCI 论文数十篇，其中第一或共同第一作者累计 11 篇，总 IF 33 分，其中一篇被 NCCN 指南引用。目前参与国家自然科学基金项目 1 项，多次在国内肿瘤学大会发言，被 CSCO 评选为"2018 年度最具潜力青年肿瘤医师"，为微信公众号"郑正有词"负责人，个人专栏"郑正有词说肺癌"荣膺"2017、2018 年度十佳专栏"。担任多种国际医学期刊的审稿人。

ROS1

一、*ROS1* 基因简介

（一）*ROS1* 基因的发现与功能

ROS1 基因最初是在 1982 年于禽类肉瘤病毒中发现的一个特定序列，它与 v-*ros* 序列同源，位于 6 号染色体长臂 22.1 位点处（Acquaviva et al., 2009；Birchmeier et al., 1986；Matsushime et al., 1986；Nagarajan et al., 1986）。其编码的 ROS1 蛋白属于胰岛素受体家族的跨膜酪氨酸激酶受体。ROS1 蛋白由 C 端细胞内酪氨酸激酶结构域、跨膜区域及 N 端胞外区域构成（Acquaviva et al., 2009；Robinson et al., 2000）。*ROS1* 融合基因最早在脑膜胶质母细胞瘤中发现，2007 年首次在 NSCLC 中发现 *ROS1* 融合基因（Birchmeier et al., 1987；Rikova et al., 2007）。到目前为止，在肺癌细胞上共发现了 14 种 *ROS1* 融合基因，其中 *CD74-ROS1* 最常见（Lin et al., 2017；Takeuchi et al., 2012）。*ROS1* 可以通过激活不同细胞信号通路如 MAPK/ERK、PI3K/AKT、JAK/STAT3 和 SHP1/2 等，从而促进细胞增殖（Davies et al., 2012；Gainor et al., 2013a；Gu et al., 2011；Jun et al., 2012）。不同的 *ROS1* 融合基因的激酶活性、表达程度及致癌能力等尚未研究透彻。

（二）*ROS1* 基因临床特点及检测方法

ROS1 基因在肺癌患者中的临床检出率为 1%～2%（Bergethon et al., 2012）。*ROS1* 融合基因多见于非吸烟及轻度吸烟的年轻患者，病理类型包括肺腺癌、肺鳞癌及肺大细胞神经内分泌癌（Bergethon et al., 2012；Davies et al., 2013a；Rimkunas et al., 2012；Takeuchi et al., 2012）。*ROS1* 融合基因与其他肺癌基因突变如 *EGFR*、*KRAS* 和 *ALK* 重排等极少有重合，仅有个别案例报道了重叠突变（Gainor et al., 2013b；Wiesweg et al., 2017）。还有研究发现在不含上述突变的肺腺癌患者中，*ROS1* 融合基因的阳性检出率可达到 11%（Sholl et al., 2013）。

目前临床上 *ROS1* 融合基因的检测方法多样，暂时无 NCCN 推荐检测方法。临床上使用最多的是 FISH，其他检测方法还包括 IHC Ventana D5F3 和二代测序（NGS）等。FISH 的特异度较高，检测成本及时间合理，因此目前使用最多。而 IHC 检测时间及成本较 FISH 低，而且敏感度为 100%，特异度为 92%～100%（Rimkunas et al., 2012）。但由于 ROS1 除了在肺癌细胞中表达，其在肿瘤间质如正常肺组织细胞、巨噬细胞、骨巨细胞等细胞中均有不同程度的表达，另外由于其在细胞内表达位置不同，临床判读 ROS1 的 IHC 结果较 ALK 难（Bubendorf et al., 2016；Sholl et al., 2013）。NGS 检测的敏感度和特异度均为 100%，同时可检测出不同类型的 *ROS1* 融合，但由于成本过高，临床上不为广泛使用（Govindan et al., 2012；Ou et al., 2015；Zheng et al., 2014）。临床上使用比较广泛的是 *ROS1* 融合基因检测试剂盒，通过 RT-PCR 方法对多种 *ROS1* 融合类型的进行检测。该方法的敏感度和特异度高、操作便利，是目前使用最多的检测手段。目前市面上有多种商业生物公司出售 *ROS1* 基因检测试剂盒。

二、靶向治疗原则简介

按照目前国际公认的 NCCN（2020 V1）指南上关于 *ROS1* 融合基因阳性的非小细胞肺癌患者的治疗原则，无论是在未接受一线化疗还是正在进行一线化疗的患者，只要检测发现了 *ROS1* 基因重排，都推荐使用 ROS1-TKI。对于正在进行一线化疗的患者来说，指南推荐其在完成原计划化疗后或者直接暂停原化疗方案并开始使用 ROS1-TKI。目前 NCCN 推荐使用的药物包括克唑替尼（crizotinib）、色瑞替尼（ceritinib）、劳拉替尼（lorlatinib）和恩曲替尼（entrectinib）。

（一）克唑替尼

克唑替尼及色瑞替尼为 NCCN 指南推荐针对 *ROS1* 基因重排的进展或转移性非小细胞肺癌患者的一线用药。由于患者对克唑替尼的耐受性较色瑞替尼好，因此克唑替尼更受推崇。美国 FDA 目前推荐其使用剂量是口服 250mg 每日 2 次，而肾功能不全（肌酐清除率<30ml/min）的患者则口服 250mg 每日 1 次。若患者在口服推荐剂量的情况下出现了 3～4 级的 AE，则剂量改为口服 200mg 每日 2 次。若不良反应持续，则剂量改为口服 250mg 每日 1 次。若在此剂量患者仍出现 3～4 级不良反应，则应该永久停药。若疾病出现进展，也应停药。

（二）色瑞替尼

有研究表明色瑞替尼的治疗效果与克唑替尼相似，因此同样为一线推荐用药。目前推荐使用剂量为 750mg 口服每日 1 次，建议在饭前至少 1 小时或者饭后至少 2 小时服用。色瑞替尼减量口服的推荐梯度为从标准 750mg 每日 1 次，降至 600mg 每日 1 次，再降至 450mg 每日 1 次，最后至 300mg 每日 1 次。若患者未能耐受 300mg 每日 1 次的剂量，则需要停用色瑞替尼。当疾病出现进展后，也应该暂停使用色瑞替尼。

（三）劳拉替尼

劳拉替尼为 NCCN 指南推荐针对 *ROS1* 基因重排的进展或转移性非小细胞肺癌患者的二线用药，即在一线使用克唑替尼或色瑞替尼后出现疾病进展时可使用劳拉替尼。目前推荐使用剂量为 100mg 口服每日 1 次。当劳拉替尼与 CYP3A 诱导剂（如利福平）一同服用时会使药效降低，因此建议避免一同服用。劳拉替尼减量口服的推荐梯度为从标准 100mg 每日 1 次，降至 75mg 每日 1 次，最后降至 50mg 每日 1 次。若患者未能耐受 50mg 每日 1 次的剂量，则需要停用劳拉替尼。当疾病出现进展后，也应该暂停使用劳拉替尼。

（四）恩曲替尼

2019 年 8 月美国 FDA 批准恩曲替尼用于 *ROS1* 阳性的转移性 NSCLC 患者的一线治疗。恩曲替尼 600mg 每日一次，随餐或空腹口服。但应避免恩曲替尼与强 CYP3A 抑制剂（包括大环内酯类抗生素、抗真菌药、抗病毒药、苯哌嗪抗抑郁药等）、强 CYP3A 诱导剂（如苯妥英钠、利福平、卡马西平等）、CYP3A 底物（如咪达唑仑、辛伐他汀和利伐沙班等）同时给药。因为同时使用强 CYP3A 抑制剂可能增加恩曲替尼的血浆浓度和不良反应，强 CYP3A 诱导剂可能减低恩曲替尼的血浆浓度，CYP3A 底物可能增加恩曲替尼的血浆浓度和不良反应。

三、已上市的靶向药物临床试验简介

（一）克唑替尼

克唑替尼最初是作为 MET 抑制剂来进行研发

的，其对 *ALK* 阳性的抑制效果显著，所以首先被批准用于 *ALK* 阳性的晚期 NSCLC 患者。既往的体外研究证实 *ALK* 与 *ROS1* 有很高的同源性，因此研究者推测 ALK 抑制剂同样对 *ROS1* 阳性的肺癌患者会有一定的疗效。为了证实克唑替尼对 *ALK*、*RET* 和 *ROS1* 阳性肺癌患者的疗效，2014 年 Shaw 等（2014）进行了一项 PROFILE 1001 研究。

在 PROFILE 1001 研究中，*ROS1* 阳性肺癌患者的扩大实验组共有 50 例经 FISH 或 RT-PCR 检测证实 *ROS1* 阳性的晚期非小细胞肺癌患者入组，有 86% 的患者在入组前接受了一线或以上的化疗。其中女性占 56%（28/50），以白种人为主（27/50），大部分患者来自非吸烟人群（39/50），腺癌有 49 例，而鳞癌只有 1 例。患者均接受克唑替尼 250mg 每日 2 次口服治疗，28 天为一个周期，直至 PD、临床情况恶化、严重毒性副作用或死亡。若治疗期间出现 PD，经研究者讨论后认为可继续用药的则继续口服克唑替尼直至治疗结束或死亡。

研究结果提示其 ORR 为 72%（95%CI，58%～64%），其中 3 例达到 CR，33 例达到 PR，9 例为 SD，中位 DOR 为 17.6 个月（95%CI，14.5 个月至未达到），中位 PFS 为 19.2 个月（95%CI，14.4 个月至未达到），中位治疗时间是 64.5 周，有 30 例患者在研究结束后仍继续服用克唑替尼。常见的 AE 结果包括视觉异常（82%）、腹泻（44%）、恶心（40%）、水肿（40%）、便秘（34%）、呕吐（34%）、AST 升高（22%）、疲劳（20%）、味觉减退（18%）及头晕（16%）。在所有的不良反应报告中，共有 94%（365/388）为 1 级和 2 级。所有视觉异常的患者均为 1 级，仅有 1 名患者因药物相关恶心而停用克唑替尼。在本次研究中最常见的 3 级不良反应是低磷血症、中性粒细胞减少及 ALT 升高。未有治疗相关 4、5 级 AE 发生。共有 5 名患者在研究过程中死亡，均为 PD 导致，并未有治疗相关死亡发生。2019 年研究更新了包括 OS 在内的数据，中位治疗时间为 22.4 个月，ORR 为 72%（95%CI，58%～83%），其中 6 例 CR、32 例 PR、10 例 SD。中位 DOR 为 24.7 个月（95%CI，15.2～45.3 个月），中位 PFS 为 19.3 个月（95%CI，15.2～39.1 个月），中位 OS 达到了 51.4 个月（95%CI，29.3 至未达到）（Shaw et al.，2019）。

该研究结果证实了克唑替尼对 *ROS1* 重排阳性

的晚期 NSCLC 患者有明显的治疗作用。其首次有效时间及总体有效率与 ALK 阳性的患者相似，而在总有效时间及中位 PFS 方面，ROS1 重排阳性的患者更优。除此以外，研究也提示了 ROS1 重排阳性的患者使用克唑替尼后未见严重不良事件发生也并未出现治疗相关死亡。这也证实了克唑替尼在临床使用上的安全性。基于此，克唑替尼成为 FDA 批准的第一个用于 ROS1 重排阳性晚期 NSCLC 患者的靶向治疗药物。

（二）色瑞替尼

色瑞替尼作为第二代 ALK 靶向抑制剂其开发路线与克唑替尼非常相似。既往的临床研究已经证实色瑞替尼在治疗克唑替尼耐药的 ALK 阳性 NSCLC 癌患者中的效果较二线化疗好。另一项研究也提示色瑞替尼对治疗接受过和未接受过克唑替尼治疗的患者均有着良好的效果。另外，色瑞替尼较克唑替尼有更好的血脑屏障穿透性，这一特性可能对克唑替尼耐药后发生的脑转移有理想的治疗效果。为了证实色瑞替尼是否同样对 ROS1 阳性的进展期 NSCLC 患者有效，Lim 等（2017）进行了一项多中心的 I 期临床试验。

这项研究在韩国 10 个医疗中心进行，研究共纳入了 32 例 FISH 检测、免疫组织化学方法或测序方法证实的 ROS1 重排阳性的晚期 NSCLC 患者。其纳入标准还包括未经治疗或只经过局部治疗的无症状或既往情况稳定超过 4 周的中枢神经系统疾病的患者。患者禁食 2 小时后服用色瑞替尼 750mg 每日 1 次，28 天为一个周期，直至疾病进展、临床情况恶化、严重毒性副作用或死亡。若治疗期间患者出现了 3 级以上的不良事件，则可进行每次色瑞替尼减量 150mg 继续服用，最多进行 3 次减量，并且减量后不允许重新增加服药量。研究的主要终点是 ORR，次要终点包括 DCR、PFS、OS 及药物毒副作用。

在纳入的 32 例患者中，2 例患者既往曾接受克唑替尼治疗，其余患者均接受过其他各线治疗。女性患者占了大部分（24/32），84%的患者来自非吸烟人群，全部患者其病理结果均为腺癌，8 例患者有无症状或控制良好的脑转移灶。自明确诊断到开始口服色瑞替尼的中位时间是 18.3 个月。中位随访时间为 14 个月，4 例患者由于早期进展、死亡或者

严重不良事件导致未能评估。ORR 为 62%，其中 1 例 CR、19 例 PR、6 例患 SD、2 例 PD，DCR 为 81%。在未接受过克唑替尼治疗的患者中，总有效率为 67%，而 DCR 为 87%。全部患者的中位 PFS 为 9.3 个月，未接受克唑替尼治疗的患者其中位 PFS 为 19.3 个月。中位 OS 为 24 个月，6 个月及 1 年的生存率分别为 84%和 56%。最常见的疾病进展部位是肺部（66%），仅有 2 例患者出现了脑部进展病灶。在 8 名口服色瑞替尼前已有脑部转移病灶的患者中，有 3 名患者未能进入亚组分析。进入亚组分析的 5 名患者中，2 名患者脑部病灶为可评估病灶。在口服色瑞替尼后，1 名患者脑部病灶为 CR（缩小 66%），另 1 名患者脑部病灶为 SD（缩小 2.3%）。病灶未能评估的 3 名患者中，1 名患者出现了 CR，另外 2 名病灶为 SD。

所有入组患者均出现了不同程度的 AE。共有 12 名患者出现了 3 级以上的不良事件。最常见的 1、2 级临床不良事件是腹泻（78%）、恶心（59%）、食欲减退（56%），在经过减少药量及对症处理后，这些不良反应均有缓解。最常见的 3 级以上临床不良事件是疲乏（16%），停药后患者疲乏症状明显缓解。最常见的 1、2 级检验指标异常是血肌酐升高（41%）、ALT 升高（31%）及 AST 升高（28%）。死亡病例均证实为非药物相关 AE。

该研究在临床上证实了色瑞替尼针对 ROS1 阳性晚期非小细胞肺癌患者有理想的效果，包括 ORR、DCR 及 PFS 等。即使患者之前曾接受了化疗或者克唑替尼治疗，色瑞替尼仍然有良好的疾病控制效果。色瑞替尼在脑转移灶控制方面同样有着不错的效果，仅有 2 名患者出现了脑部进展病灶，而在原有脑部病灶的患者中，1 名患者达到了 CR，1 名患者为 PR，其他患者病灶均为 SD。这些结果也间接证实了色瑞替尼能穿过血脑屏障控制颅内病灶。药物不良反应的结果也证实了色瑞替尼的安全性，且研究中未出现药物相关死亡病例。因此，该研究促使 NCCN 指南推荐色瑞替尼也可作为 ROS1 阳性的进展期非小细胞肺癌的一线用药，由于部分患者对色瑞替尼的耐受性较克唑替尼差，因此 NCCN（2020 V1）指南优先推荐使用克唑替尼。但目前已有研究提示饭后口服色瑞替尼 450mg 每日 1 次与推荐方案空腹口服色瑞替尼 750mg 每日 1 次，患者体内血浆药物浓度水平相似，而饭后口服

450mg 色瑞替尼的方案能减少和减轻患者的药物相关不良反应（Cho et al., 2017）。但目前仍需要大规模研究证实其临床作用。

（三）布格替尼

布格替尼（brigatinib）是第二代针对 *ALK* 阳性患者而开发的靶向药物。最近美国 FDA 加速批准其成为克唑替尼耐药或无法耐受克唑替尼后治疗进展期 *ALK* 阳性的非小细胞肺癌患者可选择的二线治疗药物之一。在这项 I / II 期临床研究中，研究者还入组了 3 例 *ROS1* 阳性的非小细胞肺癌患者，其中 2 例既往曾接受克唑替尼治疗的患者出现了肿瘤稳定和肿瘤进展，而另 1 例既往未接受过克唑替尼治疗的患者则出现了部分缓解。在该研究中，布格替尼常见的不良反应是恶心、腹泻、头痛及咳嗽（Gettinger et al., 2016）。

在最新一项 III 期临床研究中，研究者进行了布格替尼与克唑替尼作为 *ALK* 阳性进展期 NSCLC 患者一线治疗的头对头对比。然而该研究中并未入组 *ROS1* 阳性的患者，因此目前暂无临床数据显示布格替尼治疗 *ROS1* 阳性 NSCLC 患者的效果（Camidge et al., 2018）。

（四）劳拉替尼

劳拉替尼是第三代 *ALK* 靶向抑制剂，其分子构象设计涵盖了许多在接受一、二代 ALK 抑制剂治疗后所出现的 *ALK* 及 *ROS1* 获得性耐药突变。另外，在一些体外实验中发现了劳拉替尼具有很强的穿透血脑屏障能力，能有效控制颅内 *ALK* 阳性的肿瘤动物模型的病灶进展。为了解劳拉替尼对 *ALK* 和 *ROS1* 耐药突变患者的疗效以及药物的安全性，Shaw 等（2017）进行了一项 I 期临床研究，在前者的基础上 Solomon 等（2018）则进行了一项 II 期临床研究。

I 期临床研究主要终点是劳拉替尼临床使用的安全性及耐受性，并且为 II 期临床试验探索推荐给药剂量和频次。研究最终入组了 54 名患者，其中 *ROS1* 阳性的有 12 名。28 名患者既往接受过 2 种或以上 TKI 药物治疗，39 名患者有神经系统的转移病灶。最常见的药物相关 AE 是高胆固醇血症（39/54）、高三酰甘油血症（21/54）、周围神经症状

（21/54）及周围型水肿（21/54）。研究最终推荐 II 期临床试验中使用 100mg 每日 1 次的服药方案。在 12 名 *ROS1* 阳性的患者中，有 7 名患者曾经接受过克唑替尼治疗。患者的客观缓解率是 50%（6/12）。中位 PFS 是 7 个月（Shaw et al., 2017）。

II 期临床研究的主要终点是肿瘤的 ORR 及颅内转移灶缓解率，次要终点是缓解时间、颅内病灶缓解时间、PFS、药物使用安全性及耐受性。该临床研究是一项国际多中心研究，入组标准是组织学明确诊断是转移性非小细胞肺癌 *ALK* 或 *ROS1* 阳性的患者，其中 *ROS1* 阳性的检测方法为 FISH、RT-PCR 及测序。给药剂量为 100mg 每日 1 次，每 21 天为一个周期，治疗直至疾病进展、严重毒副作用、患者要求停药或患者死亡。患者在出现疾病进展后，若研究者评估继续服药能有临床获益，则可继续服药。最终入组的 275 名患者中有 47 名患者为 *ROS1* 阳性。在 *ROS1* 阳性亚组中，患者平均年龄 52.8 岁，女性占了 57%（27/47），白种人占了 53%（25/47），25 名患者有脑转移灶，36 名患者既往曾接受过传统方案化疗而 34 名患者则既往曾接受过 TKI 治疗。该研究目前仅报道了 *ALK* 阳性患者的疗效及安全性结果，而 *ROS1* 阳性亚组的研究结果仍未报道（Solomon et al., 2018）。

综上，劳拉替尼目前对于 *ROS1* 阳性既往曾接受过 TKI 治疗的转移性非小细胞肺癌患者呈现出较好的临床耐受性及安全性。在小样本人群的临床研究中展示了较好的客观缓解率和无疾病进展生存时间，因此 NCCN（2020 V1）指南推荐其作为 *ROS1* 阳性转移性非小细胞肺癌患者的二线 TKI 用药。大规模 II 期临床研究已经结束，关于 *ROS1* 阳性亚组的数据仍有待公布。而目前也有其他 III 期临床试验将克唑替尼与劳拉替尼作为一线 TKI 用药进行头对头对比，研究结果令人期待。

（五）恩曲替尼

恩曲替尼（entrectinib）是一个多靶点的口服靶向药，其涵盖了 *ROS1*、*ALK*、*NTRK* 等靶点，在前期的一些临床前研究中，研究者发现恩曲替尼有较强的血脑屏障穿透能力。然而，另一个临床前研究发现恩曲替尼对 *ROS1* 克唑替尼耐药基因突变无明显效果，这提示该药物也许对克唑替尼耐药后的患者效果不佳。为了证实恩曲替尼对未接受

过克唑替尼治疗的 *ROS1* 阳性非小细胞肺癌患者的安全性和疗效，Drilon 等（2017）进行了一项临床研究。

这是一项篮式研究，研究者将进展期或转移的并且表达 *ROS1*、*TRK1/2/3* 或 *ALK* 的肿瘤患者均纳入研究当中。主要目的是初步了解恩曲替尼的抗肿瘤作用及临床安全性。研究者将恩曲替尼分为了不同的口服剂量组，以及空腹或餐后服用等亚组（ALKA 组和 STARTRK-1 组）。患者口服恩曲替尼直至疾病进展、死亡或者出现严重不良事件。ALKA 组患者治疗 28 天为一个周期，STARTRK-1 组患者则 42 天为一个周期。共有 14 名既往未接受过 TKI 治疗的 *ROS1* 阳性患者入组，其中 NSCLC 13 例，黑色素瘤 1 例。结果显示 ORR 为 86%，脑部病灶 ORR 是 63%，中位 PFS 为 19 个月。最常见的不良反应是味觉异常和疲乏，其次是体重增加、恶心和便秘。最常见的 3 级以上不良事件是贫血（7%）（Drilon et al.，2017）。

目前还有恩曲替尼的一项 Ⅱ 期篮式临床研究正在进行（NCT02568267）。入组标准是进展期或转移的并且表达 *ROS1*、*NTRK1/2/3* 或 *ALK* 的肿瘤患者，既往曾口服克唑替尼但发生了脑部病灶进展的患者也同样可以入组。主要研究终点是 ORR，次要研究终点是缓解时间、脑部病灶缓解率、PFS、无脑部病灶进展生存及 OS。从入组标准设置可以了解到该研究的主要目的在于评估恩曲替尼对 *ROS1* 阳性的非小细胞肺癌患者的有效性，既包括初治患者也包括曾服用克唑替尼的患者。除此以外，研究者拟进一步研究恩曲替尼对脑部病灶的控制效果，从而证实恩曲替尼穿越血脑屏障的能力。目前该研究正在入组患者阶段。但由于临床前数据提示恩曲替尼对克唑替尼耐药突变的效果一般，该研究也是首次在临床试用恩曲替尼治疗克唑替尼耐药后脑部病灶进展的患者。

四、未上市的靶向药物临床试验简介

（一）卡博替尼

卡博替尼（cabozantinib）是一个多靶点的酪氨酸激酶抑制剂，其作用靶点包括 *MET*、*VEGFR-2*、*RET* 和 *KIT* 等。该药物目前已经被 FDA 批准作为治疗甲状腺髓质癌和进展期肾细胞癌的治疗用药，

但并没有获得用于治疗 NSCLC 的适应证。在部分研究中发现，卡博替尼有抗 *ROS1* 阳性的活性（Chong et al.，2017；Davare et al.，2015；Katayama et al.，2015；Zou et al.，2015），特别是对于有 *ROS1* 耐克唑替尼突变的患者有非常好的疗效，甚至能达到 CR（Drilon et al.，2016）。但由于卡博替尼是多靶点药物，其药物不良反应也较单靶点药物多。在一项临床研究中共入组了 26 名 *RET* 重排阳性肺腺癌患者，有 73% 的患者都因为药物相关不良反应需要减量。

目前一项有关卡博替尼的 Ⅱ 期临床研究正在进行（NCT01639508）。这是一项主要针对卡博替尼对 *RET* 基因融合阳性的进展期非小细胞肺癌患者疗效的研究，但同时也纳入了 *ROS1*、*NTRK*、*RET* 和 *AXL* 阳性的患者作为研究的亚组。入组标准是含有上述突变的转移性或不能手术的非小细胞肺癌患者。患者口服卡博替尼 60mg 每日 1 次，28 天为一个治疗周期。主要研究终点是 ORR，次要终点是 PFS、OS 及临床安全性等。目前研究仍在入组阶段。从该临床研究可了解到研究者拟明确卡博替尼在各突变靶点阳性的非小细胞肺癌患者中的疗效及安全性。而通过排除标准可发现该研究主要拟入组既往未接受过其他抗肿瘤治疗尤其是其他 TKI 治疗的患者，但未明确是否入组既往口服克唑替尼耐药的患者。因此预期研究结果将展示卡博替尼作为首次用药的效果而并非作为克唑替尼耐药后二线治疗的效果。但具体结果如何尚未知晓。

（二）DS-6051b

DS-6051b 是一个口服的高选择性小分子酪氨酸激酶抑制剂。体外研究提示该药物对 *ROS1* 及 *NTRK* 受体有较强的亲和力并能明显抑制其活性。目前在日本完成了一项该药物针对 *ROS1* 或 *NTRK* 阳性 NSCLC 患者的 Ⅰ 期临床研究。该研究的入组标准是诊断为 *ROS1* 阳性的 NSCLC，既往曾使用克唑替尼并由于各种原因停用的患者。患者分为 3 组，分别口服 DS-6051b 400mg、600mg 和 800mg 每日 1 次，3 周为一个治疗周期。最后共有 15 名患者入组，12 名患者有可评估病灶，患者均为 FISH、RT-PCR 或测序方法检测证实 *ROS1* 突变的肺腺癌患者，既往均曾接受过抗肿瘤治疗，其中有 4 名患

者曾接受克唑替尼治疗。研究结果提示 ORR 为 58.3%，DCR 在 3 个剂量组中均为 100%。在 800mg 剂量组中，有 1 位患者达到了 CR。在曾接受克唑替尼治疗的患者中，ORR 为 33.3%（包含 1 例 CR），DCR 为 100%。最常见的 AE 是转氨酶升高（80%）、腹泻（53.3%）及恶心（46.7%）。最常见的 3 级以上 AE 是转氨酶升高（37.3%）。其中有 1 名患者因药物相关不良反应而停药。该研究结果提示了 DS-6051b 对 *ROS1* 阳性的患者有良好的 DCR 和 ORR，即使患者既往曾因克唑替尼耐药或副作用而停药。在安全性中，DS-6051b 的消化系统不良事件较明显（Fujiwara et al.，2018）。

另一项 DS-6051b 的 I 期针对有 *ROS1* 和 *NTRK* 突变的实体瘤患者的临床研究正在进行（NCT02279433）。该研究的入组标准包括 *ROS1* 或 *NTRK* 阳性的进展期实体瘤，其中包含了非小细胞肺癌以及大细胞神经内分泌癌这个特殊病理亚型，排除标准有除外神经胶质母细胞瘤的其他脑部肿瘤或脑部转移瘤患者、既往接受其他抗肿瘤治疗停药不足 3 周等。研究设置了 2 个剂量组，分别是 50mg 组和 200mg 组，每日 1 次，21 天为一个治疗周期，其中 50mg 剂量组进行剂量爬坡试验。研究的主要终点是缓解率和药物剂量相关毒性反应，次要终点是药物最大剂量等。该研究的主要目的还是探讨 DS-6051b 的临床安全性和患者的耐受性，对有效性的研究并非主要目的。目前该研究已经完成入组，等待具体的结果报道。

（三）Repotrectinib

Repotrectinib（TPX-0005），是一个高选择性的针对 *ROS1/ALK/NTRK* 的酪氨酸激酶抑制剂。该药物开发的初衷是克服上述靶点的耐药突变。在该药物的一些临床前研究中发现 TPX-0005 可以抑制 *ROS1* G2032R 和 D2033N 获得性耐药突变。除此以外，该药物还对其他耐药机制如旁路激活等有作用，其中包括抑制非受体酪氨酸激酶及与黏附功能相关的激酶（Drilon et al.，2018）。

目前有一项 TPX-0005 的 I/II 期针对 *ALK/ROS1/NTRK1-3* 突变实体瘤患者的临床研究正在进行（NCT03093116）。该研究拟分为两个阶段进行，第一阶段是 I 期剂量爬坡试验，拟研究药物毒性反应、最大可耐受药物剂量、生物有效剂量，以及为

II 期试验确定推荐药物剂量。第二阶段是 II 期研究，主要评估药物临床使用的安全性和有效性。

I 期研究的入组标准是进展或转移的 *ALK/ROS1/NTRK1-3* 阳性的实体瘤患者。II 期研究的入组标准与 I 期研究一致，除此以外脑部转移灶需要不小于 10mm。II 期研究按照患者既往是否接受过靶向治疗作了以下亚组分组。EXP1：既往未接受过 ROS1-TKI 治疗的 *ROS1* 阳性 NSCLC；EXP2：既往接受过一线 ROS1-TKI 治疗的 *ROS1* 阳性 NSCLC；EXP3：既往接受过二线 ROS1-TKI 治疗的 *ROS1* 阳性 NSCLC；EXP4：未接受过 ALK/ROS1-TKI 治疗的 *ALK/ROS1* 阳性其他实体瘤；EXP5：未接受过 TRK-TKI 治疗的 *NTRK* 阳性实体瘤；EXP6：接受过 TRK 靶向治疗的 *NTRK* 阳性实体瘤。I/II 期试验排除标准是已入组其他临床项目，脑转移病灶未控制或脑膜转移。

I 期研究的主要终点是剂量限制性毒性反应（dose limited toxicity，DLT）及 II 期研究推荐剂量。次要研究终点是空腹或进食不同食物后药物最大血浆浓度、血浆浓度时间曲线下面积、和咪达唑仑共用后的最大血浆浓度和曲线下面积以及客观缓解率。II 期研究主要终点是 ORR，次要终点是在推荐剂量下的血浆浓度、缓解时间、临床获益率（clinical benefit rate，CBR）、PFS、OS 及脑部病灶客观缓解率等。

该项 I/II 期研究的目的在于评估 TPX-0005 在未接受过 ROS1 靶向治疗或已经耐药的 *ROS1* 阳性非小细胞肺癌患者中的有效性和安全性，对于推进该药物在 *ROS1* 阳性进展或转移非小细胞肺癌的临床使用方面有着重要意义。该研究目前正在入组，期待具体结果报道。

五、*ROS1* 靶向药物耐药机制及耐药后治疗策略

（一）耐药机制

目前对 ROS1-TKI 耐药的机制主要分为几类：获得性的 *ROS1* 突变、旁路激活及表型改变（如 EMT 等）。克唑替尼耐药的肿瘤中有接近 50%～60% 的病例出现了 *ROS1* 突变（Gainor et al.，2017），最常见的是 *ROS1* G2032R。该突变是一种激酶溶剂接触结合区域的突变，出现在 41% 使用过克唑替尼

的患者中（Awad et al.，2013；Gainor et al.，2017），该突变使得编码的蛋白在空间构象上出现了改变，使克唑替尼与其结合能力减弱从而未能有效减弱酪氨酸激酶活性（Awad et al.，2013）。另一个常见的激酶溶剂接触结合区域突变是 D2033N，该突变主要影响 D2033 残基与克唑替尼哌啶基团的静电作用，同时还影响在 ATP 结合区域表面的临近残基（Drilon et al.，2016）。其他于克唑替尼耐药患者中检测出来的突变还包括 L2026M、S1986Y/F、L1951R 等。L2026M 突变阻碍了克唑替尼与酪氨酸激酶 ATP 结合部位的结合（McCoach et al.，2018）。S1986Y/F 突变影响激酶结构域的 α 螺旋，空间构象的改变影响了克唑替尼的结合（Facchinetti et al.，2016；Gainor et al.，2017）。L1951R 也是一种激酶溶剂接触结合区域突变，其作用也是影响激酶与克唑替尼的结合从而导致药物失效（McCoach et al.，2018）。

一项病例报道中提及了于克唑替尼耐药的 ROS1 阳性肺癌患者样本中发现了 KIT 激活突变，且并未发现 ROS1 耐药基因及其他如 EGFR、KRAS 和 BRAF 等基因突变（Dziadziuszko et al.，2016）。有研究发现了对克唑替尼耐药的 HCC78 细胞中存在 EGFR 通路的上调或 KRAS G12C 突变（Davies et al.，2013b；Song et al.，2015；Zou et al.，2015）。这些发现都提示了旁路激活是克唑替尼耐药的分子机制之一。

表型转化的常见表现是肿瘤细胞的上皮间质转化（EMT）。目前已经有大量研究证实了该机制是 EGFR 酪氨酸激酶抑制剂耐药的重要机制之一（Li et al.，2014；Maseki et al.，2012；Uramoto et al.，2010；Zhang et al.，2012）。在一例 ROS1 阳性克唑替尼耐药的肺癌样本中未检测到 ALK、ROS1 获得性耐药突变及 EGFR、MET 或者 KRAS 突变，但却发现该样本的 E-钙黏素表达水平明显降低而波形纤维蛋白表达水平上升，这两个指标的变化提示了该肺癌样本可能发生了 EMT（Song et al.，2015）。HCC78 细胞系的克唑替尼耐药克隆也出现了类似 EMT 的表型变化，但由于这两个克隆同时也存在 ROS1 L2155S 耐药突变，因此未能显示出 EMT 对克唑替尼耐药的作用（Song et al.，2015）。其他表型转化还包括非小细胞肺癌向小细胞肺癌转化，该现象在接受 EGFR-TKI 治疗后出现耐药的患者标本

中被报道（Lin et al.，2016），但目前未见该转化在克唑替尼耐药患者中报道。

（二）耐药后治疗策略

根据 NCCN（2020. V1）指南推荐的目前已经上市的药物来看，ROS1 突变的 NSCLC 患者一线可选择克唑替尼或色瑞替尼，由于克唑替尼的不良反应较色瑞替尼少，因此大部分专家均推荐一线优先使用克唑替尼。色瑞替尼的血脑屏障穿透能力比克唑替尼强，因此留在二线，当患者出现了脑部进展而又没有 ROS1 耐药突变时，使用色瑞替尼可获得较好的效果。劳拉替尼覆盖了大部分已知的 ROS1 耐药突变，同时也有不错的血脑屏障穿透力，因此作为二线在克唑替尼耐药后使用。其他正在进行临床试验或未正式上市的 ROS1 靶向药物，其潜在的实用性和患者的获益也是巨大的。

ROS1 阳性晚期 NSCLC 患者口服克唑替尼出现进展为寡转移（转移病灶不多于 5 个）或寡进展（已有的病灶有一部分出现缩小另外一些病灶出现增大）时，患者继续口服克唑替尼及局部进展的病灶接受消融或采用立体定向放射治疗等局部治疗可使患者获益（Campo et al.，2016）。

当患者经一线克唑替尼治疗后出现多处新发病灶或出现原有病灶明显增大后，首先推荐的诊疗措施是再活检。再活检的部位包括原发肿瘤、转移灶及液体活检。原发肿瘤病灶及转移灶再活检是优先推荐的，因为该部位的基因检测检测出有效的耐药突变的概率较高，检测的敏感度也比液体活检高。但这些部位的再活检需要考虑到操作的安全性、可行性以及患者自身的意愿。若患者不同意活检或者其自身情况不允许再活检，那么选用液体活检的方法也是可行的，即使目前暂无研究证实液体活检对检测 ROS1 突变及其耐药突变的有效性。

再活检后若检测出其他非 ROS1 G2032R 耐药突变，则可选用其他有效的下一代 ROS1 靶向药物，包括劳拉替尼、TPX-0005 和 DS-6051b。若检出患者出现了 ROS1 G2032R 耐药突变，则可考虑给予患者选用目前对 G2032R 突变有效的下一代 ROS1 靶向药物，包括 TPX-0005 及卡博替尼。其中，TPX-0005 仍在进行临床研究，而卡博替尼尚未获得肺癌二线治疗的适应证，因此为超适应证使用。

另外，对于 G2032R 突变的患者选用传统的化疗方案也是可行的。目前已有的 ROS1 靶向药物所覆盖的耐药靶点可参见表 5-2。

表 5-2 目前已有的 ROS1 靶向药物所覆盖的耐药靶点

	G2032R	L2026M	S1986Y/F	D2033N	L1951R
克唑替尼	No	No	No	No	No
色瑞替尼	No	Yes	No	No	No
劳拉替尼	Yes/No	Yes	Yes	Yes	Unknown
布格替尼	No	Yes	Unknown	No	No
恩曲替尼	No	No	Unknown	Unknown	Unknown
卡博替尼	Yes	Yes	Unknown	Unknown	Yes
DS-6051b	Yes	Yes	Unknown	Unknown	Unknown
TPX-0005	Yes	Yes	Unknown	Unknown	Unknown

注：No，无抑制性；Yes，有抑制性；Unknown，抑制性未知；Yes/No，临床前数据未统一（Lin et al.，2017）。

若再活检未检测出已知的 ROS1 耐药突变，而且进展病灶只位于脑部，那么可选用血脑屏障穿透性强的下一代 ROS1 靶向药物如色瑞替尼、恩曲替尼或劳拉替尼，其中色瑞替尼是超适应证使用。若患者出现了除脑部以外的新发病灶，那么可选择下一代靶向药物±其他通路靶向药物联合治疗或传统方案化疗±下一代靶向药物治疗。若患者出现了 SCLC 转化，则使用传统 SCLC 化疗方案。由于既往的研究提示 ALK 阳性的肺癌对含培美曲塞方案有理想的有效率，因此在目前未有更多临床证据的情况下对 ROS1 阳性的 NSCLC 患者也推荐使用含培美曲塞方案治疗（Chen et al.，2016；Liang et al.，2015；Riess et al.，2013；Song et al.，2016）。

目前暂时未有临床证据证实免疫治疗如免疫检查点抑制剂可以使 ROS1 阳性的 NSCLC 患者获益，因此对 ROS1 阳性 NSCLC 患者目前暂时不推荐使用免疫检查点抑制剂（Borghaei et al.，2015；Gainor et al.，2016；Herbst et al.，2016）。

六、小 结

ROS1 重排与 ALK 重排的关系就像双胞胎一样，无论是基因突变的模式、突变的溯源、临床特征、靶向药物开发还是耐药机制等都是相似的。10 余年前研究者首次在 NSCLC 样本中报道了 ROS1，

经过这 10 余年的研究，人们对 ROS1 的突变类型、突变率、患者特征及治疗效果等均有了深入的了解。因此，2017 年 ROS1 也成为继 EGFR、ALK 等已有靶点外被 NCCN 推荐的在 NSCLC 里需要检测的另一个重要靶点。在《中国间变性淋巴瘤激酶（ALK）阳性非小细胞肺癌诊疗指南》中也提到了在患者允许的情况下，推荐进行 EGFR、ALK 和 ROS1 检测。这也说明了 ROS1 突变在 NSCLC 诊治里已经占据重要地位。目前已上市被批准使用的 ROS1 靶向药物共有 4 个（克唑替尼、色瑞替尼、劳拉替尼和恩曲替尼），还包括了许多正在进行临床试验的其他 ROS1-TKI（表 5-3 为目前正在进行的 ROS1 靶向药物临床研究）。ROS1 靶向药物如何选择、如何使用以及克唑替尼耐药后的治疗策略是针对 ROS1 阳性 NSCLC 治疗的研究重点。

出现脑部转移灶或者脑部原有转移灶进展等情况仍然是目前 ROS1 靶向治疗的难题。目前已批准使用的色瑞替尼、劳拉替尼及其他未上市的药物在临床前研究中已证实了其血脑屏障穿透性。后续则需要大规模的临床试验证实这些药物对脑部病灶的控制效果。克唑替尼耐药后的治疗也是未来研究的重点，另一个不可忽视的药物开发难题就是毒副作用。

新开发的 ROS1 靶向药物有着更好的血脑屏障穿透性同时安全性也不劣于克唑替尼，那么该药物是否能取代克唑替尼的一线地位还是和克唑替尼续贯使用，这些问题都是需要未来临床试验为我们解答的。

克唑替尼的耐药机制除了出现耐药突变以外，还包括肿瘤细胞的 EMT 及旁路激活等。这些机制的存在使得单药使用 ROS1 抑制剂效果不佳，因此联合其他药物一同使用是可考虑选择的。除了继续使用 ROS1 抑制剂外，还可以根据激活的旁路选用合适的其他靶向药物如 EGFR、KIT 和 BRAF 类药物等。若该激活旁路无合适靶向药物或者出现了小细胞肺癌转化，那么可以考虑 ROS1-TKI 与传统化疗方案联合使用，但需要更多临床研究证实这些联合使用方案的安全性及有效性。尽管目前的研究显示 ROS1 抑制剂联合免疫检查点抑制剂使用未能使患者明显获益，但随着药物不断更新发展，或许在不久的将来该方案也能成为治疗的有效手段。

表 5-3　目前正在进行的 ROS1 靶向药物临床研究

药物名称	靶点	临床试验编号	研究阶段	申办者	主要研究终点	招募情况
Alkotinib	*ROS1、ALK*	NCT03607188	Ⅰ期	苏州泽璟制药	毒副作用	招募中
APG-2449	*ROS1、ALK、FAK*	NCT03917043	Ⅰ期	Ascentage Pharma Group Inc.	Ⅱ期推荐剂量，毒副作用	招募中
布格替尼+比美替尼	*ROS1、ALK*	NCT04005144	Ⅰ期	武田	Ⅱ期推荐剂量，毒副作用	未开始招募
布格替尼+咪达唑仑	*ROS1、ALK*	NCT03420742	Ⅰ期	武田	毒副作用，药物互相作用	招募中
卡博替尼	*ROS1、RET、MET、AXL、NTRK*	NCT01639508	Ⅱ期	伊克塞利克斯（Exelixis）	ORR	招募中
卡博替尼（纳武利尤单抗，伊匹木单抗）	*ROS1、MET、RET*	NCT03468985	Ⅱ期	伊克塞利克斯（Exelixis）	PFS	招募结束
色瑞替尼	*ROS1*	NCT03399487	Ⅱ期	诺华	ORR	招募中
色瑞替尼	*ROS1*	NCT01964157	Ⅱ期	诺华	ORR	招募中
色瑞替尼	*ROS1、ALK*	NCT02276027	Ⅱ期	诺华	ORR	招募中
色瑞替尼+依维莫司	*ROS1、ALK*	NCT02321501	Ⅰ期	诺华	毒副作用，药物互相作用	招募中
色瑞替尼+曲美替尼	*ROS1、ALK*	NCT03087448	Ⅰ期	诺华	毒副作用	招募中
克唑替尼	*ROS1*	NCT03646994	真实世界	辉瑞	PFS	招募中
克唑替尼	*ROS1、ALK、MET*	NCT03088930	Ⅱ期	辉瑞	ORR	招募中
克唑替尼	*ROS1*	NCT02183870	Ⅱ期	辉瑞	ORR	招募结束
克唑替尼	*ROS1、MET*	NCT02499614	Ⅱ期	辉瑞	ORR	招募中
克唑替尼	*ROS1*	NCT01945021	Ⅱ期	辉瑞	ORR	招募结束
克唑替尼	*ROS1、ALK、MET*	NCT02034981	Ⅱ期	辉瑞	ORR	招募结束
克唑替尼	*ROS1、ALK、MET*	NCT02664935	Ⅱ期	辉瑞	ORR	招募结束
克唑替尼	*ROS1*	NCT03375242	回顾性	辉瑞	毒副作用	招募中
克唑替尼	*ROS1、ALK*	NCT03672643	Ⅳ期	辉瑞	长期使用安全性	招募中
DS-6051b	*ROS1、NTRK*	NCT02279433	Ⅰ期	第一三共制药	毒副作用，ORR	招募结束
DS-6051b	*ROS1、NTRK*	NCT02675491	Ⅰ期	第一三共制药	毒副作用	招募结束
恩曲替尼	*ROS1、ALK、NTRK*	NCT02568267	Ⅱ期	罗氏	ORR	招募中
劳拉替尼	*ROS1、ALK*	NCT01970865	Ⅰ/Ⅱ期	辉瑞	毒副作用，ORR，颅内病灶控制率	招募结束
劳拉替尼	*ROS1、ALK*	NCT02927340	Ⅱ期	辉瑞	颅内病灶控制率	招募中
劳拉替尼	*ROS1、ALK*	NCT03727477	回顾性	辉瑞	PFS	招募中
劳拉替尼	*ROS1*	NCT03439215	Ⅱ期	辉瑞	ORR	招募中
劳拉替尼	*ROS1*	NCT03612154	Ⅱ期	辉瑞	ORR	未开始招募
TPX-0005	*ROS1、ALK、NTRK*	NCT03093116	Ⅰ/Ⅱ期	Turning Point Therapeutics, Inc.	毒副作用，ORR	招募中
TQ-B3101	*ROS1*	NCT03972189	Ⅱ期	正大天晴	ORR	未开始招募
WX-0593	*ROS1、ALK*	NCT03389815	Ⅰ/Ⅱ期	齐鲁药业	毒副作用	招募中
X-396	*ROS1*	NCT03608007	Ⅱ期	贝达药业	ORR	招募中

（何嘉曦）

编者简介

何嘉曦，呼吸疾病学博士，主治医师。毕业于中山大学和广州医科大学，目前于马里兰大学医学院进行博士后研究，擅长肺癌、胸腺瘤、胸膜间皮瘤及气管恶性肿瘤等手术与综合治疗等。发表 SCI 论文 49 篇，IF＞10 分的 2 篇，单篇 IF 最高 24 分，总引用 502 次，单篇引用最高 51 次，H 指数 11。参与 1 项国家自然科学基金面上项目和 1 项科技部重点研发计划课题。曾于 2015 年世界肺癌大会（WCLC）和 2016 年世界胸科大会作口头报告。曾获得由 CSCO 主办的第二届"35 under 35"青年肿瘤医师风采比赛最具潜力青年肿瘤医师奖。

MET

一、MET 信号通路

原癌基因 *MET* 是间质表皮转化因子（mesenchymal-epithelial transition factor，MET）的简称，又被称为肝细胞生长因子受体（hepatocyte growth factor receptor，HGFR）。*MET* 基因定位于人类第 7 号染色体 7q21→q31，全长 125kb，含 21 个外显子和 20 个内含子。*MET* 基因转录翻译的多肽经糖基化修饰后，最终形成 190kDa 的糖蛋白，属于受体酪氨酸激酶家族。MET 蛋白胞外区含有 Semaphorin 区域、PSI 区域和 IPT 区域；胞内区含有 14 号外显子编码的近膜（juxtamembrane，JM）区域、酪氨酸激酶（tyrosine kinase，TK）区域和羧基末端停泊位点（docking site）。其中，Semaphorin 区域是与其配体结合的位点，TK 区域包含多个磷酸化位点。JM 区域含有 S985 和 Y1003 两个蛋白磷酸化位点，具有反向调节活性：S985 磷酸化可负性调节激酶活性，Y1003 磷酸化可募集 c-Cbl，使 MET 泛素化，促进其内化和降解（Cecchi et al.，2012）。

MET 的特异性配体是 HGF，又名扩散因子（spreading factor，SF）。HGF 是含有 728 个氨基酸的糖蛋白，由 6 个结构域构成。成熟的 HGF 蛋白是由 α 链和 β 链经二硫键连接而成的异二聚体，其中 β 链是与 MET 具有高亲和力的作用位点（Gherardi et al.，2012）。

与配体 HGF 的结合可使位于 MET 蛋白 TK 区域活化环上的 Y1234 和 Y1235 的酪氨酸残基发生自身磷酸化，诱导激酶活性，而羧基末端的 Y1349 和 Y1356 磷酸化可形成一个多功能的停泊位点，募集胞内衔接蛋白。常见的衔接蛋白有 Grb2、Gab1、PI3K、PLCγ、Shc、Src、Shp2、Ship1 和 STAT3。MET 活化后可激活下游的 PI3K/AKT、RAS/ERK/MAPK、Wnt/β-catenin 和 STAT 等多条信号通路，可促进细胞增殖、迁移、侵袭、血管形成及上皮间质转化（EMT）（Drilon et al.，2017）。MET 正常活化是胚胎发育和伤口愈合的"必需品"。但是 EMT 过度活化则可驱动肿瘤的发生与发展，乃至对抗肿瘤药物产生治疗耐受。

二、*MET* 变异与肺癌发生发展

目前已经在肺癌中发现 MET 信号通路的失调涉及基因扩增、基因突变、重排等多种机制。

（一）*MET* 扩增

MET 基因拷贝数的增加可增加 MET 蛋白表达和持续性的激酶活化，使其下游的信号通路过度激活。FISH 检测研究结果表明，*MET* 基因拷贝数增加出现在约 5% 的非小细胞肺癌患者中（Go et al.，2010；Masuya et al.，2004）；而在基于聚合酶链反应（polymerase chain reaction，PCR）检测的研究中该比例高达 20% 左右（Beau-Faller et al.，2008；Engelman et al.，2007）。两种检测方法的结果存在较大的差异，究其原因是 *MET* 基因拷贝数增加有两种不同的机制，即基因扩增和多倍体。基因扩增是染色体上某一区域的一个或一些基因的拷贝数增加，而该染色体的其他区域基因的拷贝数并无改变。多倍体是因整条染色体的重复导致该染色体上基因的拷贝数增加。*MET* 基因所在的 7 号染色体多倍体在非小细胞肺癌中的发生率约为 30%；这部分肿瘤的发生可能并不是由 MET 驱动的。在乳腺癌中，17 号染色体多倍体导致的 *HER-2* 基因拷贝数增加并非 *HER-2* 阳性的乳腺癌。基于 PCR 的检测无法将导致肿瘤中 *MET* 基因拷贝数增加的基因扩增和多倍体两种机制进行区分。Go 等（2010）应用 FISH 法检测了非小细胞肺癌的 *MET* 基因拷贝数，*MET* 基因扩增的患者其生存劣于多倍体的患者。尽管由于样本量较小（分别为 7 例和 23 例）而未达到统计学意义，但证明了这两种 *MET* 基因拷贝数增加代表的是不同的两种亚型的肿瘤。如无特别说明，本节讨论的均指由 FISH 法检测明确的 *MET* 基因拷贝数增加。

FISH 是目前用来检测基因扩增的金标准。应用 FISH 法可分别设计针对 *MET* 基因和 7 号染色体着丝粒（chromosome 7 centromere）的探针，半定量确定细胞中的信号数，计算两者的差别（*MET*/CEP7）。运用 SP44 抗体检测 MET 蛋白免疫组化的阳性率为 39%（71/181），*MET* 基因扩增比例为 2%（3/181）。3 例扩增的病例中有 2 例的 *MET*/CEP7 分别为 3.1 和 3.3，1 例用 NGS 测序的倍数改变为 4.4×，而 3 例中仅有 1 例是 MET 蛋白免

疫组化阳性。这提示我们不能应用 MET 蛋白的免疫组化检测的结果作为 *MET* 基因扩增的筛查。借鉴科罗拉多大学肿瘤中心诊断 *EGFR* 基因扩增的标准，可将 *MET*/CEP7＞2 的肿瘤认定为存在 *MET* 基因扩增（Varella-Garcia，2006）。应用 FISH 法检测 180 例非小细胞肺癌标本，*MET* 基因扩增的比例为 3.9%，与 *EGFR* 基因扩增存在显著相关性，在鳞癌中的比例高于腺癌，与年龄、性别、吸烟史和分期均无相关性。在单因素生存分析和多因素 Cox 回归分析中，*MET* 基因扩增均与不良预后存在显著相关性（Go et al.，2010）。尽管 *MET* 基因扩增的比例较低，但这些研究均提示 *MET* 基因扩增患者是一个具有独特临床病理特征的肺癌亚群。

肿瘤的驱动基因可通过突变或基因重排驱动肿瘤的发生发展，这些驱动基因的检测结果为简单的二分类变量——检测到或未检测到驱动基因的变异；而对于基因扩增，FISH 的检测结果为连续型变量，如何界定阳性结果则更具挑战性。既往的多个研究对 *MET* 基因扩增存在有多种不同的定义：*MET*/CEP7＞1.8、＞2、＞2.2，或每个细胞评价 *MET* 基因拷贝数＞5。Noonan 等（2016）开展了一项研究，对 686 例肺腺癌患者进行分析，FISH 法检测 *MET*/CEP7＞1.8 的病例有 52 例（7.6%），其中 47% 的肿瘤与其他驱动突变共存，包括 *EGFR*、*KRAS*、*ALK*、*BRAF*、*NRAS*、*ROS1* 和 *RET*。这提示这部分患者的肿瘤可能并非 *MET* 基因扩增驱动的，不是 MET "成瘾性" 肿瘤。共存突变的比例随着 *MET*/CEP7 比例的增加而降低，*MET*/CEP7＞5 的患者中共存突变的比例为 0%。因此，该研究团队认为可将 *MET*/CEP7＞5 作为 MET 阳性肺腺癌的标准（Noonan et al.，2016）。

（二）*MET* 突变

MET 基因突变最常见的是 14 号外显子跳跃缺失（*MET* exon 14 skipping，*MET*Δex14），最早于 2003 年的小细胞肺癌的 3 个细胞系和 4 例肿瘤标本中检测到缺失现象（Ma et al.，2003）。*MET* 基因近膜区域的多种突变可扰乱 pre-mRNA 14 号外显子的正常剪切，形成缺失 14 号外显子的成熟 mRNA，并最终翻译为截短的蛋白。在第 14 号外显子编码的近膜区域含有 Y1003，这是 c-Cbl 泛素连接酶的结合位点。14 号外显子缺失的 MET 截短蛋白丢失了

Y1003 位点，不能被正常的泛素化降解，导致 MET 蛋白在细胞表面不断积累，维持了 MET 的活性，增强了促癌活性。

*MET*Δex14 变异在肺腺癌中的检出率为 3%～4%，与 *ALK* 重排具有相近的突变水平。这些突变常见于老年患者，与携带其他驱动突变的患者相比，具有这些突变的吸烟患者比例更低（Frampton et al.，2015；Onozato et al.，2009；Tong et al.，2016）。在一组纳入 687 例亚洲非小细胞肺癌患者的病例中，*MET*Δex14 变异发生率为 2.6%，且与不良预后显著相关（HR=2.156，95%CI，1.096～4.242；*P*=0.026）（Tong et al.，2016）。尽管很多研究表明 *MET*Δex14 变异发生在肺腺癌中，但该变异在肺肉瘤样癌中具有更高的发生率，达 20%～30%（Liu et al.，2016；Tong et al.，2016）。此外，在一项研究中，*MET*Δex14 变异的肉瘤样癌具有更高的腺癌成分，提示了共同肿瘤起源的可能性。

*MET*Δex14 变异与其他的肺癌驱动基因突变相互排斥，提示 *MET* 是一个真正的致癌驱动基因。在一项纳入 933 例非鳞非小细胞肺癌患者的研究中，携带 *MET*Δex14 变异的患者均未出现 *KRAS*、*EGFR*、*ERBB2* 的突变，也未出现 *ALK*、*ROS1*、*RET* 的重排。然而，*MET*Δex14 变异可与 *MET* 扩增或 *MDM2* 扩增等变异共同出现。

三、靶向 *MET* 的研究进展

（一）克唑替尼

最早报道 *MET* 基因变异患者对靶向 MET 蛋白的抑制剂治疗产生应答是在 2011 年。一名 77 岁的女性肺腺癌患者，吸烟 45 包年。FISH 检测提示该患者的肿瘤标本具有高水平的 *MET* 扩增（*MET*/CEP7＞5），她参加了克唑替尼的 I 期临床试验（NCT00585195），获得了显著的持久缓解（Scagliotti et al.，2015）。该临床试验的初步结果于 2014 年发表，试验结果如下：6 例 *MET* 高水平扩增（*MET*/CEP7＞5）的患者中有 3 例达到 PR（50%），6 例 *MET* 中等水平扩增（2.2＜*MET*/CEP7≤5）的患者中有 1 例达到 PR（16.7%），而 *MET* 低水平扩增（1.8＜*MET*/CEP7≤2.2）的患者均未达到 PR。

*MET*Δex14 变异很有可能是 MET 抑制剂治疗反应的有效预测指标。2015 年，Paik 等（2015）在 *Cancer*

Discovery 杂志首先报道了 4 例携带 *MET*Δex14 变异的晚期肺腺癌患者对克唑替尼或卡博替尼的治疗产生了显著而持久的 PR。Frampton 等（2015）报道了 3 例携带 *MET*Δex14 变异的肺癌患者对克唑替尼和卡马替尼的治疗产生了持久的应答。一般认为，肺肉瘤样癌对细胞毒性化疗药物的治疗不敏感。一位 74 岁的老年女性患者接受肺肉瘤样癌完全切除手术后 3 个月便出现了肺、肝、肠系膜的转移，分子检测提示该患者具有 *MET* 扩增（9 倍）和 *MET*Δex14 变异（84% 的测序序列为突变型）。接受克唑替尼治疗 2 个月后复查 CT 提示肺、肝、肠系膜的转移灶较治疗前均已显著缩小（Liu et al.，2016）。截至目前，尚未有携带 *MET*Δex14 变异的肺癌患者对 MET 或 HGF 单克隆抗体治疗产生应答的报道。

MET 基因变异患者对 MET 抑制剂治疗应答的报道极大地促进了相关药物的研究，并聚焦于 *MET*Δex14 变异的患者中。I 期临床试验 NCT00585195 在 *ALK* 和 *ROS1* 重排的患者中证实了克唑替尼的疗效，目前正在纳入携带 *MET*Δex14 变异的病例。在最近的一次分析中，有 18 例患者可评价其治疗反应，其中有 8 例患者达到 PR，总 PR 率为 44%（95%CI，22%～69%），有 14 例患者出现了肿瘤的缩小。

（二）卡马替尼

卡马替尼（capmatinib，INC-280）是一种高选择性 MET 抑制剂。GEOMETRY mono-1 是一项 II 期多中心、多队列临床研究，总共有 6 个队列，评估卡马替尼在 *MET*Δex14 或 *MET* 扩增的进展期 NSCLC 患者中的疗效。经中心实验室确认的 *MET*Δex14（不考虑 *MET* 扩增状态/基因拷贝数）NSCLC 患者，被分入队列 4 或 5b，接受卡马替尼 400mg 每日 2 次的治疗。2019 年 ASCO 年会上发表的数据显示：截至 2018 年 11 月 8 日，共有 97 例 *MET*Δex14 的 NSCLC 患者可评估疗效（队列 4 中 69 例；队列 5b 中 28 例）。队列 4 中客观缓解率（objective response，ORR）为 39.1%（27.6%～51.6%），队列 5b 中 ORR 为 71.4%（51.3%～86.8%）。尽管在分析时数据尚未成熟，中位 PFS 在队列 4 为 5.42（4.17～6.97 个月），队列 5b 中 FPS 则为 9.13 个月（5.52～13.86 个月）。安全方面具有可控性，在全组人群（315 例）最常见的 AE（所有级别

≥25%）包括外周水肿（49.2%）、恶心（43.2%）和呕吐（28.3%），且多为 1/2 级。

（三）Tepotinib

Tepotinib（MSC2156119J）是由默克公司开发的小分子抑制剂，在进展期实体瘤的 I 期临床试验中，总体 ORR 为 3.6%。一项 VISION（NCT02864992）的 II 期临床试验纳入了 *EGFR/ALK* 野生型进展期 NSCLC 患者，经中心实验室通过肿瘤组织活检（LBx）（≥60 例）或液体活检（TBx）（≥60 例，两种标本均可由提供者优选）进行 *MET*Δex14 RNA 检测。阳性患者接受 Tepotinib 500mg/次，每日 1 次的治疗，直至疾病进展或不能耐受不良反应或撤出知情同意。2019 年 ASCO 年会公布了其初步研究结果，共纳入 85 例患者（55 例 LBx 患者，52 例 TBx 患者）。35 例可评估的 LBx 患者（≥2 次基线后评估或因任何原因停止治疗）的 ORR 为 51.4%。41 例可评估的 TBx 患者的 ORR 为 41.5%。可评估安全性的 69 例患者的治疗相关不良反应（treatment-related adverse events，TRAE）（发生率≥10%）为外周性水肿（47.8%）、腹泻（18.8%）、恶心（15.9%）和乏力（10.1%）。研究表明 Tepotinib 对于 *MET*Δex14（经 LBx 或 TBx 检测）的 NSCLC 患者，无论治疗线数如何，均具有显著疗效和较长的应答，且毒性可控。目前该项研究仍在进行中。

（四）耐药

正如 EGFR/ALK/ROS1 通路一样，MET 抑制剂治疗也会面临耐药的难题。因此新药研发与耐药应并驾齐驱。最早在 2016 年，美国的两个研究团队几乎在相同的时间报道了 *MET* 基因 D1228 位点的二次继发突变可导致耐药。Heist 等报道了一例 76 岁的 T2aN2M0 肺鳞癌患者接受同步放化疗后的进展，分子检测结果证实该患者出现 *MET*Δex14，随后该患者参加了临床试验 NCT00585195，接受克唑替尼治疗 8 个月后出现肝转移。转移灶的活检提示 *MET* 基因 19 号外显子出现了 D1228N 突变，患者没有 *EGFR* 或 *MET* 基因的突变或扩增（Heist et al.，2016）。Bachall 等报道了一例 *EGFR* 突变和 *MET* 基因扩增的肺腺癌患者，在接受厄洛替尼治疗进展后，对靶向 MET 和 EGFR 的沃利替尼和奥希替尼的联合治疗产生了显著应答，随后再次出现耐

药，在耐药的病灶中检测到了 *MET* 基因 D1228V 突变。研究人员同时在体外细胞实验中证实该突变可导致治疗耐受（Bahcall et al., 2016）。

2019 年 ASCO 年会上报道了一组大样本的研究数据。74 例肺癌患者接受 MET-TKI 治疗，其中 91% 的患者一线使用克唑替尼治疗。对肿瘤样本进行靶向质谱分析（Nantomics）、DNA 分析（包括 MSK-IMPACT）/RNA 水平（MSK-Fusion）的二代测序（NGS）分析；血浆循环 DNA（cfDNA）进行 NGS 检测。TKI 治疗前肿瘤组织中 *MET* 基因状态与治疗结局具有相关性：治疗前可检测到 *MET* 突变患者 ORR 64%（7/11），中位 PFS 6.9 个月，未检测到 *MET* 突变患者，ORR 0%（0/5），中位 PFS 4.6 个月。TKI 治疗前 RAS 通路活化与治疗反应具有相关性：*KRAS/NF1/RASA1* 突变患者 ORR 0%（$n=0$）vs 其他患者 ORR 29%（$n=25$）。靶向获得性耐药检测中，22%（2/9）的患者出现阳性表型：*MET* D1228N（$n=1$），*HGF* 扩增（$n=1$）。56%（5/9）的患者发现靶外潜在获得性耐药机制：*KRAS* G13V（$n=1$），*RASA1* S742*（$n=1$），*MDM2* 扩增（$n=2$），*EGFR* 扩增（$n=1$）。

四、靶向 *MET* 克服 EGFR-TKI 耐受

MET 信号通路和其他通路之间存在显著的交互作用。MET 可规避 EGFR 活化下游信号通路，促进肿瘤细胞生长，抵抗治疗诱导的细胞凋亡。2007 年，Engelman 等在 *Science* 杂志上发表研究结果，发现 *MET* 基因扩增可导致第一代 EGFR-TKI 的获得性耐药。除了最常见的 T790M 继发突变外，MET 通路可通过旁路激活途径激活 ERBB3 依赖性的 PI3K 通路，进而导致治疗耐受（Engelman et al., 2007）。同样地，*MET* 扩增亦是第三代 EGFR-TKI 奥希替尼耐药的机制之一（Ortiz-Cuaran et al., 2016; Planchard et al., 2015）。一般认为 *MET*Δex14 变异与其他驱动突变互斥，目前尚未出现 *MET*Δex14 变异与 EGFR-TKI 治疗耐药的相关报道。

EGFR-TKI 治疗获得性耐药中 *MET* 基因扩增的比例可高达 15%～20%（Engelman et al., 2007; Turke et al., 2010），因此，肿瘤学家一直致力于探讨 MET 和 EGFR 抑制剂联合用药的可行性。奥纳妥珠单抗（onartuzumab，OA-5D5，OAM4558g，MetMAb）是一个大肠杆菌衍生物，人源化抗 MET

单克隆抗体。II 期临床研究（NCT00854308）中，NSCLC 癌患者随机接受奥纳妥珠单抗联合厄洛替尼治疗或厄洛替尼单药治疗，研究结果显示，奥纳妥珠单抗联合厄洛替尼并未延缓厄洛替尼耐药的发生（HR=1.09，95%CI，0.73～1.62），MET 蛋白表达的增加与联合治疗患者 FPS 和 OS 的延长相关（Koeppen et al., 2014; Spigel et al., 2013）。随后开展了多中心、双盲、安慰剂对照的 III 期临床研究，对于奥纳妥珠单抗联合厄洛替尼用于不可治愈的 *MET* 阳性 NSCLC 患者的有效性和安全性进行评估。患者被随机分配接受奥纳妥珠单抗联合厄洛替尼或安慰剂联合厄洛替尼治疗，直至出现疾病进展或者不可接受的毒性反应。该项研究因联合治疗未能显示生存获益，最终终止了试验。Tivantinib（ARQ197）是一个口服生物相容性的 MET 抑制剂，能够阻断 MET 受体使其构象失活并阻断下游信号转导。一项 III 期临床试验（NCT01244191）纳入了 1048 例经治的非鳞非小细胞肺癌患者，按 1：1 比例随机接受 tivantinib 联合厄洛替尼或厄洛替尼单药治疗，主要终点为 OS，联合治疗组与安慰剂组未见统计学差异（中位 OS：8.5 个月 vs 7.8 个月；HR=0.98，95% CI，0.84～1.15；$P=0.81$）。探索性生存分析显示，tivantinib 联合厄洛替尼可为 MET 高表达的患者带来生存获益（HR=0.70，95%CI，0.49～1.01）（Scagliotti et al., 2015）。

2010 年开展了卡马替尼联合吉非替尼的 I b/II 期临床试验（NCT01610336）。研究共纳入 161 例第一、第二代 EGFR-TKI 治疗耐药的患者，总体 ORR 为 27%。分子标志物分析显示，免疫组化强阳性（IHC3+）的患者有效率为 32%；拷贝数大于 6 的患者有效率为 47%，疾病控制率 73%，无疾病进展时间为 5.5 个月（Wu et al., 2018）。

沃利替尼（savolitinib）是一种高效的 MET 抑制剂，在临床前的细胞实验和小鼠肿瘤模型中，沃利替尼能显著抑制带有 *MET* 基因扩增或 MET 蛋白过度表达而出现 MET 信号通路传导异常的肿瘤细胞系。在 I b 期临床试验（NCT02143466，TATTO）中，纳入的患者接受沃利替尼联合第三代 EGFR-TKI 奥希替尼治疗。2019 年 AACR 年会公布了研究的初步数据，第一个亚组 46 例患者曾接受第一代或第二代 EGFR-TKI 的治疗，ORR 为 52%。第二个亚组中 43 名患者曾接受第三代的 EGFR-TKI 治疗，ORR 为 28%（表 5-4）。

表 5-4 MET 相关临床试验汇总

药物名称	靶点	临床试验编号	研究阶段	申办者	纳入人群	研究结果	参考文献
多靶点抑制剂							
克唑替尼	MET/ALK/ROS1	NCT00585195	I	Pfizer	*MET* 扩增的晚期 NSCLC	ORR 33%	
卡博替尼	MET/RET/ROS1/VEGFR2	NCT01708954（ECOG-ACRIN 1512）	II	NCI	经治的 *EGFR* 野生型非鳞 NSCLC	（卡博替尼+厄洛替尼）vs 厄洛替尼 PFS: HR 0.37（95%CI, 0.25~0.53）	（Neal et al., 2016）
		NCT01866410（NCI 9303）	II	NCI	EGFR-TKI 耐药的 NSCLC	卡博替尼+厄洛替尼 PR 10.8%	（Reckamp et al., 2019）
		NCT01639508	II	MSKCC	MET/AXL 活性增加及 RET/ROS1/NTRK	招募中	
		NCT03911193	II	Fondazione Ricerca Traslazionale	*MET* 异常的 NSCLC	招募中	
MET 选择性抑制剂							
Tivantinib	MET	NCT01580735	II	ArQule	一代 EGFR-TKI 耐药的 NSCLC	Tivantinib+厄洛替尼 ORR 6.7%	（Azuma et al., 2016）
		NCT01395758	II	ArQule	经治的 *KRAS* 突变 NSCLC	（Tivantinib+厄洛替尼）vs 单药化疗 中位 PFS 7.3 个月 vs18.6 个月	
		NCT01244191	III	ArQule	经治的非鳞 NSCLC	（Tivantinib+厄洛替尼）vs 厄洛替尼 中位 OS 8.5 个月 vs7.8 个月	（Scagliotti et al., 2015）
沃利替尼	MET	NCT02143466（TATTO）	I b	AstraZeneca	*EGFR* 突变、*MET* 扩增的 NSCLC	沃利替尼+奥希替尼 一二代 TKI 耐药后患者：ORR 52% 三代 TKI 耐药后患者：ORR 28%	
		NCT02897479	II	和记黄埔	*MET*Δex14+NSCLC	ORR：51.6%（16/31）招募中	
		NCT03944772（ORCHARD）	II	AstraZeneca	一线奥希替尼耐药的 NSCLC	招募中	
卡马替尼	MET	NCT01324479	I	Novartis	*MET*+NSCLC	ORR 19%（5/26）	
		NCT01610336	I b/II	Novartis	一二代 EGFR-TKI 耐药，*MET* 过表达/扩增的 NSCLC	卡马替尼+吉非替尼 ORR 27% MET 扩增：ORR 47%	（Wu et al., 2018）
		GEOMETRY mono-1	II	Novartis	*MET*Δex14+ 或 *MET* 扩增的 NSCLC	ORR 39.1%	
		NCT02414139	II	Novartis	*EGFR* 野生型 NSCLC	招募中	

续表

药物名称	靶点	临床试验编号	研究阶段	申办者	纳入人群	研究结果	参考文献
Tepotinib	MET	NCT01014936	I	Merck KGaA	进展期实体瘤	ORR 3.6% (2/56)	
		NCT02864992 (VISION)	II	Merck KGaA	METΔex14+NSCLC	ORR 41.5%~51.4%; 招募中	
		NCT01982955	II	Merck KGaA	一代 EGFR-TKI 耐药, MET+ (IHC2+, IHC3+, 基因扩增) NSCLC	Tepotinib+吉非替尼 IHC3+: HR 0.35 (95%CI, 0.17~0.74); 扩增: HR 0.17 (95%CI, 0.05~0.57)	
MET 单抗							
Onartuzumab	MET	NCT00854308	II	Genentech	经治的晚期 NSCLC	(Onartuzumab+厄洛替尼) vs 厄洛替尼 PFS: HR 1.09 (95%CI, 0.73~1.62)	(Spigel et al., 2013)
		NCT01456325 (MetLung)	III	Genentech	经治的 IIIB/IV 期 NSCLC	(Onartuzumab+厄洛替尼) vs 厄洛替尼 PFS: HR 1.01 (95%CI, 0.69~1.49)	(Koeppen et al., 2014)
Emibetuzumab	MET	NCT01287546	I	Eli Lilly and com pany	厄洛替尼耐药的 NSCLC	Emibetuzumab+厄洛替尼 ORR 14.3%	(Rosen et al., 2017)

五、小　结

综上，过去数十年的研究不断地拓展着我们对 *MET* 作为肿瘤发生发展的一个驱动基因的认识。各种新药不断涌现，为临床医生提供了越来越多的治疗手段，给携带 *MET*Δex14 变异和（或）*MET* 扩增的肺癌患者带来了新的生存希望。

（黄清源）

编者简介

黄清源，上海交通大学医学院与哈佛大学 Dana-Farber Cancer Institute 联合培养博士，纽约大学 Langone 医学中心博士后，目前就职于复旦大学附属肿瘤医院胸外科。长期致力于胸部肿瘤的微创手术和个体化治疗、第三代 EGFR-TKI 的耐药机制研究以及应用 CRISPR/Cas9 文库筛选新型免疫治疗靶标。研究成果发表于 *Nature Medicine*、*J Thorac Oncol*、*Oncoimmunology* 等顶尖杂志，并被 ASCO 和 ESMO 的肺癌临床诊疗指南引用。多次获邀在世界肺癌大会（WCLC）、国际食管疾病学会（ISDE）年会、世界食管疾病大会（OESO）等国际学术会议上进行口头报告或壁报展示。获得"研究生国家奖学金""上海市优秀毕业生""第十二届全国食管癌学术大会优秀壁报奖"等多项荣誉。

第三节　非小细胞肺癌免疫治疗药物及临床试验进展

目前，阻断 PD-1/PD-L1 通路的免疫检查点抑制剂主要包括两大类：一类是针对 PD-1 的单克隆抗体，如纳武利尤单抗、帕博利珠单抗、卡瑞利珠单抗、信迪利单抗等；一类是针对 PD-L1 的单克隆抗体，包括阿替利珠单抗、度伐利尤单抗和阿维鲁单抗（avelumab）等。通过单克隆抗体阻断 PD-1 和（或）PD-L1 的临床试验已经在晚期 NSCLC 的治疗中取得巨大成功（表 5-5）。多项Ⅲ期临床试验研究显示，针对 PD-1 和（或）PD-L1 的单克隆抗体不仅可以提高晚期 NSCLC 患者的 ORR 和 PFS，还可以显著延长 OS，而这些临床研究目前已经广泛用于指导临床实践，彻底地改变了肺癌的治疗策略。

表 5-5　PD-1/PD-L1 在 NSCLC 中开展的临床试验

靶点	药物名称	临床试验编号	研究阶段（期）	入组人群	申办者	招募情况	参考文献
PD-1	纳武利尤单抗	NCT01642004	Ⅲ	晚期肺鳞癌，一线化疗失败后	施贵宝	已结束招募	（Brahmer et al.，2015）
	纳武利尤单抗	NCT01673867	Ⅲ	晚期非鳞 NSCLC，一线化疗失败后	施贵宝	已结束招募	（Borghaei et al.，2015）
	纳武利尤单抗	NCT02613507	Ⅲ	晚期 NSCLC，一线化疗失败后	施贵宝	已结束招募	（Wu et al.，2019）
	纳武利尤单抗	NCT02041533	Ⅲ	初治晚期 NSCLC，PD-L1≥1%	施贵宝	已结束招募	（Carbone et al.，2017）
	纳武利尤单抗	NCT02477826	Ⅲ	初治晚期 NSCLC，PD-L1≥1%	施贵宝	已结束招募	（Hellmann et al.，2018）
	帕博利珠单抗	NCT01295827	Ⅰ	晚期 NSCLC	默沙东	已结束招募	（Garon et al.，2015）
	帕博利珠单抗	NCT01905657	Ⅱ/Ⅲ	晚期 NSCLC，PD-L1≥1%	默沙东	已结束招募	（Herbst et al.，2016）
	帕博利珠单抗	NCT02142738	Ⅲ	晚期 NSCLC，PD-L1≥50%	默沙东	已结束招募	（Reck et al.，2016）
	帕博利珠单抗	NCT02220894	Ⅲ	晚期 NSCLC，PD-L1≥1%	默沙东	已结束招募	（Mok et al.，2019）
	帕博利珠单抗	NCT02039674	Ⅱ	晚期非鳞 NSCLC	默沙东	已结束招募	（Langer et al.，2016）
	帕博利珠单抗	NCT02578680	Ⅲ	晚期非鳞 NSCLC	默沙东	已结束招募	（Gandhi et al.，2018）
	帕博利珠单抗	NCT02775435	Ⅲ	晚期肺鳞癌	默沙东	已结束招募	（Paz-Ares et al.，2018）
	卡瑞利珠单抗	NCT04133337	Ⅰ/Ⅱ	晚期非鳞 NSCLC	恒瑞	已结束招募	
	卡瑞利珠单抗	NCT03134872	Ⅲ	晚期非鳞 NSCLC	恒瑞	已结束招募	
PD-L1	阿替利珠单抗	NCT01903993	Ⅱ	晚期 NSCLC	罗氏	已结束招募	（Fehrenbacher et al.，2016）

续表

靶点	药物名称	临床试验编号	研究阶段（期）	入组人群	申办者	招募情况	参考文献
	阿替利珠单抗	NCT02008227	Ⅲ	晚期 NSCLC	罗氏	已结束招募	（Rittmeyer et al., 2017）
	阿替利珠单抗	NCT02366143	Ⅲ	晚期非鳞 NSCLC	罗氏	已结束招募	（Socinski et al., 2018）
	阿替利珠单抗	NCT02367781	Ⅲ	晚期非鳞 NSCLC	罗氏	已结束招募	（West et al., 2019）
	阿替利珠单抗	NCT02657434	Ⅲ	晚期非鳞 NSCLC	罗氏	已结束招募	
	阿替利珠单抗	NCT02409342	Ⅲ	晚期非鳞 NSCLC	罗氏	已结束招募	
	度伐利尤单抗	NCT02125461	Ⅲ	局部晚期 NSCLC	阿斯利康	已结束招募	（Antonia et al., 2017）
	度伐利尤单抗	NCT03164616	Ⅲ	晚期 NSCLC	阿斯利康	已结束招募	

一、PD-1 抗体

（一）纳武利尤单抗

纳武利尤单抗（nivolumab）是一种抑制 PD-1 受体的人源化 IgG4 型单克隆抗体。一项 Ⅰ 期剂量范围扩展的队列研究表明纳武利尤单抗在曾接受过治疗的 NSCLC 患者中具有良好的疗效及安全性（Topalian et al., 2012）。1 年生存率为 42%，2 年生存率为 24%，中位 OS 为 9.9 个月，ORR 为 17.1%，展现了非常好的应用前景，也正式揭开了肺癌免疫治疗的序幕。

1. 二线治疗

（1）CheckMate-017 研究：CheckMate-017 是一项随机、开放、国际多中心Ⅲ期临床研究，主要入组人群为一线化疗失败后的晚期肺鳞状细胞癌患者（Brahmer et al., 2015）。272 例患者被随机分配至多西他赛组（$n=137$，75mg/m²，3 周为一疗程）或纳武利尤单抗组（$n=135$，3mg/kg，每 2 周为一疗程），直至疾病进展或不能耐受毒性反应。主要研究终点为 OS，次要研究终点包括 ORR、PFS 及不同 PD-L1 表达水平的疗效和安全性。结果显示，与标准二线化疗多西他赛相比，纳武利尤单抗可显著延长晚期肺鳞状细胞癌患者的 OS（9.2 个月 vs 6.0 个月，$P<0.001$），可降低 41% 的死亡风险（HR=0.59，95% CI，0.44～0.79）。纳武利尤单抗组的 1 年生存率也优于多西他赛，分别为 42% 和 24%。在 ORR 和 PFS 方面，纳武利尤单抗组也显著优于多西他赛组（ORR：20% vs 9%，$P=0.008$）（PFS：3.5 个月 vs 2.8 个月，$P<0.001$）。生物标志物分析显示，PD-L1 表达既非疗效预测的标志物也非预后的生物标志物，即无论 PD-L1 表达与否，晚期肺鳞状细胞癌患者均可从纳武利尤单抗二线治疗中获益。在安全性方面，纳武利尤单抗组的免疫相关性不良事件（immune-related adverse event，irAE）发生率为 58%，其中 7% 为 3～4 级 irAE，没有 5 级的不良事件发生；多西他赛组的 AE 发生率为 86%，其中 55% 为 3～4 级 AE，2% 为 5 级的 AE。纳武利尤单抗组最常见的治疗相关的不良事件包括腹泻（8%）、甲状腺功能减退（4%）、肺炎（5%）。

（2）CheckMate-057 研究：CheckMate-057 也是一项随机、开放、国际多中心Ⅲ期临床研究，与 CheckMate-017 设计类似，但 CheckMate-057 入组人群为一线含铂化疗失败的晚期肺腺癌患者（Borghaei et al., 2015）。在 CheckMate-057 中，582 例晚期肺腺癌患者被随机分为接受多西他赛化疗组（$n=290$）或纳武利尤单抗组（$n=292$）。该研究同样达到了主要的研究终点：与多西他赛相比，纳武利尤单抗显著延长了患者的 OS（12.2 个月 vs 9.4 个月；HR=0.73，95%CI，0.59～0.89；$P=0.0015$）。纳武利尤单抗组的 1 年生存率达到 51%，而多西他赛组仅为 39%。纳武利尤单抗在有效率方面同样优于多西他赛（ORR：19% vs 12%，$P=0.0246$）。虽然纳武利尤单抗组的 PFS 为 2.3 个月，并不优于多西他赛组的 4.2 个月（HR=0.92，95%CI，0.77～1.11，$P=0.3932$），但纳武利尤单抗组的 1 年 PFS 率仍然优于多西他赛组（19% vs 8%）。在生物标志物方面，在 PD-L1≥1%、PD-L1≥5%、PD-L1≥10% 的人群中，纳武利尤单抗的疗效（ORR、PFS、OS）均优于多西他赛。安全性显示，无论是总体的不良事件发生率（69% vs 88%）还是 3 级以上的不良事件发生率（10% vs 54%），纳武利尤单抗均优于多西他赛。基于 CheckMate-017/CheckMate-057 这两项研究，美国 FDA 分别于 2015 年 3 月与 10 月批准纳武利尤单抗用于一线含铂化疗失败的晚期肺鳞状细胞癌和肺腺癌的二线治疗。

随后研究者将 CheckMate-017/057 进行汇总分析，随着随访时间的延长，纳武利尤单抗取得了对化疗组持续的优势（Horn et al., 2017; Vokes et al., 2018）。在肺鳞癌患者中，纳武利尤单抗组的 2 年生存率为 23%，而化疗组则为 8%；在肺腺癌患者中，纳武利尤单抗组的 2 年生存率为 29%，而化疗组则为 16%（Horn et al., 2017）。纳武利尤单抗组的 3 年生存率同样优于化疗组（17% vs 8%）。而 3 年汇总分析还提示纳武利尤单抗较化疗可显著改善基线合并肝转移的患者的生存率（3 年生存率：8% vs 2%; HR=0.68, 95% CI, 0.50~0.91）（Vokes et al., 2018）。在 2019 年的世界肺癌大会（World Conference on Lung Cancer, WCLC）上，研究者进一步报道了两项研究的 5 年汇总分析结果。结果显示，纳武利尤单抗显示了长期获益的优势，与多西他赛相比，5 年生存率分别为 13.4% 与 2.6%，5 年无进展生存率分别为 8.0% 与 0%。另外，在长期持续应答方面，纳武利尤单抗也显现优势，存在应答的患者中 32.2% 在 5 年时仍持续应答，而多西他赛组则为 0%。长期应用纳武利尤单抗治疗中未发现新的治疗相关不良反应。

（3）CheckMate-078 研究：CheckMate-078 是一项多中心、随机 III 期研究，旨在比较纳武利尤单抗与多西他赛二线治疗 EGFR 和 ALK 阴性的晚期 NSCLC 患者的疗效与安全性（Wu et al., 2019）。该研究入组人群主要为中国患者（n=451，俄罗斯患者 45 例，新加坡患者 8 例），按 2:1 比例随机分配接受纳武利尤单抗（n=338）或多西他赛（n=166）治疗。主要研究终点为 OS，次要终点包括 ORR、PFS、至治疗失败时间（TTF）、各亚组疗效、安全性，以及通过肺癌症状量表评估的疾病相关症状恶化率。与全球的 CheckMate-017/057 研究结果一致，CheckMate-078 同样证实了纳武利尤单抗在中国人群中的有效性与安全性。与多西他赛相比，纳武利尤单抗可降低 32% 的死亡风险（12.0 个月 vs 9.6 个月; HR=0.68, 95% CI, 0.52~0.90; P=0.0006）。纳武利尤单抗同样可显著提高总体 ORR（17% vs 4%）。安全性方面，纳武利尤单抗组

治疗相关的 3/4 级不良事件发生率为 11%，而多西他赛组为 52%。纳武利尤单抗组因 3/4 级治疗相关不良事件导致停药的患者比例为 3%，同样低于多西他赛组的 5%。基于 CheckMate-078 的优异结果，我国 NMPA 也于 2018 年 6 月批准纳武利尤单抗用于二线治疗 EGFR 和 ALK 阴性的晚期 NSCLC 患者。

2. 一线治疗

（1）CheckMate-026 研究：CheckMate-026 是一项开放、随机的 III 期研究，主要是比较一线使用纳武利尤单抗单药与含铂双药标准化疗方案在 PD-L1 阳性（PD-L1≥1%）的晚期 NSCLC 患者中的疗效与安全性（Carbone et al., 2017）。患者被随机分配至纳武利尤单抗组 3mg/kg（每 2 周一次）和标准化疗组（每 3 周一次），直至疾病进展、毒性不可耐受或完成 6 个给药周期。研究的主要终点是 PD-L1 表达≥5% 的患者的 PFS。研究未达到主要研究终点，结果显示在 PD-L1 表达≥5% 的患者中，纳武利尤单抗和含铂双药标准化疗相比，中位 PFS 分别为 4.2 个月和 5.9 个月（HR=1.15, 95% CI, 0.91~1.45），总生存期为 14.4 个月 vs 13.2 个月（HR=1.02, 95% CI, 0.80~1.30）。纳武利尤单抗的安全性与既往研究一致，治疗相关不良事件及 3/4 级不良事件的发生率在纳武利尤单抗组分别为 71% 和 18%，而化疗组则为 92% 和 51%。

CheckMate-026 研究在一线治疗的折戟沉沙提示 PD-L1 表达并不是一个很好的疗效预测标记物，因此，研究者进一步探索性分析肿瘤突变负荷（TMB）与纳武利尤单抗疗效的关系。TMB 按照肿瘤错义突变的总数计算，即定义为以标准化匹配的肿瘤样本且排除任何遗传性变异突变。在总共随机入组的 541 例患者中，排除样本数量或质量不足、缺乏知情同意或内部质控标准等，共计 321（59%）例患者可用于 TMB 分析。将 TMB 结果采用三分法均分为三组，突变数 0~<100 为低 TMB 组; 100~242 为中 TMB 组; ≥243 为高 TMB 组。结果显示：在高 TMB 组中，纳武利尤单抗组的 ORR（47% vs 28%）与 PFS（9.7 个月 vs 5.8 个月; HR=0.62, 95% CI, 0.38~1.00）均显著优于化疗组，提示 TMB 可以作为纳武利尤单抗的疗效预测标记物，但需要前瞻性临床研究进一步验证。

上述多项研究显示 PD-1 抑制剂单药在晚期肺癌的非选择人群中有效率仅在 20% 左右，目前联合

治疗已经成为免疫治疗的主要趋势。临床前数据显示 CTLA-4 和 PD-1 双重阻断可显著增强抗肿瘤免疫应答。CheckMate-012 初步探索了纳武利尤单抗联用伊匹木单抗在晚期 NSCLC 中的疗效与安全性（Hellmann et al.，2017）。148 例晚期 NSCLC 患者随机分入四个联合治疗组。A 组：两个药物的剂量均为 1mg/kg（每 3 周，n=31）；B 组：纳武利尤单抗 1mg/kg（每 2 周），伊匹木单抗 1mg/kg（每 6 周，n=40）；C 组：纳武利尤单抗 3mg/kg（每 2 周），伊匹木单抗 1mg/kg（每 12 周，n=38）；D 组：纳武利尤单抗 3mg/kg（每 2 周），伊匹木单抗 1mg/kg（每 6 周，n=39）。其中 C 组和 D 组的 ORR 分别达到了 47% 和 38%，PFS 分别为 8.1 个月和 3.9 个月。C 组和 D 组 3 级以上 irAE 发生率分别为 37% 和 33%，其中发生率最高的 irAE 包括脂肪酶升高、肺炎、肾上腺功能不全、结肠炎。研究初步证实了双重免疫检查点抑制剂联合治疗在晚期 NSCLC 中的疗效与安全性，而紧随其后的 CheckMate-227 研究进一步评估了双重免疫检查点抑制剂联合治疗在晚期 NSCLC 一线治疗中的疗效。

（2）CheckMate-227 研究：CheckMate-227 是一项开放性、多中心Ⅲ期临床研究，评估了基于纳武利尤单抗的联合治疗方案（联合伊匹木单抗或化疗）与含铂双药化疗用于晚期 NSCLC 患者一线治疗的疗效和安全性。该研究共分为下列 3 个部分。①1a 部分：在 PD-L1 阳性（≥1%）的患者中，患者随机分配至含铂双药化疗组、纳武利尤单抗单药组（3mg/kg，每 2 周）、纳武利尤单抗（3mg/kg，每 2 周）联合伊匹木单抗组（1mg/kg，每 6 周）；②1b 部分：在 PD-L1 阴性的患者中，患者随机分配至含铂双药化疗组、纳武利尤单抗（3mg/kg，每 2 周）联合化疗组、纳武利尤单抗（3mg/kg，每 2 周）联合伊匹木单抗组（1mg/kg，每 6 周）；③第 2 部分：在不考虑 PD-L1 或 TMB 状态的患者中比较纳武利尤单抗联合化疗与化疗的疗效。其中，第一部分的主要研究终点为(纳武利尤单抗联合伊匹木单抗组 vs 化疗组）在高 TMB 人群（≥10 个突变/Mb，无论 PD-L1 表达状态如何）中的 PFS；在 PD-L1 阳性患者中的 OS。结果显示：在总体人群中，联合组的 PFS 为 4.9 个月，化疗组的 PFS 为 5.5 个月，未见统计学差异。但进一步的生物标记分析提示，在高 TMB 人群中，联合组的 PFS 为 7.2 个月，显

著优于化疗组（5.5 个月；HR=0.58，95% CI，0.41～0.81；P<0.001）（Hellmann et al.，2018）。同时联合组的 ORR 也优于化疗组（45.3% vs 26.9%）。无论 PD-L1 状态如何，高 TMB 人群均可从联合治疗中获益：PD-L1 阳性患者中，1 年无进展生存率（42% vs 16%；HR=0.62，95% CI，0.44～0.88）；PD-L1 阴性患者中，1 年无进展生存率（45% vs 8%；HR=0.48，95% CI，0.27～0.85）。同时，无论是在鳞癌患者还是非鳞癌患者，联合组均优于化疗组。在 2019 年的 ESMO 会议上进一步公布了第一部分的 OS 的最终结果，同样达到了主要研究终点。在 PD-L1 阳性患者中，与化疗相比，联合治疗显著延长了患者的中位 OS（17.1 个月 vs 14.9 个月；HR=0.79，95% CI，0.65～0.96；P=0.007），也同样可延长 PD-L1 阴性患者的总 OS（17.2 个月 vs 12.2 个月；HR=0.62，95% CI，0.48～0.78）（Hellmann et al.，2019）。在安全性方面，治疗相关不良事件在联合组和化疗组的发生率分别为 77% 和 82%。CheckMate-227 显示在高 TMB 人群中，双免疫治疗的联合方案可显著改善患者的 ORR 及 OS，并且可显著延长患者的总体 OS，为晚期 NSCLC 患者一线治疗提供了新选择。

3. 新辅助/辅助治疗 随着免疫治疗在晚期肺癌患者中取得巨大的成果，研究者越来越多地考虑：将免疫治疗用于早期患者是否可以为患者带来更大的获益？术前肿瘤负荷较大，将免疫治疗用于新辅助治疗阶段是否有助于肿瘤的完全切除？肿瘤的免疫逃逸在肿瘤的早期即可发生（Lavin et al.，2017），将免疫治疗用于新辅助治疗阶段，是否可以延缓疾病复发，提高患者的远期生存率？

2018 年《新英格兰医学杂志》报道了一项小样本的研究，研究共纳入 21 例患者，其中Ⅰ期患者 4 例，Ⅱ期患者 10 例，Ⅲ期患者 7 例。经过 2 周期的纳武利尤单抗治疗（3mg/kg）后，2 例患者取得 PR，18 例患者取得疾病稳定（stable disease，SD），1 例患者发生疾病进展（Forde et al.，2018）。在 20 例接受手术治疗的患者中，8 例患者取得了疾病的降期。值得注意的是，在手术切除的患者中，有 9 例患者（45%）取得了病理显著缓解（即新辅助治疗后经手术切除肿瘤，显微镜下观察残余的肿瘤细胞比例≤10%）。在取得病理显著缓解的术后标本中

观察到大量的淋巴细胞和巨噬细胞的浸润，同时伴有肿瘤细胞的坏死及纤维组织的修复。进一步分析发现无论 PD-L1 表达与否，患者均有可能取得病理显著缓解。研究人员进一步对治疗前有足够肿瘤样本进行全外显子测序的患者（12 例）进行了分析，发现发生病理显著缓解的患者 TMB 显著高于无病理学显著缓解的患者[（311±55）vs（74±60），P=0.01]。在经过中位 12 个月随访后，接受手术治疗的 20 例患者中，16 例患者仍然存活且无复发，18 个月无复发生存率 73%。

尽管这项纳武利尤单抗新辅助治疗存在诸多缺陷，如样本量很小、缺乏对照组，但为免疫治疗在新辅助治疗中的探索揭开了帷幕。2019 年 ASCO 上报道的 NEOSTAR 研究进一步评估了纳武利尤单抗单药与纳武利尤单抗联合伊匹木单抗作为新辅助治疗在可切除的 NSCLC 患者中的疗效。结果显示，无论在总人群，还是手术切除组中，联合组患者的疗效优于单药组（总人群中病理显著缓解+完全缓解率为 25%，其中单药组为 17%，联合组为 33%；在手术切除组，病理显著缓解+完全缓解率 30%，联合组为 44%，明显优于单药组的 19%）。亚组分析发现，PD-L1 表达越高，获益越多。NADIM 研究是首个在Ⅲ期 NSCLC 患者中探究免疫联合化疗新辅助疗效的多中心临床研究，主要评估纳武利尤单抗联合紫杉醇+卡铂作为新辅助治疗在可切除Ⅲ-N2 期 NSCLC 患者中的疗效和安全性。研究共入组了 46 例患者，其中 41 例患者经新辅助治疗后最终接受了手术治疗，35 例患者（85.3%）达到了病理显著缓解，其中 25 例患者（71.4%）取得了完全病理缓解，展现了非常好的应用前景。目前有多项Ⅲ期研究同时在评估免疫治疗在新辅助（Keynote-617、CheckMate-816、IMpower 030）及辅助治疗（PEARLS、BR31、ANVIL、IMpower010）中的疗效，有望在将来建立新的治疗标准，显著改善早期肺癌患者的预后。

（二）帕博利珠单抗

帕博利珠单抗（pembrolizumab）是一种拮抗 PD-1 的人源性 IgG4-κ 同型性抗体，可通过 T 细胞阻断 PD-1 受体的负性免疫调节信号，能够抑制 PD-1 与 PD-L1 和 PD-L2 的结合，使免疫逃逸的肿瘤细胞重新被 T 细胞识别，从而发挥抗肿瘤作用。

1. 二线治疗 Keynote-001 是一项大型的Ⅰ期临床研究，旨在评估帕博利珠单抗在晚期肿瘤患者中的疗效与安全性，其中就包括晚期 NSCLC 患者（Garon et al.，2015）。研究共入组 495 例晚期 NSCLC 患者（剂量为 2mg/kg 或 10mg/kg，每 3 周一次或 10mg/kg，每 2 周一次）。结果显示：在总体人群中，ORR 为 19.4%，中位 PFS 为 3.7 个月，中位 OS 为 12.0 个月。进一步的生物标志物分析结果显示：在 PD-L1 强阳性患者（PD-L1≥50%），ORR 为 45.2%，中位 PFS 为 6.3 个月（初治患者中位 PFS 12.5 个月，经治患者为 6.1 个月），中位 OS 未达到。帕博利珠单抗所致的常见不良反应包括疲惫、瘙痒和食欲下降，且不会因用药剂量和方案不同而具有明显差异。基于该研究的结果，2015 年 10 月，美国 FDA 批准帕博利珠单抗用于 PD-L1 阳性且接受含铂化疗、EGFR/ALK 靶向治疗失败的晚期 NSCLC 患者。在 2019 年 ASCO 进一步更新了 Keynote-001 的 5 年生存随访数据（Garon et al.，2019）。初治患者的 5 年生存率为 23.2%，经治患者的 5 年生存率为 15.5%。值得注意的是，在 PD-L1 高表达患者（PD-L1≥50%），初治患者的 5 年生存率为 29.6%，经治患者的 5 年生存率为 25.0%。另外，初治患者中的 ORR 为 41.6%（95%CI，31.9%~51.8%），经治患者的 ORR 为 22.9%（95%CI，19.1%~27.1%）。在 60 例接受帕博利珠单抗治疗 2 年或 2 年以上的患者中，初治患者的 5 年生存率为 78.6%，经治患者的 5 年生存率为 75.8%。在安全性方面，治疗相关的不良事件发生率为 71%，而 3 级以上的治疗相关的不良事件发生率为 13%，最常见的免疫相关不良事件包括甲状腺功能减退、肺炎。

Keynote-010 研究则进一步评估了帕博利珠单抗作为二线治疗在 PD-L1 阳性（PD-L1≥1%）晚期 NSCLC 患者中的疗效与安全性（Herbst et al.，2016）。1034 例患者按 1∶1∶1 随机分别给予 FDA 批准的标准剂量（2mg/kg）帕博利珠单抗、高剂量（10mg/kg）帕博利珠单抗或（75mg/m²）多西他赛，所有方案均为每 3 周一次。结果显示：在 PD-L1 阳性患者中，与多西他赛相比，高剂量组帕博利珠单抗（12.7 个月 vs 8.5 个月；HR=0.61，95% CI，0.49~0.75；P<0.0001）和低剂量组（10.4 个月 vs 8.5 个月；HR=0.71，95% CI，0.58~0.88；P=0.008）均

可改善患者总体 OS。对于 PD-L1 高表达（≥50%）的患者，与多西他赛相比，帕博利珠单抗可以更好地改善 OS 和 PFS，且这种获益趋势更明显，更进一步证实了 PD-L1 作为生物标志物可以很好地选择帕博利珠单抗的临床获益人群。安全性方面，帕博利珠单抗组和多西他赛组 3~5 级治疗相关不良事件发生率分别为 13%（2mg/kg）、16%（10mg/kg）和 35%，其中帕博利珠单抗 2mg/kg 剂量组 5 级不良事件发生 3 例，帕博利珠单抗 10mg/kg 剂量组发生 3 例，化疗组发生 5 例，显示了比化疗更优异的耐受性。

2. 一线治疗

（1）Keynote-024 研究：基于 Keynote-001 中帕博利珠单抗在 PD-L1 高表达（PD-L1≥50%）患者中的优异表现，Keynote-024 研究进一步评估了在 PD-L1 高表达的晚期 NSCLC 患者中（排除 *EGFR* 突变及 *ALK* 融合基因阳性的患者），帕博利珠单抗单药治疗（200mg 固定剂量，每 3 周一次）与研究者选择的标准含铂双药化疗方案的疗效与安全性（Reck et al.，2016）。研究的主要研究终点为 PFS，次要研究终点包括 ORR、OS 及安全性。结果一经公布就引起了轰动，在 PD-L1 高表达患者中，帕博利珠单抗单药在 PFS（10.3 个月 vs 6.0 个月；HR=0.50，95%CI，0.37~0.68；*P*<0.0001）及 ORR（44.8% vs 27.8%）方面均较标准一线化疗取得了优势。在 6 个月的总生存率方面，帕博利珠单抗也优于化疗（80.2% vs 72.4%；HR=0.60，95% CI，0.41~0.89；*P*=0.005）。帕博利珠单抗在安全性方面也显示了优势，两组治疗相关不良事件发生率分别为 73.4% 和 90%，其中 3 级以上不良事件发生率分别为 26.6% 和 53.3%。基于 Keynote-024 的结果，2016 年 10 月 FDA 批准帕博利珠单抗用于一线治疗 PD-L1 高表达的转移性 NSCLC。

（2）Keynote-042 研究：Keynote-042 是一项大型、开放的Ⅲ期临床研究，进一步评估了帕博利珠单抗在更大的扩展人群中，即 PD-L1≥1% 的晚期 NSCLC 中（排除 *EGFR* 突变及 *ALK* 融合基因阳性的患者）对比一线含铂化疗的疗效（Mok et al.，2019）。1275 例患者随机分配至帕博利珠单抗组（*n*=638）和含铂双药化疗组（*n*=637）。结果显示：在 PD-L1 高表达患者中（PD-L1≥50%），与化疗相比，帕博利珠单抗显著延长了患者的中位 OS，两

组中位 OS 分别为 20.0 个月和 12.2 个月（HR=0.69，95% CI，0.56~0.85；*P*=0.0003）；在 PD-L1≥20% 的人群中，帕博利珠单抗也优于化疗，两组中位 OS 分别为 17.7 个月和 13.0 个月（HR=0.77，95% CI，0.64~0.92；*P*=0.002）；在 PD-L1≥1% 的人群中，帕博利珠单抗和化疗组的中位 OS 分别为 16.7 个月和 12.1 个月（HR=0.81，95% CI，0.71~0.93；*P*=0.0018）。在 PD-L1 TPS≥50%、TPS≥20%、TPS≥1% 三个亚组中帕博利珠单抗和化疗组的预计 24 个月生存率分别为 45% vs 30%，41% vs 30%，39% vs 28%。但值得注意的是，在探索性亚组分析中，PD-L1 TPS 1%~49% 群体的帕博利珠单抗和化疗组的中位 OS 分别为 13.4 个月和 12.1 个月（HR=0.92，95% CI，0.77~1.11；*P*=0.0018）。在 PFS 方面，TPS≥50%、TPS≥20%、TPS≥1% 三个亚组中帕博利珠单抗组和化疗组的中位 PFS 分别为 7.1 个月 vs 6.4 个月，6.2 个月 vs 6.6 个月和 5.4 个月 vs 6.5 个月。在 PD-L1 TPS≥50%、TPS≥20%、TPS≥1% 的患者中，帕博利珠单抗组的 ORR 分别为 39%、33% 和 27%，而化疗组的 ORR 分别为 32%、29% 和 27%。3 级以上治疗相关不良事件发生率在帕博利珠单抗组为 18%（113/636），在化疗组为 41%（252/615）。两组中治疗相关不良事件分别导致 13 例（2%）和 14 例（2%）患者死亡，以及 57 例（9%）和 58 例（9%）患者停止治疗。帕博利珠单抗组最常见的治疗相关不良事件为甲状腺功能减退症（69/636，11%），而化疗组为贫血（229/615，37%）。与 Keynote-24 研究结果一致的是 PD-L1≥50% 的患者从帕博利珠单抗治疗中获益更为明显，而在 PD-L1 TPS 1%~49% 表达亚组生存获益并不显著，很明显，整体人群的生存获益是由 PD-L1 高表达组驱动的。

（3）Keynote-021 研究：经细胞毒化疗药物杀灭的肿瘤细胞可引起免疫原性死亡，可能使免疫系统暴露于高水平的肿瘤细胞抗原之中，PD-1/PD-L1 抑制剂激活了肿瘤特异性 T 细胞免疫，进而引起更多持续性免疫应答，因此免疫检查点抑制剂联合化疗可能产生协同抗肿瘤作用。Keynote-021 是一项开放性的随机Ⅱ期研究，比较了帕博利珠单抗联合化疗对比单独化疗在晚期非鳞 NSCLC 患者中的疗效与安全性（Langer et al.，2016）。123 例无 *EGFR* 敏感突变或 *ALK* 融合基因的晚期 NSCLC 患者随机

分配至帕博利珠单抗联合化疗组（n=60，帕博利珠单抗 200mg 联合培美曲塞及卡铂）或单独化疗组（n=63，培美曲塞及卡铂）。研究的主要研究终点是 ORR，次要终点包括 PFS、OS、安全性和不同 PD-L1 状态下患者的结局。中位随访时间 10.6 个月，联合组和单独化疗组的 ORR 分别为 55% 和 29%（P=0.0016），联合组患者的中位 PFS 显著长于化疗组（13 个月 vs 8.9 个月；HR=0.53，95% CI，0.31～0.91；P=0.01）。联合组达到 6 个月无进展生存率为 77%，而单独化疗组则为 63%。最常见的不良反应包括疲劳（帕博利珠单抗组和化疗组分别为 64% vs 40%）、恶心（58% vs 44%）和贫血（32% vs 53%）。3 级以上治疗相关不良事件发生率在联合组更高（39% vs 26%），但因为不良事件停药的比例两组相似（10% vs 13%），不良事件相关死亡的比例两组也接近（2% vs 3%）。联合组有 1 例患者死于败血症，化疗组有 1 例患者死于败血症和全血细胞减少。

（4）Keynote-189 研究：Ⅱ期的研究数据提示帕博利珠单抗联合化疗为一线晚期 NSCLC 带来获益，但仍需要Ⅲ期研究的进一步确认，而随后发布的两项Ⅲ期研究 Keynote-189 和 Keynote-407 分别评价了帕博利珠单抗联合培美曲塞/铂类一线治疗肺腺癌以及帕博利珠单抗联合紫杉醇/铂类一线治疗肺鳞癌的疗效。这两项研究的最终结果为免疫治疗联合标准化疗作为晚期 NSCLC 一线治疗奠定了基础。Keynote-189 是一项国际多中心、双盲、安慰剂对照Ⅲ期临床试验，旨在比较在以培美曲塞+铂类为基准化疗方案的基础上，联合帕博利珠单抗在非鳞 NSCLC 患者中的疗效和安全性（Gandhi et al.，2018）。这项研究并未对患者的 PD-L1 状态作要求，但同样需要排除 EGFR 敏感突变或 ALK 融合基因。研究纳入 616 例患者并按 2∶1 的比例随机分配至联合治疗组（n=410，帕博利珠单抗 200mg 联合培美曲塞及铂类，4 个周期后进入帕博利珠单抗和培美曲塞的维持治疗阶段，最多 35 个周期）和单独化疗组（n=206，安慰剂联合培美曲塞及铂类）。主要研究终点为 PFS 及 OS，次要研究终点包括 ORR、缓解时间及安全性。结果显示：与安慰剂组相比，联合组可显著延长患者的 OS（未达到 vs 11.3 个月；HR=0.49，95% CI，0.38～0.64；P<0.001），PFS 也得到了改善（8.8 个月 vs 4.9 个月；

HR=0.52，95% CI，0.43～0.64；P<0.001），联合组的 ORR 同样优于安慰剂组（47.6% vs 18.9%）。进一步的亚组分析显示，无论 PD-L1 表达水平如何，联合组的 PFS 及 OS 均优于安慰剂组。联合组与安慰剂组发生 3 级以上不良事件的患者分别为 67.2% 和 65.8%。两组因不良事件导致的任何治疗终止的发生率分别为 27.7%（联合组）和 14.9%（安慰剂组），导致的死亡分别为 6.7%（联合组）和 5.9%（安慰剂组）。基于 Keynote-189 的结果，2019 年 3 月 NMPA 正式批准帕博利珠单抗联合化疗用于非鳞 NSCLC 的一线治疗。

（5）Keynote-407 研究：Keynote-407 研究则评估了帕博利珠单抗联合卡铂和紫杉醇或白蛋白紫杉醇化疗一线治疗晚期肺鳞癌的疗效与安全性（Paz-Ares et al.，2018）。研究纳入 559 例符合入组标准的患者并按 1∶1 比例随机分配接受帕博利珠单抗（200mg）或安慰剂治疗，每 3 周一次，连用 35 个周期，联合 4 个周期的卡铂和研究者选择的紫杉醇或白蛋白紫杉醇。主要研究终点为 OS 和 PFS，次要研究终点为 ORR。结果显示，无论患者选择紫杉醇卡铂还是白蛋白紫杉醇卡铂，帕博利珠单抗联合化疗均可改善患者的 OS。联合组和安慰剂组的中位 OS 分别为 15.9 个月和 11.3 个月（HR=0.64，95% CI，0.49～0.85；P<0.001），1 年总生存率为 65.2% 和 48.3%。在不同的 PD-L1 表达亚组，也包括 PD-L1 阴性患者中，均观察到了患者的临床获益。联合组也改善了患者的中位 PFS（6.4 个月 vs 4.8 个月；HR=0.56，95% CI，0.45～0.70；P<0.001）及提高了 ORR（57.9% vs 38.4%）。在安全性方面，3 级以上不良事件发生率在联合组和安慰剂组分别为 69.8% 和 68.2%，导致任何一种治疗方案停药的发生率分别为 23.4% 和 11.8%，导致死亡的发生率分别为 8.3% 和 6.4%。基于 Keynote-407 的结果，FDA 于 2018 年 10 月批准帕博利珠单抗与卡铂和紫杉醇联用，作为一线疗法治疗转移性鳞状 NSCLC，而且不需考虑肿瘤组织的 PD-L1 表达水平。

（三）卡瑞利珠单抗

1. 二线治疗　卡瑞利珠单抗（camrelizumab）是人源化抗 PD-1 的 IgG4 抗体，动物模型研究表明，卡瑞利珠单抗联合低剂量阿帕替尼治疗 NSCLC，可诱导肿瘤内异常血管正常化，重塑肿瘤免疫抑制性的微环境，二者可产生协同抗肿瘤效应。在此前期工作基础下，国内周彩存教授团队开展了一项多中心的Ⅰ期临床研究，探索卡瑞利珠单抗联合阿帕替尼治疗 EGFR 和 ALK 野生型晚期非鳞 NSCLC 患者的有效性和安全性。该Ⅰ期研究探索了不同剂量阿帕替尼（250mg/d、375mg/d）联合卡瑞利珠单抗（200mg，每2周）用于既往接受过二线及以上化疗的晚期非鳞 NSCLC 患者的有效性和安全性。研究结果表明，患者 ORR 达30.8%，疾病控制率（disease control rate，DCR）达94.1%，中位 PFS 为5.9个月。研究还进行了生物标志物分析，通过对83例患者进行 bTMB 检测发现，高 bTMB 患者 ORR 达52.6%，PFS 达7.8个月。在安全性方面，常见的治疗相关不良事件主要为高血压、手足综合征、蛋白尿等。该研究结果提示，卡瑞利珠单抗联合阿帕替尼治疗非鳞 NSCLC 显示出良好的抗肿瘤效果，目前Ⅱ期研究正在进行中。

2. 一线治疗 SHR-1210-Ⅲ-303 研究是一项开放、随机、多中心Ⅲ期临床研究，旨在比较卡瑞利珠单抗联合标准化疗（培美曲塞和卡铂）对比单独化疗作为一线治疗在 EGFR/ALK 阴性的晚期非鳞 NSCLC 患者中的疗效与安全性。主要研究终点为 PFS，次要研究终点包括 ORR、DCR、DOR 及 OS。结果显示，与单纯化疗相比，卡瑞利珠单抗联合化疗能显著延长患者中位 PFS，分别为11.3个月和8.3个月（HR=0.61，95%CI，0.46～0.80；P=0.0002）。另外，卡瑞利珠单抗联合化疗组的 ORR（60.0% vs 39.1%）、DCR（87.3% vs 74.4%）、中位 DOR（17.6个月 vs 9.9个月）和中位 OS（未达到 vs 20.9个月）也都显著优于单纯化疗组。在安全性上，卡瑞利珠单抗联合化疗组3/4级治疗相关不良事件的发生率为66.3%，单纯化疗组为45.9%。此外，治疗相关不良事件导致的死亡在卡瑞利珠单抗联合化疗组发生5例（2.4%），而单纯化疗组则为4例（1.9%）。基于上述研究，卡瑞利珠单抗联合化疗有望成为 EGFR 或 ALK 驱动基因阴性的晚期非鳞 NSCLC 患者一线治疗的新选择。

（四）替雷利珠单抗

替雷利珠单抗（tislelizumab，BGB-A317）是人源化的抗 PD-1 的 IgG4 单克隆抗体，目前在肺癌领域开展了多项Ⅱ/Ⅲ期临床试验。

RATIONALE 206 研究（NCT03432598）是一项Ⅱ期多队列研究，旨在评价替雷利珠单抗联合含铂化疗方案一线治疗中国晚期肺癌患者的临床疗效及安全性。4个队列分别针对不同的病理类型或治疗方案：非鳞状 NSCLC 队列（n=16），替雷利珠单抗+培美曲塞+顺铂/卡铂；鳞状 NSCLC 队列 A（n=15），替雷利珠单抗+紫杉醇+顺铂/卡铂；鳞状 NSCLC 队列 B（n=6），替雷利珠单抗+吉西他滨+顺铂/卡铂；小细胞肺癌队列（n=17），替雷利珠单抗+依托泊苷+顺铂/卡铂。主要研究终点是 ORR，次要研究终点是 PFS。截至2019年6月，中位随访时间15.3个月（95% CI，12.52～16.92个月）。结果显示，非鳞状 NSCLC 队列 ORR 为44%（95% CI，19.8%～70.1%），DCR 为94%（95% CI，69.8%～99.8%），mPFS 为9个月（95% CI，4.27%至 NE）。鳞状 NSCLC 队列 A 和队列 B 患者的 ORR 分别达到80%（95% CI，51.9%～95.7%）和67%（95% CI，22.3%～95.7%），DCR 分别达到93%（95% CI，68.1%～99.8%）和83%（95% CI，35.9%～99.6%）；队列 A mPFS 为7个月（95% CI，5.52个月至 NE），队列 B 的 mPFS 尚未成熟。NSCLC 3个队列的 OS 数据均尚未成熟。常见的急性 AE 包括贫血(79.6%，n=43)和白细胞计数下降（74.1%，n=40）。该项研究结果为替雷利珠单抗开展晚期 NSCLC 一线治疗的Ⅲ期临床研究 RATIONALE 304 和 RATIONALE 307 奠定了良好的基础（Wang et al.，2020）。

2020年 ASCO 大会公布了 RATIONALE 307研究（NCT03594747）的结果，这是一项随机、开放、多中心Ⅲ期临床研究，旨在评价替雷利珠单抗联合紫杉醇/白蛋白紫杉醇及卡铂用于既往未接受治疗的局部晚期或转移性鳞状 NSCLC 患者的有效性和安全性。研究共纳入360例患者并按1:1:1比例随机分配至 A、B、C 三组接受治疗：A 组，替雷利珠单抗+紫杉醇+卡铂（n=120）；B 组，替雷利珠单抗+白蛋白紫杉醇+卡铂（n=119）；C 组，紫杉醇+卡铂（n=121）。主要研究终点为 IRC 评估的 PFS，次要研究终点为由 IRC 评估的 OS、ORR、DOR、安全性等。研究结果显示：A 组、B 组、C 组 mPFS 分别为7.6个月（HR=0.52；95% CI，6.0～9.8个月；P=0.0001）、7.6个月（HR=0.48；95% CI，5.8～11.0个月；P<0.0001）、5.5个月（95% CI，

4.2~5.7 个月；P＜0.0001）。A 组、B 组、C 组 ORR 分别为 72.5%（95% CI，63.6%~80.3%）、74.8%（95% CI，66.0%~82.3%）、49.6%（95% CI，40.4%~58.8%）。A 组、B 组、C 组 mDOR 分别为 8.2 个月（95% CI，5.0 个月至 NE）、8.6 个月（95% CI，6.3 个月至 NE）、4.2 个月（95% CI，2.8~4.9 个月）。中位 OS 尚未达到。A 组、B 组、C 组严重不良反应发生率分别为 37.5%、38.9%、23.6%（Wang et al.，2021）。基于该项研究结果，2021 年 1 月 14 日 NMPA 批准替雷利珠单抗联合化疗用于一线治疗局部晚期或转移性鳞状 NSCLC。

2020 年 ESMO 大会公布了 RATIONALE 304 研究（NCT03663205），这是一项多中心、随机、开放、Ⅲ期研究，旨在评价替雷利珠单抗联合培美曲塞+铂类对比培美曲塞+铂类一线治疗局部晚期或晚期非鳞状 NSCLC 的疗效和安全性。研究共纳入 334 例患者并按 2∶1 的比例随机分配至替雷利珠单抗联合化疗组（A 组，n=223）及化疗组（B 组，n=111）接受治疗。主要研究终点是 IRC 评估的 PFS，次要终点是 OS；独立评审委员会评估的 ORR、DOR；研究者评估的 PFS、ORR、DOR、安全性等。结果显示：中位随访 9.8 个月（95% CI，9.23~10.38 个月），替雷利珠单抗联合化疗方案对比单纯化疗方案患者的 mPFS（IRC 评估）为 9.7 个月 vs 7.6 个月（HR=0.645，P=0.0044）；两组中位 DOR 分别为 8.5 个月（95% CI，6.80~10.58 个月）及 6.0 个月（95% CI，4.99 个月至 NE）；两组 ORR 分别为 57%（95% CI，50.6%~64.0%）及 36.9%（95% CI，28.0%~46.6%）。A 组和 B 组≥1 级不良事件发生率为 100% 及 99.1%，≥3 级不良事件发生率分别为 67.6% 及 53.6%（Lu et al.，2020）。

2021 年 AACR 大会公布了 RATIONALE 303 研究（NCT03358875），这是一项随机、开放性、多中心的全球Ⅲ期临床试验，旨在评估替雷利珠单抗比多西他赛用于治疗接受铂类化疗后出现疾病进展的二线或三线局部晚期或转移性 NSCLC 患者的有效性和安全性。该研究共在亚洲、欧洲、美洲和大洋洲的 10 个国家入组了 805 例患者，以 2∶1 的比例随机分配至替雷利珠单抗治疗组（n=535）及化疗组（n=270）接受治疗。该研究的主要终点是 OS；次要终点包括 ORR、DoR、PFS 及安全性。结果显示，在 ITT 人群中，替雷利珠单抗单药方案对比多

西他赛化疗方案显著提升了患者 OS，两组的中位 OS 为 17.2 个月（95% CI，15.28~20.04 个月） vs 11.9 个月（95% CI，10.18~13.93 个月）（P＜0.0001；HR=0.64）；两组的 ORR 为 21.9% vs 7.0%，相差 14.9%（95% CI，10.26%~19.56%；P＜0.0001）；两组的中位 PFS 为 4.1 个月（95% CI，3.75~5.03 个月）vs 2.6 个月（95% CI，2.17~3.78 个月）（P＜0.0001；HR=0.64）；两组的中位 DoR 分别为 13.5 个月（95% CI，8.54~21.78 个月）和 6.2 个月（95% CI，2.10~7.16 个月）；替雷利珠单抗组与多西他赛组≥3 级不良反应的发生率分别为 38.6% 及 74.8%（Zhou et al.，2021）。

基于 RATIONALE 304 与 RATIONALE 303 的研究结果，NMPA 已经正式受理了替雷利珠单抗联合化疗一线治疗晚期非鳞状 NSCLC、替雷利珠单抗单药治疗二/三线晚期 NSCLC 的新适应证申请。

替雷利珠单抗在 NSCLC 领域还有 2 个Ⅲ期研究正在进行中。①RATIONALE 312 研究（NCT04005716）：替雷利珠单抗/安慰剂联合铂类药物和依托泊苷用于治疗广泛期小细胞肺癌患者的随机、双盲、安慰剂对照Ⅲ期临床研究；②RATIONALE 315 研究（NCT04379635）：替雷利珠单抗联合化疗用于可切除的Ⅱ期或ⅢA 期非小细胞肺癌的新辅助和辅助治疗的Ⅲ期临床研究。期待这些临床研究的最终结果。

（五）信迪利单抗

信迪利单抗（sintilimab）是全人源的抗 PD-1 的 IgG4 单克隆抗体，在肺癌领域的研究进展涉及一线与化疗或抗血管 TKI 的联合使用，同时还向前推进探索了其新辅助治疗的疗效。2020 年在世界肺癌大会和 ESMO 年会上，相继公布了信迪利单抗在晚期 NSCLC 的大型Ⅲ期关键临床研究的阳性结果数据。

ORIENT-11 是一项随机、双盲、安慰剂对照的Ⅲ期临床研究（NCT03607539），对比信迪利单抗或安慰剂联合培美曲塞和铂类用于 EGFR 或 ALK 阴性的局部晚期或晚期非鳞状非小细胞肺癌的一线治疗疗效。研究共纳入 397 例患者并按 2∶1 比例随机分配至信迪利单抗联合化疗组（n=266）及安慰剂联合化疗组（n=131）。主要研究终点是独立影像学评审委员会（IRRC）评估的 PFS。结果显示，截至 2019 年 11 月 15 日，中位随访时间为 8.9 个月（95% CI，0.6~14.8 个月）。信迪利单抗联合化疗组

较安慰剂联合化疗组显著延长 mPFS，分别为 8.9 个月（95% CI，7.1～11.3 个月）和 5.0 个月（95% CI，4.8～6.2 个月）（HR=0.482；95% CI，0.362～0.643；$P<0.00001$）；两组 6 个月 PFS 率分别为 68.3%（95% CI，62.0%～73.8%）和 42.0%（95% CI，32.8%～50.9%）；两组 ORR 分别为 51.9%（95% CI，45.7%～58.0%）和 29.8%（95% CI，22.1%～38.4%；$P=0.00003$）。更新的 OS 数据显示，信迪利单抗组 mOS 仍未达到，化疗组 mOS 为 16.0 个月（95%CI，11.4～NR）（HR=0.606；95%CI，0.437～0.841；$P=0.0025$）。安全性分析表明，信迪利单抗联合化疗未增加整体不良事件发生率，且耐受良好（Yang et al.，2020a）。此外，2020 年 ESMO 大会进一步公布了该研究的生物标志物探索，分析提示，MHC-Ⅱ抗原提呈通路相关基因表达与信迪利单抗联合化疗组的 PFS 显著相关（HR=0.41，$P=0.0041$），而化疗组未见这一相关性。此项结果为免疫联合化疗的生物标志物探索开启了新思路（Yang et al.，2020b）。2021 年 2 月 3 日，NMPA 批准信迪利单抗联合化疗用于晚期非鳞状 NSCLC 一线治疗。

ORIENT-12 研究是一项评估信迪利单抗或安慰剂联合吉西他滨和铂类用于局部晚期或转移性鳞状 NSCLC 一线治疗有效性和安全性的随机、双盲、Ⅲ期对照临床研究（NCT03629925）。研究共纳入 357 例患者并按 1∶1 随机分配至信迪利单抗联合化疗组（n=179）及安慰剂联合化疗组（n=178）。主要研究终点是 IRRC 评估的 PFS。结果显示：中位随访时间 8.0 个月；IRRC 评估的两组 mPFS 分别为 5.1 个月 vs 4.9 个月（HR=0.621；95% CI，0.473～0.815；$P=0.00056$）；研究者评估的两组 mPFS 分别为 5.9 个月 vs 4.9 个月（HR=0.575；95%CI，0.435～0.761；$P=0.00009$）。中位 OS 尚未达到。两组≥3 级不良事件发生率相似（86.6% vs 83.1%）（Zhou et al.，2020）。基于这项Ⅲ期研究结果，NMPA 也已正式受理信迪利单抗用于鳞状非小细胞肺癌一线治疗的新适应证的申请。

ORIENT-3 是一项对比信迪利单抗与多西他赛用于经治晚期或转移性鳞状 NSCLC 的开放性、多中心、随机对照的Ⅲ期临床研究（NCT03150875）。研究共纳入 290 例一线含铂化疗失败的晚期或转移性鳞状 NSCLC 患者，按 1∶1 随机分配接受信迪利单抗（n=145）或多西他赛（n=145）治疗。主要研

究终点是 OS，次要研究终点包括 PFS、客观缓解率 ORR 和安全性等。截至 2020 年 7 月 31 日，中位生存随访时间 23.56 个月。结果显示，信迪利单抗较多西他赛显著延长 OS，两组中位 OS 分别为 11.79 个月和 8.25 个月（HR=0.74，95%CI，0.56～0.96，$P=0.02489$）；PFS 和 ORR 也有显著改善，两组的中位 PFS 分别为 4.30 个月和 2.79 个月（HR=0.52，95%CI，0.39～0.68，$P<0.00001$），ORR 分别为 25.5%和 2.2%。安全性数据与既往免疫治疗结果一致，3 级以上治疗相关不良事件（TRAE）信迪利单抗组明显低于多西他赛组。基于此项研究结果，2021 年 1 月 NMPA 正式受理信迪利单抗用于晚期鳞状 NSCLC 二线治疗的适应证申请（Shi et al.，2021）。

相对于联合化疗，信迪利单抗联合安罗替尼的"去化疗"治疗模式在驱动基因阴性晚期 NSCLC 一线治疗中的尝试同样值得关注（单臂Ⅱ期研究，NCT03628521），22 例患者中有 16 例患者获得确认的肿瘤缓解，ORR 为 72.7%，DCR 达 100%（Han et al.，2019）。mPFS 为 15 个月（95%CI，8.3～NR），OS 数据尚未成熟，预估 12 个月 OS 率 95.5%（95%CI，71.9%～99.3%）（Chu et al.，2020）。目前，扩大样本的随机、对照Ⅱ期 SUNRISE 研究（NCT04124731）正在进行中，将为这一方案提供更多证据。同时，信迪利单抗在新辅助方面也有积极的探索，40 例未经治疗的可切除（ⅠB～ⅢA 期）NSCLC 患者，接受共 2 个周期的信迪利单抗单药治疗后进行根治性手术（ChiCTR-OIC-17013726）。截至 2019 年 6 月 15 日，该研究的疗效数据令人鼓舞，整体人群新辅助治疗 ORR 为 20.0%，在 37 例行根治性手术的患者中，MPR 达 40.5%，pCR 达到 16.2%。21 例患者（52.5%）出现新辅助治疗相关不良反应（Gao et al.，2020）。同时，该研究进一步分析发现，^{18}F-FDG PET-CT 检测代谢参数的变化与信迪利单抗新辅助治疗疗效显著相关。这一发现提示 PET-CT 的代谢参数 SULmax 的变化，可能是用于筛选免疫新辅助治疗潜在获益患者的生物标志物（Tao et al.，2020）。

二、PD-L1 抗体

（一）阿替利珠单抗

阿替利珠单抗（atezolizumab）是人源化抗 PD-L1 的 IgG4 抗体，Ⅰ期临床试验结果显示，阿

替利珠单抗在既往接受过系统治疗的晚期 NSCLC 患者中具有良好的耐受性及安全性，总 ORR 为 23%（12/53），在非鳞 NSCLC 中为 21%（9/42），鳞癌中为 27%（3/11），总体 24 周无进展生存率为 45%（Herbst et al.，2014）。生物标志物分析显示阿替利珠单抗的疗效与 PD-L1 表达状态相关，特别是浸润性 T 淋巴细胞表面 PD-L1 的表达。阿替利珠单抗的耐受性尚可，3～4 级治疗相关不良事件发生率为 12.6%，包括乏力、转氨酶升高、高血糖、缺氧等，未发现 3～5 级肺炎和腹泻。

1. 二线治疗

（1）POPLAR 研究：POPLAR 是一项随机、开放的 II 期研究，287 例经治 NSCLC 患者随机分组接受阿替利珠单抗治疗（n=144，1200mg，每 3 周一次）或多西他赛化疗（n=143，75mg/m^2，每 3 周一次）（Fehrenbacher et al.，2016）。主要研究终点是 ITT 人群的 OS 以及各亚组的 OS（当有 173 个死亡事件发生时），生物标志物分析作为探索性分析，同时测定肿瘤细胞表面 PD-L1 表达（TC：TC3≥50%，50%>TC2≥5%，5%>TC1≥1%，TC0<1%）和 T 淋巴细胞表面 PD-L1 表达（IC：IC3≥10%，10%>IC2≥5%，5%>IC1≥1%，IC0<1%）。结果显示：在 ITT 人群中，阿替利珠单抗可显著改善患者 OS（12.6 个月 vs 9.7 个月；HR=0.73，95% CI，0.53～0.99；P=0.04）。两组患者的中位 PFS 相似，阿替利珠单抗组为 3.3 个月，多西他赛组为 3 个月（HR=0.87，95%CI，0.63～1.20）。两组的 ORR 均为 18%。亚组分析发现 PD-L1 表达水平越高，患者从阿替利珠单抗中的获益越明显，在 TC3 或 IC3 表达组，阿替利珠单抗和多西他赛组的中位 OS 分别为 15.5 个月和 11.1 个月（HR=0.49，95% CI，0.22～1.07；P=0.068）；在 TC2/3 或 IC2/3 组，阿替利珠单抗和多西他赛组的中位 OS 分别为 15.1 个月和 7.4 个月（HR=0.54，95% CI，0.33～0.89；P=0.014）；在 TC1/2/3 或 IC1/2/3，阿替利珠单抗和多西他赛组的中位 OS 分别为 15.5 个月和 9.2 个月（HR=0.59，95%CI，0.40～0.85；P=0.005）；在 TC0 和 IC0 组，阿替利珠单抗和多西他赛组的中位 OS 均为 9.7 个月（HR=1.04，95%CI，0.62～1.75；P=0.871）。探索性分析发现，若患者 T 效应细胞及 γ 干扰素相关基因高表达（*CD8A*、*GZMA*、*GZMB*、*IFN-γ*、*EOMES*、*CXCL9*、*CXCL10* 和 *TBX21*），则

更可能从阿替利珠单抗中获益（HR=43，95%CI，0.24～0.77）。在安全性方面，阿替利珠单抗组 11 例（8%）患者因药物不良反应停药，而在多西他赛组中，则为 30 例（21%）。阿替利珠单抗组有 16 例（11%）出现 3～4 级以上治疗相关不良事件，多西他赛组则为 52 例（36%）。治疗相关不良事件死亡人数在阿替利珠单抗组为 1 例（<1%），而在多西他赛组为 3 例（2%）。基于早期研究的结果，阿替利珠单抗作为 PD-L1 阳性的 NSCLC 既往治疗（包括化疗和靶向治疗）进展后的潜在治疗选择，获得了 FDA 的突破性治疗认定，这一认定加快了新疗法的审批过程。

（2）OAK 研究：随机对照的 III 期 OAK 研究则进一步比较了阿替利珠单抗与多西他赛作为二线治疗在晚期 NSCLC 中的疗效与安全性（Rittmeyer et al.，2017）。研究共纳入 1225 例 NSCLC 患者，对首批 850 例患者（主要研究人群）进行分析。结果显示，在总体人群中，与多西他赛组相比，阿替利珠单抗可显著延长患者总体 OS，中位 OS 分别为 13.8 个月和 9.6 个月（HR=0.73，95%CI，0.62～0.87；P=0.003）。阿替利珠单抗组和多西他赛组的中位 PFS 分别为 2.8 个月和 4.0 个月（HR=0.95，95%CI，0.82～1.10），ORR 分别为 14% 和 13%。同样，OAK 研究亚组分析也发现 PD-L1 表达水平越高，患者从阿替利珠单抗中的获益越明显，在 TC3 或 IC3 表达组，阿替利珠单抗和多西他赛组的中位 OS 分别为 20.5 个月和 8.9 个月（HR=0.41，95%CI，0.27～0.64）；在 TC2/3 或 IC2/3 组，阿替利珠单抗和多西他赛组的中位 OS 分别为 16.3 个月和 10.8 个月（HR=0.67，95%CI，0.49～0.90）；在 TC1/2/3 或 IC1/2/3 组，阿替利珠单抗和多西他赛组的中位 OS 分别为 15.7 个月和 10.3 个月（HR=0.74，95%CI，0.58～0.93）；在 TC0 和 IC0 组，阿替利珠单抗和多西他赛组的中位 OS 分别为 12.6 个月和 8.9 个月（HR=0.75，95%CI，0.59～0.96）。与多西他赛相比，不论组织类型如何（鳞癌或非鳞癌），阿替利珠单抗均能够改善患者的总生存：在非鳞癌 NSCLC 患者中，阿替利珠单抗和多西他赛的 ORR 分别为 14.4% 和 15.2%，总体 OS 分别为 15.6 个月和 11.2 个月；在鳞癌患者中，ORR 分别为 11.6% 和 8.2%，总体 OS 分别为 8.9 个月和 7.7 个月。在一些关键的亚组分析中，也得到了一致的结论，比如在

基线存在脑转移的患者中，阿替利珠单抗和多西他赛的中位 OS 分别为 20.1 个月和 11.9 个月（HR=0.54）；非吸烟患者中两治疗组的中位 OS 分别为 16.3 个月和 12.6 个月（HR=0.71）。同样，阿替利珠单抗展现了更好的安全性，3/4 级治疗相关不良事件发生率更低（15% vs 43%）。2016 年 10 月 FDA 批准阿替利珠单抗用于治疗含铂方案治疗期间或治疗后进展的晚期 NSCLC 患者，同样可应用于 *EGFR* 或 *ALK* 阳性的接受相应靶向药物治疗后进展的转移性 NSCLC 患者。

2. 一线治疗

（1）IMpower150 研究：IMpower150 是一项多中心、开放、随机、对照Ⅲ期临床研究，评估阿替利珠单抗/化疗（卡铂和紫杉醇）联合或不联合贝伐珠单抗一线治疗Ⅳ期非鳞 NSCLC 患者的疗效和安全性。研究共入组 1202 例患者，按 1∶1∶1 比例随机分配至阿替利珠单抗+卡铂+紫杉醇组（A 组，*n*=402），或阿替利珠单抗+贝伐珠单抗+卡铂+紫杉醇组（B 组，*n*=400），或贝伐珠单抗+卡铂+紫杉醇组（C 组，对照组，*n*=400），各组患者分别进行 4～6 个周期的诱导治疗，后续分别采用阿替利珠单抗（A 组）、阿替利珠单抗+贝伐珠单抗（B 组）和贝伐珠单抗（C 组）进行维持治疗直至疾病进展或接受阿替利珠单抗不再有临床获益。根据入组患者是否有驱动基因（*EGFR* 突变和 *ALK* 融合基因），分为 ITT-WT 型患者（野生型，占随机患者的 87%）和 *EGFR/ALK* 阳性患者（占随机患者的 13%）。ITT-WT 型患者又进一步根据免疫相关基因表达谱分为 Teff-high（根据 PD-L1、CXCL9 和 IFN-γ 三个基因的 mRNA 表达水平）WT 组和 Teff-low WT 组。主要研究终点为 ITT-WT 型患者的 PFS，Teff-high WT 型患者的 PFS，以及 ITT-WT 型患者的 OS。目前研究主要报道了 B 组和 C 组的数据，结果显示（Socinski et al.，2018）：在 ITT-WT 型患者中，B 组对比 C 组可显著延长 PFS，两组 PFS 分别为 8.3 个月和 6.8 个月（HR=0.62，95%CI，0.52～0.74；*P* <0.0001）。在 Teff-high WT 型患者中，B 组对比 C 组亦显著延长 PFS，中位 PFS 分别为 11.3 个月和 6.8 个月（HR=0.51，95%CI，0.38～0.68；*P*<0.0001）。此外，在 ITT-WT 型患者中，亚组分析显示，相比对照组，各亚组患者均从四药联合治疗中获益，包括 *EGFR/ALK* 阳性的患者、基线合并肝转移患者，

以及不同 PD-L1 表达水平的患者。在 ITT-WT 型患者中，B 组和 C 组的 ORR 分别为 64%和 48%；在 Teff-high WT 型患者中，B 组和 C 组的 ORR 分别为 69%和 54%。在 ITT-WT 型患者中，B 组对比 C 组可显著延长 OS，两组的中位 OS 分别为 19.2 个月和 14.4 个月（HR=0.78，95%CI，0.64～0.96；*P*=0.02）。在安全性方面，四药方案耐受性尚可，与既往报道的安全性数据相似，治疗相关不良事件发生率在 B 组和 C 组较为接近，3 级以上不良事件发生率分别为 55.7%和 47.7%。而基于 IMpower150 的结果，FDA 于 2018 年 12 月批准阿替利珠单抗+贝伐珠单抗联合卡铂/紫杉醇用于一线治疗 *EGFR/ALK* 阴性的转移性非鳞 NSCLC 患者。另外，2019 年 ASCO 公布的 IMpower150 肝转移人群的数据显示（Reck et al.，2019），阿替利珠单抗+贝伐珠单抗+化疗与贝伐珠单抗联合化疗组相比，ORR 分别为 60.8%和 41.1%，中位 OS 分别为 13.3 个月和 9.4 个月（HR=0.52，95%CI，0.33～0.82），进一步支持了四药联合方案在肝转移人群的确切疗效。

（2）IMpower130 研究：IMpower130 是一项多中心、随机、开放的Ⅲ期临床研究，旨在评估阿替利珠单抗联合白蛋白紫杉醇/卡铂对比单独化疗在晚期非鳞 NSCLC 患者中的疗效与安全性。与 IMpower150 设计不同，此方案中未包含贝伐珠单抗。符合标准的患者按 2∶1 比例随机分配至联合治疗组，随后采用阿替利珠单抗维持治疗或单独化疗，之后采用最佳支持治疗或培美曲塞维持治疗。分层因素包括性别、基线肝转移和 PD-L1 表达。主要研究终点是研究者评估的 ITT-WT 队列 PFS 和 OS，次要终点是 ITT 人群及 PD-L1 表达分层的 OS 和 PFS、ORR 和安全性。结果显示（West et al.，2019），在 ITT-WT 人群中，联合组和单纯化疗组的中位 PFS 为 7 个月和 5.5 个月（HR=0.64，95%CI，0.54～0.77；*P*<0.0001）。同样，联合组较单独化疗组也改善了总体 OS，分别为 18.6 个月和 13.9 个月（HR=0.79，95%CI，0.64～0.98；*P*=0.033）。联合组的 ORR 也优于单独化疗组（49.2% vs 31.9%）。所有预设亚组中均观察到 PFS 获益，但肝转移患者既无 PFS 获益，也无 OS 获益。不论 PD-L1 表达水平如何，患者均可从阿替利珠单抗治疗中获益。联合组和单独化疗组的任意级别不良事件相当，3/4 级治疗相关的不良事件发生率分别为 73.2%和

60.3%。因此，IMpower130结果支持阿替利珠单抗联合化疗同样可以作为晚期非鳞状NCSLC患者的一线治疗选择，而不需要检测PD-L1表达水平。

（3）IMpower132研究：同样针对晚期非鳞NSCLC的一线治疗，IMpower132研究未能显著改善患者OS。与IMpower130设计不同，IMpower132采用的化疗方案为非鳞NSCLC的标准化疗方案——培美曲塞联合铂类。与单独化疗相比，阿替利珠单抗联合培美曲塞/铂类虽然显著延长了患者的PFS（7.6个月 vs 5.2个月；HR=0.60，95%CI，0.49～0.72；$P<0.000\,01$），但共同主要终点OS未达到统计学差异，分别为18.1个月和13.6个月（HR=0.81，95%CI，0.64～1.03；$P=0.0797$）。同样在肝转移亚组中，三药联合方案也未观察到OS获益，提示贝伐珠单抗在肝转移患者中可能发挥重要作用。

（4）IMpower110研究：IMpower110研究进一步评估了在PD-L1阳性（TC/IC≥1%）的晚期NSCLC患者中阿替利珠单抗单药治疗（1200mg，每3周一次）与标准含铂双药化疗方案（非鳞癌选择培美曲塞联合卡铂；鳞癌选择吉西他滨联合铂类）的疗效与安全性。主要研究终点为WT人群的OS，次要研究终点包括PFS、ORR及中位缓解时间。初步结果显示：在PD-L1高表达患者中（TC3或IC3），与标准化疗相比，阿替利珠单抗单药可显著改善患者中位OS（20.2个月 vs 13.1个月；HR=0.59，95%CI，0.40～0.89；$P=0.0106$）。在TC2/3或IC2/3人群中，阿替利珠单抗也显示出优势，中位OS分别为18.2个月和14.9个月（HR=0.72，95%CI，0.52～0.99；$P=0.0416$）。在PD-L1高表达患者中，阿替利珠单抗同样可改善患者的PFS（8.1个月和5.0个月；HR=0.63，95%CI，0.45～0.88；$P=0.007$）及ORR（38.3%和28.6%）。阿替利珠单抗在安全性方面也显示优势，两组治疗相关不良事件发生率分别为60.5%和85.2%，其中3级以上不良事件发生率分别为12.9%和44.1%。

3. 新辅助/辅助治疗 研究者对阿替利珠单抗在新辅助治疗方面也做了一些探索。LCMC3是一项单臂、开放、多中心Ⅱ期研究，旨在评估阿替利珠单抗作为新辅助治疗用于ⅠB～ⅢA期NSCLC患者的疗效与安全性。主要研究终点为病理学显著缓解率。次要研究终点包括安全性、PD-L1表达水平与疗效的相关性、TMB及基因表达特征。在已

入组的101例患者中，90例患者接受了手术，2例出现非治疗相关性死亡，29例出现3/4级不良反应，其中6例（6%）为治疗相关。排除8例驱动基因阳性患者，病理显著缓解率达18%（15/82），其中4例患者达到病理完全缓解，6例患者取得病灶的PR，72例患者为SD。在PD-L1阳性（SP142抗体）患者中，病理显著缓解率达29%，而阴性者仅占8%。但探索性分析并未发现TMB与病理显著缓解率存在相关性。

（二）度伐利尤单抗

1. 局部晚期NSCLC同步放化疗后的巩固治疗 PACIFIC研究是一项随机、双盲、安慰剂对照的大型多中心Ⅲ期临床研究，旨在评估度伐利尤单抗（durvalumab）在接受同步放化疗后未发生疾病进展的局部晚期NSCLC患者中巩固治疗的效果。研究纳入713例患者并按2∶1比例随机分配至度伐利尤单抗巩固治疗组（$n=476$，10mg/kg，每2周一次，最长治疗12个月）和安慰剂对照组（$n=237$）。主要研究终点为PFS和OS，其他研究终点包括ORR，治疗中位有效时间，12个月、18个月患者的无进展生存率或总生存率，24个月总生存率，死亡或远处转移时间等。结果一经公布即引起轰动，研究结果显示：与安慰剂相比，度伐利尤单抗可显著延长PFS，两组中位PFS分别为16.8个月和5.6个月（HR=0.52，95%CI，0.42～0.65；$P<0.001$）（Antonia et al.，2017）。度伐利尤单抗巩固治疗同样可提高ORR，两组分别为28.4%和16.0%。与安慰剂治疗组相比，度伐利尤单抗巩固治疗组患者最常见的药物不良反应包括咳嗽（35.4% vs 25.2%）、肺炎（33.9% vs 24.8%）、乏力（23.8% vs 20.5%）、呼吸困难（22.3% vs 23.9%）及腹泻（18.3% vs 18.8%）。3/4级不良事件在度伐利尤单抗巩固治疗组和安慰剂对照组分别为29.9%和26.1%。PACIFIC研究证实了度伐利尤单抗相比于安慰剂对照可显著提高局部晚期NSCLC患者的PFS。随后更新的随访数据显示（Antonia et al.，2018），度伐利尤单抗巩固治疗同样显著延长了患者的OS，未达到 vs 28.7个月（HR=0.68，95%CI，0.47～0.997；$P=0.0025$），2年生存率分别为66.3%和55.6%。在经过接近3年的随访后（中位随访时间33.3个月），度伐利尤单抗巩固治疗组的中位OS仍未达到，在1年生存率

（83.1% vs 74.6%）、2年生存率（66.3% vs 55.3%）、3年生存率（57.0% vs 43.5%）方面，度伐利尤单抗巩固治疗组均显著优于安慰剂组（Gray et al.，2019）。2018年2月FDA批准了度伐利尤单抗用于不可手术Ⅲ期NSCLC患者同步放化疗后的巩固治疗。

2. 一线治疗 POSEIDON是一项随机、全球多中心的Ⅲ期研究，旨在探究以度伐利尤单抗为基础的联合方案在 *EGFR* 和 *ALK* 阴性的晚期NSCLC患者中的疗效与安全性（NCT03164616）。纳入的患者随机分配至3组：度伐利尤单抗+替西木单抗（tremelimumab，CTLA-4单抗）+标准化疗组，度伐利尤单抗+标准化疗组及单独化疗组。根据阿斯利康的报道，相比单独化疗，联合方案可显著改善患者的PFS，单独化疗和联合方案分别达到了POSEIDON研究的主要终点与关键次要终点。但该研究的另一个主要终点OS目前尚未成熟。

（三）阿维鲁单抗

阿维鲁单抗（avelumab）是一种靶向PD-L1的人源性IgG1单克隆抗体，在美国已获批用于治疗转移性Merkel细胞癌，在一项多中心、开放标签、Ⅰb期临床试验（JAVELIN实体瘤试验）的剂量扩展队列中，阿维鲁单抗在经治的晚期NSCLC患者队列中显现出抗肿瘤活性和可接受的安全性。研究共入组184例患者，ORR为12%，DCR为50%。最常见的治疗相关不良事件为乏力（25%）、输液反应（21%）和恶心（13%），3级及以上治疗相关不良事件发生率为13%（Gulley et al.，2017）。Ⅲ期JAVELIN Lung 100研究（NCT02576574）正在进行中，旨在比较阿维鲁单抗与化疗在PD-L1阳性晚期NSCLC患者中的疗效与安全性。主要研究终点为PD-L1高表达患者的PFS及OS，次要研究终点包括ORR、安全性及生活质量。

三、小　结

毫无疑问，免疫治疗目前已经彻底地改变了肺癌的治疗模式，针对晚期NSCLC患者，以免疫治疗为基础的单药或联合治疗已成为治疗新标准，使晚期NSCLC患者实现长期生存成为现实，并且免疫治疗越来越多地应用于局部晚期，甚至早期肺癌。但是仍有很多问题亟待解决，首先目前并无

可靠的生物标志物完美预测免疫治疗的疗效，尽管PD-L1是目前最成熟的生物标志物，但它仍存在很多缺陷，如即使PD-L1阴性的患者也可从免疫治疗中获益，并且PD-L1的表达存在明显的时间和空间的异质性。另外，一些标志物如TMB、MSI已经或正待获批，但仍需要前瞻性大样本研究确认；其他的生物标志物，如TILs及微生物组等，也需要更多临床数据支持。未来免疫治疗的疗效预测标记物更加需要整合肿瘤、肿瘤微环境、表观遗传学、宿主特征、影像组学等多参数指标。另一方面，随着免疫治疗的广泛应用，越来越多的独特的响应模式被发现，如超进展及假性进展，但其中的机制尚未完全阐明，同样需要一些可靠的生物标志物去准确识别，避免无效治疗。目前免疫联合治疗在相关领域取得了不错的进展，但联合治疗方案的选择、联合作用的机制及生物标志物的选择仍需进一步探索。而在未来，对耐药机制的阐明以及克服耐药的探索将有助于真正将肺癌变成"慢性疾病"。

（周　斐）

编者简介

周斐，内科学博士，主治医师，就职于上海市肺科医院肿瘤科，主要从事肺癌个体化治疗、肺癌靶向治疗全程管理及治疗策略优化，擅长CT引导下经皮肺穿刺、射频消融及超声支气管镜（EBUS）等操作。目前作为项目负责人主持国家自然科学基金青年科学基金项目、上海市科学技术委员会项目、上海市肺科医院院级课题各1项；近5年累计发表SCI论文40余篇，包括 *J Thorac Oncol*、*Euro J Cancer*、*Int J Cancer* 等肿瘤领域专业杂志，并且在 *Lancet Oncol*、*J Clin Oncol* 分别发表Editorial、Letter各1篇。参编/参译《肺部肿瘤学》《肺癌治疗热点问题》《新编肺癌综合治疗》《肺癌的免疫治疗新进展》等著作4部。作为参与者获得上海市科技进步奖一等奖、上海市抗癌科技奖二等奖。参与10余项肺癌靶向治疗、免疫治疗多中心、Ⅲ期临床研究，作为Sub-I负责多中心、Ⅲ期临床研究3项。获得2018年CSCO"35 under 35"最具潜力青年肿瘤医师及科研达人奖，2017 WCLC Developing National Travel Award。担任多种SCI收录杂志审稿人。

第四节　小细胞肺癌免疫治疗药物及临床试验进展

一、概　　述

小细胞肺癌（SCLC）是肺癌恶性程度最高的类型之一，美国癌症研究院统计 SCLC 约为肺癌总数的 18%，在欧洲为 20%，在我国为 13%～14%，总体来说，我国 SCLC 的比例低于欧美。作为一种高侵袭性的神经内分泌肿瘤，SCLC 具有生长快速、早期易转移的特点，超过 70% 的患者在诊断时即为晚期，并且与大量吸烟明显相关。SCLC 的预后不佳，中位生存期仅 8～11 个月，5 年生存率小于 5%（Cronin et al., 2014）。

过去 30 年来，SCLC 的治疗一直以化疗和放疗为主，持续盘旋在平台期，没有太大改观，研究进展更是乏善可陈（Sabari et al., 2017）。近年来随着免疫治疗在非小细胞肺癌（NSCLC）等多种实体瘤中取得革命性胜利，免疫治疗在 SCLC 领域也在不断探索，并且 SCLC 的流行病学、生物学及临床特点均提示其为潜在的免疫治疗获益的肿瘤类型。首先，SCLC 与吸烟呈强相关，之前的研究表明在 NSCLC 中吸烟暴露是一种免疫治疗疗效的预测因子，即吸烟往往预测好的疗效（Reck et al., 2016b）；其次，SCLC 拥有较高的 TMB，此特点可能导致肿瘤新生抗原的释放，从而刺激机体产生获得性免疫反应（Alexandrov et al., 2016; George et al., 2015）；此外，临床上 20%～40% 的 SCLC 患者会出现副瘤综合征，而副瘤综合征与更好的预后相关。最近一项研究表明，不出现副瘤综合征的 SCLC 与出现 Lambert-Eaton 综合征的中位生存期分别是 9.5 个月和 18 个月（Maddison et al., 2017, 1999）。即使临床上未出现明显的副瘤综合征,仅仅自身抗体的存在就与更佳的预后相关,因为自身抗体往往反映引起体

液免疫应答的能力（Gozzard et al., 2015）。但另一方面，SCLC 的特殊临床特点可能限制免疫治疗的使用和疗效。SCLC 具有快速进展的特点，因此需要如同化疗可以快速抑制肿瘤生长的治疗方法。而且，大部分 SCLC 患者都有症状，当出现上腔静脉综合征或脑转移这些症状时，往往需要激素治疗，而激素可能会影响免疫治疗的疗效（Arbour et al., 2018; Nakahara et al., 2018）。SCLC 中程 PD-L1 的表达明显低于 NSCLC，平均阳性率仅为 16.5%（Yu et al., 2016）。

面对 SCLC 复杂又狡猾的特性，尽管免疫之路异常曲折，但 CheckMate-032 首次奠定了免疫治疗在小细胞肺癌二线治疗的地位，IMpower133 结果的问世则正式宣告 SCLC 进入一个新的时代。

二、小细胞肺癌免疫治疗指南

美国 NCCN 指南（2017.V1）将纳武利尤单抗（nivolumab）±伊匹木单抗（ipilimumab）方案作为耐药复发 SCLC 二线治疗可选方案的 2A 类推荐，从此拉开了 SCLC 免疫治疗的序幕（Antonia et al., 2016; Cope et al., 2019）。NCCN 指南（2019.V1）将阿替利珠单抗（atezolizumab）联合依托泊苷+卡铂作为广泛期小细胞肺癌（ES-SCLC）一线治疗可选方案的 1 类推荐，更是 30 年来首次更新了 SCLC 一线治疗标准方案（Horn et al., 2018）。同时，NCCN 指南（2019.V1）推荐帕博利珠单抗（pembrolizumab）为耐药复发的二线治疗选择之一（Yang et al., 2019）。

CSCO《原发性肺癌诊治指南》（2020）根据 IMpower133 的结果，将 atezolizumab 联合依托泊苷+卡铂作为广泛期 SCLC 一线治疗可选方案，我国 NMPA2020 年 2 月批准 atezolizumab 在中国上市，因此推荐级别为 1 级。由于 nivolumab 在中国未获批 SCLC 适应证，因此 2 级推荐其作为复发 SCLC 的三线及以上治疗（表 5-6）。

表 5-6　NCCN 指南和 CSCO 指南 SCLC 免疫治疗推荐

分期	分层		NCCN 指南		CSCO 指南	
			方案	推荐类别	方案	推荐类别
广泛期一线	无局部症状且无脑转移	PS 0-2	阿替利珠单抗+依托泊苷+卡铂	1 类推荐	阿替利珠单抗+依托泊苷+卡铂	3 级推荐(1A 类证据)
		PS 3-4				
		（由 SCLC 所致）				

续表

分期		分层	NCCN 指南		CSCO 指南	
			方案	推荐类别	方案	推荐类别
二线及以上治疗	6 个月内复发	PS 0-2	纳武利尤单抗±伊匹木单抗	2A 类推荐		
			帕博利珠单抗			
三线及以上治疗					纳武利尤单抗	2 级推荐（2A 类证据）

三、免疫检查点抑制剂的应用和进展

目前美国 FDA 批准用于 SCLC 治疗的 ICI 共有 4 种，分别是 atezolizumab、nivolumab、pembrolizumab、ipilimumab。它们又可分为两类：①PD-1/PD-L1 单抗：通过阻断 PD-1 与其配体 PD-L1 的结合进而激活 T 细胞，产生抗肿瘤免疫；②CTLA-4 抑制剂：它是 SCLC 最早开展临床研究的免疫检查点抑制剂，能与 CTLA-4 蛋白结合，阻断 CTLA-4 介导的免疫抑制反应，激活细胞毒性 T 细胞参与抗肿瘤免疫应答。同时，还有多个 ICI 虽然尚未被美国 FDA 或我国 NMPA 批准，但仍在 SCLC 领域进行积极的探索，其中不乏多个我国自主研发的 PD-1/PD-L1 单抗。表 5-7 对以上 ICI 进行了汇总，且各个 ICI 在 SCLC 的 II/III 期研究详见表 5-8。

表 5-7　SCLC 中 ICI 汇总

药物名称	靶点	同种型
Atezolizumab	PD-L1	IgG1
Nivolumab	PD-1	IgG4
Pembrolizumab	PD-1	IgG4
Durvalumab	PD-L1	IgG1
Ipilimumab	CTLA-4	IgG1
Tremelimumab	CTLA-4	IgG2
Avelumab	PD-L1	IgG1
BGB-A317	PD-1	IgG4
SHR-1210	PD-1	IgG4
SHR-1316	PD-L1	IgG4
HLX10	PD-1	Unavailable
JS001	PD-1	IgG4
TQB2450	PD-L1	IgG1

表 5-8　ICI 在 SCLC 中的 II/III 期研究

分期	研究名称	研究阶段（期）	方案	主要研究终点
LS SCLC：放化疗+ICI				
	NCT03811002	II/III	Atezolizumab+EC/EP+放疗 vs EC/EP+放疗	PFS（II期） OS（III期）
	NCT03585998	II	Durvalumab+EP+放疗，Durvalumab 维持	PFS
LS SCLC：同步放化疗后 ICI 治疗				
	NCT03540420（ACHILES）	II	Atezolizumab vs 观察	2 年生存率
	NCT02046733（STIMULI）	II	Nivolumab+Ipilimumab vs 观察	OS，PFS
	NCT03703297（ADRIATIC）	III	Durvalumab+ 安慰剂 vs Durvalumab+Tremelimumab vs 安慰剂+安慰剂	PFS，OS
ES SCLC：一线治疗				
	NCT02763579（IMpower133）	III	Atezolizumab+EC vs EC	中位 OS（12.3 个月 vs 10.3 个月） 中位 PFS（5.2 个月 vs 4.3 个月）
	NCT03382561	II	Nivolumab+EC/EP vs EC/EP	PFS
	NCT02934503	II	Pembrolizumab+ EC/EP+放疗 vs Pembrolizumab+EC/EP	PD-L1 变化
	NCT03066778（ KEYNOTE-604）	III	Pembrolizumab+ EC/EP vs 安慰剂+EC/EP	PFS，OS
	NCT02580994（REACTION）	II	Pembrolizumab+ EC/EP vs EC/EP	PFS

续表

分期	研究名称	研究阶段（期）	方案	主要研究终点
	NCT03043872（CASPIAN）	Ⅲ	Durvalumab+Tremelimumab+EP/EC vs Durvalumab+ EP/EC vs EP/EC	Durvalumab 联合化疗组 vs 单独化疗组 OS（13.0 个月 vs 10.3 个月）
	NCT03568097（PAVE）	Ⅱ	Avelumab+EP/EC	1 年无进展生存率
	NCT03432598	Ⅱ	Tislelizumab+EP/EC	ORR
	NCT04005716	Ⅲ	Tislelizumab+EP/EC vs 安慰剂+EP/EC	PFS，OS
	NCT03711305	Ⅲ	SHR-1316+EC vs 安慰剂+EC	PFS，OS
	NCT04063163	Ⅲ	HLX 10+EC vs 安慰剂+EC	肿瘤评价，PFS
ES SCLC：一线后的维持治疗				
	NCT03043599	Ⅰ/Ⅱ	Nivolumab+Ipilimumab+胸部放疗	药物剂量（Ⅰ期） PFS（Ⅱ期）
	NCT02538666（CheckMate 451）	Ⅲ	Nivolumab vs Nivolumab+Ipilimumab vs 安慰剂	联合治疗组 vs 安慰剂组 OS（9.2 个月 vs 9.6 个月）
	NCT02359019	Ⅱ	Pembrolizumab	PFS
ES SCLC：二线治疗				
	NCT03662074	Ⅱ	Nivolumab+吉西他滨	RR
	NCT02963090	Ⅱ	Pembrolizumab vs 托泊替康	PFS
	NCT03253068	Ⅱ	Pembrolizumab+氨柔比星	ORR
	NCT03417895（PASSION）	Ⅱ	SHR-1210+阿帕替尼	不良反应，ORR
	NCT03755115	Ⅱ	SHR-1210+表柔比星	ORR
	NCT03904719	Ⅱ	JS001+CM082	ORR
LE/ES SCLC：二线治疗				
	NCT03059667	Ⅱ	Atezolizumab vs 托泊替康/EC	RR
	NCT03083691（BIOLUMA）	Ⅱ	Nivolumab+Ipilimumab 4 个周期 重新活检，Nivolumab	ORR（TMB 降低的患者比例）
LS/ES SCLC：二/三线				
	NCT02701400	Ⅱ	Durvalumab+Tremelimumab vs Durvalumab+Tremelimumab+放疗	PFS（2.1 个月 vs 3.3 个月）
ES SCLC：≥二线				
	NCT03262454	Ⅱ	大分割放疗后 Atezolizumab	ORR，PFS
	NCT03670056	Ⅱ	Nivolumab+Ipilimumab	Teff/Treg 细胞比例
	NCT03728361	Ⅱ	Nivolumab+替莫唑胺	ORR
	NCT01928394（CheckMate 032）	Ⅰ/Ⅱ	Nivolumab vs Nivolumab+Ipilimumab	ORR（10%、33%、23%、19%）
	NCT02551432（MISP-MK3475）	Ⅱ	Pembrolizumab+紫杉醇	RR（23.1%）
	NCT02628067（KEYNOTE-158）	Ⅱ	Pembrolizumab	ORR（18.7%）
	NCT02054806（KEYNOTE-028）	Ⅰb	Pembrolizumab	ORR（33.3%）
	NCT01693562	Ⅰ/Ⅱ	Durvalumab	不良反应（33.3%）
	NCT02554812（JAVELINMedley）	Ⅰb/Ⅱ	Avelumab+Utomilumab	不良反应（Ⅰb 期） 客观缓解（Ⅱ期）
LS/ES SCLC：≥二线				
	NCT02481830（CheckMate 331）	Ⅲ	Nivolumab vs 托泊替康/氨柔比星	OS（7.5 个月 vs 8.4 个月）

注：EC，依托泊苷+卡铂；EP，依托泊苷+顺铂。

（一）阿替利珠单抗

阿替利珠单抗（atezolizumab）是全人源化针对 PD-L1 的 IgG1 同种型的工程化单克隆 PD-L1 抗体。最早的 PCD4989g 研究为阿替利珠单抗在 SCLC 中治疗的开展奠定了基础，它是一项包含 SCLC 在内的多种实体瘤的 Ⅰa 期研究。该研究总共入组 17 例 SCLC 患者，其中 65%的患者既往接受过三线以上治疗，结果显示 ORR 为 24%，中位 PFS 为 1.5 个月（95%CI，1.2~2.7 个月），中位 OS 为 5.9 个月（95%CI，4.3~20.1 个月）。这表明阿替利珠单抗治疗 ES-SCLC 具有抗肿瘤活性和较好的耐受性（Mizugaki et al.，2016）。

真正夯实阿替利珠单抗在 SCLC 中地位的是 IMPower133 研究，这是一项多中心、双盲、随机的安慰剂对照Ⅲ期研究，旨在评估阿替利珠单抗联合化疗（卡铂+依托泊苷）一线治疗 ES-SCLC 患者的疗效和安全性。研究共纳入 403 例 SCLC 初治患者，按照 1∶1 比例随机分组，第 1 天静脉注射卡铂，第 1~3 天接受依托泊苷静脉注射，21 天为 1 个周期，共 4 个周期，在诱导期的第 1 天静脉注射阿替利珠单抗（n=201）或安慰剂（n=202），直至疾病进展或无临床获益。主要研究终点为 PFS 和 OS，次要终点包括 ORR、DOR 和安全性。数据显示，阿替利珠单抗可显著改善 OS（中位 OS，12.3 个月 vs 10.3 个月；HR=0.70，95%CI，0.54~0.91；P=0.007）和 PFS（中位 PFS，5.2 个月 vs 4.3 个月；HR=0.77，95%CI，0.62~0.96；P=0.02），同时 DOR 延长（4.2 个月 vs 3.9 个月）、死亡风险降低 30%（HR=0.70，95%CI，0.54~0.91；P=0.0069）。但两组之间的 ORR（60.2% vs 64.4%）和中位应答时间（4.2 个月 vs 3.9 个月）没有展现出显著差异。安全性方面阿替利珠单抗表现良好（Horn et al.，2018）。IMpower133 是近 30 年来首次在一线治疗中获得 OS 大幅改善的临床研究，毫无疑问具有里程碑式的意义。也基于此，2019 年 3 月美国 FDA 批准阿替利珠单抗 b 联合 EP 用于 ES-SCLC 患者的一线治疗，NCCN 指南也将该方案作为一线治疗的 1 类推荐。

此外，多项阿替利珠单抗治疗复发 SCLC 的研究也正在进行，如 NCT03059667、NCT03262454 试验。与此同时，阿替利珠单抗的治疗范围还扩大到局限期 SCLC（LS-SCLC），无论是与放化疗同时进行治疗（NCT03811002），还是在同步放化疗后的维持治疗（NCT03540420），都为未来 SCLC 免疫治疗提供了新的思路，我们也期待更多令人鼓舞的研究结果。

（二）纳武利尤单抗

纳武利尤单抗（nivolumab）是全人源化的 IgG 单克隆抗体，靶向 PD-1 免疫检查点。2016 年 *Lancet Oncology* 报道的 Ⅰ/Ⅱ期 CheckMate-032 研究主要评估纳武利尤单抗单药或纳武利尤单抗联合伊匹木单抗（ipilimumab）治疗复发性 SCLC 的有效性和安全性（Antonia et al.，2016）。研究共招募了 216 例至少经过一线含铂化疗后疾病进展的 SCLC 患者，将其分为 4 组，第 1 组接受纳武利尤单抗单药，第 2、3、4 组分别接受不同剂量的纳武利尤单抗联合伊匹木单抗。主要研究终点为 ORR，次要研究终点包括 OS、PFS 和生物标志物。结果显示，第 1~4 组 ORR 分别为 10%、33%、23%和 19%，3~4 级不良反应的发生率分别为 13%、0%、18%、19%。无论是纳武利尤单抗单药还是纳武利尤单抗+伊匹木单抗均有较好的疗效和耐受性。鉴于此研究结果，NCCN 小细胞肺癌指南（2017.V1）将纳武利尤单抗±伊匹木单抗方案作为耐药复发 SCLC 二线治疗选择的 2A 类推荐，这是免疫治疗首次奠定在小细胞肺癌二线治疗的地位，同时也揭开了 SCLC 免疫治疗的序幕。

随后 2017 年 ASCO 报道了 CheckMate-032 随机扩增队列的研究结果（Cope et al.，2019），研究纳入 247 例复发 SCLC 患者并按 3∶2 比例随机分配至纳武利尤单抗单药组和纳武利尤单抗+伊匹木单抗联合组。单药治疗组 ORR 为 12%，3 个月无进展生存率 18%，3 个月总生存率为 65%；联合治疗组 ORR 为 21%，3 个月无进展生存率为 30%，3 个月总生存率为 64%，并且治疗疗效与 PD-L1 表达或对铂类的敏感性无关。安全性方面与前大致相同。

2017 年 WCLC 则进一步报道了 CheckMate-032 关于 TMB 的探索性分析，211 例患者 TMB 可评估，低 TMB 为 69 例，中 TMB 为 69 例，高 TMB 为 73

例（Hellmann et al.，2018）。结果显示，单药组中，低、中、高 TMB 的 ORR 分别为 4.8%、6.6%、21.3%，联合组中 ORR 分别为 22.2%、16%、46.2%。单药组中，中位 PFS 分别为 1.3、1.3、1.4 个月，中位 OS 分别为 3.1、3.9、5.4 个月。联合组中，中位 PFS 分别为 1.5、1.3、7.8 个月，中位 OS 分别为 3.4、3.6、22.0 个月。结果表明，在低、中 TMB 的 SCLC 中，虽然联合治疗可提高 ORR，但在 PFS 和 OS 方面与单药治疗组无显著差异。而高 TMB 患者单药治疗的 ORR 为 21.3%，PFS 为 1.4 个月，联合治疗 ORR 为 42.6%，PFS 为 7.8 个月。因此高 TMB 的 SCLC 患者相较低、中 TMB 患者在联合免疫治疗中获益更加明显。与 PD-L1 相比，TMB 作为生物标志物可能更适合预测 SCLC 免疫治疗应答。

2018 年报道了 CheckMate-032 汇总队列中 SCLC 患者接受三线或以上纳武利尤单抗单药治疗的疗效和安全性（Ready et al.，2019）。研究共纳入 109 例患者，ORR 为 11.9%，中位 DOR 为 17.9 个月，且在取得客观缓解的患者中，DOR 超过 12 个月的占 61.5%。安全性方面，3～4 级不良反应的发生率为 11.9%。基于此，2018 年 8 月美国 FDA 批准纳武利尤单抗用于经含铂化疗和至少一种其他疗法治疗过的转移性 SCLC。

作为最早在 SCLC 治疗占有一席之地的 ICI，纳武利尤单抗在之后的研究中却节节溃败。CheckMate-331 是头对头比较纳武利尤单抗与托泊替康或氨柔比星治疗一线含铂化疗后复发的 SCLC 的Ⅲ期研究。该研究开始于 2015 年，纳入 569 例患者，所有患者被随机分为两组，分别接受纳武利尤单抗治疗、托泊替康或氨柔比星化疗。试验的主要终点是 OS，次要终点是 PFS 及 ORR。2018 年试验宣告失败，与二线标准治疗托泊替康或氨柔比星相比，纳武利尤单抗未能延长 OS，也未能改善 PFS 和 ORR。但值得注意的是，两组生存曲线存在交叉，这意味着虽然纳武利尤单抗组的 mOS 短于化疗组，但在 12 个月后纳武利尤单抗组的总生存曲线反而更高，提示小部分患者对纳武利尤单抗治疗有长期获益。分层分析显示，纳武利尤单抗治疗铂类难治患者较化疗可降低 29% 的死亡风险，表明纳武利尤单抗可能对铂类难治的患者更有益。

另一项抱憾的Ⅲ期研究 CheckMate-451 比较 nivolumab、nivolumab +ipilimumab 与安慰剂在 ES-SCLC 一线含铂化疗后维持治疗的疗效。研究共纳入 834 例患者，在接受 4 周期一线含铂化疗后均达到疾病稳定，然后以 1∶1∶1 比例随机分配接受 nivolumab、nivolumab+ipilimumab、安慰剂治疗。治疗为期 2 年直至疾病进展，主要研究终点为 OS。结果显示，nivolumab+ipilimumab 联合治疗较安慰剂没有显著改善 OS（9.2 个月 vs 9.6 个月，HR=0.92，95%CI，0.75～1.12；P=0.3693），nivolumab 单药组也未延长 OS。但从失败的数据中进一步分析发现，相比安慰剂组，nivolumab 单药或联合组的 PFS 均得到延长，而且生存曲线在治疗 1 年左右出现分离，提示免疫维持治疗可能有持久的延缓肿瘤进展效果。而且在化疗后 5 周内开始免疫维持治疗相比 5 周后才开始，患者更可能从免疫治疗中获益。

尽管 nivolumab 在 SCLC 之路历经坎坷，但依然没有停下脚步。今年 ASCO 公布的一线治疗 ES-SCLC 的Ⅱ期研究 ECOG-ACRIN EA5161，共纳入 160 例 SCLC 初治患者，按照 1∶1 随机分配至 nivolumab 联合化疗组或单纯化疗组。结果显示，两组的中位 PFS 分别为 5.5 个月和 4.6 个月，HR=0.65，P=0.012；两组的中位 OS 分别为 11.3 个月和 8.5 个月，HR=0.67，P=0.038。这表明，nivolumab 联合化疗显著改善 ES-SCLC 的 PFS 和 OS，并且安全性可控且可耐受。

LS-SCLC 后的维持治疗研究（NCT02046733，STIMULI）也正在进行，我们期待 nivolumab 这个免疫老药在 SCLC 领域可以开出更多新花。

（三）帕博利珠单抗

帕博利珠单抗（pembrolizumab）是一种人源化 IgG4 型单克隆 PD-1 抗体。2015 年 ASCO 公布了 KEYNOTE-028 SCLC 研究结果，该研究纳入 24 例初始化疗失败且 PD-L1 阳性的 ES-SCLC 患者，予以 pembrolizumab 单药治疗，主要研究终点为 ORR。结果发现，20 例治疗患者中 7 例患者达到 PR，ORR 为 33.3%，中位缓解时间为 2 个月，中位缓解持续时间 19.4 个月（Navarro et al.，2017；Pacheco et al.，2017）。研究表明，pembrolizumab 对于治疗 ES-SCLC 具有较好的疗效。

KEYNOTE-028 研究强制性进行了 PD-L1 表达检测，结果发现相比 NSCLC，PD-L1 在 SCLC 中表达更低，只有 31.7%。在 2018 年 ASCO 上公布的 KEYNOTE-158 SCLC Ⅱ期研究，不再将 PD-L1 表达阳性列为入组标准，研究共纳入 107 例既往治疗失败，或进展，或对标准治疗不耐受的晚期 SCLC 患者，给予 pembrolizumab 单药，主要研究终点为 ORR，次要研究终点为 DOR、PFS 和 OS。结果显示，在未经选择的患者中，总体 ORR 为 18.7%，中位 PFS 为 2.0 个月，中位 OS 为 9.1 个月。进一步根据 PD-L1 表达进行分层分析发现，PD-L1 阳性患者 ORR 明显高于 PD-L1 阴性患者（35.7% vs 6.0%），并且有更长的 PFS（2.1 个月 vs 1.9 个月）和 OS（14.6 个月 vs 7.7 个月）（Hann et al.，2019；Pavan et al.，2019）。KEYNOTE-158 研究结果进一步验证了 KEYNOTE-028 结果，表明 pembrolizumab 在 ES-SCLC 具有理想的抗肿瘤活性，并且 PD-L1 的表达能有效富集 pembrolizumab 在 SCLC 治疗中获益的人群。

鉴于 pembrolizumab 在 KEYNOTE-158 和 KEYNOTE-028 中的综合表现，2019 年 6 月美国 FDA 批准 pembrolizumab 用于治疗已经接受含铂化疗和至少一种其他疗法的 ES-SCLC。

另一项在复发 ES-SCLC 的Ⅱ期研究结果显示，pembrolizumab 联合紫杉醇 ORR 可达 23.1%，中位 PFS 为 5.0 个月，中位 OS 为 9.2 个月，并且在毒性方面也是可接受的（Kim et al.，2019）。

以上已公布结果的研究以复发 SCLC 为主，但其实 pembrolizumab 已经开始了多项一线治疗的探索，今年 ASCO 公布的 KEYNOTE-604，比较 pembrolizumab 或安慰剂联合依托泊苷和铂类治疗 ES-SCLC，主要研究终点为 PFS 和 OS。结果发现，pembrolizumab 联合治疗组较安慰剂治疗组显著改善中位 PFS（4.5 个月 vs 4.3 个月，HR=0.75，95%CI 0.61～0.91，P=0.023），但未能改善中位 OS（10.8 个月 vs 9.7 个月，P=0.016），这里需要注意的是，由于该研究设置了 PFS 和 OS 双重终点，并且 PFS 设置了中期分析，因此对于 α 值进行了拆分，中位 OS 的 P 值未能达到显著性水平（0.012）。这表明，pembrolizumab 联合化疗只给患者带来 0.2 个月的 PFS 获益，并且 PFS 获益没有转化为 OS 获益。另外两项研究 REACTION 和 NCT02934503，预计也会在今年公布结果。

在标准一线之后的维持治疗方面，2018 年 JTO 上发表了 pembrolizumab 单药用于维持治疗的Ⅱ期研究（Gadgeel et al.，2018）。研究纳入 45 例 ES-SCLC 经过一线标准化疗后肿瘤缩小或者稳定的患者，8 周内开始 pembrolizumab 单药维持治疗。结果显示，其中位 PFS 只有 1.4 个月，中位 OS 为 9.6 个月，与既往的 SCLC 维持治疗研究相比并没有获得明显改善，但该研究中患者的 1 年无进展生存率为 13%，1 年总生存率为 37%，提示一部分患者可以从 pembrolizumab 中长期获益。

（四）度伐利尤单抗

度伐利尤单抗（durvalumab）是全人源化的 IgG1 单克隆 PD-L1 抗体。2018 年 ASCO 公布了 NCT01693562 Ⅰ/Ⅱ期研究结果（Hann et al.，2019；Pavan et al.，2019），该研究将 durvalumab 单药用于经治的 ES-SCLC，共纳入 21 例患者，接受 durvalumab 治疗（10mg/kg，每 2 周一次）。结果显示，ORR 为 9.5%，其中 2 例患者达到 PR，DCR 为 14.3%，中位 PFS 为 1.5 个月，12 个月的无进展生存率为 14%，中位 OS 为 4.8 个月，12 个月的总生存率为 27.6%。尽管此研究的研究样本量较小，但结果反映了 durvalumab 在广泛期 SCLC 的初步疗效。

durvalumab 在 SCLC 的策略由单药逐步向联合治疗过渡。一项 durvalumab+tremelimumab 联合放疗治疗复发 SCLC 的Ⅱ期研究（NCT02701400），共纳入 17 例患者，随机分配至 durvalumab+tremelimumab 组（n=8）和 durvalumab+tremelimumab 联合放疗组（n=9）。结果显示，放疗未能显著延长中位 PFS（2.1 个月 vs 3.3 个月；HR=2.44，95%CI，0.75～7.93；P=0.122）、中位 OS（2.6 个月 vs 5.7 个月；HR=1.50，95%CI，0.45～4.99；P=0.507），但存在改善疗效的趋势（Pavan et al.，2019）。进一步扩大样本量可能使联合放疗的作用更加明确。

durvalumab 逐步从二线治疗向一线治疗迈进。CASPIAN 研究，是一项 durvalumab ± tremelimumab 联合化疗一线治疗 ES SCLC 的Ⅲ期研究。该研究纳入 795 例初治患者，随机分成三组：durvalumab+Tremelimumab+化疗 EP，化疗 4 周期结束后继续 durvalumab ± tremelimumab 维持直至疾病进展；

durvalumab+EP，化疗 4 个周期结束后继续 durvalumab 维持直到进展；EP 化疗 6 个周期。主要研究终点是 OS。结果显示，durvalumab 的加入显著提高 mOS（12.9 个月 vs 10.5 个月，HR=0.75，P=0.0032）、1 年总生存率（53.7% vs 39.8%）和 ORR（67.9% vs 57.6%），而且无论患者是否存在脑转移，durvalumab+EP 均能改善生存。但是在此基础上进一步联合 tremelimumab 却并不能给患者带来获益（10.4 个月 vs 10.5 个月）。不仅如此，在安全性和耐受性方面，联合方案与药物已知的安全性特征一致，表明联合方案安全可行。2020 年 3 月 FDA 批准 durvalumab+EP 用于一线治疗 ES SCLC。

此外，durvalumab 也在 LS-SCLC 领域进行了多项尝试，Ⅲ期 ADRIATIC 和Ⅱ期 NCT03585998 的研究结果都让人拭目以待。

（五）伊匹木单抗

伊匹木单抗（ipilimumab）是一全人源化的抗 CTLA-4 单克隆 IgG1 抗体，也是最早涉足 SCLC 的 ICI。CA184-041 是一项随机双盲多中心Ⅱ期临床试验，旨在比较 ipilimumab 联合紫杉醇+卡铂一线治疗 ES-SCLC 患者的疗效，主要研究终点是免疫相关无进展生存期（immune-related PFS，irPFS），结果显示免疫联合化疗组较单纯化疗组可显著提高 irPFS（Reck et al.，2013）。但该团队进一步开展的Ⅲ期研究 CA184-156 却未能进一步验证Ⅱ期的结果（Reck et al.，2016a）。CA184-156 研究纳入 1132 例患者，对比 ipilimumab 联合依托泊苷+顺铂（etoposide/cisplatin，EP）与单纯 EP 化疗的疗效。结果 ipilimumab 联合 EP 并不能改善 PFS 和 OS。研究团队分析其原因可能为：ipilimumab 只是在免疫活化阶段发挥作用，缺乏后续的免疫效应因子，不能有效激起足够的抗肿瘤免疫反应；而且伴随的化疗可能限制了 T 细胞的活化和增殖。

（六）阿维鲁单抗

阿维鲁单抗（avelumab）是全人源化的 IgG1 单克隆抗 PD-L1 抗体。avelumab 在 SCLC 中的治疗策略多采用联合策略，但目前研究结果均尚未公布。PAVE 研究是 avelumab 联合化疗一线治疗 ES-SCLC 的Ⅱ期研究，共纳入 55 例患者，相信该研究结果可为 ES-SCLC 一线治疗带来更多思路。

另一项 JAVELIN Medley 研究，是 avelumab 联合其他免疫调节剂治疗晚期实体瘤患者的Ⅰb/Ⅱ期研究。其中 SCLC 队列中使用 avelumab+ utomilumab 治疗化疗进展后的 SCLC 直到疾病进展。期待这些研究结果的公布为 SCLC 的治疗提供更多、更有效的治疗选择。

（七）国产 PD-1/PD-L1 单抗

随着国外 ICI 逐步进入中国市场，国内本土企业也纷纷开始免疫药物的研发，主要是 PD-1/PD-L1 单抗，同时积极开展在肿瘤领域的临床研究，其中也包括 SCLC 领域。

替雷利珠单抗（tislelizumab）是人源化的抗 PD-1 的 IgG4 单克隆抗体。Tislelizumab 联合含铂化疗一线治疗 ES SCLC 的Ⅱ期 RATIONALE 206 研究（NCT03432598）结果发表于 2020 年的 Lung Cancer（Wang et al.,2020）。截至 2019 年 6 月，小细胞肺癌队列中替雷利珠单抗联合依托泊苷和铂类方案患者的 ORR 达到 77%（95% CI，50.1%～93.2%），DCR 达到 88%（95% CI，63.6%～98.5%），mOS 达到 15.6 个月（95% CI，11.79 个月至 NE），mPFS 达到 6.9 个月（95% CI，4.90～10.09 个月）。替雷利珠单抗相关的 AE 以轻、中度为主，患者整体安全性、耐受性良好。目前，Ⅲ期临床研究 RATIONALE 312（NCT04005716）正在开展，我们期待最终的结果。卡瑞利珠单抗（camrelizumab）是人源化的抗 PD-1 的 IgG4 单克隆抗体，也是采用联合治疗策略。一项卡瑞利珠单抗联合抗血管生成药物阿帕替尼二线治疗 ES-SCLC 的Ⅱ期研究（NCT03755115）和另一项联合化疗药物表柔比星的Ⅱ期研究（NCT03904719）正在进行，结果尚未公布。SHR-1316 是全人源化的 IgG4 单克隆抗体，抗 PD-L1 抗体。SHR-1316 联合 EC 化疗一线治疗 ES-SCLC 的Ⅲ期研究（NCT03711305）正在开展。HLX10 是抗 PD-1 的单克隆抗体。一项 HLX10 联合 EC 化疗一线治疗 ES-SCLC 的Ⅲ期研究（NCT04063163）正在开展。特瑞普利单抗（toripalimab）是一种重组人源化的抗 PD-1 单克隆抗体。JS001 联合多靶点酪氨酸激酶抑制剂 CM082 治疗经一线治疗失败的 ES-SCLC 的Ⅲ期研究（NCT03904719）正在进行。TQB2450 是抗 PD-L1 的 IgG1 单克隆抗体，该抗体联合安罗替尼在晚期复发实体瘤的Ⅰb期研究（NCT03897283）正在开展，其中包括SCLC。

虽然目前国产PD-1/PD-L1单抗在SCLC领域的研究正在火热进行，且集中在ES-SCLC的一线联合治疗，但我们应该冷静地定位国产原研新药的治疗策略，才能在肺癌精准免疫治疗中真正占有一席之地。

四、除ICI之外的免疫治疗

CD47是一种细胞表面分子，是自我识别的一种标志物，通过与表达在巨噬细胞表面的信号调节蛋白α（SIRPα）相互作用，阻止巨噬细胞表达CD47，发挥细胞的吞噬作用（Weiskopf et al.，2013，2015）。CD47单克隆抗体Hu5F9-G4治疗实体瘤（包括SCLC）的Ⅰ期剂量爬坡研究正在进行（NCT02216409）。

岩藻糖酰单唾液酸神经节苷酯（Fucosyl-GM1）是细胞表面糖蛋白，在67%～90%的SCLC表达，能够被NK细胞识别，可以作为治疗的潜在靶点。BMS-986012是单克隆全人源IgG1抗体，特异性结合Fucosyl-GM1，增加抗体依赖的细胞毒性和细胞吞噬作用（Ponath et al.，2018）。BMS-986012联合纳武利尤单抗（nivolumab）治疗复发SCLC初见成效（NCT02247349）。另一项BMS-986012联合EP一线治疗ES-SCLC的Ⅰ/Ⅱ期研究也正在进行（NCT02815592）。

Toll样受体（Toll-like receptor，TLR）是天然免疫系统的重要成分，包括TLR1-10。TLR9主要表达于B细胞和树突状细胞。lefitolimod（MGN1703）是TLR9激动剂，可刺激TLR9⁺的外周血树突状细胞释放IFN-α，活化单核细胞、NK细胞、T细胞、NKT细胞，产生趋化因子IP-10，同时lefitolimod也能通过与表达TLR9的B细胞结合，促进分泌各种炎症因子，促进B细胞分化为产生抗体的浆细胞。lefitolimod用于ES-SCLC一线治疗后维持治疗的Ⅱ期研究结果显示，治疗前活化CD86⁺B细胞数量低的患者和治疗前存在慢性阻塞性肺疾病的患者，lefitolimod维持治疗能够降低其死亡风险（Thomas et al.，2018）。

五、ICI联合热门分子靶点药物治疗

在SCLC领域，ICI常与化疗或放疗联合使用，近年来随着越来越多的与SCLC发生发展相关的分子靶点药物的研发，ICI与这些热门分子靶点药物的联合也为SCLC量身定做的免疫治疗带来了希望（表5-9）。

表5-9 ICI联合分子靶点药物治疗

分期	研究名称	研究阶段（期）	方案	主要研究终点
ES SCLC：一线				
	NCT03041311	Ⅱ	Atezolizumab+EC+Trilaciclib vs Atezolizumab+EC	Trilaciclib 减轻化疗所致骨髓抑制的潜力
ES SCLC：二线				
	NCT03761914	Ⅰ/Ⅱ	Pembrolizumab+Galinpepimut-S	不良反应，ORR
	NCT02937818（BALTIC）	Ⅱ	Durvalumab+Tremelimumab vs AZD1775+卡铂 vs AZD6738+奥拉帕利	ORR
ES SCLC：≥二线				
	NCT03026166	Ⅰ/Ⅱ	Rova-T+Nivolumab vs Rova-T+Nivolumab+Ipilimumab	4例患者发生剂量限制毒性事件
	NCT03575793	Ⅰ/Ⅱ	Nivolumab+Ipilimumab vs Nivolumab+Ipilimumab+Plinabulin	MTD（Ⅰ期）PFS（Ⅱ期）
	NCT03371979	Ⅰ/Ⅱ	Pembrolizumab+Pegzilarginase	不良反应（Ⅰ期）ORR（Ⅱ期）
	NCT02734004（MEDIOLA）	Ⅰ/Ⅱ	Durvalumab+奥拉帕利	DCR，不良反应
LS/ES SCLC：≥二线				
	NCT03761914	Ⅱ	Nivolumab+Ipilimumab+P53疫苗	疾病控制率

SCLC 中 PARP 蛋白水平上调，尤其是 SCLC 中 PARP1 在蛋白和 mRNA 水平都显著高表达，PARP 抑制剂通过下调 DNA 修复中的关键机制，影响 DNA 修复，导致染色体不稳定，最终细胞死亡。durvalumab 联合 PARP 抑制剂奥拉帕利（olaparib）治疗复发 ES-SCLC 的 MEDIOLA 研究（NCT02734004）结果显示，入组 20 例患者，其中 19 例患者疗效可评价，ORR 为 21.1%。进一步分析患者的免疫类型，64% 为豁免型，21% 为炎症型，14% 为沙漠型，炎症型患者中 ORR 为 100%（Thomas et al.，2019）。另一项 BALTIC 研究（NCT02937818）比较 durvalumab 联合 tremelimumab 与奥拉帕利联合靶向药物二线治疗 ES-SCLC 也正在进行。

Notch 信号通路在肺的发育和分化过程中发挥着重要作用。Delta 样蛋白 3（DLL3）是 Notch 信号中的配体之一，约在 80% 的 SCLC 肿瘤组织和肿瘤细胞表面表达，这提示 DLL3 是潜在的治疗靶点（Leonetti et al.，2019；Saito et al.，2018）。Rova-T 是针对 DLL3 的抗体偶联药物，一项 ICI 联合 Rova-T 的 I / II 期研究显示，nivolumab 联合 Rova-T 组中 30 例患者，其中 1 例患者出现剂量限制毒性，nivolumab+ipilimumab 联合 Rova-T 组的 12 例患者中，3 例患者出现剂量限制毒性，表明从安全性方面考虑，nivolumab+ipilimumab 联合 Rova-T 的治疗方案可能并不合适，nivolumab 联合 Rova-T 也需要优化剂量和用药时间。

VEGF 在 80% 的 SCLC 中表达，VEGF 与其受体（VEGFR）结合从而促进肿瘤内血管生长。多项 ICI 联合抗 VEGFR 药物的研究也正在 SCLC 中开展（NCT03575793、NCT03755115）。

周期蛋白依赖性激酶 4/6（cyclin-dependent kinase 4/6，CDK4/6）是一类丝/苏氨酸激酶，调节细胞由 G_1 期向 S 期转换。SCLC 中的 G_1 期进程加快，从而使得增殖加快获得生存优势。trilaciclib 是一款全球首创（first-in-class）的短效 CDK4/6 抑制剂，用于保护造血干细胞和免疫系统的功能，降低化疗对其造成的损伤。atezolizumab+EC 化疗联合 trilaciclib 一线治疗 ES-SCLC 的研究正在进行（Weiss et al.，2019）。

EZH2 是组蛋白甲基转移酶亚单位，受 RB（视网膜母细胞瘤基因）负调节，参与甲基化。SCLC 中 RB 普遍失活，导致 EZH2 高表达。pembrolizumab 联合 EZH2 抑制剂治疗复发 ES-SCLC 的研究正在开展（NCT03371979）。

肿瘤疫苗是通过直接应用肿瘤抗原进行主动免疫治疗，是目前研究的热点。多项肿瘤疫苗联合 ICI 的临床研究也在 SCLC 领域开展（NCT03761914、NCT03761914）。

六、小　　结

目前免疫治疗在 SCLC 领域取得的成绩令人鼓舞，但仍存在耐药性及毒副作用等不能忽视的严峻问题。因此，如何筛选出对免疫治疗可长久获益的 SCLC 患者，如何筛选出对免疫治疗存在较大风险的 SCLC 患者显得尤为重要。SCLC 的免疫微环境与 NSCLC 不同，更加复杂，下一步找到合适的免疫标志物或标志物组合，将为 SCLC 实现精准个体化免疫治疗提供有力的保障。

（黄　婕）

编者简介

黄婕，南方医科大学与美国 MD Anderson Cancer Center 联合培养博士，广东省人民医院肺癌研究所医生。致力于非小细胞肺癌少见突变治疗、小细胞肺癌免疫治疗及抗血管生成治疗。研究成果发表于 *J Thorac Oncol*、*Mol Cancer* 等专业杂志。目前作为项目负责人主持国家自然科学基金青年科学基金项目、广东省人民医院登峰计划科研项目各 1 项。获得 2018 年 CSCO "35 under 35" 青年肿瘤医师风采比赛最具潜力青年肿瘤医师奖。CSCO、ASCO、AACR 及 IASLC 会员。

第六章

乳 腺 癌

第一节　流行病学及分子
生物学特点

乳腺癌是最常见的女性恶性肿瘤，随着我国居民生活水平的提高和人口老龄化，我国乳腺癌发病率逐年升高，已经成为威胁我国女性健康的重要疾病。乳腺癌按照肿瘤起源和发生机制不同，可以分成几种亚型，每种亚型具有不同的基因组变异、肿瘤生物学行为，因此不同亚型患者的治疗方法也有显著区别。深入了解乳腺癌发生的分子生物学基础，对于提高乳腺癌的防治水平具有重要意义。

一、流　行　病　学

根据 2018 年估算数据，全球乳腺癌年新发病例 208 万，年死亡病例 62 万。乳腺癌发病率居全部肿瘤发病率第 2 位，仅次于肺癌。乳腺癌年死亡人数居全部肿瘤第 5 位，位于肺癌、结直肠癌、胃癌、肝癌之后。乳腺癌是女性发病率最高、年致死人数最多的恶性肿瘤（Bray et al., 2018）。

在过去，我国女性乳腺癌的发病率和死亡率较低。随着社会经济的发展、居民生活习惯和饮食结构的改变以及人口老龄化进程的加快，近年来我国女性乳腺癌的发病率持续上升。根据 2019 年的估算数据，在 2003 年我国女性乳腺癌标化发病率为28.4/10 万；到了 2012 年，乳腺癌标化发病率上升到 37/10 万。我国乳腺癌死亡率一直保持平稳，从2003 年的 6.6/10 万上升至 2012 年的 7/10 万。由于经济发展水平的不同，2012 年我国农村乳腺癌的发病率仅为城市的一半（21.4/10 万 vs 40.7/10 万）；死亡率方面，农村与城市乳腺癌没有明显差别（6.1/10 万 vs 7.2/10 万）（张敏璐 等，2019）。目前我国乳腺癌发病率约为欧美发达国家的一半，死亡率约为欧美发达国家的 2/3。随着经济和社会进一步发展，预计我国乳腺癌发病率还将持续上升，同时农村地区乳腺癌发病率上升将更加显著。

年龄方面，乳腺癌发病率呈两边低中间高的趋势。女性 25 岁时乳腺癌发病率约为 5/10 万；25 岁以后乳腺癌发病率快速上升，在 55 岁左右达到高峰，其中我国东部地区约为 100/10 万；随着年龄的进一步增长，乳腺癌发病率呈下降趋势，但在 85 岁时仍高达 53/10 万（张敏璐 等，2019）。

乳腺癌发病危险因素方面，5%～10%的乳腺癌为遗传性乳腺癌，其他为非遗传性乳腺癌。遗传性乳腺癌主要是由 BRCA1、BRCA2 胚系突变(germline mutation)引起的遗传性乳腺癌-卵巢癌综合征；此外 CDH1、TP53、PTEN 等抑癌基因胚系突变也会显著增加乳腺癌的发病率。散发性乳腺癌属于非遗传性乳腺癌，致病原因不明。最重要的危险因素有年龄、生活习惯、饮食结构等。流行病学分析还发现乳腺癌家族史、月经初潮年龄较早、停经年龄较晚、不育或晚育等因素，也能增加患乳腺癌的风险。但除了胚系基因突变，上述危险因素对乳腺癌预测价值较低（Brendan et al., 2014）。

二、乳腺癌分型

按照不同的标准，乳腺癌可以分为多种类型，比较重要的分型系统包括按分期分类、按起源分类、按相关激素受体分类等。按照肿瘤分期，乳腺癌可以分为较早期的非浸润性癌和进展期的浸润性癌。进展期乳腺癌是乳腺癌致死的主要原因，是基础和临床研究的核心，也是本节关注的重点。按照肿瘤起源分类，乳腺癌可分为乳腺小叶癌、乳腺导管癌等。按照相关激素受体等的表达水平分类，乳腺癌可以分为 Luminal 型乳腺癌（包括 Luminal A 型与 Luminal B 型）、HER-2（ERBB2）型乳腺癌、三阴性乳腺癌。Luminal 分型最早在 2001 年乳腺癌全球 St. Gallen 专家共识大会上提出。Luminal 分型依赖四种标志物：雌激素受体（estrogen receptor，ER）、孕激素受体（progesterone receptor，PR）、HER-2、（Ki-67）细胞增殖抗原。后来 HER-2 型乳腺癌被进一步划分为激素受体阳性和阴性两型，形成目前的五分类（表 6-1）。由于三阴性乳腺癌大部分由基底细胞样（basal-like）型乳腺癌构成，因此三阴性乳腺癌也常被替换为基底细胞样型。

表 6-1　乳腺癌 Luminal 分型（IHC 或 FISH 分型）

类型	ER	PR	HER-2	Ki-67	治疗原则
Luminal Subtype A	+	+	−	低表达	内分泌治疗
Luminal Subtype B	+	−	−	高表达	内分泌治疗、化疗
HER-2+/HR−	−	−	+	任何	化疗、抗 HER-2
HER-2+/HR+	+	任何	+	任何	内分泌治疗、化疗、抗 ERBB2
Triple-negative	−	−	−	任何	化疗

注：ER、PR、Ki-67 检测采用免疫组织化学（immunohistochemistry，IHC）染色，ERBB2 检测可以采用免疫组织化学染色，也可以采用荧光原位杂交（fluorescence in situ hybridization，FISH）。传统分类把 HER-2+、ER+/PR+归于 Luminal B 型。三阴性乳腺癌（triple-negative）主要由 Basal-like 亚型构成，也常被替代为 Basal-like。HR，激素受体。

三、基　因　组　学

近年来，高通量测序技术被广泛应用于肿瘤研究。肿瘤基因组图谱（the cancer genome atlas，TCGA）是美国政府资助的一项大规模肿瘤基因组研究项目，对 1 万余例肿瘤样本进行了深度的基因组学分析，包括全外显子组测序、全基因组测序、转录组测序、SNP 芯片杂交、甲基化芯片杂交、蛋白质芯片定量等。其中共检测了 1200 余例乳腺癌样本，是有史以来最为系统、全面、客观、开放的乳腺癌基因组学研究，产生的基因组数据数量和质量超过既往任何研究（Cancer Genome Atlas，2012）。此部分以 TCGA 乳腺癌数据为蓝本，阐述乳腺癌中的关键基因组学变异，介绍乳腺癌发生的分子机制。

（一）基因突变

乳腺癌整体基因突变频率不高，肿瘤突变负荷中位数为 3.8/百万碱基对，在所有人类肿瘤中位居中低水平。根据 TCGA 数据，1066 例进行全外显子组测序（whole exome sequencing，WES）的乳腺癌样本中，突变频率位居前十的基因是 PIK3CA、TP53、CDH1、GATA3、KMT2C、MAP3K1、PTEN、NCOR1、NF1、RUNX1。

1. PIK3CA　PIK3CA 癌基因编码的蛋白参与 PI3K 通路的调控。PIK3CA 是所有肿瘤中综合突变率第二高的基因，在乳腺癌中突变率与 TP53 一致（33%），与 TP53 并列乳腺癌最高突变频率基因。PIK3CA 编码蛋白是一种激酶，是重要的药物开发靶点。

2. TP53　TP53 抑癌基因能够促进基因的修复和维持基因组的稳定。TP53 胚系突变导致 Li-Fraumeni 综合征，患者易早期发生多系统肿瘤。TP53 是所有肿瘤中综合突变率最高的基因，同样也是乳腺癌中突变率最高的基因（33%）。TP53 突变主要存在于基底细胞样型、ERBB2 阳性型和 Luminal B 型，Luminal A 型中较少。

3. CDH1　CDH1 基因编码上皮钙黏素（E-cadherin）蛋白，介导上皮细胞之间的黏附连接，对维持上皮功能具有重要意义。CDH1 是抑癌基因，CDH1 胚系突变可引起遗传性弥漫性胃癌和小叶性乳腺癌等肿瘤。在散发性乳腺癌中，CDH1 总体突变频率 13%，发生 CDH1 突变的乳腺癌几乎均为浸润性小叶癌（infiltrating lobular carcinoma）。浸润性导管癌（infiltrating ductal carcinoma）中 CDH1 突变频率较低。

从肿瘤起源上看，浸润性小叶癌在所有进展期乳腺癌中占比较低（10%~15%），浸润性导管癌是主要的乳腺癌病理类型。浸润性小叶癌中突变率最高的基因是 CDH1（65%）、PIK3CA（48%），其他均为低频突变（突变率接近或小于 10%）。浸润性小叶癌与浸润性导管癌的基因突变谱存在明显差异。总体上，浸润性导管癌基因突变谱与 TCGA 各种乳腺癌整体突变谱一致。

（二）基因拷贝数变异

乳腺癌染色体不稳定（chromosome instable），存在大量的染色体臂水平拷贝数变异（arm-level copy number variation）和局灶性染色体拷贝数变异（focal copy number variation），导致基因扩增或缺失，从而激活癌基因或失活抑癌基因。乳腺癌常见染色体臂水平拷贝数变异有扩增：1q、8q、16p、17q、20p、20q；缺失：4p、8p、11q、13p、13q、16q、17p、22q。乳腺癌常见局灶性染色体拷贝数变异有扩增：8p11.23、8q24.21、11q13.3、17q12、17q23.1、20q13.2；缺失：1p36.13、3p21.31、8p23.2、10q23.31、13q14.2、19p13.3 等（表 6-2）。其中 17q12 区段含有 ERBB2 基因，对于乳腺癌的靶向治疗具有重要意义。

表 6-2 乳腺癌中常见的局灶性染色体拷贝数变异

染色体条带	染色体坐标	基因
扩增		
11q13.3	chr11：69412882-69487994	CCND1、ORAOV1
8q24.21	chr8：128676088-128770551	MYC
8p11.23	chr8：37514103-37604543	ZNF703、ERLIN2
17q12	chr17：37790163-37876887	ERBB2、PNMT、TCAP、STARD3、PPP1R1B、PGAP3
17q23.1	chr17：57921224-57946458	TUBD1
20q13.2	chr20：52162398-52364812	ZNF217
缺失		
8p23.2	chr8：2112968-4985851	RN7SL872P、RNA5SP251、CSMD1
13q14.2	chr13：48875329-49064807	RB1、LPAR6
1p36.13	chr1：12675879-21133098	PAX7、SDHB、UBXN10…（132 total）
19p13.3	chr19：1530034-1867911	TCF3、MIR1909、ONECUT3、UQCR11、RN7SL477P、UQCR11、MBD3、REXO1、KLF16、ATP8B3、MEX3D
10q23.31	chr10：89615138-89755074	SNORD74、KLLN
3p21.31	chr3：48538628-50719344	IFRD2、MAPKAPK3、HYAL3…（84 total）

注：表中仅纳入了最具有统计学意义的染色体扩增或缺失（Cancer Genome Atlas，2012）。

（三）乳腺癌基因表达谱

根据全基因组表达谱的不同，同样可以把乳腺癌分成几种亚型，称为乳腺癌"固有分型"（intrinsic subtypes）（Perou et al.，2000）。之所以被称为"固有分型"，是因为该分型是通过转录组数据聚类分析得出，没有人为预先设定框架，也没有参考经典的病理分型。乳腺癌固有分型总共有六型，其中有五种亚型分别对应经典病理分型五种亚型。第六种亚型"Normal-like"的表达谱类似于正在乳腺组织（表 6-3）。

表 6-3 乳腺癌固有分型（基因表达谱分型）

固有分型	PAM50 分型	病理分型	表达谱特征	标志基因
Luminal A	Luminal A	Luminal A	高 Luminal 表达谱	ESR1、GATA3、XBP1、TFF3
Luminal B	Luminal B	Luminal B	中/低 Luminal 表达谱	ESR1
Luminal C	—	ERBB2+HR+	中/低 Luminal 表达谱，高未知功能表达谱	—
ERBB2+	HER-2-enriched	ERBB2+HR-	高 ERBB2 表达谱	ERBB2、GRB7、TMEM45
Basal-like	Basal-like	Triple-negative	高 Basel-like 表达谱，高未知功能表达谱	MKI67、CDC20、CCNE1
Normal-like	Normal-like	Triple-negative	高 Basel-like 表达谱，高 Normal-like 表达谱	MYC、KRT5、KRT14、KRT17、MDM2

乳腺癌固有分型与乳腺癌病理分型高度一致，反映了乳腺癌病理分型的基因组学基础。以乳腺癌固有分型为蓝本，为了让分型更具有临床可操作性，研究者选取了 50 个基因来实现固有分型，即

为 PAM50 分型（prediction analysis of microarray, PAM）（表 6-3）（Parker et al.，2009）。

从某种意义上说，乳腺癌固有分型较经典病理分型更加科学，它反映的是肿瘤基因组层面的整体差异，而不是人为挑选的几个标志物，因此更加客观和具有代表性。在组学时代，通过分析转录组可以得到乳腺癌固有分型，再结合外显子组、甲基化组等信息，能够对肿瘤进行多维度立体化组学分析，具有较高的指导价值。

（四）乳腺癌亚型基因组学特征

各乳腺癌亚型不仅四个核心标志物不同，基因组学也有明显的区别。四种乳腺癌亚型代表了不同的肿瘤发生机制、肿瘤生物学行为、临床治疗措施。Luminal A 亚型主要发生 PIK3CA 突变，TP53 突变

率较低，因而染色体比较稳定，较少出现染色体拷贝数变化；同时转录组呈现高 ER 表达谱但低增殖表达谱，反映在核心标志物上表现为高 ER/PR 表达，低 Ki-67 表达。HER-2 亚型主要为 TP53 突变，导致染色体不稳定，染色体拷贝数变化较多；PIK3CA 突变率较高，转录组呈现高 ERBB2 表达谱，反映在核心标志物上表现为 HER-2 高表达。Luminal B 亚型介于 Luminal A 亚型和 HER-2 亚型之间，同时具有两种亚型的特征，包括中等水平的 PIK3CA 和 TP53 突变率，染色体拷贝数变化较 Luminal A 亚型增加，同时转录组表现为高增殖表达谱。Basal-like 亚型与其他三种亚型有明显区别，具有最高的 TP53 突变率，不具有 ER 表达谱，但 Basal 表达谱和增殖表达谱高（表 6-4）。

表 6-4　乳腺癌各病理亚型的基因组学特点（Cancer Genome Atlas，2012）

	Luminal A	Luminal B	Basal-like	ERBB2+
TP53 通路	TP53 突变（12%）；MDM2 扩增（14%）	TP53 突变（32%）；MDM2 扩增（31%）	TP53 突变（84%）；MDM2 扩增（14%）	TP53 突变（75%）；MDM2 扩增（30%）
PI3K 通路	PIK3CA 突变（49%）；PTEN 突变或缺失（13%）；INPP4B 缺失（9%）	PIK3CA 突变（32%）；PTEN 突变或缺失（24%）；INPP4B 缺失（16%）	PIK3CA 突变（7%）；PTEN 突变或缺失（35%）；INPP4B 缺失（30%）	PIK3CA 突变（42%）；PTEN 突变或缺失（19%）；INPP4B 缺失（30%）
RB1 通路	Cyclin D1 扩增（29%）；CDK4 扩增（14%）；CDKN2C 低表达；RB1 高表达	Cyclin D1 扩增（58%）；CDK4 扩增（25%）	RB1 突变/缺失（20%）；Cyclin E1 扩增（9%）；CDKN2A 高表达；RB1 低表达	Cyclin D1 扩增（38%）；CDK4 扩增（24%）
突变	PIK3CA（49%）；TP53（12%）；GATA3（14%）；MAP3K1（14%）	PIK3CA（32%）；TP53（32%）；MAP3K1（5%）	PIK3CA（7%）；TP53（84%）	PIK3CA（42%）；TP53（75%）；PIK3R1（8%）
拷贝数变异（CNV）	二倍体为主，染色体较稳定；1q、8q、8p11、11q13.3 扩增；8p、16q 缺失	非二倍体为主，多灶性扩增；1q、8q、8p11、11q13.3 扩增；8p、16q 缺失	非二倍体为主，染色体不稳定；1q、10p 扩增；8p、5q 缺失；MYC 扩增（40%）	非二倍体为主，染色体不稳定；1q、8q 扩增；8p 缺失；ERBB2 扩增（71%）
甲基化	—	高甲基化	低甲基化	—
转录组	高 ER 表达谱；低增殖表达谱	低 ER 表达谱；高增殖表达谱	高 Basal 表达谱；高增殖表达谱	高 ERBB2 表达谱；高增殖表达谱

注：此处未对 ERBB2+ 亚型按照 ER 表达情况进行进一步划分。

四、乳腺癌分子分型与治疗

与其他肿瘤横向比较，乳腺癌总体治疗效果较好，患者生存期较长。乳腺癌有多种治疗方法可供选择，可以分为局部治疗（手术、放射治疗）和全身治疗（化疗、内分泌治疗、靶向治疗、免疫治疗）。对于进展期与晚期乳腺癌，全身治疗是重要的治疗手段。乳腺癌的基因组学改变和分子分型对于内分泌治疗、靶向治疗的选择具有决定性作用。乳腺癌内分泌治疗较为成熟，近年来随着靶向药物的不断开发，乳腺癌靶向治疗发展迅速。目前国内批准的乳腺癌靶向治疗靶点有 HER-2、PARP、CDK4/6 等。

（一）内分泌治疗

雌激素受体（ER）和孕激素受体（PR）通路对于维持正常乳腺上皮的增殖具有重要作用。在部分

乳腺癌中，肿瘤细胞继续表达雌激素或孕激素受体，并依赖其激活细胞增殖信号，这部分肿瘤主要构成 Luminal A/B 型乳腺癌。肿瘤对激素信号的依赖为乳腺癌治疗提供了靶点，具有重要的临床意义，因而乳腺癌分子检测、药物开发均围绕着激素受体展开。

靶向雌激素或孕激素通路即为乳腺癌的内分泌治疗，其目的是抑制雌激素、孕激素的功能，从而抑制肿瘤细胞增殖。绝经前，雌激素的来源主要是卵巢，阻断雌激素的方法有抑制卵巢功能、阻断雌激素通路等。抑制卵巢功能又称为"卵巢去势"，主要采用促性腺激素释放激素激动剂（gonadotropin-releasing hormone agonist，GnRHa）阻断"下丘脑—垂体—卵巢"调节轴。抑制卵巢功能的药物包括戈舍瑞林、曲普瑞林和亮丙瑞林等。阻断 ER 通路有多种途径，其一是阻断雄激素向雌激素合成的通路，这类药物称为芳香化酶抑制剂（aromatase inhibitor，AI），包括非甾体类（阿那曲唑和来曲唑）和甾体类（依西美坦）；其二是抑制 ER 受体功能，包括 ER 调节剂（他莫昔芬和托瑞米芬）、ER 下调剂（氟维司群）。绝经后，卵巢分泌雌激素功能显著下降，处于自然去势状态，因此绝经后女性乳腺癌不再使用卵巢功能抑制剂，AI 类、ER 调节剂、ER 下调剂是主要选择。

（二）抗 HER-2 治疗

表皮生长因子受体家族是重要的癌基因，能够刺激有丝分裂，在许多肿瘤中存在异常。部分乳腺癌中 HER-2 基因扩增和高表达，导致 HER-2 受体的过度活化，引起肿瘤增殖失控。这些肿瘤即为 HER-2 亚型。由于肿瘤细胞对过度活化的 HER-2 具有依赖作用，临床采用抗 HER-2 单克隆抗体阻断 HER-2 来治疗乳腺癌，主要药物有曲妥珠单抗、帕妥珠单抗等。同时，为了进一步增强抗 HER-2 治疗的效果，研究者开发了抗 HER-2 抗体偶联药物（HER2-ADC），如曲妥珠单抗美坦辛（trastuzumab emtansine，T-DM1）。其原理是把细胞毒性分子 DM1 与曲妥珠单抗偶联，从而把细胞毒性药物特异性递送到肿瘤细胞，以强化抗肿瘤效应并减低毒副作用。

（三）PARP 抑制剂

BRCA1、BRCA2 基因负责 DNA 同源重组修复，对于维持基因组稳定性具有重要意义，是重要的抑癌基因。约 5%的乳腺癌患者具有 BRCA1/2 基因胚系突变，导致遗传性乳腺癌-卵巢癌综合征。肿瘤抑癌基因失活通常不具有直接靶向治疗价值，利用"合成致死"（synthetic lethality）的原理，可以实现对 BRCA1/2 基因胚系突变乳腺癌的治疗。PARP1/2 也是一种 DNA 修复基因，能够与 DNA 损伤位点结合并参与 DNA 修复机制。PARP1/2 抑制剂把 PARP1/2 蛋白固定在 DNA 上，从而阻断 DNA 复制；在 BRCA1/2 基因功能正常的情况下，上述异常可以被修复；BRCA1/2 基因突变的细胞不能启动同源重组修复功能，导致肿瘤细胞 DNA 复制受阻并失去增殖能力。PARP1/2 抑制剂包括奥拉帕利、talazoparib 等。尽管 BRCA1/2 基因整体突变率较低，但在三阴性乳腺癌中突变率较高。

（四）CDK4/6 抑制剂

细胞周期蛋白依赖性激酶（cyclin dependent kinase，CDK）是参与细胞周期调控的关键激酶，能够促进 DNA 的复制。乳腺癌中存在 CDK4/6 的过度活化，导致细胞不断分裂、增殖失控。全球首个获批的 CDK4/6 抑制剂是帕博西尼（palbociclib），用于 Luminal A 型乳腺癌的治疗。从某种意义上讲，CDK4/6 抑制剂的"肿瘤靶向性"并不强，因为所有的分裂细胞都依赖 CDK4/6 的功能，而且肿瘤中未见显著的 CDK4/6 突变或扩增情况。目前，CDK4/6 抑制剂在使用时不需要靶点指导，即不要求对患者的 CDK4/6 活化状态进行检测和筛选。

（五）PI3K 通路抑制剂

经典 PI3K 通路的核心是"生长因子受体-PI3K-AKT-mTOR"级联激活通路，抑癌基因 PTEN 能够抑制 PI3K 向 AKT 的信号转导，从而阻断 PI3K 信号。PI3K 通路对细胞增殖、生存等具有重要意义，乳腺癌中常见 PIK3CA 突变、PTEN 突变或缺失等变异，导致 PI3K 通路过度活化。位于该通路底端的 mTOR 抑制剂最早被开发上市，常见的 mTOR 抑制剂有依维莫司、替西莫司。相反，PI3K 抑制剂开发较为滞后，2019 年 9 月首个 PI3K 抑制剂（alpelisib）获得美国 FDA 批准上市，其他 PI3K 抑制剂如 buparlisib、taselisib 还在临床试验当中。大部分 PI3K、mTOR 抑制剂临床试验均纳入 Luminal A 型乳腺癌。PI3K 抑制剂 alpelisib 在 PIK3CA 突变乳腺癌患者中效果显著，因而需要在 *PIK3CA* 突变指导下用药；与 PI3K 抑制剂不同，目前 mTOR 抑制剂应用不需要靶点指导，即不需要对患者的 mTOR 活化状态进行检测和筛选。

（六）免疫治疗

位于 T 细胞表面的 PD-1 受到来自肿瘤或者其他免疫细胞的 PD-L1 抑制，引起肿瘤免疫耐受；PD-1 抗体可以阻断 PD-1 的抑制，重新激活肿瘤杀伤性 T 细胞，从而发挥抗肿瘤效应。以 PD-1 抗体为代表的肿瘤免疫检查点抑制剂成为目前肿瘤免疫治疗的核心，已经被批准用于多种肿瘤。PD-1 治疗依赖错配修复缺陷（dMMR）、微卫星不稳定性（MSI）、肿瘤突变负荷（TMB）、PD-L1/PD-1 高表达等标志物指导。部分三阴性乳腺癌中存在 PD-L1 高表达并对抗 PD-1 治疗敏感。2019 年 9 月 PD-1 抗体（atezolizumab）获得美国 FDA 批准上市用于 PD-L1 阳性三阴性乳腺癌的治疗。预计不久的将来，将会有更多的 PD-1 抗体上市，其适应证也会进一步扩大。

五、小 结

乳腺癌是我国女性的第一大高发肿瘤，发病率逐年升高。根据 ER/PR、HER-2、Ki-67 核心标志物的不同可以分为不同亚型，不同亚型具有不同的分子基础、生物学行为、形态特点和恶性程度，从而使得患者的预后具有显著差别。乳腺癌的分子分型对于指导乳腺癌的内分泌和靶向治疗具有重要意义，不同亚型在治疗方法上有显著的不同。

（陈 伟 王静姝）

编 者 简 介

王静姝，肿瘤学博士，主治医师。毕业于中山大学，现就职于中山大学孙逸仙纪念医院，擅长乳腺癌、肺癌、消化道肿瘤、泌尿道肿瘤的化疗，综合治疗，个体化精准治疗等。作为项目负责人主持国家自然科学基金青年科学基金项目、广东省医学科学技术研究基金、CSCO-默克雪兰诺肿瘤研究基金。发表 SCI 论文 28 篇，累计影响因子 135 分，其中第一作者 SCI 论文 9 篇，IF＞10 分的 3 篇。参编 *Melatonin：Therapeutic Value and Neuroprotection*。分别于 2011 年和 2014 年受邀参加香港癌症研究所乳腺癌年会和肿瘤内科年会，并进行壁报展示。分别于 2015 年和 2016 年在美国 AACR 会议上进行壁报展示。广东省抗癌协会青委会委员，2017 年 CSCO "35 under 35" 最具潜力青年肿瘤医生全国 100 强。

第二节 靶向治疗药物及临床试验进展

一、靶向药物治疗的基本原则

乳腺癌传统的治疗方法包括手术治疗、化学治疗及放射治疗等。近年来肿瘤分子生物学及药理学研究不断深入，为乳腺癌的靶向治疗奠定了坚实的基础。靶向治疗具有疗效显著、作用特异性强及不良反应小等优点。1998 年曲妥珠单抗作为第一个被批准用于治疗 HER-2 阳性乳腺癌的靶向治疗药物，开启了乳腺癌系统治疗中靶向治疗的新时代。随后各种靶向治疗药物在乳腺癌治疗中进行了尝试和探索，包括新的帕妥珠单抗、拉帕替尼、T-DM1、依维莫司及 CDK4/6 抑制剂等。这些药物丰富了乳腺癌的治疗选择，进一步改善了乳腺癌患者的预后（Siegel et al.，2019）。

（一）抗 HER-2 靶向治疗药物

乳腺癌可分为三种不同的类型：HER-2 阳性乳腺癌、激素敏感型乳腺癌及三阴性乳腺癌。有 20%～30% 的乳腺癌患者 HER-2 阳性。*HER-2*（*c-erbB-2*）位于染色体 17q12—q21.32 上，编码跨膜受体样蛋白，HER-2 与乳腺癌预后息息相关。靶向 HER-2 的药物主要分成三种类别：第一种类别是单克隆抗体，包括曲妥珠单抗和帕妥珠单抗等。第二种类别是小分子酪氨酸激酶抑制剂，包括拉帕替尼、奈拉替尼等。第三种类别的药物为单克隆抗体和化疗药的偶联体，如 T-DM1。

1. 曲妥珠单抗（trastuzumab） 曲妥珠单抗是全球首个针对 HER-2 的人源化单克隆抗体，1998 年美国 FDA 批准其上市用于 HER-2 阳性晚期乳腺癌。曲妥珠单抗目前已经成为抗 HER-2 治疗的基石，而且进一步影响了后续抗 HER-2 药物的研发。

（1）术前新辅助用药：根据 2020 年《中国临床肿瘤学会（CSCO）乳腺癌诊疗指南》和《NCCN 临床实践指南：乳腺癌》（2020.V6），对于 HER-2 阳性乳腺癌，术前新辅助治疗最好是选择含曲妥珠单抗的治疗方法，而且最佳方案是选择与蒽环类和紫杉类序贯联合。曲妥珠单抗联合蒽环类药物化疗时，最好不要超过 4 个周期。

（2）术后辅助用药：术后辅助使用曲妥珠单抗可以显著降低复发和死亡风险。2020 年《中国临床肿瘤学会（CSCO）乳腺癌诊疗指南》建议，在术后早期使用曲妥珠单抗辅助治疗；对于辅助化疗时并未在时限内使用曲妥珠单抗的患者，化疗后应尽早开始使用曲妥珠单抗；即使辅助治疗结束后五年内或者更短时间内没有出现复发转移情况的患者，依然可以使用曲妥珠单抗（Gianni et al.，2011）。

2. 帕妥珠单抗（pertuzumab） 帕妥珠单抗是第一个被称作"HER 二聚化抑制剂"的一种特殊的单克隆抗体。2012 年 6 月，美国 FDA 批准帕妥珠单抗上市用于治疗 HER-2 阳性的转移性乳腺癌（metastatic breast cancer，mBC）。2020 年《中国临床肿瘤学会（CSCO）乳腺癌诊疗指南》指出，对于 HER-2 阳性乳腺癌可以选择双靶向 HER-2（曲妥珠单抗+帕妥珠单抗）联合新辅助治疗。曲妥珠单抗和帕妥珠单抗联合多西他赛可以进一步地提高病理完全缓解（pathologic complete response，pCR）率，该方案为 HER-2 阳性复发转移性乳腺癌的标准一线治疗方法（Baselga et al.，2014；Fleeman et al.，2015；Swain et al.，2014）。

3. 拉帕替尼（lapatinib） 拉帕替尼可以同时作用于 EGFR 和 HER-2 两个靶点，由于其能够透过血脑屏障，可用于乳腺癌脑转移患者。联合曲妥珠单抗和拉帕替尼要比单独使用疗效好，主要表现在 PFS 明显延长，临床受益率（clinical benefit response，CBR）、OS 有明显改善的趋势（Zhou et al.，2009）。

4. 奈拉替尼（neratinib） 奈拉替尼是一种泛 ErbB 受体酪氨酸激酶抑制剂，主要针对 HER-1、HER-2 和 HER-4 多靶点。2017 年 7 月，美国 FDA 批准奈拉替尼用于 HER-2 阳性早期乳腺癌的延长辅助治疗，以进一步降低癌症复发的风险。对于 HER-2 阳性乳腺癌患者使用曲妥珠单抗耐药后，再选用奈拉替尼治疗，还是可以取得很好的治疗效果（Chan et al.，2016；Martin et al.，2017）。

5. 吡咯替尼 吡咯替尼是恒瑞研发的一种口服、不可逆、泛-ErbB 受体的 TKI，它是中国首个自主研发的 HER-2 受体抑制剂。2018 年 8 月，我国 NMPA 批准吡咯替尼上市用于 HER-2 阳性晚期乳腺癌（Ma et al.，2017，2019a）。

6. T-DM1 2013 年 2 月 22 日，美国 FDA 批准 T-DM1 用于治疗 HER-2 阳性晚期乳腺癌。对于已经接受过曲妥珠单抗和一线紫杉烷类化疗，但是没有达到期望成效的乳腺癌患者，也可以使用 T-DM1（Martinez et al.，2016）。

（二）抗 VEGF 靶向治疗药物

代表药物为贝伐珠单抗，它是一种重组 DNA 人源化单克隆抗体，是全世界第一个应用于临床的抑制血管生长的单克隆抗体。后续的研究发现，贝伐珠单抗联合化疗治疗乳腺癌时并不能提高患者的 OS，并且会增加患者的严重不良反应发生率。贝伐珠单抗只适合于症状严重或危及生命的内脏转移患者（Brufsky et al.，2012）。

（三）抗 mTOR 靶向治疗药物

代表药物为依维莫司（everolimus），它是雷帕霉素靶点（mTOR）抑制剂。2012 年 7 月，美国 FDA 批准依维莫司用于治疗绝经后激素受体（hormone receptor，HR）阳性、HER-2 阴性的晚期乳腺癌患者（Baselga et al.，2012；Ellard et al.，2009）。

（四）抗 CDK4/6 靶向治疗药物

帕博西尼（palbociclib）是一种 CDK4/6 抑制剂。2015 年 2 月，美国 FDA 批准帕博西尼联合来曲唑作为初始方案治疗绝经后 ER 阳性、HER-2 阴性晚期乳腺癌患者（DeMichele et al.，2015；Finn et al.，2015，2016；Turner et al.，2015）。

二、已上市的靶向治疗药物相关临床试验

（一）抗 HER-2 靶向药物治疗

1. 抗 HER-2 抗体类

（1）曲妥珠单抗

1）H0649g 研究：H0649g 是一项多中心、单队列、曲妥珠单抗单药治疗转移性乳腺癌的二线或

三线治疗临床研究。该研究在 7 个国家 54 个中心进行，共招募了 222 例 HER-2 阳性 mBC 患者。赫赛汀的首次剂量为 4mg/kg，然后每周 2mg/kg；对于疾病进展者，可以选择继续 2mg/kg 的给药剂量、提高剂量至每周 4mg/kg 或者中断治疗。结果显示，ORR 为 15%（95%CI，11%～21%），中位 DOR 为 9.1 个月；IHC 3+ 亚组 ORR 为 18%，而 IHC 2+ 亚组 ORR 为 6%，提示曲妥珠单抗疗效可能与 HER-2 表达水平正相关（Cobleigh et al.，1999）。

接下来的 NOAH、HERA、NSABP B-31/N9831 及 BCIRG 006 等 4 项曲妥珠单抗用于 HER-2 阳性早期乳腺癌辅助治疗的关键临床研究（>12 000 例患者）确立了曲妥珠单抗作为 HER-2 阳性早期乳腺癌标准治疗的地位。

2）NOAH 研究：NOAH 是一项多中心、开放、随机临床研究（ISRCTN86043495），该研究确定了曲妥珠单抗新辅助治疗的地位。研究纳入 235 例 HER-2 阳性局部晚期乳腺癌或炎性乳腺癌患者，并且选取 118 例患者接受单纯新辅助化疗，剩余的 117 例接受化疗联合曲妥珠单抗治疗，另外 99 例 HER-2 阴性患者作为对照组，接受新辅助化疗，主要研究终点为无事件生存期（event-free survival，EFS）。中位随访 5.4 年，接受联合曲妥珠单抗治疗的 HER-2 阳性患者无事件生存获益，联合曲妥珠单抗组的 5 年无事件生存率为 58%（95%CI，48%～66%），单纯化疗组为 43%（95% CI，34%～52%）。共有 68 例获得 pCR，其中有 45 例来自联合曲妥珠单抗组，23 例来自单纯化疗组。对于 HER-2 阳性局部晚期乳腺癌患者，可以使用含曲妥珠单抗新辅助治疗及术后曲妥珠单抗辅助治疗为其带来明确的无事件生存获益，而且患者远期转归与病理完全缓解情况有显著相关性（Gianni et al.，2014）。

3）HERA 研究：为了验证曲妥珠单抗的临床疗效，开展了一项国际多中心（全球 39 个国家、480 个地区）、开放标签、随机对照的Ⅲ期 HERA 研究（BIG1-01，NCT00045032）。该研究共纳入 5102 例 HER-2 阳性早期乳腺癌患者。入组的患者在接受初始治疗（手术、化疗及放疗）后，被随机分为曲妥珠单抗治疗 1 年组（持续用药 1 年）和 2 年组（持续用药 2 年）。给药方案：首剂给予 8mg/kg→维持时 6mg/kg Q3W。主要研究终点是无病生存期（disease-free survival，DFS）。1 年组和 2

年组的 10 年无进展生存率均为 69%，中位随访 11 年总生存率达 79.4%，心脏毒性发生率分别为 4.4% 及 7.3%。HER-2 阳性的早期乳腺癌患者化疗后，曲妥珠单抗辅助用药 2 年组无额外获益，且 1 年组降低了风险事件（Cameron et al.，2017；Piccart-Gebhart et al.，2005）。

4）NSABP B-31/N9831 研究：NSABPB-31（NCT00004067）和 NCCTG N9831（NCT00005970）两者虽然有些细微的不同，但都是为了比较辅助治疗 HER-2 阳性早期乳腺癌的疗效和安全性的临床研究。曲妥珠单抗组患者（n=2028）采用 AC-TH 方案：①T：紫杉醇 80mg/m² QW×12 或 175mg/m² Q3W×4 或 80mg/m² QW×12；②H：曲妥珠单抗 4mg/kg 首剂，然后 2mg/kg QW×52。对照组患者（n=2018）采用 AC-T 方案。2014 年，Perez 等公布研究结果，AC-TH 方案的 10 年无病生存率为 73.7%，其绝对获益为 11.5%，降低死亡风险指数达到了 37%，降低复发风险的概率达到了 40%（Perez et al.，2014；Pogue-Geile et al.，2015）。

5）BCIRG 006 研究：BCIRG 006 是一项全球多中心、Ⅲ期随机对照研究（NCT00021255）。研究共纳入 3222 例 HER-2 阳性早期乳腺癌患者，对比曲妥珠单抗联合不含蒽环类药物化疗方案的有效性及安全性。组别设置为：①多柔比星+环磷酰胺序贯多西他赛+曲妥珠单抗治疗（AC-TH）组；②多西他赛+卡铂+曲妥珠单抗治疗（TCH）组（Au et al.，2013）。随访 5 年的中期分析结果显示，AC-TH 组和 TCH 组相对于 AC-T 组复发风险和死亡风险分别降低了 36%、37% 和 25%、23%；AC-TH 组和 TCH 组患者 DFS 的获益趋于一致，但 TCH 组相对于含蒽环的 AC-TH 组，所有心脏不良事件大幅减少。

6）MDACC 研究：MDACC 是曲妥珠单抗最早用于新辅助治疗的随机临床试验，研究原计划招募 164 例患者，当 34 例患者完成治疗后比较发现，曲妥珠单抗联合化疗组已经显示出了优越性，因此资料评估委员会决定改变试验设计。为完成起初的研究，第二阶段修改了研究设计，中断单独化疗组，补充招募曲妥珠单抗联合化疗组患者，并分别于 2007 年和 2009 年对研究入组患者的安全性和有效性数据结果进行了更新。第一阶段时，最初 42 例患者随机分组接受紫杉醇（4 个疗程）→氟尿嘧啶+

表阿霉素+环磷酰胺（FEC方案，4个疗程）或相同化疗方案+曲妥珠单抗（每周）共24周治疗。在研究的第二阶段，额外招募了22例患者，在接受化疗的同时进行曲妥珠单抗治疗。第一阶段研究，即当34例患者完成治疗后，加用曲妥珠单抗组的pCR率高达67%（12/18），而单独化疗组的数值很低（$P=0.02$）。曲妥珠单抗联合化疗组的所有患者pCR率为60%（27/45）。单独化疗组、曲妥珠单抗随机联合化疗组及招募的第二阶段联合治疗组患者的pCR率分别为26.3%、65.2%和54.5%。曲妥珠单抗联合化疗组1年和3年无病生存率均为100%（$P=0.041$）（Buzdar et al.，2007）。

7）APT研究：APT是一项多中心、单组研究（NCT00542451），目的是明确紫杉醇和曲妥珠单抗辅助治疗小淋巴结阴性乳腺癌的疗效。研究共招募406例HER-2阳性早期乳腺癌患者，治疗方案：紫杉醇80mg/m^2+曲妥珠单抗2mg/kg QW×12，随后曲妥珠单抗6mg/kg Q3W×13。主要研究终点为侵袭性疾病生存率。中位随访时间为4年，3年无侵袭性疾病生存率可达98.7%（Tolaney et al.，2015）。

（2）帕妥珠单抗

1）CLEOPATRA研究：CLEOPATRA是一项随机、双盲、安慰剂对照Ⅲ期研究（NCT00567190），目的在于比较在曲妥珠单抗联合化疗基础上增加帕妥珠单抗是否能够进一步改善HER-2阳性晚期乳腺癌患者的预后及安全性。研究共纳入808例患者，分为帕妥珠单抗+曲妥珠单抗+多西他赛组（$n=402$）和安慰剂+曲妥珠单抗+多西他赛组（$n=406$）。帕妥珠单抗组和安慰剂组中位PFS分别为18.5个月及12.4个月，中位OS分别为56.5个月和40.8个月。基于该项研究结果，2012年6月美国FDA批准了帕妥珠单抗+曲妥珠单抗+多西他赛用于转移性HER-2阳性乳腺癌的一线治疗（Baselga et al.，2014；Fleeman et al.，2015；Swain et al.，2014）。进一步更新的研究结果见后续的双靶向治疗联合化疗。

2）NeoSphere研究：NeoSphere是一项随机、开放、国际多中心Ⅱ期临床试验（NCT00545688），将HER-2阳性的局部晚期或炎性乳腺癌或早期乳腺癌患者按1∶1∶1∶1的比例随机分为4个治疗组。①TH组：曲妥珠单抗首剂8mg/kg，此后6mg/kg维持，每3周一个疗程，共4个疗程；联合多西他赛75mg/m^2（若患者可耐受，剂量加至100mg/m^2），每3周一个疗程，共4个疗程。②THP组：帕妥珠单抗首剂840mg，此后420mg维持，每3周一个疗程，共4个疗程；联合曲妥珠单抗和多西他赛首剂840mg，此后420mg维持，每3周一个疗程，共4个疗程。③HP组：曲妥珠单抗联合帕妥珠单抗首剂840mg，此后420mg维持，每3周一个疗程，共4个疗程。④TP组：帕妥珠单抗联合多西他赛首剂840mg，此后420mg维持，每3周一个疗程，共4个疗程。TH、THP和TP组的患者在完成新辅助化疗后，还需要接受手术，并于术后采用FEC方案进行3个疗程的化疗，而对于HP组患者，术后采用多西他赛4个疗程序贯FEC 3个疗程的辅助化疗方案。另外，所有患者在术后还必须接受曲妥珠单抗治疗，共治疗1年的时间，并且每3周一个疗程。

THP组的乳腺pCR率显著优于TH组（45.8% vs 29.0%，$P=0.0141$）和TP组（45.8% vs 24.0%，$P=0.003$），TH组的pCR率显著优于HP组（29.0% vs 16.8%，$P=0.0198$），而TP组与HP组的pCR率相仿（24.0% vs 16.8%）。在新辅助化疗的阶段，很少有患者病灶未充分缓解。TH组中病灶未充分缓解的患者数量为0例，THP组中为1例，HP组中为7例，TP组中为1例。曲妥珠单抗和帕妥珠单抗与多西他赛联合使用pCR率得到进一步提高（Gianni et al.，2012，2014）。基于此项结果，2013年9月，美国FDA加速批准H+P联合方案应用于高风险的HER-2阳性乳腺癌的新辅助治疗。

（3）margetuximab：曲妥珠单抗抗肿瘤的重要作用机制是ADCC。margetuximab衍生自曲妥珠单抗，并在其基础上优化了Fc结构域，提高了其与Fcγ的结合力，进而具有更强的ADCC作用（Nordstrom et al.，2011）。SOPHIA是一项随机、开放标签、Ⅲ期研究（NCT02492711），共纳入了536例HER-2阳性转移性乳腺癌患者，评估margetuximab+化疗相对于曲妥珠单抗+化疗的疗效和安全性。患者以1∶1比例随机分配入组：margetuximab组（15mg/kg，每3周一次，$n=266$）和曲妥珠单抗组（6mg/kg或8mg/kg的负荷剂量，每3周一次，$n=270$）。主要研究终点是PFS和OS。margetuximab组与曲妥珠单抗组中位PFS分别为5.8个月和4.9个月（HR=0.76，95%CI，0.59～0.98；$P=0.033$）（Rugo et al.，2019）。

2. 抗 HER-2 TKI 药物

（1）拉帕替尼

1）NeoALTTO 研究：NeoALTTO（NCT00553358）研究发现，与单药相比，拉帕替尼+曲妥珠单抗联合治疗可显著提高 HER-2 阳性早期乳腺癌女性患者的 pCR 率，但可惜的是，并没有转化为 PFS 和 OS 的获益（de Azambuja et al.，2014）。

2）ALTTO 研究：ALTTO（NCT00490139）共入组了来自 44 个国家，946 个研究中心的 8381 例 HER-2 阳性晚期乳腺癌患者，随机分配至曲妥珠单抗单药治疗组（$n=2097$）、拉帕替尼单药治疗组（$n=2100$）、曲妥珠单抗→拉帕替尼序贯治疗组（$n=2091$）与曲妥珠单抗+拉帕替尼治疗组（$n=2093$）。主要研究终点是 DFS。中位随访 4.5 年，拉帕替尼+曲妥珠单抗序贯治疗或同时治疗与曲妥珠单抗单药治疗相比，患者的无病生存事件的风险较低，但是 3 个治疗组患者的 DFS 相似，而且差异没有显著性。其中曲妥珠单抗组的无病生存率为 86%，曲妥珠单抗+拉帕替尼治疗组的无病生存率为 88%，序贯治疗组的无病生存率为 87%。曲妥珠单抗联合拉帕替尼治疗并没有增加获益（Piccart-Gebhart et al.，2016）。

（2）奈拉替尼：NALA（NCT01808573）是一项全球、随机、开放的 III 期研究，入组了 621 例 HER-2 阳性 MBC 患者，评估奈拉替尼+卡培他滨（N+C 组）vs 拉帕替尼+卡培他滨（L+C 组）的疗效。按 1:1 的比例把患者随机分配至两个方案组。主要研究终点是 PFS 和 OS。N+C 组与 L+C 组 6 个月和 12 个月无进展生存率分别是 47.2% vs 37.8%、28.8% vs 14.8%，两组 6 个月和 12 个月总生存率分别是 90.2% vs 87.5%、72.5% vs 66.7%（HR=0.88，95%CI，0.72～1.07，$P=0.2086$），尽管 N+C 组无进展生存率显著改善，总生存率也有所改善，但均未达统计学显著差异（Saura et al.，2019）。

（3）吡咯替尼：NCT02422199 是一项随机、多中心、开放标签的 II 期研究，旨在评估吡咯替尼联合卡培他滨方案对比拉帕替尼联合卡培他滨方案在 HER-2 阳性转移性乳腺癌中的有效性，主要研究终点为 ORR。研究共纳入了 128 例乳腺癌患者并随机分成两组。吡咯替尼组 ORR 为 78.5%（95%CI，68.5%～88.5%），而拉帕替尼组 ORR 为 57.1%（95%CI，44.9%～69.4%），两组之间 $P=0.01$；

中位 PFS 分别达 18.1 个月（95%CI，13.9～NR）和 7.0 个月（95%CI，5.6～9.8 个月），$P<0.0001$。吡咯替尼组 ORR 和 PFS 均显著优于拉帕替尼组（Ma et al.，2019a）。

PHENIX 是一项随机、双盲、多中心的 III 期临床研究。按照 2:1 的比例分组：吡咯替尼+卡培他滨组；安慰剂+卡培他滨组。疾病进展后揭盲为安慰剂组的患者可序贯接受单药吡咯替尼治疗。主要研究终点为 PFS，次要研究终点包括 ORR、OS 和安全性等。研究共纳入 279 例患者。IRC 评估结果显示：吡咯替尼联合卡培他滨组的中位 PFS 为 11.1 个月（95%CI，9.7～16.5 个月），安慰剂联合卡培他滨组的为 4.1 个月（95%CI，2.8～4.2 个月），HR=0.18（95%CI，0.13～0.26），$P<0.001$。两组的 ORR 分别为 68.6% 和 16.0%，DCR 分别为 91.9% 和 64.9%，CBR 分别为 76.8% 和 22.3%，中位 DOR 分别为 12.2 个月和 4.2 个月。研究设计中非常值得关注的是，对照组卡培他滨治疗失败后，可以序贯单药吡咯替尼治疗，获得了单药吡咯替尼治疗的数据。安慰剂联合卡培他滨治疗组中 71 例患者在疾病进展后序贯接受吡咯替尼单药治疗，中位 PFS 达到 5.5 个月（95%CI，4.1～6.9 个月），单药吡咯替尼的 ORR 为 38%，DCR 为 80.3%，CBR 为 42.3%。

目前正在进行另一项 III 期研究，以进一步比较吡咯替尼+卡培他滨组或拉帕替尼+卡培他滨组的疗效（https://clinicaltrials.gov/ct2/show/NCT03080805）。

3. 抗 HER-2 ADC

（1）T-DM1

1）EMILIA 研究：EMILIA 是一项国际多中心随机、开放标签的 III 期临床研究（NCT00829166）。研究纳入 991 例 HER-2 阳性乳腺癌，并随机分配至 T-DM1 治疗组（$n=495$）和拉帕替尼+卡培他滨联合治疗组（$n=496$）。两组中位 OS 分别为 30.9 个月 vs 25.1 个月（HR=0.68，95%CI，0.55～0.85；$P<0.001$）；中位 PFS 分别为 9.6 个月 vs 6.4 个月（HR=0.65，95%CI，0.55～0.77；$P<0.001$），OS 和 PFS 均有显著延长。T-DM1 组 3 级及以上 AE 的发生率低于联合治疗组（48% vs 60%）。T-DM1 组最常见的 3 级及以上 AE 为血小板减少症（14%）、天冬氨酸转移酶水平升高（5%）和贫血（4%）；对照组中最常见的为腹泻（21%）、手掌脚掌赤红性感觉障碍综合征（18%）和呕吐（5%）。T-DM1 的安全性与

既往报告相似：研究中有 9 例患者死于不良反应事件，5 例考虑与治疗相关（对照组 2 例死于冠状动脉疾病、多器官功能衰竭，T-DM1 组 3 例死于代谢性脑病、败血症、急性髓系白血病）。根据研究数据得知，T-DM1 组的患者所经受的严重不良事件更少。这一研究推动了 T-DM1 于 2013 年 2 月被 FDA 批准用于转移性乳腺癌的治疗。2013 年 9 月及 11 月日本卫生劳动福利部及欧盟委员会分别批准 T-DM1 用于 HER-2 阳性不能手术切除的局部晚期或转移性乳腺癌患者的治疗（Verma et al.，2012）。

2）KRISTINE 研究：KRISTINE 是一项随机、开放标签、Ⅲ期临床研究（NCT02131064）。纳入 444 例 HER-2 阳性早期乳腺癌患者并按 1∶1 比例随机分为两组：T-DM1 联合帕妥珠单抗组（试验组：T-DM1+P）；T-DM1 联合帕妥珠单抗及化疗组（对照组：TCH+P），比较在新辅助治疗中的疗效差异。2019 ASCO 会议报道了该研究的生存数据结果，经过长达 37 个月的中位随访，结果显示，试验组的 EFS 劣于对照组（HR=2.61，95% CI，1.36～4.98）。试验组与对照组浸润性癌的复发率尚未见差异（5.0% vs 4.9%）。该研究试验组与对照组中达到 pCR 的患者，3 年无侵袭性疾病生存（iDFS）均优于非 pCR 的患者，在不良反应方面，试验组具有一定的优势，结合以往公布的数据，我们会发现，对于 HER-2 阳性乳腺癌患者，与使用新辅助治疗相比，还是使用传统化疗联合靶向治疗的方案为宜，这种方案依旧是最适合的标准方案（Hurvitz et al.，2018，2019）。

3）PREDIX HER-2 研究：瑞典 PREDIX HER-2 是一项随机、开放标签的Ⅱ期临床研究（NCT02568839）。研究纳入肿瘤>20mm 或淋巴结转移的 HER-2 阳性乳腺癌患者，比较 T-DM1（B 组）和多西他赛+卡铂联合曲妥珠单抗+帕妥珠单抗双靶（DTP，A 组）的疗效差异，每组分别行 6 个周期的新辅助治疗。术后表柔比星+环磷酰胺（EC）方案 4 个周期，后续给予曲妥珠单抗辅助治疗满 1 年。在最终参与分析的 190 例患者中，45.3% 的患者实现了 pCR，其中 DTP 组 pCR 率为 46.4%，T-DM1 组为 44.1%（P=0.75）。DTP 组出现严重不良反应的有 68 例，T-DM1 组有 16 例。生活质量（quality of life，QOL）分析显示 T-DM1 组显著优于 DTP 组

（Bergh et al.，2019；Bianchini et al.，2017；Hurvitz et al.，2013）。

4）KATHERINE 研 究：KATHERINE（NCT01772472）是一项开放标签的Ⅲ期临床研究。研究纳入了 1486 例含曲妥珠单抗方案新辅助治疗后未达 pCR 的 HER-2 阳性早期乳腺癌患者，按 1∶1 比例随机分组，分别接受 T-DM1（n=743，3.6mg/kg、每 3 周一次）或曲妥珠单抗（n=743，6mg/kg、每 3 周一次）14 个周期的治疗。主要研究终点为 iDFS。T-DM1 组和曲妥珠单抗组中位随访时间分别为 41.4 个月和 40.9 个月。3 年 iDFS 率分别为 88.3% 和 77.0%（HR=0.50，P<0.0001），HR 显著低于预设值。T-DM1 组有 91 例（12.2%）患者发生无浸润性疾病生存事件，曲妥珠单抗组有 165 例（22.2%）患者发生无浸润性疾病生存事件，所有分层分组均显示一致获益。总生存数据尚不成熟，安全性数据与已知的安全性一致。与曲妥珠单抗治疗相比，T-DM1 组 3 级及以上不良事件发生率约为 25%；曲妥珠单抗组约为 15%。T-DM1 组主要不良事件包括血小板减少、周围神经病变、转氨酶升高等，均是 T-DM1 既往研究中常见不良事件。T-DM1 目前作为标准方案用于治疗 HER-2 阳性晚期乳腺癌，T-DM1 的成功也为后续开发 ADC 类药物提供了范例（Martinez et al.，2016；Schneeweiss et al.，2019）。

（2）DS-8201a 研究：DS-8201a（trastuzumab deruxtecan，T-DXd）抗体的Ⅰ期研究结果显示，DS-8201a 在既往接受过 T-DM1 和帕妥珠单抗治疗的 HER-2 阳性乳腺癌患者中具有良好的活性，ORR 达 40%，DCR 达 90%，同时在研究中并未达到最大耐受剂量，具有良好的安全性（Takegawa et al.，2017）。目前，DS-8201a（5.4mg/kg）的Ⅱ期试验 Destiny-Breast01 旨在评价 DS-8201a 对于 T-DM1 治疗耐药的 HER-2 阳性 MBC 患者的疗效和安全性（NCT03248492），主要研究终点为 ORR，次要研究终点包括 DCR、CBR、DOR、PFS 及安全性。该研究中入组的 184 例 HER-2 阳性晚期乳腺癌患者此前接受针对晚期疾病治疗的平均线数为 6 线。中位随访时间为 11.1 个月，ITT 分析显示，ORR 达到了 60.9%（95%CI，53.4%～68.0%）；中位 DOR 为 14.8 个月（95% CI，13.8～16.9 个月），中位 PFS 为 16.4 个月（95%CI，12.7 个月至未达到）。最常见的 3

级及 3 级以上 AE 为中性粒细胞减少（20.7%）、贫血（8.7%）和恶心（7.6%）。DS-8201a 在既往接受多线治疗的 HER-2 阳性转移性乳腺癌中表现出了持续的抗肿瘤活性。期待后续的 Destiny-Breast02、03、04 的进一步结果（Modi et al.，2019）。

（二）PI3K 阻断剂相关试验

Alpelisib *PIK3CA* 突变发生在约 40% 的 HR 阳性、HER-2 阴性乳腺癌患者中。早期研究中 PI3Kα 的特异性抑制剂 Alpelisib 就显示出抗肿瘤活性（Mayer et al.，2017）。

SOLAR-1 是一项双盲、安慰剂随机对照Ⅲ期试验（NCT02437318），旨在比较 Alpelisib+氟维司群与安慰剂+氟维司群治疗 HR 阳性、HER-2 阴性且已经接受过内分泌治疗的晚期乳腺癌患者的疗效。主要研究终点为 PFS，次要研究终点为 OS 和安全性。研究共纳入 572 例患者。在 *PIK3CA* 突变患者队列中（$n=341$），中位随访 20 个月，Alpelisib 组和安慰剂组 PFS 分别为 11.0 个月（95%CI，7.5～14.5 个月）和 5.7 个月（95%CI，3.7～7.4 个月）（HR=0.65，95%CI，0.50～0.85；$P<0.001$）。对于 *PIK3CA* 突变组患者，Alpelisib 组 ORR 显著升高（26.6% vs 12.8%）。在总体人群中，最常见的 3 级或 4 级不良事件是高血糖症（Alpelisib 组为 36.6%，安慰剂组为 0.7%）、3 级腹泻（Alpelisib 组为 6.7%，安慰剂组为 0.3%）。Alpelisib+氟维司群治疗可以显著延长接受过内分泌治疗的 *PIK3CA* 突变、HR 阳性、HER-2 阴性晚期乳腺癌患者的 PFS（Andre et al.，2019）。

（三）抗 AKT 抑制剂

1. Capivasertib FAKTION 是一项双盲、安慰剂对照Ⅱ期研究（NCT01992952），共纳入包括英国在内的 21 个国家的 140 例既往芳香化酶抑制剂（aromatase inhibitor，AI）治疗失败的 ER 阳性/HER-2 阴性绝经后晚期乳腺癌患者。入组患者按 1:1 比例随机接受 Capivasertib+氟维司群或安慰剂+氟维司群治疗，直至 PD 或出现不可耐受的毒性反应。主要研究终点是 PFS。结果显示，Capivasertib 组和安慰剂组的 PFS 分别为 10.3 个月和 4.8 个月（HR=0.57，95%CI，0.39～0.84；单侧和双侧检验的 P 值分别为 0.0017 和 0.0035）。中位 OS 分别为

26 个月和 20.0 个月（HR=0.59，95%CI，0.34～1.05；$P=0.071$）。Capivasertib 联合氟维司群可显著改善内分泌耐药的晚期乳腺癌患者的 PFS 和 OS，在激素受体阳性晚期乳腺癌众多治疗药物中脱颖而出（Jones et al.，2019）。

2. Ipatasertib LOTUS（NCT02162719）是一项随机、安慰剂对照、双盲的Ⅱ期研究（Kim et al.，2017）。共招募了 124 例不能手术的局部晚期或转移性三阴性乳腺癌患者，随机分配至依帕他塞+紫杉醇组（$n=62$）及安慰剂+紫杉醇组（$n=62$），直至疾病进展或者出现不可耐受的毒性反应。主要研究终点是 PFS。依帕他塞组和安慰剂组中位随访时间分别是 10.4 个月和 10.2 个月，意向治疗人群的中位 PFS 分别为 6.2 个月和 4.9 个月（HR=0.60，95%CI，0.37～0.98；$P=0.037$）。在低表达 PTEN 的 48 例患者中，依帕他塞组和安慰剂组的中位 PFS 分别是 6.2 个月和 3.7 个月（HR=0.59，95%CI，0.26～1.32；$P=0.18$）。依帕他塞组常见的不良反应事件（adverse event，AE）为胃肠道反应、脱发、神经病变、疲劳及皮疹等，多为 1 级或 2 级。依帕他塞组严重不良事件（serious adverse event，SAE）更常见，发生率为 28%（$n=17$），安慰剂组为 15%（$n=9$）。

（四）CDK4/6 抑制剂相关临床试验

1. Palbociclib

（1）PALOMA-1 研究：PALOMA-1 是一项开放标签、随机的Ⅱ期研究（NCT00721409）。该研究纳入了 165 例 ER 阳性/HER-2 阴性的绝经后女性晚期乳腺癌患者，并随机分为两组：来曲唑组（$n=81$）和 Palbociclib+来曲唑组（$n=84$）。主要研究终点是 PFS。来曲唑组和 Palbociclib 组中位随访时间分别为 27.9 个月（95%CI，25.5～31.1 个月）和 29.6 个月（95%CI，27.9～36.0 个月）；两组中位 PFS 分别为 10.2 个月（95%CI，5.7～12.6 个月）和 20.2 个月（95%CI，13.8～27.5 个月）。副作用在可控范围内。2015 年 2 月，美国 FDA 批准 Palbociclib 与来曲唑联合用于绝经后的 ER 阳性/HER-2 阴性转移性乳腺癌的治疗（Finn et al.，2015）。

（2）PALOMA-2 研究：PALOMA-2 是一项 Palbociclib 联合来曲唑对照来曲唑单药治疗绝经后 ER 阳性/HER2 阴性转移性乳腺癌的Ⅲ期研究（NCT01740427）。该研究共纳入 666 例绝经后既往

未接受针对晚期系统性治疗的患者,并按 2∶1 比例随机分配至 Palbociclib（125mg/d,连续服药 3 周休 1 周）+来曲唑（2.5mg/d）组或安慰剂+来曲唑组。主要研究终点是 PFS。Palbociclib 组和安慰剂组中位 PFS 分别为 24.8 个月（95%CI, 22.1 个月～NE）和 14.5 个月（95%CI, 12.9～17.1 个月）（HR=0.58, 95%CI, 0.46～0.72, $P<0.001$）。最常见的 3 级或 4 级 AE 包括中性粒细胞减少（66.4% vs 1.4%）、白细胞减少（24.8% vs 0%）、贫血（5.4% vs 1.8%）和疲乏感（1.8% vs 5%）。与来曲唑单药治疗相比,尽管 Palbociclib 联合来曲唑骨髓毒性反应的发生比例较高,但可以显著延长 PFS（Finn et al., 2016; Rugo et al., 2018）。

（3）PALOMA-3 研究：PALOMA-3 是一项多中心、双盲、随机的Ⅲ期研究（NCT01942135）。研究纳入了 521 例 ER 阳性/HER-2 阴性且内分泌治疗转移性乳腺癌后进展的患者,并按 2∶1 比例随机分配至 Palbociclib+氟维司群组（n=347）及安慰剂+氟维司群组（n=174）。主要研究终点是研究者评估的 PFS。中位随访时间为 8.9 个月。Palbociclib 组和安慰剂组中位 PFS 分别为 9.5 个月（95%CI, 9.2～11.0 个月）和 4.6 个月（95%CI, 3.5～5.6 个月）（HR=0.46, 95%CI, 0.36～0.59; $P<0.0001$）。两组中最常见的 3 级或 4 级 AE 包括中性粒细胞减少（65% vs 1%）、贫血（3% vs 2%）和白细胞减少（28% vs 1%）（Takashima et al., 2016）。

2. Ribociclib

（1）MONALEESA-2 研究：MONALEESA-2 是一项随机、双盲、安慰剂对照的Ⅲ期临床试验（NCT01958021）。研究纳入了 668 例 HR 阳性/HER-2 阴性的复发或转移性绝经后乳腺癌患者,并按 1∶1 比例随机分配至瑞博西尼（ribociclib）+来曲唑组及安慰剂+来曲唑组。主要研究终点为 PFS,次要研究终点包括 ORR 及安全性。中位随访时间为 26.4 个月。ribociclib 组与安慰剂组相比,可显著改善中位 PFS（25.3 个月 vs 16.0 个月; HR=0.568, 95%CI, 0.457～0.704; $P<0.00001$）; ORR 分别为 42.5% vs 28.7%（Hortobagyi et al., 2016, 2018）。

（2）MONALEESA-7 研究：MONALEESA-7 是一项随机、双盲、安慰剂对照的Ⅲ期研究（NCT02278120）。研究纳入了 672 例 HR 阳性/HER-2 阴性的绝经前晚期乳腺癌患者,并按 1∶1

比例随机分配接受 ribociclib+他莫昔芬或来曲唑和安慰剂+他莫昔芬或来曲唑治疗。两组患者均同时接受戈舍瑞林治疗,内分泌药物的选择基于患者既往的辅助或新辅助治疗方案和研究者或患者的个人倾向。两组患者不允许交叉。ribociclib 组与安慰剂组中位 PFS 分别为 23.8 个月和 13 个月（HR=0.55, 95%CI, 0.44～0.69; $P<0.0001$）。ribociclib 组和安慰剂组 42 个月的总生存率分别为 70.2% 和 46.0%。ribociclib 组和安慰剂组均有超过10%的患者报告 3 级或 4 级 AE, 其中中性粒细胞减少（61% vs 4%）和白细胞减少（14% vs 1%）较为常见。

MONALEESA-7 研究给予了临床一定的启示：第一,对于绝经前患者,通过采用卵巢功能抑制,可以使其接受与绝经后患者相似的治疗。因此,在今后的内分泌治疗研究中,可以同时纳入绝经前患者。第二,在 HR 阳性的转移性乳腺癌患者中也可以取得 OS 的获益,但对于患者的药物的选择非常重要（Im et al., 2019; Tripathy et al., 2018）。

3. 玻玛西尼

（1）MONARCH-1 研究：MONARCH-1 是一项多中心、单臂、开放标签的Ⅱ期研究（NCT02102490）。研究纳入了 132 例此前接受过 1～2 种化疗及内分泌治疗方案并发生疾病进展的 HR 阳性/HER-2 阴性转移性乳腺癌患者, 接受玻玛西尼（abemaciclib）治疗直至疾病进展或不可接受的毒性反应。主要研究终点是研究者评估的 ORR, 次要研究终点为 CBR、PFS、OS 等。在 12 个月分析中提示, ORR 为 19.7%（95%CI, 13.3%～27.5%）, CBR 为 42.4%, 中位 PFS 和 OS 分别为 6.0 个月和 17.7 个月。最常见的 AE 是腹泻、疲惫等（Dickler et al., 2017）。

（2）MONARCH-2 研究：MONARCH-2 是一项全球、双盲、随机对照的Ⅲ期研究（NCT02107703）。研究纳入了 669 例内分泌治疗进展后 HR 阳性、HER-2 阴性晚期乳腺癌患者, 其中包括 114 例绝经前或围绝经期[接受促性腺激素释放激素（gonadotropin- releasing hormone, GnRH）抑制剂治疗]患者。按照 2∶1 的比例随机分配接受 abemaciclib（500mg, 每日 1 次）+氟维司群（150mg, 每日 2 次）或安慰剂+氟维司群（500mg, 每日 1 次）治疗。主要研究终点为研究者评估的 PFS, 次要研究终点包括 OS、ORR、DOR、CRR 等。abemaciclib 组及安慰剂组中位 PFS 分别为 16.4 个月和 9.3 个月（HR=0.553，95%CI，0.449～0.681；$P<0.001$）；ORR 分别为 48.1%（95%CI，42.6%～53.6%）和 21.3%（95%CI，15.1%～27.6%）。中位 OS 分别为 46.7 个月和 37.3 个月（HR=0.757，95%CI，0.606～0.945；$P=0.0137$）。最常见的 AE 是腹泻（86.4% vs 24.7%）、中性粒细胞减少（46.0% vs 4.0%）、恶心（45.1% vs 22.9%）和疲劳（39.9% vs 26.9%）（Sledge et al.，2017，2019）。

（3）MONARCH-3 研究：MONARCH-3 是一项双盲、随机 III 期研究（NCT02246621）。研究纳入 493 例 HR 阳性/HER-2 阴性未经全身治疗的绝经后晚期乳腺癌患者，并按 2∶1 比例随机分配接受 abemaciclib（150mg/次，BID）或安慰剂+非甾体芳香酶抑制剂（nonsteroidal aromatase inhibitor）（阿那曲唑 1mg 或来曲唑 2.5mg，QD）治疗。主要研究终点为研究者评定的 PFS，次要研究终点包括 ORR 和安全性。结果显示，中位随访时间 17.8 个月，abemaciclib 组和安慰剂组中位 PFS 分别为 28.18 个月和 14.7 个月（HR=0.54，95%CI，0.418～0.698；$P=0.000\ 002$）。存在可测量病灶的患者中，abemaciclib 组的 ORR 为 61%，安慰剂组为 45.4%（$P=0.003$），中位 DOR 分别为 27.39 个月和 17.46 个月。abemaciclib 组常见的 AE 是腹泻，不过主要为 1 级（Goetz et al.，2017）。第 42 届美国圣安东尼奥乳腺癌研讨会（San Antonio Breast Cancer Symposium，SABCS）上更新了进一步的随访数据，结果显示在病灶可测量的患者中，abemaciclib 和安慰剂组的 ORR 分别为 62.5%（95%CI，56.7%～68.2%），44.7%（95%CI，36.2%～53.2%）（$P \leqslant 0.001$）。MONARCH 3 研究证实了 abemaciclib 联合 AI 可以显著延长 PFS 及提高 ORR（Johnston et al.，2019）。

（五）HDAC 抑制剂

ACE 是一项随机、双盲、安慰剂对照的 III 期临床试验（NCT02482753），共纳入 365 例至少接受过 1 次内分泌治疗后复发或进展的 HR 阳性/HER-2 阴性的绝经后乳腺癌患者，并按 2∶1 比例随机分配接受西达本胺+依西美坦（n=244）或安慰剂+依西美坦（n=121）治疗。中位随访时间为 13.9 个月，西达本胺组和安慰剂组中位 PFS 分别为 7.4 个月和 3.8 个月（HR=0.75，95% CI，0.58～0.98；$P=0.033$）。

两组最常见的 3 级或 4 级 AE 是中性粒细胞减少（51% vs 2%）、血小板减少（27% vs 2%）、白细胞减少（19% vs 2%）。这是首个 III 期研究显示西达本胺+依西美坦能显著改善生存获益，或可成为这类患者的新的治疗选择（Jiang et al.，2019）。

（六）PARP 抑制剂

PARP 抑制剂可以抑制 PARP 介导的 DNA 损伤修复，以及阻碍核糖体的形成。FDA 至今批准了 4 种 PARP 抑制剂（talazoparib、olaparib、rucaparib 和 niraparib）上市。

1. 他拉唑帕尼 EMBRACA 是一项随机、开放标签的 III 期临床试验（NCT01945775）。研究共纳入 431 例携带胚系 *BRCA1/2* 突变的晚期乳腺癌患者，旨在对比他拉唑帕尼（talazoparib）（1mg/d）与标准单药方案（卡培他滨、艾日布林、吉西他滨或长春瑞滨）的有效性和安全性。入组患者按照 2∶1 比例随机分配接受 talazoparib（n=287）治疗或标准单药方案（卡培他滨、艾日布林、吉西他滨或长春瑞滨，n=144）治疗。主要研究终点为 PFS。talazoparib 组和标准治疗组中位 PFS 分别为 8.6 个月和 5.6 个月（HR=0.54，95% CI，0.41～1.71；$P<0.001$）。talazoparib 组的 ORR 高于标准治疗组（62.6% vs 27.2%；OR=5.0，95% CI，2.9～8.8；$P<0.001$）。两组患者均发生了 3～4 级血液相关 AE，分别为 55% 和 38%。基于该项研究结果，2018 年 10 月，美国 FDA 批准了 talazoparib（Talzenna）用于有害或疑似有害胚系 *BRCA* 突变（germline BRCA，gBRCA）、HER-2 阴性的局部晚期或转移性乳腺癌患者（Litton et al.，2018）。

2. 奥拉帕利 OlympiAD 是一项随机、开放标签的 III 期临床试验（NCT02000622），主要评估奥拉帕利（olaparib）及标准单药化疗对于胚系 *BRCA* 突变、HER-2 阴性转移性乳腺癌患者的疗效和安全性。研究共纳入 302 例患者，随机分配至奥拉帕利组（n=205，300mg BID）及标准单药化疗组（n=97，卡培他滨、艾日布林或长春瑞滨）。主要研究终点为 PFS。奥拉帕利组及化疗组中位 PFS 分别为 7.0 个月 vs 4.2 个月（HR=0.58，95% CI，0.43～0.81，$P<0.001$）；两组 3 级及以上 AE 发生率分别为 36.6% 和 50.5%，因毒副作用而停止治疗的发生率分别为 4.9% 和 7.7%。2018 年 1 月，美国 FDA 批准奥拉帕

利上市用于 gBRCA 突变、HER-2 阴性转移性乳腺癌（Robson et al.，2017；Tung et al.，2018）。

（七）抗 VEGF 靶向药物相关的临床试验

贝伐珠单抗

（1）TURANDOT 研究：CECOG-TURANDOT 是一项多中心、开放标签、随机的 III 期临床研究（NCT00600340）。研究共招募了 564 例 HER-2 阴性局部复发或转移性乳腺癌患者，按 1：1 比例随机分配至 A 组：贝伐珠单抗+紫杉醇（BEV-PAC）组（$n=266$）；B 组：贝伐珠单抗+卡培他滨（BEV-CAP）组（$n=265$）。BEV-PAC 组和 BEV-CAP 组的中位 OS 分别为 30.2 个月（95%CI，25.6～32.6 个月）和 26.1 个月（95% CI，22.3～29.0 个月）。AB 两组最常见的 3 级或更糟糕的 AE 是中性粒白细胞减少（19% vs 2%）、手足综合征（<1% vs 16%）、周围神经病变（14% vs<1%）、白细胞减少（7% vs<1%）、高血压（4% vs 6%）。尽管贝伐珠单抗联合卡培他滨治疗的 PFS 较贝伐珠单抗联合紫杉醇治疗差，但仍建议选择治疗方案时考虑整体生存、个体治疗优先级和安全性等因素（Lang et al.，2012；Zielinski et al.，2016）。

（2）CALGB40603 研究：CALGB40603 研究入组了 443 例 II～III 期三阴性乳腺癌患者，该研究主要针对 TNBC 新辅助化疗对总生存的影响。采取在紫杉醇基础上，或联合贝伐珠单抗（Q2W×9）或联合卡铂（AUC6 Q3W×4），或贝伐珠单抗联合卡铂的方案。研究结果显示，新辅助化疗方案中未联合贝伐珠单抗组与联合贝伐珠单抗组 3 年 EFS 和总生存率分别为 74%及 83%，pCR 与非 pCR 的 3 年总生存率分别为 93%和 73%（HR=0.20，$P=0.0001$），含卡铂与含卡铂加贝伐珠单抗联合治疗组相比，EFS 和 OS 无统计学意义（Sikov et al.，2016）。

（3）NSABP B-40 研究：NSABP B-40 是一项随机 III 期临床研究（NCT00408408），观察贝伐珠单抗在早期乳腺癌新辅助化疗中的疗效和作用。研究共纳入 1206 例患者。中位随访时间为 4.7 年，卡培他滨和吉西他滨均未增加 DFS 和 OS。添加贝伐珠单抗组能显著提高 OS（HR=0.65，95% CI，0.49～0.88，$P=0.004$），但未显著增加 DFS（$P=0.06$）。贝伐珠单抗组最常见的 3～4 级 AE 是中性粒细胞减少（3 级，17%；4 级，6%）、手足综合征（3 级，11%）、

高血压（3 级，10%；4 级，<1%）（Bear et al.，2015）。

（4）BEATRICE 研究：BEATRICE 是一项多中心、开放标签、随机 III 期临床研究（NCT00528567），纳入了 2591 例可手术原发性浸润性三阴性乳腺癌患者，随机分配至单纯化疗组（$n=1290$）和贝伐珠单抗+化疗组（$n=1301$）。主要研究终点是 iDFS。两组中位随访时间分别为 31.5 个月和 32.0 个月，3 年 iDFS 率分别为 82.7%和 83.7%，5 年 iDFS 率分别为 77%和 80%，OS 也无差异（HR=0.93，95%CI，0.74～1.17；$P=0.52$）（Bell et al.，2017；Cameron et al.，2013）。

（5）RIBBON-2 研究：RIBBON-2 是一项随机、双盲、安慰剂对照的 III 期临床研究（NCT00281697），比较贝伐珠单抗联合标准化疗方案与单独化疗作为二线治疗方案对 HER-2 阴性转移性乳腺癌患者的疗效和安全性。研究纳入了 684 例患者并随机分为 2 组：贝伐珠单抗+化疗组（$n=459$）和安慰剂+化疗组（$n=225$）。主要研究终点为 PFS，次要研究终点包括 OS、ORR、DOR 及安全性等。中位随访时间 15 个月。中位 PFS 从 5.1 个月增加到 7.2 个月（HR=0.78，95%CI，0.64～0.93，$P=0.0072$）。两组 OS 无统计学差异。贝伐珠单抗组最常见的 3 级及以上 AE 是高血压（9.0%）和蛋白尿（3.1%）（Brufsky et al.，2012）。

（八）mTOR 抑制剂相关的临床试验

依维莫司

（1）BOLERO-2 研究：BOLERO-2 是一项国际、双盲、随机对照 III 期临床研究（NCT00863655）。研究招募了 724 例 HR 阳性乳腺癌患者，按 2：1 比例随机分配至依维莫司（everolimus）+依西美坦组和安慰剂+依西美坦组治疗。主要研究终点为 PFS。两组 PFS 分别为 6.9 个月和 2.8 个月（HR=0.43，95%CI，0.35～0.54；$P=0.14$），OS 分别为 31 个月和 26.6 个月（HR=0.89，95%CI，0.73～1.10；$P<0.001$）。依维莫司组和安慰剂组最常见的 3 级或 4 级 AE 为口腔炎（8% vs 1%）、贫血（6% vs<1%）、呼吸困难（4% vs<1%）、高血糖（4% vs<1%）、疲劳（4% vs<1%）和肺炎（3% vs 0%）。基于该项研究结果，2012 年 7 月，美国 FDA 批准依维莫司联合依西美坦用于来曲唑或阿那曲唑治疗失败的 ER 阳性/HER-2 阴性绝经后晚期乳腺癌（Baselga et al., 2012; Piccart et al., 2014)。

（2）BOLERO-3 研究：BOLERO-3 是一项随机、双盲、安慰剂对照的 Ⅲ 期临床研究（NCT01007942），招募了 569 例此前接受紫杉醇、曲妥珠单抗治疗后耐药的 HER-2 阳性晚期乳腺癌患者，旨在比较依维莫司+曲妥珠单抗+长春瑞滨和安慰剂+曲妥珠单抗+长春瑞滨治疗曲妥珠单抗耐药的晚期乳腺癌的疗效。主要研究终点是 PFS。中位随访时间 20.2 个月，依维莫司组和安慰剂组中位 PFS 分别为 7 个月和 5.78 个月（HR=0.78，95%CI，0.65~0.95；P=0.0067）。两组最常见的 3~4 级 AE 是中性粒细胞减少（73% vs 62%）、白细胞减少（38% vs 29%）、贫血（19% vs 6%）等（Andre et al., 2014）。

（九）关于双靶向药物治疗的关键性临床研究

1. 曲妥珠单抗联合帕妥珠单抗 HINITY 是一项随机、双盲、安慰剂对照、双臂的国际性 Ⅲ 期研究（NCT01358877）。研究纳入 4805 例 HER-2 阳性可手术的早期乳腺癌患者，旨在探索帕妥珠单抗联合曲妥珠单抗辅助治疗能否改善 HER-2 阳性早期乳腺癌患者的预后。研究分为两组：帕妥珠单抗+曲妥珠单抗+标准化疗组，安慰剂+曲妥珠单抗+标准化疗组。两组 3 年 iDFS 率分别为 94.1%和93.2%。相对于安慰剂组，帕妥珠单抗组更容易发生 3 级或 3 级以上的腹泻（9.8% vs 3.7%）（Bartsch et al., 2017; von Minckwitz et al., 2017）。2019 年 SABCS 更新了中位随访 74.1 个月的数据，帕妥珠单抗组中死亡人数较少，为 125 例（5.2%）vs 147 例（6.1%），但在本次中期分析中未达到统计学意义。OS 的危险比为 0.85（95%CI，0.67~1.07；P=0.17），6 年总生存率分别为 94.8%和 93.9%。6 年 iDFS 获益率是 4.5%（87.9% vs 83.4%）。帕妥珠单抗组和安慰剂组分别有 18 例和 8 例原发性心脏事件，分别有 65 例和 68 例继发性心脏事件。在曲妥珠单抗辅助治疗的基础上加上帕妥珠单抗，患者 iDFS 有明显的改善（Piccart et al., 2019）。

2. 曲妥珠单抗联合奈拉替尼 ExteNET 是一项随机、双盲、安慰剂对照的 Ⅲ 期研究（NCT00878709），研究的目的是探索在曲妥珠单抗标准治疗基础上结合奈拉替尼治疗 1 年是否可以给患者带来更多的益处。研究纳入 2840 例可手术的乳腺癌患者并按 1：1 比例随机分配至奈拉替尼组或安慰剂组，治疗时间为 1 年。2016 年公布了初步结果，奈拉替尼组和安慰剂组的 2 年 iDFS 率分别为 93.9%（95%CI，92.4%~95.2%）和 91.6%（95%CI，90.0%~93.0%）。2017 年更新研究结果，中位随访 5.2 年的结果再一次确认了奈拉替尼延长辅助抗 HER-2 治疗的持续效益，奈拉替尼组的安慰剂组的 5 年 iDFS 率分别为 90.2%（95%CI，88.3%~91.8%）和 87.7%（95%CI，85.7%~89.4%）。基于一系列更新的积极数据，奈拉替尼于 2017 年 7 月获得美国 FDA 批准上市（Chan et al., 2016; Martin et al., 2017）。

（十）其他类型的临床研究

对 HERA 研究（NCT00045032）进行交叉人群分析，在无病且存活的 1354 例患者中，有 885 例患者由观察组交叉至曲妥珠单抗组。交叉之后的研究结果表明，术后初始未接受曲妥珠单抗治疗，2 年内开始曲妥珠单抗辅助治疗 1 年的患者复发风险显著降低，5 年内开始使用曲妥珠单抗辅助治疗 1 年仍可获益。说明辅助治疗延迟使用曲妥珠单抗仍可获益（Cameron et al., 2017; Mallmann, 2006）。

三、未上市乳腺癌靶向药物的临床试验

（一）沙西妥珠单抗戈维替康

IMMU-132-01 研究是一项单臂、多中心的 Ⅰ/Ⅱ 期研究（NCT01631552）。研究纳入至少接受过 2 次抗肿瘤治疗的三阴性晚期乳腺癌患者 108 例，接受沙西妥珠单抗戈维替康（sacituzumab govitecan-hziy）（10mg/kg）治疗，直至疾病进展或无法耐受的毒性反应。结果显示，ORR 为 33.3%，其中 3 例达到 CR，33 例达到 PR，中位 DOR 为 7.7 个月（95%CI，4.9~10.8 个月），CR 率为 45.4%，中位 PFS 为 5.5 个月（95%CI，4.1~6.3 个月）。治疗期间 4 例患者死亡，3 例患者由于不良事件停止治疗。发生率≥10%的 3~4 级 AE 包括贫血和中性粒细胞减少。对于既往多次治疗失败的转移性三阴性乳腺癌患者，沙西妥珠单抗戈维替康仍可获得明显的客观缓解，开辟了新的治疗方向（Bardia et al., 2019）。

（二）tucatinib

tucatinib 是一种小分子激酶抑制剂，对 HER-2 有高度的选择性。一项多中心、开放标签的 I b 期临床研究（NCT01983501）旨在观察 tucatinib 联合 T-DM1 治疗既往接受过曲妥珠单抗治疗后的 HER-2 阳性转移性乳腺癌患者的安全性、药代动力学及疗效情况。结果显示，tucatinib 联合疗法有良好的耐受性，大多数 AE 为 1 级（Borges et al., 2018）。

HER2CLIMB 是一项国际、双盲、随机对照的 III 期研究（NCT02614794）。研究纳入 612 例接受过曲妥珠单抗、帕妥珠单抗和曲妥珠单抗 emtansin 治疗（无论是否有脑转移）的 HER-2 阳性转移性乳腺癌患者，随机分为 tucatinib+曲妥珠单抗+卡培他滨组或安慰剂+曲妥珠单抗+卡培他滨组。主要研究终点是前 480 例患者的 PFS，次要终点在总人数（612 例患者）中评估，包括 OS，脑转移患者的 PFS、ORR 和安全性。tucatinib 组和安慰剂组 1 年 PFS 分别为 33.1% 和 12.3%（HR=0.54,95%CI, 0.42～0.71；$P<0.001$），中位 PFS 分别为 7.8 个月和 5.6 个月；两组的 2 年总生存率分别为 44.9% 和 26.6%（HR=0.66，95%CI，0.50～0.88；$P=0.005$），中位 OS 分别为 21.9 个月和 17.4 个月。在脑转移瘤患者中，1 年无进展生存率分别为 24.9% 和 0（HR=0.48，95%CI，0.34～0.69；$P<0.001$），中位 PFS 分别为 7.6 个月和 5.4 个月。tucatinib 组常见不良反应包括腹泻、恶心、疲劳和呕吐。对于 HER-2 阳性且接受过多次治疗的转移性乳腺癌患者（包括脑转移），tucatinib+曲妥珠单抗+卡培他滨联合化疗能有效提高 PFS 和 OS（Murthy et al., 2019）。

（三）SHR6390

SHR6390 是一种 CDK4/6 选择性抑制剂，目前开展的临床试验有 NCT04095390、NCT03481998、NCT03772353 等，期待相关的研究结果。

（四）D-0502

D-0502 单药是一种激素类药，目前正在开展一项旨在评估 D-0502 单药，以及与 Palbociclib 联合治疗晚期或转移性 ER 阳性、HER-2 阴性乳腺癌患者的安全性和耐受性的 I 期研究（NCT03471663）。试验计划招募 57 例受试者，期待相关结果。

（五）G1T48

G1T48 是一种选择性雌激素受体降解剂（selective estrogen receptor degrader，SERD），目前正在开展一项旨在探讨 G1T48 对 ER 阳性/HER-2 阴性转移性乳腺癌患者的潜在临床益处的 I 期研究（NCT03455270）。

（六）恩替诺特

恩替诺特（entinostat）是一种组蛋白去乙酰化酶（histone deacetylase，HDAC）抑制剂，相关临床研究正在进行中。

四、靶向治疗耐药机制

HER-2 过度表达的乳腺癌患者更易复发转移，预后也较差。在乳腺癌靶向治疗药物中，抗 HER-2 治疗开始得最早，药物种类最多且方法最成熟，因此在乳腺癌的靶向治疗中发生耐药的主要是抗 HER-2 治疗的相关靶向治疗药物。虽然现在临床上抗 HER-2 治疗应用越来越广，尤其是曲妥珠单抗的出现为广大的乳腺癌患者带来了福音，但可惜的是，仍有一部分患者对抗 HER-2 治疗不敏感。有以下几种常见原因。

（一）HER-2 受体的分子结构自身引起的变化

由于过表达的膜相关糖蛋白黏蛋白 4 可结合 HER-2 胞外域，进而导致其失去原有正常分子结构，曲妥珠单抗等靶向药物与 HER-2 受体的有效结合受阻（Nagy et al., 2005）。另外，某些原因导致 HER-2 受体数量减少或活性下降，也可使癌细胞下调对靶向药物的敏感性（Huang et al., 2010; Nahta et al., 2006; Scaltriti et al., 2007）。

（二）下游信号通路持续活化及异常调节

PIK3CA 突变和 PTEN 功能缺失在 HER-2 过表达乳腺癌中的发生率分别为 13%～31% 和 22%～47%（Liang et al., 2010），两者均可导致 PI3K/AKT 及 RAS/MAPK 信号通路的持续活化和异常调节从而导致耐药（Berns et al., 2007; Chandarlapaty et al., 2012）。

（三）HER 家族对下游信号通路的影响

HER-2 阳性乳腺癌细胞往往同时共表达其他 HER 家族受体，HER-2 蛋白与 HER 家族其他成员可形成异源二聚体。尽管曲妥珠单抗可以抑制 HER-2 二聚体的形成，但 HER 家族受体同样可以形成二聚体化从而激活下游信号通路，并不受限于抗 HER-2 药物治疗。

（四）免疫机制的参与

细胞因子如 IL-6 大量分泌可导致 STAT3 信号异常活化，STAT3 的活化可促进黏蛋白 4（mucin 4, MUC4）表达（Nagy et al., 2005）。MUC4 与 HER-2 相互作用产生的位阻效应可能会干扰曲妥珠单抗与 HER-2 结合。

自 1998 年美国 FDA 批准曲妥珠单抗上市以来，针对乳腺癌的各种靶向药物先后出现，极大地改善了 HER-2 阳性乳腺癌患者的预后。但是随着曲妥珠单抗等耐药现象的出现，越来越多的新型靶向药物加入了临床试验，部分药物亦取得了一定的成效，但疗效仍然不够理想。相信对靶向药物耐药机制研究的不断深入，必将会进一步提高靶向药物的治疗效果，造福乳腺癌患者。

五、联 合 治 疗

乳腺癌靶向药物的应用从可手术乳腺癌的新辅助治疗、辅助治疗到 HER-2 阳性晚期乳腺癌的晚期解救治疗。与多种药物联合可以改善 HER-2 阳性乳腺癌患者的预后。乳腺癌靶向治疗联合其他治疗方式（靶向治疗+化疗等）开展的临床试验除上述相关临床试验外，针对特定类型的乳腺癌如 HER-2 阳性的晚期乳腺癌，或者联合放疗同样可以取得良好的效果。

（一）靶向治疗联合化疗

1. 曲妥珠单抗联合化疗

（1）H0648g 研究：H0648g 是一项开放标签的 Ⅲ 期临床研究，旨在比较曲妥珠单抗联合化疗组与单纯化疗组治疗 HER-2 阳性转移性乳腺癌的疗效。研究共纳入了 469 例患者，根据既往有无使用过蒽环类药物分为 2 个大组，4 个小组。分别为 H+AC 组（n=143）：曲妥珠单抗+阿霉素+环磷酰胺；AC 组（n=138）：阿霉素+环磷酰胺；H+P 组（n=92）：

曲妥珠单抗+紫杉醇；P 组（n=96）：紫杉醇。AC 和 P 都给予 6 个周期，曲妥珠单抗一直使用到 PD。研究结果显示，曲妥珠单抗方案显著延长生存期 4.8 个月，对于 IHC3+的患者，曲妥珠单抗方案显著延长生存期 9 个月。ORR 由 32%增加至 50%，整体中位 PFS 由 20.3 个月延长至 25.1 个月。基于此研究，2001 年 9 月，美国 FDA 批准曲妥珠单抗用于治疗 HER-2 阳性转移性乳腺癌（Rugo et al., 2010）。

（2）M77001 研究：M77001 是一项多中心、开放标签、随机对照 Ⅱ 期研究。研究共纳入 188 例 HER-2 阳性转移性乳腺癌患者，随机分配至多西他赛组（D 组，n=94）（100mg/m^2 Q3W×6 个周期）和多西他赛+曲妥珠单抗组（HD 组，n=92）（多西他赛：100mg/m^2 Q3W×6 个周期；曲妥珠单抗：4mg/kg 起始剂量→2mg/kg/w 直至 PD）。其中，多西他赛组患者进展后可交叉接受曲妥珠单抗治疗。HD 组的 ORR 明显优于 D 组，两组 ORR 分别为 61%和 34%（P=0.0002）；中位 OS 分别为 31.2 个月和 22.7 个月；中位 PFS 分别为 11.7 vs 6.1 个月（P=0.0001）；中位 DOR 分别为 11.7 个月 vs 5.7 个月（P=0.009）。两组间 AE 差别不大（Marty et al., 2005）。

（3）CHAT 研究：CHAT 是一项国际、随机、开放标签的 Ⅱ 期临床研究。目的是评价曲妥珠单抗和多西他赛联合卡培他滨（X）作为一线联合治疗 HER-2 阳性局部晚期或转移性乳腺癌的疗效。研究共入组了 222 例患者，分为 HTX 组（n=112）（曲妥珠单抗：8mg/kg，D1 随后 6mg/kg，Q21D；多西他赛：75mg/m^2，D1 或 D2；卡培他滨：950mg/m^2 BID，D1～D14）和 HT 组（n=110）（剂量同前）。中位随访时间约 24 个月。HTX 和 HT 组 ORR 分别为 70.5%和 72.7%（P=0.717）；CR 率分别为 23.2% 和 16.4%；中位 PFS 分别为 17.9 个月和 12.8 个月（HR=0.72，95%CI，0.53～0.99；P=0.049）；中位疾病进展时间（time to progress，TTP）分别为 18.6 个月和 13.6 个月（HR=0.70，95%CI，0.51～0.97，P=0.033）。HTX 组较 HT 组显著提高 TTP/PFS（Wardley et al., 2010）。

（4）HERNATA 研究：HERNATA 是一项随机、多中心的 Ⅲ 期临床试验（NCT00430001），旨在评价多西他赛或长春瑞滨联合曲妥珠单抗一线治疗 HER-2 阳性的 LABC/MBC 患者的疗效。既往未接受过化疗的 LABC 或 mBC 患者（n=143）被随机分配至曲妥珠单抗联合多西他赛组（HT 组，T：100mg/m² D1）或曲妥珠单抗联合长春瑞滨组（HN组，N：30～35mg/m²，D1、D8），两组病例均接受曲妥珠单抗首次剂量 8mg/kg，维持剂量 6mg/kg D1，每 3 周重复。HT 组和 HN 组中位 TTP 分别为 12.4 个月与 15.3 个月（HR=0.94，95%CI，0.71～1.25；P=0.67）。中位 OS 分别为 35.7 个月和 38.8 个月（HR=1.01，95%CI，0.71～1.42；P=0.98）。3～4 级 AE 包括中性粒细胞减少（36.0% vs 10.1%）、白细胞减少（40.3% vs 21.0%）、感染（25.1% vs 13.0%）等（Andersson et al.，2011）。

（5）LUX-Breast1 研究：LUX-Breast1 是一项国际多中心、开放标签、随机Ⅲ期临床研究（NCT01125566），旨在比较阿法替尼联合长春瑞滨与曲妥珠单抗联合长春瑞滨治疗 HER-2 阳性转移性乳腺癌患者的疗效。研究共招募 508 例 HER-2 过表达转移性乳腺癌患者，按 2:1 比例随机分配至阿法替尼（40mg/d）+长春瑞滨（25mg/m²QW）组及曲妥珠单抗（4mg/kg 负荷剂量后每周 2mg/kg）+长春瑞滨（25mg/m²QW）组。主要研究终点为 PFS。中位随访时间为 9.3 个月。阿法替尼组中位 PFS 为 5.5 个月（95%CI，5.4～5.6 个月），曲妥珠单抗组为 5.6 个月（95%CI，5.3～7.3 个月）（HR=1.10，95%CI，0.86～1.41；P=0.43）；中位 OS 分别是 19.6 个月（95%CI，16.1～23.1 个月）和 28.6 个月（HR=1.76，95%CI，1.20～2.59；P=0.0036）。最常见的 3 级及以上 AE 为中性粒细胞减少（56% vs 60%）、白细胞减少（19% vs 20%）。两组 PFS 相似，但曲妥珠单抗组 OS 具有显著优势，基于曲妥珠单抗的疗法仍然是在曲妥珠单抗治疗后发生进展的 HER-2 阳性转移性乳腺癌患者的首选疗法（Harbeck et al.，2016）。

2. 拉帕替尼联合化疗 EGF100151 是一项随机、开放标签、多中心Ⅲ期临床研究。该研究旨在评估拉帕替尼联合卡培他滨对比卡培他滨单药治疗既往蒽环类、紫杉类和曲妥珠单抗治疗后的 HER-2 阳性 LABC 或 mBC 患者的疗效和安全性。研究共纳入 528 例患者，主要研究终点为 TTP。结果显示，拉帕替尼联合化疗可显著延长 PFS，但 OS 无延长（Zhou et al.，2009）。

3. 吡咯替尼联合化疗 NCT02422199 是一项在我国 11 家医院开展的随机、开放标签、多中心的Ⅱ期临床研究，旨在评估吡咯替尼联合卡培他滨或拉帕替尼联合卡培他滨的疗效与安全性。该组研究共纳入 128 例既往用过/未用过曲妥珠单抗且≤二线化疗的 HER-2 阳性转移性乳腺癌患者。主要研究终点为 ORR。研究结果显示，吡咯替尼组总体 ORR 达 78.5%，显著优于拉帕替尼组 57.1%。两组中位 PFS 分别为 18.1 个月和 7.0 个月（HR=0.36，95%CI 0.23～0.58；P<0.001）。最常见的 3～4 级 AE 是手足综合征（吡咯替尼组 24.6%、拉帕替尼组 20.6%）（Ma et al.，2019b）。

（二）靶向治疗联合内分泌治疗

1. 曲妥珠单抗联合阿那曲唑 TAnDEM 是一项随机、开放标签、多中心Ⅲ期研究（NCT00022672），共纳入 207 例 HR 阳性/HER-2 阳性的转移性乳腺癌患者，随机分配至曲妥珠单抗+阿那曲唑组（n=103）或阿那曲唑单药组（n=104）进行治疗。主要的研究终点为 PFS。研究结果显示，曲妥珠单抗联合阿那曲唑组和阿那曲唑单药组的中位 PFS 分别是 4.8 个月和 2.4 个月（HR=0.63，93%CI，0.47～0.84；P=0.0016）（Kaufman et al.，2009）。

2. 拉帕替尼联合来曲唑 NCT00073528 是一项双盲、多中心、随机对照的Ⅲ期临床研究，旨在评估将拉帕替尼联合来曲唑作为绝经后 HR 阳性转移性乳腺癌的一线治疗的疗效。入组患者随机分配至拉帕替尼+来曲唑组或安慰剂+来曲唑组。主要研究终点是 HER-2 阳性人群的 PFS。结果显示，HR 阳性/HER-2 阳性患者（n=219）中，拉帕替尼+来曲唑组或安慰剂+来曲唑组中位 PFS 分别为 8.2 个月 vs 3.0 个月（HR=0.71，95%CI，0.53～0.96；P=0.019）；拉帕替尼+来曲唑组临床获益更高（48% vs 29%）。拉帕替尼和来曲唑联合靶向策略显著提高共表达 HR 和 HER-2 的 mBC 患者的 PFS 和临床受益率（Johnston et al.，2009）。

3. 双靶向治疗联合化疗 CLEOPATRA 是一项随机、双盲、安慰剂对照Ⅲ期研究（NCT00567190）。共纳入 808 例 HER-2 阳性转移性乳腺癌患者，随机分配至多西他赛+曲妥珠单抗+安慰剂组（n=406）及多西他赛+曲妥珠单抗+帕妥珠单抗组（n=402）。中位随访时间 50 个月时，帕妥珠单抗组及安慰剂组两组中位 OS 分别为 56.5 个月（95%CI，49.3 个月至未达到）和 40.8 个月（95%CI，35.8～48.3 个月）；中位 PFS 分别为 18.7 个月和 12.4 个月（HR=0.69，

95%CI，0.58～0.81）。随后于 2019 年公布了随访99 个月的结果，安慰剂组中位 OS 是 40.8 个月，帕妥珠单抗组中位 OS 是 57.1 个月。安慰剂组有 115例（29%）患者出现严重不良反应，帕妥珠单抗组有 148 例（36%）患者出现严重不良反应，包括中性粒细胞减少、腹泻等。研究结果表明，对于 HER-2阳性转移性乳腺癌患者，在曲妥珠单抗和多西他赛中加入帕妥珠单抗，能明显延长 PFS 和 OS（Swainet al.，2013，2015，2019）。

4. 靶向治疗联合放射治疗 NCCTG N9831 试验是目前乳腺癌同期放疗联合曲妥珠单抗对心脏毒性的最大样本量回顾性分析，除去放疗前发生的心脏事件，放疗同期曲妥珠单抗组和单纯曲妥珠单抗组的心脏事件发生率分别为 1.6% 和 4.1%。放疗同期曲妥珠单抗组中的患者仅 10% 出现≥2 级 LVEF 下降（Pooja et al.，2016）。

5. 联合用药解救曲妥珠单抗耐药的临床试验 BOLERO-3 研究（NCT01007942）是一项随机、双盲、安慰剂对照的Ⅲ期临床试验，目的是评估在曲妥珠单抗中加入依维莫司是否可以恢复对曲妥珠单抗的敏感性。研究招募了 569 例先前接受过紫杉类治疗的 HER-2 阳性、曲妥珠单抗耐药的晚期乳腺癌患者，按 1∶1 比例随机分配至依维莫司（5mg/d）+曲妥珠单抗（2mg/kg）+长春瑞滨（25mg/m²）组或安慰剂+曲妥珠单抗+长春瑞滨组。主要研究终点是意向治疗人群的 PFS。中位随访时间为 20.2 个月。依维莫司组中位 PFS 为 7.00 个月（95%CI，6.74～8.18 个月），安慰剂组为 5.78 个月（95%CI，5.49～6.90 个月）（HR=0.78，95%CI，0.65～0.95；P=0.0067）。最常见的 3～4 级不良事件是中性粒细胞减少（依维莫司组 73%vs 安慰剂组 62%）、白细胞减少症（38% vs 29%）、贫血（19% vs 6%）、口腔炎（13% vs 1%）和疲劳（12% vs 4%）。依维莫司组 117例（42%）患者报告严重不良事件，安慰剂组 55 例（20%）报告严重不良事件。依维莫司加入曲妥珠单抗和长春瑞滨联合治疗的 HER-2 阳性晚期乳腺癌患者中，PFS 显著延长。不过除了考虑临床益处外还应注意该人群的不良事件（Andre et al.，2014）。

六、小 结

随着医学的发展以及对分子生物学研究的不断深入，对乳腺癌各种亚型的认识也将逐步提升，越来越多针对乳腺癌的靶向药物也将问世。这些药物的应用在造福患者的同时也不断改变着我们对疾病的认识。未来，我们要不断发展分子生物技术，探讨针对不同分子亚型乳腺癌的治疗方法，不断拓宽乳腺癌靶向治疗的领域和范围，为攻克乳腺癌寻找新的方向。

（王　昕）

编者简介

王昕，肿瘤外科学博士，硕士生导师，副主任医师。毕业于北京协和医学院，现就职于中国医学科学院肿瘤医院乳腺外科。擅长以外科为主的乳腺良恶性肿瘤的综合治疗，尤其擅长乳腺癌全乳切除后即刻再造、早期乳腺癌保留乳房手术联合术中放射治疗、新辅助化疗后前哨淋巴结活检等。主要研究方向为乳腺癌早期诊断的相关生物学标记物的基础研究及乳腺癌队列的随访体系建立等。相关研究成果于 2017 年及 2018 年获得北京市科技进步奖三等奖及华夏医学奖三等奖，并以第一作者或通讯作者发表学术文章 14 篇，其中 SCI 收录 7 篇。主持国家自然科学基金青年基金等项目 10 余项。入选北京市科协 2019—2021 年度青年人才托举工程，2015 年度北京市优秀人才青年骨干计划，北京市青年联合会第十一届委员，房山区青年联合会常委。现任北京乳腺病防治学会青年学术委员会候任主任委员，中国研究型医院学会乳腺专业委员会常委，中国医药教育学会乳腺疾病专业委员会常委，中国妇幼保健学会青年委员会常委、副秘书长等，并担任《中华肿瘤防治杂志》《中华乳腺病杂志》青年编委，《中华肿瘤杂志》《中国医学前沿杂志》特约审稿人，*Journal of Bio-X research* 编委等。2015 年获得中国抗癌协会乳腺癌专业委员会辩论赛全国冠军；2018 年评为 CSCO"35 under 35"最具潜力青年肿瘤医生；2019 年获得"中华肿瘤，明日名医"竞赛三等奖。参与出版专著《梅奥拯救乳房全书》（主译）、《乳腺癌百问百答》（副主编）等，参与编辑《乳腺癌的乳房重建手术》等。

第三节 免疫治疗药物及临床试验进展

随着基础研究的不断深入,目前肿瘤的治疗已经不再局限于传统的手术、化疗、放疗和靶向治疗,免疫治疗作为一种新的治疗手段已经逐步进入临床应用。近年来,免疫治疗已成为癌症领域最受关注的话题,针对 CTLA-4、PD-1 和 PD-L1 等免疫检查点的抑制剂已被美国 FDA 批准用于各种实体肿瘤、微卫星不稳定性难治性癌和经典霍奇金淋巴瘤等(Emens, 2018; Esteva et al., 2019; Ribas et al., 2018)。在乳腺癌领域,免疫治疗的地位也越来越高,2019 年 3 月美国 FDA 批准了 PD-L1 抑制剂(atezolizumab)联合白蛋白结合型紫杉醇用于转移性三阴性乳腺癌(metastatic triple negative breast cancer, mTNBC)的治疗,这是第一个获批用于治疗乳腺癌的 ICI 药物,这一重大突破激发了研究者们探讨乳腺癌免疫治疗的热情(Adams et al., 2019b)。

乳腺癌免疫治疗面临的一个挑战是,与黑色素瘤和 NSCLC 等其他类型的肿瘤相比,乳腺癌之前一直被认为是免疫休眠性肿瘤。黑色素瘤和 NSCLC 具有较高的体细胞突变率,可导致肿瘤抗原的生成,从而刺激抗肿瘤免疫(Rizvi et al., 2015)。在这些肿瘤类型中,较高的非同义突变负荷与 ICI 的疗效提高、临床获益时间延长及无进展生存时间(PFS)均呈正相关(Lawrence et al., 2013; Snyder et al., 2014)。乳腺癌的突变负荷比其他类型的肿瘤低,且因亚型不同而有所不同,其中 HER-2 阳性(过表达或扩增)和基底样亚型(basal-like)肿瘤的

突变负荷明显高于 HR 阳性肿瘤。与此一致的是,与 HR 阳性肿瘤相比,HER-2 扩增型和三阴性乳腺癌的 TIL 的比率更高(Luen et al., 2016; Stanton et al., 2016)。值得注意的是,TIL 数量与 HER-2 扩增型乳腺癌和 TNBC 的预后呈正相关,每增加 10% 左右的 TIL 数量将降低肿瘤 15%～25% 的复发和死亡风险(Loi et al., 2013)。此外,TIL 数量可以预测新辅助治疗的疗效(Adams et al., 2014; Denkert et al., 2018; Ibrahim et al., 2014; Loi et al., 2013, 2014; Salgado et al., 2015a)。TRYPHAENA 试验结果显示,TIL 数量与无事件存活时间有关。这些数据表明,乳腺肿瘤具有部分免疫原性(Ignatiadis et al., 2019)。此外,研究结果还提示,免疫调节剂与传统或新颖的治疗策略相结合,将为肿瘤中无或仅有少量的淋巴细胞浸润的乳腺癌患者的免疫治疗提供机会。

一、ICI 单药治疗

TNBC 的肿瘤微环境中富含 TIL,使得 ICI 在晚期 TNBC 中的研究备受关注。这种亚型被认为是一种更具免疫性的肿瘤,除了细胞毒性化疗外,目前 TNBC 的治疗选择有限。关于 ICI,特别是 PD-1 和 PD-L1 抑制作用的早期数据,显示出了对乳腺癌的治疗效果。虽然临床试验中使用的各种抗 PD-1 和抗 PD-L1 抗体在分子结构上有细微的差异,但这些差异在多大程度上转化为不同的临床疗效和毒性特征尚不清楚。总体来说,目前掌握的数据显示,作用于 PD-1 和 PD-L1 的各种抗体的功效和毒性大致相同。表 6-5 列出了在乳腺癌中开展的 ICI 单药临床试验。

表 6-5 在乳腺癌中开展的已报道初步结果的 ICI 单药临床试验

药物名称	受试患者	患者人数	客观缓解率(%)	中位时间(月)	
				PFS	OS
Phase Ⅰb Pembrolizumab KEYNOTE-012	转移性三阴性乳腺癌,PD-L1+	27	18.5	1.9	11.2
Phase Ⅰb Pembrolizumab KEYNOTE-028	HR+转移性乳腺癌,PD-L1+	25	12	1.8	8.6

续表

药物名称	受试患者	患者人数	客观缓解率（%）	中位时间（月）	
				PFS	OS
Phase Ⅱ Pembrolizumab KEYNOTE-086 队列 A	转移性三阴性乳腺癌，PD-L1+/−，二线及多线	170	4.7	2	8.9
队列 B	转移性三阴性乳腺癌，PD-L1+，一线	84	23.1	2.1	不适用
Phase Ⅰa Atezolizumab	转移性三阴性乳腺癌	115	10	1.4	8.9
Phase Ⅰb Avelumab JAVELIN	转移性乳腺癌，一至四线	168	4.8	5.9	8.1

（一）帕博利珠单抗

1. KEYNOTE-012 研究 在Ⅰb期KEYNOTE-012研究（Nanda et al.，2016）中，招募了 32 例 PD-L1 阳性（PD-L1 在基质或≥1%的肿瘤细胞中表达）mTNBC 患者并接受帕博利珠单抗（pembrolizumab）单药治疗。在 27 例接受评估的患者中，ORR 为 18.5%，中位有效缓解时间为 17.9 周，1 例 CR，4 例 PR，7 例 SD。

2. KEYNOTE-028 研究 KEYNOTE-028（Emens et al.，2019）是一项评估 PD-1 抗体 pembrolizumab 在乳腺癌等晚期实体瘤患者中临床疗效的非随机、多中心、多队列Ⅰb期临床研究。在可评估的 25 例 PD-L1 阳性的 HR 阳性转移性乳腺癌患者（之前接受过化疗或内分泌治疗）中，ORR 为 12%，中位 PFS 为 1.8 个月，中位 OS 为 8.6 个月。16%的患者出现了 3~4 级不良事件，主要包括肝炎、肺炎和甲亢/甲状腺功能减退等。

3. KEYNOTE-086 研究 一项进一步评估 pembrolizumab 的Ⅱ期临床研究 KEYNOTE-086（Adams et al.，2019d），纳入了 170 例 mTNBC 患者，分为化疗经治（队列 A）和新治（队列 B）两组。结果显示，无论肿瘤 PD-L1 状态如何，队列 A 组的乳腺癌患者接受 pembrolizumab 单药治疗，ORR 为 4.7%；而队列 B 组 PD-L1 阳性乳腺癌患者接受 pembrolizumab 一线治疗，ORR 为 23%（Adams et al.，2019c）。该研究表明，越早开展免疫治疗，患者获益的概率越高，并且有效缓解时间将更长。

4. KEYNOTE-119 研究 KEYNOTE-119（NCT02555657）是一项正在开展的大规模随机Ⅲ期临床试验，单药 pembrolizumab 对比单药化疗用于 mTNBC 的二线或多线治疗。该试验已经完成入组，期待研究结果的早日公布。许多随机Ⅲ期 ICI 单药治疗的临床试验正在转移乳腺癌患者中开展；另外，还有一个国家癌症研究所发起的辅助治疗的药物临床试验，正在评估 PD-1 抗体 pembrolizumab 单药对 TNBC 患者新辅助化疗后残留肿瘤的疗效（NCT02954874）。

（二）阿替利珠单抗

一项评估阿替利珠单抗（atezolizumab）在 mTNBC 中的疗效和安全性的Ⅰ期研究（Emens et al.，2019），其结果显示：115 例可评估患者中有 11 例（10%）有效，其有效率与之前接受化疗的次数有关。接受 atezolizumab 作为一线治疗的 21 例患者中有 5 例（24%）有效，其中 2 例 CR，3 例 PR。但接受 atezolizumab 作为二线或多线治疗的 94 例患者中只有 6 例（6%）有效。另外，PD-L1 阳性表达（≥1%）的患者较 PD-L1 阴性的肿瘤患者疗效更好、存活时间更长。在这项研究中，PD-L1 在肿瘤细胞中的表达情况对患者的疗效或生存没有预测价值。然而，肿瘤中大量免疫细胞浸润与较高的总有效率和较长的总生存时间独立相关，而较高的肿瘤负荷和肝转移则与较小的治疗获益相关。此外有研究数据提示，免疫检查点抑制剂在 HR 阳性和 HER-2 阴性患者中的治疗效果要优于 HER-2 阳性患者。

（三）阿维鲁单抗

JAVELIN 研究（Dirix et al.，2018）包括了所有的乳腺癌亚型，而不管它们的 PD-L1 表达状态如何，旨在评估 PD-L1 抗体阿维鲁单抗（avelumab）的抗肿瘤活性。这项评价 avelumab 治疗乳腺癌的临床研究数据显示：在三阴性乳腺癌亚组（$n=58$）中，患者的 ORR 为 5.2%。在雌激素和孕激素受体阳性、HER-2 阴性（$n=72$）的乳腺癌亚组中，有 2 例（3%）患者对治疗有效，但在 HER-2 阳性（$n=26$）亚组中，所有乳腺癌患者均对 avelumab 治疗无效。

总体来说，结果显示三种 ICI 抗体（pembrolizumab、atezolizumab 和 avelumab）在转移性乳腺癌中都有适度的单药活性，并在三阴性乳腺癌、PD-L1 阳性癌症和一线治疗环境中有更大的应用价值。而抗 CTLA-4 单抗单药用于乳腺癌治疗的临床试验的数据却很少。

二、ICI 联合治疗

在晚期 TNBC 试验中，ICI 单一疗法治疗的中位 PFS 或 OS 均较短，这表明 ICI 单药治疗晚期 TNBC 仅限于少数患者获益。为了更好地利用免疫药物治疗乳腺癌，有必要更好地了解乳腺肿瘤内源性免疫反应的缺陷。由于癌症存在免疫周期，因此有效的免疫应答需要经历多个步骤（Chen et al.，2013）。首先，肿瘤必须在抗原释放后发生免疫性细胞死亡，然后通过抗原提呈细胞来启动和激活免疫反应。激活的 T 细胞传输到肿瘤周围、渗透、识别和杀死肿瘤细胞（Chen et al.，2017）。越来越多的研究表明，许多乳腺癌治疗方法（包括化疗、放疗和靶向治疗）可以影响肿瘤免疫微环境，包括影响抗原的释放和提呈、免疫调节细胞和细胞因子的产生，以及影响 T 细胞运载的基质等，随着对标准疗法和免疫疗法认识的深入，这些为增强 ICI 疗效提供了依据（Galluzzi et al.，2017；Garg et al.，2017）。几种常用于乳腺癌的化疗药物，包括蒽环类、环磷酰胺和微管稳定剂等，可以诱发肿瘤免疫原性细胞死亡，从而释放抗原和危险信号，招募抗原提呈细胞，促进垂死的肿瘤细胞发生自噬和树突状细胞的成熟，所有这些都是 T 细胞启动所必需的。因此，

将化疗与 ICI 相结合是很有意义的。表 6-6 列出了在乳腺癌中开展的联合临床试验。

（一）ICI 联合化疗

1. 阿替利珠单抗联合白蛋白结合型紫杉醇 一项 I b 期多队列研究（Adams et al.，2019a）用来评估阿替利珠单抗（atezolizumab）联合白蛋白结合型紫杉醇用于转移性 TNBC 治疗的安全性、耐受性和初步临床活性。研究招募了 33 例局部复发或晚期的 TNBC 女性患者，给予同步 atezolizumab 联合白蛋白结合型紫杉醇治疗（至少 4 个周期）。中位随访 24.4 个月（95%CI，22.1～28.8 个月），ORR 为 39.4%（95%CI，22.9%～57.9%），而中位缓解期为 9.1 个月（95%CI，2.0～20.9 个月）。曾经接受过一线治疗患者的疗效明显优于多线治疗组（53.8% vs 30%）。同步白蛋白结合型紫杉醇化疗既没有明显改变肿瘤免疫微环境标志物（PD-L1、CD8、TILs 等），也没有减损 atezolizumab 的全身免疫活性（Marschner et al.，2018）。

IMpassion130（NCT02425891）研究是一项随机、双盲、安慰剂对照的国际多中心Ⅲ期临床研究（Schmid et al.，2018），评估 atezolizumab 联合白蛋白结合型紫杉醇在未治疗过的转移性 TNBC 中的疗效。研究共招募了 902 例未经治疗的 mTNBC 患者，在白蛋白结合型紫杉醇基础上联合 PD-L1 抑制剂 atezolizumab 可显著改善其 PFS 和 OS，且在 PD-L1 阳性患者中的疗效获益更为显著。在 ITT（intention to treat）人群中，atezolizumab 联合白蛋白结合型紫杉醇组中位 PFS 为 7.2 个月，安慰剂联合白蛋白结合型紫杉醇组中位 PFS 为 5.5 个月（HR=0.80，95%CI，0.69～0.92；$P=0.002$），两组中位 OS 分别为 21.3 个月及 17.6 个月（HR=0.84，95%CI，0.69～1.02；$P=0.08$）；在 PD-L1 阳性人群中，两组中位 PFS 分别为 7.5 个月及 5.0 个月（HR=0.62，95%CI，0.49～0.78；$P<0.0001$），中位 OS 分别为 25.0 个月和 15.0 个月（HR=0.62，95%CI，0.45～0.86）。基于该研究数据，美国 FDA 批准了 atezolizumab 联合白蛋白结合型紫杉醇用于一线治疗转移性 TNBC。

2. 帕博利珠单抗联合艾日布林 一项评估帕博利珠单抗（pembrolizumab）联合新型抗癌药甲磺酸艾日布林（eribulin）治疗 mTNBC 的 I b/Ⅱ期临

床研究（NCT02513472）结果显示，已经接受过 0～
二线治疗的 mTNBC 患者的 ORR 为 26.4%，疗效与
PD-L1 状态无关，但早线治疗的效果更好（Tolaney
et al.，2018b）。

3. 帕博利珠单抗联合紫杉醇 I-SPY2 试验评
估了 ICI 联合化疗用于乳腺癌新辅助治疗的疗效，
69 例（40 例 HR 阳性，29 例 HR 阴性）试验组患
者使用帕博利珠单抗联合紫杉醇治疗，另外 180 例
（95 例 HR 阳性/HER-2 阴性，85 例 TNBC）对照组
患者单独使用紫杉醇治疗，所有患者均续贯阿霉素
和环磷酰胺治疗。在 TNBC 亚组中，试验组和对照
组的 pCR 率分别为 60% 和 20%，而在 HR 阳性
/HER-2 阴性亚组中，试验组和对照组的 pCR 率分
别为 34% 和 13%。在阿霉素和环磷酰胺治疗完成
后，试验组观察到肾上腺功能不全的发生率增加，
通常延迟发生（Nanda et al.，2017）。虽然目前正在
开展的其他将标准的新辅助化疗方案与 ICI 相结合
的临床试验没有报告毒性增加，但应注意的是，如

果不长期监测，就可能导致少报不良事件。

4. 度伐利尤单抗联合白蛋白结合型紫杉醇
有趣的是，在最近报道的 GeparNuevo 试验中
（NCT02685059）（Loibl et al.，2019），病理完全缓
解（pathologic complete response，pCR）率随治疗
顺序的不同而变化，当 PD-L1 抗体度伐利尤单抗
（durvalumab）单药免疫治疗后，再序贯化疗联合免
疫治疗的效果更佳。在整体研究人群中，随机接受
度伐利尤单抗的患者的 pCR 率为 53.4%（95%CI，
42.5%～61.4%），而接受安慰剂的患者为 44.2%
（95%CI，33.5%～55.3%），未能达到 66% 的预先指
定 pCR 率。有趣的是，在接受了度伐利尤单抗单
药免疫治疗的亚组人群中，pCR 率为 61.0%。这一
发现可能是偶然的，但的确有必要深入理解免疫
生物学，从而更好地优化联合治疗的给药顺序。
几个大型的 ICI 联合化疗的随机对照研究正在开
展中（表 6-6）。

表 6-6　在乳腺癌中开展的已报道初步结果的 ICI 联合治疗临床试验

临床试验编号	药物名称	联合治疗	受试患者	研究阶段	主要研究结果
化疗					
NCT01633970	Atezolizumab	Nab-paclitaxel	33	Ⅰb	总 ORR：39%；一线治疗亚组 ORR：54%
NCT02425891（IMpassion130）	Atezolizumab	Nab-paclitaxel	902	Ⅲ	中位 PFS：7.2 个月（95% CI，5.6～7.5），中位 OS：21.3 个月（95% CI，17.3～23.4）；PD-L1 阳性患者中位 OS：25.0 个月（95% CI，22.6～未知）
NCT02753595（ENHANCE-1）	Pembrolizumab	Eribulin	83	Ⅰb/Ⅱ	总 ORR：26%；之前未化疗患者 ORR：25%；PD-L1 阳性组 ORR：26%
放疗					
NCT01497808	Ipilimumab	放疗	22	Ⅰ	总 ORR：18%
NCT02730130	Pembrolizumab	放疗	17	Ⅱ	ORR：33%（3/9）
分子靶向治疗-HER-2 抑制剂					
NCT02129556（KEYNOTE-014/PANACEA）	Pembrolizumab	Trastuzumab	58	Ⅰb/Ⅱ	PD-L1 阳性组 ORR：15%；TIL 计数>5%的患者 ORR：39%；PD-L1 阳性组疾病控制率：25%
NCT02649686（CCTGIND.229）	Durvalumab	Trastuzumab	15	Ⅰ	无客观缓解患者；第 6 周疾病稳定率（PD-L1 阴性）：29%（4/14）
分子靶向治疗-PARP 抑制剂					
NCT02734004（MEDIOLA）	Durvalumab	Olaparib	288	Ⅰ/Ⅱ	一线治疗组 ORR：67%
NCT02657889（KEYNOTE-162/TOPACIO）	Pembrolizumab	Niraparib	45	Ⅰ/Ⅱ	总 ORR：29%（13/45）；gBRCA 突变患者 ORR：67%（8/12）；PD-L1 阳性 ORR：33%；PD-L1 阴性 ORR：15%
分子靶向治疗-CDK4/6 抑制剂					
NCT02779751	Pembrolizumab	Abemaciclib	28	Ⅰb	HR 阳性 HER-2 阴性转移性乳腺癌 ORR：14%
其他免疫治疗药物					
NCT02536794	Durvalumab	Tremelimumab	17	Ⅰ	总 ORR：17%；TNBC 亚组 ORR：43%

（二）ICI 联合放疗等局部治疗

放疗诱导的 DNA 损伤可引起损伤相关分子信号和细胞因子的释放，促进抗原的表达，并刺激 T 细胞反应。这些效应促使放疗成为一种潜在的与免疫治疗协同的模式。随机临床试验的结果表明，接受乳房切除术后放疗的高危早期乳腺癌患者的生存状况有所改善。放疗能根除局部微转移疾病，消除未来转移的潜在来源，从而提高患者的存活率。然而，越来越多的证据表明，放疗可能产生更广泛的系统性影响。有文献报道（Abuodeh et al., 2016），对某一转移病变进行放疗，偶尔会在远处的转移部位引起反应，称为下位效应，可能是通过免疫机制实现的。在联合放疗和 ICI 治疗的癌症临床试验中也观察到了下位效应。对 22 例患者进行了单臂临床试验，他们每人都有来自黑色素瘤的多个转移病灶，对单个病灶进行大分割照射，然后给予伊匹木单抗治疗，观察到 4 例（18%）患者的非放疗转移位点部分缩小（Twyman-Saint Victor et al., 2015）。美国放射肿瘤学协会、癌症免疫治疗协会和美国国家癌症研究所认识到这一战略的潜力，并于 2017 年组织了一个联合学科研讨会，讨论将免疫疗法纳入放疗（Marciscano et al., 2018）。目前有多个临床试验正在研究放射治疗对乳腺癌患者的影响。在 mTNBC 患者中，不论 PD-L1 表达如何，放疗与帕博利珠单抗（pembrolizumab）联合应用（NCT02730130）（McArthur et al., 2018），所有患者都有两个或更多的可测量的转移部位，至少有一个部位需要作为常规治疗的姑息放疗。在第一次照射的 3 天内给予 pembrolizumab，然后每 3 周一次。主要研究终点是未受照射的病变在第 13 周时的总体缩小情况。在 17 例入组的妇女中，9 例在第 13 周可进行疗效评价，其中 3 人（33%）得到 PR。这些结果很鼓舞人心，因为 pembrolizumab 在经治的 mTNBC 患者中的单药有效率很低（约 5%）（详见 KEYNOTE-086 试验的队列 A）。

其他几项评估免疫联合放疗治疗乳腺癌的临床试验正在进行中，包括 pembrolizumab 联合放疗治疗乳腺癌（NCT02303366、NCT02608385 和 NCT03051672）、CTLA-4 抑制剂曲美母单抗（tremelimumab）联合脑部放疗治疗 HER-2 阳性乳腺癌（NCT02563925）和 ICI 联合术前放疗治疗早期 TNBC（NCT03872505）。尽管临床前数据表明，多分割照射优于单分割照射，但是放疗与 ICB 联合时的最佳照射时机、剂量和周期仍不明确。

局部冷冻消融联合免疫治疗的临床试验也正在开展中（Demaria et al., 2015）。一项临床试验研究评估了早期乳腺癌患者术前使用 CTLA-4 抑制剂易普利单抗联合冷冻消融术的疗效，结果表明这种联合是安全的，且可在肿瘤或全身诱导免疫效应（McArthur et al., 2016）。

（三）ICI 联合分子靶向治疗

乳腺癌常见的靶向治疗药物如曲妥珠单抗、PARP 抑制剂、CDK4/6 抑制剂和血管生成抑制剂等均显示可增强抗肿瘤免疫原性，因此具有免疫联合的潜力。目前，40 多项临床试验正在研究乳腺癌的免疫疗法和靶向治疗组合（表 6-6），且有几项已经报告了初步结果。

1. ICI 联合 HER-2 靶向治疗　曲妥珠单抗最初被开发用来抑制具有扩增或过度表达 *HER-2* 基因的乳腺癌患者的 HER-2 信号，随后发现曲妥珠单抗的部分抗肿瘤活性是免疫介导的。几项研究表明，曲妥珠单抗治疗可以增加患者 TIL 计数，诱导产生依赖抗体的细胞毒性。这些观察结果使曲妥珠单抗成为一种有吸引力的联合免疫治疗药物。

（1）KEYNOTE-014/PANACEA 研究：Ⅰb/Ⅱ期 KEYNOTE-014/PANACEA（NCT0212556）评估了曾接受 HER-2 靶向治疗后出现 PD 的 HER-2 阳性转移性乳腺癌患者中，联合使用帕博利珠单抗和曲妥珠单抗的疗效。在 PD-L1 阳性队列（n=46）中有 7 名（15%）患者对联合治疗有效，而在 PD-L1 阴性队列（n=12）中无一名患者有效。疗效维持中位时间为 11.2 个月。总体疗效与患者的 TIL 计数相关：与 TIL 计数低于 5% 的乳腺癌患者相比，TIL 计数≥5% 的患者有效率更高（39% vs 5%），提示量化 TIL 计数可以帮助确定最有可能受益于这类联合治疗的患者。然而，在这些转移性活检标本中，TIL 计数普遍较低，其中位数为 1%。值得注意的是，在 2018 年报告结果时，PD-L1 阳性组中有 5 例（11%）的患者仍然没有出现疾病进展（Loi et al., 2018）。

（2）CCTGIND.229 研究：CCTGIND.229（NCT02649686）Ⅰ期试验对 15 例 HER-2 阳性转

移性乳腺癌患者进行了 durvalumab 和曲妥珠单抗的联合治疗,这些患者曾接受过足量的 HER-2 靶向治疗。研究中没有观察到剂量限制性毒性或客观缓解,试验中记录的最佳疗效是 14 例可评价患者中有 4 例(29%)在治疗第 6 周时疾病稳定(Chia et al., 2018)。抗体药物联合免疫疗法是一种新的癌症治疗方法,其理论基础是靶向治疗可能产生新抗原,从而导致 T 细胞募集到实体肿瘤组织周围(Tray et al., 2018)。在 HER-2 阳性乳腺癌的小鼠模型中,曲妥珠单抗 emtansine 与抗-CTLA-4 和 PD-L1 的抗体具有协同作用(Esteva et al., 2015;Muller et al., 2015)。

(3)KATE2 研究:KATE2 评估了阿替利珠单抗与曲妥珠单抗 emtansine(T-DM1)联合对比 T-DM1 单药治疗既往接受过曲妥珠单抗和紫杉烷治疗的 HER-2 阳性转移乳腺癌患者的安全性和有效性。2018 年圣安东尼奥乳腺癌研讨会上公布的安全性和有效性数据显示,在 T-DM1 中加入阿替利珠单抗后,虽然患者对联合治疗的耐受性较好,但患者的 PFS 并没有得到延长(Emens et al., 2018)。然而,对于肿瘤组织中 PD-L1 阳性的乳腺癌患者来说,探索性分析结果显示联合治疗延长了患者的疾病进展时间。

2. ICI 联合 PARP 抑制剂 PARP 抑制剂是一种靶向聚 ADP 核糖聚合酶(poly ADP-ribose polymerase,PARP)的癌症靶向疗法(Jiao et al., 2017)。美国 FDA 已批准 PARP 抑制剂奥拉帕利和他拉唑帕尼作为单一疗法用于治疗 *BRCA1* 和 *BRCA2* 基因突变的转移性乳腺癌。由于 *BRCA* 功能丧失(导致同源重组受损)和 *PARP* 抑制(导致核苷酸修复受损和碱基切除)的综合效应而导致 DNA 修复不足的癌症,极有可能引起基因组不稳定性,它将产生 DNA 片段,能够激活干扰素基因通路的细胞内刺激物。这种基因组不稳定性会产生免疫原新抗原。PARP 抑制剂在乳腺癌细胞系和动物模型中均被证实具有上调 PD-L1 表达水平的功能。基于以上研究理论,目前有几个临床试验正在研究 PARP 抑制剂和免疫治疗药物的联合疗效和安全性。

(1)MEDIOLA 研究:MEDIOLA(NCT02734004)是针对不同类型的实体肿瘤患者的奥拉帕利(olaparib)和他拉唑帕尼(durvalumab)联合治疗的 I / II 期开放篮子研究。来自于 HER-2 阴性、

BRCA 阳性转移队列的结果已经以摘要形式报道。入组患者要求之前没有接受过 PARP 抑制剂或免疫疗法(靶向 PD-1、PD-L1 或 PD-L2 的抑制剂,或抗 CTLA-4 治疗等),但之前接受过蒽环类、紫杉类或铂类治疗是允许的。患者每天接受 300mg 的 PARP 抑制剂 olaparib 作为单疗法治疗 4 周,然后除了 olaparib 外,每 4 周静脉注射 1.5g durvalumab 一次。主要研究终点是 12 周 DCR 和安全性。次要研究终点是 28 周 DCR、ORR、DOR、PFS、OS。结果显示,12 周 DCR 为 80%,28 周 DCR 为 50%;中位 PFS 为 8.2 个月(95%CI,4.6~11.8 个月),中位 OS 为 20.5 个月(95%CI,16.2~23.9 个月),ORR 为 63.3%(95%CI,43.9%~80.1%),中位 DOR 为 9.2 个月(95%CI,5.5~20.3 个月)(Penson RT et al., 2018)(Domchek et al., 2019)。

(2)KEYNOTE-162/TOPACIO 研究:KEYNOTE-162/TOPACIO(NCT02657889)试验评价 PARP 抑制剂尼拉帕尼(niraparib)联合帕博利珠单抗(pembrolizumab)治疗转移性三阴性乳腺癌患者的作用,这些患者均已接受了二线以上的治疗。在 54 例入组的患者中,有 12 例(22%)在初步结果报告时发现了 *BRCA* 突变。45 例患者总体上是可评估的,13 例(29%)达到了完全(3 例)或部分(10 例)缓解。*BRCA* 突变患者的客观缓解率[8 例(67%)]更高。并且,PD-L1 阳性患者的客观缓解率要比 PD-L1 阴性者高(33% vs 15%)(Vinayak et al., 2018)。

3. ICI 联合 CDK4/6 抑制剂 CDK4 和 CDK6 的抑制剂(palbociclib、ribociclib 和 abemaciclib)能阻止细胞循环并抑制细胞增殖,提高雌激素受体阳性、HER-2 阴性和 HR 阳性、HER-2 阴性转移性乳腺癌患者的无进展生存时间(Tolaney et al., 2018a)。然而,这些抑制剂也可以调节激酶信号传递和细胞衰老,并能增强肿瘤的免疫原性。CDK4/6 的抑制剂已被证明能在更大程度上抑制免疫抑制从而调控 T 细胞的增殖,另外,临床前研究还表明,CDK4/6 抑制剂可以通过增加逆转录病毒序列片段的内源性表达,增加 MHC I 类分子在癌细胞中的新抗原表达,以及诱导成纤维细胞释放炎症细胞因子。这些结果表明,CDK4/6 抑制剂与免疫检查点抑制剂之间可能存在临床上有用的协同作用(Deng et al., 2018;Goel et al., 2017;Guan et al., 2017;

Schaer et al.，2018）。美国 FDA 批准的有关 CDK4 和 CDK6 的所有三种抑制剂现在都在与免疫检查点抑制剂一起进行临床试验（表 6-6）。第一阶段研究报告初步结果（Twyman-Saint Victor et al.，2015），28 例 HR 阳性转移性乳腺癌患者进行了 abemaciclib 和 pembrolizumab 的联合治疗，其中 4 例（14%）在 24 周内出现客观缓解。研究者指出，这种联合疗效略优于在 MONARCH 1 号研究中 abemaciclib 的单一疗效（Dickler et al.，2017）。

4. ICI 联合血管生成抑制剂 改变肿瘤微环境中的血管结构，可以减少肿瘤中效应 T 细胞的激活，促进实体肿瘤中调控 T 细胞和骨髓源抑制细胞的扩增，从而促进肿瘤的免疫抑制。血管生成抑制剂和 PD-1 及 PD-L1 抑制剂的各种联合正在为晚期实体肿瘤患者提供希望。目前在肾细胞癌、黑色素瘤和胶质母细胞瘤中已经有了可期待的初步结果。由于贝伐珠单抗和作用于 VEGF 受体的小分子抑制剂在乳腺癌中的疗效欠佳，免疫治疗联合血管生成抑制剂能否改善转移性乳腺癌患者的临床预后尚不清楚（Fukumura et al.，2018；Wallin et al.，2016）。目前，有 5 项临床试验正在探讨联合免疫和血管生成抑制剂治疗乳腺癌的作用（表 6-6），但迄今还没有一项结果报告。

（四）ICI 联合其他免疫治疗药物

免疫系统的正负反馈循环和相互交织的调控机制的多样性为增强靶向 PD-1 和 PD-L1 的单抗活性提供了大量的潜在策略。从理论上说，这些策略包括增加癌症抗原提呈、促进免疫细胞对肿瘤微环境的浸润和增强各种效应细胞的活性等。这些策略的实际应用主要包括开发疫苗、靶向调节趋化因子、激活共刺激分子、抑制 T 细胞受体信号轴的抑制组分和对 T 细胞与多功能分子进行基因编辑等。在临床上，联合抗 CTLA-4 和抗 PD-1 药物治疗转移性黑色素瘤取得了显著的疗效，尽管比单独给药更具毒性，但这为免疫治疗药物的联合应用提供了依据。目前诸多研究试图将靶向 PD-1 和 PD-L1 的药物与多种其他免疫药物联合起来。正在进行的应用免疫联合疗法的乳腺癌临床试验共有 58 项，但迄今只有一项小规模的初步研究报告了结果（Chen et al.，2017；Godfrey et al.，2018；Nagarsheth et al.，2017）。这项研究评估了 durvalumab 和 tremelimumab 联合在转移性三阴性乳腺癌与激素受体阳性乳腺癌中的疗效。入组的 18 例患者（7 例转移性三阴性乳腺癌，11 例激素受体阳性乳腺癌）中，有 3 例（17%）对联合治疗有效这 3 例患者均是三阴性乳腺癌，因此三阴性乳腺癌组的总体有效率为 43%（3/7）（Santa-Maria et al.，2018）。

三、疫苗和过继细胞治疗

与预防感染性疾病的疫苗不同，肿瘤疫苗主要通过激活自身的 T 淋巴细胞对已经存在的肿瘤组织产生免疫应答，从而杀灭肿瘤细胞。肿瘤疫苗主要包括肿瘤细胞疫苗、肿瘤抗原疫苗、肿瘤 DNA 疫苗、DC 疫苗和细菌疫苗等，根据作用不同，可分为预防性疫苗和治疗性疫苗。随着对肿瘤免疫机制认识的深入，治疗性疫苗在乳腺癌中取得了初步成效。一直以来，乳腺癌疫苗在转移性患者中通常作为单药进行临床研究。早期试验结果显示，许多种不同的疫苗配方均被证实可安全使用，并能在外周血液中产生抗原特异性免疫反应；然而，关于疫苗临床有效的证据极少（Disis et al.，2002；Knutson et al.，2002；Kono et al.，2002；Murray et al.，2002）。由于肿瘤负荷的严重程度和免疫抑制肿瘤的微环境存在个体差异，这就使得转移性乳腺癌患者接种疫苗的策略具有挑战性。为了克服这些不足，研究者们尝试了在疾病负荷最小（辅助治疗结束）的时候接种疫苗，或者将疫苗与现有标准治疗进行联合等。一项 II 期临床试验评估了 CD8$^+$ 毒性 T 淋巴细胞诱导疫苗治疗乳腺癌的疗效。结果显示，中位随访 34 个月，48 例 HER-2 阳性乳腺癌患者（完成了曲妥珠单抗治疗）中无一例出现疾病复发。尽管试验的总体治疗意向性分析并没有显示疫苗作为单一疗法的益处，但这个探索性的亚组分析有助于产生新的治疗思路，目前进行的几个试验正在评估疫苗联合曲妥珠单抗（NCT00971737、NCT01570036 和 NCT02297698）的疗效。人们对使用疫苗来增强 ICI 引起的 T 细胞免疫反应也很感兴趣，其联合作用的评价有待新的研究结果出现（NCT03362060 和 NCT02826434）。到目前为止，大多数疫苗都是针对已知的肿瘤抗原（Chen et al.，2013）。随着基因组学和鉴定肿瘤内突变的能力不断进展，鉴定新抗原和研制针对它们的疫苗也受到研究者的青睐。有报道称，T 细胞对新抗原的识别在 ICI 治疗中发挥了重要的作用，这提示新抗原疫苗和 ICI 联合的治疗策略可能是有效的（Jiao et al.，2017）。在Ⅱ期和Ⅲ期 TNBC 中单独使用新抗原 DNA 疫苗或联合 durvalumab 的临床试验目前正在进行中（NCT03199040）。鉴于乳腺肿瘤的突变率相对较低，这一策略在乳腺癌中的有效性可能低于其他突变率高的肿瘤。

过继细胞治疗是免疫治疗的重要组成形式，主要是通过体外激活或扩增肿瘤杀伤细胞达到治疗肿瘤的作用，包括过继 NK 细胞和 T 细胞治疗，该疗法目前已经在多种肿瘤的治疗中显效。过继性 T 细胞治疗是过继细胞治疗的重点，通过从患者体内或者肿瘤组织中分离 T 细胞，经过体外激活或改造了的嵌合抗原受体（CAR）或 T 细胞受体（TCR）刺激扩增后再回输入患者体内。肿瘤浸润淋巴细胞（TIL）在黑色素瘤和宫颈癌中显示出了很好的治疗效果，CAR-T 疗法和 TCR-T 疗法在血液系统肿瘤中疗效显著。CAR 由细胞外域、跨膜结构域和细胞内域组成。细胞外域来源于一种抗体，与特定肿瘤细胞表面抗原相结合，而细胞内域为信号结构域，可刺激 T 细胞活化。2017 年 8 月 31 日，靶向 CD-19 抗原的 CAR-T 细胞疗法获得 FDA 批准上市用于治疗非霍奇金淋巴瘤和小儿急性淋巴细胞白血病，极大地激发了人们对 CAR-T 细胞疗法的研究热情（Luen et al.，2016；Wallin et al.，2016）。CAR-T 细胞治疗目前正在乳腺癌等实体肿瘤中开展临床试验（McGranahan et al.，2016；Mittendorf et al.，2014，2016；Morgan et al.，2010；Ott et al.，2017；Rosenberg et al.，2015；Zacharakis et al.，2018），靶向 HER-2（NCT02713984）、cMET（NCT01837602）、Mestelin（NCT02792114）和 Mucin-1（NCT025876889）等多种抗原，相关研究结果值得期待。

四、小 结

免疫疗法现在被确立为继手术、放疗、化疗和分子靶向治疗之外的第五种癌症治疗方式，FDA 已经批准了五种不同的免疫检查点抑制剂来治疗不同类型的癌症，然而，治疗乳腺癌的免疫疗法才刚刚开始取得进展。目前开展的大多数免疫临床研究是Ⅰ期、Ⅱ期或Ⅰ/Ⅱ期，且近 80% 的研究是在转移性乳腺癌患者中进行的。大多数试验针对的是 TNBC 和 HER-2 阳性乳腺癌。药物联合试验比单药研究更常见，最常见的联合模式是与化疗或靶向治疗联合。虽然免疫疗法尚未充分实现其在乳腺癌中的治疗潜力，但临床前的数据和最近的临床试验结果让我们看到了希望，尤其是 2019 年 3 月 FDA 首次批准针对乳腺癌的免疫疗法，为乳腺癌患者免疫治疗的发展奠定了基础。然而，到目前为止，在乳腺癌中尚未发现可靠的预测免疫疗效的生物标志物（Lawrence et al.，2013）。在 IMpassion 130 试验中，PD-L1 在免疫浸润细胞中的表达，对 atezolizumab 和白蛋白紫杉醇的联合疗效非常重要。而研究者们在评估 pembrolizumab 的疗效时，关注的却是肿瘤细胞中 PD-L1 的表达。另外，在肿瘤和免疫浸润细胞中使用多种不同的抗体检测 PD-L1 时存在一些质疑和挑战，如对 PD-L1 阳性的不同定义，以及病理学家对 PD-L1 肿瘤表达评分方式存在差异等。然而，新的数据表明，除 SP142 外，用于治疗肺癌的几种常用抗体（E1l3N、22C3、28-8、SP263）在检测 PD-L1 的表达方面彼此具有类似的敏感性，尽管敏感度均较低（Esteva et al.，2019）。在探索性分析中，TIL 有望成为预测免疫疗效的生物标志物，但需要更大的数据集来进一步验证。根据国际乳腺癌免疫肿瘤学生物标志物工作组制定的共识和指南，在目前和未来开展的临床研究中，均需充分评估 TIL。总之，在晚期乳腺癌患者中，研究者们正在评价免疫疗法和靶向疗法的联合疗效和安全性。未来乳腺癌免疫治疗的方向在于找到适合每个患者的最佳联合模式，并开发新的有效的疗效预测生物标志物，同时纳入更多处于早期疾病阶段具有高复发风险的患者进行临床研究（Salgado et al.，2015b）。

（谢新华）

编 者 简 介

谢新华，肿瘤学博士，硕士生导师，副主任医师。毕业于中山大学，现就职于中山大学肿瘤防治中心，擅长乳腺癌的手术和综合治疗等。发表 SCI 论文 20 余篇。主持国家自然科学基金青年科学基金项目和面上项目各 1 项、省级课题 1 项。授权国家发明专利 2 项。

第七章

食 管 癌

第一节　流行病学及分子生物学特点

一、概　　述

食管癌的两种主要亚型是鳞状细胞癌（esophageal squamous cell carcinoma，ESCC）和腺癌（esophageal adenocarcinoma，EAC），两者在流行病学和分子生物学上截然不同。ESCC 常见于亚洲、非洲和美洲的黑种人中；EAC 则常见于欧美国家。在美国，ESCC 的发病率呈下降趋势，而 EAC 的发病率骤然上升，且大多由 Barrett 食管转变而来，但近年来 EAC 发病率的增长趋势有所下降（Pohl et al.，2010）。两者的好发部位也有差异，ESCC 大多发生于食管中、上段，而 EAC 大多发生于下段食管胃结合部（esophagogastric junction，EGJ），解剖部位的分层分析发现，发病率增加的食管癌大多位于 EGJ 和胃贲门部（Buas et al.，2013）。分子生物学特征分析表明，ESCC 与 EAC 存在显著差异，ESCC 与头颈部鳞癌在分子生物学特征方面存在相似性。同时，在基因构成特点上，EAC 的基因拷贝数、甲基化模式、RNA 和 microRNA 表达与染色体不稳定型胃腺癌具有相似性（Cancer Genome Atlas Research et al.，2017）。

食管癌是一个全球性问题。在全球范围内，2012 年估计有 455 800 例新发食管癌和 400 200 例食管癌死亡病例（Torre et al.，2015）；美国每年估计有 17 290 例患者被诊断为食管癌，其中有 15 850 例患者死于该病（Siegel et al.，2018），2013 年我国食管癌发病率为 20.35/10 万，死亡率为 15.17/10

万（He et al.，2017）。不同国家之间食管癌发病率的差异很大，其中以非洲南部和东部以及东亚发病率最高，而非洲西部和中部以及中美洲发病率最低。食管癌高危地区从伊朗北部起，穿过中亚，一直延伸至中国中北部（常被称作"食管癌地带"）。此区域 90% 的食管癌病例为 ESCC（Gholipour et al.，2008；Tran et al.，2005）。这些地区食管癌的主要危险因素仍不明确，但普遍认为与营养不良、水果和蔬菜的摄入量少以及饮用高温饮食相关。相比之下，在食管癌低危地区（如美国和一些西方国家），约 90% 的 ESCC 病例是由吸烟和过量饮酒引起的（Engel et al.，2003）。可通过查阅 WHO 的全球癌症流行病学数据库了解各国具体的食管癌发病率和死亡率（GLOBOCAN database）。

在 ESCC 高发地区（如中国）已经报道过食管癌的家族聚集性（Chang-Claude et al.，1997；Li et al.，1989）。Barrett 食管的家族聚集性也已有报道。但这种聚集性是受共同的环境危险因素影响，还是受遗传易感性影响，目前尚不清楚。在其他地区（包括瑞典和美国），关于家族聚集性的资料报道不一致（Hemminki et al.，2002）。因此，遗传因素在食管癌发病机制中的影响程度也尚不能确定。然而，有报道称，遗传性疾病 Peutz-Jeghers 综合征（Peutz-Jeghers syndrome，PJS）和抑癌基因 *PTEN* 的生殖系突变会引发常染色体显性遗传病（Sherman et al.，2015），如 Cowden 综合征和 Bannayan-Riley-Ruvalcaba 综合征与食管癌风险增加相关。

食管癌的两种主要组织学类型发病率的时间趋势存在差异。ESCC 和 EAC 在组织学和生物学，疾病的解剖部位和病因学等方面也有所不同。因此，接下来我们对它们的流行病学特点一一进行介绍。

（一）食管鳞状细胞癌

ESCC 占全球食管癌的 70%，尤其在所谓的"食管癌地带"。在许多国家，由于生活条件的改善，以及吸烟和饮酒率的不断下降，ESCC 的发病率稳步下降。此外由于内镜筛查方案的不断完善，ESCC 的死亡率也有所下降。例如，1998～2003 年美国 ESCC 发病率年均下降 3.6%，1989～2008 年中国标准化发病率年均下降 3.3%；在中国的高发区，如慈县，发病率也呈现明显下降趋势（Trivers et al.，2008；Zhao et al.，2012）。然而，在某些亚洲地区，ESCC 的发病率却在不断升高，这可能与吸烟和饮酒率升高有关（Lu et al.，2010）。同一国家不同地区的发病率也存在差异（Marjani et al.，2010）。例如，在我国鹤壁市和浑源县的食管癌发病率分别为 1.4/10 万和 140/10 万（Yang，1980）。多项研究报道了引起 ESCC 的危险因素。Engel 等（2003）从公共卫生层面评估了危险因素，并确定了多个相对主要危险因素。在美国 ESCC 患者中，约 90% 的患者曾经有吸烟史和（或）饮酒史和（或）低水果蔬菜摄入史。在世界其他地区，具体危险因素可能明显不同（He et al.，2010）。ESCC 的主要危险因素尚不明确，但目前人们认为包括营养不良、水果和蔬菜摄入量少以及饮用高温饮料。吸烟和饮酒是中国和日本 ESCC 的主要危险因素（Lin et al.，2013，2017）。人乳头瘤病毒（human papillomavirus，HPV）感染可能也是高危因素之一（Hosnjak et al.，2018）。

（二）食管腺癌

在 20 世纪，全球食管癌病例中大部分是 ESCC（Bollschweiler et al.，2001）。然而，在过去 30 年里，食管、EGJ 和胃贲门部腺癌的发病率迅猛上升，这一现象最初见于西方国家，近些年也出现在一些东方国家（Blot et al.，1991；Bollschweiler et al.，2001）。在许多流行病学的病例研究中，EAC 的发病率已超过之前最常见的 ESCC（Brown et al.，2008；Schmassmann et al.，2009）。例如，据美国一项肿瘤登记项目估计，EAC 的发病率已从 1987～1991 年的 1.8/10 万逐渐上升到了 1992～1996 年的 2.5/10 万（El-Serag et al.，2002）。白种人发病率是黑种人的 5 倍，男性发病率是女性的 8 倍，然而白人女性

的发病率也出现了上升趋势。据观察，45～65 岁年龄段人群是 EAC 发病率的高发年龄。

之后，又一肿瘤登记研究报道了 2009 年的 EAC 发病率，白种人女性约为 0.68/10 万，白种人男性约为 4.87/10 万（Hur et al.，2013）。此结果与 1975 年的发病率相比大相径庭，男性发病率增长至 1975 年的 685%，女性也增长至 261%。然而 1997 年后总体增长趋势有所下降。患者大多数为 60 岁及以上者，青年患者发病率未见明显变化。

肿瘤分类标准的不同可能会影响肿瘤登记项目估算出来的肿瘤发病率。Ekstrom 等通过一例贲门腺癌的调查研究说明了这一薄弱环节。他们所估计出来的贲门腺癌发病率基于瑞典肿瘤登记项目，基于对患者病例的详细审查分类得出一组标准人群，并对比两者的发病率（Ekstrom et al.，1999）。调查者发现，贲门腺癌的实际发病率大约比基于肿瘤登记项目所估计的要低 15%或高 45%。这一结果是不断变化的，需进行更多的研究来阐述其对贲门腺癌流行病学的影响程度。Pohl 等考虑 EAC 发病率的增长意味着疾病的负荷加重，并不是因为 EAC 的诊断过度和肿瘤分类标准不同导致的这一现象（Pohl et al.，2005）。

关于 EAC 危险因素的描述有很多研究。Engel 等（2003）从公共卫生层面评估了危险因素，并确定了多个相对主要危险因素。研究者估计，在美国 EAC 患者中，有吸烟、体重指数（body mass index，BMI）超过最低四分位数、低水果蔬菜摄入和胃食管反流病（gastroesophageal reflux disease，GERD）既往史者大约占 80%。并且，单独一个危险因素对发生 EAC 的影响可能远远不如多个危险因素共同作用。Zhai 等对比了 305 例 EAC 患者和与其性别和年龄相匹配的 339 例非 EAC 患者，研究显示，胃食管反流是主要的独立危险因素（Zhai et al.，2010）。然而，总体发病风险与基因-环境的相互作用（吸烟、BMI 和 5 个凋亡基因的遗传多态性）存在明显相关性，而这一作用在有无食管反流症状的个体中存在差异（Zhai et al.，2010）。有专家认为其他危险因素受年龄因素的影响；在一项研究中，相比于 50 岁及以上人群，50 岁以下人群的 EAC（即早发型 EAC）与食管反流症状及高 BMI 有更强的相关性（Drahos et al.，2016）。

二、分子生物学特点

癌症基因组项目研究了 164 例食管癌患者，并进行了相关的阐述，结果发现 ESCC 和 EAC 在基因拷贝数、甲基化模式、RNA 和 microRNA 表达上具有显著性的差异（Cancer Genome Atlas Research et al., 2017）。特别是 ESCC 与胞嘧啶-腺嘌呤置换有关，且在吸烟人群中这一特征更为突出，进一步的分子生物学特征分析表明，ESCC 与头颈部鳞癌的相似度大于与 EAC 的相似度。与之相对，在基因构成特点上，EAC 的基因拷贝数、甲基化模式、RNA 和 microRNA 表达与染色体不稳定型胃腺癌的类似程度大于 ESCC。研究表明，ESCC 与 EAC 应被视为不同的疾病亚型，因为 ESCC 和 EAC 具有不同的起源组织和发病原因（Lagergren et al., 2010；Cancer Genome Atlas Research et al., 2017）。

ESCC 中最常见的突变基因是 *TP53*、*NFE2L2*、*MLL2*、*ZNF750*、*NOTCH1* 和 *TGFBR2*，EAC 中最常见的突变基因是 *TP53*、*CDKN2A*、*ARID1A*、*SMAD4* 和 *ERBB2*。两者拷贝数变化存在明显差异：在 ESCC 中，*RB1* 缺失，*MDM1*、*FGFR1*、*TERT* 和 *SOX2* 扩增最常见；而对于 EAC，*SMAD4* 缺失，*CCNE1*、*GATA6*、*VEGFA* 和 *ERBB2* 扩增最常见（Cancer Genome Atlas Research et al., 2017）。该研究表明，ESCC 和 EAC 通过不同的机制改变细胞周期调节因子，如 CCND1、CCNE1、CDK6 或 RB1 等，具有调节细胞周期功能的酪氨酸激酶抑制剂将来有望开发出一种新的治疗策略。然而，在全球癌症基因组图谱队列中，与胃腺癌相比，食管癌患者中未发现微卫星不稳定性标记或 Epstein-Barr 病毒相关性肿瘤（Cancer Genome Atlas Research et al., 2017）。

（一）食管鳞状细胞癌

可以在内镜下通过 Lugol 染液染色发现原位癌，其由异型增生和基底细胞增生发展而成。但目前没有确切的项目研究过从细胞异型增生演化至侵袭性 ESCC 的分子过程，但可以知道的是 ESCC 的突出特征是 *TP53* 基因和细胞周期调节因子的失调，这可在癌前病变中检测到（Liu et al., 2017）。有研究证实了 P53 蛋白在癌周食管炎和异型增生中异常累积，并且食管从炎症到肿瘤的逐渐演化与

CDKN2A/RB1 的异常表达增加有关（Fagundes et al., 2005；Muller et al., 2014）。目前很难有可行的标准进行精确地区分异型增生组织和周围正常组织。Couch 等评估 ESCC 和正常食管黏膜中表达差异的基因后筛选出两个生物标志物：CHN 和 TNFAIP3。两者的表达水平在正常食管组织—细胞异型增生—食管癌的演化进程中逐渐增加，因此可能对侵袭性 ESCC 或异型增生的诊断有所帮助（Couch et al., 2016）。

（二）食管腺癌

1. Barrett 食管与恶性转化　通常情况下，酸和胆汁回流时食管黏膜受到刺激，并在活性氧和一氧化氮的作用下，导致其 DNA 损伤，A＞C 转位是回流诱导的损伤引起的一个特征性突变。这种碱基转换在 Barrett 食管和 EAC 中常见，这进一步支持了这些 DNA 损伤因子在疾病发病机制的早期作用的假设（Dvorak et al., 2011；Vaninetti et al., 2008）。因此，尽管细胞或起源尚不清楚，但人们普遍认为 Barrett 食管是一种对鳞状黏膜复发性损伤的适应性反应（Quante et al., 2012；Wang et al., 2011）。在少数患者中（每年 0.12%～0.6%），这种化生黏膜可能会通过不同级别的异型增生进展为侵袭性 EAC，目前人们正在努力研究该疾病进展的触发因素和相关途径，以便更准确地识别高风险人群（Bansal et al., 2015；Duits et al., 2015）。

Barrett 食管进展为侵袭性 EAC 的过程中，P53 相关信号传导的失调起重要作用。研究表明 Barrett 食管 17p 的杂合性缺失和非整倍体发育可能会促进恶性转化（Blount et al., 1991；Galipeau et al., 1999；Weaver et al., 2014）。Stachler 等（2015）通过对比 Barrett 食管和 EAC 标本的基因测序，证明了 Barrett 食管 *TP53* 突变发生在进展为 EAC 之前。Duits 等（2015）提出了 Barrett 食管演化成 EAC 的两种机制：①通过 *CDKN2A* 和 *TP53* 等肿瘤抑制基因的缺失、*SMAD4* 基因的突变和染色质修饰酶的破坏，但没有急性基因组倍增；②涉及 *TP53* 调控基因缺失后的非整倍体相关的染色体不稳定。其他途径如染色体碎裂和坏死，也可能导致侵袭性增加。这些研究表明 Barrett 食管与侵袭性 EAC 有类似的突变，但两者相比，Barrett 食管缺乏基因拷贝数变异（Ross-Innes et al., 2015）。与 EAC 相同，Barrett

食管中克隆多样性也很普遍，并且克隆多样性与从 Barrett 食管到侵袭性 EAC 的进展风险增加相关（Galipeau et al.，1999；Ross-Innes et al.，2015）。这些数据表明，需要增大采样范围来提高 Barrett 食管风险分层的精准度；由于多次活检增加了患病的风险，非侵入性手段可能是未来的首选（Ross-Innes et al.，2015）。

表观遗传改变也是 EAC 发生发展的重要因素之一，EAC 和 Barrett 食管黏膜经常出现高度甲基化，尽管两者的甲基化水平存在差异（Xu et al.，2013）。例如，*CDK2NA* 基因可能在启动子的频繁高甲基化和 9p21 的缺失下失活，这与 Barrett 食管发展成 EAC 有关（Klump et al.，1998；Wong et al.，1997）。

2. 侵袭性 EAC 的遗传学 与其他癌症相比，EAC 具有高突变负荷[9.9/Mb（范围 7.1～25.2/Mb；其他癌症平均为 9.9/Mb）]（Dulak et al.，2013）。然而，尽管 *ARID1A*、*CDK2NA* 和 *TP53* 等肿瘤抑制因子的点突变频率很高，但在 EAC 领域结构改变仍占主导地位（Dulak et al.，2013；Weaver et al.，2014）。常见的缺失或扩增，如 *FGFR2*、*KRAS*、*EGFR*、*ERBB2*、*CDK6*、*CCND1*、*MYC*、*GATA4*、*GATA6* 等，有望作为潜在的治疗靶点（Deng et al.，2012；Dulak et al.，2013）。然而，*ERBB2* 和 *EGFR* 等的共扩增特性可能与 EAC 的靶向治疗获得性耐药相关，是药物开发面临的一项挑战（Paterson et al.，2013；Secrier et al.，2016），另外，其他识别分子亚群的方法可能为治疗干预提供新的途径。Secrier 等在 EAC 基因测序中发现有三个亚型表现：①同源重组修复缺陷；②高突变负荷相关的 T>G 突变模式；③老化印记一致的 C>A/T 突变模式（Secrier et al.，2016）。肿瘤免疫疗法适用于高突变负荷的亚型，基于铂类的化疗和 PARP/ATR 抑制剂适用于 DNA 损伤修复缺陷的亚型，但是需要更多的证据来支持。

三、小　结

吸烟/饮酒是 ESCC 的最主要危险因素，不同地区其危险因素存在明显差异。EAC 的主要危险因素是 Barrett 食管、高 BMI、GERD 和吸烟。随着越来越多的食管癌分子生物学研究成果出现，深入研究流行病学及分子生物学机制在食管癌大流行的地区显得尤为重要。将来关于 ESCC 和 EAC 的治疗可能会变得更加细化，让更多的食管癌患者从中受益。

（金子贤　沈建飞）

编 者 简 介

沈建飞，胸外科博士，主治医师。毕业于广州医科大学，就职于浙江省台州医院，擅长胸部疾病的外科微创治疗，专注于食管癌、肺癌的临床诊治及转化研究。发表 JCO、JTCVS、JSO、JTD 等 SCI 论文 50 余篇，其中最高影响因子 26.303。参与出版《胸外科专家访谈》（副主编）、《微创主动脉瓣手术学》（副主译），参编书籍《疯狂统计学》。吴阶平基金模拟医学部胸外科专委会第一届全国青年委员，2018 年 CSCO "35 under 35" 最具潜力青年肿瘤医生，2018 年荣获浙江省台州市青年拔尖人才。曾担任丁香园胸外科频道主编，*J Thorac Dis* 和 *Ann Transl Med* 杂志编委，目前承担浙江省基金 1 项。

第二节　靶向治疗药物及临床试验进展

近年来，靶向治疗在晚期食管癌中得到了令人鼓舞的结果：靶向肿瘤细胞、靶向抗血管生成、靶向 T 细胞激活通路的药物均在食管癌的治疗中获批。曲妥珠单抗（trastuzumab）联合化疗已经获批晚期 HER-2 阳性食管腺癌的一线治疗。雷莫芦单抗（ramucirumab）单药或联合紫杉醇可以作为二线治疗或已发生转移肿瘤的后线治疗。本节将重点介绍曲妥珠单抗与雷莫芦单抗的临床试验设计与结果。

一、已上市的靶向治疗药物

（一）曲妥珠单抗

基于 ToGA 试验，美国 FDA 批准曲妥珠单抗用于食管癌，曲妥珠单抗成为食管癌中最早获批的靶向药物。ToGA 试验是第一项随机、前瞻性、多中心、Ⅲ期试验，评估曲妥珠单抗在 HER-2 阳性晚期胃癌和食管胃结合部腺癌（esophagogastric junction adenocarcinoma，EGJA）中的疗效和安全性（NCT01041404）（Bang et al.，2010）。在该试验中，594 例 HER-2 阳性、局部晚期、复发或转移性胃癌或 EGJA 的患者随机分配接受曲妥珠单抗联合化疗（顺铂和氟尿嘧啶或卡培他滨）或单独化疗（Bang et al.，2010）。入组的患者以胃癌为主（曲妥珠单抗组中的 80% 和化疗组中的 83%）。两组的中位随访时间分别为 18.6 个月和 17.1 个月。结果显示，HER-2 阳性患者曲妥珠单抗联合化疗可显著改善中位 OS（13.8 个月 vs 11.1 个月；P=0.046）。本研究建立了曲妥珠单抗联合顺铂和氟尿嘧啶作为 HER-2 阳性转移性 EGJA 患者的标准治疗方案。在特色亚组分析中，曲妥珠单抗联合化疗进一步改善 OS，IHC2+ 和 FISH 阳性或 IHC3+ 的患者（n=446；16 个月 vs 11.8 个月；HR=0.65），IHC0 或 IHC1+ 且 FISH 阳性的患者（n=131；10 个月 vs 7 个月；HR=1.07）。

在一项对 34 例转移性胃癌或 EGJA 患者的回顾性研究中，与顺铂加氟尿嘧啶方案相比，联合曲妥珠单抗与改良 FOLFOX 方案（mFOLFOX6）在未经治疗的 HER-2 阳性肿瘤患者中提高了耐受性（Soularue et al.，2015）。该方案的 ORR 为 41%，中位 PFS 和 OS 分别为 9.0 个月和 17.3 个月。最常见的 3～4 级毒性反应是中性粒细胞减少症（8.8%）和神经病变（17.6%）。这些结果表明，mFOLFOX6 和曲妥珠单抗的组合是一种具有可接受的安全性的有效方案，值得对 HER-2 阳性胃食管癌患者进行进一步研究。

（二）雷莫芦单抗

两项Ⅲ期临床试验证实 VEGFR-2 抗体雷莫芦单抗（ramucirumab）对曾接受过治疗的晚期胃食管癌患者有良好的疗效（Wilke et al.，2014；Fuchs et al.，2014）。国际随机多中心Ⅲ期试验（REGARD）证实了雷莫芦单抗在一线化疗后进展的晚期胃癌或 EGJA 患者中可取得生存获益。在这项研究中，355 例患者被随机分配接受雷莫芦单抗（n=238；178 例胃癌，60 例 EGJA）或安慰剂（n=117；87 例胃癌，30 例 EGJA）治疗。雷莫芦单抗组中位 OS 为 5.2 个月，而安慰剂组为 3.8 个月（P=0.047）。与安慰剂相比，雷莫芦单抗组高血压发生率较高

（16% vs 8%），而两组其他 AE 发生率相似。

另一项国际Ⅲ期随机试验（RAINBOW）对正在一线化疗的转移性或 EGJA 患者（n=665）进行了紫杉醇联合或不联合雷莫芦单抗的疗效评估。相对于单独接受紫杉醇化疗组，雷莫芦单抗+紫杉醇（n=330）化疗组可显著延长 OS（9.63 个月 vs 7.36 个月，P＜0.0001）。两个治疗组的中位 PFS 分别为 4.40 个月和 2.86 个月。此外，雷莫芦单抗+紫杉醇组的 ORR 为 28%，而单独紫杉醇组的 ORR 为 6%（P=0.0001）。联合雷莫芦单抗+紫杉醇组最常见的 AE 包括中性粒细胞减少和高血压。

根据这两项研究的结果，FDA 批准雷莫芦单抗（作为单一药物或与紫杉醇联合使用）用于铂类或氟尿嘧啶一线化疗后进展的晚期胃癌或 EGJA 患者。这两项试验的剂量暴露-反应分析显示，雷莫芦单抗是 OS 和 PFS 的重要预测因子（Tabernero et al.，2017）。较高的雷莫芦单抗暴露与较长的 OS 和 PFS 相关，但也有较高的 ≥3 级高血压、白细胞减少和中性粒细胞减少的发生率。这种探索性暴露-反应分析表明，雷莫芦单抗暴露与疗效之间存在正相关关系，且毒性可控，这一结果为开展是否应该尽早使用雷莫芦单抗的试验提供了依据。

RAINFALL 为随机、双盲、安慰剂对照的Ⅲ期临床试验，研究纳入了 645 例 HER-2 阴性转移性胃癌或胃食管结合部腺癌患者（NCT02314117）（Fuchs et al.，2019），按 1∶1 比例随机分配至雷莫芦单抗+卡培他滨+顺铂组（n=326）或安慰剂+卡培他滨+顺铂组（n=319）。初步结果显示，雷莫芦单抗治疗组与安慰剂组相比，中位 PFS 分别为 5.70 个月和 5.40 个月（HR=0.75，95%CI，0.61～0.94；P=0.011）。然而，两组的中位 OS 没有差异，分别为 11.20 个月和 10.7 个月（HR=0.96，95%CI，0.80～1.16；P=0.68）。ORR 分别为 41.1%（95%CI，35.8%～46.4%）和 36.4%（95%CI，31.1%～41.6%）。雷莫芦单抗组最常见的 ≥3 级 AE 是中性粒细胞减少、贫血和高血压。这些早期结果表明，一线氟尿嘧啶加顺铂化疗方案中联合雷莫芦单抗可能不会降低患有转移性胃食管腺癌的初治患者的疾病进展或死亡风险。因此，目前不建议在一线氟尿嘧啶和顺铂化疗中加入雷莫芦单抗。

然而，未来需要更多数据来确定将雷莫芦单抗添

加到其他一线化疗方案中是否可以改善患者的 OS。

二、未上市的靶向治疗药物

不同作用机制的靶向药物在食管癌中开展了一系列临床试验，包括已经获批上市用于其他肿瘤但仍未获批用于食管癌的靶向治疗药物。根据药物作用与肿瘤细胞信号通路的不同，可以大致将食管癌靶向药物分为 EGFR 抑制剂、HER-2 抑制剂、VEGF 抑制剂、c-MET 抑制剂、PI3K/AKT/mTOR 抑制剂及其他药物。

（一）EGFR 抑制剂

EGFR 抑制剂分为两大类：EGFR 单克隆抗体和小分子激酶抑制剂。EGFR 属 I 型跨膜酪氨酸激酶（tyrosine kinase，TK）表皮生长因子受体家族，包括 EGFR、HER-2、HER-3 和 HER-4 等成员。其中 EGFR 是原癌基因 *C-erbB-1* 的表达产物，主要调控细胞的增殖、凋亡、血管形成及侵袭转移。现已知表皮生长因子（EGF）和转化生长因子-α（TGF-α）可以与 EGFR 结合继而活化下游通路。在很多肿瘤中，EGFR 通路是重要的治疗靶点，临床上常用的药物有 4 个单克隆抗体，西妥昔单抗（cetuximab）、帕尼单抗（panitumumab）、尼妥珠单抗（nimotuzumab）、马妥珠单抗（matuzumab）和一种抗体混合物 Sym004，以及 2 个酪氨酸激酶抑制剂（TKI）吉非替尼和厄洛替尼。

1. EGFR抗体 EGFR 抗体是以 EGFR 胞外段作为靶点的抗体药物，可以阻滞 EGF 和 TGF-α 与 EGFR 的结合，从而阻断受体胞内段的磷酸化激活过程，起到抗肿瘤作用。

（1）西妥昔单抗（cetuximab）：是重组人鼠嵌合的 IgG1 单克隆抗体，在阻滞 EGF 和 TGF-α 与 EGFR 结合的同时，还可以通过增强 EGFR 内吞作用从而减少 EGFR 数量。在 II/III 期的 SCOPE1 研究中（Crosby et al.，2013，2017），420 例局部晚期食管癌（腺癌和鳞癌）患者随机入组分别接受放化疗（chemoradiotherapy，CRT）（卡培他滨/顺铂+59Gy 放疗）+西妥昔单抗和 CRT 治疗。但在该试验招募至 258 例患者时发现 CRT+西妥昔单抗缩短了患者的生存时间。中位 OS 结果，CRT+西妥昔组为 24.7 个月（18.6~31.3 个月），CRT 组为 34.5 个月（24.7~

42.3 个月）；中位 PFS 分别是 15.9 个月（10.7~20.8 个月）和 24.1 个月（15.3~29.9 个月），且接受西妥昔联合治疗导致 3~4 级非血液学不良反应发生率增加，因此本试验停止并宣告西妥昔单抗联合 CRT 为阴性结果。

（2）帕尼单抗（panitumumab）：是一种针对 EGFR 的完全人源化单克隆抗体。III 期 REAL-3 研究（Okines et al.，2010）探索了在晚期胃食管腺癌患者中单独应用 EOC（表柔比星 50mg/m²、奥沙利铂 130mg/m²、卡培他滨 1250mg/m²）对比 EOC 联合帕尼单抗（9mg/kg）方案的疗效。研究共纳入 553 例患者，EOC 组及 EOC+帕尼单抗组中位 PFS 分别为 7.6 个月和 6.0 个月（HR=1.22，P=0.068）；两组中位 OS 分别为 11.3 个月和 8.8 个月（HR=1.37，P=0.013）；两组 ORR 分别为 42% 和 46%。在未经选择的食管癌患者中，EOC+帕尼单抗联合方案不能使患者获益。该研究呈现阴性结果的原因可能包括入组患者未经过生物标志物选择、帕尼单抗与 EOC 方案中的药物可能存在拮抗、联合化疗中剂量降低等方面。

（3）尼妥珠单抗（nimotuzumab）：是全人源化 EGFR 单克隆抗体。与西妥昔单抗和帕尼单抗相比，尼妥珠单抗的皮肤、肾和胃肠道毒性较小。Ling 等（2012）探索了 5-Fu+顺铂联合尼妥珠单抗在 19 例晚期食管鳞癌患者中的疗效。研究发现 5-Fu+顺铂联合尼妥珠单抗 PR 率 42.1%（95%CI，19.95%~64.3%），DCR 为 68.4%，患者耐受性良好。

Lu 等（2016）报道了一个单臂、开放的 II 期研究，探索了尼妥珠单抗联合紫杉醇+顺铂（TPN 方案）在晚期食管鳞癌患者中作为一线治疗的疗效。研究共纳入 56 例患者，包括局部晚期食管癌（n=29）、转移性食管癌（n=27）。结果显示，ORR 为 51.8%，DCR 为 92.9%。中位 PFS：局部晚期患者为 8.2 个月（95%CI，5.3~11.2 个月），转移性患者为 23 个月（95%CI，9.0~37.1 个月）。转移性患者的中位 OS 为 13.9 个月（95%CI，6.8~21.2 个月），未见增加明显不良事件。结果表明 TPN 在晚期食管鳞癌中是一个安全有效的方案。2018 年完成的一项 III 期研究，旨在探索在晚期胃癌或 GEJA EGFR 过表达（2+/3+IHC）的患者中予以尼妥珠单抗联合伊立替康二线治疗的疗效（NCT0181325），目前该研究已经结束，但尚未报告结果。

（4）马妥珠单抗（matuzumab）：是全人源单克隆抗 EGFR 抗体，有较强的介导 ADCC 作用。2008年，Rao 等（2008）探索了马妥珠单抗联合 ECX（表柔比星/顺铂/卡培他滨）治疗表达 EGFR 的晚期胃食管癌患者的疗效。在这项 I 期研究中，MTD 为 800mg/周，ORR 为 65%（95%CI，43%～82%）；DCR 为 90%。2010 年，Rao 等（2010）又报道了该方案的 II 期研究，共纳入 72 例患者，其中 35 例患者接受 ECX+马妥珠单抗，36 例患者接受 ECX 治疗。结果发现，马妥珠单抗联合组并没有改善 ORR，联合组和 ECX 组 ORR 分别为 31% 和 58%；也没有改善 PFS 和 OS，两组 PFS 分别为 4.8 个月（95%CI，2.9～8.1 个月）和 7.1 个月（95%CI，4.4～8.5 个月），两组 OS 分别为 9.4 个月（95%CI，7.5～16.2 个月）和 12.2 个月（95%CI，9.8～13.8 个月）。

（5）Sym004：是两种嵌合 IgG1 抗体（单克隆抗体 mAb992 和 mAb1024）的 1:1 混合物，可识别 EGFR 细胞外结构域中的不同表位。日本进行了一项 I 期研究以评估 Sym004 在晚期实体瘤患者中的安全性（Kojima et al., 2018）。30 例接受治疗的晚期食管鳞癌患者的 ORR 为 16.7%。有 21.6% 的患者经历了严重的 AE，由于心脏停搏或血肌酐升高导致 2 人死亡。3/4 级痤疮的发生率为 23.5%，期待 Sym004 后期临床试验结果。

2. 酪氨酸激酶抑制剂 酪氨酸激酶抑制剂（TKI）与 EGFR 胞内激酶区结合的小分子物质能够阻止酪氨酸激酶磷酸化，中断下游信号转导，从而加速肿瘤细胞凋亡，减少肿瘤浸润和转移。

（1）吉非替尼：在曾接受治疗的晚期食管癌患者中开展了一项 II 期临床试验（Janmaat et al., 2006）。研究共纳入 36 例患者，其中 10 例（27.8%）达到了 PR、1 例（2.8%）SD。中位 PFS 和 OS 分别为 59 天和 164 天。在亚组分析中，在 EGFR 高表达的患者中 DCR 较高。随后进行的一项 III 期临床试验（COG 研究，ISRCTN29580179）比较了吉非替尼和安慰剂在经治晚期食管癌患者中的疗效，其中包括约 24% 的食管鳞状细胞癌（Dutton et al., 2014）。吉非替尼组和安慰剂组的中位 OS 分别为 3.73 个月和 3.67 个月（HR=0.90，P=0.29）。尽管吉非替尼组在 PFS 方面优于安慰剂组，但差异很小（1.57 个月 vs 1.17 个月；HR=0.80；P=0.020）。最常见的 3/4 级毒性反应包括疲劳（吉非替尼组为

11%，安慰剂组为 6%）和腹泻（6% vs 1%）。对 COG 试验的预先分析表明，*EGFR* 基因拷贝数异常（多义性或扩增）可能是吉非替尼反应的预测标志物（Petty et al., 2017）。但是这一观点还需要进一步的研究加以验证。

（2）厄洛替尼：一项 II 期临床试验评价了厄洛替尼在晚期食管癌和 EGJ 癌患者中的疗效（Ilson et al., 2011）。共有 97% 的患者接受了至少一种化疗方案。在 13 例 ESCC 患者中有 2 例（15%）达到了 PR。试验中没有观察到 EGFR 的表达程度与疾病控制之间的相关性，同时发现 3 级皮肤毒性反应的发生率为 10%。

Dragovich 等（2006）在一项 II 期研究（SWOG012）中探索了厄洛替尼单药（150mg/d）作为一线治疗晚期胃癌（n=26）和食管胃结合部腺癌（n=44）的疗效。食管胃结合部腺癌 ORR 为 9%，其中 CR 1 例，PR 2 例。胃癌中位 OS 为 3.5 个月，食管胃结合部腺癌中位 OS 为 6.7 个月。54 例可分析样本中没有发现 *EGFR* 突变。

Wainberg 等（2011）在晚期食管腺癌/EGJA 中探索了厄洛替尼联合 FOLFOX6 的疗效和安全性。研究共纳入 33 例患者接受 FOLFOX6 联合厄洛替尼（150mg/d）治疗。结果显示，ORR 为 51%，中位 PFS 为 5.5 个月（95%CI，3.1～7.5 个月），中位 OS 为 11.0 个月（95%CI，8.0～17.4 个月）。

（二）VEGF 抑制剂

VEGF 可以作用于血管内皮细胞促进血管内皮细胞增殖和增加通透性，维持新生血管活性。VEGF 的受体有 VEGFR-1 和 VEGFR-2。在食管癌中有 30%～60% 的患者高表达 VEGF，在血清和肿瘤中高表达 VEGF 与较差的预后有关。

1. 贝伐珠单抗 贝伐珠单抗是 VEGF 人源 IgG1 单克隆抗体，在结直肠癌、NSCLC、转移性肾癌中都有较好的疗效。Ohtsu 等（2011）进行了一项多中心、随机对照的 III 期临床研究（AVAGAST）。研究纳入 774 例晚期胃腺癌或 EGJA 患者，按 1:1 比例随机分组接受卡培他滨/顺铂+贝伐珠单抗或卡培他滨/顺铂治疗。化疗联合贝伐珠单抗组和单纯化疗组 OS 分别为 12.1 个月和 10.1 个月（HR=0.87，95%CI，0.73～1.03；P=0.1002）。PFS 分别为 6.7 个月和 5.3 个月（HR=0.80，95%CI，0.68～0.93；

P=0.0037）。ORR 分别为 46% 和 37.4%（P=0.0315）。化疗联合贝伐珠单抗组出现高血压和出血风险高，但都可以控制；另外，PFS 和 ORR 的改善较为明显，不过 OS 没有达到预期。还有一点值得注意的就是在研究中联合组 EGJA 的比例为 14%，化疗组 EGJA 比例为 13%，其余均为胃癌患者。需要进一步分析不同部位与疗效有关的生物学标志物，以期筛选出可以从贝伐珠单抗治疗中受益的患者。

2. 舒尼替尼（sunitinib） 舒尼替尼是一个口服多靶点 TKI 制剂，主要靶点有 VEGFR、PDGFR、RET、FLT3。Bang 等（2011）开展了一项 II 期研究，旨在评价舒尼替尼在胃癌或 EGJA 患者（n=78）中的疗效。研究结果发现 2.6% 的患者 PR，32.1% 的患者 SD，中位 PFS 为 2.3 个月，中位 OS 为 6.8 个月。Schmitt 等（2012）在晚期食管癌/EGJA 中探索了舒尼替尼联合紫杉醇的治疗作用，共纳入 28 例患者，中位 OS 为 228 天（95%CI，140～283 天），发生上消化道出血 2 例，消化道瘘 1 例。此结果并没有表现出在紫杉醇化疗中加入舒尼替尼对预后有很大的改善。

3. 索拉非尼（sorafenib） 索拉非尼也是一个口服多靶点制剂，主要靶点有 CRAF、BRAF、VEGFR-1/2/3、PDGFR-β、FLT3 和 c-KIT。Sun 等（2010）在 ECOG5203 研究中对晚期胃癌/EGJA 患者（n=44）给予索拉非尼+顺铂/多西他赛治疗。研究发现 PR 率为 41%（95%CI，28%～54%），中位 PFS 为 5.8 个月（95%CI，5.4～7.4 个月），中位 OS 为 13.6 个月（95%CI，8.6～16.1 个月）。64% 的患者出现了 3/4 级的中性粒细胞减少，1 例患者出现了病灶部位出血。在 2013 年 ASCO 胃肠研讨会上，Ku 等报道了索拉非尼治疗晚期食管癌或 GEJA 的疗效。共有 35 例（接受≤三线化疗）患者入组。23 例患者 SD，中位 PFS 为 3.7 个月（95%CI，1.9～4.0 个月），中位 OS 为 8.9 个月（95%CI，6.9～11.6 个月）。

已经获批的药物雷莫芦单抗在前文已经讲述，此部分不再重复。

（三）HER-2 抑制剂

HER-2 是具有酪氨酸蛋白激酶活性的跨膜蛋白，属于 EGFR 家族成员之一。已经获批的药物曲妥珠单抗，在前文已经讲述，此部分不再重复。

拉帕替尼是口服小分子酪氨酸激酶抑制剂，主要作用于 ERBB1 和 ERBB2。在 III 期 LOGIC 研究中（Press et al.，2017），招募晚期 HER-2 阳性的食管癌、胃癌患者 487 例，探索了卡培他滨/奥沙利铂（CapeOx）联合拉帕替尼对比 CapeOx 的疗效。主要研究终点为 OS。结果显示，中位 OS：12.2 个月 vs 10.5 个月（HR=0.91，95%CI，0.73～1.12；P=0.35）；中位 PFS：6.0 个月 vs 5.4 个月（HR=0.82，95%CI，0.68～1.00；P=0.04））。拉帕替尼并没有改善这部分患者的生存。

（四）PI3K/AKT/mTOR 抑制剂

PI3K/AKT/mTOR 通路在肿瘤细胞增殖、血管新生和转移，以及对放化疗的拮抗中起重要作用。无论是在食管癌、腺癌还是鳞癌中，mTOR 过表达均与不良预后有关。

Ohtsu 等（2013）在 III 期 GRANITE-1 研究（NCT00879333）中探索了依维莫司（everolimus）作为二线或以上治疗晚期食管癌/胃癌的疗效。研究共入组 656 例患者并按 2∶1 比例随机分组，439 例患者接受依维莫司治疗（其中 GEJA 118 例），217 例患者接受安慰剂治疗（其中 GEJA 69 例）。主要研究终点 OS：5.4 个月 vs 4.3 个月（HR=0.90，95%CI，0.75～1.08）；中位 PFS：1.7 个月 vs 1.4 个月（HR=0.66，95%CI，0.56～0.78）。常见 3/4 级不良事件为贫血、食欲降低和乏力。激活的 PI3K 途径（PIK3CA 突变/扩增或 PTEN 丢失/突变）已被证明是对 BKM 120 反应的潜在预测因素。最常见的 3/4 级毒性反应包括黄斑疹（9.5%）、厌食（7.1%）和腹泻（4.8%）。

（五）c-MET 抑制剂

rilotumumab 和 onartuzumab 是作用于 c-MET 通路的 2 个单克隆抗体，可以阻止 HGF 与 MET 受体结合。RILOMET-1（NCT01697072）是一项随机、安慰剂对照的国际多中心 III 期临床试验。此研究入组了 609 例不可切除晚期或转移性食管癌/GEJA 患者，按 1∶1 比例随机分组，分别接受表柔比星/顺铂/卡培他滨（ECX）联合 rilotumumab 或 ECX 联合安慰剂治疗，主要研究终点为 OS，目前该试验已经完成，但是结果还未公布。

Met-Gastric（NCT01662869）也是一项 III 期、随

机、安慰剂对照的多中心研究（Shah et al.，2017a），入组患者为晚期未经治疗 HER-2 阴性、MET 阳性的胃癌/GEJA 患者，按 1∶1 比例随机分组接受 mFOLFOX6 联合 onartuzumab 或 mFOLFOX6 联合安慰剂治疗。mFOLFOX6 最多持续 12 个周期，然后予以 onartuzumab 或安慰剂直至 PD。主要研究终点为 OS，次要终点为 PFS、ORR 及安全性。实际入组 562 例（安慰剂+mFOLFOX6，n=283；onartuzumab+mFOLFOX6，n=279），两组分别为 109 例（38.5%）和 105 例（37.6%）MET 2+/3+。onartuzumab 组中并未显著改善 OS、PFS、ORR（OS HR=0.82，95%CI，0.59～1.15，P=0.24；PFS HR=0.90，95%CI，0.71～1.16，P=0.43；ORR，46.1%vs 40.6%）或 MET 2+/3 +人群 OS、PFS、ORR（OS HR=0.64；95%CI，0.40～1.03，P=0.06；PFS HR=0.79，95%CI，0.54～1.15，P=0.22；ORR，53.8% vs 44.6%）。对于 onartuzumab 的安全性评价符合预期。

（六）APR-246

APR-246 能够激活因突变而失活的 *TP53* 基因，在基因水平降低错误复制率，从而治疗恶性肿瘤。一项正在进行的 Ⅰb/Ⅱ 期临床试验（NCT02999893），目的是确定 APR-246、5-FU 和顺铂联合治疗铂类耐药的晚期食管癌患者是否安全有效。研究预计招募 38 例受试者。试验设计：APR-246 50mg/kg、75mg/kg 或 100mg/kg，D1；顺铂 25mg/m^2，D2～D4；5-FU 750mg/（m^2·d），连续 96 小时输注。期待相关的研究结果。

（七）伊曲康唑

伊曲康唑是一种常用抗真菌药物，可通过抑制 Hedgehog 通路信号从而抑制肿瘤。目前正在开展一项 Ⅰ 期临床试验探索伊曲康唑靶向抑制食管癌 Hedgehog 通路信号通路的可行性（NCT02749513）。试验设计：伊曲康唑 300mg 口服，持续 14～17 天。预计共招募 10 名受试者。主要评估指标：测定并比较基线和伊曲康唑治疗后通过 Hedgehog 通路的配体和靶基因的 mRNA 表达水平。

三、联合治疗

HELOIS 是一项随机、多中心、Ⅲb 期临床研

究（NCT01450696），旨在比较高剂量曲妥珠单抗（10mg/kg）和标准剂量曲妥珠单抗（6mg/kg）联合顺铂/卡培他滨化疗治疗 HER-2 阳性转移性胃癌或 EGJA 的疗效（n=248）。标准剂量和高剂量曲妥珠单抗组中位 OS 分别为 12.5 个月 vs 10.6 个月（HR=1.24，95% CI，0.86～1.78；P=0.2401），高剂量曲妥珠单抗组并未增加患者的生存（Shah et al.，2017b）。此外，还包括前面介绍的雷莫芦单抗联合化疗的 RAINFALL 研究及曲妥珠单抗联合放疗的 SCOPE1 研究。

四、小　结

总体而言，相对于其他癌种，食管癌治疗的进展比较缓慢，临床获批的靶向治疗药物有限，目前只有两种：曲妥珠单抗和雷莫芦单抗。目前正在积极开展围绕这两种药物而开展的临床试验，相信会有更多的能提高疾病疗效的联合方案。此外，针对食管癌的 Ⅰ 期临床试验也已经广泛覆盖目前靶向治疗的多个方面，如细胞治疗、单抗、小分子抑制剂、基因活性调节剂等。不断深入开展基础和转化研究，寻找更有效的治疗靶点，以及不断开展与化疗、放疗、免疫治疗等手段相结合的联合治疗方案将对我国食管癌的治疗起到重大作用。

（孙　锐）

编者简介
孙锐，华中科技大学同济医学院博士，现就职于华中科技大学同济医学院附属普爱医院，肿瘤科主治医师，美国路易斯维尔大学布朗癌症中心博士后，主要从事胸部肿瘤的临床诊治及恶性肿瘤免疫治疗的基础研究。

第三节　免疫治疗药物及临床试验进展

一、免疫药物治疗原则

目前，对晚期食管癌仍缺乏有效的治疗手段，尤其当患者疾病进展后，预后较差，治疗方面更是

束手无策。而免疫治疗则为晚期食管癌,甚至局部晚期食管癌患者带来了曙光。

(一) NCCN 指南推荐治疗

美国 NCCN "食管和食管胃结合部癌指南"(2020. V4) 指出,帕博利珠单抗可用于没有局部治疗指征的局部晚期和转移性食管癌的系统性治疗。推荐帕博利珠单抗用于 PD-L1 表达[阳性联合分数(CPS)≥10]的食管鳞状细胞癌、食管腺癌和食管胃结合部癌的二线治疗;或者是 PD-L1 表达(CPS≥1)的食管和食管胃结合部腺癌的三线及维持治疗。推荐剂量为 200mg i.v.(D1),每 21 天一次(NCCN,2019;Fuchs et al., 2018;Kojima et al., 2019)。

(二) NCCN 指南推荐生物标志物检测原则

1. 微卫星不稳定性或错配修复检测 微卫星不稳定性(microsatellite instability,MSI)或错配修复(mismatch repair,MMR)应该考虑在拟接受 PD-1 抑制剂治疗的局部晚期、复发或转移性食管癌和食管胃结合部癌中进行检测(Le et al., 2015)。检测应选取福尔马林固定的石蜡包埋组织(FFPE),检测结果应根据 "CAP DNA 错配修复生物标志物报告指南" 表示为微卫星高度不稳定(MSI-H)或错配修复缺陷(mismatch repair deficiency,dMMR)。其检测应在临床检验改进修正案(Clinical Laboratory Improvement Amendments,CLIA)批准的实验室进行。

2. PD-L1 检测 指南推荐考虑在拟接受 PD-1 抑制剂治疗的局部晚期、复发或转移性食管癌和食管胃结合部癌中进行 PD-L1 的检测。应在 CLIA 批准的实验室对 FFPE 组织进行检测。通过抗 PD-L1 抗体在食管或食管胃结合部癌 FFPE 组织中进行 PD-L1 蛋白的定性检测。为了确切地评估 PD-L1 表达,需要在 PD-L1 染色组织切片中查见最少 100 个肿瘤细胞。当 CPS≥1 时,则为 PD-L1 阳性表达。

3. 二代测序 迄今为止,美国 FDA 批准用于食管和食管胃结合部癌的药物只有帕博利珠单抗,其应用是基于 MSI 和 PD-L1 CPS 值的检测。虽然需要对食管和食管胃结合部癌的基因组学进一步加强了解,但还没有足够的证据支持使用二代测序(NGS)作为初始诊断做临床决策。然而,NGS 结果可用于治疗的识别和(或)临床试验入组的参考。相较于早期患者,NGS 可能在更晚分期的患者治疗中突显其作用。

(三) FDA 批准上市药物

继 2017 年 FDA 批准帕博利珠单抗用于治疗表达 PD-L1(CPS≥1)的接受两种或以上治疗(包括含铂和含氟尿嘧啶的化疗以及 HER-2 靶向治疗)后进展的复发性局部晚期或转移性胃或胃食管结合部腺癌患者以来,2019 年 7 月美国 FDA 批准了帕博利珠单抗用于治疗食管鳞状细胞癌。适用该药治疗的患者需为经过一线或多线系统性治疗的复发、局部晚期或转移性食管鳞癌的患者,且肿瘤表达 PD-L1(阳性联合分数 CPS≥10)。推荐帕博利珠单抗剂量为 200mg,每 3 周一次。同时 FDA 还批准了 PD-L1 IHC 22C3 pharmDx 试剂盒用于上述适应证患者的检测。这是第一个获得食管鳞癌适应证的免疫治疗。

二、影响指南的相关临床试验

(一) 食管鳞癌

美国 FDA 批准和 NCCN 指南推荐帕博利珠单抗和纳武利尤单抗用于食管鳞癌,主要基于以下临床试验结果,KEYNOTE-180(NCT02559687)和 KEYNOTE-181(NCT02564263)(Shah et al., 2019;Kojima et al., 2019),AATRACTION-3 研究(NCT02569242)(ONO Pharmaceutical Co, Ltd, 2019)。

1. KEYNOTE-180 研究 KEYNOTE-180 是帕博利珠单抗单药作为食管癌患者三线治疗的一项单臂、开放标签、Ⅱ期临床试验(NCT02559687),招募了 121 例晚期/转移性食管癌(腺癌或鳞癌)或晚期/转移性食管胃结合部癌(腺癌)患者,这些患者至少在既往接受 2 次全身治疗期间或之后出现 PD(Shah et al., 2019)。治疗为帕博利珠单抗 200mg,每 3 周一次,直至 2 年或者出现 PD、不可耐受的毒性反应等。主要研究终点为 ORR,次要研究终点为 DOR、PFS、OS。研究结果显示,中位随访时间 5.8 个月(0.2~18.3 个月);所有患者总的 ORR 为 9.9%(95%CI,5.2%~16.7%)。65 例鳞状细胞癌(SCC)患者中,ORR 为 14.3%(95% CI,6.7%~25.4%),58 例腺癌患者中 ORR 为 5.2%(95%CI,

1.1%～14.4%），58 例阳性和 63 例 PD-L1 阴性患者的 ORR 分别为 13.8%（95%CI，6.1%～25.4%）和 6.3%（95%CI，1.8%～15.5%）。在 35 例 SCC 表达 PD-L1（CPS≥10）的患者中，ORR 为 20%（95%CI，8～37），DOR 为 4.2～25.1+个月，71%（$n=5$）的反应达到 6 个月或更长时间，57%（$n=3$）达到 12 个月或更长时间。中位 PFS 为 2.0 个月，6 个月和 9 个月无进展生存率分别为 16%（95%CI，10%～23%）和 9%（95%CI，5%～16%）。中位 OS 为 5.8 个月（95%CI，4.5～7.2 个月），6 个月和 12 个月总生存率分别为 49%（95%CI，40%～57%）和 28%（95%CI，20%～37%）。共有 12.4%的患者出现 3～5 级免疫相关不良事件（immune-related adverse event，irAE），5 例患者或因药物毒性而终止治疗。这些结果证明，帕博利珠单抗对于 PD-L1 高表达且经历重度治疗的食管癌患者，作为三线或后续维持治疗方案是有效且可耐受的。

2. KEYNOTE-181 研究 KEYNOTE-181 是帕博利珠单抗单药对比研究者选择的标准治疗作为食管癌患者二线治疗的一项多中心、随机、开放标签的Ⅲ期临床试验（NCT02564263），纳入 628 例复发性局部晚期或转移性食管癌患者，这些患者均在一线治疗期间或治疗后出现 PD。当 HER-2 表达阳性时，这部分食管癌患者需要接受经批准的 HER-2 靶向药物治疗。患者按 1：1 比例随机分组，接受帕博利珠单抗 200mg 治疗，每 3 周一次，或研究者选择以下任何静脉注射化疗方案：紫杉醇 80～100mg/m²，第 1 天、第 8 天和第 15 天，每 4 周一个循环；多西他赛 75mg/m²，每 2 周一个循环，或给予伊立替康 180mg/m²，每 2 周一个循环。随机化按肿瘤组织学分类（食管鳞状细胞癌 vs 食管腺癌/食管胃结合部 Siewert I 型 EAC）及地理区域（亚洲 vs 非亚洲）分层。使用帕博利珠单抗或化疗维持治疗直到出现不可接受的毒性反应或 PD。接受帕博利珠单抗治疗但没有 PD 的患者可以治疗长达 24 个月。每 9 周进行一次肿瘤状态评估。主要研究终点为 OS，在表达 PD-L1（CPS≥10）的 ESCC 患者，以及所有随机化患者中进行评估。次要研究终点为 PFS、ORR、DOR。结果显示，ESCC 患者的 OS 风险比（hazard ratio，HR）为 0.77（95%CI，0.63～0.96），表达 PD-L1（CPS≥10）的肿瘤患者 HR 为 0.70（95%CI，0.52～0.94），在所有随机化患者中

HR 为 0.89（95%CI，0.75～1.05）。ESCC 患者 PD-L1 表达（CPS≥10）的情况下，对于接受帕博利珠单抗的 85 例患者中有 68 例（80%）观察到终点事件，接受化疗的 82 例患者中观察到 72 例（88%）终点事件。帕博利珠单抗组中位 OS 为 10.3 个月（95%CI，7.0～13.5 个月），而化疗组为 6.7 个月（95%CI，4.8～8.6 个月）（HR=0.64，95%CI，0.46～0.90）。帕博利珠单抗治疗组中位 PFS 为 3.2 个月（2.1～4.4 个月），化疗组中位 PFS 为 2.3 个月（2.1～2.4 个月）（HR=0.66，95%CI，0.48～0.92）。帕博利珠单抗组 ORR 为 22%（95%CI，14.0%～33.0%），CR 率为 5%（$n=4$），PR 率为 18%（$n=15$）。化疗组 ORR 为 7%（95%CI，3.0%～15.0%），CR 率为 1%（$n=1$），PR 率为 6%（$n=5$）。接受帕博利珠单抗的患者中位 DOR 为 9.3 个月（2.1+至 18.8＋），化疗组为 7.7 个月（4.3 至 16.8+）。

在使用帕博利珠单抗治疗 KEYNOTE-181 入组的 314 例食管癌患者中，帕博利珠单抗的暴露中位持续时间为 2.1 个月（1 天至 24.4 个月）。患有自身免疫性疾病或需要免疫抑制剂的患者予以排除。该组食管癌患者发生的不良事件与用帕博利珠单抗单药治疗的 2799 例黑色素瘤或非小细胞肺癌患者相似。接受帕博利珠单抗治疗的患者中至少有 20% 报告了常见不良事件，包括疲劳、骨骼肌疼痛、食欲减退、瘙痒、腹泻、恶心、皮疹、发热、咳嗽、呼吸困难、便秘、疼痛和腹痛。

3. AATRACTION-3 研究 一项国际多中心、随机对照、Ⅲ期临床试验公布了研究结果，该试验对比了纳武利尤单抗和化疗在不可切除的晚期或复发食管癌中的疗效（ONO Pharmaceutical Co Ltd，2019）。在基于铂类联合氟尿嘧啶治疗无效的非 PD-L1 选择性的 390 例食管癌患者中，纳武利尤单抗较多西他赛或紫杉醇表现出了明显的 OS 获益，中位 OS 延长了 2.5 个月，纳武利尤单抗组为 10.9 个月（95%CI，9.2～13.3 个月），而化疗组为 8.4 个月（95%CI，7.2～9.9 个月）。12 个月 OS 率分别为 47% vs 34%，18 个月 OS 率分别为 31% vs 21%。与化疗组相比，纳武利尤单抗组 3 级或 4 级不良反应发生率较低（18% vs 63%）。基于上述结果，2020 年 6 月美国 FDA 批准纳武利尤单抗上市用于治疗先前接受氟尿嘧啶和铂类化疗后病情进展的不可切除的晚期、复发或转移性 ESCC 患者。

（二）食管胃结合部腺癌指南推荐

2017 年 FDA 批准帕博利珠单抗用于治疗曾接受两种或以上治疗（包括含铂和含氟尿嘧啶的化疗以及 HER-2 靶向治疗）后进展且表达 PD-L1（CPS≥1）的复发性局部晚期或转移性胃或胃食管结合部腺癌患者。该适应证的批准主要基于 KEYNOTE-012 和 KEYNOTE-059 研究。

1. KEYNOTE-012 研究 KEYNOTE-012 是一项多中心 Ⅰb 期临床试验，评估了帕博利珠单抗在 PD-L1 阳性复发或转移性胃癌或食管胃结合部腺癌患者中的药物活性和安全性（Muro et al., 2016）。结果显示，ORR 为 22%，同时有 13% 的患者出现 3～4 级 irAE，包括疲乏、疱疹、甲状腺功能减退、周围神经感觉异常和肺炎。该研究也印证了 KEYNOTE-059 试验中纳入 259 例胃癌或食管胃结合部腺癌患者经历双线或多线治疗后，帕博利珠单抗单药治疗组的结果（Fuchs et al., 2018），即 PD-L1 阳性肿瘤患者（57.1%；n=143）的 ORR 为 15.5%（95%CI，10.1%～22.4%），2%（95%CI，0.4%～5.8%）的患者达到了 CR，中位 DOR 为 16.3 个月。关于 KEYNOTE-059 试验将帕博利珠单抗联合化疗或单药作为一线治疗的有效性研究正在进行当中（NCT02335411）（Catenacci Daniel et al., 2017；Bang et al., 2017）。初步结果显示，帕博利珠单抗单药或联合顺铂和氟尿嘧啶作为 PD-L1 阳性晚期胃癌和食管胃结合部癌的一线治疗具有良好的抗肿瘤活性和可接受的毒性反应。帕博利珠单抗联合顺铂和氟尿嘧啶作为一线治疗的方案也会在 KEYNOTE-059 研究中进行探索，该试验正在招募晚期食管腺癌、食管鳞癌及食管胃结合部腺癌患者（NCT03189719）（Kato et al., 2019）。

2. KEYNOTE-061 研究 KEYNOTE-061 试验在晚期胃癌或胃食管结合部癌接受铂类联合氟尿嘧啶后进展的患者中，直接比较了采用帕博利珠单抗单药对比紫杉醇的治疗效果（Shitara et al., 2018）。在这项国际多中心 Ⅲ 期临床试验中，395 例 PD-L1 阳性的患者随机接受帕博利珠单抗（n=196）或标准剂量的紫杉醇（n=199）治疗。帕博利珠单抗组和紫杉醇组中位 OS 分别为 9.1 个月（95% CI，6.2～10.7 个月）和 8.3 个月（95%CI，7.6～9.0 个月）（HR=0.82，95%CI，0.66～1.03；

P=0.421）；两组中位 PFS 分别为 1.5 个月（95%CI，1.4～2.0 个月）和 4.1 个月（95%CI，3.1～4.2 个月）（HR=1.27，95%CI，1.03～1.57）。帕博利珠单抗组 14% 的患者出现治疗相关 3～5 级不良反应，紫杉醇组为 35%。因此，即使帕博利珠单抗相比紫杉醇没能在 PD-L1 阳性晚期胃癌或食管胃结合部癌的二线治疗中提高患者总生存，但帕博利珠单抗具备更好的药物安全性和患者耐受性。

3. KEYNOTE-028 研究 KEYNOTE-028 这项 Ⅰb 期试验中，帕博利珠单抗用于一线治疗失败的 PD-L1 阳性晚期实体肿瘤患者（Doi et al., 2018）。Doi 等对其中 23 例晚期食管癌患者的数据进行分析，鳞癌或腺癌或食管胃结合部癌患者，其 ORR 为 30%，中位持续缓解时间为 15 个月。组织学亚组分析得出，鳞癌患者 ORR 为 28%，腺癌为 40%。中位 PFS 为 1.8 个月（95%CI，1.7～2.9 个月），6 个月和 12 个月的无进展生存率分别为 30% 和 22%。中位 OS 为 7 个月（95%CI，4.3～17.7 个月），6 个月和 12 个月的总生存率分别为 60% 和 40%。17% 的患者出现 3 级免疫相关不良反应，包括食欲减退和淋巴细胞计数下降，但是没有出现 4 级不良反应的报道。

三、NCCN 指南暂未推荐的免疫治疗药物

初步研究已证实纳武利尤单抗和伊匹木单抗在晚期、复发或转移性胃食管结合部癌中的有效性（Janjigian et al., 2018；Bang et al., 2017；Kitagawa et al., 2017）。虽然这些结果令人鼓舞，但指南委员会专家认为这些研究作为指南推荐仍显得证据不足，需要进一步的研究和数据支持。

（一）CheckMate-032 研究

CheckMate-032 是一项评估纳武利尤单抗单药或联合伊匹木单抗在晚期或转移性胃癌、食管癌和食管胃结合部癌中的有效性及安全性的 Ⅰ/Ⅱ 期临床试验（Janjigian et al., 2018）。无论 PD-L1 表达情况如何，随机分配接受纳武利尤单抗 3mg/kg（N3，n=59），纳武利尤单抗 1mg/kg+伊匹木单抗 3mg/kg（N1+I3，n=49），或纳武利尤单抗 3mg/kg +伊匹木单抗 1mg/kg（N3+I1，n=52）。各组的 ORR

分别为 12%、24% 和 8%。在 PD-L1 阳性的患者中，ORR 分别为 19%、40% 和 23%。一年无进展生存率分别为 8%、17% 和 10%，一年总生存率分别为 39%、35% 和 24%。3～4 级 irAE 发生率分别为 17%、47% 和 27%。虽然研究证明了纳武利尤单抗单药或联合伊匹木单抗在晚期食管癌和胃癌中的有效性，但仍需要更大的Ⅲ期临床试验来证实。

（二）CheckMate-649 研究

CheckMate-649 是一项Ⅲ期临床试验，对比一线使用纳武利尤单抗+伊匹木单抗、纳武利尤单抗+化疗及单独化疗在晚期胃癌和食管胃结合部癌中的疗效（NCT02872116）（Moehler et al.，2018）。然而，由于出现了较高比例的 4～5 级毒性反应，纳武利尤单抗+伊匹木单抗这一组已经终止试验。非常重要的是，即使纳武利尤单抗+易普利单抗治疗可能效果更佳，但伊匹木单抗单药治疗无论在胃癌还是食管胃结合部癌中均未表现出获益。一项关于伊匹木单抗作为胃癌或食管胃结合部癌一线化疗后最佳支持治疗的Ⅱ期临床试验发现，使用伊匹木单抗治疗的患者无论在 OS 还是 PFS 方面均表现出获益（Bang et al.，2017）。

（三）ATTRACTION-01 研究

一项单臂Ⅱ期临床试验（ATTRACTION-01）探索了纳武利尤单抗在亚洲人群难治性食管鳞癌中的安全性和有效性。在纳武利尤单抗治疗的 64 例患者中，中位随访时间为 10.8 个月，ORR 为 17.2%，中位 OS 和 PFS 分别为 10.8 个月和 1.5 个月。最常见的 3～4 级不良事件为呼吸困难（2%）、低钠血症（2%）、肺部感染（8%）、食欲减退（3%）、肌酸磷酸激酶升高（3%）和脱水（3%）。在 2 年的随访后，ORR 稳定在 17.2%，中位 DOR 为 11.17 个月（Kitagawa et al.，2017）。估计的 1 年、1.5 年和 2 年的总生存率分别为 45.3%、25% 和 17.2%，1 年、1.5 年和 2 年的无进展生存率分别为 10.3%、8.6% 和 8.6%。86.2% 的患者出现了不良事件，最常见的为腹泻（21.5%）、食欲下降（18.5%）、肺部感染（13.8%）和咳嗽（12.3%）。

（四）ATTRACTION-2 研究

ATTRACTION-2 是一项随机、双盲、安慰剂对照的Ⅲ期临床试验（NCT02267343），探索了纳武利尤单抗在经过多线治疗的晚期胃癌或食管胃结合部癌亚洲人群（n=493）中的安全性和有效性。主要研究终点是 OS。结果显示，纳武利尤单抗组（n=330）对比安慰剂组（n=163）显著提高了 OS（5.26 个月 vs 4.14 个月；HR=0.36；P＜0.0001）（Kang et al.，2017）。纳武利尤单抗组 12 个月总生存率为 26.2%，安慰剂组为 10.9%。3～4 级治疗不良事件包括疲乏和食欲减退，这在纳武单抗治疗组的比例为 10%，而安慰剂组为 4%。由于胃食管肿瘤存在基因表达的差异，该结果不一定适用于非亚洲人群（Kang et al.，2017），因此有必要开展探索纳武单抗在晚期胃食管癌非亚洲人群中有效性的临床随机对照研究。

（五）JAVELIN Gastric 300 和 JAVELIN Gastric 100 研究

JAVELIN Gastric 300 作为Ⅲ期临床试验对比了阿维鲁单抗和研究者选择性化疗在 371 例晚期胃癌或食管胃结合部癌中的疗效，结果显示，阿维鲁单抗单药作为三线治疗对比化疗并未提高患者的 OS 和 PFS（Bang et al.，2018）。然而，阿维鲁单抗表现出了较好的安全性，仅有 9.2% 的患者出现≥3 级治疗相关不良事件，而这个比例在化疗组为 31.6%。Ⅲ期临床试验 JAVELIN Gastric 100 则对比了阿维鲁单抗一线维持治疗和化疗在晚期或转移性胃癌或食管胃结合部癌中的疗效，该试验正在进行中（NCT02625610）（Moehler et al.，2019）。

四、国内免疫治疗Ⅲ期临床试验

靶点为 PD-1 的肿瘤免疫治疗在全球范围内已获批的有帕博利珠单抗、纳武利尤单抗、cemiplimab、特瑞普利单抗、信迪利单抗；靶点为 PD-L1 的已获批的有阿替利珠单抗、度伐利尤单抗、阿维鲁单抗。其中 4 款已在中国获批，分别为帕博利珠单抗、纳武利尤单抗、特瑞普利单抗和信迪利单抗。

国内现针对抗 PD-1 靶点免疫治疗开展了一系列Ⅲ期临床试验，研究基本针对晚期、伴有转移或复发等情况的食管癌进行免疫药物，或联合化疗/放疗进行治疗。已经在"药物临床试验登记与信息公示平台"（http://www.chinadrugtrials.org.cn）登记的Ⅲ期临床试验详见表 7-1。

表 7-1 药物临床试验登记与信息公示平台登记的食管癌Ⅲ期临床试验

药物名称	靶点	临床试验编号	适应证	申办者	招募情况	试验题目
卡瑞利珠单抗	PD-1	CTR20170307	晚期食管癌	恒瑞医药	招募完成	SHR-1210 对照研究者选择化疗治疗晚期食管癌的Ⅲ期临床研究
帕博利珠单抗	PD-1	CTR20160588	晚期食管癌的二线治疗	默沙东	招募完成	一项比较 pembrolizumab 与化疗二线治疗晚期食管癌的Ⅲ期研究
替雷利珠单抗	PD-1	CTR20170515	食管癌、胃癌或胃食管结合部癌	百济神州	招募完成	PD-1 联合化疗一线治疗食管癌、胃癌或胃食管结合部癌
纳武单抗	PD-1	CTR20171227	晚期食管鳞状细胞癌	BMS	招募中	nivolumab 联合伊匹木单抗或化疗对比化疗一线治疗晚期食管鳞癌
纳武单抗	PD-1	CTR20180183	食管癌或胃食管连接部癌	BMS	招募中	nivolumab 对比安慰剂辅助治疗食管癌或胃食管连接部癌
卡瑞利珠单抗	PD-1	CTR20181718	晚期食管癌	恒瑞医药	招募中	SHR-1210 联合化疗一线治疗晚期食管癌Ⅲ期临床研究
帕博利珠单抗	PD-1	CTR20171642	晚期食管癌一线治疗	默沙东	招募中	一项 pembrolizumab 联合化疗一线治疗晚期食管癌的Ⅲ期临床试验
替雷利珠单抗	PD-1	CTR20171026	食管鳞状细胞癌	百济神州	招募中	对比 BGB-A317 与化疗作为食管癌患者二线治疗的有效性
HLX10	PD-1	CTR20190911	局部晚期/转移性食管鳞癌	复宏汉霖	招募中	HLX10 或安慰剂联合化疗一线治疗局部晚期/转移性食管鳞癌
特瑞普利单抗	PD-1	CTR20182314	既往未接受过系统性化疗的晚期或者转移性食管鳞癌	君实生物	招募中	JS001 或安慰剂联合化疗治疗食管鳞癌的Ⅲ期研究
信迪利单抗	PD-1	CTR20181308	食管癌	信达生物	招募中	信迪利单抗联合 TP 方案治疗一线食管鳞癌的研究
替雷利珠单抗	PD-1	CTR20181013	食管鳞状细胞癌	百济神州	招募中	对比 BGB-A317 与化疗作为食管癌患者一线治疗的有效性和安全性
替雷利珠单抗	PD-1	CTR20190198	局限性食管鳞状细胞癌	百济神州	招募中	BGB-A317 对比安慰剂联合同步放化疗用于局限性食管鳞状细胞癌

五、小 结

我国仍存在大量未达到满意治疗的食管癌患者，局部晚期患者的治疗仍是以手术为主的多学科综合治疗，免疫治疗药物的发展为中晚期食管癌人群的治疗带来了更多的可选的治疗方案。随着临床循证医学证据的不断补充和完善，对于晚期食管癌患者来说，二线免疫治疗将成为新的治疗标准。

（冷雪峰）

编者简介

冷雪峰，主治医师，四川大学华西医院在读博士。就职于电子科技大学医学院附属肿瘤医院·四川省肿瘤医院胸外中心。现担任吴阶平医学基金会模拟医学部胸外科专委会青年委员，四川省国际医学交流促进会委员，成都市康复医学会肺康复专委会委员。2018 年 CSCO "35 under 35" 最具潜力青年肿瘤医生；AME 学术沙龙委员，学术记者；曾担任 SCI 杂志 *Annals of Translational Medicine* 和 *Video-Assisted Thoracic Surgery* 杂志助理编辑；《临床与病理杂志》中青年编委及审稿专家。参与国家自然科学基金，省、市级多个科研项目。作为项目主要完成人获得四川省医药卫生适宜技术推广奖一等奖、省科技进步奖三等奖各 1 项。获国家专利 4 项。发表国内外学术论文 20 余篇。参编、参译著作 8 部，包括《肺癌》《食管癌》《单孔胸腔镜手术》《无管胸腔镜手术》《临床研究经典案例分析》《ERAS 之意大利胸外科流派》《骨转移手册——医护专业人员版》《骨转移手册——患者指南》。

第八章

胃 癌

第一节 流行病学及分子生物学特点

一、流行病学

（一）全球范围的发病情况

近年来，胃癌（gastric cancer，GC）在全球范围的发病率呈现下降趋势，可能与人们的饮食习惯和居住环境的改变、全球经济水平的发展和人们生活水平的提高以及幽门螺杆菌（*H. pylori*）的根治等密切相关（Park et al.，2018），但作为全世界最常见的恶性肿瘤之一，胃癌侵袭性强、早期治愈率低、预后较差（Patru et al.，2013），它仍然是威胁人类健康的严重恶性疾病（Cavatorta et al.，2018）。在一份 2018 年的全球癌症统计报告中，胃癌的发病率为 5.7%，在全球所有癌症种类中排名第五位，排在肺癌、乳腺癌、前列腺癌、结直肠癌之后。胃癌的死亡率为 8.2%，与肝癌并列排名第三位，仅次于肺癌、结直肠癌（Bray et al.，2018），2018 年估计有 78.3 万人死于胃癌（Polom et al.，2017）。

（二）我国的发病情况

我国胃癌的发病率和死亡率均高于世界平均水平，从 2018 年我国国家癌症登记中心发布的全国癌症统计数据来看，胃癌在男性的发病率为 13.62%，在女性的发病率为 7.25%，总排名第二位，位于肺癌之后，而死亡率排名第三位，仅次于肺癌、肝癌（Yang et al.，2018）。从地域分布而言，在城乡间，胃癌的发病率存在差异，其中农村地区的发病率是 12.97%，城市地区的发病率是 9.3%（Yang et

al.，2018）。目前，我国每年新增胃癌病例 60 余万，至少占全球发病总数的一半（Polom et al.，2017）。

（三）发病的差异性

胃癌在世界上不同的国家和地区的发病率是有差异的，亚洲人/太平洋岛民的胃癌发病率高于其他人群，其中发病率最高的国家和地区为中国、日本、南美、东欧和中东，这些地区发病人数大约占了全世界发病人数的 2/3，而南亚、印度（Servarayan Murugesan et al.，2018）、北美、北欧、澳大利亚等地的发病率相对较低，可能与各个地区的幽门螺杆菌的感染和饮食习惯相关（Daniyal et al.，2015）。我国的胃癌发病率也有地区差异，发病率高的地区主要在青海、宁夏、甘肃、福建、山东、辽宁、吉林等地。

胃癌在男女性别间的发病率也存在差异，在所有国家和地区中，通常都是男性的发病率较高，平均为女性的 2～4 倍（Yan et al.，2014），而且在不同的解剖部位，男女发病的比率也不一样，比如，在贲门部位的胃癌发生率，男性是女性的 4 倍；而在幽门部位的胃癌，男性则为女性的 1.3 倍，产生这种差异的原因尚未十分明确，有报道称可能与环境和职业暴露有关，比如男性吸烟的比率较高，另外，雌激素可能会降低女性患胃癌的概率。

胃癌的发病率会随着年龄的增长而升高，死亡率也随着年龄的增长呈对数线性升高。一般来说，发病的年龄多集中在 50 岁至 80 岁（Malinowska et al.，2013）。近年来，胃癌患者的发病年龄有年轻化趋势（Mellouki et al.，2014）。

（四）高危因素

在临床上，无论是在我国还是在全世界范围

胃癌都是比较棘手的难题，它的发生发展通常是多种因素共同作用的结果，而且，随着人们对疾病的防治工作的重视，探索和发现胃癌高危因素并制定有针对性的防治策略在临床上有着重要的意义。

1. 幽门螺杆菌感染　全球有 44 亿左右的人存在幽门螺杆菌的感染（Venerito et al.，2018）。在发达国家，幽门螺杆菌感染的发病率正在稳步下降，年轻患者的发病率不到 20%，但在老年人群中仍然超过 50%（de Korwin，2014），而在发展中国家，幽门螺杆菌感染的发病率为 70%～80%（Abbasi et al.，2011）。我国幽门螺杆菌的感染高达 59%，且在性别上没有差异。研究已经证实，幽门螺杆菌的慢性感染是胃癌最大的危险因素之一（Sitarz et al.，2018），特别是男性患者，但是并非所有的幽门螺杆菌感染都会演变成胃癌，这也可能与胃癌的单核苷酸多态性（single-nucleotide polymorphism，SNP）相关（Yin et al.，2009）。目前，世界卫生组织已经将幽门螺杆菌列为一级致癌物。有研究报道，幽门螺杆菌感染与近端的贲门癌的发生无关，而与远端的非贲门胃癌密切相关（Ang et al.，2014）。多个随机对照试验（randomized controlled trail，RCT）的 Meta 分析表明，根除幽门螺杆菌感染可降低 39% 的胃癌发病率，因此，亚洲与欧洲的诊疗共识已经建议将根除幽门螺杆菌作为胃癌高危地区的一级预防措施（Fock，2014；Park et al.，2018）。Bornschein 等在一项关于胃癌的流行调查研究中发现，在幽门螺杆菌感染率较高的人群中，胃腺癌发病率反而低，这可能与细菌毒力因子、环境因子、宿主易感性和免疫反应有关（Bornschein et al.，2011；Fock et al.，2010）。Florea 等通过对 47 994 例胃癌患者的相关资料进行统计学分析，发现幽门螺杆菌的检出率均很低，从不同种族的分析结果可知，亚洲人/太平洋岛民最高，为 22.8%，而黑种人最低，只有 6.5%，这可能与幽门螺杆菌的检测方法与敏感性相关（Florea et al.，2019）。

2. 饮食习惯　许多病例对照研究表明，饮食习惯在胃癌的发生发展中起显著作用（Guo et al.，2017），腌制、熏制等高盐食品（富含盐、亚硝酸盐），煎炸、烧烤食品在胃中可以转化为强致癌的 N-亚硝基化合物，人们经常食用可以明显增加患胃癌的危险（Krejs，2010）。很多人饮食不规律、进食速度快、喜欢吃过热食品，这些不良习惯也被证实与胃癌的发生存在密切关联。而新鲜水果和生蔬菜因含有丰富的维生素和其他抗氧化物质，对人体具有保护作用，可以降低胃癌的发生率（Palli，2000）。所以，调整饮食结构是降低胃癌发生率的重要措施之一。

3. 吸烟和饮酒　世界卫生组织把吸烟和饮酒列为多种恶性肿瘤的危险因素之一，包括胃癌。有研究指出，吸烟患者中胃癌的发生率明显高于不吸烟患者（de Korwin，2014），而且与吸烟的强度和吸烟持续时间有关（Ikeda et al.，2015）。从发病机制上来讲，吸烟能够通过诱导 COX-2 的表达，使前列腺素 E_2（prostaglandin E_2，PGE_2）和血栓素 A_2（thromboxane A_2，TXA_2）的释放增加，引起正常组织向肿瘤演变（Malinowska et al.，2013）。同时，烟雾里的尼古丁及亚硝胺物质也已被证实为致癌物质。另外，在患胃癌的男性患者中，吸烟患者的死亡率为不吸烟患者的 2 倍（Shin et al.，2011）。有多项临床研究发现，酒精与一些癌症，如口腔癌、咽喉癌、食管癌、胃癌、结直肠癌的发生密切相关。但是，在韩国首尔国立大学的一项大型研究中，研究者发现，幽门螺杆菌阳性的患者患胃癌的风险与酒精的摄入及摄入量无明显相关性，可能与酒精中存在部分抑制幽门螺杆菌感染的机制相关，而幽门螺杆菌阴性的人群中，大量饮酒和酗酒是增加胃癌发生率的重要危险因素（Ma et al.，2015），因此，戒酒可以降低患胃癌的风险。

4. 遗传因素　有多项研究报道，胃癌的发病有一定的遗传因素，一般家族中有胃癌病史的人患胃癌的风险会比普通人高 50%～130%。比如，遗传性弥漫性胃癌综合征是导致遗传性胃癌的重要因素。然而，其他遗传性癌症综合征，如遗传性非息肉病性结直肠癌、家族性腺瘤性息肉病、Peutz-Jeghers 综合征、Li-Fraumeni 综合征以及遗传性乳腺癌和卵巢癌，与普通人群相比，此类人群发生胃癌的风险更高（Sereno et al.，2011）。另外，其他相关研究指出，*BRCA* 基因突变可能与胃癌的发生有一定的关系。

5. 其他　有部分胃切除术史的患者，因手术刺激，胆汁和胰液分泌增加，减少了保护胃黏膜的胃液分泌，最终会增加患胃癌的风险。某些恶性贫血的患者因为合并萎缩性胃炎，影响了铁剂、维生素 B_{12} 的吸收，同时也增加了患胃癌的风险。另外，体重明显超标，以及有肠上皮化生、胃组织异性增生等癌前病变的人群，患胃癌的风险也有一定程度的增高。

因此，防治幽门螺杆菌的感染、调整饮食结构（Liu et al.，2016）、戒烟、运动、减重是预防胃癌发生发展的有效策略（Lyons et al.，2019）。

二、胃癌的分子生物学特点

胃癌是一种异质性明显疾病，整个疾病发生及发展的过程涉及多因素、多基因的参与和表达，而且每个患者都可以表现出独特的分子生物学特征（Guo et al.，2017）。尽管研究者们对胃癌的分子生物学特征进行了大量研究，有的根据 *Her-2* 的扩增选择曲妥珠单抗靶向治疗，也有的根据胃癌的基因组图谱分析，归纳出了 4 种新的分子分型：EB 病毒感染型、MSI 型、基因稳定型和染色体不稳定型（Chia et al.，2016），但目前仍缺乏根据分子生物学标记研发的有效靶向药物。大部分胃癌患者是根据临床病理分析接受较单一的治疗，很少能够体现个体化治疗，所以治疗效果差，死亡率高（de Martel et al.，2013）。因此，我们仍需要更多的探索和研究，找到更多合适的分子生物学标记，从精准治疗出发，给胃癌患者带来更大获益。

（一）*CerbB-2*

CerbB-2 基因，又称为 *HER-2* 基因，位于人类17 号染色体上，编码一种 185kDa 的跨膜酪氨酸激酶受体。在某些致癌因素的影响下，*HER-2* 可发生结构改变或表达异常，使细胞加速增殖，最终形成肿瘤。研究发现，胃癌患者中 *HER-2* 扩增占所有驱动基因阳性的 20%，同时 *HER-2* 扩增在胃癌的转移病灶的发生率明显高于原发灶，因此，推测 *HER-2* 扩增是胃癌的不良预后因素之一。并且多项研究已提示，HER-2 的表达与肿瘤浸润的深度、受累淋巴结、肠型胃癌、肿瘤分期有密切相关性。我国胃癌患者出现 *HER-2* 扩增的阳性率并不高，大约占15%。在 ToGA 临床试验中，曲妥珠单抗联合化疗的治疗组与单纯化疗组比较明显延长了生存期（16.0 个月 vs 11.8 个月，$P<0.05$）（Shah et al.，2010）。目前抗 HER-2 治疗已经是 HER-2 阳性晚期胃癌的标准治疗，这开启了胃癌靶向治疗的新时代。不过并非所有的抗 HER-2 治疗药物都是有效

的，比如拉帕替尼在 TyTAN 和 LOGIC 这两个试验中并不能延长患者的总生存期（Press et al.，2017；Satoh et al.，2014）。而靶向 HER-2 的药物 TDM-1、帕妥珠单抗治疗胃癌的相关临床试验正在进行中。

（二）*MET*

MET 位于染色体 7q31，编码一种 190kDa 的跨膜糖蛋白，与细胞增殖、凋亡相关。Lee 等在研究中发现，胃癌患者中 *MET* 扩增占所有驱动基因阳性的 2%（Lee et al.，2013）。*MET* 基因的扩增和蛋白的过度表达与胃癌的侵袭转移、晚期及预后不良密切相关（Hou et al.，2019）。Huang 等通过研究转移性胃癌 MET 的表达与预后关系发现，MET 的表达水平与胃癌的分化程度、浸润深度及淋巴结转移呈正相关，从而推测 *MET* 的扩增是胃癌预后较差的因素之一（Huang et al.，2018）。目前针对 *MET* 扩增的靶向药物为抗 MET 单抗 onartuzumab、MET 小分子酪氨酸激酶抑制剂 AMG337 等，不过从目前临床试验的数据看，它们的疗效有限，因此，期待有更多针对 *MET* 扩增的靶向药物进入临床研究。

（三）PARP

聚腺苷酸二磷酸核糖转移酶（poly ADP-ribose polymerase，PARP），是一种 DNA 修复酶，在 DNA 的损伤修复与细胞凋亡中发挥重要作用，因此参与了多种细胞的进程。PARP1 是 PARP 结构蛋白家族中的重要一员，它的缺失可使 DNA 易发生损伤，因此，它可能促进肿瘤的形成。Liu 等（2016）通过对 564 例胃癌组织和 335 例癌旁组织中 PARP1 的表达进行研究，发现高表达 PARP1 与胃癌预后不良相关。另外，选择性抑制 PARP1 和 PARP2 的抑制剂奥拉帕利在 *BRCA* 突变的乳腺癌和卵巢癌中都取得良好的疗效，但是在胃癌的Ⅲ期 GOLD 研究中，其并没有显著治疗效果，不过亚组分析表明其可能为某些患者带来生存效益（Bang et al.，2017），所以需要在入组的患者中进一步进行筛选，最终明确获益群体。

（四）*TP53*

TP53 基因是人类一种重要的抑癌基因，它功能的改变或缺失与人类很多肿瘤的发生及发展有

密切关系，胃癌就是其中一种（de Martel et al.，2013）。*TP53* 基因编码一个 53kDa 的磷酸化核蛋白，分为野生型和突变型，其野生型可以诱导细胞周期停滞导致细胞凋亡，而突变型则失去了抑癌作用。

（五）PTEN

PTEN 基因，又称为 *MMAC1* 基因或 *TEP1* 基因，位于染色体 10q23.3，编码一种分子质量约为 47 000Da 的蛋白质，可通过调控多种细胞信号转导通路，影响细胞的增殖与凋亡、迁移与黏附。Chen 等（2015）对多项研究进行汇总，发现 PTEN 的表达与胃癌的浸润程度、淋巴结转移呈正相关，从而提出 PTEN 可以预测亚洲胃癌患者的侵袭程度和预后。在一些恶性肿瘤中，如胃癌、结直肠癌、肺癌等均发现了 PTEN 的失活。另外，有研究发现，在胃癌组织中 Caspase-3 表达显著低于正常组织，与 PETN 的表达呈正相关，PTEN 的低表达可以引起 Caspase-3 表达的下调，从而阻断了细胞凋亡，促进胃黏膜癌变及疾病进展。在胃癌的治疗方面，*PTEN* 基因缺失的患者对化疗的敏感性较差，这提示可能与药物的耐药机制相关（Yan et al.，2015）。

（六）细胞凋亡基因

在一些特定条件下，*BCL-2* 基因被激活并且表达增高，因此，其可以抑制细胞凋亡（Dittmar et al.，2015）。研究发现，BCL-2 表达升高可能与胃癌的发生特别是胃癌的分期、浸润深度、淋巴结转移有关，同时，BCL-2 可能是亚洲地区胃癌患者的一个良好预后指标（Cheng et al.，2015）。*BCL-2* 基因杂合性缺失是高分化腺癌的常见现象，而 *BCL-2* 基因过度表达出现在低分化腺癌中。

（七）细胞黏附分子

细胞黏附分子存在于细胞的表面，主要通过介导细胞之间的黏附调节细胞信号转导，从而影响细胞的增殖、分化与迁移，在恶性肿瘤中，细胞黏附分子可以使肿瘤细胞游走、黏附，最终导致肿瘤的侵袭和转移。目前，与胃癌相关的细胞黏附分子有 E-cadherin、α-catenin、β-catenin。*E-cadherin* 基因突变后，出现功能丧失，同时其在正常细胞膜上的表达也出现缺失，最终使细胞失去黏附性，从而促进弥漫性胃癌的发生（Bure et al.，2019）。有些研究发现，部分胃癌患者中出现 α-catenin 的表达缺失，肿瘤浸润程度较深。

（八）PD-L1

PD-L1 在肿瘤组织中广泛表达，在正常组织中不表达，相关研究表明，PD-L1 参与肿瘤的免疫逃逸机制，针对这种逃逸，研究学者们开展了阻断 PD-1/PD-L1 的肿瘤免疫疗法。有研究发现，通过免疫组化的方法检测到胃癌患者 PD-L1 的表达率为 57.6%，而正常组织中并无表达（Kulangara et al.，2019）。在 KEYNOTE-059 研究中，帕博利珠单抗单药治疗 PD-L1 阳性和 PD-L1 阴性的患者的有效率分别为 15.5% 和 6.4%，而联合化疗的有效率分别为 68.8% 和 37.5%。因此，未来需要明确适合接受单药或者联合治疗的人群，延长患者生存时间（Fuchs et al.，2018）。

（九）MSI

MSI 是由 DNA 甲基化或基因突变导致 MMR 引起的，多发生于肠型胃癌，较少侵犯浆膜和淋巴（Verma et al.，2018）。不同 MSI 表型的胃癌患者在不同研究中的临床特点有一定差异。Polom 等（2017）发现，胃癌的微卫星不稳定性与年龄有关，是老年胃癌患者预后良好的重要因素。虽然 MSI 可有效预测大肠癌患者使用 5-FU 为主的化疗方案的疗效，但有多项研究发现 MSI 状态与胃癌患者使用 5-FU 辅助化疗的疗效之间没有相关性，因此，需要更多的前瞻性临床研究进一步探讨 MSI 状态对胃癌患者术后接受 5-FU 辅助化疗的预测价值（Zhao et al.，2019）。

三、小　结

综上所述，胃癌常见的分子生物学改变方式是多种多样的，除了上述基因和分子标记，还存在其他与胃癌相关的基因与分子标记，如代谢酶相关的 CYPIA1、CYP2E1、GSTM1，炎症反应相关的 IL-1B、TNF-α、TLR，氧化损伤相关的锰超氧化物歧化酶（MnSOD）等（Abbasi et al.，2011）。新的基因和分子标记等待我们去探究发现，最终被应用到临床试验中，实现精准诊断与治疗。

（周悦乔）

编者简介

周悦乔，肿瘤内科学硕士，副主任医师。毕业于广州医科大学，现就职于海南省琼海市人民医院，擅长肺癌、乳腺癌、消化道肿瘤的化疗、靶向治疗及免疫治疗等。目前参与 1 项省级重点科技项目、1 项市级科技项目及多项临床试验。多次获得省级、医院、市级奖项。担任海南省医学会肿瘤内科专业委员会委员，海南省医学会血液学专业委员会委员，海南省抗癌协会淋巴瘤分会委员。

第二节　靶向治疗药物及临床研究进展

胃癌传统的治疗手段如手术、放疗和化疗具有自身的局限性，而复杂的肿瘤微环境和基因组的不稳定性也导致许多靶向治疗的疗效不能够长久维持，目前胃癌的治疗之路举步维艰，荆棘密布，因此研究和探索新的治疗方法和治疗手段已迫在眉睫。回顾目前临床上已经获批的靶向治疗药物，只有曲妥珠单抗、阿帕替尼和雷莫芦单抗三种，而其余的层出不穷的胃癌靶向治疗的临床研究皆以失败告终。前事不忘，后事之师，本节将对近几年来开展的胃癌靶向治疗的 Ⅱ/Ⅲ 期临床研究进行梳理和总结，对胃癌靶向治疗的坎坷之路进行回顾和探索。

一、表皮生长因子受体家族信号通路

表皮生长因子受体（EGFR）家族由 4 个成员组成，分别为 EGFR、HER-2、HER-3 和 HER-4，它们的结构相似，均可通过与配体相结合而参与肿瘤细胞的生物学行为，进而对肿瘤细胞的血管生成、生长、分化、侵袭、转移和凋亡产生影响。目前靶向 HER 家族的治疗晚期胃癌的临床研究主要集中在 EGFR 和 HER-2 两个靶点。

（一）EGFR

1. 西妥昔单抗　EXPAND 是一项开放标签、随机对照、Ⅲ期临床试验（EudraCT 2007-004219-75），目的是评估西妥昔单抗联合卡培他滨+顺铂化疗方案在晚期胃或胃食管结合部（GEJ）腺癌患者中的疗效（Lordick et al., 2013）。研究纳入 904 例胃或胃食管结合部的局部晚期不可切除（M0）或转移性（M1）腺癌患者，按 1∶1 比例随机分配接受一线化疗联合或不联合西妥昔单抗。随机化采用一种置换式分组随机化程序（可变分组大小），按疾病分期（M0 vs M1）、既往食管切除或胃切除术（是 vs 否）和既往（新）辅助（放射）化疗（是 vs 否）分层。治疗方案：卡培他滨 1000mg/m² BID、D1～D14，顺铂 80mg/m² D1，每周联合或不联合西妥昔单抗 400mg/m² D1，此后每周 250mg/m²。主要研究终点是 PFS。化疗联合西妥昔单抗治疗组（$n=455$）的中位 PFS 为 4.4 个月（95%CI，4.2～5.5 个月），而化疗组（$n=499$）的中位 PFS 为 5.6 个月（95%CI，5.1～5.7 个月）（HR=1.09，95%CI，0.92～1.29；$P=0.32$）。化疗联合西妥昔单抗组（369/446）（83%）、单纯化疗组（337/436）（77%）出现了 3～4 级 AE，包括腹泻、低钾血症、低镁血症、皮疹、手足综合征。其中 3～4 级中性粒细胞减少症在化疗组中更常见。3～4 级皮肤反应和痤疮样皮疹的发生率在化疗联合西妥昔单抗组多见。化疗联合西妥昔单抗组有 239 例（54%），化疗对照组有 194 例（44%）发生严重 AE。研究结论：对比单纯化疗方案，西妥昔单抗联合卡培他滨及顺铂化疗方案并没有为晚期胃癌患者带来益处。2013 年美国 ASCO 年会上，对胃癌分子标志物的分析结果进行了汇总分析，发现与 HER-2 阴性患者相比，HER-2 阳性患者的 PFS 和 OS 得到了显著改善。

2. 尼妥珠单抗（nimotuzumab）　尼妥珠单抗是我国自主研发的首个针对 EGFR 靶点的单抗类药物，在多个瘤种中（如鼻咽癌、食管癌）都开展了临床研究。一项多中心随机 Ⅱ 期临床研究评估了尼妥珠单抗在接受过基于 5-氟尿嘧啶治疗后 PD 的晚期胃癌患者中的疗效。患者随机分配至尼妥珠单抗联合伊立替康组（N-IRI，$n=40$）和伊立替康单药组（IRI，$n=43$）接受治疗，直至 PD。主要研究终点是 PFS，次要研究终点是 OS、RR、安全性和毒性。研究结果显示：N-IRI 组和 IRI 组的中位 PFS 分别为 73 天和 85 天（$P=0.5668$），中位 OS 分别为 250 天和 232 天（$P=0.9778$），RR 分别为 18.4%和 10.3%。联合治疗并未给晚期胃癌患者带来生存上的获益。然而，亚组分析显示：针对 EGFR 高表达（2+/3+）的胃癌患者，N-IRI 组和 IRI 组的中位 PFS 分别为 118.5 天和 59 天，OS 分别为 358.5 天和 229.5 天，RR 分别为 33.3% 和 0，N-IRI 组患者有显著生存获益。3 级以上 AE 发生率分别为 77.5% 和 64.3%（Satoh et al.，2015）。但仍然需要进行大规模、开放式、随机对照的临床研究来进一步验证该方案在晚期胃癌中的应用价值。

（二）HER-2

1. 曲妥珠单抗 2010 年 10 月美国 FDA 批准曲妥珠单抗用于晚期胃癌。众所周知，晚期胃癌预后差，生存期短，难以超过一年。ToGA 研究横空出世，打破了这一困境，首次证明一线化疗同时联合靶向治疗可显著延长晚期胃癌的 OS。

（1）ToGA 研究：ToGA 是一项前瞻性、随机、国际多中心的 III 期临床试验（NCT 01041404），目的在于探索曲妥珠单抗对 HER-2 阳性的晚期胃癌患者的疗效和安全性（Bang et al.，2010）。研究纳入 594 例 HER-2 阳性患者（进展期食管胃结合部腺癌和胃腺癌），按 1:1 比例随机接受曲妥珠单抗联合化疗（5-FU/卡培他滨和顺铂）（n=298）或化疗（5-FU/卡培他滨和顺铂）（n=296），每 3 周一次，共 6 个周期。主要研究终点是 OS。结果显示，联合治疗组和化疗组中位随访时间分别为 18.6 个月和 17.1 个月；中位 OS 分别为 13.8 个月（95%CI，12～16 个月）和 11.1 个月（95%CI，10～13 个月）（HR=0.74，95%CI，0.60～0.91，P=0.0046）；中位 PFS 分别为 6.7 个月（95%CI，6～8 个月）和 5.5 个月（95%CI，5～6 个月）（HR=0.71，95%CI，0.59～0.85；P=0.0002）；ORR 分别为 47% 和 34%（P=0.0017）。进一步的亚组分析结果显示，对于 HER-2 IHC3+ 或 IHC2+/FISH+ 的患者，加入曲妥珠单抗治疗可进一步提高患者的中位 OS（16.0 个月 vs 11.8 个月）（HR=0.65，P=0.036）。两组中最常见的 AE 是恶心（67% vs 63%）、呕吐（50% vs 46%）和中性粒细胞减少症（53% vs 57%）；3/4 级 AE 发生率（68% vs 68%）和心脏 AE 发生率（6% vs 6%）在两组间无差异。晚期胃癌患者生存期短，生活质量也较差，ToGA 研究除了考量患者的生存获益，还对患者的生活质量进行了详细的评估。统计分析结果显示，563 例患者完成了胃癌患者生活质量问卷（QLQ-ST022）和癌症患者生命质量测定量表（EORTC QLQ-C30），患者的依从性良好，无论联合治疗组还是单纯化疗组，患者的总体生活质量评分在接受后治疗后都有所提高。ToGA 研究结果证明：曲妥珠单抗在 OS、PFS 和 ORR 方面都能够使患者显著获益。

在 ToGA 研究中，化疗方案主要采用顺铂+氟尿嘧啶/卡培他滨，也有多项 II 期临床研究探讨别的化疗方案与曲妥珠单抗进行配伍，如曲妥珠单抗与 XELOX 方案（卡培他滨+奥沙利铂）、TS 方案（多西他赛+替吉奥）、多西他赛+奥沙利铂+5-FU 或顺铂+S-1 等化疗方案进行配伍联用，都能够获得与 ToGA 研究相似的生存期。这些不同化疗方案之间与靶向药物的配伍组合，是对 ToGA 研究的进一步深入与探索，丰富和充实了曲妥珠单抗联合一线化疗策略的选择。

（2）后 ToGA 时代一线治疗的选择

1）HerMES 研究：HerMES 是由德国发起的一项非介入性观察研究（NCT01220934），旨在评估曲妥珠单抗联合不同的化疗方案治疗 HER-2 阳性转移性胃癌或胃食管交界癌患者的有效性、安全性和可行性（Al-Batran et al.，2014）。研究纳入 376 例患者，曲妥珠单抗联合不同化疗方案的患者比率分别为：顺铂和 5-FU 或卡培他滨（28%），氟尿嘧啶+顺铂（14%）、FOLFOX 方案（13%）、DOF 方案（10%）、卡培他滨单药方案（6%），以及其他不含铂类药物的化疗方案，如曲妥珠单抗单药治疗（3%）。中位 PFS 仍达到了 7.73 个月，这一结果与 ToGA 研究中的 6.7 个月接近。研究表明，顺铂联合多种治疗方案，包括低毒的无顺铂方案，是安全有效的常规治疗方案。总体来说，研究结果与 ToGA 试验一致，曲妥珠单抗是治疗 HER-2 阳性转移性胃癌或胃食管交界癌患者的标准方案。

2）HERBIS-1 研究：HERBIS-1 是一项 II 期临床研究（Kurokawa et al.，2014）。S-1 联合顺铂（SP 方案）是东亚晚期胃癌的标准方案，该研究评估了曲妥珠单抗联合 SP 方案治疗 HER-2 阳性晚期胃癌患者的疗效和安全性。主要研究终点是 ORR，次要研究终点包括 OS、PFS、TTF 和 AE。研究共入组 56 例患者，在 53 例患者的完整分析中，RR 为 68%（95%CI，54%～80%），DCR 为 94%（95%CI，84%～99%）。估计中位 OS、PFS 和 TTF

分别为 16.0、7.8 和 5.7 个月。主要的 3/4 级 AE 包括中性粒细胞减少（36%）、厌食症（23%）和贫血（15%）。曲妥珠单抗联合 SP 方案在 HER-2 阳性晚期胃癌患者中表现出有潜力的抗肿瘤活性和可管理的毒性作用。

3）CGOG1001 研究：CGOG1001 是一项开放标签、多中心、前瞻性 II 期研究（NCT01364493），旨在评价曲妥珠单抗联合奥沙利铂/卡培他滨治疗 HER-2 阳性晚期胃癌的疗效和安全性。研究共纳入 51 例 HER-2 阳性晚期胃癌患者。曲妥珠单抗以 8mg/kg 的负荷量给药，随后剂量为 6mg/kg Q3W；奥沙利铂 130mg/m² Q3W，最多 6 个周期；卡培他滨 1000mg/m² BID，D1～D14。曲妥珠单抗和卡培他滨持续使用直至 PD 或无法耐受的毒性。主要终点是 ORR。研究结果：中位随访时间为 28.6 个月，46 例患者有明确缓解，其中 1 例达到 CR，33 例 PR[意向治疗人群的缓解率为 34/51（66.7%）]。中位 PFS 为 9.2 个月（95%CI，6.5～11.6 个月），中位 OS 为 19.5 个月（95%CI，15.5～26.0 个月）。HER2/CEP17 大于 5 的患者获得了改善的 OS（20.9 个月 vs 19.5 个月，P=0.001）。最常见的 3 级以上 AE 依次为血小板减少（21.6%）、中性粒细胞减少（13.7%）、贫血（5.9%）和白细胞减少（3.9%）。结论：在奥沙利铂/卡培他滨中加入曲妥珠单抗耐受性良好，疗效令人鼓舞（Gong et al.，2016）。

曲妥珠单抗与不同的化疗药物进行联合，ORR 都可提高至 60% 以上，中位 OS 能够达到 16.0～20 个月。不同方案的配伍组合，联合应用的安全性及有效性，从不同的角度夯实了曲妥珠单抗在 HER-2 阳性晚期胃癌的一线治疗地位，同时也为临床医生提供了更多的治疗选择，拓展了其在临床的应用范围。

（3）后 ToGA 时代的二线治疗：曲妥珠单抗在一线治疗中的良好表现促使研究者进一步研究探索它在二线治疗中的地位。JFMC45-1102 是一项日本的多中心 II 期临床试验（Nishikawa et al.，2017），评价曲妥珠单抗+紫杉醇作为二线方案治疗 5-FU 治疗失败的 HER-2 阳性晚期或复发胃癌的疗效。研究纳入 47 例既往治疗（曲妥珠单抗和紫杉烷除外）后不可切除或复发的 HER-2 阳性胃腺癌患者，接受曲妥珠单抗（第一次和随后的剂量分别为 8mg/kg 和 6mg/kg，Q3W）和紫杉醇（第 1、8、15 天，Q4W）联合治疗。研究终点为 ORR、PFS、OS 和安全性。40 例患者在中位 128.5 天（4～486 天）后停止治疗。结果显示，ORR 为 37%，其中 1 例达到 CR，16 例分别达到 PR。中位 PFS 和 OS 分别为 5.1 个月（95%CI，3.8～6.5 个月）和 17.1 个月（95%CI，13.5～18.6 个月）。3/4 级 AE 为中性粒细胞减少（32.6%）、白细胞减少（17.4%）、贫血（15.2%）和低蛋白血症（8.7%）。没有临床上显著的心脏毒性或累积毒性。发生 3 例（意识障碍、肺纤维化和疾病快速进展）5 级事件。表明曲妥珠单抗联合紫杉醇治疗 HER-2 阳性、既往治疗的晚期或复发性胃癌患者具有良好的耐受性，是一种有潜力的治疗方案。

（4）曲妥珠单抗跨线治疗：一项多中心前瞻性观察研究评价一线曲妥珠单抗治疗进展后二线继续应用曲妥珠单抗的治疗疗效（Li et al.，2016）。曲妥珠单抗一线治疗失败后的患者被分为曲妥珠单抗+化疗联合治疗组（A 组，n=32）和单纯化疗组（B 组，n=27）。主要研究终点是二线治疗的 PFS（progression free survival of second line therapy，PFS2），次要研究终点是 OS、RR、AE。中位随访时间为 7.6 个月（1.50～32.50 个月）。A 组和 B 组的中位 PFS2 分别为 3.1 个月和 2.0 个月（P=0.008）。两组中位 OS2 无显著性差异（10.5 个月 vs 6.5 个月，P=0.172）的计算中值。两组 RR 分别为 9.3% 和 3.7%（P=0.617）。两组 AE 相似，包括心脏安全性。亚组分析显示，男性、年龄<65 岁、良好的表现状态、HER-2 IHC2+ 和对一线反应差的因素表明，持续曲妥珠单抗治疗的患者 PFS2 优于单纯化疗的患者。曲妥珠单抗在一线治疗失败后继续跨线应用仍然能够使患者获益。

（5）曲妥珠单抗新辅助治疗

1）HER-FLOT 研究：HER-FLOT 是德国研究者探索曲妥珠单抗在胃癌新辅助治疗中疗效的临床试验（Hofheinz et al.，2014）。研究共纳入 58 例 HER-2 阳性的 cT2-4 和（或）淋巴结阳性、无远处转移的进展期胃或胃食管结合部（GEJ）腺癌患者，其中 40 例为胃食管交界处腺癌，52 例患者为淋巴结阳性。围手术期分别给予 4 个周期的 HER-FLOT 方案，具体方案：曲妥珠单抗 4mg/kg、多西他赛 50mg/m²、奥沙利铂 85mg/m²、5-FU 2600mg/m²、亚叶酸钙 200mg/m²；随后曲妥珠单抗单药维持治疗 9 个周期。主要研究终点为 pCR，次要研究终点为 PFS、OS、R0 切除率及安全性。研究结果显示，术前 4 个疗程的 HER-FLOT 方案安全可耐受，未出现严重的非预期不良事件。R0 切除率达到 93%，12 例患者达到 pCR（23%）。3～4 级不良反应主要为中性粒细胞减少（28%）、腹泻（8%）、恶心（8%）。

2）NEOHX 研究：NEOHX 评价曲妥珠单抗联合 XELOX 方案在晚期胃癌新辅助治疗的疗效（Rivera et al., 2017）。研究共纳入 36 例 HER-2 阳性的 T1-2N+M0 或 T3-4NxM0 的胃或胃食管结合部腺癌患者，其中 15 例为胃食管结合部腺癌。治疗方案：XELOX 方案序贯曲妥珠单抗（XELOX-T），在化疗结束后给予曲妥珠单抗进行维持治疗 12 个周期。主要研究终点为 18 个月的 DFS。次要研究终点为 pCR、ORR、R0 切除率、R0 切除患者的 DFS 和安全性。中位随访 24.1 个月，18 个月和 24 个月的无进展生存率分别为 71% 和 60%，达到了主要的预实验研究终点。次要研究终点：R0 切除率为 78%，32 例可评估患者中，PR 14 例，SD 18 例，pCR 3 例。研究结论：该研究方案切实可行，疗效确切，不过仍需要大型的Ⅲ期随机对照临床研究来进一步证实。

（6）曲妥珠单抗辅助治疗

1）TOXAG 研究：2018 年美国临床肿瘤学会胃肠肿瘤研讨会（ASCO GI）报道了一项探索曲妥珠单抗联合化疗和放疗进行辅助治疗疗效的临床研究。研究共纳入 34 例根治性切除（部分或全胃切除，R0 或 R1 切除）的 HER-2 阳性胃癌或胃食管结合部腺癌患者。主要研究终点为安全性和耐受性。次要研究终点为 PFS 和 OS。研究结果：治疗期间有 2 例患者死亡，继发性肺栓塞 1 例，脑缺血 1 例。10 例患者死于 PD。6 例患者出现减量（T1/O2/C3），1 例患者终止曲妥珠单抗的治疗。平均生存期为 19.9 个月，中位生存尚未达到。在 25 个月的随访结束时，59.8% 的患者仍然生存，第 1 年的无进展生存率为 65.7%，第 2 年的无进展生存率 55.5%。研究结论：在研究期间没有发生因毒性导致的死亡，与 INT0116 研究相比，该研究方案显示出更好的耐受性。

2）EVIDENCE 研究：EVIDENCE 是一项中国的前瞻性、多中心、非干预性的来自真实世界的研究（CT01839500），主要目的是评价曲妥珠单抗在我国 HER-2 阳性转移性胃癌患者中的疗效和安全性。分为三个队列：HER-2 阳性转移性胃癌采用曲妥珠单抗治疗（队列 I），HER-2 阳性转移性胃癌未予曲妥珠单抗治疗（队列 II），HER-2 阴性转移性胃癌未予曲妥珠单抗治疗（队列 IV）。结果显示：队列 I（n=174）、II（n=113）、IV（n=422）中，胃癌原发肿瘤占 93.7%，TIV 期占 42.3%。中位随访时间：队列 I 422.5 天，队列 II 287.5 天，队列 IV 277.5 天。三个队列分别有 32.8%、27.4%、29.9% 的死亡原因为 PD。三个队列中位 OS 分别为 22.3 个月、17.2 个月和 17.4 个月，排除接受手术的患者后，中位生存期分别为 19.9 个月、15.3 个月和 12.6 个月。在一线治疗中：队列 I 的中位 OS 达到 22.1 个月；队列 I、II、IV 的中位 PFS 分别为 8.2 个月、6.9 个月、6.2 个月；ORR 分别为 51.7%、18.4% 和 32.8%。最多见的联合方案为曲妥珠单抗联合 XELOX 方案，并且该方案疗效最好，中位 OS 可达到 34.6 个月。队列 I 中有 33.9% 的患者出现 3 级及以上不良事件，最常见的不良事件是贫血（12.1%）。研究结论：与单纯化疗相比，曲妥珠单抗显著改善了我国 HER-2 阳性转移性胃癌患者的 PFS 和 OS，在真实世界中，该靶向药物与一系列其他的化疗方案联合使用，患者的耐受性良好，有效性高（Qin et al., 2019）。

2. 帕妥珠单抗 帕妥珠单抗是一个人源化的单克隆抗体类药物。JACOB 研究是一项双盲、安慰剂对照、随机、多中心的Ⅲ期临床研究（NCT01774786）（Tabernero et al., 2018），旨在评价帕妥珠单抗联合曲妥珠单抗和化疗用于 HER-2 阳性转移性胃癌患者或胃食管结合部癌患者的疗效和安全性。研究共纳入 780 例患者并按 1∶1 比例随机分配至帕妥珠单抗 840mg 治疗组（n=388）或安慰剂组（n=392），联合曲妥珠单抗（负荷量 8mg/kg，随后 6mg/kg）和化疗方案（顺铂 80mg/m²，卡培他滨 1000mg/m² BID 或 5-氟尿嘧啶 800mg/m²）治疗。主要研究终点为 ITT 人群的 OS。帕妥珠单抗组和安慰剂组的中位随访时间分别为 24.4 个月（95%CI，22.3～26.1 个月）和 25 个月（95%CI，22.3～28.9 个月）。两组中位 OS 分别是 17.5 个月（95%CI，16.2～19.3 个月）和 14.2 个月（95%CI，12.9～15.5 个月）（HR=0.84，P=0.057），差异没有统计学意义。两组 PFS 分别为 8.5 个月（95%CI，8.2～9.7 个月）和 7.0 个月（95%CI，

6.4～8.2 个月）（HR=0.73，P=0.0001）；两组 ORR 分别为 56.7% 和 48.3%（P=0.026），有改善的趋势。两组严重 AEs 发生率分别是 45% 和 39%，其中腹泻最为常见，发生率为 4% vs 5%。两组常见的 3～5 级不良事件包括中性粒细胞减少（30% vs 28%）、贫血（15% vs17%）和腹泻（13% vs 6%）。两组的生活质量和症状改善不显著。研究结论：在现在标准的一线治疗的基础上，加入帕妥珠单抗并不能够延长 HER-2 阳性转移性胃癌患者的生存期。

3. 曲妥珠单抗美坦辛 GATSBY 研究是一项多中心、开放标签、随机对照的 Ⅱ/Ⅲ 期研究（NCT01641939）（Thuss-Patience et al.，2017）。研究纳入了 182 例在一线治疗中或治疗后进展的 HER-2 阳性晚期胃癌患者。在第一阶段，按 2：2：1 比例随机分配至 T-DM1 组[T-DM1 3.6mg/kg Q3W（n=70）或 2.4mg/kg Q2W（n=75）]、紫杉烷组（多西他赛 75mg/m² Q3W 或紫杉醇 80mg/m² Q2W）（n=37）。第二阶段，按 2：1 比例随机分配至独立数据监测委员会（Independent Data Monitoring Committee，IDMC）所选择的 T-DM1 组（2.4mg/kg Q2W）或紫杉烷组（剂量同前）。主要研究终点是 OS。结果显示：T-DM1 组和紫杉烷组中位随访时间为 17.5 个月和 15.4 个月；两组中位 OS 分别为 7.9 个月（95%CI,6.7～9.5 个月）和 8.6 个月（95%CI,7.1～11.2 个月）（HR=1.15，95%CI，0.87～1.51；P=0.86）。对于既往接受过抗肿瘤治疗的 HER-2 阳性局部晚期或转移性胃癌/胃食管结合部腺癌患者，与紫杉醇或多西他赛相比，采用 T-DM1 治疗方案无生存获益；因此，目前指南没有将 T-DM1 用于治疗胃癌的推荐。对于 GATSBY 研究的这一阴性结果，研究者推测失败的原因可能是一线化疗后 HER-2 的扩增状态发生了变化，而患者入组时没有再次进行 HER-2 表达的检测。

4. Margetuximab margetuximab（MGAH22）是一种新型 Fc 结构域优化靶向 HER-2 的单克隆抗体。margetuximab 的 Ⅱ/Ⅲ 期临床试验 MAHOGANY 研究旨在评估 margetuximab 联合一种免疫检查点抑制剂、联用或不联用化疗一线治疗 HER-2 阳性胃癌或胃食管结合部癌的疗效。该研究由 2 个部分组成：①队列 A 为单臂研究，评估 margetuximab 联合 MGA012 治疗 HER-2 阳性和 PD-L1 阳性肿瘤患者的疗效，主要研究终点为 ORR；②队列 B 为随机试验，评估 margetuximab 联合免疫检查点抑制剂和化疗方案与标准曲妥珠单抗联合化疗方案治疗 HER-2 阳性肿瘤患者的疗效（不考虑 PD-L1 表达状态）；患者随机分配至 2 个实验组，接受 MGA012 或 MGD013[靶向 PD-1 和淋巴细胞活化基因 3（lymphocyte-activation gene 3，LAG-3）的研究性 DART 分子]治疗，主要研究终点为 OS。期待后续结果的更新。

（三）酪氨酸激酶抑制剂

1. 吉非替尼 EGFR-TKI 属小分子化合物，通过特异性抑制 EGFR 信号传导通路，从而抑制肿瘤细胞生长、促使肿瘤细胞的凋亡、阻碍肿瘤的转移。一项 Ⅱ 期临床研究显示（Rodriguez et al.，2010），同步放化疗能够提高胃癌的局部控制率，但对远处转移控制不佳，因此研究人员引入吉非替尼，发现吉非替尼能够提高胃癌对放疗的敏感性，并且添加吉非替尼组的患者腹泻症状有所缓解。但吉非替尼并不能够使所有的胃癌患者都获益，相比野生型 *EGFR* 的胃癌患者，对于 *EGFR* 基因突变的患者，酪氨酸激酶抑制剂的疗效更好。因此，筛选出对吉非替尼敏感的患者人群，并监测该患者群的 *EGFR* 基因突变情况，借鉴于肺癌的治疗策略，*EGFR* 有希望作为一个新的胃癌基因检测生物标志物，使有选择的特殊类型的胃癌患者受益。

2. 阿法替尼 阿法替尼的靶点是 EGFR 和 HER-2。一项 Ⅱ 期临床研究（NCT01522768）纳入了 20 例妥珠单抗治疗后进展的 HER-2 阳性胃食管交界癌患者，给予阿法替尼 40mg/d。结果显示：19 例可评估患者，2 例达到 PR，6 例 SD。常见 AE 包括皮疹（80%）、腹泻（60%）等（Janjigian et al.，2015）。其 Ⅲ 期临床研究正在开展中。

3. 拉帕替尼 拉帕替尼能够同时靶向抑制 EGFR 和 HER-2。有关拉帕替尼治疗晚期胃癌有两项国际多中心 Ⅲ 期临床研究（LOGiC 和 TyTAN 研究）。LOGiC 研究中，拉帕替尼联合奥沙利铂和卡培他滨治疗 HER-2 扩增的胃食管腺癌患者，结果显示：拉帕替尼组 vs 化疗组，OS 为 12.2 个月 vs 10.5 个月；PFS 为 6.0 个月 vs 5.4 个月。TyTAN 研究有它自身的局限性（这项研究仅在亚洲进行），结果显示：在二线治疗中，紫杉醇治疗中加入拉帕替尼未能改善 OS（11.0 个月 vs 8.9 个月，P=0.1044）。

结论：拉帕替尼联合化疗药物无论是一线治疗还是二线治疗 HER-2 阳性晚期胃癌患者，与单纯化疗相比，并没有明显的生存获益，同时会导致不良反应增加；因此，不建议应用拉帕替尼治疗晚期胃癌（Hecht et al.，2016；Satoh et al.，2014）。

二、抗血管生成的靶向药

VEGF 在多种肿瘤组织中存在高表达，通过与其受体结合，促进上皮细胞的生长、分化、迁移，并增加血管的通透性。VEGF 家族成员包括 VEGF-A、VEGF-B、VEGF-C 和 VEGF-D；VEGFR 包括 VEGFR-1、VEGFR-2 和 VEGFR-3。目前，根据作用位点的不同，临床上常用的抗血管生成的靶向药主要有：①单克隆抗体，如贝伐珠单抗和雷莫芦单抗等；②酪氨酸激酶抑制剂，如阿帕替尼等。

（一）单克隆抗体

1. 贝伐珠单抗　是一种人源化的单克隆抗体，能够特异性地抑制 VEGF，从而抑制肿瘤新生血管的生成，临床上在多种恶性肿瘤的治疗中都有应用。AVAGAST 研究是一项随机、多中心、安慰剂对照的Ⅲ期临床研究（NCT00548548），旨在评估贝伐珠单抗联合卡培他滨+顺铂在晚期胃癌一线治疗中的疗效（Ohtsu et al.，2011）。研究共纳入 774 例患者，主要研究终点是 OS。结果分析显示：贝伐珠单抗联合氟尿嘧啶和顺铂组、安慰剂联合氟尿嘧啶和顺铂组的中位 OS 分别为 12.1 个月和 10.1 个月（HR=0.87，95%CI，0.73～1.03；P=0.1002），两组中位 PFS 分别为 6.7 个月和 5.3 个月（HR=0.80，95%CI，0.68～0.93；P=0.0037），两组 ORR 分别为 46.0% 和 37.4%（P=0.0315）。两组最常见的 3～5 级 AE 是中性粒细胞减少（35% vs 37%）、贫血（10% vs 14%）。研究结论：虽然 AVAGAST 研究未能改善 OS，但改善了 PFS 和 ORR。

2. 雷莫芦单抗　也是一种人源化单克隆靶向抗体，能够特异性阻断 VEGR2 并抑制下游血管生成信号通路的传导。两项关于雷莫芦单抗的Ⅲ期临床研究 REGARD 和 RAINBOW（Fuchs et al.，2014；Wilke et al.，2014），患者按 2∶1 比例随机分配接受 RAM（8mg/kg）+最佳支持治疗或安慰剂+最佳支持治疗（REGARD），或者按 1∶1 的比例随机分配接受 RAM（8mg/kg）+紫杉醇或安慰剂+紫杉醇（RAINBOW）治疗。两项研究结果均证实：晚期胃癌患者二线接受雷莫芦单抗治疗较安慰剂有明显的生存获益。应用亚组治疗效果模式图方法进一步分析年龄亚组间不良反应的发生率，与安慰剂相比，雷莫芦单抗的疗效在各年龄组间均显示出优势，毒副作用可接受。2014 年美国 FDA 基于这两项关键性临床研究的阳性结果，批准雷莫芦单抗用于化疗后进展晚期胃癌。

基于前面的两项临床研究的结果，在胃癌或胃食管结合部腺癌的二线治疗中，采用单用雷莫芦单抗的策略或者将雷莫芦单抗与紫杉醇联用都能够改善患者的总生存。

RAINFALL 是一项随机、双盲、安慰剂对照、多中心、Ⅲ期临床试验（NCT02314117），旨在探索雷莫芦单抗联合化疗能否作为 HER-2 阴性晚期胃或胃食管结合部腺癌一线治疗方案。研究共纳入 645 例患者，按 1∶1 比例随机分配至雷莫芦单抗联合顺铂+氟尿嘧啶组（n=326）和安慰剂联合顺铂+氟尿嘧啶组（n=319）治疗。主要研究终点是研究者评价的 PFS，次要研究终点是 OS。结果显示：雷莫芦单抗组和安慰剂组的中位 PFS 分别为 5.7 个月（95%CI，5.5～6.5 个月）和 5.4 个月（95%CI，4.5～5.7 个月）（HR=0.753，95%CI，0.607～0.935；P=0.0106）。虽然 PFS 的初步分析具有统计学意义，但中心独立审查对 PFS 的敏感性分析未能证实这一结果（P=0.74）。两组中位 OS 分别为 11.2 个月（95%CI，9.9～11.9 个月）和 10.7 个月（95%CI，9.5～11.9 个月）（HR=0.962，95%CI，0.801～1.156；P=0.67），OS 也未获得改善（Fuchs et al.，2019）。因此，雷莫芦单抗未能进一步在胃癌的一线治疗中开疆扩土，指南未推荐在顺铂联合氟尿嘧啶化疗中联合雷莫芦单抗作为转移性胃或胃食管结合部腺癌患者的一线治疗。

（二）酪氨酸激酶抑制剂

1. 阿帕替尼　是我国自主研制的针对 VEGFR-2 的小分子 TKI。在一项多中心、随机、双盲Ⅲ期试验（NCT01512745）中（Li et al.，2014），纳入 267 例全身化疗失败的晚期胃癌或胃食管结合部癌患者，分配至阿帕替尼组（n=176）和安慰剂组（n=91）接受治疗。结果显示：两组中位 PFS 分别为 2.6 个月和1.8个月,中位OS分别为6.5个月和4.7个月。上述研究结果获得了国际同行的普遍认可,Ahead-G201研究(Ⅳ期临床研究)正在开展中。Cheng等(2017)在2017年美国ASCO GI上报告了Ⅱ期Ahead-G325研究,主要研究终点是R0切除率,该研究评价了阿帕替尼联合化疗在HER-2阴性、无法行手术治疗的晚期胃癌患者中的疗效,截至2017年1月19日,共入组28例患者,其中21例疗效评估为CR,5例为SD,18例已完成R0切除,目前研究仍在进行中。

2. 索拉非尼 是多靶点酪氨酸激酶抑制剂,可以靶向VEGFR-2、PDGF、FLT3和c-KIT等多种受体,能够阻断RAS/RAF/MEK/ERK等多条级联信号通路,抑制肿瘤的扩散和血管生成。索拉非尼联合顺铂在晚期胃癌、胃食管交界癌的Ⅱ期临床研究结果令人鼓舞,Ⅲ期研究正在开展中(Park et al.,2016)。

3. 舒尼替尼 是小分子多靶点受体酪氨酸激酶抑制剂,能够阻断肿瘤血管生成,抑制肿瘤细胞的生长。其作用靶点包括PDGFR、VEGFR、FLT3、CSF-1R、c-KIT和RET。一项Ⅱ期临床研究结果显示:与对照组相比,舒尼替尼联合多西他赛治疗未能延长晚期胃癌患者的TTP,但提高了ORR(41.1% vs 14.3%)(Yi et al.,2012)。

4. 瑞戈非尼 是口服多靶点磷酸激酶抑制剂,其靶点包括VEGFR-2、PDGFR-β、FGFR-1和c-KIT等。INTEGRATE是一项国际双盲随机Ⅱ期临床试验,主要目的是评价瑞戈非尼在晚期胃腺癌中的疗效。研究共纳入152例患者并按2:1比例随机分配至瑞戈非尼+支持治疗组和安慰剂+支持治疗组,直至PD或出现禁止性AE。主要研究终点为PFS。结果显示,147例可评价患者(瑞戈非尼治疗组,$n=97$;安慰剂组,$n=50$),两组间中位PFS分别为2.6个月(95%CI,1.8~3.1个月)和0.9个月(HR=0.40,95%CI,0.28~0.59;$P<0.001$),中位PFS获得了显著改善。韩国地区患者的疗效优于其他地区如澳大利亚、新西兰和加拿大,但在年龄、中性粒细胞与淋巴细胞比率、原发部位、化疗方案、腹膜转移、转移部位数量等方面一致。研究结论:瑞戈非尼对于延长晚期难治性胃腺癌患者的PFS有一定作用,并计划进一步开展Ⅲ期临床试验(Pavlakis et al.,2016)。

三、MET信号通路

MET可与肝细胞生长因子(HGF)结合,进而促进肿瘤的发生和发展。研究显示,10%~20%的胃癌患者中有*MET*基因扩增(Park et al.,2016)。

(一)Rilotumumab

Rilotumumab是抗HGF的人源化单克隆抗体,能够抑制HGF与c-MET结合。一项Ⅱ期临床研究将MET过表达的晚期胃癌和胃食管结合部癌患者分为两组:试验组采用rilotumumab联合ECX方案(表柔比星、顺铂、卡培他滨);对照组采用安慰剂联合ECX方案。结果显示,试验组的中位OS为8.9个月,较对照组显著改善,并且不良反应可控(Iveson et al.,2014)。但另外两项临床研究RILOMET-1和RILOMET-2,采用rilotumumab联合化疗治疗c-MET阳性晚期胃癌,却因为出现较高的死亡风险而被迫中止(Marano et al.,2015)。

(二)Onartuzumab

Onartuzumab是另一个靶向HGF/c-MET的单克隆抗体。YO28252是一项双盲、安慰剂对照、随机Ⅱ期研究(NCT01590719)。研究纳入了123例HER-2阴性的晚期胃癌患者,探索onartuzumab与mFOLFOX6联合治疗的安全性及疗效。主要研究终点为PFS,次要研究终点为OS、ORR和安全性。结果显示:onartuzumab组与安慰剂组相比,中位PFS为6.77个月和6.97个月(HR=1.08,95%CI,0.71~1.63;$P=0.71$);中位OS分别为10.61个月和11.27个月(HR=1.06,95%CI,0.64~1.75;$P=0.83$);ORR分别为60.5%和57.1%。在MET阳性亚组中,onartuzumab组与安慰剂组中位PFS分别为5.98个月和6.8个月(HR=1.38,95%CI,0.60~3.2;$P=0.45$);中位OS分别为8.51和8.48个月(HR=1.12,95%CI,0.45~2.78;$P=0.80$)。两组3~5级AEs发生率分别为88.3%和78.3%(Shah et al.,2016)。

(三)AMG337

AMG337是高度选择性的ATP竞争性MET激酶抑制剂。一项Ⅰ期临床研究(NCT01253707)表明,AMG337治疗23例*MET*扩增的胃食管交界部癌、胃癌和食管癌，其中 1 例达到 CR，5 例 PR（Hong et al.，2019）。

目前，很多靶向 MET/HGF 轴的药物治疗胃癌患者的临床试验正在进行中，如 PF-02341066、XL880、PHA665752 等（Eathiraj et al.，2011；Wagner et al.，2012）。我们期待有更多的小分子抑制剂能够出现，为 *MET* 扩增的胃癌患者提供新的治疗选择。

四、其 他

（一）mTOR 信号通路

GRANITEG-1 是一项双盲随机对照的Ⅲ期临床试验，纳入 656 例既往接受过治疗的晚期胃癌患者。结果显示：与安慰剂相比，依维莫司（everolimus）未能延长 OS（5.4 个月 vs 4.3 个月）和 PFS（1.7 个月 vs 1.4 个月）（Shitara et al.，2018）。AIO-STO- 0111 是另一项关于依维莫司二线治疗进展期胃癌的研究，目前正在招募受试者，期待有良好的阳性结果出现。

（二）PARP 信号通路

GOLD 是一项双盲、随机、安慰剂对照的Ⅲ期临床试验（NCT01924533），旨在评价奥拉帕利在晚期胃癌中的疗效和安全性（Bang et al.，2017）。研究共纳入 525 例一线化疗期间或之后出现 PD 的亚洲晚期胃癌患者，按 1∶1 比例随机分配至奥拉帕利（100mg BID）联合紫杉醇（80mg/m² ）组（*n*=263）或安慰剂联合紫杉醇组（*n*=262）治疗。研究评价了两类主要人群：所有患者的总人群和 ATM 阴性肿瘤患者人群（*n*=94）。主要研究终点为 OS。研究结果：在总患者人群中，奥拉帕利组和安慰剂组的中位 OS 分别为 8.8 个月（95%CI，7.4～9.6 个月）和 6.9 个月（95%CI，6.3～7.9 个月）（HR=0.79，97.5%CI，0.63～1.0；*P*=0.026）；在 ATM 阴性亚组中两组中位 OS 分别为 12.0 个月（95%CI，7.8～18.1 个月）和 10.0 个月（95%CI，6.4～13.3 个月）（HR=0.73，95%CI，0.40～1.34；*P*=0.26）。在总人群中，奥拉帕利组和安慰剂组中最常见的 3 级及以上 AE 为中性粒细胞减少症（30% vs 23%）、白细胞减少症（16% vs 10%）。研究结论：在亚洲晚期胃癌患者的总人群和 ATM 阴性人群中，奥拉帕利可显著改善 OS，为进一步开展临床研究打下了前期基础。

（三）MMP 信号通路

Andecaliximab（ADX）是一种抑制 MMP9 的单克隆抗体。Ⅰ/Ⅰb 期研究（NCT01803282）显示 mFOLFOX6+ADX 治疗胃癌或胃食管交界处腺癌患者有令人鼓舞的抗肿瘤活性，一线 mPFS 为 9.9 个月（95%CI，5～13.9 个月），ORR 为 50%（Shah et al.，2018）。GAMMA-1 研究是一项随机、双盲、安慰剂对照Ⅲ期研究（NCT02545504），评估 andecaliximab 在一线治疗 HER-2 阴性晚期胃癌或 GEJ 腺癌的疗效与安全性。患者按 1∶1 比例随机分配至 andecaliximab+mFOLFOX6 组（*n*=218）和安慰剂+mFOLFOX6 组（*n*=214）治疗。两组中位 OS 分别为 12.5 个月（95%CI，11.2～14.0 个月）和 11.8 个月（95%CI，10.3～13.5 个月）（HR=0.93，95%CI，0.74～1.18；*P*=0.56）；中位 PFS 分别为 7.5 个月和 7.1 个月（HR=0.84，95%CI，0.672～1.038；*P*=0.1）；ORR 分别为 50.5% 和 41.4%（*P*=0.049）。最常见的 AE 是恶心、腹泻、中性粒细胞减少。结论：andecaliximab 联合 mFOLFOX6 并不能改善未经治疗的 HER-2 阴性晚期胃癌或 GEJ 腺癌的 OS（Shah et al.，2019）。

（四）组蛋白脱乙酰基酶抑制剂

伏立诺他（vorinostat）是组蛋白去乙酰化酶（histone deacetylase，HDAC）抑制剂，一项Ⅱ期临床试验（NCT01045538）纳入 45 例 HER-2 阴性不能切除或转移性胃癌患者，接受伏立诺他（400mg D1～D14）联合卡培他滨（1000mg/m² D1～D14）、顺铂（60mg/m² D1）方案一线治疗。主要研究终点是 6 个月的无进展生存率。研究结果显示，6 个月无进展生存率为 44.4%，中位 PFS 为 5.9 个月，中位 OS 为 12.7 个月，ORR 为 42%。最常见的 3～4 级 AE 为中性粒细胞减少（41%）、疲惫（34%）等（Yoo et al.，2016）。伏立诺他有可能在未来胃癌的治疗中占有一席之地。

（五）Hedgehog 信号通路抑制剂

Vismodegib（GDC-0449）是 Smo 抑制剂，能阻止 Hh 信号通路的异常激活。一项Ⅱ期临床研究（NCT00982592）纳入 124 例初治的局部晚期或转移性胃癌或胃食管结合部癌患者，按 1：1 比例随机分配至 vismodegib+FOLFOX 组或安慰剂+FOLFOX 组治疗。主要研究终点是 PFS，次要研究终点是 OS。vismodegib 组和安慰剂组的中位 PFS 分别为 11.5 个月（95%CI，8.5～14.4 个月）和 9.3 个月（95%CI，6.7～11.9 个月）（$P=0.34$）；两组中位 OS 分别为 12.2 个月（95%CI，10.2～14.3 个月）和 13.9 个月（95%CI，11.5～16.3 个月）（$P=0.48$）。结论：vismodegib 联合 FOLFOX 方案未明显改善生存期（Cohen et al.，2013）。

（六）Claudin18.2

Claudiximab（IMAB362）是第一个针对 Claudin18.2 的单抗，主要通过抗体依赖的细胞毒作用、补体依赖的细胞毒作用、调节肿瘤微环境等作用机制发挥抗肿瘤作用。FAST 研究是一项 2 临床试验（NCT01630083），评估 claudiximab 一线治疗晚期或复发性胃癌和胃食管交界癌（$n=161$）的疗效。患者按 1：1 比例随机分为 claudiximab 联合奥沙利铂+卡培他滨组及奥沙利铂+卡培他滨组。两组中位 PFS 分别为 7.9 个月和 4.8 个月（HR=0.47，$P=0.0001$）；中位 OS 分别为 13.3 个月和 8.4 个月（HR=0.51，$P<0.001$）；两组 ORR 分别为 39%和 25%，其中 claudiximab 联合组 8 例达到 CR（10.4%），22 例达到 PR（28.6%）；单纯接受化疗的患者，3 例 CR（3.6%），18 例患者 PR（21.4%）。在极高表达 CLDN18.2 的亚组中（70%以上肿瘤细胞 CLDN18.2≥2+），两组中位 PFS 分别为 7.2 个月和 5.6 个月（HR=0.36，$P=0.0005$），中位 OS 分别为 16.7 个月和 9.0 个月（HR=0.45，$P<0.0005$）。治疗的耐受性良好，主要为 1/2 级 AE，包括呕吐、中性粒细胞减少和贫血。研究结论：IMAB362 联合 EOX 方案用于晚期或复发性胃癌和胃食管交界癌的治疗有效且安全可行（Singh et al.，2017）。

另外，figitumumab 是能够作用于 IGF-IR 的全人源化单克隆抗体，目前尚处于 I 期临床阶段。哌立福辛（perifosine）是 AKT 的靶向抑制剂，有可能成为治疗胃癌的潜在靶向药。

五、小　结

总而言之，与非小细胞肺癌、结直肠癌和乳腺癌个体化治疗的快速进展相比，胃癌靶向治疗的进程曲折而坎坷，进展缓慢。胃癌的诊疗一直是国际上的研究热点，同时也是难点。靶向药物是提高肿瘤治疗效果的必然趋势。然而，胃癌的靶向治疗中仍有许多未解的问题，如何找到优势的通路和靶点？如何筛选适宜的人群？如何选择最佳的治疗时机？如何与其他药物配伍等等，都是我们需要深入思考和探讨的问题。针对肿瘤异质性，多种靶向药物联合也是一种可选方法，未来胃癌靶向治疗的前景较好，但可能仍有很长的路要走。寻找新的胃癌分子生物学标记物，进一步为胃癌的靶向治疗和个体化治疗带来新的希望是我们未来的必由之路。正在开发的新靶点发展前景广阔，但仍然需要大规模的临床研究来证明其治疗的效果。在真正的临床实践中，需要进一步明确患者的组织学、免疫学及遗传学分型，以此为基础制定合适的个体化的策略，实现 Bench 到 Bedside 的转化，进而造福更多的胃癌患者。

（王建正　陈小兵）

编者简介

陈小兵，医学博士，主任医师，郑州大学教授、博士生导师。河南省肿瘤医院内二科主任、消化内科二病区主任，"2017 年十大科学传播人物"，国务院特殊津贴专家，教育部学位论文及优秀论文评审专家，国家自然科学基金评审专家，河南省省管优秀专家，省学术技术带头人。担任中华医学会肿瘤学分会胰腺癌学组、姑息治疗学组全国委员，CACA 肿瘤防治科普专家委员会全国常委兼副秘书长，CACA 原发不明与多原发肿瘤专业委员会全国常委，CACA 肿瘤精准治疗、肿瘤营养专家委员会全国委员，CACA 整合肿瘤心脏病学专家委员会全国委员，CSCO 患者教育专家委员会常务委员兼副秘书长，CSCO 胰腺癌专家委员会全国委员兼青委会副主委，CSCO 胆道肿瘤专家委员会全国委员，中国研究型医院学会精准医学与肿瘤 MDT 专家委员会全国常委，中国医师协会中西医结合医师分会肿瘤病学专家委员会全国常委，中国康复学会肿瘤康复专业委员会全国委员。发表 SCI 论文 57 篇，总

第三节　免疫治疗药物及临床试验进展

免疫治疗作为肿瘤治疗的"生力军"，在晚期胃癌患者中显示出一定的疗效。2020 年 CSCO 胃癌诊疗指南和美国 NCCN 指南推荐 PD-1 单抗单药用于胃癌的三线治疗。为此，本节整理总结了免疫治疗药物在晚期胃癌中的地位以及正在开展的临床试验，以期为广大读者系统完整地理解免疫治疗药物在胃癌中的作用及合理精准地选择这类药物等提供一定的帮助。

一、PD-1/PD-L1 单抗用于晚期胃癌三线治疗

目前美国、日本已批准 PD-1 单抗帕博利珠单抗（pembrolizumab）和纳武利尤单抗（nivolumab）用于晚期胃癌的三线治疗，CSCO 指南也作了同样的推荐。

（一）KEYNOTE-059 研究

KEYNOTE-059（NCT02335411）是全球、开放标签、单臂的 II 期研究，为 PD-1 单抗用于晚期胃癌治疗提供了充足的循证医学证据。研究共入组了 259 例既往多线治疗（二线及以上）的晚期胃癌或胃食管结合部腺癌患者，采用 pembrolizumab 单药治疗（200mg Q3W），直至病情进展、研究者或患者要求退出或不可接受的毒性反应。主要研究终点是 ORR 和安全性。中位随访时间 5.8 个月（0.5～21.6 个月）。ORR 为 11.6%（$n=30$）（95CI%，8.0%～16.1%），

其中 6 例（2.3%）达到 CR（95% CI，0.9～5.0）、24 例（9.3%）达到 PR（95%CI，6.0～13.5），DCR 为 27%，中位 PFS 和 OS 分别为 2.0 个月和 5.6 个月。在 PD-L1 阳性患者中（$n=148$），ORR 为 15.5%（$n=23$）（95CI%，10.1%～22.4%）；在 PD-L1 阴性患者中（$n=109$），ORR 为 6.4%（$n=7$）（95CI%，2.6%～12.8%）。接受过二线化疗的 ORR 为 16.4%，1 年总生存率为 23.4%，超过接受三线和四线治疗的 ORR 分别为 13.4% 和 6.4%。在不良反应方面，pembrolizumab 单药治疗发生 3 级以上治疗相关不良反应为 18%，而与免疫相关的 3 级以上不良反应发生率只有 5%。PD-L1 阳性的 ORR 明显优于 PD-L1 阴性者（Fuchs et al.，2018）。

（二）ATTRACTION-02 研究

ATTRACTION-02（NCT02267343）是一项前瞻性、多中心、随机对照 III 期临床研究（Kang et al.，2017），研究共入组了 493 例经二线及以上化疗失败的 IV 期胃或胃食管结合部腺癌患者，试验分为 nivolumab 单药组和安慰剂治疗组，按 2∶1 比例随机分配。结果显示，nivolumab 组 ORR 为 12%，对比安慰剂组为 0%（$P<0.0001$），两组中位 PFS 为 1.61 个月 vs 1.45 个月（$P<0.001$），中位 OS 为 5.3 个月 vs 4.1 个月（$P<0.001$），nivolumab 单药组相比安慰剂组降低了 37% 的死亡风险，1 年总生存率为安慰剂组的 2 倍。尽管大部分患者为三线以上的患者，但 nivolumab 组安全性良好，与安慰剂组相比，nivolumab 单药组发生 3 级以上 irAE 发生率较低，大约为 11.5%，且不良反应多为 1～2 级。

胃癌的三线治疗化疗获益不明确，多为小样本临床研究。甲磺酸阿帕替尼是高度选择 VEGFR-2 蛋白小分子酪氨酸激酶抑制剂，III 期研究结果显示甲磺酸阿帕替尼较安慰剂可延长晚期胃癌患者 PFS 和 OS，为中国晚期胃癌三线及以上标准治疗方案（Li et al.，2016）。pembrolizumab 和 nivolumab 单药为晚期胃癌三线治疗带来了新的选择，尽管有效率只有 12%，但对于有效的患者，获益时间较久。因此，基于 KEYNOTE-059 和 ATTRACTION-02 临床试验，美国 FDA 和日本已批准 pembrolizumab 和 nivolumab 单药用于晚期胃癌的三线治疗。

二、PD-1/PD-L1 单抗在晚期胃癌二线治疗中的地位

PD-1 单抗在晚期胃癌二线治疗中的地位尚不明确。2017 年 5 月 24 日，美国 FDA 批准 pembrolizumab 单抗二线或二线后治疗带有 MSI-H/dMMR 的实体瘤，瘤种包括结直肠癌、子宫内膜癌和胃癌等（Marcus et al.，2019）。其中胃癌 MSI-H/dMMR 比率为 6%，KEYNOTE-059 研究结果显示 MSI-H 的胃癌患者 pembrolizumab 单药 ORR 为 57.1%，DCR 为 71.4%（Fuchs et al.，2018）。

为了明确 PD-1 单药在胃癌二线治疗中的地位，于是开展了 KEYNOTE-061（NCT02370498）研究。KEYNOTE-061 是一项前瞻性、全球多中心Ⅲ期随机对照临床研究，旨在比较 pembrolizumab 单药对比紫杉醇单药化疗在一线接受铂类联合氟尿嘧啶化疗进展后的晚期胃癌或胃食管结合部腺癌中的疗效（Shitara et al.，2018）。研究共纳入 592 例患者，其中有 395 例 PD-L1 检测表达 CPS≥1。研究按 PD-L1 表达、地理区域和一线治疗 TTP 等因素进行随机分层，随机分为 pembrolizumab 单药组（n=196）和紫杉醇化疗组（n=199）。结果显示，两组之间中位 PFS 和 ORR 无明显差异，12 个月的总生存率为 39.8% vs 27.1%，无统计学差异。亚组分析显示对于 CPS≥5 和 CPS≥10 的患者，接受 pembrolizumab 单药治疗效果更好。在 3～5 级不良反应反面，pembrolizumab 单药对比紫杉醇化疗为 14.3% vs 34.8%。KEYNOTE-061 试验为阴性结果，pembrolizumab 单药较紫杉醇二线治疗 CPS≥1 的Ⅳ级胃癌患者虽然可降低 18% 的死亡风险，但无明显统计学差异。

JAVELIN 研究（NCT01772004）入组了 75 例胃或胃食管结合部腺癌患者，患者使用 PD-L1 单抗 avelumab 单药治疗，其中包括一线维持治疗组（n=55）和二线治疗组（n=20）。结果显示，avelumab 单药二线治疗晚期胃癌 ORR 为 15%，DCR 为 35%，较 PD-1 单抗三线治疗晚期胃癌未明显提高疗效（Chung et al.，2019）。结合 KEYNOTE-061 和 JAVELIN 研究结果，PD-1/PD-L1 单抗单药用于未经选择的晚期胃癌患者二线治疗并非最佳治疗方式。

三、PD-1/PD-L1 单抗在晚期胃癌中一线治疗地位

PD-1 单抗单药或联合化疗在未经选择的晚期胃癌一线治疗中的地位尚未确立。KEYNOTE-059 研究队列 2 共入组了 25 例一线初治的晚期胃或胃食管结合部腺癌患者（HER-2 无过表达），方案为 pembrolizumab 联合顺铂、5-FU 或卡培他滨。结果显示，ORR 为 60%，DCR 为 80%，中位 PFS 为 6.6 个月，OS 为 13.8 个月，其中 PD-L1 阳性对比 PD-L1 阴性患者 ORR 为 69% vs 38%，DCR 为 75% vs 75%。尽管在疗效和总生存时间上看到了一定的前景，但 pembrolizumab 联合化疗组 76% 的患者发生了 3～4 级治疗相关不良反应，并且有 12% 的患者因不良反应终止治疗。KEYNOTE-059 研究队列 3 共入组了 31 例患者，PD-L1 阳性患者 ORR 达 26%，中位 PFS 为 3.3 个月，中位 OS 为 20.7 个月，不良反应可控。KEYNOTE-059 研究队列 2 和 3 的结果提示 pembrolizumab 单药或联合化疗给胃癌一线治疗带来了令人鼓舞的结果（Fuchs et al.，2018）。

于是，默沙东设计了 KEYNOTE-062（NCT 02494583）临床试验（Tabernero et al.，2019）。KEYNOTE-062 是一项前瞻性、全球多中心、随机对照的Ⅲ期临床研究，其目的在于对比 pembrolizumab 联合化疗（FP 或 CAPOX 方案）一线治疗 HER-2 阴性的晚期胃癌是否优于单用 pembrolizumab 或化疗。研究共入组 763 例患者，随机分为 pembrolizumab 组（P 组，n=256）、pembrolizumab 联合化疗组（P+C 组，n=257）和安慰剂联合化疗组（C 组，n=250）。首先对比 P 组和 C 组的疗效和安全性，结果显示，在 CPS≥1 的胃癌患者中，P 组与 C 组对比，中位 OS 为 10.6 个月 vs 11.1 个月（HR=0.9，P=0.162），研究达到非劣效研究终点（HR=1.2）。在 CPS≥10 的晚期胃癌患者中，P 组疗效优于 C 组，中位 OS 为 17.4 个月 vs 10.8 个月。在不良反应反面，pembrolizumab 对比化疗安全性更好。因此，在 PD-L1 CPS≥10 的胃癌一线治疗患者中 pembrolizumab 达到了 OS 改善。进一步对比 P+C 组和 C 组，在 PD-L1 CPS≥1 的胃癌患者中，中位 OS 为 12.5 个月 vs 11.1 个月（P=0.046），在 PD-L1 CPS≥10 的患者中，中位 OS 为 12.3 个月

vs10.8 个月。在 3～5 级不良事件发生率方面，P+C 组和 C 组为 73.2% vs 69.3%。因此，这项研究结果并不支持 PD-L1 CPS≥1 的患者使用 pembrolizumab 联合化疗。

四、新型免疫治疗药物在胃癌中的临床试验

除了 PD-1 和 CTLA4，还存在其他免疫调控分子，ICOS 是活化的 T 细胞表面表达的共刺激分子，JTX-2011 是一种 ICOS 激动剂，用于刺激 $CD4^+$ T 效应细胞并消耗肿瘤内调节性 Treg 细胞。有趣的是，在 ICONIC Ⅰ/Ⅱ期研究中，有 2 例胃癌患者达到 PR（2/8），疾病控制分别大于 8.5 个月及 11 个月，结果显示在接受多线治疗的晚期胃癌患者中，JTX-2011 单药联合 nivolumab 组合疗法耐受性良好，具有很好的抗肿瘤效应。LAG-3 抑制剂，一项 Ⅰ/Ⅱ 期临床研究（NCT02488759）拟探索 nivolumab 与 BMS-986016 联合，用于病毒阳性肿瘤[包括 EB 病毒（EBV）阳性胃癌]的安全性及初步疗效，可能会带来新的治疗方法。

五、PD-1/PD-L1 联合治疗的地位

免疫联合治疗是今后晚期胃癌综合治疗有效的手段。CheckMate-032（NCT01928394）为免疫联合治疗探明了一丝新的方向。研究共入组了 160 例至少接受一线化疗进展的晚期胃或胃食管结合部腺癌患者，采用 nivolumab 单药或与 ipilimumab 联合治疗（Janjigian et al.，2018）。研究分为 3 组：nivolumab 3mg/kg Q2W 组、nivolumab 1mg/kg + ipilimumab 3mg/kg Q3W 组和 nivolumab 3mg/kg + ipilimumab 1mg/kg Q3W 组。三组的 ORR 分别为 12%、24% 和 8%，nivolumab 1mg/kg + ipilimumab 3mg/kg Q3W 组有效率尚可，但明显提高了毒副作用的发生率，因此免疫联合免疫治疗有待进一步探索。

众多研究证实免疫联合抗血管生成靶向药物可发挥协同抗肿瘤作用。2019 年 ASCO 来自日本的一项 Ⅰb 期研究报道瑞戈非尼联合 nivolumab 为微卫星稳定性（MSS）胃癌和结直肠癌患者带来了新的希望。研究共入组了 50 例患者，其中晚期胃癌患者 25 例，晚期结直肠癌患者 25 例，既往均接受过多线（2～8）治疗。结果显示，胃癌患者 ORR 为 44%，结直肠癌患者 ORR 为 33%，中位 PFS 分别为 5.8 个月和 6.3 个月。REGONIVO 研究的结果令人惊喜，nivolumab 联合瑞戈非尼能给多线治疗的晚期胃癌患者带来 44% 的有效率，这是一个很大的突破，期待 Ⅱ 和 Ⅲ 期研究进一步证实（Fukuoka et al.，2019）。

NivoRam 研究是一项雷莫芦单抗（ramucirumab）联合纳武利尤单抗治疗复治晚期胃腺癌的 Ⅰ/Ⅱ 期研究。我们知道，晚期胃癌目前的标准治疗一般采用铂类联合氟尿嘧啶类，该方案失败后，可选择的治疗策略较少。雷莫芦单抗的主要作用是抗血管生成，它靶向于 VEGFR-2 位点。研究显示：通过阻断 VEGFR-2 靶点，能够减少 T 细胞的衰竭，增加癌巢内 T 细胞的浸润，并抑制肿瘤相关巨噬细胞的迁移。因此，将雷莫芦单抗与免疫药物 PD1 单抗进行联合，能起到协同增效作用。NivoRam 研究就是采用雷莫芦单抗+纳武利尤单抗。入选条件为既往一线标准化疗方案治疗失败的晚期胃腺癌患者，有 45 例患者入选，所有患者均接受雷莫芦单抗 8mg/kg Q2W+纳武利尤单抗 3mg/kg 或 1mg/kg 的治疗。患者中位年龄为 66 岁，56.5% 的患者 PD-L1 阳性（PD-L1≥1%），34.8% 的患者 PD-L1 阴性（PD-L1 <1%）。其中有 2 例患者属于 MSI-H。结果显示：无进展生存期方面，所有患者 12 个月的中位无进展生存率为 9.6%，PD-L1 阳性组更高，12 个月的无进展生存率为 15%，PD-L1 阴性组只有 6.6%。总生存方面，所有患者 6 个月的总生存率为 86.4%，PD-L1 阳性组为 84.1%，PD-L1 阴性组为 88.2%。12 个月的总生存率为 58.6%，PD-L1 阳性组为 59%，PD-L1 阴性组为 58.8%。PD-L1 表达阴性、阳性并未影响总生存的数据，中位 OS 均为 17.1 个月。ORR 方面，整体患者的 ORR 为 26.7%，部分缓解（PR）12 例，疾病稳定（SD）16 例，整体疾病控制率为 62.2%。在 PD-L1 阳性组中 ORR 为 30.8%，DCR 为 57.7%。PD-L1 阴性组相对差一些，客观缓解率为 12.5%，疾病控制率 68.8%。该临床研究的前期分析取得了令人鼓舞的结果，该方案正在积极扩展临床招募，期待后期有更多的数据验证（Hara et al.，2019）。

免疫联合不同类型的靶向药物和化疗方案配伍初见疗效。一项 pembrolizumab 联合曲妥珠单抗

和 XELOX 方案化疗治疗 HER-2 阳性晚期胃癌的Ⅱ期临床试验（NCT02954536）正在开展，该研究设计较为人性化，首先给予胃癌患者 1 个周期 pembrolizumab 联合曲妥珠单抗治疗，从而使得患者治疗依从性更好，从第 2 个周期开始再联合 XELOX 方案化疗。令人鼓舞的是，52%（12/23）的胃癌患者使用 pembrolizumab 联合曲妥珠单抗治疗 1 程就显示出肿瘤有所缩小。进一步分析发现该方案 ORR 高达 87%，DCR 接近 100%，达到了令人意想不到的疗效。随访结果中位 PFS 为 11.4 个月，12 个月总生存率 76%，超过既往 HER-2 阳性晚期胃癌临床试验的结果。截至目前，该试验中位 OS 尚未成熟，我们相信会有一个理想的 OS。就分子机制而言，曲妥珠单抗与 PD-1 单抗和化疗联合治疗过程中，能增强抗体依赖的细胞介导的细胞毒作用，从而诱导 T 细胞活化，使得 HER-2 阳性的晚期胃癌患者受益，此研究还在入组中，终期结果尚未报道（http://clinicaltrials.gov/ct2/show/NCT02954536）。

国产 PD-1 单抗联合化疗方案一线治疗 HER-2 阴性的晚期胃癌临床试验正在开展，主要包括信迪利单抗、卡瑞利珠单抗和抗 PD-L1 单抗 CS100，期待国产 PD-1/PD-L1 单抗联合化疗或靶向治疗带来令人鼓舞的结果。

CIBI308A101-1b（NCT02937116）是一项开放标签的、多中心的Ⅰb 期临床研究，F 队列旨在评估信迪利单抗联合化疗一线治疗局部晚期或转移性 GC/GEJA 的安全性和疗效。F 队列共纳入 20 例患者，接受信迪利单抗联合 CapeOx（奥沙利铂和卡培他滨）治疗 6 个周期，随后接受信迪利单抗维持治疗直至病情进展、不可接受毒性或达到 2 年。结果显示：截至 2019 年 5 月 1 日，中位随访时间 7.8 个月，ORR 为 85.0%（95%CI，62.1%～96.8%），DCR 为

100%（95%CI，83.2%～100%），mPFS 为 7.5 个月（95%CI，6.2～9.4 个月），中位 OS 尚未达到。所有患者均出现 TRAEs，其中 11 例（55.0%）患者为 3～4 级 TRAEs。以上结果显示出良好的安全性和疗效，提示了信迪利单抗联合 CapeOx 一线治疗局部晚期或转移性 GC/GEJA 的可行性（Jiang et al.，2020）。基于此研究，目前正在开展的一项大型随机对照的Ⅲ期注册临床试验 ORIENT-16（NCT03745170）已完成入组。另外，ORIENT-106 研究是一项多中心、随机对照、开放性标签的Ⅲ期研究，计划入组 540 例 HER2 阴性、PD-L1 CPS≥10 患者，评估信迪利单抗联合雷莫芦单抗对比化疗一线治疗不可切除的局部晚期或转移性 GC/GEJA 疗效和安全性。研究的主要终点是 OS，次要终点包括 PFS、ORR、DCR、DOR 和安全性等（Xu et al.，2020）。

胃癌异质性强，免疫原性弱，放疗可调节肿瘤微环境，增加新生抗原产生，从而增强 PD-1/PD-L1 单抗的抗肿瘤效应，放疗联合免疫治疗会是胃癌综合治疗一个新的研究热点（表 8-1）。

六、小　　结

我国是胃癌大国，胃癌起病隐匿，多数确诊时即为晚期。目前胃癌治疗存在很大瓶颈，难以突破，免疫治疗给胃癌综合治疗带来了新的突破。未来，胃癌的免疫治疗会探寻更多精准免疫疗效标记物，如 PD-L1、MSI-H、TMB 等来预测免疫获益人群，从而真正做到精准治疗。基于免疫单药有效率低的情况，以后免疫联合不同的化疗方案、免疫联合放疗、免疫联合不同的靶向药物、免疫联合免疫治疗会成为未来临床试验的重点，为推动我国胃癌免疫治疗的发展提供宝贵的临床资料。

表 8-1　胃癌相关免疫治疗临床试验

药物名称	靶点	临床试验编号	研究阶段	申办者	参考文献
Pembrolizumab	PD-1	NCT02335411	Ⅱ	Merck Sharp & Dohme Corp	（Fuchs et al.，2018）
	PD-1	NCT02370498	Ⅲ	Merck Sharp & Dohme	（Shitara et al.，2018）
	PD-1	NCT02494583	Ⅲ	Merck & Co.，Inc.	（Tabernero et al.，2017）
Nivolumab	PD-1	NCT02488759	Ⅰ/Ⅱ	Bristol-Myers Squibb	—
	PD-1	NCT01928394	Ⅰ/Ⅱ	Bristol-Myers Squibb	（Janjigian et al.，2018）
	PD-1	NCT02267343	Ⅲ	Ono Pharmaceutical Co. Ltd.	Kang et al.，2017
Avelumab	PD-1	NCT01772004	Ⅱ	EMD Serono	（Chung et al.，2019）

（邓　军）

编者简介

邓军，肿瘤学博士，硕士研究生导师，主治医生。毕业于南昌大学，现就职于南昌大学第一附属医院，擅长消化道肿瘤的综合治疗。发表 SCI 论文 22 篇，总 IF 60 分，IF＞5 分的 2 篇，单篇 IF 最高 5.1 分，单篇引用最高 46 次。目前主持国家自然科学基金 1 项。江西省杰出青年基金获得者。江西省整合医学会肿瘤免疫治疗分会秘书长、常委。

第九章

结 直 肠 癌

第一节 流行病学及分子生物学特点

一、流行病学

（一）发病率和死亡率

结直肠癌发病率和死亡率在全球所有癌症种类中分别排名第三位和第二位。世界卫生组织的数据显示，2018 年全球新发结直肠癌的病例数约为 1 849 518 例，与之相关的死亡人数为 880 792 人，其中有半数的新发病例、死亡病例和 5 年流行病例均发生在亚洲。在 2018 年，全球有 4 789 635 例患者在过去 5 年内被诊断为患有结直肠癌，5 年患病率为 62.8/10 万。结直肠癌在男性和女性人群中的发病率几乎相同，2018 年诊断为结直肠癌的男性为 2 595 326 人，女性为 2 194 309 人（Bray et al.，2018）。

虽然北美的患病率和发病率较高，但年龄标准化的死亡率与亚洲国家相似。根据美国癌症协会的统计数据，2019 年美国将诊断出约 145 600 例新发结直肠癌病例，但由于更完善的结直肠癌筛查和治疗策略，过去几十年美国男性和女性的死亡率均在下降。非洲的结直肠癌的流行病例、5 年粗发病率和粗死亡率均为最低。不同国家和地区之间结直肠癌的发病率和死亡率差异较大，欧洲和非洲的 5 年患病率差异超过 20 倍（De Santis et al.，2019）。这种区域差异可能是遗传因素与环境暴露之间的相互作用的结果。

中国的流行病例、新发病例和死亡人数均为全球最高。亚洲国家中，日本、韩国、土耳其和泰国等国的结直肠癌发病率也较高。印度、印度尼西亚、越南和伊朗等国的患病率、发病率和死亡率相对较低。其中，日本和韩国的 5 年患病率和年龄标准化发病率高于西方国家报告的水平。香港癌症登记处的最新报告中发布了较高的粗发病率（74.1/10 万）和粗死亡率（51.5/10 万）。调查还显示，在亚洲国家中，中国结直肠癌患者的发病率和死亡率均处于上升阶段，新加坡的发病率上升，但死亡率在下降，而日本的发病率和死亡率都在下降（Siegel et al.，2019）。

一项前瞻性、涉及多个国家和地区的结肠镜检查显示，远端结直肠癌的发病率要高于近端（45.2% vs 39.3%，$P<0.01$）（Byeon et al.，2007）。中国的一项横断面研究报道，与左侧结肠相比，右侧结肠的腺瘤检出率更高（44.1% vs 39.0%，$P<0.01$）（Zhou et al.，2018）。比较亚洲和西方国家，美国的原发性腺瘤比例高于韩国（62.8% vs 45.9%，$P<0.001$）。韩国的研究表明，老年人群中右侧腺瘤的比例高于年轻人（76.6% vs 65.2%，$P<0.001$）（AlFaleh et al.，2015）。日本的一项研究提出了结直肠癌近端移位的性别特异性差异，并报道女性性别是右侧腺瘤相关的独立因素（Iida et al.，2014）。结直肠癌患病率的增加对公共卫生负担产生了很大影响，有针对性地确定高危风险的受试者并采取相关的预防性策略至关重要。

（二）影响结直肠癌发生的固有因素

结直肠癌的发生与许多因素有关。一些固有的因素包括遗传因素、种族、年龄、性别、身高和结直肠癌家族史等，和结直肠癌发病率具有明显的相关性。

1. 遗传因素 是结直肠癌重要的风险因素，导致了不同形式的家族性结肠直肠癌，包括家族性腺瘤性息肉病及其变体、Lynch 综合征、MUTYH 相关息肉病、DNA 聚合酶-E 或 D1 缺乏相关的结肠直肠癌和 Peutz-Jeghers 综合征。腺瘤性结肠息肉（adenomatous polyposis coli，APC）、KRAS 和 TP53 突变的连续积累参与了染色体不稳定性（chromosome instability，CIN）相关的致癌作用，而 BAT25 和 BAT26 参与了 MSI 相关的致癌作用。亚洲结直肠癌患者的 APC、KRAS 和 TP53 突变率低于高加索人（Calistri et al.，2005）。全基因组关联分析（genome-wide association study，GWAS）通过基因组分析可以检测出新的分子标志物。GWAS 一直是用于鉴定单核苷酸多态性（single-nucleotide polymorphism，SNP）变体的有力工具，可以评估个体对结直肠癌风险的遗传易感性。迄今为止采用 GWAS 鉴定的超过 50 个与结直肠癌相关的独立基因，大多数是在欧洲人后裔中进行的。近年来，研究人员将遗传相关性研究扩展到亚洲人群。亚洲和西方种族在结直肠癌上，遗传因素有着不同的影响。最近，研究人员评估了结直肠癌在亚洲人群的遗传风险，并在亚洲结直肠癌人群中确定了 14 个基因组，其中 8 个无法在欧洲人群中复制（Lu et al.，2019）。

2. 种族 亚太地区的共识认为亚洲族群中中国人、日本人和韩国人更容易患结直肠癌（Sung et al.，2008）。一项多国前瞻性队列研究包括 9 个种族的个体（中国人、印度人、印度尼西亚人、日本人、韩国人、马来人、菲律宾人、泰国人和白种人），结果显示日本人、韩国人和中国人患晚期结直肠肿瘤的风险更高（Byeon et al.，2007）。研究发现，美国出生的日本人的结直肠癌的发病率（74.6/10 万）是美国出生的南亚人（22.0/10 万）的 3 倍多（Ladabaum et al.，2014）。

3. 年龄 是影响结直肠癌发生、发展的重要因素。50 岁后患结直肠癌的风险显著增加，90%的结直肠癌是在 50 岁后被诊断出来的。根据美国国家癌症研究所的监测，美国的结直肠癌发病率在 40 岁后急剧增加。世界各国也有相同的研究结果，韩国对结直肠癌的年龄特异性发病率进行了报道，结果显示，与年龄≥65 岁的人群相比，35～64 岁的个体的结直肠癌年龄特异性发病率急剧上升。结直肠癌风险和高龄之间的正相关性在中国、日本等地区的癌症统计中也有类似报道。早前在中国进行的基于人群的聚类分析证实，随着预期寿命的延长，结直肠癌的发病率和死亡率都会升高。中国香港（84.23 岁）、日本（83.98 岁）和韩国（82.02 岁）的人群预期寿命在全范围内最高，但这些地区结直肠癌的发病率和死亡率也非常高。

4. 性别 男性的结直肠癌的发病率明显高于女性，这一结论在欧美和亚洲国家均有数据支持。根据韩国国家癌症发病率数据库的最新统计，2015 年该国男性的年龄标准化发病率（40.2/10 万）高于女性（22.2/10 万）。在日本男性为 64.8/10 万，女性为 36.7/10 万（2013）；在中国内地男性为 20.7/10 万，女性为 14.4/10 万（2014），香港地区男性为 44.6/10 万，女性为 27.6/10 万（2016）。此外，男性和女性的结直肠癌发病部位也有所不同，与女性相比，男性在远端肠道肿瘤的比例较高（McCashland et al.，2001）。性别导致发病出现差异的原因仍然不确定，一些大规模的研究认为雌激素和孕激素作为绝经后妇女激素替代治疗具有保护作用（Newcomb et al.，2007）。也有研究者认为性别差异导致结直肠癌发病率的差异可能与男女不同的饮食和生活方式有关。调查显示，与女性相比 50 岁或以上的男性对结直肠癌的症状和筛查的益处不甚了解，这导致男性在有症状时寻求医疗帮助以及参加无症状个体的筛查计划的意愿不高（Sung et al.，2005）。

5. 身高 一项全球荟萃分析报道显示，在西方国家身高每增加 5cm 将导致结直肠癌的发病风险升高 1.04 倍（Abar et al.，2018），这一结果也得到了全球多个研究的支持。日本研究发现，无论是男性还是女性，身高与患结直肠癌的风险均呈正相关（Shimizu et al.，2003），韩国研究也得出类似的结果。另一项韩国研究表明，身高与男性的远端结肠癌以及女性的直肠癌风险增加呈正相关（Shin et al.，2011）。

6. 家族史 一项包括 928 万人的荟萃分析发现，年轻人群中由家族史而导致结直肠癌的患病率较高（Wong et al.，2018）。有结直肠癌或腺瘤性息肉家族史的人群具有更高的结直肠癌发病风险，这不仅是遗传因素，环境因素也参与其中。中国香港的病例对照研究比较了结直肠癌患者的兄弟姐妹与无结直肠癌家族史患者的兄弟姐妹晚期结直肠肿瘤的患病率，该研究发现，病例组（7.5%）和对照组（2.9%）的晚期肿瘤患病率有近 3 倍的差异（Ng et al.，2013）。亚洲多个国家的研究也支持结直肠癌的家族史与结直肠癌风险显著相关。韩国的研究进一步明确了家族史与男性近端结肠癌（HR=1.4）、男性远端结肠癌（HR=1.4）及女性直肠癌（HR=1.6）相关（Shin et al.，2011）。

7. 慢性炎症　慢性炎性肠病包括溃疡性结肠炎和克罗恩病，特别是长期控制不佳和处于活跃状态是结直肠癌的危险因素。溃疡性结肠炎比克罗恩病危险性更高。慢性肠炎在活动性炎症发作的情况下主要是由氧自由基引起的 DNA 损伤。憩室疾病情况下的慢性炎症则不会增加结肠直肠癌的风险。

（三）影响结直肠癌的环境因素

西方人群饮食中含有较高的热量和动物脂肪，加之久坐不动的生活方式，结直肠癌发病率一直较高。低发病人群移民到高发病人群后表现出发病率增加。这意味着肥胖、肉类饮食、吸烟和饮酒可能是影响结直肠癌发病率的重要风险因素。而富含水果、蔬菜和全谷物的膳食，钙和维生素 D 等膳食补充剂，非甾体抗炎药的长期使用，女性的雌激素替代疗法和体力活动与结直肠较低的发病率相关。迄今为止，上述流行病学与结直肠癌发病的分子途径的关系尚未阐明。一些预防策略如增加膳食纤维含量和减少脂肪摄入量，没有表现出令人信服的效果。

1. 吸烟　吸烟作为一种可变的风险因素导致男性结直肠癌相关死亡率为 8.4%，女性相关死亡率为 0.4%（Shimizu et al.，2003）。中国、新加坡、日本等多个国家的研究均指出吸烟史、吸烟年数与男性直肠癌风险之间呈正相关。韩国的一项研究显示吸烟者患远端肠癌的风险较高（HR=1.4）（Shin et al.，2011）。

2. 饮酒　与非饮酒者相比，较高的酒精摄入量与结直肠癌风险升高显著相关。饮酒导致结直肠癌的发病率和死亡率增加，（Shitara et al.，2018）。不同地区和不同性别的酒精消费对结直肠癌发病风险的影响不同，在韩国，频繁和高剂量饮酒与男性远端结肠癌和女性直肠癌的风险呈正相关（Shin et al.，2011）。日本的研究则显示，男性饮酒与远端结肠和直肠癌的风险呈剂量反应关系，近端结肠癌的发生与饮酒则无明显相关性（Akhter et al.，2007）。

3. 超重和肥胖　多项研究发现，肥胖与结肠癌风险呈正相关，但与直肠癌风险无明显相关性。有些研究则认为，超重和肥胖只会增加男性患结肠癌的风险，女性的风险并不会增加。BMI 是特定部位结肠癌的风险因素：高 BMI 会增加男性远端结肠癌的风险，而女性近端结肠癌的风险则略有增加（Shin et al.，2011）。有研究表明，BMI 与结肠癌风险之间存在 U 形二次关联。一些研究使用腰围或腰臀比作为向心性肥胖的替代指标，研究认为腹部肥胖是结肠癌的独立危险因素（Odegaard et al.，2011）。一项中国研究表明，向心性肥胖与男性结直肠癌风险呈正相关。世界癌症研究基金会和美国癌症研究基金会指出，腰围每增加 10cm 结肠癌发病风险增加 1.02，腰臀比每增加 0.1 个单位结肠癌发病风险提高 1.03（Abar et al.，2018）。

4. 西化饮食　西化饮食是指含有更多的红肉和加工肉类，而水果和蔬菜较少的膳食组合物，西化饮食和结直肠癌的发生发展呈正相关。有一项系统评价总结了亚洲饮食模式与结直肠癌之间的关联（Azeem et al.，2015）。该评价发现红肉和加工肉类与结直肠癌风险呈正相关，而与白肉没有相关性。蔬菜、水果和纤维是防止结直肠癌风险的保护因素。一些研究报告则指出，性别和饮食之间的关联程度有所差别。在韩国进行的一项研究表明，对于经常食用肉类的人来说，男性近端结肠癌和女性直肠癌风险较高（Shin et al.，2011）。日本的一项研究得出结论，加工肉类的摄入量增加对男性结直肠癌的风险产生显著影响，在女性没有相关性（Wada et al.，2017）。

5. 缺乏运动　体力活动与结直肠癌之间存在负相关，结肠癌与运动的关联性高于直肠癌。国内的研究显示缺乏体力活动占男性结直肠癌发病率和死亡率的 8.9%，女性的 9.0%（Shitara et al.，2018）。定期运动可以预防结直肠癌（Naing et al.，2017）。

6. 慢性疾病　对于慢性疾病与结直肠癌之间的关系有较广泛的研究。一般而言，已被确定为结直肠癌风险因素的常见慢性疾病包括糖尿病、高血压和冠状动脉疾病。在我国患有糖尿病的个体患结直肠癌的风险较高（OR=4.97）。糖尿病和高血压与男性患结直肠癌的风险相关，冠心病患者的结直肠癌患病率较高，这可能与心脏病患者往往同时存在糖尿病和高血压有关（Chan et al.，2007）。

7. 微生物群 微生物群对结直肠癌的影响仍存在争议。最近的宏基因组学研究表明微生物生态失调与结直肠癌之间存在因果关系。有研究表明，微生物组通过肠道菌群的改变，在结直肠癌发展过程中起多方面作用。研究显示，溶血性链球菌、脆弱拟杆菌、核梭杆菌、消化链球菌与结直肠癌的发生均有关联（Nakatsu et al.，2018）。全球荟萃分析显示幽门螺杆菌患者发生结直肠癌的风险增加1.4倍，但作者也承认有可能存在不能排除的发表偏倚（Zumkeller et al.，2006）。尽管微生物群和结直肠癌之间的关联有正相关结果，但也有不一致的报道。在基于亚洲人群的2081例结直肠肿瘤患者及5598例健康人群作为对照的荟萃分析中，研究的结论为幽门螺杆菌感染与结直肠肿瘤风险之间没有统计学关联（Guo et al.，2014）。

二、分子生物学特点

结直肠癌是恶性肿瘤中逐步进展的典型例子。结肠癌起源细胞是隐窝基础干细胞，异常转化细胞的克隆通过多种遗传异常的积累而产生。最初表现为异常隐窝，逐渐发展至良性腺瘤，最终发展为具有转移、扩散能力的侵袭性腺瘤。影响结直肠癌的关键信号通路是Wnt通路，其途径包括*APC*失活突变、*KRAS*激活突变以及随后的*TP53*突变和TGF-β通路基因（尤其是*SMAD4*）的突变，这些基因的突变会导致侵袭性和转移能力增强（Morley-Bunker et al.，2016；Muller et al.，2016）。结直肠癌的亚型有多种，在形态学、遗传背景、分子结构、临床行为和治疗反应等方面存在差异。目前对结直肠癌发展的了解表明，结直肠癌发生发展与以下几种不同的途径有关：CIN途径、MSI途径和CpG岛甲基化表型（CpG island methylator phenotype，CIMP）途径。

（一）染色体不稳定性途径

染色体不稳定性（CIN）途径是结直肠癌的典型发展模式（Bakhoum et al.，2018），占散发性结直肠癌的85%左右。染色体不稳定性表现在大量等位基因的丢失和获得，包括最近发现的涉及*NTRK1*基因的染色体易位。CIN癌基因点突变率相对较低，与失配修复缺陷微卫星不稳定型结直肠癌相反。结直肠癌几乎总是携带Wnt通路基因*APC*（70%）或*CTNNB1*（30%）的突变。45%的病例中出现*KRAS*突变，构成激活MAP-kinase/ERK信号通路，导致对抗EGFR治疗不敏感。70%的病例中发现*TP53*突变。晚期结直肠癌发生*SMAD4*缺失（SMAD4位于TGF-β₂受体下游），提示预后较差。癌症基因组图谱（the cancer genome atlas，TCGA）研究的证据显示经常发生突变的经典分子事件，包括*ARID1A*、*SOX9*和*FAM123B/WXT*等。在异常隐窝病灶中，常规隐窝结构受到干扰的小黏膜片段发生*KRAS*或*APC*基因突变，具有*APC*突变的异常隐窝病灶在形态学上发育异常，意味着向腺瘤发展，随后，端粒酶被激活赋予细胞无限的寿命，并最终获得了*TP53*突变，从低级别到高级别腺瘤的进展。TGF-β途径包括SMAD家族，参与从非侵袭性腺瘤到浸润性癌的进展。

（二）微卫星不稳定性途径

约15%的结直肠癌的特征是微卫星不稳定性（MSI）（de la Chapelle et al.，2010；Jordan，2018）。DNA错配修复可以纠正DNA复制过程中发生的错配（单碱基错配或短缺失或插入），错配修复基因的功能失活，可导致微卫星区域的DNA错误片段增加及堆积。微卫星不稳定性可以使用一组确定的微卫星序列可视化，微卫星序列几乎总是受到影响（单核苷酸位点BAT25和BAT26，以及二核苷酸重复位点D2S123、D5S346和D17S250）。MSI结直肠癌的大多数病例是由*MLH1*的启动子甲基化引起的，散发性MSI癌症显示出相对高频率的*BRAF*基因突变（常见V600E）（Freitas et al.，2018）。Lynch综合征患者携带一个错配修复基因的种系突变。

形态学上，MSI结直肠癌也遵循腺瘤—癌过程。腺瘤可能是传统的类型，但更多的是伴有发育不良的无柄锯齿型。进展至浸润性癌多位于右结肠，组织学表现为黏液性或髓质性，宿主反应以大量淋巴细胞浸润为特征。高突变状态会诱发大量与癌细胞相关的新表位，从而引发强烈的宿主免疫反应。MSI 结直肠癌的预后优于 MSS 癌症，但对 5-氟尿嘧啶的反应往往较差。最近的研究进展非常令人兴奋，MSI 癌（不仅是结直肠癌）对免疫检查点（PD-1）阻断治疗敏感，可能会完全改变这种类型晚期结直肠癌的治疗（Matos et al.，2018）。

（三）CpG 岛甲基化表型途径

俕为与无柄锯齿状腺瘤的发展和进展密切相关，该途径也被称为"锯齿通路"，最早的分子事件是启动子高甲基化，影响多种基因（因此称为 CpG 岛甲基化表型），早期影响 MLH1，导致微卫星不稳定，从而促进额外的基因异常积累（Yiu et al.，2016）。在大多数情况下，*BRAF* 基因发生突变（通常是 V600E）。在该途径的更高级阶段，受影响的基因与参与 CIN 通路的基因相对应（Rhee et al.，2017）。

（四）炎性肠病背景下的结直肠癌

炎性肠病（inflammatory bowel disease，IBD）主要包括克罗恩病和溃疡性结肠炎。溃疡性结肠炎是一种结肠和（或）直肠的慢性炎症性疾病，大多数病例局限于黏膜和黏膜下层。克罗恩病也是一种慢性炎症性疾病，可影响胃肠道的任何部分，但最常见的是回肠末端。克罗恩病的炎症反应的模式可能与溃疡性结肠炎非常相似，在克罗恩病很大比例的病例中，炎症是肉芽肿性的。炎症可通过肠壁的各层向外扩散，可能通过纤维化导致狭窄，也可能导致穿孔和瘘管的形成。这两种 IBD 长期处于活跃状态的情况下，与大肠癌或小肠癌症的风险增加有关。在这种情况下，转录因子 NF-κB 通过诱导 COX-2 和 TNF-α 这两种促炎介质的表达，在结直肠癌的发生过程中发挥作用（Huang et al.，2017）。结直肠癌在 IBD 背景下的异常基因组与散发的结直肠癌相似，但 *TP53* 突变通常发生在早期，*APC* 突变频率较低（Du et al.，2017）。研究显示。*TP53* 突变可能会成为炎症性肠炎相关性结直肠癌的治疗靶点。

（朱传东）

编者简介

朱传东，医学博士，东南大学和南京中医药大学硕士生导师，副主任医师。宾夕法尼亚州立大学访问学者。现就职于南京中医药大学附属南京医院（原东南大学附属第二医院），任科室副主任，擅长肝癌、胃癌、肠癌等消化道系统恶性肿瘤的综合治疗。发表论文 30 余篇（SCI 收录 17 篇）。目前主持江苏省自然科学基金在内的科研项目 4 项，获江苏和南京市新技术引进奖各 1 项。担任《Zakim & Boyer 肝脏病学》共计 11 个章节的翻译和校审工作。江苏省抗癌联盟肺癌专业委员会委员、南京中医药学会肿瘤学分会委员。

第二节　靶向治疗药物及临床试验进展

结直肠癌是我国一种常见且严重危害人民健康的恶性肿瘤，有 50%～60% 的患者在确诊为结直肠癌（colorectal cancer，CRC）时已经发生了转移，而其中不可切除的肝转移患者占 80%～90%，转移性结直肠癌（metastatic colorectal cancer，mCRC）患者的治疗最具有挑战性（Chen et al.，2014；van Cutsem et al.，2006；Yoo et al.，2006）。在 mCRC 患者的治疗中，靶向药物占据重要的地位。如何选择靶向药物，以及靶向药物应该如何和化疗药物配合使用是临床医生面临的一个常见问题。为了更好地回答上述问题，我们需要对现有的靶向药物深入了解，并且熟知目前已有的临床研究的结果。本节将目前在结直肠癌领域广泛使用的靶向治疗药物以及相关的临床研究进展作一梳理。

一、VEGF 单抗

肿瘤在生长、侵袭、转移的过程中，血管生成起到了重要的作用。而其中最重要的调控血管生成的因子为血管内皮生长因子（VEGF），而抑制 VEGF 能够达到抑制肿瘤的效果。

（一）贝伐珠单抗

2004年公布的AVF2107g研究的结果显示贝伐珠单抗联合IFL可以获得较好的效果，随后FDA批准贝伐珠单抗可以联合IFL进行晚期一线治疗（Hurwitz et al., 2009），2006年美国FDA批准贝伐珠单抗（bevacizumab）联合FOLFOX4方案作为mCRC的二线治疗方案。2012年9月，在第37届ESMO会议上报道了贝伐珠单抗联合一线治疗方案后病情进展的mCRC患者在二线治疗方案的基础上继续联合贝伐珠单抗可以明显改善OS。2013年FDA批准贝伐珠单抗可以用于贝伐珠单抗联合一线化疗后病情进展的mCRC患者。结合目前已有各项临床研究的结果，贝伐珠单抗可以联合不同的化疗药物和方案治疗晚期结直肠癌患者。

1. 一线治疗方案的选择

（1）联合5-FU的方案：5-FU是结直肠癌化疗中基础的药物。贝伐珠单抗是否可以联合5-FU一起化疗，既往已经有研究进行了相关的探索。在两项初治晚期结直肠癌的Ⅱ期临床研究中，所有患者随机接受5-FU/LV或者5-FU/LV联合贝伐珠单抗。在这两项研究中，一项入组了48例末线化疗的患者，ORR为6.25%，SD为30.4%，中位生存时间为7.7个月，所有患者的化疗副作用均可耐受。而另外一项研究的结果显示，贝伐珠单抗组有效率几乎提高了1倍（Kabbinavar et al., 2005; Vincenzi et al., 2009）。一项综合了几项临床研究的分析结果显示5-FU/LV方案联合贝伐珠单抗的中位生存期可以达到17.9个月，而单纯5-FU/LV或者5-FU/LV联合CPT-11的中位生存期为14.6个月（$P=0.008$）。所以贝伐珠单抗简单地联合5-FU也能够作为一种有效的化疗方案。

（2）联合奥沙利铂的方案：贝伐珠单抗是否可以和晚期结直肠癌一线常用的奥沙利铂联合作为晚期一线的标准治疗方案给患者带来生存获益，目前已经有3项临床研究对这个问题进行了探索。

1）16966研究：这项著名的"头对头"研究对比了CapOX或FOLFOX联合或者不联合贝伐珠单抗在1400例初治不可切除的mCRC患者的一线治疗方案中的疗效。方案中加入贝伐珠单抗后，PFS提高了1.4个月（HR=0.83，97.5%CI，0.72～0.95；$P=0.0023$），OS也仅提高了1.4个月，无统计学意义（HR=0.89，97.5%CI，0.76～1.03；$P=0.077$）。对于此结果，有学者认为可能是因该研究中治疗终止率和持续时间不同所致。虽然贝伐珠单抗带来的生存获益很有限，但是亚组分析研究发现，贝伐珠单抗与CapOX联合可以显著延长PFS，而与FOLFOX联合并未延长PFS（Saltz et al., 2008）。

2）TREE-2研究：该研究入组了233例初治mCRC患者，随机接受三种化疗方案治疗[FOLFOX6、bFOL（推注FU+低剂量LV+oxaliplatin）或CapOX]联合贝伐珠单抗。联合和联合贝伐珠单抗化疗组的中位OS分别为23.7个月和18.2个月（Hochster et al., 2008）。和TREE-1研究相比（三种方案未添加贝伐珠单抗），三个治疗组中ORR分别为41%、20%、27%（TREE-1）和52%、39%、46%（TREE-2），而中位OS为19.2、17.9、17.2个月（TREE-1）以及26.1、20.4、24.6个月（TREE-2）。该研究证实了增加贝伐珠单抗之后，患者的中位OS获得了改善，尽管改善的程度并不大。

3）ITACa研究：本研究纳入了376例mCRC患者，所有患者随机接受FOLFOX或FOLFIRI联合或者不联合贝伐珠单抗治疗。中位随访36个月。单纯化疗组和联合贝伐珠单抗组的中位随访PFS分别为9.6个月（95%CI，8.2～10.3个月）及8.4个月（95%CI，7.2～9.0个月）（HR=0.86；95%CI，0.70～1.07；$P=0.182$）。该研究最终未获得PFS或OS的任何获益（Passardi et al., 2015）。

（3）联合CPT-11：贝伐珠单抗联合CPT-11作为化疗方案能够改善mCRC患者的生存。一项贝伐珠单抗联合CPT-11/5-FU（IFL）治疗初治mCRC的研究中，联合贝伐珠单抗组OS显著延长，为20.3个月 vs15.6个月（HR=0.66，$P<0.001$）（Hurwitz et al., 2004）。除此之外，贝伐珠单抗联合CPT-11也是一种可行的化疗方案，可惜各项临床研究的结果并不一致。

BICC-C研究：该研究中所有患者被随机分成三组，分别接受FOLFIRI、改良IFL或卡培他滨/CPT-11联合或者不联合Celecoxib，之后方案修改为在FOLFIRI和IFL组的患者联合贝伐珠单抗治疗。经过34个月的随访之后，FOLFIRI/贝伐珠单抗组的中位OS为28个月，而IFL/贝伐珠单抗组为19.2个月。

另外一项来自欧洲的研究结果却显示了贝伐

珠单抗联合 FOLFIRI 作为一线化疗并未改善患者的生存。共有 222 例初始未治疗的 mCRC 患者入组，其中 114 例接受 FOLFIRI 联合贝伐珠单抗化疗，而另一组患者接受 FOLFIRI 治疗。研究结果显示，FOLFIRI 联合贝伐珠单抗组中位 OS 为 22 个月，而对照组为 25 个月，两组之间无统计学差异（$P=0.1391$）（Stathopoulos et al., 2010）。

2. 贝伐珠单抗在晚期结直肠癌患者中的跨线治疗 对于一线治疗中使用了贝伐珠单抗的患者，更换二线治疗方案后仍然可以跨线使用贝伐珠单抗。有如下临床研究支持这个观点。

（1）TML 研究：820 例不可切除的 mCRC 在一线接受了贝伐珠单抗治疗失败之后，随机分至接受或者不接受贝伐珠单抗的二线治疗组中。结果显示，继续使用贝伐珠单抗治疗的患者获得了更好的中位 PFS（5.7 个月 vs 4.1 个月）和中位 OS（11.2 个月 vs 9.8 个月）（Bennouna et al., 2013）。

（2）BEBYP 研究：该研究入组了 185 例一线接受贝伐珠单抗治疗失败的患者。患者随机分为接受或者不接受贝伐珠单抗治疗。虽然该研究在 TML 研究公布了结果之后就提前终止了，但是从已经入组的患者的研究结果来看，跨线使用贝伐珠单抗仍然可以改善 PFS 和 OS（Masi et al., 2015）。

3. 贝伐珠单抗的维持治疗 虽然简单的 5-FU 联合贝伐珠单抗可以给患者带来一定的生存获益，但是对于初始治疗的晚期结直肠癌患者，5-FU 联合贝伐珠单抗并不是一线治疗的最佳选择。根据 CAIRO3 的研究结果(Simkens et al., 2015)，卡培他滨/贝伐珠单抗可以作为很好的维持化疗的方案。CAIRO3 是一项开放标签，Ⅲ期随机对照研究，该研究入组了 558 例晚期结直肠癌患者，所有患者均接受一线 CapOX 方案化疗，能够达到 SD 或者 PR 的患者之后可以接受卡培他滨/贝伐珠单抗的方案进行维持治疗。所有患者在第一次疾病进展以后再次引入 CapOX/贝伐珠单抗方案，再次进行化疗，直到患者出现再次的疾病进展（PFS2）。CAIRO3 研究经过 48 个月的中位随访期，PFS2 在维持治疗组明显延长（8.5 个月 vs 11.7 个月，HR=0.67，95%CI：0.56~0.81；$P<0.001$）。虽然在该研究中，维持治疗组患者的总生存期有延长，但没有显著的差异（18.1 个月 vs 21.6 个月；校正后的 HR=0.83；95%CI，0.68~1.01）。此外还有两项关于使用贝伐

珠单抗作为维持治疗的临床研究也在临床实践中获得了较多关注。

（1）AIO0207：这是一项开放的、非劣效性随机对照Ⅲ期研究(Hegewisch-Becker et al., 2015)。该研究总共入组转移性结直肠癌患者 472 例，一线使用 FOLFOX 或者 CapOX 联合贝伐珠单抗进行联合化疗，和 CAIRO3 一样，所有能够获得 SD 或 PR 的患者将随机进入单纯观察、5-FU/贝伐珠单抗、贝伐珠单抗单药维持化疗。研究设计和 CAIRO3 相似，第一次疾病进展时继续引入一线治疗的方案。主要研究终点为"策略失败时间 TTFS"（从随机至二次进展、死亡或新方案启动时间）。中位随访 17 个月之后，中位 TTFS 在三个组中分别为单纯观察组 6.4 个月（95%CI，4.8~7.6 个月），5-FU/贝伐单抗组 6.9 个月（95%CI，6.1~8.5 个月），贝伐珠单抗单药组 6.1 个月（95%CI，5.3~7.4 个月）。和 5-FU/贝伐珠单抗组相比较，贝伐珠单抗单药组的非劣效是成立的，但单纯观察组的非劣效则不成立。本研究的局限性是仅有 1/3 的患者接受了再引入治疗，所以本研究的次要研究终点 OS 存在偏移。

（2）SAKK41/06：该研究探索了贝伐珠单抗作为单药化疗方案来进行维持治疗对比单纯观察方案治疗的优劣性，研究主要终点 PFS 没有达到（贝伐珠单抗持续组 4.1 个月，观察组 2.9 个月；HR=0.74；95%CI，0.58~0.96），两组间 OS 也未观察到明显差异（25.4 个月 vs 23.8 个月；HR=0.83；95%CI，0.63~1.1；$P=0.2$）。该研究未能证实贝伐珠单抗维持治疗可以带来获益（Koeberle et al., 2015）。所以目前临床对于维持治疗的主要观点来自于 CAIRO3 研究，对于初始治疗能够达到 SD 以上效果的患者，5-FU/贝伐珠单抗的简单方案即可帮助患者获得较长的无进展生存时间，对于患者是否能够从维持治疗中获得 OS 的获益，根据目前已有的临床研究结果，似乎是未能获益。

4. 贝伐珠单抗联合三药的治疗模式 第一个关于三药（5-FU、奥沙利铂联合伊立替康）的研究是 GONO 研究。该研究入组了 244 例初治的晚期结直肠癌患者。随机入组至三药治疗组或者 FOLFIRI 组。该研究结果发表在 2007 年的 *JCO* 杂志上 (Falcone et al., 2007)，结果显示三药方案能够明显改善反应率（RR41% vs 66%；$P=0.0002$），此外三药组的 R0 切除率也高于两药组[（6% and 8%; and partial, 35% and 58%(RR 41% vs 66%; P=0.0002)]。在该研究中，无论三药组还是两药组，患者的 PFS 和 OS 均有改善（中位 PFS 6.9 个月 vs 9.8 个月，HR=0.63，P=0.0006；中位 OS 16.7 个月 vs 22.6 个月，HR=0.70，P=0.032 ）。

三药再联合贝伐珠单抗的治疗模式在晚期结直肠癌患者中的作用已在两项著名的临床研究中做了深入探讨，其中 TRIBE 研究探讨了三药化疗联合贝伐珠单抗对比 FOLFIRI 联合贝伐珠单抗在一线治疗晚期结直肠癌患者中的优势之后，TRIBE2 研究又继续探讨了三药化疗联合贝伐珠单抗对比 FOLFOX 联合贝伐珠单抗，TRIBE2 研究的结果也首次在 2018 年 ESMO 上做了公布。

（1）TRIBE 研究：该研究也是由 GONO(Gruppo Oncologico Nord Ovest)支持进行的。共入组患者 508 例，随机入组至 FOLFOXIRI+贝伐珠单抗（研究组）或者 FOLFIRI+贝伐珠单抗（对照组）。主要研究终点为 PFS。结果显示，三药化疗组患者的 PFS 优于两药组（12.3 个月 vs 9.7 个月，P=0.006），同时 OS 方面也显示出了相应的优势（29.8 个月 vs 25.8 个月，P=0.03）（Loupakis et al., 2014）。而在 TRIBE 研究中意外的发现当属 BRAF 突变的患者，在 TRIBE 研究中有 28 例患者伴有 BRAF 突变，而三药联合贝伐珠单抗能够将 OS 延长至 19 个月，对比两药联合贝伐珠单抗组几乎延长了一倍。

（2）TRIBE2 研究：该研究从 2015 年 2 月至 2017 年 5 月共入组了 679 例患者。339 例患者随机入组至三药组，340 例患者随机至两药组。主要研究终点为无进展生存期 2（定义为从随机到后续治疗中发生第二次疾病进展或死亡的时间），次要研究终点为一线无进展生存期、二线无进展生存期。研究结果显示两组间 PFS2 差异有统计学差异（三药组对比两药组，18.9 个月 vs 16.2 个月，P<0.001），同时一线 PFS 两组间也有差异（12 个月 vs 9.9 个月，P<0.001，结果和 TRIBE 研究结果相似），同时 TRIBE2 研究的 ORR 在两组之间也有明显的差异（61% vs 50%，P=0.005）。通过 TRIBE2 研究，我们认为三药联合贝伐珠单抗是一种有效的治疗方案，而疾病进展之后，重新引入三药联合贝伐珠单抗仍然有效。

（3）OLIVA 研究：该研究是多中心开放标签的 II 期临床研究。研究入组了不可切除结直肠癌肝转移的患者 80 例，其中 41 例患者随机至三药联合贝伐珠单抗组，而 39 例患者随机至两药联合贝伐珠单抗组。研究结果显示，三药组 ORR 明显优于两药组（81% vs 62%，P=0.061），三药组较两药组有较高的 R0 切除率（81% vs 62%）(Gruenberger et al.,2015)。

此外，REVERSE 研究虽非严格意义上的贝伐珠单抗的跨线治疗，但是对于抗血管生成的跨线使用有部分提示。REVERSE 研究入组既往一线氟尿嘧啶/奥沙利铂/伊立替康治疗失败的 KRAS-2 野生型转移性结直肠癌患者（共 96%~98%的患者使用过贝伐珠单抗），按 1：1 随机分为两组，二线接受 R-C 组治疗[瑞戈非尼 160mg/d，服 3 周，停 1 周，连续治疗至疾病进展或毒性不可耐受，然后交叉至西妥昔单抗（+/-伊立替康），治疗至疾病进展或毒性不可耐受]或 C-R 组（相反治疗顺序）。结果显示，R-C 组的中位 OS 期显著优于 C-R 组（17.4 个月 vs 11.6 个月，HR=0.61，P=0.029）。研究者认为与 PFS2 中 R-C 组的显著生存获益相关。从 PFS2 数据可以看出 R-C 组对比 C-R 组有显著优势，为 5.2 个月 vs 1.8 个月（HR=0.29，P<0.0001）。

（二）阿柏西普

阿柏西普（ziv-aflibercept）是一种重组融合蛋白人 VEGF 受体 1 和 2 细胞外结构域部分融合至人 IgG1 的 Fc 部分组成制剂。2012 年 8 月 3 日，美国 FDA 批准阿柏西普用于 mCRC 的二线治疗。该适应证的批准是基于 VELOUR 研究，该研究共入组了 1226 例一线治疗失败的晚期结直肠癌患者，二线方案更换为 FOLFORI 联合阿柏西普或者安慰剂。研究结果显示，阿柏西普能够改善患者的中位 OS（13.5 个月 vs 12.1 个月）及中位 PFS（6.9 个月 vs 4.7 个月）（van Cutsem et al., 2012）。但并非所有研究结果均显示阿柏西普能够改善患者的生存，如在 AFFIRM 研究中，236 名患者随机接受 FOLFOX6 联合或者不联合阿柏西普进行一线治疗，结果显示阿柏西普并未改善患者的 PFS（8.5 个月 vs 8.8 个月）（Folprecht et al., 2016）。

二、VEGFR 抑制剂

（一）雷莫芦单抗

雷莫芦单抗（ramucirumab）是一种血管生成抑

制剂，它是一种 VEGF 受体 2 拮抗剂，通过特异性结合该位点，阻止与 VEGF 受体的配体 VEGF-A、VEGF-C 和 VEGF-D 结合，从而阻止 VEGF 受体 2 的激活。一项Ⅲ期双盲研究 RAISE 证明了雷莫芦单抗在 mCRC 的二线治疗的地位。该研究共入组了 1072 例曾接受过奥沙利铂、雷莫芦单抗治疗失败的患者，随机接受 FOLFIRI 联合或者不联合雷莫芦单抗。研究结果显示，雷莫芦单抗组改善了中位 OS（13.3 个月 vs 11.7 个月）和中位 PFS（5.7 个月 vs 4.5 个月），两组间的 ORR 并无明显差异（Tabernero et al.，2015）。基于该项研究结果，2015 年 4 月美国 FDA 批准雷莫芦单抗为 mCRC 二线用药。虽然研究结果显示二线使用雷莫芦单抗能够带来一定的生存获益，但如果患者一线使用贝伐珠单抗，那么可能更多医生会选择跨线使用贝伐珠单抗。

（二）瑞戈非尼

瑞戈非尼是一个多途径影响肿瘤生长和血管生成的多种激酶（包括 VEGFR、PDGFR、BRAFR、BRAF、c-KIT 和 RET）小分子抑制剂。2012 年 10 月和 2013 年 8 月美国 FDA 和欧洲 EMA 批准瑞戈非尼可以用于 mCRC 的末线治疗。

（1）CORRECT 研究：该研究最早证实瑞戈非尼能够使标准治疗后进展的 mCRC 患者获益。760 例 mCRC 患者随机接受瑞戈非尼或安慰剂治疗，研究结果显示瑞戈非尼能够改善 OS（6.4 个月 vs 5 个月）和 PFS（1.9 个月 vs 1.7 个月）（Grothey et al.，2013）。

（2）CONCUR 研究：瑞戈非尼在晚期结直肠癌末线治疗中的作用，在 CONCUR 研究中也得到了确认。该研究入组了既往接受过二线或更多治疗后进展的 mCRC 亚洲患者（n=204），所有患者随机接受瑞戈非尼或者安慰剂治疗，结果显示瑞戈非尼能够改善患者的 OS（8.8 个月 vs 6.3 个月），和 CORRECT 研究一样，CONCUR 研究显示瑞戈非尼组明显提高了 DCR（51% vs 7%）（Li et al.，2015）。

（3）CONSIGN 研究和 REBECCA 研究：Ⅲb 期 CONSIGN 研究（n=2872）和 REBECCA 研究（n=654）评估了瑞戈非尼在 mCRC 中的安全性和有效性（Adenis et al.，2016；Van Cutsem et al.，2015）。这两项研究的结论和 CORRECT 研究相似。

（4）ReDOS 研究：瑞戈非尼获得推荐的常规剂量为（160mg/d，21 天/28 天）。但是这样的剂量强度对于很多末线治疗的患者并不容易耐受。ReDOS 研究探索了起始 80mg/d，然后逐周增加剂量，直到达到每周 160mg/d。使用新的方案之后，更多的患者开始了第三疗程的治疗（43% vs 26%）。而且新方案组的患者似乎能够获得更好的中位总生存（9.8 个月 vs 6 个月）（Bekaii-Saab et al.，2019）。

（三）呋喹替尼

呋喹替尼是一种口服的高选择性的 VEGFR-1、VEGFR-2、VEGFR-3 小分子抑制剂，目前在 mCRC 中可以作为三线治疗使用。对于呋喹替尼的使用经验来自于 FRESCO 的研究，该研究共入组了 416 例既往接受二线标准化疗失败的 mCRC，呋喹替尼组和安慰剂组中位 OS 分别为 9.3 个月和 6.6 个月（HR=0.65，95% CI，0.51～0.83），中位 PFS 分别为 3.7 个月和 1.8 个月（HR=0.26，95%CI，0.21～0.34）。前期接受过 VEGF 单抗治疗的患者在呋喹替尼治疗中仍然能够获益（Li et al.，2018）。

三、EGFR 抑制剂

西妥昔单抗（cetuximab）和帕尼单抗（panitumumab）是靶向 EGFR 的单克隆抗体，帕尼单抗是人源性单抗，而西妥昔单抗则是人鼠嵌合抗体。目前其在 RAS 及 BRAF 野生型的结直肠癌治疗中取得了较好的效果。西妥昔单抗和帕尼单抗完成了很多临床研究，具体梳理如下。

（一）单药使用

曾有临床研究探索西妥昔单抗和帕尼单抗单药对比最佳支持治疗在 mCRC 中的疗效。一项临床研究中入组了 572 例标准治疗已经失败或者不能耐受的 mCRC 患者，随机分组至西妥昔单抗单药治疗或者最佳支持治疗组。西妥昔单抗组的患者能够获得较好的生存时间（6.1 个月 vs 4.6 个月）（Jonker et al.，2007）。后续的研究发现，所有能够在治疗中获益的患者均为 KRAS 野生型的患者，而 KRAS 突变型患者的生存在两组间并无明显差异（Karapetis et al.，2008）。一项帕尼单抗单药治疗 mCRC 的多中心研究共入组 46 例既往治疗均已失败的患者。帕尼单抗单药治疗组有 10% 的患者达到 PR，27% 为 SD，而在最佳支持治疗组患者中没有患者达到

PR，而 10% 为 SD（van Cutsem et al.，2007）。在该研究中由于最佳支持治疗组的患者均已经跨越至帕尼单抗单药治疗组，所以未能统计两组之间的生存差异（van Cutsem et al.，2007）。但在随后的分析中，同样观察到几乎所有获益的患者均为 *KRAS* 野生型（Amado et al.，2008）。

（二）联合 FOLFIRI 或 CPT-11

曾有一项临床研究认为西妥昔单抗能够逆转 CPT-11 的耐药。138 例既往接受 CPT-11 治疗的 mCRC 患者发生了耐药后，接受 CPT-11 联合西妥昔单抗治疗，结果显示仍有 15% 的患者能够获得 PR，TTP 为 6.5 个月，可惜在研究摘要中并未报道更多详细的信息（Saltz et al.，2001）。除此之外还有很多著名的临床研究探索 CPT-11 联合西妥昔单抗的方案。

1. EPIC 研究 研究共入组了 1298 例患者，接受 CPT-11 联合或者不联合西妥昔单抗治疗。研究结果显示，联合西妥昔单抗治疗能够改善中位 PFS（4 个月 vs 2.6 个月；HR=0.692，95%CI，0.617~0.776；$P \leqslant 0.0001$）和缓解率（response rate，RR）（16.4% vs 4.2%；$P < 0.0001$）。但中位 OS 并无明显差异（10.7 个月 vs 10 个月；HR=0.975，95% CI，0.854~1.114；$P=0.71$），主要原因是 CPT-11 治疗组的患者有一半在疾病进展之后跨组至西妥昔单抗组（Sobrero et al.，2008）。

2. BOND 研究 该研究比较了 CPT-11 单药或者联合西妥昔单抗对于晚期结直肠癌且 CPT-11 耐药患者的治疗疗效。联合治疗能够明显改善患者的 RR（22.9% vs 10.8%，$P=0.007$）及中位 TTP（4.1 个月 vs 1.5 个月，$P < 0.001$）。但中位 OS 没有显著差异（8.6 个月 vs 6.9 个月，$P=0.48$）（Cunningham et al.，2004）。

3. CRYSTAL 研究 该研究探索了西妥昔单抗在 mCRC 一线治疗中的疗效。研究共纳入 1198 例 mCRC 患者，随机分至 FOLFIRI 联合或者不联合西妥昔单抗组。研究结果显示，西妥昔单抗组能够改善中位 PFS（8.9 个月 vs 8 个月），同时 ORR 也有改善（46.9% vs 38.7%），但是这些改善并未反映在生存的获益中（van Cutsem et al.，2009）。后续研究发现在 *KRAS* 野生型的患者中，联合了西妥昔单抗的患者能够明显改善 ORR（57.3% vs 39.7%，OR=2.069，$P < 0.001$）和 OS（23.5 个月 vs 20 个月；

HR=0.796，$P=0.0093$）（van Cutsem et al.，2011）。

和西妥昔单抗类似，多项临床研究如 VOLFI（Geissler et al.，2019）、PICCOLO（Seymour et al.，2013）、PLANET-TTD（Carrato et al.，2017）等均提示了帕尼单抗在 *RAS* 野生型 mCRC 中的作用。目前指南也推荐帕尼单抗可以联合 CPT-11 作为晚期 *RAS* 野生型患者的治疗方案。

4. 其他 和西妥昔单抗类似，多项临床研究，如 VOLFI（Geissler et al.，2019）、PICCOLO（Seymour et al.，2013）、PLANET-TTD（Carrato et al.，2017）等均提示帕尼单抗在 *RAS* 野生型晚期结直肠癌患者中的作用。目前指南也推荐帕尼单抗可以联合 CPT-11 作为晚期 *RAS* 野生型患者的治疗方案。

（三）联合奥沙利铂

曾经因为不同的研究结果，西妥昔单抗是否可以和奥沙利铂（oxaliplatin）联合使用一直存在争议。例如，MRC COIN 研究中共入组了 1630 例 mCRC。一线治疗方案为 FOLFOX/CAPOX 联合或者不联合西妥昔单抗，后续分析中发现在 *KRAS* 野生型的 729 例患者中，增加了西妥昔单抗仅仅改善了很少部分的 ORR（64% vs 57%，$P=0.049$），而两组间的 PFS 均为 8.6 个月（Maughan et al.，2011）。NORDIC Ⅶ（Maughan et al.，2011）和 New EPOC 研究（Primrose et al.，2014）结果与 MRC COIN 研究类似，奥沙利铂联合西妥昔单抗似乎不能够给患者带来益处，NCCN 指南及学界也对奥沙利铂联合西妥昔单抗的方案进行了多次的探讨。但随着以下多项临床研究结果的公布，目前奥沙利铂联合西妥昔单抗的方案已经获得了肿瘤学专家的认同。

1. OPUS 研究 欧洲的一项多中心 Ⅱ 期临床研究旨在探索 FOLFOX 联合或者不联合西妥昔单抗是否存在疗效差异。对于 *KRAS* 野生型 mCRC 患者，FOLFOX 联合西妥昔单抗能够改善缓解率（57% vs 34%，$P=0.0027$）和中位 PFS（8.3 个月 vs 7.2 个月，HR=0.567，$P=0.0064$），但患者中位 OS 改善并不明显（22.8 个月 vs 18.5 个月，HR=0.855，$P=0.39$）（Bokemeyer et al.，2011）。

2. TAILOR 研究 TAILOR 为一项中国的多中心临床研究，研究共入组了 393 例 *RAS* 野生型 mCRC 患者，接受 FOLFOX4 联合或者不联合西妥昔单抗一线治疗。主要研究终点为PFS。联合西妥昔单抗能明显改善中位PFS（9.2个月 vs 7.4个月；HR=0.69，95% CI，0.54~0.89；P=0.004），且能改善中位OS（20.7个月 vs 17.8个月；HR=0.76，95% CI，0.61~0.96；P=0.02）和ORR（61.1% vs 39.5%；OR=2.41，95% CI，1.61~3.61；P<0.001）。随着本研究结果的公布，关于西妥昔单抗可以和奥沙利铂联合使用的证据更加充足（Qin et al.，2018）。

3. CALGB 80203 研究 该研究旨在探索FOLFIRI或者FOLFOX联合西妥昔单抗的疗效，最终该研究提前结束并且未发表论文。但研究的初步结果发现FOLFOX和FOLFIRI的ORR相似（40% vs 36%），增加西妥昔单抗之后，相对危险程度（relative risk，RR）有了较大提高（64% vs 44%）（Venook et al.，2006）。

4. CALGB 80405研究 该研究入组了1137例KRAS野生型mCRC患者，随机接受FOLFOX或FOLFIRI联合西妥昔单抗或贝伐单抗治疗。结果也证实了西妥昔单抗联合FOLFOX是一种有效的一线治疗方案（Venook et al.，2017）。随着80405结果的公布，西妥昔单抗是否可以和奥沙利铂联合使用的争论已经彻底结束。

5. 帕尼单抗联合奥沙利铂 目前有大量的研究涉及帕尼单抗联合奥沙利铂（oxaliplatine）作为一线、二线、三线治疗方案在RAS野生型的mCRC患者中的治疗疗效，包括PRIME（Douillard et al.，2010）、PLANET-TTD（Carrato et al.，2017）等。在PRIME研究中帕尼单抗联合奥沙利铂作为晚期一线化疗方案可以改善中位PFS（9.6个月 vs 8个月）。

（四）VEGF单抗和EGFR单抗在一线化疗中的选择问题

VEGF单抗和EGFR单抗都可以作为晚期结直肠癌的一线治疗方案，但如何选择靶向药物也是临床实践中面临的一个重要问题。两项重要的临床研究为我们回答了这个问题，而在临床实践的处理中，也往往遵循着两项临床研究已有的结果来为患者选择最有可能获益的方案。

1. FIRE-3 研究 这项著名的临床研究共入组了735例初治的mCRC患者，随机接受FOLFIRI联合贝伐单抗或西妥昔单抗治疗。在2008年之后修改方案为仅入组KRAS野生型的患者。该研究初次

报道是有592例KRAS野生型的患者（ITT人群），ORR在两组之间无明显差异（62% vs 58%，西妥昔单抗组对比贝伐单抗组），虽然两组间PFS非常类似（10.0个月 vs 10.3个月；HR=1.06，95% CI，0.88~1.26；P=0.55），但是西妥昔单抗组还是明显延长了中位OS（28.7个月 vs 25个月；HR=0.77，95% CI，0.62~0.96；P=0.017）（Heinemann et al.，2014）。在随后的分析中，剔除了所有RAS突变的患者，共有400例全RAS野生型患者纳入到了分析之中，研究结果显示，虽然研究者评价的总生存率和PFS在两组间差别不大，但西妥昔单抗组明显延长了中位OS，两组中位OS分别为33.1个月 vs 25.0个月（HR=0.70，P=0.0059）。可影像学评估的330例患者中，在客观缓解[113/157，72.0%（95%CI，64.3%~78.8%）vs 97/173，56.1%（48.3%~63.6%）；P=0.0029]、早期肿瘤退缩[107/157，68.2%（60.3%~75.4%）vs 85/173，49.1%（41.5%~56.8%）；P=0.0005]，以及中位反应深度[-48.9%（-54.3%~-42.0%） vs -32.3%（-38.2%~-29.2%）；P<0.0001]方面RAS野生型接受FOLFIRI联合西妥昔单抗方案的患者比接受FOLFIRI联合贝伐单抗方案更加乐观（Stintzing et al.，2016）。

2. 80405研究 该项重量级的研究也探讨了同样的问题。该研究共入组1137例KRAS野生型mCRC患者，所有患者随机接受西妥昔单抗或贝伐单抗以及FOLFOX或FOLFIRI治疗。研究结果显示，西妥昔单抗组和贝伐单抗组间OS差异不明显（30个月 vs 29.9个月），中位PFS差异不明显（10.5个月 vs 10.6个月）（Venook et al.，2017）。进一步分析显示，如果仅将526例RAS野生型的患者纳入分析，那么西妥昔单抗组的ORR稍高（69% vs 54%），中位OS两组间类似（32个月 vs 31.2个月）、中位PFS（11.4个月 vs 11.3个月）两组间差异也不大（Lenz et al.，2014）。进一步分析发现，肿瘤的部位对于靶向药物的选择具有重要的作用。左半结肠的患者中位OS较好（33.3个月 vs 19.4个月），在FIRE-3的回顾性研究中也有类似结论。此外还发现在左半结肠癌的患者中接受了西妥昔单抗治疗后能够获得更好的OS（36个月 vs 31.4个月），而贝伐单抗则在右半结肠癌的患者中往往可以取得较好的效果（中位24.2个月 vs 16.7个月）。但以上结论在KRAS突变的患者中不成立（Venook et al.，2016）。

综上所述，对于晚期结直肠癌的患者两种靶向药物均可以使用，但具体需要根据患者的 *RAS*、*BRAF* 状态及肿瘤的部位来做决定。

（五）双靶向药物的联合使用

目前对于抗 EGFR 单抗及 VEGF 单抗两种靶向药物联合使用的观点是较为一致的，无论在一线还是二线，这种治疗方案都没有获得推荐。相关的临床研究具体细节梳理如下。

1. BOND-2 研究 该研究随机入组了 76 例既往 CPT-11、OXA 耐药的 mCRC 患者，随机分至西妥昔单抗/贝伐单抗联合或者不联合 CPT-11 组治疗。其缓解率（37% vs 20%）、TTP（7.3 个月 vs 4.9 个月）及 OS（15.4 个月 vs 11.4 个月），均为 CBI 组占据优势（Segal et al., 2009）。

2. PACCE研究 该研究共纳入1043例mCRC患者，随机分配至奥沙利铂组（*n*=823）和伊立替康（irinotecan）组（*n*=230）。随机接受帕尼单抗或贝伐单抗治疗。可惜本研究中的中期分析检测到帕尼单抗组为明显的劣效性，于是提前终止了帕尼单抗的治疗，在最终的分析中中位 PFS 为 10.0 个月 vs 11.4 个月（HR=1.27，95% CI，1.06～1.52），中位 OS 为 19.4 个月 vs 24.5 个月（Hecht et al., 2008）。

3. CAIRO2 研究 该研究探索了在 mCRC 中一线使用贝伐单抗联合 XELOX 加或者不加西妥单抗的疗效。研究结果显示联合了两种靶向药物的患者 PFS 更差。后期分析无论是何种 *KRAS* 状态的患者均不能从两种靶向药物联合中获益（Tol et al., 2009）。

4. E7208研究 该研究入组了 102 例末线治疗的全 *RAS* 野生型患者，随机分组至伊立替康联合西妥昔单抗和雷莫芦单抗（ICR）组或者不联合雷莫芦单抗（IC）组。研究结果在 2018 年 ASCO 年会中进行了汇报，两组患者的中位 PFS 相似（5.8 个月 vs 5.7 个月），联合两种靶向药物的治疗组患者出现了更多的化疗毒性。亚组分析发现未接受过奥沙利铂治疗的患者或者上次治疗至今时间较久的患者似乎更加能够从两种靶向药物中获益，然而这项假设并未得到证实（Hochster et al., 2018）。

（六）EGFR 单抗维持治疗

CAIRO3 研究结果的公布奠定了贝伐珠单抗联合 5-FU 作为维持治疗的方案。但是使用 EGFR 单抗作为维持化疗的研究仍然比较局限。主要的研究包括以下几个。

1. NORDIC-Ⅶ研究 本研究是一个多中心的Ⅲ期临床研究，探讨 EGFR 单抗连续或者间断给药对于晚期一线结直肠癌患者的治疗效果。研究共入组患者 571 名，分别进入 FLOX 组、EGFR 单抗联合 FLOX 组以及 EGFR 单抗联合 FLOX（间断给药）组。研究中有 498 名（88%）患者和 457 名（81%）患者接受了 *KRAS* 和 *BRAF* 突变检测。结果显示，三组人群中（ITT 分析），中位 PFS 并无明显差异（7.9 个月、8.3 个月和 7.3 个月），OS（20.4 个月、19.7 个月、20.3 个月）和 ORR（41%、49%、47%）在三组之间并无明显差异（Tveit et al., 2012）。

2. COIN-B 研究 本研究是一项多中心的Ⅱ期临床研究。探索间断使用 EGFR 单抗联合 FOLFOX 对比持续 EGFR 单抗联合间断 FOLFOX 化疗。研究最终入组患者 226 名，其中 169 名患者为 *KRAS* 野生型。78 名患者随机至间断使用 EGFR 单抗，而 91 名患者随机至连续使用 EGFR 单抗组。中位的 PFS 分别为 12.2 个月（95%CI 8.8～15.6 个月） vs 14.3 个月（10.7～20.4 个月）（Wasan et al., 2014）。

3. MACRO2 研究 本研究是个多中心随机对照的Ⅱ期研究。研究入组初治的 *KRAS* 野生型晚期结直肠癌患者，所有患者均接受 8 个周期的 EGFR 单抗联合 FOLFOX，然后所有患者随机分为单药使用 EGFR 单抗或者 mFOLFOX 联合 EGFR 单抗。研究共入组了患者 193 名，其中 129 名患者入组到单药维持组，69 名患者入组到双药维持组。研究结果显示在 PFS[Arm-A/Arm-B：9（95%CI，7～10）个月/10（7～13）个月，HR=1.19（0.80～1.79）]，OS[23（19～28）个月/27（18～36）个月，HR=（1.24（0.85～1.79）]均无明显差异(Tveit et al., 2012)。

总结来说，目前对于 EGFR 单抗和 VEGF 单抗在晚期结直肠癌患者中的选择问题，首先需要进行全 *RAS* 和 *BRAF* 基因的检测，对于 *RAS* 和 *BRAF* 野生型的患者，如果原发病灶位于左半结肠，那么优先选择 EGFR 单抗；原发肿瘤位于右半结肠的患者则优先选择 VEGF 单抗。对于 *BRAF* 突变的患者，则优先选择三药联合 VEGF 单抗。目前不推荐两种靶向药物联合使用。

贝伐珠单抗联合 5-FU 作为维持治疗的方案目

前已有充足的证据，但是西妥昔单抗作为维持治疗的方案仍然缺乏足够的证据。

四、BRAF 抑制剂

维罗非尼（vemurafenib）是一种口服的 *BRAF* V600 抑制剂，在临床上用来治疗转移性黑色素瘤患者。一项使用维罗非尼单药治疗 *BRAF* 突变的 mCRC 患者的 Ⅱ 期临床试验表明单药维罗非尼并没有效果，可能的原因是 BRAF 被抑制之后 EGFR 通路被迅速激活。于是有了三项小型的临床研究探索 BRAF 抑制剂联合 EGFR 抑制剂治疗转移性结直肠癌的疗效。结果显示，这种联合用药的有效率在 10%～19%（Corcoran et al.，2018；van Geel et al.，2017；Yaeger et al.，2015）。

BEACON 研究入组了 665 例 *KRAS* 野生型、*BRAF* V600E 突变的 mCRC 患者，所有患者均接受了一线或二线化疗并且已经失败。随机分配接受西妥昔单抗联合康奈非尼（encorafenib），联合或不联合比美替尼（binimetinib），或者 CPT-11（可以是单独 CPT-11 或 FOLFIRI 或主治医师选择的包含 CPT-11 的方案）联合西妥昔单抗治疗。中位 OS 显示三药联合组优于对照组（9 个月 vs 5.4 个月，HR=0.52，95%CI，0.39～0.70），ORR 也显著高于对照组（26% vs 2%）（Yaeger et al.，2015）。

另一项已经完成的 Ⅰ/Ⅱ 期临床研究探索了达拉非尼（dabrafenib）联合帕尼单抗（panitumumab），联合或者不联合 Trametinib 的方案，D+T+P 组也显示了较高的缓解率（21%）及中位 PFS（4.2 个月）（Corcoran et al.，2018）。

目前对于 *RAS* 野生型、*BRAF* V600E 突变的患者，现在标准的一线治疗为三药联合 VEGF 单抗，BEACON 结果提示，BRAF 抑制剂联合 EGFR 单抗和 CPT-11 也是一种有效的治疗手段，后续该如何选择更优的化疗方案可能需要临床研究的进一步探索。

五、HER-2 抑制剂

阻断 HER-2 的靶向疗法已经成为 HER-2 过表达患者的重要治疗选择。目前一些早期的临床研究显示了 HER-2 抑制剂（曲妥珠单抗、拉帕替尼、帕

妥珠单抗）在晚期结直肠癌患者中的应用前景。2019 年 ESMO 年会上的三项 HER-2 抑制剂相关临床研究的报道，也使得 HER-2 抑制剂大放异彩，获得了众多肿瘤医生的关注。

（一）HERACLES 研究

27 例 *KRAS* 外显子 2 野生型、HER-2 过表达的 mCRC 患者接受了曲妥珠单抗（trastuzumab）联合拉帕替尼（lapatinib）治疗。中位随访 94 周之后，ORR 达到 30%（Sartore-Bianchi et al.，2016）。

（二）MyPathway 研究

该研究使用曲妥珠单抗联合帕妥珠单抗（pertuzumab）治疗 57 例 HER-2 过表达的 mCRC 患者，ORR 达到 32%（Meric-Bernstam et al.，2019）。

（三）HERACLES-B/MOUNTAINEER/TRIUMPH 研究

2019 年 ESMO 会议上公布了三项 HER-2 抑制剂在 mCRC 患者中进行的临床研究，包括 HERACLES-B 研究（帕妥珠单抗+T-DM1）、MOUNTAINEER 研究（曲妥珠单抗+妥卡替尼）及 TRIUMPH 研究（曲妥珠单抗+妥卡替尼）。

HERACLES-B 研究结果显示在末线治疗的患者中，联合使用帕妥珠单抗和 T-DM1 能够取得 10% 的 ORR。TRIUMPH 研究中 *HER-2* 扩增人群 ORR 达到了 35.3%。MAOUNTAINEER 研究结果显示对于 *HER-2* 异常扩增的患者，ORR 能够高达 46.2%。虽然这几个临床研究都是晚期结直肠癌患者的末线治疗，但是针对 *HER-2* 扩增的患者而言，针对 HER-2 的靶向治疗仍然是一个值得期待的治疗方法。

六、KRAS 抑制剂

AMG510 是一种不可逆的 KRAS G12C 共价抑制剂。目前 AMG510 已经完成了多项临床前的研究。此外，AMG510 也完成了一项多中心、开放标签的 Ⅰ 期临床研究（NCT03600883），研究评价了 AMG510 在 *KRAS* G12C 突变的实体瘤中的安全性和耐受性。本研究在 2019 年 ESMO 会中公布了 55 例能够评价疗效的患者，其中包括 29 例结直肠癌患者。在这 29 例患者中有 1 例达到部分缓解、22

例患者稳定、6 例病情进展，即客观缓解率为 3%，疾病控制率为 79%。其中，接受 960mg 剂量治疗的疗效可评估患者显示，12 例结直肠癌患者中 1 例患者病情达到部分缓解，10 例患者达到稳定，疾病控制率为 92%（Kettle et al.，2020；Rose）。

七、其　　他

（一）TAS-102

TAS-102 是一种口服的复方药物，前期的临床研究显示该药在结直肠癌患者中可以取得令人期待的疗效。RECOURSE 研究入组了 800 例至少二线以上化疗失败的患者。TAS-102 组和安慰剂组中位 OS 分别为 7.1 个月和 5.3 个月（HR=0.68，95%CI，0.58～0.81；$P < 0.001$）；中位 PFS 分别为 2.0 个月和 1.7 个月；HR=0.48，95%CI，0.41～0.57；$P < 0.001$）（Mayer et al.，2015）。基于该项研究结果，美国 FDA 批准了 TAS-102 在肠癌领域的使用。

（二）帕博利珠单抗和纳武利尤单抗

帕博利珠单抗和纳武利尤单抗为免疫检查点抑制剂，将在下一节详细论述。

八、小　　结

晚期结直肠癌的治疗是结直肠癌综合治疗中重要的一部分，也是最反映治疗水平的一个部分。如何合理应用目前已有的各种药物，如何选择和搭配最合理的细胞毒性药物和靶向药物是需要肿瘤专科医生认真考虑的问题。此外，随着肿瘤相关研究的不断进步，不断会有新的靶向药物面世，我们也需要时时更新自己的知识，掌握好已有的和最新的武器，才能和患者一起在对抗肿瘤的战斗中取得最终的胜利。

（张荣欣）

编者简介

张荣欣，肿瘤学博士，副主任医师，硕士生导师，美国宾夕法尼亚大学访问学者，香港大学医学院访问学者。毕业于中山大学肿瘤防治中心，就职于中山大学肿瘤防治中心结直肠科。以第一作者和通讯作者在 *Ann Oncol*、*Clinical Cancer Res* 等杂志发表 SCI 论文 14 篇。目前承担国家自然科学基金等项目 4 项。CSCO 青年专家委员会委员、广东省健康管理委员会肿瘤防治专业委员会常委、广东省抗癌协会青年委员会委员、广州市抗癌协会胃肠专业委员会委员及广东省靶向治疗协会青年委员会委员、医教会腹部肿瘤结直肠癌分会委员，2018 年 CSCO"35 under 35"最具潜力青年肿瘤医生。

第三节　免疫治疗药物及临床试验进展

既往结直肠癌的治疗主要依赖于手术、化疗、放疗。近十年，随着靶向药物出现，治疗结直肠癌的有效药物越来越多，免疫治疗药物使部分肠癌患者的生存获得进一步的延长。

2015 年美国 ASCO 学术会议上公布了一项 PD-1 单抗免疫治疗的研究结果（2015 ASCO LBA100），并于当天在《新英格兰医学杂志》同步发表（Le et al.，2015）。该研究探索了 MMR 基因状态是否可以指导 PD-1 单抗免疫治疗晚期实体肿瘤。研究共纳入 41 例接受过所有标准治疗后失败的晚期癌症患者，给予帕博利珠单抗（pembrolizumab）治疗。根据 MMR 状态将结直肠癌分为 3 组：MMR 突变的结直肠癌（dMMR CRC）、MMR 正常的 CRC（pMMR CRC）及 dMMR 的其他肿瘤。主要研究终点是 20 周时免疫相关的无疾病进展生存期（immune-related progression-free survival，irPFS）和免疫相关的客观缓解率（immune-related objective response rate，irORR）。研究结果显示，dMMR 组的中位 PFS 和 OS 均未达到，而 pMMR CRC 组的 PFS 和 OS 则分别为 2.2 个月（HR=0.103，$P < 0.001$）和 5.0 个月（HR=0.216，$P=0.02$）。dMMR CRC、pMMR CRC 和 dMMR 其他肿瘤 3 组的 20 周 irORR 分别为 40%、0%、71%；20 周 irPFS 率分别为 78%、11%、67%。该研究首次揭示了 PD-1 抗体在 dMMR 实体瘤患者中的优势作用，明确了 dMMR 实体瘤患者尤其是结直肠癌患者可以从免疫治疗中明显获益。

2017 年 FDA 相继批准纳武利尤单抗和帕博利珠单抗用于治疗 dMMR/MSH-H 的 mCRC。2017 年的 NCCN 指南首次推荐具有 dMMR/MSI-H 分子表型的 mCRC 患者的末线治疗可以选择纳武利尤单抗和帕博利珠单抗。2020 年的 CSCO 指南推荐 dMMR/MSI-H 分子表型的晚期结直肠癌可以使用免疫检查点抑制剂（PD-1 单抗）进行治疗，一线、二线及三线治疗都有所推荐，其中一线治疗推荐的是不适合强烈治疗的 dMMR/MSI-H 的晚期结直肠癌患者。二、三线治疗推荐用于 dMMR/MSI-H 的患者（Morse et al., 2019a）。

时至今日，MSI 或错配修复基因状态仍然是结直肠癌免疫检查点抑制剂的最佳疗效预测指标。MSI-H/dMMR 型结直肠癌患者可以从免疫单抗治疗中明显获益，而 MSS/pMMR 型结直肠癌患者从免疫单抗单药治疗获益不明显，如何提高 MSS/pMMR 型 CRC 患者的免疫治疗效果一直都是研究者关注的焦点。因此，未来要进一步开展临床试验来证实其效果。

在晚期结直肠癌的患者中，存在着极少数 POLE/POLD1 基因突变的患者，无论是 MSI-H 型还是 MMS 型，这些患者往往表现较高的 TMB，接受免疫检查点抑制剂后可获得明显的疗效（Wang et al., 2019）。

一、MSI-H/dMMR 型肠癌

MSI-H 是错配修复基因的胚系突变或者表观遗传功能失活，导致微卫星区域的 DNA 错误片段增加及堆积，但是没有明显的染色体的数目变化或者结构改变。MLH1、MSH2、MSH6、MLH3、PMS2、EXO1 等多个错配修复基因参与 dMMR 结直肠癌的发病。引起散发性结直肠癌错配修复缺失最常见的原因是 MLH1 基因启动子甲基化。而遗传性结直肠癌，如 Lynch 综合征等则更多是因非 MLH1 基因突变造成的（Mensenkamp et al., 2014；Peltomaki, 2003；Poynter et al., 2008）。

在欧美国家中，dMMR CRC 占全部 CRC 患者的 15% 左右；而亚洲人群的研究发现 dMMR CRC 占全部 CRC 患者的 5.5%～7.3%，低于西方人群（Franke et al., 2019）。反过来讲，大部分结直肠癌患者是 pMMR CRC，因此，pMMR CRC 的免疫治疗是研究的热门领域。

在传统的化疗时代，研究者发现 MSI-H/dMMR CRC 可以逃避免疫监视，有一定程度的化疗抵抗，因此化疗效果不佳，患者生存期短（Buckowitz et al., 2005；Cohen et al., 2019；Mensenkamp et al., 2014）。但针对 PD-1/PD-L1 的免疫靶向治疗对 MSI-H/dMMR CRC 则表现出良好的疗效，明显改善了患者的预后。相关临床试验如下。

（一）MSI-H 型肠癌末线单药 PD-1 单抗的疗效

针对帕博利珠单抗研究者开展了一系列的 KEYNOTE 研究（Franke et al., 2019；Le et al., 2017，2015）。KEYNOTE-016 研究纳入了标准治疗失败后的 mCRC 患者接受帕博利珠单抗（10mg/kg）治疗，结果显示 13 例 dMMR 患者均未达到 PFS 和 OS，其中 7 例患者达到 ORR（62%）；而 25 例 pMMR 患者中位 PFS 和 OS 很短，分别为 2.2 个月和 5.0 个月，ORR 为 0。

随后的 KEYNOTE-164 研究纳入了 63 例标准治疗失败的 MSI-H 型 mCRC 患者，接受帕博利珠单抗单药（200mg/3 周）治疗，中位 PFS 为 4.1 个月，中位 OS 尚未达到，12 个月总生存率为 76%，ORR 为 32%，其中 2 例达到 CR，18 例达到 PR（Le et al., 2020）。

针对纳武利尤单抗开展了一系列的 CheckMate 研究（Morse et al., 2019a）。在肠癌领域的关键性研究 CheckMate-142 中，队列 1 入组 74 例标准治疗失败的 MSI-H/dMMR mCRC 患者，中位随访 12 个月后，经研究者评估 23 例患者为 CR/PR，ORR 为 31.1%，DCR 为 69%，中位 OS 尚未达到，12 个月总生存率为 72%。对于标准治疗失败的 MSI-H 型 mCRC 患者，帕博利珠单抗和纳武利尤单抗治疗效果均优于瑞戈非尼、呋喹替尼等小分子 TKI。

ASCO GI 2019 年会议中报道了两项关于度伐利尤单抗（durvalumab）单药治疗 MSI-H/dMMR mCRC 患者疗效的研究结果。第一项研究是开放标记的 I / II 期多中心研究，纳入 MSI-H/dMMR mCRC 的实体瘤患者，包括 36 例 mRCC 患者；第二项研究是单中心 II 期研究，纳入 11 例 MSI-H/dMMR mCRC 晚期结肠癌患者。两项研究中既往接受过抗肿瘤治疗的患者高达 97%。接受度伐利尤单抗治疗，每 2 周一次，持续 1 年后停止或者疾病发生进展后停止。结果显示：多中心研究的大肠癌队列中 ORR 为 22%，单中心研究中 ORR 为 27%。两组 PFS 范围为 5.5~6.5 个月，中位 OS 均未达到。度伐利尤单抗治疗有效的患者的中位 OS 明显延长，中位随访 2.5 年后仍未达到中位应答时间，而且安全性良好，无重大安全事件。由上述研究可得出度伐利尤单抗治疗 MSI-H/dMMR mCRC 安全性高，疗效性好（Franke et al.，2019）。

总而言之，帕博利珠单抗、纳武利尤单抗及度伐利尤单抗在 MSI-H/dMMR mCRC 中的安全性及疗效良好，提示免疫检查点抑制剂可以作为末线治疗 MSI-H/dMMR mCRC 患者的优选治疗方案。

（二）MSI-H 型肠癌末线双免疫治疗

免疫检查点抑制剂在 MSI-H/dMMR mCRC 患者的末线治疗疗效显著，研究人员继续探究关于联合免疫疗法的 CheckMate-142 研究，即 PD-1 单抗联合 CTLA-4 单抗双免疫疗法是否可以进一步提高疗效，这也是目前 mCRC 免疫治疗入组人群最多的一项研究（ Morse et al.，2019b；Overman et al.，2018，2017）。CheckMate-142 研究设置了 3 个队列，队列 1 为纳武利尤单抗单药组；队列 2 为纳武利尤单抗+伊匹木单抗联合组；队列 1 及队列 2 入组的是既往接受过治疗的晚期 mCRC 患者。队列 3 为晚期一线治疗队列，在后文会详细介绍。CheckMate-142 队列 2 为联合治疗组，联合治疗组纳入了 119 例患者，中位 OS 与 PFS 未达到，9 个月无进展生存率为 76%，ORR 为 55%，DCR 高达 80%，4 例患者达到 CR。较 PD-1 单抗单药治疗，PD-1 单抗联合 CTLA-4 单抗的双免疫疗法确实提高了疗效（ORR、PFS、OS），但是提高疗效的同时也增加了治疗相关毒性的发生。在 CheckMate-142 研究中，与纳武利尤单抗单药组比较，联合治疗组的 3/4 级治疗相关毒性的发生率从 20% 增加到 32%，严重不良事件也从 12% 增加到 20%，严重的不良反应的高发率阻碍了该联合治疗方案在临床中的应用进展。因此，当患者接受此联合治疗时，临床医生必须时刻注意其产生的相关毒性，并积极采取应对措施，降低毒性，避免因不良事件导致的死亡。

（三）MSI-H 型肠癌一线免疫治疗

诚如前述，在 CheckMate-142 研究中纳入了 3 个队列，队列 3 为晚期一线治疗队列，共 45 例

mCRC 患者一线接受纳武利尤单抗联合伊匹木单抗治疗，纳武利尤单抗每 2 周 3mg/kg+伊匹木单抗每 6 周 1mg/kg，主要研究终点为 ORR。研究结果显示：ORR 为 60%，DCR 高达 84%；17 例携带 BRAF 突变 MSI-H 型 mCRC 患者效果更好，ORR 高达 71%；中位肿瘤治疗应答时间是 2.6 个月，肿瘤应答与疗效的持续时间呈正相关，82% 的患者在研究数据截止时仍保持持续缓解。中位 OS 及 PFS 未达到，1 年总生存率为 83%，1 年无进展生存率为 77%，治疗效果显著。

KEYNOTE-177 是一项随机、开放标签 III 期临床试验，探索帕博利珠单抗单药和标准化疗方案（ chemotherapy±贝伐珠单抗或者西妥昔单抗）一线治疗 MSI-H 或 dMMR 的转移性结直肠癌中的疗效，主要终点为 PFS 和 OS，次要终点为 ORR。根据 2020 年 ASCO 公布的数据，截至 2020 年 2 月，307 例 MS-H 或 dMMR 的 mCRC 患者纳入研究，其中 153 例接受帕博利珠单抗治疗，154 例接受标准化疗方案。帕博利珠单抗和标准化疗方案相比，PFS 显著延长（中位值 16.5 个月 vs 8.2 个月；HR=0.60，95%Cl，0.45~0.80；$P=0.0002$），12 个月无疾病进展生存率（55.3% vs 37.3%）和 24 个月无疾病进展生存率（48.3% vs 18.6%）更高，ORR 更高（43.8% vs 33.1%），3~5 级毒副作用更低（22% vs 66%）。基于 KEYNOTE-177 研究，FDA 批准帕博利珠单抗用于治疗 MSI-H 或 dMMR 的不可切除或转移性结直肠癌的一线治疗。

（四）MSI-H 型早期结肠癌的术前新辅助免疫治疗

双免疫联合治疗方案在晚期 MSI-H/dMMR 结直肠癌中的良好疗效促使研究学者尝试对术前新辅助治疗的探索。

2018 年 ESMO 年会报道了来自荷兰的 NICHE 研究（Baimas-George et al.，2018），该研究入组了 14 例 I~III 期 CRC 患者（7 例 dMMR 和 7 例 pMMR），术前接受伊匹木单抗 1mg/kg（第 1 天）和纳武利尤单抗 3mg/kg（第 1、15 天）新辅助免疫治疗，6 周内患者行手术治疗。研究结果显示，新辅助免疫治疗安全性良好，未导致手术延迟；7 例 dMMR 患者达到 TRG 0-1 级，4 例患者达到 pCR，其余 3 例患者的残留癌细胞比例<2%；7 例 pMMR

患者达到 TRG5 级,残留癌细胞比例＞85%。NICHE 研究显示在 dMMR 患者中新辅助免疫治疗是一个可以采用的治疗策略,然而考虑到入组患者数少,可能造成结果出现一定的统计学偏倚。

MSI-H/dMMR 患者术前采用新辅助免疫治疗取得的良好研究结果值得大家进一步扩大患者样本量进行探索。新辅助治疗领域还有很多问题需要探索:对于 MSI-H/dMMR 同时 RAS 野生型的患者,是否免疫单抗联合西妥昔单抗及化疗会取得更好的疗效? 免疫治疗带来的高病理完全缓解是否会转化为生存获益? 接受新辅助免疫联合治疗的 MSI-H/dMMR 患者如何预测、避免或管理致死性的毒性? 极低位、低位直肠癌的 MSI-H/dMMR 患者使用免疫联合治疗达到 pCR 后是否实施观察等待策略(watch and wait),避免手术、保留肛门等等。

免疫治疗或免疫联合治疗会成为 MSI-H/dMMR 结直肠癌患者的主流治疗手段之一,贯穿在治疗的全过程,给 MSI-H/dMMR 结直肠癌患者带来明显获益。

二、MSS/pMMR 型肠癌

MSI-H/dMMR 结直肠癌患者可以从 PD-1 抗体单药或联合治疗中明显获益,然而,只有 5%的结直肠癌患者为 MSI-H/dMMR。高达 95%的患者为 MSS/pMMR,对于 pMMR/MSS 型 mCRC 患者,PD-1 抗体单用效果很差,可能的机制包括 pMMR/MSS mCRC 细胞突变负荷低,免疫原性相对较低,CD8$^+$ T 细胞很难识别并发挥杀伤作用;CRC 细胞抗原提呈缺陷;过度表达内源性免疫抑制途径等。pMMR/MSS 型 mCRC 为"冷肿瘤",多种机制导致 CD8$^+$效应 T 细胞活性相对较低。理论上可通过 PD-1 抗体联合化疗、放疗或靶向治疗等手段增加免疫原性或调节免疫抑制性 TME 克服耐药并增强免疫治疗效果(Llosa et al., 2015)。免疫联合治疗领域也是目前肿瘤治疗最热门的领域之一,有报道统计目前正在进行的免疫联合治疗的临床试验高达 3000 多项(Lee et al., 2018)。究竟哪两种免疫单抗联合产生更高的疗效,仍然需要大量的临床研究来证实。

以下对目前在 pMMR/MSS 型 mCRC 患者中采用的联合治疗数据作一系统回顾,分别有 PD-L1 单抗联合 MEK 抑制剂、靶向治疗+化疗联合 PD-L1 单抗、CTLA-4 单抗联合 PD-1 单抗、PD-1 单抗联合瑞戈非尼、PD-1 单抗联合 CEA CD3 TCB、PD-1 抗体联合表观遗传学调整等。从目前的数据来看,PD-1 单抗联合瑞戈非尼在 pMMR/MSS 型 mCRC 中的疗效令人鼓舞。PD-1 抗体联合抗血管生成治疗在肝癌、肺癌、子宫内膜癌等方面均显示出不错的疗效,提示抗血管生成药物可能是免疫治疗的最佳拍档之一。

(一)PD-L1 单抗联合 MEK 抑制剂

临床前研究显示,MEK 抑制剂考比替尼(cobimetinib)能够增加肿瘤组织 PD-L1 的表达,增加 CD8$^+$ T 淋巴细胞的数量,可以将肿瘤变为"热肿瘤",从而对免疫治疗产生免疫应答(Tapia Rico et al., 2018)。研究者们开展了临床研究探索考比替尼和 PD-L1 单抗阿替利珠单抗联合是否具有协同治疗作用。

早前的Ⅰb 期研究显示,考比替尼能部分逆转 MSS 型肠癌对阿替利珠单抗的耐药,23 例 MSS 型 mCRC 患者接受考比替尼联合阿替利珠单抗治疗,有 4 例达到 PR,5 例达到 SD,ORR 为 17%,DCR 为 39.1%(Emambux et al., 2018)。基于Ⅰb 期研究的良好疗效,研究者启动了Ⅲ期 IMblaze370 研究试验,纳入了 363 例 MSS 型 mCRC 患者,均是 FOLFOX、FOLFIRI 方案治疗失败的患者,按照 2∶1∶1 分配到考比替尼联合阿替利珠单抗、阿替利珠单抗单药和瑞戈非尼组。主要研究终点为 OS 的优效性,即联合治疗优于单独用药。试验结果表明,三组中位 OS 分别为 8.9 个月、7.1 个月和 8.5 个月,12 个月的总生存率分别为 38.5%、27.2%和 36.6%,中位 PFS 分别为 1.9 个月、1.9 个月和 2.0 个月,ORR 分别为 2.7%、2.2%和 2.2%。阿替利珠单抗联合考比替尼或阿替利珠单抗单药与瑞戈非尼相比,并没有延长 OS。Ⅰb 期研究的良好疗效并没有在Ⅲ期研究复现。2018 年 6 月研究者宣告 IMblaze370 研究未达到研究终点,研究失败(Eng et al., 2019)。

在未来展望方面,对于 BRAF V600E 突变的 MSS 结直肠癌患者,MEK 抑制剂、BRAF 抑制剂联合 PD-L1 单抗是否能进一步获益,还需要对其机制做进一步探索。

（二）靶向治疗+化疗联合 PD-L1 单抗

西妥昔单抗或贝伐珠单抗联合化疗如FOLFOX、FOLFIRI 方案是 mCRC 患者的标准治疗模式。但研究者们思考在目前的标准治疗模式基础上联合免疫治疗是否可以进一步地增加疗效。

从多种药物机制方面考虑，mCRC 常用的药物都能增强 PD-1 抗体的抗肿瘤作用，改善疗效。例如，奥沙利铂能诱导免疫原性细胞死亡，使肿瘤细胞释放新抗原，5-氟尿嘧啶可去除 MDSC，贝伐珠单抗可以使得血管正常化等（Pfirschke et al.，2016）。

MODUL 研究证实了在贝伐珠单抗+FOLFOX 的基础上增加阿替利珠单抗对 MSS mCRC 患者进行维持治疗，并没有增加疗效，这是一个阴性的临床试验。入组研究的 mCRC 患者一线使用贝伐珠单抗+FOLFOX 治疗 3～4 个月，疾病无进展者进入不同的维持治疗模式。MODUL 研究有许多队列，其中队列 2 共入组 445 例患者，371 例患者为 MSS，研究结果显示加入阿替利珠单抗并没有延长 OS（22.0 个月 vs 21.9 个月，P=0.283）和 PFS（7.20 个月 vs 7.39 个月，P=0.727）。

MODUL 研究的失败令人有些意外。一方面，瑞戈非尼联合纳武利尤单抗在 MSS mCRC 中有不错的疗效，这在后续章节会详细介绍；另一方面，阿替利珠单抗联合贝伐珠单抗在肝癌的一线治疗中大获全胜，与索拉非尼比，其 OS 和 PFS 均有显著的延长。这提示抗血管生成治疗联合免疫治疗在不同癌种中有不同的疗效表现，同时不同的抗血管生成药物其作用机制也有所不同，一种高效的联合治疗模式未必适合所有肿瘤，这需要大量的临床试验数据。MSS mCRC 患者如何能更好地从"冷肿瘤"变成"热肿瘤"，哪一种"IO+"联合治疗策略是最佳的模式，这需要研究学者们不断深入研究。

（三）CTLA-4 单抗联合 PD-L1 单抗

双联合免疫治疗（CTLA-4 抗体+PD-1/PD-L1 抗体）治疗晚期黑色素瘤，5 年生存率超过 50%，极大地造福了晚期的黑色素瘤患者。它的成功为双联合免疫治疗在其他肿瘤的应用带来了希望，研究者开始尝试 CTLA-4 抗体+PD-1/PD-L1 抗体用于治疗 MSS mCRC 患者。

CCTG CO.26 研究首次报道了在 MSS 型 mCRC 患者中 CTLA-抗体曲美母单抗（tremelimumab）联合 PD-L1 抗体度伐利尤单抗是否可以显著改善对 MSS mCRC 的疗效（Fumet et al.，2018）。研究纳入了 180 例 mCRC，其中 176 例患者为 MSS，患者接受度伐利尤单抗 1500mg（第 1 天）和曲美母单抗 75mg（第 1 天），每 28 天一个疗程，共 4 个疗程的治疗，同时联合最佳支持治疗。对照组为最佳支持治疗。研究结果发现，治疗组仅有 1 例患者达到 ORR，DCR 为 23%，对照组无 ORR，DCR 为 7%。两组 PFS 没有差别，联合治疗组 OS 延长（6.6 个月 vs 4.1 个月，P=0.03）。OS 从 4.1 个月延长到 6.6 个月，绝对值延长了 2.5 个月，结果差强人意，从生存期上看，约 10%的患者可以达到 22 个月。双联合免疫治疗提高治疗效果的同时，不可避免的是伴有毒性反应的发生，双联合免疫治疗一定会出现治疗毒性。≥3 级不良事件为双联合组 64% vs 对照组 20%。两组在常见治疗相关毒性方面的比较如下：最常见的为淋巴细胞减少症（23%vs 11%）和疲劳（13% vs 3%）。最显著的区别为疲劳（77% vs 56%）、淋巴细胞减少（75% vs 55%）、厌食症（51% vs 36%）、腹痛（45% vs 30%）、恶心（45% vs 28%）、便秘（42% vs 23%）和失眠（36% vs 18%）等等。

CheckMate-142 研究中，20 例 MSS mCRC 患者接受双联合免疫治疗的 ORR 及生存数据与 CO.26 研究的结果相似。考虑到 OS 延长有限，ORR 不高，双联合免疫治疗可能并没有为 MSS mCRC 患者带来真正的突破（Stein et al.，2018）。而且 CO.26 只是一个 II 期研究，入组病例数偏少，统计学上可能存在偏倚。因此，我们必须谨慎地解读这个统计学阳性的结果。ASCO 2020 会议报道了呋喹替尼联合信迪利单抗治疗中国难治性转移性结直肠癌。试验共入组 52 例顽固性 mCRC 患者，所有患者接受呋喹替尼（3mg，每日 1 次，用 3 周停 1 周）+信迪利单抗（每次 200mg，每 3 周 1 次）治疗。结果发现，ORR 为 15.38%（8/52），DCR 为 57.7%(30/52)，mPFS 为 3.6 个月。发生以下突变的患者中，PFS 显著变差：*DNMT3A*（P=0.0075）、*AMER1*（P=0.0073）、*ETV5*（P=0.012）、*EWSR1*（P=0.016）、*FANCA*（P=0.019）、*IKBKE*（P=0.0073）、*NOTCH1*（P=0.015）、STAG2

（ P=0.012 ）和 *TCF7L2* （ P=0.0073 ）。复杂性、凝血级联异常（ P=0.026 ）、胰腺癌通路异常(P=0.0098)患者的 PFS 同样显著变差。呋喹替尼联合信迪利单抗在难治性结直肠癌患者中的效果并没有 regonivo 研究惊艳，提示 Ⅱ 期临床研究结果可能存在统计偏倚，同时不同 TKI 及不同 PD1 抗体疗效也是不同的。

（四）PD-1 单抗联合瑞戈非尼

"IO+" 的免疫联合治疗策略中，抗血管生成药物联合免疫单抗成为一种热门的联合治疗方式。瑞戈非尼、呋喹替尼已经批准应用于晚期结直肠癌的三线治疗中，在瑞戈非尼基础上联合 PD-1 抗体是否可以进一步提升疗效引起了研究者的兴趣。

2019 年 ASCO 会议公布的 Ⅰb 期 REGONIVO 研究（ Fukuoka et al., 2019 ），探索了瑞戈非尼联合纳武利尤单抗治疗胃癌和肠癌的疗效。研究纳入了 25 例胃癌患者和 25 例肠癌患者，接受瑞戈非尼联合纳武利尤单抗作为三线及三线以上治疗。该研究中，使用瑞戈非尼 120mg QD 作为推荐剂量，患者耐受性较好，部分患者出现 3 级皮疹，50%的患者瑞戈非尼减量为 80mg QD。研究结果振奋人心，胃癌患者 ORR 达到 40%，肠癌患者 ORR 达到 36%，MSS mCRC 患者 ORR 达到 33%。ORR 的提高往往也会伴随 PFS 的提高，研究中肠癌患者的 PFS 达 6.3 个月，这在 mCRC 末线治疗中是一种突破性的高治疗效果。研究者认为瑞戈非尼联合纳武利尤单抗是一个安全有效的方案，瑞戈非尼的推荐剂量为 80～120mg。REGONIVO 研究的良好疗效究竟是人群选择偏倚还是确实具有良好效果，需要通 Ⅲ 期研究来证实。

晚期结直肠癌三线及之后缺乏有效治疗，目前指南推荐使用 TAS102、瑞戈非尼及呋喹替尼，但是结果差强人意（Ettrich et al., 2018）。免疫治疗为晚期结直肠癌的末线治疗带来了一些新的转机。ASCO 2020 年会上报道了度伐利尤单抗（ durvalumab ）和曲美母单抗（ tremelimumab ）联合 FOLFOX 治疗 *RAS* 突变、微卫星稳定、既往未经治疗的转移性结直肠癌（ mCRC ）的 Ⅰb/Ⅱ 期 MEDETREME 研究的首次中期分析结果。该研究是由研究者发起的单臂探索性试验，计划包括 57

例患者接受 mFOLFOX6（6 个周期）联合度伐利尤单抗（ 150mg Q2W ）和曲美母单抗（ 75mg Q4W ）。在化疗 6 个周期后，患者用度伐利尤单抗治疗直到病情进展。主要终点是 6 个月无进展生存（ PFS ）。次要研究终点是反应率、耐受性和转化研究评估组织和血液免疫参数。

ASCO 2020 年会报道的中期疗效分析于 2020 年 1 月 1 日进行。接受 MEDETREME 联合方案治疗的患者主要有以下不良反应：乏力（81.25%）、神经病变（87.5%）、腹泻（56.25%）和中性粒细胞减少（62.5%）。3/4 级不良反应（CTCAE4.03）包括乏力（18.75%）、腹泻（12.5%）、中性粒细胞减少（50%）和高血压（25%）。大多数不良反应与化疗有关，有少数 3 级的免疫不良反应，1 例 3 级细胞溶解，1 例 3 级甲状腺功能不全，1 例 3 级垂体炎。16 例患者中有 10 例患者达到 6 个月 PFS（62.5%),在治疗反应率方面，有 5 例完全缓解、5 例部分缓解和 4 例疾病稳定。

同样都是抗血管生成治疗，MODUL 研究失败了，REGONIVO 研究成功了。表明不同抗血管生成药物与免疫单抗相互作用的结果不同。瑞戈非尼可以抑制 VEGFR-1/2/3 的信号传导，抑制肿瘤血管生成，降低 Treg 细胞的活性，减少 Treg 细胞的数量，同时也会抑制 M2 型的肿瘤相关巨噬细胞，增强 M1 型的肿瘤相关巨噬细胞,从而增强免疫功能，与 PD-1 抗体联合有更好的抗肿瘤活性。基础研究的不断深入有助于我们更好地设计 "IO+" 的联合治疗方案。

（五）PD-1 抗体联合放疗

手术、化疗、放疗及靶向治疗是治疗肿瘤的常用手段。放疗是将 "冷肿瘤" 变成 "热肿瘤" 的有效方法，放疗可以杀死肿瘤细胞，增加新抗原，改善肿瘤微环境。在 MSS 型 mCRC 患者中，研究者也开始探索免疫单抗联合放疗的疗效（ Galluzzi et al., 2017 ）。

基础研究实验表明，双联合免疫治疗与放疗联合时才能发挥抗癌作用。ASCO 2019 会议的 3514 号摘要报道了一项开放性、单臂的 Ⅱ 期研究（ Parikh et al., 2019 ），此研究是评价依匹木单抗、纳武利尤单抗联合放疗治疗 MSS 型 CRC 患者的疗效（ n=40 ），患者接受依匹木单抗（ 1mg/kg 每 6 周）、纳武利尤单抗（ 240mg 每 2 周）治疗，在第 2 个周期每隔一天进行放疗（8Gy 3 分次）。主要研究终点是 DCR。探索性研究终点包括 ORR、PFS、OS 及安全性。治疗反应定义为放射野外的疾病控制。研究结果表明，DCR 为 17.5%（7/40），ORR 为 7.5%（3/40）。中位 DOR 为 2.6 个月。治疗相关不良事件发生率为 55%（22/40）。50%（20/40）的患者发生了 3 级不良事件，包括疲乏、恶心、呕吐、腹泻、输液相关反应，呼吸困难是最常见不良反应。40 例患者中有 1 例患者因为呼吸衰竭死亡。研究者认为双联合免疫联合放疗治疗 MSS mCRC 效果好，并且疗效持久，会开展进一步的研究。

（六）PD-1 单抗联合 CEA CD3 TCB

癌胚抗原（CEA）在多种人类上皮癌中过表达，>90%的 mCRC 过表达 CEA。CEA CD3 TCB 是一种新的 T 细胞双特异抗体，靶向肿瘤 CEA 和 T 细胞 CD3，药物可同时与肿瘤细胞和 T 细胞结合，具有抗肿瘤活性（Bacac et al., 2016）。在一项 I 期研究中，阿替利珠单抗与 CEA CD3 TCB 联合治疗 CEA 过表达的患者，2 例 MSS 患者达到 PR，安全性良好，正在进一步开展相关研究。

（七）PD-1 抗体联合表观遗传学调整

DNA 表观遗传学改变会影响细胞基因表达，在肿瘤发生发展中非常重要（Chiappinelli et al., 2016）。DNA 甲基转移酶抑制剂阿扎胞苷与帕博利珠单抗联合治疗 MSS mCRC，1 例 PR，3 例 SD。目前 PD-1 抗体联合 CEA CD3 TCB、PD-1 抗体联合表观遗传学调整等 "IO+" 联合治疗方案入组人群仍十分少，需要进一步扩大病例数进行研究。

总而言之，通过 "IO+" 的免疫联合治疗策略，积极地将 MSS mCRC 从 "冷肿瘤" 变为 "热肿瘤"，使得 MSS mCRC 患者从免疫联合治疗中获益，这需要基础研究科学家及临床研究者的共同努力，这也是未来 MSS mCRC 研究的热点领域。从目前已经公布的研究中可知，双联合免疫治疗、免疫单抗联合抗血管生成治疗领域仍是最可能取得突破的联合治疗方式。此外，CTLA-4 和 PD-1 依然是最有临床价值的免疫检查点，针对 CTLA-4 和 PD-1 这两个免疫检查点的药物开发、耐药机制探索及开发新的临床价值的免疫检查点将会造福更多的 MSS 型 mCRC 患者。

三、*POLE/POLD1* 突变的结直肠癌患者

在极少数晚期结直肠癌患者中存在 *POLE/POLD1* 突变，对于免疫检查点抑制剂的治疗也有良好的疗效。*POLE* 和 *POLD1* 基因负责传递 DNA 复制过程中的遗传信息，当基因功能发生异常改变时，DNA 复制的准确性会直接受影响。携带 *POLE* 或 *POLD1* 基因突变的患者 TMB 明显升高，接受 PD-1 抗体治疗疗效显著，但目前只有一些零散的病例报道及一些公共数据库数据的分析结果。

JAMA Oncol 杂志报道了 *POLE/POLD1* 基因的突变对免疫治疗疗效的影响（Wang et al., 2019），作者收集了 47 721 例公共数据库患者 *POLE/POLD1* 基因突变及生存情况，系统地分析了 *POLE/POLD1* 基因突变频率，以及其与 TMB、免疫治疗的关系。结果显示，*POLE/POLD1* 基因突变的频率很低，分别是 2.79% 和 1.37%。突变频率最高的 5 个癌种依次是除黑色素瘤外的皮肤肿瘤、子宫内膜癌、黑色素瘤、结直肠癌和膀胱癌，占比分别是 16.59%、14.85%、14.73%、7.37% 和 7.21%。在生存期分析方面，*POLE* 或 *POLD1* 基因突变的实体瘤患者接受免疫检查点抑制剂治疗，OS 显著延长，中位生存期可达到 34 个月，未携带突变的患者中位 OS 只有 18 个月（$P=0.0038$）。多因素分析表明 *POLE* 或 *POLD1* 基因突变是接受免疫单抗治疗患者总生存期的独立预后因子（$P=0.047$）。目前已经有临床试验招募 *POLE* 和 *POLD1* 基因突变 MSS 型癌症患者接受免疫单抗治疗，以明确 *POLE* 和 *POLD1* 突变患者在免疫治疗中的获益。虽然 *POLE* 和 *POLD1* 基因突变频率仅为 4.16%，但是应该考虑癌症患者基数的影响。

四、小　结

免疫治疗在结直肠癌领域虽然没有取得重大突破，但它为结直肠癌患者带来了一些生存希望。对于 MSI-H/dMMR、携带 *POLE/POLD1* 基因突变的结直肠癌患者，接受免疫治疗可明显获益，但是这些类型的结直肠癌患者比例很少。而对于患病比例高的 MSS/pMMR 人群，可以通过积极的转化研究探索，寻找将 "冷肿瘤" 变为 "热肿瘤" 的可靠

方法。此外，联合治疗是免疫靶向治疗的新方向，化疗药物与免疫治疗药物强强结合可为结直肠癌患者带来效益，它的成功也将为其他癌症的治疗带来曙光。

（魏　丽　陈展洪）

编者简介

陈展洪，肿瘤内科学博士，硕士生导师，副主任医师。毕业于中山大学，现就职于中山大学附属第三医院肿瘤内科，广州抗癌协会靶向治疗专业委员会委员兼秘书，中国南方肿瘤临床研究协会青年委员会委员，广东省医学会肿瘤内科学分会青年委员会委员，广东省临床医学会肿瘤学专业委员会委员，2018 年 CSCO "35 under 35" 最具潜力青年肿瘤医生。主要研究方向为肝癌、胆管癌、胰腺癌及肠癌等消化道肿瘤的综合治疗。发表 SCI 论文 10 余篇，他引次数 523 次，H 指数 13，发表 ASCO、ASCO GI、IDDF 及 MASCC/ISOO 摘要/壁报 16 篇。主持广东省自然科学基金 1 项，参与广东省科技计划项目、华南肿瘤学国家重点实验室课题等多个项目。编译 UpToDate 数据库中《抗血管生成靶向治疗药物的非心血管毒性》部分，参编《恶性淋巴瘤诊断治疗学》。

第十章

原发性肝癌

第一节 流行病学及分子
生物学特点

原发性肝癌是目前世界上发生率第五、死亡率第四的恶性肿瘤,每年死亡人数达78万(Bray et al.,2018)。近年来,肝癌的发病率在很多国家都在增加(Petrick et al.,2016),并且在未来10年预计还将进一步升高(Valery et al.,2018)。我国一直是一个肝癌大国,新发肝癌患者约占世界新发病例的一半,因此了解肝癌的流行病学发展趋势和分子生物学特点,对于我国控制肝癌发生、制定卫生政策、研究治疗方法意义重大。

一、流行病学特征及发展趋势

(一)发病率情况

1. 地理分布 鉴于肝炎病毒的全球分布情况,原发性肝癌在全世界不同区域的分布也不尽相同。高达80%的肝癌分布于东亚和非洲,中美洲也是肝癌发病率较高的区域,而北欧、中东和美国的发病率则最低。我国一直是肝癌大国,50%全球新发的肝癌患者来自我国。蒙古是全球发病率最高的国家,其2018年发病率为93.7/10万人(Bray et al.,2018)。很多中低收入国家并没有基于全民的肿瘤统计数据,所以很难真实确切地了解肝癌实际发病率的情况及变化趋势。

2. 性别差异 总体来讲,男性的肝癌发病率要高于女性,男女比例为(2~3):1,该比例也随地区不同而有所差异,比如在一些欧洲国家,肝癌发病男女比例达(4~5):1,而在墨西哥、中美洲及南美沿海地区,该比例则低于1.5:1(Bray et al.,2018)。虽然目前尚不明确其具体原因,但有研究认为男性发病率高于女性可能是由性激素、免疫反应及表观遗传因素等引起的(Dorak et al.,2012)。

3. 种族差异 在多种族国家中,不同种族人群的肝癌发病率也存在显著的差异。比如在美国,亚裔或太平洋岛民发生肝癌的比例最高,达14.2/10万人;印第安人及阿拉斯加原住民为12.6/10万,西班牙裔为12.1/10万,非西班牙裔黑种人为9.4/10万,非西班牙裔白种人为5.9/10万(Petrick et al.,2019)。另外,同一种族生活在不同的地区,其肝癌的发病率也有所不同。比如生活在夏威夷的华裔男性肝癌发病率为8.7/10万,而在中国国内的男性发病率则为21.0/10万(Bray F,2018)。因此,肝癌发病率种族间的差异可能源于人群自身的患病风险和生活的地理位置这双重因素。

(二)死亡率情况

肝癌是恶性程度较高的癌种,其预后主要与初诊时肿瘤分期及肝病严重情况有关,往往原发性肝癌的发病率和死亡率在大多数国家中都基本相似。有研究显示,2018年肝癌年龄标化死亡率(age-standardised mortality rates,ASMR)东亚最高,为16.0,其次北非为13.9,东南亚为13.2;在欧洲和西亚则最低,为3.8~4.0。死亡率最高的国家为蒙古和埃及,最低为摩洛哥和尼泊尔(Bray et al.,2018)。

(三)发展趋势

近年来,原发性肝癌在大洋洲、南北美洲及多个欧洲国家的发病率明显增加，而在很多亚洲国家则显著下降。在美国，2008~2012 年，原发性肝癌发病率以每年 3.1% 的速度增长（Bray F，2018）。有研究预测全球肝癌的发病人数将由 2018 年的 84 180 例增加至 2040 年的 1 361 836 例；死亡人数由 2018 年的 78 131 例增加至 2040 年的 1 284 252 例。

（四）危险因素

1. 乙型肝炎病毒 乙型肝炎病毒（hepatitis B virus，HBV）是一种 DNA 病毒，是引起肝硬化、肝癌的重要危险因素。世界卫生组织测算全球有约 2 亿 5700 万人口感染了 HBV，占全球人口的 3.5%；在 2015 年，HBV 感染导致了 887 000 例患者死亡。一项 Meta 分析显示 HBV 感染者中死于肝硬化或肝癌的风险为 10%~25%（Schweitzer et al.，2015）。非洲是 HBV 感染率最高的地区，发病率达 8.83%；而中国是 HBV 感染人口最多的国家，乙型肝炎患者总数达 9500 万，感染率为 5.49%；其次是印度和尼日利亚，感染人口分别为 1700 万和 1500 万（Schweitzer et al.，2015）。自 1982 年 HBV 疫苗应用以来，已经有 105 个国家对新生儿进行 HBV 疫苗的接种，有效预防了 HBV 的母婴传播，大大降低了 HBV 的感染，从而进一步减少了 HBV 相关性肝癌的发生（Nelson et al.，2016）。同时随着抗 HBV 药物的产生和发展，乙型肝炎病毒将能够得到较好的控制，进而进一步降低发生 HBV 相关性肝癌的风险。

2. 丙型肝炎病毒 丙型肝炎病毒（hepatitis C virus，HCV）是一种单链 RNA 病毒，主要分为 7 种基因型，也是引起肝癌的重要危险因素。世界卫生组织测算全球有约 7100 万人口感染 HCV，每年有 399 000 例丙型肝炎患者死于肝硬化或肝癌。埃及是丙型肝炎最高发的国家，感染率达到 18%，而欧洲、美国和加拿大的发病率则非常低，在 0.5%~2.5%（Polaris Observatory，2017）。虽然目前还没有 HCV 的疫苗，不过随着血液制品常规病毒检测、静脉输液流程标准化等措施的开展，HCV 感染的风险有所下降。同时近年来，HCV 的治疗也有了显著的发展，既往干扰素治疗的持续病毒学应答（sustained viral response，SVR）仅为 50%，而目前，直接抗病毒药物（direct-acting antiviral，DAA）的 SVR 则高达 90% 以上（Chung et al.，2014），能够显著降低 HCV 相关性肝癌的风险（Nahon et al.，2017）。

3. 黄曲霉素 黄曲霉素（aflatoxins）是由黄曲属真菌分泌的一类毒素，常存在于温暖湿润的环境，容易污染玉米、花生、坚果等食物，进而被人摄入影响健康。黄曲霉素包含 B1、B2、G1 和 G2 等多种类型，其中黄曲霉素 B1（AFB1）是其中毒性最强的一种，也是引起肝癌的重要危险因素。有 Meta 分析显示，在亚洲和非洲，AFB1 对肝癌的人群归因危险度高达 17%（14%~19%）（Liu et al.，2012）。有研究显示，AFB1 的致癌作用与其引起包括 TP53 在内的多种基因突变、损伤有关（Martin et al.，2008），并且在肝癌致癌方面，AFB1 与乙型肝炎病毒具有协同作用（Liu et al.，2012）。在预防方面，我国通过各项政策减少了高发地区人群对 AFB1 的暴露，进而降低了相应区域肝癌的发病率，成效显著（Sun et al.，2013）。

4. 饮酒与吸烟 饮酒是引起肝硬化、肝癌的常见危险因素。长期饮酒可诱导细胞色素 P450 2E1（CYP2E1）活性，产生氧自由基，进而造成 DNA 的损伤，引起肝癌（McKillop et al.，2009）。有研究显示每日饮酒量大于 60g 的人群罹患肝癌的风险是饮酒量小于等于 60g 人群的 7 倍（Donato et al.，2002）。多项流行病学研究显示吸烟是发生肝癌的中等危险因素。烟草中氨基联苯（4-ABP）、多环芳烃（PAH）等化学物质均可诱发肝癌（Chen et al.，2002）。2014 年的一项涉及 113 项研究的回顾性分析显示，现行吸烟者罹患肝癌的风险增加 70%，而既往吸烟者患肝癌的风险则增加 40%（Warren et al.，2014）。

5. 非酒精性脂肪肝 非酒精性脂肪肝（non-alcoholic fatty liver disease，NAFLD）指与酒精摄入无关的肝脏脂肪变，可以进一步引起非酒精性脂肪性肝炎（non-alcoholic steatohepatitis，NASH），造成肝脏代谢异常，进而通过多种机制（包括 TNF-α、IL-6、瘦素等水平升高）引起肝纤维化、肝硬化并最终诱发肝癌（Alzahrani et al.，2014）。肥胖和糖尿病是引起 NAFLD 的主要因素，然而非肥胖、非糖尿病人群也可罹患 NAFLD。近年来随着肥胖人口的增多，NAFLD 的发病率逐年增加，有研究显示全球有 20% 的人口受到 NAFLD 的影响（Campbell et al.，2016）。一项 Meta 分析纳入了 86 项研究，涉及 22

个国家 85 万余人，结果显示 NAFLD 的发病率达 25.24%，在中东和南美最高，在非洲最低（Berentzen et al., 2014）。10%～30% 的 NAFLD 患者出现 NASH，并可能进一步发展为肝硬化。在美国，NAFLD 已经成为肝细胞肝癌最重要的危险因素之一。

6. 肥胖及糖尿病 肥胖和糖尿病能够通过引起低度系统性炎症及代谢异常，从而引起 NAFLD，促进肝癌的形成，其具体致癌机制尚未完全清楚，可能与胰岛素抵抗、脂毒性、氧化应激增强、慢性低度炎症状态等相关（Lai et al., 2012）。另外，近年来多项研究显示肠道微生物的失调在诱发肝癌方面也起到了重要作用（Darnaud et al., 2013）。有研究显示超重（25kg/m² ≤BMI＜30kg/m²）和肥胖（BMI≥30kg/m²）均能增加肝癌的风险，其中超重发生肝癌的风险增加 18%，肥胖则增加 83%（Chen et al., 2012）。一项美国的研究发现 BMI 每增加 5kg/m²，肝癌的风险就增加 33%；腰围每增加 5cm，肝癌的风险增加 8%（Campbell et al., 2016）。多项研究显示 2 型糖尿病患者罹患肝癌的风险是普通人的 2.0～2.5 倍，并且 2 型糖尿病患者死于肝细胞肝癌的风险也更高（Wang et al., 2012）。目前随着肥胖和 2 型糖尿病在全球发病率的增加，由其诱发肝癌的比重将进一步加大，甚至可能超过 HBV、HCV、AFB1 对于肝癌的影响（James, 2008; Shaw et al., 2010）。

二、分子生物学特点

在分子生物学水平，肝细胞肝癌是异质性很大的一类恶性肿瘤，其具体的分子生物学机制尚未完全明确，因此相应的分子靶向治疗疗效相对有限。近年来，基因测序和蛋白质组学分析技术的发展使我们能够更深入地了解肝癌发病的机制，TCGA 的分析结果显示 TERT 启动子突变（44%）、TP53 抑癌基因突变（31%）和 CTNNB1 癌基因突变（27%）是肝细胞肝癌最常见的体细胞突变（Cancer Genome Atlas Research Network et al., 2017）；其他的分子突变还包括染色质重塑通路（BAP1、MLL、ARID1A、ARID2 等）、RTK/KRS/PI3K 通路（MET、FGFR1、VEGFA、PIK3CA、PTEN、RP6SKA2 等）、细胞周期通路（RB1、CDKN2A、CCNE1 等）、氧化应激通路（NFE2L2、KEAP1）和 JAK-STAT 通路（JAK1 等）（Gingold et al., 2018）。肝癌的分子生物学研究从基因、转录组、micro RNA 等水平发掘出多种有助于提示预后或治疗效果的分子标志物，进而在分子水平对肝癌进行分型，弥补了目前肝癌分期的不足。然而目前所得的结果还主要来源于回顾性研究，未来尚需要更高循证医学等级的证据。

（一）肝癌的基因突变分型

有研究对 HCV 相关性肝癌进行了基因测序，并根据结果将曾使用索拉非尼治疗的肝细胞癌（HCC）分为 5 组：①CTNNB1 突变组：以 WNT 通路突变、肿瘤较大为特征；②增生组：以 AFP 高水平、微血管侵犯、染色质不稳定等为特征；③IFN 组：以 IFN 突变、肿瘤较小、CTNNB1 低突变率为特征；④染色体 7 多倍体组，以 MET、EGFR 基因突变为特征；⑤非特异性组：无明确特征。然而由于样本量较小，该分组仅与转移潜力相关，预后未显示出显著差异（Mittal et al., 2015）。另一项研究对 243 例肝细胞肝癌肿瘤样本进行了全外显子测序，结果发现了共 161 个已知突变，涵盖 11 个不同的信号通路（Baffy et al., 2012）。

（二）肝癌的转录组分型

Boyault 等通过对肝癌组织进行基因芯片分析，最早提出了肝细胞肝癌的转录组分型，将肝癌分为 6 种不同的亚型 G1～G6：①G1 与 HBV 感染相关，病毒 DNA 水平较低，伴有 AXIN1 突变以及 IGF-2 和 AFP 高表达；②G2 也与 HBV 相关，但病毒水平高，伴有 PIK3CA 突变；③G3 与等位基因缺失相关，包括 17 号染色体缺失突变、TP53 突变，同时与 CDKN2A 甲基化和细胞周期蛋白高表达相关，其预后最差；④G4 异质性强，多为分化较好的肿瘤；⑤G5、G6 与 CTNNB1 突变（分别为 70%、100%）、WNT 激活及 CDH1 甲基化相关（Boyault et al., 2007）。近年来，多项研究提出了多种不同的肝癌转录组分型方法（Hoshida et al., 2009; Murakata et al., 2011），但目前尚无公认推荐的分型方式。

（三）肝癌的 microRNA 分型

microRNA（miRNA）是由 18～25 个核苷酸组成的非编码单链 RNA 分子，参与转录后基因表达调控，在肝细胞肝癌中会出现表达的异常（Wei et al., 2013）。Toffanin 等（2011）提出了肝细胞肝癌基于 miRNA 的第一个分型系统，主要针对 HCV 相关性肝癌，分为 3 个亚型：A 型主要为 AFP 水平较低，伴有 *CTNNB1* 突变；B 型肿瘤偏小，并且富含干扰素反应相关基因；C 型主要是恶性程度高，预后差，与 IGFR1 和 PI3K/AKT 信号通路异常激活相关。另一项关于静脉转移方面的研究提示 miR-219、miR-207、miR-338 上调明显，而 miR-30、miR-34、miR-148 则明显下降（Budhu et al., 2008），这与既往报道 miR-34 和 miR-338 与肝细胞肝癌致癌相符。

（张业繁）

编者简介

张业繁，医学博士，副主任医师，美国约翰霍普金斯医院肝胆胰外科访问学者，就职于中国医学科学院肿瘤医院。擅长肝胆良恶性肿瘤、结直肠癌肝转移、胃肠道间质瘤及神经内分泌肿瘤等的诊治。承担或参与多项国家级、省部级科研课题，发表专业论文 10 余篇、科普文章 20 余篇，撰写学术专著 2 本，多次在欧美、日韩等国际会议中发言交流。2018 年 CSCO "35 under 35" 最具潜力青年肿瘤医生，首届肝胆胰肿瘤 MDT 交流峰会全国总决赛冠军。任《肝癌电子杂志》《肿瘤预防与治疗》青年编委。国际肝胆胰协会会员，中国医疗保健国际交流促进会肝脏肿瘤分会青年委员，中国医疗保健国际交流促进会结直肠癌肝转移分会青年委员，中国医疗保健国际交流促进会神经内分泌肿瘤分会青年委员，中国研究型医院普外科分会青年委员，中国抗癌协会康复会学术指导委员会委员，北京抗癌协会肿瘤加速康复外科专委会委员，中国抗癌协会胃肠间质瘤分会青年委员。

第二节　靶向治疗药物及临床试验进展

一、靶向治疗指南推荐

肝癌的病因和发病机制复杂，涉及的分子信号通路众多，因此，以传统细胞毒性药物为基础的系统性治疗对肝癌的治疗效果一直不能令人满意。但这一情况在 2008 年得到了极大的改善，索拉非尼（sorafenib）被证实可以为晚期肝癌患者带来生存获益，并迅速成为各大指南推荐的晚期肝癌一线治疗。直到 2018 年，仑伐替尼（lenvatinib）、瑞戈非尼（regorafenib）、卡博替尼（cabozantinib）、雷莫芦单抗（ramucirumab）等新开发的靶向药物在一、二线的 III 期研究中证实有效，进一步丰富了肝癌靶向治疗药物的选择。

目前，较为公认的晚期肝癌的一线靶向药物为索拉非尼和仑伐替尼，二线靶向药物为瑞戈非尼、卡博替尼、雷莫芦单抗[甲胎蛋白（alpha-fetoprotein，AFP）≥400ng/ml 的肝癌患者]及索拉非尼（一线仑伐替尼治疗后进展或不能耐受仑伐替尼的患者）。此外，仑伐替尼联合帕博利珠单抗（pembrolizumab）亦获美国 FDA 认定用于一线治疗晚期肝细胞癌；二线治疗药物也包括纳武利尤单抗（nivolumab）和帕博利珠单抗，鉴于这两种药物均属于免疫检查点抑制剂，在下一节作详细介绍。

二、已上市的靶向药物

（一）索拉非尼

索拉非尼是一种口服多激酶抑制剂，有抗增殖和抗血管生成效应。它可以抑制多种信号通路的活性，包括丝氨酸/苏氨酸激酶 c-Raf（Raf-1）和 b-Raf，有丝分裂原活化蛋白激酶 MEK 和 ERK，VEGFR-1/2/3，PDGFR-α/β，细胞因子受体 c-KIT，受体酪氨酸激酶 FLT3 和 RET，以及 Janus 激酶/信号转导和转录激活（JAK/STAT）通路。作为第一种被证实可以为晚期肝细胞癌患者带来生存获益的靶向药物，SHARP 研究和 ORIENTAL 研究奠定了其延续至今的一线治疗地位。

1. SHARP 研究　SHARP 研究是一项多中心 III 期双盲安慰剂对照研究，由欧洲、北美洲、南美洲和大洋洲的 21 个国家的 121 个中心参与，共有 602 例未经系统性治疗的、不适合手术切除或局部治疗的晚期肝细胞癌患者入组（索拉非尼治疗组 299 例，安慰剂对照组 303 例），其中有 231 例（38%）患者伴有血管侵犯，有 309 例（51%）患者同时有肝外转移。结果显示，索拉非尼组患者的中位 OS

为 10.7 个月，明显高于对照组的 7.9 个月（P<0.001）；索拉非尼组患者的中位症状进展时间（time to symptomatic progression，TTSP）为 4.1 个月，与对照组（4.9 个月）没有显著性差异（P=0.77），而索拉非尼组患者的中位影像进展时间（time to radologic progression，TTRP）为 5.5 个月，明显优于对照组的 2.8 个月（P<0.001）。索拉非尼组有 7 例患者达到 PR，有 211 例达到 SD；对照组有 2 例达到 PR，有 204 例达到 SD；索拉非尼组和对照组的 ORR 分别为 2%和 1%，DCR 分别为 43%和 32%，二者有显著性差异（P=0.002）。而两组的 SAE 发生率并无显著性差异，索拉非尼组为 52%，对照组为 54%（Llovet et al.，2008）。

2. ORIENTAL 研究　由于 SHARP 研究是主要在欧美国家进行的，结果有一定的局限性，随后公布的主要在东亚地区进行的 ORIENTAL 研究结果则最终奠定了索拉非尼在全球范围内晚期肝癌的一线治疗地位。与 SHARP 研究类似，ORIENTAL 同样是一项多中心Ⅲ期双盲安慰剂对照研究，共有来自中国大陆、中国台湾和韩国的 23 个中心的 271 例未经系统性治疗的、不适合手术切除或局部治疗的晚期肝细胞癌患者，按 2∶1 比例随机分配入索拉非尼组（n=150 例）和安慰剂组（n=76）。结果显示，索拉非尼组中位 OS 为 6.5 个月，明显高于对照组的 4.2 个月（P=0.014）；索拉非尼组中位 TTP 为 2.8 个月，明显高于对照组的 1.4 个月（P=0.0005）；两组的中位 TTSP 没有显著性差异（索拉非尼组为 3.5 个月，对照组为 3.4 个月，P=0.50）。索拉非尼组有 5 例达到 PR，81 例达到 SD；对照组有 1 例达到 PR，21 例达到 SD。索拉非尼组和对照组的 ORR 分别为 3.3%和 1.3%，DCR 分别为 35.3% 和 15.8%，二者有显著性差异（P=0.0019）。与 SHARP 研究结果类似，两组的 SAE 发生率亦无显著性差异，索拉非尼组为 47.7%，对照组为 45.3%（Cheng et al.，2009）。

（二）仑伐替尼

仑伐替尼是一种口服多激酶抑制剂，其靶点包括 VEGFR-1/2/3、FGFR-1/2/3/4、PDGFR-α、RET 和 c-KIT。在索拉非尼上市 10 年之后，REFLECT 研究的结果终于使得仑伐替尼获得了一线治疗晚期肝细胞癌的适应证。

REFLECT 研究是一项多中心Ⅲ期开放随机的与索拉非尼对照的非劣效性研究，由来自亚太地区、欧洲和北美洲 20 个国家的 154 个中心参与，共 954 例未经系统性治疗的不可切除的晚期肝细胞癌[有门静脉癌栓和（或）肝外转移]患者入组，但是排除了肿瘤负荷超过肝脏的 50%以及伴胆管侵犯或门静脉主干癌栓的患者。随机分配至仑伐替尼组（n=478）和索拉非尼组（n=476）。结果显示，在总生存方面，仑伐替尼组表现出了不劣于索拉非尼组的生存获益，中位 OS 分别为 13.6 个月（仑伐替尼组）和 12.3 个月（索拉非尼组）。而仑伐替尼组的中位 PFS 为 7.4 个月，明显优于索拉非尼组的 3.7 个月（P<0.0001），仑伐替尼组的中位 TTP 为 8.9 个月，也明显优于索拉非尼组的 3.7 个月（P<0.0001）。在仑伐替尼组中，有 6 例达到 CR，109 例达到 PR，246 例达到 SD，其中有 167 例 SD 状态至少维持了 23 周，ORR 为 24.1%，DCR 为 75.5%；在索拉非尼组中，有 2 例达到 CR，42 例达到 PR，244 例达到 SD，其中有 139 例的 SD 状态至少维持了 23 周，ORR 为 9.2%，DCR 为 60.5%。两组的 SAE 发生率分别为 43%（仑伐替尼组）和 30%（索拉非尼组）（Kudo et al.，2018）。

（三）卡博替尼

卡博替尼是一种口服多酪氨酸激酶抑制剂，可以抑制 VEGFR-1/2/3、MET 和 AXL。其通过 CELESTIAL 研究的结果获得了晚期肝细胞癌二线治疗的适应证。

CELESTIAL 研究是一项多中心Ⅲ期随机双盲安慰剂对照研究，共有来自 19 个国家的 95 个中心参与。研究纳入了 707 例无法接受根治性治疗的晚期肝细胞癌患者，并且既往接受过索拉非尼治疗后出现疾病进展，但既往接受过的系统性治疗不能超过两种，按 2∶1 比例随机分配入卡博替尼组（n=470）和安慰剂对照组（n=237）。结果显示，卡博替尼组的中位 OS 为 10.2 个月，明显高于对照组的 8.0 个月（P=0.005）；卡博替尼组的中位 PFS 为 5.2 个月，也明显高于对照组的 1.9 个月（P<0.001）。卡博替尼组有 18 例达到 PR，而对照组仅有 1 例 PR，卡博替尼组的 ORR 为 4%，也明显高于对照组的小于 1%（P=0.009）。卡博替尼组有 282 例达到 SD，对照组达到 SD 的仅有 78 例，卡博替尼组的 DCR 为 64%，也明显高于对照组的 33%。两组的 SAE

发生率分别为50%（卡博替尼组）和37%（对照组）（Abou-Alfa et al.，2018）。

（四）瑞戈非尼

瑞戈非尼是一种口服多激酶抑制剂，可以抑制涉及肿瘤血管生成、肿瘤细胞形成、转移和肿瘤免疫等多种生物学行为的蛋白激酶，包括 VEGFR-1/2/3、c-KIT、TIE-2、PDGFR-β、FGFR-1、RET、c-RAF、BRAF 和 p38 MAP 激酶等。它的结构与索拉非尼类似，但瑞戈非尼分子结构的中央苯环上的氟原子赋予了它更高的亲和力。通过 RESORCE 研究的结果，瑞戈非尼获得了晚期肝细胞癌二线治疗的适应证。

RESORCE 研究是一项多中心Ⅲ期随机双盲安慰剂对照研究，共有来自北美洲、南美洲、欧洲、亚洲和大洋洲的 21 个国家的 152 家中心参与。研究纳入了 573 例无法接受手术切除、局部消融或肝动脉栓塞化疗（transarterial chemoembolization，TACE）的 BCLC B 期或 C 期肝细胞癌患者，在耐受索拉非尼治疗（定义为在中断索拉非尼治疗前 28 天内至少有 20 天服用索拉非尼的剂量≥400mg/d）后出现疾病进展，而且最后一次服用索拉非尼的时间在参加 RESORCE 研究随机的 10 周内。患者以 2∶1 比例随机分配入瑞戈非尼组（374 例）和安慰剂对照组（193 例）。接受过其他的系统性治疗或是由于索拉非尼毒性而中断治疗的患者，则要从本研究中排除。最终结果显示，瑞戈非尼组的中位 OS 为 10.6 个月，明显高于对照组的 7.8 个月（P<0.0001）；瑞戈非尼组的中位 PFS 为 3.1 个月，也明显高于对照组的 1.5 个月（P<0.0001）；瑞戈非尼组的中位 TTP 为 3.2 个月，同样明显高于对照组的 1.5 个月（P<0.0001）。瑞戈非尼组有 2 例患者达到 CR，38 例患者达到 PR，而对照组没有 CR 病例，只有 8 例患者达到 PR，瑞戈非尼组的 ORR 为 11%，对照组仅为 4%，二者有显著性差异（P=0.0047）。瑞戈非尼组有 207 例患者达到 SD，对照组有 62 例患者达到 SD，瑞戈非尼组的 DCR 为 65%，也明显优于对照组的 36%（P<0.0001）。瑞戈非尼组的 SAE 发生率为 44%，对照组为 47%（Bruix et al.，2017）。

（五）雷莫芦单抗

雷莫芦单抗是一种人源的 IgG1 单克隆抗体，

可以抑制 VEGFR-2 的配体激活。在 REACH 研究中，与安慰剂相比，在一线应用索拉非尼后进展的晚期肝癌患者中二线应用雷莫芦单抗并未获得生存获益，但在基线 AFP≥400ng/ml 的患者群体中，雷莫芦单抗的中位 OS 为 7.8 个月，明显优于对照组的 4.2 个月（P=0.006）（Zhu et al.，2015a）。因此，研究者设计了在这部分患者群体中评价雷莫芦单抗疗效的 REACH-2 研究，并通过此研究的结果使雷莫芦单抗获得了在基线 AFP≥400ng/ml 的晚期肝细胞癌患者中二线治疗的适应证。

REACH-2 研究是一项多中心Ⅲ期随机双盲安慰剂对照研究，共有来自美洲、欧洲、大洋洲和亚洲的 20 个国家的 92 家中心参与，纳入 292 例无法接受局部治疗或局部治疗后失败的 BCLC B 期或 C 期肝细胞癌患者（AFP≥400ng/ml），索拉非尼为唯一允许的既往系统性治疗，但要求在随机前至少 14 天之内未服用过索拉非尼。患者以 2∶1 比例随机分配入雷莫芦单抗组（n=197）和安慰剂对照组（n=95）。结果显示，雷莫芦单抗组的中位 OS 为 8.5 个月，明显优于对照组的 7.3 个月（P=0.0199）；雷莫芦单抗组的中位 PFS 为 2.8 个月，也明显优于对照组的 1.6 个月（P<0.0001）；雷莫芦单抗组的中位 TTRP 为 3.0 个月，同样明显优于对照组的 1.6 个月（P<0.0001）。雷莫芦单抗组有 9 例患者达到 PR，对照组有 1 例达到 PR，雷莫芦单抗组的 ORR 为 5%，与对照组的 1% 没有显著性差异（P=0.1697）。雷莫芦单抗组有 109 例患者达到 SD，而对照组仅有 36 例患者达到 SD，雷莫芦单抗组的 DCR 为 59.9%，明显优于对照组的 38.9%（P=0.0006）。两组的 SAE 发生率分别为 35%（雷莫芦单抗组）和 29%（对照组）（Zhu et al.，2019）。

三、靶向药物的联合治疗

以索拉非尼为代表的靶向治疗药物填补了肝细胞癌有效系统治疗的空白，在很大程度上改善了晚期肝癌的预后。但是，尽管有部分学者提出 FGF19/FGFR4 信号通路的过激活可能是肝癌细胞产生索拉非尼抵抗的重要机制之一（Gao et al.，2017），靶向药物的耐药机制仍然不明确，靶向治疗的生存获益仍然相当有限。因此，联合治疗成为提高靶向治疗疗效的可能手段。

（一）联合化疗

由于肝细胞癌缺乏有效的系统性化疗方案，因此与靶向治疗联合的化疗方案也非常有限，基本集中在氟尿嘧啶类和蒽环类药物。

2010 年，Hsu 等（2010）报道了一项 II 期单臂开放的临床研究，研究纳入了 53 例未经系统性治疗的无法接受局部治疗（手术切除、TACE 或局部消融）的肝细胞癌患者，给予联合应用替加氟和索拉非尼治疗。结果显示，中位 PFS 为 3.7 个月，中位 OS 为 7.4 个月，ORR 和 DCR 分别为 8% 和 57%。研究 2011 年，Petrini 等（2012）报道了一项类似的 II 期单臂开放的研究，研究纳入了 39 例未经系统性治疗的无法手术的肝细胞癌患者，联合应用 5-FU 和索拉非尼治疗。结果显示，中位 OS、PFS 和 TTP 分别为 13.7 个月、7.5 个月和 8 个月，ORR 和 DCR 分别为 2.6% 和 46.2%。

另外，2009 年 Richly 等（2009）报道了一项索拉非尼联合阿霉素的 I 期扩展研究，研究共入组了 18 例不可手术的肝细胞癌患者接受阿霉素联合索拉非尼治疗，结果显示治疗组没有 CR 和 PR 病例，8 例（44%）患者为 SD，9 例（50%）患者为 PD，而且 3～4 级不良反应发生率高达 89%。2010 年，Abou-Alfa 等（2010）报道了一项多中心 II 期双盲随机对照研究，对比阿霉素联合索拉非尼与单独应用阿霉素（联合安慰剂）的疗效，共有来自 25 个中心的 96 例未经系统性治疗（包括 TACE，但不包括肝动脉空白栓塞）的肝癌患者入组，结果显示联合治疗组的中位 TTP 为 6.4 个月，中位 OS 为 13.7 个月，均明显优于阿霉素单药治疗组（中位 TTP 2.8 个月，P=0.02；中位 OS 6.5 个月，P=0.006），两组的毒性反应是类似的。

因此，靶向治疗联合化疗的治疗方案相比单独应用化疗是有明显生存获益的，但相比单独应用靶向治疗生存没有明显改善，反而会增加治疗相关不良反应，近年在临床已罕有应用。随着免疫治疗的兴起，靶向治疗联合化疗的临床研究已几乎绝迹。

（二）联合介入治疗

在治疗原理方面，靶向药物与以 TACE 为代表的介入治疗可以形成较好的互补。一方面，TACE 治疗对肿瘤供血动脉的栓塞可诱导肿瘤细胞缺血缺氧，从而增加 VEGF 的合成释放，促进新生血管的形成，有可能促进肿瘤细胞的增殖和转移（Sergio et al.，2008；Shim et al.，2008），而索拉非尼则通过阻断 RAF-MEK-ERK 通路在 RAF 激酶水平抑制肿瘤细胞增殖，通过阻断 VEGFR-2 和 PDGFR 酪氨酸激酶通路产生抗新生血管生成效应（Wilhelm et al.，2008），从而弥补了 TACE 治疗的不足；另一方面，在晚期肝癌当中，靶向药物的 ORR 较低，但可以带来生存获益，而 TACE 治疗的 ORR 较高，但生存改善不明显（Luo et al.，2011），两者理论上可以形成有效的互补。除此之外，在晚期肝癌当中，TACE 治疗带来的肝功能损伤往往比较明显，甚至引起肝功能衰竭（Bruix et al.，2011），所以，重复 TACE 治疗往往需要一个较长的治疗间歇期，而在这期间，也需要有效的连续治疗方式作为维持治疗巩固疗效，靶向治疗无疑是最佳选择。因此，自索拉非尼上市后不久，研究者们即开始了靶向治疗与介入治疗联合的临床研究。

1. post-TACE 研究　2011 年，Kudo 等（2011）报道了 post-TACE 研究。这是一项多中心 III 期随机双盲安慰剂对照研究，纳入了来自日本和韩国的 73 家中心的 458 例经 TACE 治疗后 1～3 个月评价为肿瘤缓解的不可切除的肝细胞癌患者，但是排除了有肉眼癌栓和（或）远处转移者，同时要求患者既往未接受过系统性抗肿瘤治疗（但干扰素治疗及既往根治性治疗后的辅助性治疗是允许的）。患者按 1：1 比例随机分配入索拉非尼组和安慰剂对照组，两组各 229 例。结果显示，索拉非尼组中位 TTP 为 5.4 个月，对照组为 3.7 个月，索拉非尼组的 3 个月和 6 个月无进展生存率分别为 65.0% 和 45.7%，对照组的 3 个月和 6 个月无进展生存率为 58.7% 和 33.5%，没有显著性差异（P=0.252）；索拉非尼组的 2 年总生存率为 72.1%，对照组为 73.8%，也没有显著性差异（P=0.79）。索拉非尼组和对照组的治疗相关严重不良反应发生率分别为 18% 和 9%。

2. START 研究　2013 年，Chung 等（2013）报道了 START 研究的中期分析结果。START 研究是一项多中心 II 期开放单臂的临床研究，共有来自韩国、中国、马来西亚、新加坡及泰国的 31 家中心的 147 例 BCLC B 期患者入组。入组患者接受 TACE 治疗（碘油、阿霉素和明胶海绵）及随后的索拉非尼治疗，随后每 6～8 周按需进行 TACE 治疗，最多 6 次。结果显示，有 27.9% 的患者达到 CR，有 24.5% 的患者达到 PR，有 38.8% 的患者达到 SD。TACE 联合索拉非尼治疗的 ORR 为 52.4%，DCR 为 91.2%。中位 PFS 为 270 天，中位 TTP 为 280 天。

3. SPACE 研究 2016 年，Lencioni 等（2016）报道了 SPACE 研究，这是一项多中心Ⅱ期随机双盲安慰剂对照研究，由来自 13 个国家的 85 家中心参与，共有 307 例不可切除的 BCLC B 期肝细胞癌患者入组，被随机分配入使用载阿霉素微球的 TACE 治疗（doxorubicin-eluting beads-TACE，DEB-TACE）联合索拉非尼组（n=154）或 DEB-TACE 联合安慰剂组（n=153）。入组患者先开始口服索拉非尼或安慰剂，3～7 天后接受 DEB-TACE 治疗，之后第 3、7、13 周接受 DEB-TACE 治疗，后续 DEB-TACE 治疗间隔 6 周按时进行。结果显示，DEB-TACE 联合索拉非尼组的中位 TTP 为 169 天，对照组为 166 天，无显著性差异（P=0.072）。在随访期内，两组均未达到中位 OS，但随访期内的 OS 没有显著性差异（P=0.295）。联合治疗组的中位至不可再行 TACE 的进展时间（time to unTACEable progression，TTUP）为 139 天，对照组为 224 天，二者也没有显著性差异（P=0.999）。

4. TACE-2 研究 2017 年，Meyer 等（2017）报道了 TACE-2 研究的结果，这是一项多中心Ⅲ期随机双盲安慰剂对照研究，共有英国 20 家中心的 313 例患者入组，纳入的患者为没有远处转移的无法接受手术切除的肝细胞癌患者，并且既往未接受过栓塞、系统性治疗及放疗。患者按 1∶1 比例随机分配入 DEB-TACE 联合索拉非尼治疗组（n=157）和 DEB-TACE 联合安慰剂对照组（n=156）。与 SPACE 研究类似，入组患者同样是先口服索拉非尼或安慰剂，但 2～5 周内才施行第一次 DEB-TACE，随后根据肿瘤的影像学动脉增强情况按需进行 DEB-TACE 治疗。结果显示，联合治疗组的中位 OS 为 631 天，对照组为 598 天，二者没有显著性差异（P=0.57），类似地，联合治疗组的中位 PFS 和中位 TTP 分别为 238 天和 326 天，对照组则分别为 235 天和 320 天，同样没有显著性差异（P 分别为 0.94 和 0.38）。依据 RECIST v1.1 标准，联合治疗组和对照组的 ORR 分别为 36% 和 31%，两组的 DCR 均为 75%；依据 mRECIST 标准联合治疗组和对照组的 ORR 分别为 54% 和 52%，两组的 DCR 分别为 78% 和 77%。同时，两组的不良反应发生率是类似的。

5. TACTICS 研究 2018 年的美国 ASCO 年会上，Kudo 汇报了 TACTICS 研究的初步结果（de Jesus et al.，2018）。TACTICS 研究是一项多中心Ⅱ期开放随机对照研究，目的是对比 TACE 联合索拉非尼与单独 TACE 治疗不可切除的中期肝癌的疗效。共有 156 例患者入组，被随机分配入 TACE 联合索拉非尼治疗组（n=80）和单独 TACE 治疗组（n=76）。研究采用的索拉非尼初始治疗剂量为 400mg QD，2～3 周后行初次 TACE 治疗，随后待患者能够良好耐受联合治疗的不良反应后再将索拉非尼剂量增加至 400mg BID。随后按需进行 TACE 治疗，并且在每次 TACE 治疗的前 2 天和后 3 天中断索拉非尼治疗，以降低治疗相关不良反应和增加患者的治疗耐受性。结果显示，联合治疗组的中位 PFS 高达 25.2 个月，明显高于单独 TACE 组的 13.5 个月（P=0.006），而且，联合治疗组的中位 TTUP 和中位 TTP 分别为 26.7 个月和 24.1 个月，亦明显高于单独 TACE 组的 20.6 个月（P=0.02）和 13.5 个月（P=0.004）。不良事件与既往的 TACE 联合索拉非尼治疗的临床研究报道一致。

2019 年，He 等（2019）报道了一项应用 FOLFOX 方案的肝动脉灌注化疗联合索拉非尼治疗的临床研究。这是一项多中心Ⅲ期开放随机对照研究，共有来自中国的 5 家中心的 247 例无法接受手术切除或局部消融的合并门静脉癌栓的初治肝细胞癌患者入组，随机分配入肝动脉灌注化疗联合索拉非尼治疗组（n=125）或单独索拉非尼治疗组（n=122）。结果显示，联合治疗组的中位 OS 为 13.37 个月，明显优于单独索拉非尼治疗组的 7.13 个月（P<0.001），联合治疗组的中位 PFS 为 7.03 个月，也明显优于单独索拉非尼治疗组的 2.6 个月（P<0.001）。两组的不良反应发生率是类似的。

（三）联合放射治疗

以往由于学界普遍认为肝癌细胞对射线不敏感，而且传统放疗对肝功能损害较大，因此放射治疗在肝癌治疗中的作用一直未能得到重视。但是近年来，随着放疗技术的进步，对治疗剂量的分割和靶区的勾画越来越精细，放疗，尤其是立体定向放疗（stereotactic body radiation therapy，SBRT）和各种内放疗技术在肝癌的治疗领域得到越来越广泛的应用。细胞实验和动物研究结果表明，索拉非尼可能与放疗有协同抗肿瘤作用，索拉非尼可以通过下调 pERK 抑制放疗诱导的 NF-κB 及其下游蛋白质的表达，从而达到放疗增敏的作用，在放疗前给予索拉非尼治疗有可能减轻肝细胞癌的放疗抵抗，增强疗效（Chen et al.，2016）。但是基础研究的结果仍需临床研究进一步验证。

2014 年，Chen 等（2014）报道了一项在中国台湾 3 家中心开展的索拉非尼联合放疗治疗进展期肝癌的多中心 II 期开放单臂研究，共有 40 例无法接受 TACE 治疗的不可手术切除的肝细胞癌患者入组，其中 24 例患者合并门静脉癌栓。结果显示，有 33 例（83%）患者完成了放疗，有 36 例（90%）患者完成了索拉非尼治疗。有 18 例患者在放疗期间由于不良反应减少了索拉非尼的剂量，有 4 例患者放疗期间中止了索拉非尼治疗（2 例由于手足皮肤反应，2 例由于肝功能受损）。放疗结束后，有 1 例达到 CR，21 例达到 PR，ORR 高达 55%，15 例评价为 SD，DCR 高达 92.5%。中位 OS 为 14.0 个月，中位照射野内无进展生存（infield progression-free survival，IFPFS）为 8.9 个月，中位 TTP 为 8.6 个月。2 年总生存率、无进展生存率、照射野外无进展生存（outfield progression-free survival，OFPFS）率和肝外无进展生存（extrahepatic progression-free survival，EHPFS）率分别为 32%、39%、60% 和 59%。而且亚组分析显示，没有门静脉癌栓的患者的各项生存指标均有优于有门静脉癌栓的患者的趋势，但尚未达到统计学显著性。在联合治疗期间，有 10 例（25%）患者出现 3 度及以上的肝毒性。

2016 年，Brade 等（2016）报道了一项索拉非尼联合 SBRT 治疗进展期肝癌的单中心 I 期单臂研究。该研究共入组了 16 例不适合接受肝移植、手术切除、TACE、射频消融（radiofrequency ablation，RFA）或无水乙醇注射的进展期肝细胞癌患者，其中 75% 的患者为 BCLC C 期，63% 的患者合并门静脉主分支癌栓。入组患者口服索拉非尼 1 周后开始接受 SBRT 治疗。研究报道时尚未达到中位 OS 和 PFS 时间，但是毒性非常明显，有 1 例出现结肠出血，1 例出现肠梗阻，1 例出现肿瘤破裂，6 例出现明显的肝功能损害。研究者认为同期索拉非尼联合

SBRT 治疗毒性较大，目前其临床价值仍不应超出临床试验的范畴。

2019 年，Ricke 等（2019）报道了一项索拉非尼联合使用钇-90 微球的选择性内放疗（selective internal radiation therapy，SIRT）治疗肝细胞癌的研究。该研究是一项多中心 II 期开放随机对照研究，共有来自欧洲和土耳其的 12 个国家的 38 家中心参与，纳入 216 例肝细胞癌患者并按 11:10 的比例随机分配入索拉非尼联合 SIRT 治疗组（n=216）或单独索拉非尼对照组（n=208），纳入的患者为不适合接受 TACE 治疗的 BCLC B 期和 C 期肝细胞癌患者，但排除有肺转移的患者，既往可以接受过局部治疗，但要求末次 TACE 或 TAE 须在入组前 3 个月之前进行。结果显示，联合治疗组的中位 OS 为 12.1 个月，对照组为 11.4 个月，两组没有显著性差异（P=0.953）。然而，联合治疗组的 3~4 级不良反应发生率为 64.8%，明显高于对照组的 53.3%（P=0.036）。

总地来讲，目前靶向治疗与放疗的联合仍然处于探索阶段，过高的治疗相关不良反应发生率成为阻碍这一联合治疗方案临床应用的主要问题。期待未来放疗技术和靶向药物的进一步发展能够同时达到增效和减毒，提高患者对治疗的耐受性和疗效。

（四）联合不同的靶向药物

不同靶向药物之间的联合往往选用作用机制不同的靶向药物组成联合用药方案，以期达到协同作用，但由于肝癌被证实有效的作用靶点和靶向药物均非常有限，而且在目前已经批准肝癌适应证的靶向药物中，除索拉非尼以外，其他药物均较晚获批，因此这类联合用药方案的研究报道目前较少，而且基本均为阴性结果。

2015 年，Zhu 等（2015b）报道了 SEARCH 研究的结果。SEARCH 研究是一项多中心 III 期随机双盲安慰剂对照研究，共有来自欧洲、北美洲、南美洲和亚太地区 26 个国家的 128 家中心参与，纳入 720 例未经系统性治疗的晚期肝细胞癌患者并按 1:1 的比例随机分配入索拉非尼联合厄洛替尼（erlotinib）治疗组（n=362）或索拉非尼联合安慰剂对照组（n=358）。由于有研究表明，EGFR 的激活可能会干扰肝癌细胞对索拉非尼的应答，而厄洛

替尼正是一种口服 EGFR 酪氨酸激酶抑制剂，理论上可以通过抑制 EGFR 的激活来减轻后者对索拉非尼疗效的影响，从而起到与索拉非尼治疗的协同作用。然而该研究的结果显示，联合治疗组的中位 OS 为 9.5 个月，与对照组的 8.5 个月并无显著性差异（$P=0.408$），联合治疗组的中位 TTP 为 3.2 个月，对照组为 4.0 个月，二者也无显著性差异（$P=0.18$）。联合治疗组有 2 例达到 CR，有 22 例达到 PR，有 135 例达到 SD；对照组有 1 例 CR，13 例 PR，174 例 SD。联合治疗组的 ORR 为 6.6%，与对照组（3.9%）并无显著性差异（$P=0.102$），而联合治疗组的 DCR（43.9%）反而明显低于对照组（52.5%，$P=0.021$）。两组的药物相关 SAE 发生率是类似的（联合治疗组为 21.0%，对照组为 22.8%）。

2018 年，Thomas 等（2018）报道了一项贝伐珠单抗联合厄洛替尼治疗晚期肝细胞癌的临床研究。这是一项多中心 Ⅱ 期开放随机对照研究，纳入来自美国的 6 家中心的 90 例无法接受根治性治疗或根治性治疗后进展的（接受过肝移植的患者除外）未经系统性治疗的晚期肝细胞癌患者，按 1：1 比例随机分配入贝伐珠单抗联合厄洛替尼治疗组（$n=47$）或索拉非尼对照组（$n=43$）。结果显示，两组的中位 OS 均为 8.6 个月，联合治疗组的 1 年生存率为 37%，索拉非尼对照组的 1 年生存率为 35%，两组的生存结果未显示出差异。联合治疗组的 ORR 为 15%，索拉非尼对照组的 ORR 为 9%，也没有显著性差异。在依据 Child 分级分层的亚组分析中，两组的生存数据也未能显示出统计学差异。而联合治疗组的 SAE 发生率却高于索拉非尼对照组，而且联合治疗组的出血风险远高于索拉非尼组，研究者认为这一点可能主要是由贝伐珠单抗引起的。

在既往的研究中，由于缺乏有效的治疗靶点和靶向药物，不同靶向药物之间的联合治疗结果往往不令人满意，但目前随着肝癌的机制和新的治疗靶点不断被揭示，有效的靶向药物不断涌现，我们有理由相信不同机制的靶向药物联合治疗可能会为晚期肝癌患者带来生存获益。

（五）联合射频消融治疗

一般来说，射频消融（RFA）在小肝癌的治疗当中效果较好，较大的肝癌由于温度相对较低的瘤内血流限制了消融的坏死区域导致消融效果较差（Zorbas et al.，2015）。一项在肝癌小鼠模型中进行的动物实验显示，联合应用索拉非尼之后，RFA 引起的坏死区域明显增加，同时索拉非尼也会引起肿瘤体积的缩小，增强 RFA 诱导的肿瘤破坏，降低肿瘤内微血管密度（microvascular density，MVD）和瘤内血流灌注，提示索拉非尼可能通过其抑制新生血管形成的作用增强 RFA 的效果（Tang et al.，2017）。

2015 年，Kan 等（2015）报道了一项索拉非尼联合 RFA 治疗中等大小的肝细胞癌的研究。该研究共入组了 62 例乙肝相关的中等大小（直径为 3.1～5.0cm）的初治肝细胞癌患者，随机分配入索拉非尼联合 RFA 治疗组（$n=30$）和单独 RFA 对照组（$n=32$）。结果显示，联合治疗组的 1 年、2 年、3 年复发率分别为 36.7%、43.3% 和 56.7%，单独 RFA 组的 1 年、2 年、3 年复发率则分别为 62.5%、78.1% 和 87.5%，联合治疗组的复发率明显低于对照组（$P<0.01$）。联合治疗组的中位 TTP 为 17.0 个月，亦明显优于对照组的 6.1 个月（$P=0.048$）。而且联合治疗组的不良反应均为轻至中度，未发生 4/5 级的不良反应。

2016 年，Giorgio 等（2016）报道了一项索拉非尼联合 RFA 治疗晚期肝细胞癌的多中心临床研究。该项研究共入组了 99 例合并门静脉主干癌栓的肝细胞癌患者，但要求入组患者没有远处转移，肝内肿瘤不超过 3 个且最大直径不超过 5cm。患者随机分配入索拉非尼联合 RFA 治疗组（$n=49$）或索拉非尼单独治疗组（$n=50$）。结果显示，联合治疗组的 1 年、2 年、3 年总生存率分别为 60%、35% 和 26%，单独索拉非尼治疗组的 1 年、2 年总生存率则分别为 37% 和 0%，联合治疗组的 OS 明显优于单独索拉非尼治疗组（$P<0.001$）。两组的不良反应发生率是类似的。

2016 年，Yan 等（2016）报道了一项非随机对照研究，比较索拉非尼联合 RFA 对比手术治疗小肝癌的疗效，研究纳入了 120 例小肝癌患者，肿瘤≤3 个，且最大直径≤3cm。由研究者依据临床情况将患者分配入索拉非尼联合 RFA 治疗组和手术切除组（各 60 例）。结果显示，联合治疗组的 5 年复发率为 38.3%，明显高于手术切除组的 18.3%（$P<0.05$）。联合治疗组的 1 年、3 年、5 年生存率分别为 91.1%、72.8% 和 57.5%，手术切除组的 1 年、3

年、5 年生存率则分别为 90.7%、71.5% 和 56.7%，二者没有显著性差异。联合治疗组的 1 年、3 年、5 年无进展生存率分别为 86.2%、48.3% 和 34.6%，手术切除组的 1 年、3 年、5 年无进展生存率则分别为 87.8%、44.3% 和 33.2%，二者也没有显著性差异。而手术切除组的不良反应发生率高于联合治疗组。

总之，由于 RFA 治疗对于肿瘤直径的要求，其并不适用于直径较大或分布较广泛的肿瘤的治疗，因此 RFA 与靶向治疗的联合可能更多应用于复发性肝癌或原发灶较小的有远处转移的肝癌。

（六）联合免疫检查点抑制剂治疗

免疫检查点抑制剂是近年来兴起的一种通过免疫检查点蛋白（如 CTLA-4、PD-1/PD-L1、LAG-3、TIM-3 等）的抗体抑制免疫抑制作用，从而使得效应 T 细胞可以持续激活，杀灭肿瘤细胞。近年来，随着纳武利尤单抗和帕博利珠单抗获批肝癌治疗适应证，在肝细胞癌中靶向治疗联合免疫治疗的临床研究其进展也非常迅猛。

2018 年 ASCO 年会上公布了 Keynote-524 的研究结果（NCT03006926），这是一项仑伐替尼联合帕博利珠单抗治疗不可切除的肝细胞的 Ⅰb 期研究，在第一阶段入组的 30 例患者当中，中位 OS 为 14.6 个月，中位 PFS 为 9.7 个月。独立评估委员会依据 RECIST v1.1 和 mRECIST 标准评价得出的 ORR 分别为 36.7% 和 50%，研究者依据 mRECIST 标准评价得出的 ORR 为 36.7%。治疗安全性方面，≥3 级的不良反应发生率为 73.0%。基于此研究的初步结果，2019 年 7 月 23 日，仑伐替尼联合帕博利珠单抗获美国 FDA 突破性疗法（breakthrough therapy designation，BTD）认定，可用于一线治疗不可切除的且不适合接受局部治疗的晚期肝细胞癌患者。同时，该研究的第二阶段将继续扩大入组，计划入组 90 例，继续观察仑伐替尼与帕博利珠单抗联合治疗的安全性和有效性。2020 年 7 月 8 日，美国 FDA 认为虽然 KEYNOTE-524 研究取得了有临床意义的疗效，但仑伐替尼联合帕博利珠单抗与现有的治疗方法相比（包括 2020 年 5 月批准的阿特利珠单抗联合贝伐珠单抗方案），并没有显示出优势，故做出了暂缓（HOLD OFF）批准的决定。

随后，研究者进一步开展了仑伐替尼联合帕博利珠单抗一线治疗晚期肝细胞癌的全球多中心 Ⅲ 期双盲随机对照研究，即 LEAP-002 研究（NCT03713593）。计划由全球 102 个国家或地区参与，计划入组 750 例患者，按 1∶1 比例随机分配入仑伐替尼联合帕博利珠单抗治疗组或仑伐替尼联合安慰剂对照组。目前研究正在招募阶段。希望后续的结果能获得 FDA 青睐。

2018 年 ESMO 年会上公布了 GO30140 研究的初步结果（NCT02715531）（Lee et al.，2019）。这是一项多中心 Ⅰb 期研究，在不可手术切除的未接受过系统性治疗的肝细胞癌患者当中应用阿替利珠单抗联合贝伐珠单抗治疗，在 75 例可评估疗效的患者当中，ORR 达到 32%，DCR 达到了 77%，中位 PFS 为 14.9 个月（报道研究时尚未达到中位 OS）。在 103 例可评价安全性的患者当中，严重不良反应发生率为 35%。也是基于此项研究的初步结果，研究者进一步设计了 IMbrave 150 研究（NCT03434379），为一项全球多中心 Ⅲ 期开放随机对照临床研究，计划在全球 144 家中心入组 480 例患者，按 2∶1 的比例随机分配入阿替利珠单抗联合贝伐珠单抗治疗组（n=320）或索拉非尼对照组（n=160）。目前该研究仍在招募阶段。

2019 年 ASCO 年会上报道了 VEGF Liver100 研究的初步结果（NCT03289533）（Kudo et al.，2019），这是一项多中心 Ⅰb 期研究，在初治的晚期肝细胞癌中应用阿维鲁单抗（avelumab）联合阿西替尼（axitinib）联合治疗，初步结果显示，在 22 例可评估疗效的患者当中，中位 OS 为 12.7 个月，ORR 为 13.6%，中位 PFS 为 5.5 个月，中位 TTR 为 1.9 个月，中位 DOR 为 5.5 个月；ORR 达到了 31.8%，中位 PFS 反而只有 3.8 个月，中位 TTR 和 DOR 分别为 1.9 个月和 5.6 个月。并且有 2 例患者通过阿维鲁单抗联合阿西替尼治疗后达到了 CR。目前研究仍在进行当中。

2019 年 ASCO 年会上还报道了卡博替尼联合阿替利珠单抗治疗的 COSMIC-312（NCT03755791）的研究设计（Kelley et al.，2019）。这是一项全球多中心 Ⅲ 期开放随机的临床研究，计划入组 740 例既往未接受系统性治疗的无法接受手术切除或局部治疗的 BCLC B 或 C 期肝细胞癌患者，依 2∶1∶1 比例随机分配入卡博替尼联合阿替利珠单抗治疗组、索拉非尼单药对照组及卡博替尼单药探索治疗组。目前研究仍在招募中。

2019 年 ASCO 年会上还报道了雷莫芦单抗联合度伐利尤单抗治疗进展期消化道肿瘤和胸部肿瘤的 Ⅰb 期研究（NCT02572687）的初步结果（Bang et al.，2019），在入组的 28 例肝细胞癌患者中，中位 OS 为 10.7 个月，ORR 为 11%，DCR 为 61%，中位 PFS 为 4.4 个月。而且在基线 PD-L1 高表达的患者（$n=11$）当中，ORR 可达 18%，中位 OS 达 16.5 个月。目前该研究仍在进行当中。

我国的恒瑞公司也开展了一项阿帕替尼联合卡瑞利珠单抗一线治疗晚期肝细胞癌的全球多中心 Ⅲ 期开放随机对照研究，计划入组 510 例患者，依 1 : 1 的比例随机分配入阿帕替尼与卡瑞利珠单抗联合治疗组或索拉非尼对照组。目前研究仍在招募中。

此外，目前进行当中的比较引人关注的靶向药物与 ICI 药物的联合治疗研究包括纳武利尤单抗联合贝伐珠单抗的二线 Ⅰ 期研究（NCT03382886）、纳武利尤单抗联合索拉非尼的一线 Ⅱ 期研究（NCT03439891）、帕博利珠单抗联合瑞戈非尼的一线 Ⅰb 期研究（NCT03347292）、阿维鲁单抗联合瑞戈非尼的二线 Ⅰ/Ⅱ 期研究（REGOMUNE 研究，NCT03475953）等。未来，这些临床研究的结果可能会极大地丰富临床医生治疗晚期肝细胞癌的选择。

四、小　结

在索拉非尼问世之前，肝癌尚缺乏有效的系统性治疗，导致其一旦发生远处转移或无法接受局部治疗，则预后极差。有效的靶向药物的出现极大地改善了这一局面。它不仅延长了晚期肝癌患者的生存，还通过其在转化治疗、降期治疗、桥接治疗、新辅助及辅助治疗中的作用扩展了肝移植、手术切除、TACE、RFA、放疗等局部治疗的适应证。

但是，在靶向治疗的临床实践应用和研究当中，仍然存在一些问题。首先，由于肝癌复杂的成癌机制，肝癌靶向治疗的抗肿瘤机制和耐药机制尚不十分明确，这极大地影响了药物的选择和研发，以及靶向药物耐药的处理；其次，与肺癌、乳腺癌等肿瘤相比，目前肝癌的靶向治疗和免疫治疗仍然缺乏有效的疗效预测分子指标和早期进展预警指标，临床的药物选择相对比较盲目和被动，药物的种类和剂量调整仍高度依赖患者的症状和影像学；

再次，由于东西方肝癌患者的病因学存在明显差异，人种、肿瘤也存在高度异质性，靶向药物的疗效也有着较大的差异，这给临床研究结果的解读和推广带来了一定的难度，未来的临床研究设计需要更加兼顾东西方的患者，采取分层随机或分层设计不同的治疗方案；最后，由于大多数靶向药物和免疫药物均是比较新开发的药物，价格仍然较为昂贵，且医保无法支付，药物的性价比和可及性仍然较差，未来也需要国家、社会、商业保险、药厂及患者等多方共同努力，以使得药物的进步真正带来患者生存的获益。

未来，随着新的靶向药物和免疫治疗药物的不断涌现，随着药物研发人员和临床研究者们的不断努力，肝癌系统性治疗的效果定能得到进一步改善。

（李少华）

编者简介

李少华，毕业于清华大学北京协和医学院临床医学（八年制）专业并获医学博士学位。现任中山大学肿瘤防治中心肝脏外科主治医师、硕士研究生导师。擅长肝癌的手术切除、介入治疗、化疗、靶向治疗、免疫治疗等多种综合治疗手段。主持广东省医学科学技术研究基金项目、广东省自然科学基金各 1 项；参与国家自然科学基金、省部级项目多项。主持或参与临床研究十余项（包括中山大学 5010 项目、中山大学肿瘤防治中心 308 项目各 1 项）。2018 年 CSCO"35 under 35"最具潜力青年肿瘤医生。2018 年"肝胆相照巅峰对决"辩论赛全国总冠军、最佳辩手；2018 年"联合出击，全例绽放"肝胆胰肿瘤 MDT 交流峰会南中国赛区冠军、全国亚军；2017 年"肝胆相照"病例演讲大赛广东赛区冠军、南中国赛区冠军；2013 年中山大学肿瘤防治中心中青年教师授课大赛冠军；2013 年中山大学中青年教师授课大赛优秀奖；2012 年中山大学肿瘤防治中心中青年教师授课大赛亚军。担任广东省抗癌协会肝癌专业委员会青年委员会常务委员兼秘书，广东省医学会肝胆胰外科学分会青年委员会委员，广东省医学会肝胆胰外科学分会外科手术学组委员，全

第三节　免疫治疗药物及临床试验进展

目前针对肝癌的主要治疗方式包括手术切除、介入治疗、分子靶向治疗、全身系统化疗、肝移植等。然而，这些传统的治疗方式疗效有限。近年来，随着肿瘤免疫学及分子生物学的快速发展，免疫治疗已成为肝癌研究的热点，并在临床治疗方面取得了一些进展。根据美国肝病研究协会（American Association for the Study of Liver Diseases，AASLD）和欧洲肝病研究协会（European Association for the Study of the Liver，EASL）最新肝癌治疗指南，对于既往接受过系统治疗的晚期肝癌患者，免疫治疗也可以作为一种有效的治疗手段（Villanueva，2019）。2017 年 9 月 23 日美国 FDA 批准了纳武利尤单抗（nivolumab）可以作为肝癌的二线用药，标志着肝癌治疗正式进入免疫治疗时代。

一、肝癌微环境中的免疫抑制机制

免疫治疗可以增强机体对肿瘤的免疫排斥能力，从而抑制和杀伤肿瘤细胞，降低肿瘤复发和转移的能力（Mittal et al.，2014）。但由于肝脏的特殊结构，即门静脉系统及肝窦常接触外来的抗原，从而使肝脏处于免疫抑制（耐受）微环境，虽然保护了肝脏免受外来抗原引起的自身的免疫损伤，但是该微环境也容易造成肝癌细胞逃逸人体免疫系统的杀伤。人体具有多种免疫效应机制能够靶向肝癌细胞从而激发机体对癌细胞的免疫应答，目前主要有免疫检查点抑制剂、细胞免疫治疗、细胞因子及肿瘤疫苗等。目前用于肝癌临床治疗的免疫治疗的主要药物为 ICI，其在非小细胞肺癌、黑色素瘤、膀胱癌、肾癌等临床试验中已经取得了较好的效果（Havel et al.，2019）。但是针对肝癌的临床试验研究相对较少（Liu et al.，2019）。本节就肝癌相关的免疫检查点抑制剂临床研究进展进行综述。

二、免疫检查点抑制剂

美国 FDA 批准上市的 CTLA-4 单抗有伊匹木单抗（ipilimumab），PD-1、PD-L1 单抗有纳武利尤单抗（nivolumab）、帕博利珠单抗（pembrolizumab）、阿替利珠单抗（atezolizumab）、阿维鲁单抗（avelumab）、度伐利尤单抗（durvalumab）。目前，我国 NMPA 批准上市的单抗除纳武利尤单抗、帕博利珠单抗外，还有卡瑞利珠单抗（camrelizumab）和信迪利单抗。

1. 抗 PD-1 抗体

（1）CheckMate-040 研究：本研究纳入了 262 例肝功能 Child-Pugh 评级为 A～B7 晚期肝癌患者，其中有 48 例患者首先入组剂量爬坡试验，其中 12 例出现 3 级及以上 irAE，包括 AST、ALT、淀粉酶升高等，但总体安全可耐受，最终确定治疗剂量为 3mg/kg（El-Khoueiry et al.，2017）。然后 214 例晚期肝癌患者继续入组剂量扩大试验，根据是否对索拉非尼耐药、是否有病毒感染分成四个亚组：未接受索拉非尼治疗且无病毒感染者组；索拉非尼耐药且无病毒感染组；索拉非尼耐药且 HBV 感染者组；索拉非尼耐药且 HCV 感染者组。对于 HBV 携带者需要同时接受规范的抗病毒治疗。研究表明，晚期肝癌患者接受纳武利尤单抗治疗的中位 PFS 为 4.0（2.9～5.4）个月，中位 OS 尚未达到研究终点，ORR 为 20%，DCR 为 64%，其中有 22% 的肝癌患者肿瘤负荷下降超过 30%；约一半的患者因为 PD 后期中断了治疗，低于 SHARP 研究中患者索拉非尼治疗中断的比例为 76%。研究结果提示纳武利尤单抗较索拉非尼对治疗晚期肝癌具有更好的疗效，同时具有更低的不良反应率。基于该研究结果，2017 年 9 月 23 日美国 FDA 批准纳武利尤单抗上市作为肝癌的二线用药，用于索拉非尼治疗失败的晚期肝癌患者，标志着肝癌治疗正式进入免疫治疗时代。

（2）CheckMate-459 研究：CheckMate-459 是一项全球、随机、多中心、Ⅲ期临床试验，评估纳武利尤单抗对比索拉非尼用于一线治疗不可切除的肝癌患者的疗效。研究纳入 726 例晚期肝癌患者，按 1∶1 的比例随机接受纳武利尤单抗或索拉非尼治疗，直至出现 PD 或出现了无法接受的 AE（Sangro et al., 2016）。主要研究终点为 OS，次要研究终点包括 ORR、PFS，以及不同 PD-L1 表达状态与疗效的关系。结果显示，本研究并未达到主要终点，纳武利尤单抗治疗组 OS 与索拉非尼治疗组相比没有统计学差异（P=0.0752）。但从临床试验结果分析来看，与目前晚期肝癌一线用药索拉非尼相比，使用纳武利尤单抗治疗的肝癌患者 OS 改善趋势明显。

（3）Keynote-224 研究：该研究是在全球 10 个国家的 47 个大型医疗中心进行的一项非随机、多中心的 Ⅱ 期临床试验（NCT02702414）（Zhu et al., 2018），纳入既往接受过索拉非尼治疗后出现不耐受或治疗后出现 PD 的晚期肝癌患者（n=104）。帕博利珠单抗每 3 周 200mg，持续 2 年，直到出现 PD 或者出现了不可接受的 AE、患者要求退出或研究人员做出退出试验。研究的主要终点为 ORR。结果显示：ORR 为 17%（n=18，95%CI，11～26），其中 1 例（1%）达到 CR，17 例（16%）达到 PR；46 例（44%）SD，34 例（33%）PD，6 名（6%）患者被认为是不可评估的。约有 76 例患者（73%）发生 irAE，其中 16 例（15%）发生严重 irAE；25 例患者（24%）发生了 3 级 irAE；最常见的 irAE 包括天冬氨酸转氨酶浓度升高（7%）、丙氨酸转氨酶浓度升高（4%）、疲劳（4%）。研究中没有出现病毒爆发的报道，但有 3 例患者发生了免疫介导型肝炎。因此，从上述研究结果来看，对于既往接受过索拉非尼治疗失败的晚期肝癌患者，使用帕博利珠单抗治疗是安全有效的。鉴于上述研究数据，2018 年 11 月 9 日美国 FDA 加速批准了帕博利珠单抗作为晚期肝癌的二线用药，用于索拉非尼治疗失败的晚期肝癌患者。

（4）Keynote-240 研究：KEYNOTE-240 是一项全球随机、安慰剂对照的 Ⅲ 期研究（NCT02702401），在经系统治疗无效的晚期肝癌患者中对比帕博利珠单抗治疗和最佳支持治疗，以进一步验证帕博利珠单抗的疗效（Finn et al., 2019）。研究共纳入了 413 例经索拉非尼治疗后 PD 或不能耐受的晚期肝癌患者，以 2∶1 比例随机进行帕博利珠单抗 200mg（n=278）或安慰剂治疗（n=135），每 3 周为一个周期。研究结果表明，与安慰剂组相比，帕博利珠单抗组延长了 3 个月的中位 OS（13.9 个月 vs 10.6 个月；HR=0.78；单侧 P=0.0238），两组中位 PFS 分别为 3.0 个月和 2.8 个月（HR=0.718；单侧 P=0.0022），ORR 分别为 18.3% 和 4.4%（P=0.000 07）。安全性评估方面，试验中并没有出现 HBV 或 HCV 肝炎突发病例，药物安全性方面与既往帕博利珠单抗研究结果类似。事实上，帕博利珠单抗 Ⅲ 期临床试验主要结果与 KEYNOTE-224 研究大体一致。与安慰剂组相比，虽然帕博利珠单抗组的 PFS 和 OS 都有一定程度的改善，但遗憾的是都没有达到预期目标。该研究结果在会议上公布后也引起了极大震动。KEYNOTE-240 研究的设计中存在一些问题，研究者对药物的治疗效果期望值过高（PFS 的 HR 预设是 0.60，OS 是 0.65）。另外，相对于其他类似研究，本研究的入组的样本量较小，最终只有 413 例患者入组。其次，KEYNOTE-240 研究中设立了 PFS 和 OS 两个共同主要终点，虽然双终点的研究设计存在一定的优势，但是也有不可避免的弊端，往往会顾此失彼。研究者寄希望其中一个终点能达到预期，但遗憾的是，两个研究终点都未达到预期。对于研究中 α 值的分配、P 值的设定等也都不太理想，最终不可避免地导致了研究失败。

（5）SHR-1210 研究：SHR-1210 是由我国恒瑞医药公司开展的一项前瞻性、多中心、随机对照 Ⅱ 期研究，评估采用卡瑞利珠单抗治疗既往接受索拉非尼或以奥沙利铂为主的治疗失败或不耐受的晚期肝癌患者的安全性和有效性（Qin et al., 2018）。最终入组患者分别接受卡瑞利珠单抗 3mg/kg，每 2 周或每 3 周一次的治疗。本研究的主要终点为 ORR 和 6 个月的 OS，次要研究终点包括 DCR、TTP、PFS、OS 及安全性等。2018 年 9 月 20 日，在 CSCO 学术年会上公布了初步结果。研究入组的受试者中 94.9% 的患者为 BCLC C 期，83.9% 的患者伴随 HBV 感染率，81.6% 的患者存在肝外转移，51.2% 的患者 AFP≥400ng/ml。卡瑞利珠单抗显示出了与其他二线治疗药物类似的疗效，ORR 分别为 15.1% 和 17%，6 个月总生存率分别为 76.3% 和 77.9%，且数据结果提示 2 周给药方案与 3 周给药在疗效与安全性上无明显差异。在安全性方面，卡瑞利珠单抗的不良反应发生率与二线标准治疗药物相当。

（6）信迪利单抗：2020 年 ASCO 公布了信迪利单抗联合 IBI305（贝伐珠单抗生物类似物）治疗晚期 HCC 的 Ⅰb 期研究（NCT04072679）的初步数据。该研究旨在评估两药联合在晚期 HCC 受试者中的安全性和有效性。研究分为剂量递增和剂量扩展两个部分。剂量递增阶段，受试者按照入组顺序，分别接受信迪利单抗（200mg Q3W）联合贝伐珠单抗（7.5mg/kg Q3W，低剂量组）或贝伐珠单抗（15mg/kg Q3W，高剂量组）；完成剂量递增研究后进入剂量扩展阶段。截至 2020 年 1 月 7 日，该研究共纳入 50 例患者，其中低剂量组 29 例、高剂量组 21 例；低剂量组与高剂量组的 ORR 分别为 24.1%（95%CI，10.3%～43.5%）和 33.3%（95%CI，13.3%～59.0%），6 个月 PFS 率分别为 60.5%（95%CI，36.1%～78.0%）与 75.8%（95%CI，47.3%～90.2%），两组的中位 PFS 尚未达到。研究整体安全性良好，治疗相关不良事件大多为 1～2 级，最常见为高血压（28%）和发热（26%）；≥3 级的 TRAE 发生率仅为 12%（Zhang et al., 2020）。ORIENT-32 研究是一项评估信迪利单抗联合贝伐珠单抗（IBI305）对比索拉非尼一线治疗晚期 HCC 有效性和安全性的随机对照、开放、多中心Ⅲ期临床研究（NCT03794440）。2020 年 ESMO Asia 大会上公布了该研究的阳性结果（Ren et al., 2020）。共纳入 571 例中国晚期 HCC 患者并按 2∶1 随机分配至信迪利单抗（200mg Q3W）联合贝伐珠单抗组（15mg/kg Q3W）组（n=380）或索拉非尼（400mg BID）组（n=191）。主要研究终点为 OS 和 PFS。预设的期中分析显示，联合治疗组较索拉非尼组显著延长 OS 和 PFS，中位 OS 分别为尚未达到和 10.4 个月，死亡风险下降 43%（HR=0.57, 95%CI, 0.43～0.75），中位 PFS 分别为 4.6 个月和 2.8 个月，疾病进展风险下降 43%（HR=0.57, 95%CI, 0.46～0.70）。在所有亚组中，信迪利单抗联合贝伐珠单抗组的 OS 和 PFS 获益呈现了一致。与索拉非尼组相比，信迪利单抗联合贝伐珠单抗组的 ORR 显著提升（20.5% vs 4.1%，P<0.0001）。安全性分析表明，两组 3～4 级的治疗相关 AE 发生率类似（33.7% vs 35.7%），整体耐受性良好。基于这项研究，NMPA 已正式受理信迪利单抗联合贝伐珠单抗治疗一线肝癌的新适应证上市申请。

2. 抗 PD-L1 抗体 目前用于肝癌治疗的抗 PD-L1 抗体主要有阿替利珠单抗、度伐利尤单抗、度伐利尤单抗。其中阿维鲁单抗药治疗、阿替利珠单抗联合 codrituzumab、度伐利尤单抗联合曲美母单抗都正在进行Ⅰ期或Ⅱ期的研究（Kelley et al., 2017）。度伐利尤单抗联合曲美母单抗治疗包括肝癌在内实体肿瘤的Ⅰ/Ⅱ期临床研究结果，ORR 为 10%，中位 PFS 为 2.7 个月，中位 OS 为 13.2 个月。但是在此项研究中，有 80% 的患者发生了 irAE，其中 3/4 级为 20%。根据目前公布的研究结果，抗 PD-L1 抗体还处于临床研究阶段，尚不能作为肝癌治疗的主要药物，其有效性和安全性还有待于进一步大型临床研究证实。

3. CTLA-4 阻断剂 最近报道了一项关于曲美母单抗治疗合并 HCV 相关性肝硬化的晚期肝癌患者的Ⅱ期研究，结果令人满意（Sangro et al., 2013）。该研究由 21 例肿瘤负荷高和肝功能受损的患者组成（巴塞罗那临床肝癌 C 期患者占 57%，Child-Pugh B 患者占 43%，门静脉侵犯患者占 29%，并且 29% 的患者 AFP 水平高于 400IU/ml）。结果显示，在 17 例可评估的患者中，3 例（17.6%）达到 PR，10 例（58.8%）SD，DCR 为 76.4%，大约 1/3 的患者临床获益>12 个月，中位 TTP 为 6.48 个月，中位 OS 为 8.2 个月。同时，曲美母单抗药物也展现出较好的安全性，接受曲美母单抗治疗的大多数患者的 HCV 病毒载量也逐渐降低。表明曲美母单抗具有抗肿瘤的作用，同时也具有抗病毒作用，并且其免疫检查点阻断作用对于因病毒感染引起 HCC 的患者是更加有效的，或许伴有乙型或丙型病毒性肝炎的肝癌患者更能从该药受益。

三、免疫治疗联合其他治疗

1. 联合局部治疗 由于肝脏局部免疫耐受微环境限制了免疫检查点抑制剂的疗效，临床中用于治疗肝癌的 ORR 并不高，缓解时间也缺乏持续性。通过与直接杀伤肿瘤的治疗方式联合，有助于改善肝癌组织的免疫微环境，增加肿瘤抗原的免疫原性，从而增加协同抗肿瘤效果（Patel et al., 2018）。例如，RFA 在直接杀伤肿瘤细胞的同时可释放肿瘤相关抗原，且肿瘤组织中局部浸润淋巴细胞增多、外周血树突状细胞激活，将提高抗肿瘤的免疫反应。最近的一项临床研究，在经肝动脉栓塞化疗或射频消融治疗后的晚期肝癌患者中联合使用 CTLA-4 抗体曲美母单抗作为辅助治疗，患者的肿瘤局部缩小率为 26%，中位 TTP 和 OS 分别为 7.4 个月和 12.3 个月（Duffy et al.，2017）。这种联合治疗方式增加了未治疗部位病灶中 $CD3^+$ 细胞和 $CD8^+$ 细胞的数量，称为远隔效应。这些研究也证明了免疫检查点抑制剂抗 PD-1、抗 PD-L1 和抗 CTLA-4 抗体可以与局部治疗联合，或作为根治术后的辅助治疗。

2. 联合靶向治疗　近年来，免疫检查点抑制剂联合治疗的有效性引起了学者们的关注，分子靶向药物和免疫检查点抑制剂的联合使用可以解除免疫抑制环境（Hato et al.，2014；Tiegs et al.，2010）。据报道，目前用于肝癌治疗的索拉非尼和其他多激酶抑制剂可通过调节多种类型的免疫细胞及肿瘤微环境来促进抗肿瘤的免疫反应（Chen et al.，2014）。

贝伐珠单抗联合阿替利珠单抗的 Ib 临床试验发现，73 例晚期肝癌受试者 ORR 为 32%，1 例为 CR，22 例达到 PR，此外 33 例 SD，DCR 达到 77%，患者的 mPFS 为 14.9 个月，而 mOS 未达到预期研究终点（Stein et al.，2018）。IMbrave150（NCT03434379）是一项全球、开放标签、Ⅲ期临床试验，纳入先前未接受全身治疗的不能切除的肝癌患者（$n=501$），以 2：1 的比例随机分配接受阿替利珠单抗加贝伐珠单抗（$n=336$）或索拉非尼（$n=165$）治疗，直到出现不可接受的毒性反应或丧失临床疗效为止。主要研究终点是 OS 和 PFS。阿替利珠单抗联合贝伐珠单抗组与索拉非尼组相比死亡的风险比为 0.58（95%CI，0.42～0.79；$P<0.001$）；12 个月时 OS 率分别为 67.2%（95% CI，61.3%～73.1%）和 54.6%

（95% CI，45.2%～64.0%）。中位 PFS 分别为 6.8 个月（95% CI，5.7～8.3 个月）和 4.3 个月（95% CI，4.0～5.6 个月）。两组 3 级或 4 级不良事件发生率分别为 56.5% 和 55.1%。基于以上结果，美国 FDA 于 2020 年 5 月批准阿替利珠单抗联合贝伐珠单抗用于先前未接受过系统治疗的不可切除或转移性 HCC 患者（Finn et al.，2020）。另外一项晚期肝癌受试者的 Ib 期临床试验（$n=26$）采用帕博利珠单抗与乐伐替尼联合治疗，ORR 为 26.9%（Ikeda et al.，2018）。此外，SHR-1210 联合阿帕替尼（apatinib）的 I 期临床试验发现，接受联合用药组（$n=16$）8 例达到 PR，ORR 也达到 50%，且未发生不可耐受的不良反应（Xu et al.，2019）。多药联合治疗的初步结果提示免疫治疗药物联合抗血管生成药具有抵抗肿瘤形成的作用，这也是未来肿瘤治疗领域的一个重要研究方向。

3. 双重免疫治疗　PD-1/PD-L1、CTLA-4 抑制剂联合治疗在晚期黑色素瘤中的成功，也推动了在其他癌种的联合应用（Wolchok et al.，2013）。度伐利尤单抗联合曲美母单抗治疗晚期肝癌患者的 I 期临床试验发现，联合用药组患者的 ORR 为 25%，单药组 ORR 为 17%，初步结果提示两药联合在晚期肝癌治疗中有良好的应用前景（Kudo，2017）。

综上所述，目前免疫治疗晚期肝癌患者的总体有效率约为 20%。随着更多Ⅱ/Ⅲ期临床试验的开展（表 10-1），更多联合的治疗方式的应用，ORR 将有望进一步得到突破。相对于传统靶向治疗和系统化疗，免疫治疗对肝脏的损伤等显著减小，具有更好的疗效、更少的不良反应，也让人们对肝癌免疫治疗充满期待。

表 10-1　正在进行的Ⅱ/Ⅲ期免疫检查点抑制剂相关临床试验

药物名称	研究名称	临床试验编号	研究阶段	申办者	入组患者
纳武利尤单抗	CheckMate 9DX	NCT03383458	Ⅲ期	百时美施贵宝	肝切除或消融后高复发风险肝癌
帕博利珠单抗	Keynote 394	NCT03062358	Ⅲ期	默沙东	亚洲经治晚期肝细胞癌
帕博利珠单抗	Keynote 937	NCT03867084	Ⅲ期	默沙东	肝切除或消融后高复发风险肝癌
度伐利尤单抗+曲美母单抗	HIMALAYA	NCT02519348	Ⅱ期	阿斯利康	不可切除肝细胞癌一线治疗
阿替利珠单珠	IMbrave150	NCT03434379	Ⅲ期	罗氏公司	不可切除或转移性肝细胞癌一线治疗
SHR-1210	SHR-1210	NCT02989922	Ⅱ期	江苏恒瑞	亚洲经治晚期肝细胞癌
替雷利珠单抗	BGB-A317	NCT03412773	Ⅲ期	百济神州	不可切除或转移性肝细胞癌患者一线、二线治疗
JS001	JUNPITER 04	NCT03859128	Ⅱ/Ⅲ期	君实	肝切除术后高复发风险肝癌

四、免疫疗效预测指标

从目前的研究来看，并不是每个肝癌患者都能从免疫治疗中获益。因此，开发灵敏、高效的生物学预测指标，有助于筛选更适合免疫治疗肝癌患者。这将重新定义免疫治疗在肝癌治疗中的地位，并有望开创肝癌免疫治疗新局面（Havel et al.，2019）。有研究指出对比治疗前后基因变化情况可以为免疫的疗效和肿瘤预后预测提供指导；治疗后肿瘤组织中 PD-L1 表达的下降，同时也能够反映在 ctDNA 中，可以作为肿瘤免疫治疗反应、生存期等的预测指标（Anagnostou et al.，2019；Lee et al.，2017），检测 CTC 中 PD-L1 表达量也可以预测 PD-1 疗效（Xu et al.，2019）。此外，肿瘤组织中的 TMB 同样可以预测 PD-1 疗效，TMB 高的患者可以从免疫疗法中获益更多（Chalmers et al.，2017）。同时，免疫超进展患者通常存在 *MDM2*、*MDM4*、*EGFR* 等基因扩增，提示这些基因可能与疾病暴发进展相关，是预测免疫疗效的潜在负相关因子（Kato et al.，2017）。MSI、MSI-H 与错配修复基因缺陷可以作为 PD-1 抑制剂疗效的正相关因子。寻找免疫治疗的"优势人群"和免疫治疗效果的生物标志物，对于指导肿瘤的免疫治疗非常重要（Mehnert et al.，2017；Sia et al.，2017）。

五、小　　结

尽管免疫治疗被认为是能够彻底治愈肿瘤的希望所在，并在某些实体瘤的治疗上展现了极为显著的疗效；然而，在肝癌的免疫治疗方面，至今仍未见突破性的疗效，用于肝癌免疫治疗药物的疗效仍然有限，主要是由于肝脏组织所特有的免疫抑制状态和未有理想的相关抗原靶点。在深入开展肝癌免疫治疗及相关研究过程中，考虑到免疫系统在肝癌发生、发展中所起的特殊作用，需要更好地揭示机体对于肝癌的免疫调控机制，开展更多免疫耐受机制的研究，开发新型肝癌特异性抗原靶点，推动肝癌疫苗、特异性免疫疗法的发展，进行临床转化研究。

随着新的免疫治疗手段和联合治疗策略不断增多，如何选择肝癌患者最适合的治疗方式已成为迫切需要解决的问题。PD-L1 的表达水平、TMB 和 MSI 等生物学指标对免疫检查点抑制剂疗效的预测

价值，提供了指导治疗方案选择的理论依据。为了进一步提高免疫疗法的疗效，需要关注以下几点：①多种方式联合治疗。包括免疫治疗与传统手术、局部治疗、分子靶向药物的联合，以及不同免疫疗法之间的联合。②个体化精准定制。分子生物学的发展，带动了肝癌免疫检测点及免疫相关基因的检测与免疫治疗方案的个体化定制。③肝癌特异性抗原的识别、肿瘤疫苗、整合嵌合抗原受体基因修饰的免疫细胞等特异性免疫疗法的进一步发展将为治疗提供更多选择。④重视肿瘤免疫微环境状态。改变肿瘤免疫逃逸状态，重新恢复炎症-抗炎平衡。

对于早期肝癌而言，手术治疗仍为目前主要治疗方式，手术后患者的 5 年总生存率可达到＞70%（Shi et al.，2007；Shim et al.，2015）。对于中晚期肝癌患者，联合手术、介入、分子靶向治疗、化疗等综合治疗是目前主要的治疗方式（Di Marco et al.，2013；Kudo，2018）。免疫治疗作为一种具有极大潜力的治疗方式，有希望成为治疗晚期肝癌的一种有效手段，从而弥补分子靶向药物在肝癌治疗领域的局限性；或者，作为肝癌根治性治疗后的一种辅助治疗，在降低术后复发转移中发挥不可替代的作用，进而改变传统的肝癌治疗方式。

（张永法）

编 者 简 介

张永法，肿瘤学博士，主治医师。毕业于中山大学，现就职于复旦大学附属肿瘤医院肝脏外科，擅长肝胆系统恶性肿瘤及转移性肝癌的腹腔镜手术切除、射频消融、PD1 免疫治疗、靶向治疗、全身化疗等综合治疗。近三年以第一或共同第一作者发表 SCI 论文 15 篇。入选 2018 年度上海市科学技术委员会"青年科技英才扬帆计划"；目前作为项目负责人主持参与多项国家级及省部级课题基金。研究成果在 2016 年 Lancet-CAMS 会议上做壁报展示；2017 年度中山大学附属肿瘤医院获得"中心优秀青年抗癌医学科学奖"等多项荣誉。现任上海市抗癌协会肝胆肿瘤综合治疗委员会委员等。

第十一章

胰　腺　癌

第一节　流行病学及分子生物学特点

一、流行病学特点

胰腺癌是一种恶性程度极高、预后极差的消化道恶性肿瘤，胰腺癌主要类型包括胰腺导管腺癌（pancreatic ductal adenocarcinoma，PDAC）（90%）和胰腺内分泌癌（<5%）（Kloppel et al.，2001）。由于其早期症状不明显，多数患者首诊时已是晚期并失去了手术根治的机会，胰腺癌致死率极高，总体 5 年生存率约 5%。只有约 20%的胰腺癌患者初诊时有手术切除的机会，即便是根治性手术切除后，极易早期复发转移的特性使其 5 年生存率亦不足 25%（Kamisawa et al.，2016）。根据 GLOBOCAN 的数据，2018 年胰腺癌在全球范围内新发 458 918 例，死亡 432 242 例（占癌症总死亡例数的 4.5%），发病率在所有恶性肿瘤中排第 14 位，死亡率在所有恶性肿瘤中排第 7 位。胰腺癌的发病率有明显的地域差异，并且与当地的经济发展水平呈正相关，发达国家的发病率比发展中国家高出 3~4 倍，发病率最高的国家和地区包括欧洲、北美和大洋洲（澳大利亚及新西兰），而在非洲、印度及东南亚地区胰腺癌的发病率偏低（Bray et al.，2018）。美国癌症协会发布的数据显示，2019 年美国预计将新发胰腺癌 56 770 例，死亡 45 750 例，发病率在所有恶性肿瘤中排第 11 位，死亡率在所有恶性肿瘤中排第 4 位（Siegel et al.，2019）。也有学者估计胰腺癌将在 2030 年左右成为美国所有恶性肿瘤中排名

第二位的癌症致死原因（Rahib et al.，2014）。中国有着占世界近 1/5 的人口，并且随着近年来经济的发展和国民物质生活水平的提高，我国胰腺癌的发病率呈逐年上升趋势。国家癌症中心 2018 年发布的 2003~2013 年居民癌症数据显示，所有登记的 659 732 例恶性肿瘤患者中，胰腺癌有 17 823 例，发病率在所有恶性肿瘤中位列第 10 位，其中在男性患者中排第 8 位，在女性患者中排第 11 位；死亡率在所有恶性肿瘤中位居第 5 位（Zeng et al.，2018）。

胰腺癌的发病原因错综复杂，其具体发病机制尚不明确，就可能的发病原因和诱因而言，先天基因和后天环境的因素起到了举足轻重的作用。许多流行病学研究表明，胰腺癌的发病可能与年龄、性别、血型、家族史和遗传史及种族有关。多种不良的生活习惯，如吸烟、酗酒、肥胖及饮食结构失衡等均是增加胰腺癌发病风险的相关因素。慢性胰腺炎、感染和肠道菌群失调也能增加胰腺癌发病的风险（Midha et al.，2016）。由于胰腺癌的早期症状不易发现，一级预防显得尤为重要，筛查并识别有高危因素者并予以定期随访可提高其早期诊断率。

二、分子生物学特点

长期以来，以形态学分类为基础的病理学诊断一直是胰腺癌诊断的金标准，并指导选择治疗方式。由于胰腺癌从组织学形态到生物学行为都具有高度异质性，传统的病理学形态诊断分类已不能满足临床上对于癌症精准治疗的要求。随着分子生物学研究水平的发展，胰腺癌的分子生物学特点以及基于不同分子生物学研究方法的胰腺癌分子分型越来越多地被国内外学者研究报道。随着分子生物

学研究技术水平的发展，人们对于胰腺癌分子生物学特点的认识也由既往基于单基因标志物水平演变至基因组学、转录组学及蛋白质组学水平。

早期研究者希望通过检测并鉴别单个驱动基因表达以寻找能够潜在指导胰腺癌分子分型及临床治疗的生物标志物，但既往报道多由于缺乏足够的特异性及灵敏性而最终未能应用于临床。2008年，Jones 等（2008）对 24 例胰腺导管腺癌患者组织中基因组外显子进行检测，并在另外 90 例胰腺癌样本中进行了外显子测序的验证，结果提示平均每例胰腺癌样本中发生了 63 个以点突变为主的基因突变，而这些突变涉及多达 12 条核心信号通路。在这些突变中就包括后来被公认为胰腺癌四大"驱动"基因的癌基因 KRAS（突变率＞90%），抑癌基因 CDKN2A、TP53 和 SMAD4（后三者突变率均＞50%），因此也被称作四大"高频驱动基因"。随着后续研究的深入，人们相继报道了其他一些基因的突变率，如 KDM6A、BCORL1、RBM10、MLL3（亦称 KMT2C）、ARID1A 和 TGFBR2 等，突变率为 5%～10%，其余基因平均突变率均＜1%（Dreyer et al.，2017）。尽管已有多种基于单基因突变选择的靶向药物，如克唑替尼靶向 ALK 阳性的晚期 NSCLC；依马替尼靶向 BCR-ABL 治疗慢性粒细胞白血病；达拉非尼靶向 BRAF V600 突变治疗不可切除或转移性黑色素瘤等。但由于相应治疗靶点在胰腺癌中突变率不高，其在胰腺癌中的疗效验证均未能取得阳性试验结果。以胰腺癌的高频驱动基因 KRAS 为例，虽然在多数胰腺癌细胞中呈现出异常活化的高表达状态，但目前尚无以突变型 KRAS 为靶点的有效靶向药物于胰腺癌中取得阳性试验结果。尽管针对 KRAS 上游信号分子 EGFR 的靶向药物厄洛替尼临床前验证可以显著抑制胰腺癌细胞的体内外增殖能力，并通过临床试验取得了阳性结果，且于2007 年获得美国 FDA 批准上市，但其在晚期胰腺癌中的实际疗效表现差强人意，并未广泛应用于临床（Ko，2015）。胰腺癌的其他高频驱动基因如抑癌基因 CDKN2A、TP53 和 SMAD4，常因发生突变而失活，目前亦未研发出明确有效的针对性的靶向治疗药物。

近年来，许多研究者开始从基因组学及转录组学水平对胰腺癌的分子生物学特征进行一系列探索。2011 年，Collisson 等（2011）通过将原发切除未经系统治疗的胰腺癌患者的肿瘤组织的上皮成分进行显微切割，并分析全基因组 mRNA 表达谱数据，根据分析结果将胰腺癌分为 3 种亚型：①经典型：高表达转录因子 GATA6、细胞黏附和上皮细胞标志基因；②类间质型：高表达间质细胞相关基因；③外分泌样型：高表达肿瘤细胞来源的消化酶基因。生存分析提示类间质型胰腺癌预后明显较另外两者差，且多因素分析结果提示此种亚型分类方法是影响患者预后的独立因素。众所周知，胰腺癌的一个重要的病理组织学特征是结缔组织的异常增生，致密的间质成分可超过癌组织的 70%，参与胰腺癌的肿瘤微环境并调控其恶性表型（Neesse et al.，2019）。可见，单纯将组织中的肿瘤成分行显微切割进行基因表达谱研究可能不能全面反映胰腺癌的恶性程度。Moffitt 等（2015）通过非负矩阵分解的方法分析了 206 例未经系统治疗的胰腺癌组织（145 例原发性肿瘤和 61 例转移性肿瘤）、88 例癌旁组织和 46 例正常的胰腺癌组织的表达谱数据，最终将胰腺癌分为经典型和基底样型两类。与此同时，胰腺癌间质可分为普通型和活化型两类。生存分析显示，基底样型胰腺癌和间质活化型胰腺癌患者预后较差，基底样型胰腺癌患者可明显从新辅助治疗中获益，间质的活化可影响患者整体疗效。2015 年，Waddell 等报道了基于对基因组学分析总结出的胰腺癌的分子生物学特点，通过 100 例胰腺癌组织标本的全基因组测序及基因拷贝数变异的检测结果，将胰腺癌分为 4 种不同的亚型：①稳定型：约占 20%，每个基因组存在＜50 个结构变异；②散布型：约占 30%，每个基因组存在 50～200 个结构变异；③局部重排型：约占 36%，少于 3 条染色体上聚集＞200 个结构变异；④不稳定型：约占14%，整个基因组中存在＞200 个结构变异。这种分类方式的潜在临床意义主要针对其中两种类型：局部重排型和不稳定型。对于局部重排型胰腺癌，如果存在局灶扩增的部分靶向基因，如 HER-2、CDK6 或 FGFR 等，则有可能应用相应的靶向药物改善患者预后；对于不稳定型胰腺癌，如果存在DNA 损伤应答缺陷，尤其是 DNA 损伤修复基因（BRCA1、BRCA2、PALB2 等）失活时，可能潜在会对铂类化疗药物及聚 ADP-核糖聚合酶（PARP）抑制剂敏感（Waddell et al.，2015）。2016 年，Bailey 等对 456 例胰腺癌标本进行了基因组学分析，从 KRAS

突变（92%）、G_1/S 细胞周期检查点异常（78%）及 *TGF-β* 异常活化（47%）等 10 条关键遗传信号通路中鉴别出了 32 个频发突变基因，进一步对基因活性进行深入分析并将胰腺癌分为了 4 种亚型：①鳞状细胞型：异质性高，常见于腺鳞癌，与 *TP53* 和 *KDM6A* 的突变、*TP63* 的高表达和 *WNT*、*EGFR* 信号通路的异常活化密切相关；②胰腺始祖细胞型：常见于起源于囊性肿瘤的胰腺癌，以特异性高表达 *PDX1*、*HNFS*、*FOXAS* 等胰腺发育相关基因为特征，大多参与调节脂肪酸氧化、类固醇激素生物合成、药物代谢和糖基化的基因呈显著表达上调状态；③免疫原性型：亦常见于起源于囊性肿瘤的胰腺癌，其特征为肿瘤组织中存在大量浸润的各种免疫细胞，一系列与免疫功能相关的基因呈高表达状态；④内外分泌异常分化型：常为腺泡细胞癌，表达胰腺发育、分化调控基因（*MODY*、*INS* 等）以及外分泌功能相关基因（*MIST1*、*NR5A2* 等）。生存分析提示以上 4 种分型的胰腺癌中，鳞状细胞型预后最差，患者中位生存时间仅有 13.3 个月；胰腺始祖细胞型和免疫原性型胰腺癌患者中位生存时间分别为 23.7 个月和 30 个月；内外分泌异常分化型患者中位生存时间为 25.6 个月（Bailey et al., 2016）。

一些学者也尝试通过蛋白质组学的分析方法来研究胰腺癌的分子生物学特征，指导胰腺癌的分子分型并寻找潜在的可能指导治疗策略选择的生物标志物。Humphrey 等（2016）通过免疫亲和耦连高分辨质谱技术分析了 36 种胰腺癌细胞系中蛋白质酪氨酸磷酸化谱的差异，并根据研究结果将胰腺癌细胞系分为 3 种类型。结果显示，不同亚型在多种信号传导网络中的表现各不相同，其中第 3 类亚型多种受体酪氨酸激酶磷酸化水平升高，可能成为预测 *EGFR* 靶向治疗潜在的生物标志物。但此类研究结果尚不能与现行基因组学及转录组学水平的研究结果达成一致，其临床应用价值仍待探讨。

总而言之，近年来国内外学者尝试通过不同的研究方法探讨胰腺癌的分子生物学特征取得了较多突破，然而目前尚无一种明确的分子分型理论被广泛认可并应用于临床实践。由于胰腺癌的具体发病机制尚不明确，且肿瘤本身异质性较高，肿瘤在不同的发展阶段也可能存在着不同的分子生物学特征，有关胰腺癌分子生物学特征的研究仍需进一步深入，并且需要更大样本量的验证才可能较好地应用于临床实践来指导治疗方式的选择及预后的判断。

（鹿　语）

编者简介

鹿语，毕业于复旦大学上海医学院，获肿瘤学博士学位，师从胰腺外科专家虞先濬教授。主要研究方向为胰腺癌的分子分型及侵袭转移机制。发表 SCI 论文 6 篇，总 IF 20 分。参与多项国际多中心药物临床试验的注册研究。2015 年 8 月获第十八届国际胰腺病学会年会暨第九届中国抗癌协会胰腺癌委员会年会"青年研究者奖"。2016 年 7 月获中国抗癌协会胰腺癌专业委员会"年度杰出青年医师奖"。2018 年 3 月获共青团中央第二届中国青年好网民评选活动"优秀故事奖"，同年入围 CSCO "35 under 35"全国优秀青年肿瘤医生风采大赛全国 100 强。2018 年 6 月起于百济神州生物科技有限公司任临床研发医师，负责多个抗肿瘤新药的临床研发工作。

第二节　靶向治疗药物及临床试验进展

近年来，胰腺癌靶向治疗领域临床研究方兴未艾，如厄洛替尼、贝伐珠单抗、西妥昔单抗、曲妥珠单抗、小分子抑制剂舒尼替尼、索拉非尼和 PARP 抑制剂奥拉帕利等，相对于其他实体肿瘤，如肺癌、结直肠癌，其获得阳性结果的临床研究比较少，目前仅有晚期胰腺癌一线治疗的 NCICTG 和维持治疗的 POLO 研究获得成功。

先来看看诸多失败的研究。CALGB 80303 研究是一项探讨贝伐珠单抗联合吉西他滨治疗晚期胰腺癌患者疗效与安全性的Ⅲ期临床试验，共纳入 602 例晚期胰腺癌患者，结果发现，与安慰剂组相比，吉西他滨联合贝伐珠单抗组的中位 OS（5.8 个月 vs 5.9 个月，$P=0.95$）和中位 PFS（3.8 个月 vs 2.9 个月，$P=0.075$）均无显著差别，而且 AE 明显增加（高血压：10% vs 3%，$P<0.001$；蛋白尿：5% vs 1%，$P=0.002$）（Kindler et al., 2010）。

同年报道的西妥昔单抗也遭遇滑铁卢。S0205研究入组了745例不可手术的局部晚期或转移性胰腺癌患者，按1:1比例随机分配至吉西他滨单药组或吉西他滨联合西妥昔单抗联合治疗组。结果发现，吉西他滨单药组和联合西妥昔单抗组的中位OS、PFS、TTF分别为5.9个月 vs 6.3个月（HR=1.06，$P=0.23$）、3.0个月 vs 3.4个月（HR=1.07，$P=0.18$）、1.8个月 vs 2.3个月（HR=1.21，$P=0.006$），未达到主要研究终点。两组在部分缓解率和药物毒性方面亦无显著性差异，而且西妥昔单抗还增加了皮疹的发生率（2级和3级皮疹的发生率分别为48%和8%）。在该试验中，有92%的患者免疫组化检测EGFR是阳性；但EGFR阳性的患者，在吉西他滨单药组和吉西他滨联合西妥昔单抗组的中位OS均是6个月，无统计学差异（HR=0.98，$P=0.42$）。S0205是一项关于靶向抑制EGFR通路治疗晚期胰腺癌样本量最大的随机对照Ⅲ期临床研究，结果不禁令人失望。两组OS、PFS和ORR均未能获得统计学差异，尽管延长了TTF近2周的时间，但目前FDA不推荐将TTF作为药物获批的主要研究终点（Philip et al., 2010）。

同样令人沮丧的还有索拉非尼。前期临床研究证实吉西他滨联合索拉非尼治疗进展期胰腺癌患者的耐受性良好，有效率高。BAYPAN是一项随机、双盲、对照、多中心的Ⅲ期临床试验，旨在比较和明确吉西他滨单药与吉西他滨联合索拉非尼在局部进展和晚期胰腺癌患者中的疗效和安全性，研究纳入104例患者并按1:1比例随机分配接受吉西他滨或吉西他滨联合索拉非尼治疗，主要研究终点是PFS。结果显示：两组中位PFS无显著性差异（5.7个月 vs 3.8个月，$P=0.902$），中位OS也相似（9.2个月 vs 8.0个月，$P=0.231$），整体有效率相近（19% vs 23%），吉西他滨基础上联用索拉非尼未能进一步提高疗效，未获得阳性结果（Goncalves et al., 2012）。

45%的胰腺癌患者过表达HER-2。2012年开展了一项旨在探讨曲妥珠单抗联合卡培他滨治疗HER-2过表达胰腺癌患者的疗效与安全性的多中心Ⅱ期研究，结果显示，中位OS为6.9个月，12周的无进展生存率为23.5%，与标准化疗方案的数据相比较没有生存优势（Harder et al., 2012）。

相对令人鼓舞的消息首次出现在厄洛替尼的研究结果。2007年，厄洛替尼联合吉西他滨与吉西他滨单药组的前瞻性临床研究（NCICTG）证实联合用药可显著改善无法手术切除的局部晚期或远处转移胰腺癌患者的生存期（Moore et al., 2007）。该研究将569例患者按1:1比例随机分为吉西他滨/厄洛替尼（100或150mg/d，口服）治疗组或吉西他滨/安慰剂治疗组。研究的主要终点为总生存率。意向性人群分析显示，厄洛替尼联合吉西他滨组的中位OS（6.24个月 vs 5.91个月，$P=0.038$）、1年生存率（23% vs 17%，$P=0.023$）和中位PFS（3.75个月 vs 3.55个月，$P=0.004$）均明显优于对照组。由于150mg/d组有高达48%的患者减量，厄洛替尼的推荐剂量为100mg/d。虽然具有统计学显著差异，但较对照组而言，仅有0.2个月的无进展时间和0.3个月的总生存时间延长，尽管为各大指南推荐，但并未得到医生的深度认可，并未在临床广泛应用。

另外，CONKO-005是一项探讨厄洛替尼辅助治疗胰腺导管腺癌术后有效性的Ⅲ期临床研究，这一多中心研究主要在德国进行，患者按1:1比例随机分成两组：吉西他滨联合厄洛替尼（100mg，1次/日）组（联合组）和吉西他滨单药（1000mg/m²，D1、D8、D15，每4周重复）组，共6个周期，主要研究终点为DFS，预设值为联合组可将中位DFS从14个月提高到18个月。共436例经R0切除的胰腺导管腺癌术后患者入组。中位随访54个月，联合组和对照组患者的复发率分别是80.8%（177/219）和84.8%（184/217）；中位DFS分别是11.4个月（95%CI，9.8～12.9个月）和11.4个月（95%CI，9.6～13.2个月），无统计学差异（HR=0.94，95%CI，0.76～1.15；$P=0.26$）。对219例联合组患者的亚组分析显示，治疗相关的皮疹发生程度与患者的DFS无明显相关性：0～1度皮疹和2～4度皮疹患者的中位DFS分别为12.1个月（95%CI，8.6～15.6个月）和11.0个月（95%CI，8.7～13.4个月），$P=0.71$；中位OS分别为24.0个月（95%CI，19.9～28.2个月）和25.9个月（95%CI，20.6～31.3个月），$P=0.99$。结果发现：与吉西他滨单药相比较，吉西他滨联合厄洛替尼，并未改善患者的无病生存时间（Sinn et al., 2017）。

2019年美国ASCO会议上，POLO（LBA4）研究结果重磅公布，与安慰剂比较，PARP抑制剂奥拉帕利维持治疗将无进展生存时间延长了1倍，结果振奋人心。该研究主要探讨一线含铂类药物化疗后未进展、携带 *gBRCA* 突变的转移性胰腺癌（mPDAC）患者中 PARP 抑制剂奥拉帕利维持治疗的疗效。研究总共筛选了 3315 例患者，151 例患者最终成功入组接受治疗，其中奥拉帕利组 90 例，安慰剂组 61 例。奥拉帕利维持治疗组和安慰剂对照组中位 PFS 分别为 7.4 个月和 3.8 个月（HR=0.53，95%CI，0.35～0.82；*P*=0.004），显著延长了中位 PFS，疾病进展风险降低了 47%。经历 1 年的随访后，接受奥拉帕利治疗的患者仍有 33.7%没有出现 PD，而安慰剂组仅有 14.5%未进展；随访 2 年，奥拉帕利组患者仍有 22.1%无 PD，而安慰组仅为 9.6%。奥拉帕利和安慰剂组的 3/4 级不良反应率分别为 40%和 23%。奥拉帕利组常见的 AE 有疲劳（60%）、恶心（45%）、腹痛（29%）、腹泻（29%）等（Golan et al., 2019）。基于该项研究结果，2019 年 12 月 30 号美国 FDA 批准奥拉帕利上市用于接受含铂一线化疗方案治疗至少 16 周且病情无进展、携带 *gBRCA* 突变的成人转移性胰腺癌的维持治疗。

gBRCA 突变胰腺癌患者占总人群的 4%～7%，虽然潜在获益人群不大，但是 POLO 研究创造了胰腺癌领域的两项 "第一"。首先，它通过 *gBRCA* 突变来筛选患者，是第一项以生物标志物驱动的胰腺癌临床研究；其次，它是目前胰腺癌维持治疗领域取得成功的第一项 III 期研究。

胰腺癌被誉为 "癌中之王"，从 20 世纪 70 年代起，外科手术范围的扩大和手术方式的改进并未明显延长胰腺癌患者的生存，这一希望寄托在精准药物治疗。我们相信，随着临床前研究和转化研究的大量开展，会有越来越多的靶向药物临床试验获得阳性结果，应用到临床，改善患者预后，让胰腺癌摆脱 "癌王" 的困境。

（张慧卿）

编者简介

张慧卿，主任医师，硕士研究生导师，江西省百千万人才工程人选，江西省杰出青年人才，江西省卫生健康突出贡献中青年专家，美国 M.D.安德森癌症中心访问学者。擅长胃肠道肿瘤，尤其是胰腺癌、胃癌和大肠癌的内科诊治和临床研究。主持或参与国家高技术研究发展计划（"863" 计划）、国家自然科学基金等课题 15 项，以第一或通讯作者在国内外杂志发表学术论文 20 篇，授权国家专利 1 项；以第一完成人获 2017 年江西省科技进步奖二等奖，2013 年中华医学会肿瘤学分会学术年会优秀论文奖。担任中国抗癌协会第一届青年理事会理事、中华医学会肿瘤学分会青年委员会委员、中国临床肿瘤学会（CSCO）青年专家委员会委员、江西省抗癌协会肿瘤靶向治疗专业委员会青年委员会主任委员、江西省整合医学学会肿瘤分子靶向专业委员会副主任委员、江西省医学会肿瘤学分会青年委员会秘书、江西省抗癌协会肿瘤精准治疗专业委员会常委、江西省抗癌协会胰腺癌专业委员会委员、江西省抗癌协会胃癌专业委员会委员、《中华肿瘤防治杂志》青年编委等。

第三节 免疫治疗药物及临床试验进展

胰腺导管腺癌是目前恶性程度最高的肿瘤之一。由于发病隐匿、进展迅猛，胰腺癌诊断时分期常较晚，大部分失去手术机会的胰腺癌患者的治疗主要依赖于以 5-FU 和吉西他滨为基础的全身化疗。尽管近年来在不同方案和辅助治疗、新辅助治疗方面的探索带来了临床获益，但胰腺癌全身系统治疗的选择依然捉襟见肘。

随着对肿瘤免疫治疗研究的深入，近年来免疫治疗在多种实体肿瘤中均获得了较好的治疗效果，尤其以 PD-1、PD-L1 和 CTLA4 为代表的免疫检查点抑制剂治疗成为了临床研究的热点。胰腺癌免疫治疗研究开展较早，遗憾的是没有获得理想的结果。第一个单药免疫检查点抑制剂治疗 PDAC 的 II 期研究，伊匹木单抗治疗局部晚期或转移性胰腺癌并未显示出疗效（Flaherty et al., 2010）。PD-1 抗体在多中心 I 期研究中，黑色素瘤、卵巢癌、非小细胞肺癌和肾细胞癌有不同程度的客观缓解率和持续反应，但 14 例转移性 PDAC 患者均无反应（Brahmer et al., 2012）。这可能与胰腺癌特殊的微环境，包括大量间质的产生和新生抗原的低表达有关，随着大部分单药免疫治疗的失败，胰腺癌的免疫治疗走向了联合治疗的方向，在未来或许能显示出一定的治疗效果。

一、胰腺癌免疫治疗的困境

胰腺癌被认为是免疫治疗中的"冷肿瘤"，一方面是由于胰腺癌瘤组织中富含大量间质成分，同时 T 细胞浸润远少于其他肿瘤；另一方面是其 TMB 较低。

（一）胰腺癌免疫抑制微环境

1. 大量间质成分 活化的胰腺星状细胞（pancreatic stellate cell，PSC）能够抑制肿瘤细胞凋亡，促进肿瘤细胞生长、增殖；肿瘤相关成纤维细胞（CAF）分泌大量细胞外基质蛋白，形成大量紧密的基质成分（包括胶原蛋白，Ⅰ、Ⅲ型纤维连接蛋白，透明质酸等），形成乏血管、乏氧供的微环境，阻隔了抗肿瘤药物的同时也阻隔了 CD8$^+$ T 细胞、NK 细胞等效应细胞浸润，成为免疫抑制微环境的第一道门槛。

2. 异常状态的免疫细胞 CD4$^+$ T、CD8$^+$ T 细胞、NK 细胞和 DC 细胞均较少，而发挥免疫抑制作用的 Treg、MDSC 和 TAM 则大量存在。

3. 可溶性的免疫抑制因子 在胰腺癌肿瘤微环境中还存在着大量可溶性免疫抑制因子，是肿瘤细胞逃避免疫监视重要的机制之一。例如，TGF-β 能够抑制效应 T 细胞的活化、增殖，诱导 CD4$^+$ T 细胞向 Th2 型细胞分化，促进成纤维细胞的生长和肿瘤外基质的形成。IL-10（主要由 Treg 细胞、TAM 产生）能够抑制 APC 的抗原提呈作用和效应 T 细胞的功能。IDO 能够催化效应 T 细胞活化过程中所必需的色氨酸分解成犬尿氨酸，从而抑制效应 T 细胞的活化。除以上免疫抑制因子外，由活化的成纤维细胞分泌的 IL-1、IL-13 及 IL-23 可促进 CD4$^+$ T 细胞向 Th2 或 Th17 辅助型 T 细胞转化，CCL5、CCL2 和 CCL17 可招募单核细胞和 Treg 细胞向肿瘤部位聚集。

总体来说，胰腺癌微环境通过活化的基质细胞产生大量细胞外基质在胰腺癌细胞周围形成纤维基质层，阻碍了效应 T 细胞及 NK 细胞向肿瘤内浸润。免疫抑制细胞 Treg、MDSC 及 TAM 通过分泌免疫抑制因子，表达免疫抑制配体抑制效应 T 细胞及 NK 细胞功能，导致免疫效应细胞处于数量与功能失衡状态，形成了胰腺癌独特的免疫抑制肿瘤微环境。

（二）低肿瘤突变负荷

肿瘤突变负荷（TMB）定义为肿瘤基因每个编码区的突变总数，通常高 TMB 的患者表现为 MSI-H，对免疫治疗敏感性更高。PDAC 的突变负荷较低，全外显子测序显示 TMB 中位数为 1.8 个突变/兆碱基（Mb），只有 1% 的患者 TMB＞20 个突变/Mb（Yarchoan et al.，2017）。与免疫治疗效果较好的黑色素瘤、肺癌和膀胱癌相比表现为低肿瘤突变负荷（均超过 10 个突变/Mb）。尽管 PDAC 具相对较低的 TMB，但证据表明一些候选新抗原在胰腺癌细胞和微环境细胞中表达，且表达新抗原数量多的患者生存期显著延长，针对这些特殊抗原为靶点的治疗值得进一步研究。

免疫抑制微环境和低肿瘤突变负荷的结合，使 PDAC 对免疫治疗具有特殊的抵抗性，但同时针对这些特点的相应的治疗靶点，也提示了潜在的疗效。

二、免疫治疗药物及临床研究进展

（一）免疫检查点抑制剂：联合治疗

免疫检查点是调节系统性免疫稳态与耐受的信号通路，胰腺癌肿瘤细胞通过过表达免疫抑制性配体，如 B7-1、B7-2 及 PD-L1，与 T 细胞表面抑制性受体 CTLA-4、PD-1 结合后抑制效应 T 细胞活性，逃避免疫监视。免疫检查点阻断治疗是通过靶向阻断免疫调节分子逆转免疫抑制信号，进而增强抗肿瘤免疫反应的免疫疗法。

前文提及免疫检查点抑制剂单药治疗最初在胰腺癌中遇冷，此后多项临床研究验证了单药治疗未能带来客观缓解及改善胰腺癌患者的生存。两种免疫检查点抑制剂联合应用，也仅显示出有限的治疗效果。其中研究双免疫检查点抑制剂联合的临床研究中，度伐利尤单抗与曲美母单抗联合二线治疗转移性 PDAC 的研究（NCT0258894），与单用度伐利尤单抗相比，联用并未改善患者生存（中位 OS 为 3.1 个月 vs 3.6 个月，n=65）；单用度伐利尤单抗组无客观缓解，接受联合疗法组 ORR 为 3.1%（1/32）（O'Reilly et al.，2019）。

许多其他新的免疫靶点也被认为可以与检查点抑制剂相结合，如 CXCR2 或 IL-10 信号通路。

CXCR2 参与中性粒细胞的招募、迁移和肿瘤细胞的增殖。在 PDAC 中，肿瘤边缘 CXCR2 信号与不良预后有关。目前正在评估一项 I b/ II 期临床研究试验探讨化疗（白蛋白紫杉醇和吉西他滨）或 CXCR2 抑制剂（AZD5069）联合治疗转移性胰腺癌患者的疗效（NCT0283477）。IL-10 主要由 M2 型巨噬细胞、Treg 和 Th2 细胞分泌，IL-10 水平升高与各种癌症不良预后有关。AM0010（聚乙二醇化重组人 IL-10）的 I 期研究显示其可作为人体实体瘤中的免疫激活细胞因子，降低患者血清 TGF-β 水平。目前，AM0010 与化疗或抗 PD-1 抗体联合的临床试验（NCT0209449）正在进行中。

（二）其他免疫治疗与化疗的联合

蒽环类、吉西他滨和奥沙利铂等化疗药物可以招募和诱导 DC 激活、触发肿瘤特异性抗原释放及诱导 Treg 抑制，为化疗联合免疫治疗提供了理论基础。

这一策略早期在一些小样本中进行了剂量递增研究，通常与单药吉西他滨联合使用。除 CTLA-4 和 PD-1/PD-L 检查点阻滞外，一些新的免疫靶点如激动剂抗体靶向 CD40、C-C 趋化因子受体 2 型（CCR2）抑制剂、吲哚胺吡咯 2，3-双加氧酶（IDO）等也在探索中。PDAC 小鼠模型证实 CD40 激动剂可提高化疗效果。小样本（$n=22$）临床试验中，吉西他滨与 CD40 激动剂联合组中位 OS 为 8.4 个月，ORR 为 19%，优于吉西他滨单药治疗组（Beatty et al., 2013）。CCR2 作为 CCL2 受体可参与微环境中招募免疫抑制性肿瘤相关巨噬细胞。临床前研究表明，抑制 CSF1 受体（CSF1R）或 CCR2 可减少胰腺癌起始细胞数量，提高化疗效果。CSF1R 抑制可上调 PD-L1 和 CTLA-4 表达，与免疫检查点抑制剂起协同作用。IDO 将抗原提呈细胞从免疫原性转化为耐受性、产生抑制性细胞因子和激活 Treg。Indoximod（IDO 抑制剂）联合吉西他滨/白蛋白紫杉醇临床试验（NCT02077881）的中期分析显示 ORR 为 46.2%。传统化疗药物与免疫治疗的联合正成为未来临床治疗的一种趋势，探索新型的免疫联合方案与最佳联合剂量是未来主要的研究方向，免疫治疗联合化疗的毒性反应还有待进一步观察。

（三）免疫治疗联合靶向间质治疗

根据胰腺癌丰富的间质和复杂的微环境采取靶向间质治疗以期重塑或者重组基质微环境的方案获得了临床前研究的支持。透明质酸（HA）在胰腺癌细胞外基质中含量丰富并且与预后相关。II 期 HALO 202 临床研究采用聚乙二醇化重组人透明质酸酶 PEGPH20 与吉西他滨和白蛋白紫杉醇联合作为转移性胰腺癌一线治疗，结果显示 34% 的患者 HA 高表达（超过 50% 的 HA 肿瘤表面染色），联合治疗组的 PFS 显著提高，尤其对于 HA 高表达患者的改善更大；ORR 为 45% vs 31%，OS 为 11.5 个月 vs 8.5 个月（Hingorani et al., 2018）。目前正在进行 III 期研究（NCT 02715804）。

由于 HA 的存在阻止了单克隆抗体和 NK 细胞的浸润，因此 PEGPH20 联合免疫治疗被认为可以提高抗 PD-L1 和 PD-1 抗体的治疗效果，PEGPH20 与帕博利珠单抗联合的 I b 期研究（NCT 02563548）正在进行中，将来可能在胰腺癌中展开探索。另一项剂量递增的 VCN-01（腺病毒编码人 PH20）与吉西他滨/nab 白蛋白紫杉醇联合的 I 期临床研究（NCT02045602）正在招募包括胰腺导管腺癌在内的晚期实体瘤患者。

此外，对于一些治疗靶点包括局灶性黏附激酶、CXCR4/基质衍生因子-1 信号途径等的研究目前正处在临床前与临床研究阶段。

（四）免疫疫苗的联合使用

胰腺癌主动免疫治疗，主要包括肽疫苗和全肿瘤疫苗。在肽疫苗中，其抗肿瘤免疫激活是通过具有潜在免疫原性的特异性预定抗原产生的；全肿瘤疫苗则是通过提高 T 细胞对肿瘤细胞识别的敏感性来达到治疗效果。在候选抗原中，目前研究较多的抗原靶点包括间皮素、Mucin-1、Wilms 瘤基因 1、癌胚抗原和突变的 *KRAS* 等，但目前距离临床应用还有一段路要走。

目前研究最多的主要是全肿瘤疫苗，包括自体 GVAX 疫苗和异体肿瘤疫苗。GVAX 疫苗是指人粒细胞巨噬细胞集落刺激因子（granulocyte-macrophage colony-stimulating factor, GM-CSF）基因修饰的肿瘤细胞疫苗（GM-CSF gene modified tumor vaccine, GVAX）。改造后的 GM-CSF 可在人体内释放 GM-CSF，靶向多种抗原。一项 II 期临床研究显示，以 GVAX 疫苗和 5-FU 为基础的辅助治疗在胰腺癌中能够获益，患者中位 DFS 为 17.3 个月，中位 OS

为 24.8 个月（Lutz et al., 2011）。同时，临床前研究显示接种 GVAX 疫苗的胰腺癌患者比未接种免疫疫苗的患者更适合同时接受免疫检查点抑制剂治疗，一项 I b 期试验（$n=30$）表明，伊匹木单抗与 GVAX 疫苗联合治疗转移性胰腺癌，患者的 1 年生存率由单独治疗组的 7%提高至 27%。中位 OS 由 3.6 个月提高至 5.7 个月。

GVAX 疫苗也能联合其他肿瘤疫苗使用，CRS-207 疫苗是一种经改造的李斯特菌，可刺激机体产生抗间皮素免疫应答，而 PDAC 细胞高表达间皮素蛋白。一项 II 期研究（$n=90$）比较了 GVAX/环磷酰胺联合 CRS-207 治疗转移性 PDAC 患者的疗效，结果 OS 延长至 9.7 个月（$P=0.02$）。然而在一项更大规模的随机 II b 期研究（$n=303$）中，GVAX/环磷酰胺/ CRS-207 与 CRS-207 单用或化疗相比，未能达到改善 OS 的目的（Ebert et al., 2016）。

Algenpantucel-L 是另一同种异体全细胞疫苗，由照射的人胰腺癌细胞株（hapa-1 和 hapa-2）通过基因工程改造而获得。II 期研究（Hardacre et al., 2013）中 70 名患者接受了吉西他滨和基于 5-FU 的放化疗及 Algenpantucel-L（平均 12 剂，范围为 1～14）的治疗。中位随访 21 个月后，其 12 个月 DFS 为 62%，而 12 个月总生存率为 86%。进一步结果有待其 III 期研究（NCT 01072981）。

疫苗研究的早期结果表明，单剂疫苗方法不太可能成功地克服 PDAC 中的免疫抑制水平。正在进行的各种检查点抑制剂/疫苗组合的研究吸引了该领域的关注。

（五）细胞过继免疫疗法

嵌合抗原受体（CAR）是 CAR-T 疗法的核心组成部分，是决定免疫对癌症疫苗反应性的最重要因素。经遗传基因改造以表达嵌合抗原受体的 T 细胞（CAR-T 细胞）也已作为胰腺癌的疗法之一。在实体肿瘤细胞上过表达但在正常细胞上有限表达或无表达的抗原可能是分子治疗的靶标。胰腺癌呈现多种肿瘤特异性抗原，如癌胚抗原、间皮素、HER-2 和 MUC-1。

MUC-1 在正常情况下主要表达于多种组织、器官中上皮细胞近管腔或腺腔面，呈顶端表达，极性分布，但在肿瘤组织中异常表达，表达量增高，极性丧失，结构改变。以 MUC-1 上的 TN/STN 糖蛋白表型为靶点的 CAR-T 细胞在临床前研究中显示出疗效，对 42 例无法切除或复发的胰腺癌患者采用过继免疫治疗联合吉西他滨，采用 MUC1-DC 联合 MUC1-CTL 的方案获得了 1 例 CR（2.4%），22 例达到了 SD（52.4%），DCR 为 61.9%，且未报告严重毒性反应（Shindo et al., 2014）。一项在 MUC1 阳性的晚期实体瘤（包括 PDAC）患者中进行的 I / II 期临床研究（NCT02587689）目前正在患者招募中。另几项针对 MUC1 的 CAR-NK 细胞免疫治疗也正在进行中（NCT02465983、NCT02349724）。同时，针对 PDAC 正在研究的 CAR-T 淋巴细胞的其他靶点还包括间皮素（NCT02465983、NCT01897415）和癌胚抗原（NCT02349724）（表 11-1）。

表 11-1 胰腺癌抗 PD-1/PD-L 免疫治疗临床研究

类别	编号	方案设计
PD-1/PD-L1	NCT02362048	帕博利珠单抗（anti-PD-1）+ ACP-196
	NCT02432963	帕博利珠单抗（anti-PD-1）+ Vaccinia virus（p53 载体）
	NCT02713529	帕博利珠单抗（anti-PD-1）+ AMG820（anti-CSF-1R）
	NCT02826486	帕博利珠单抗（anti-PD-1）+ BL-8040（CXCR4 拮抗剂）
	NCT03095781	帕博利珠单抗（anti-PD-1）+ XL888（hsp90 抑制剂）
	NCT03168139	帕博利珠单抗（anti-PD-1）+ Olaptesed（anti-CXCL12）
	NCT03331562	帕博利珠单抗（anti-PD-1）+ Paricalcitol（维生素 D 类似物）
	NCT03634332	帕博利珠单抗（anti-PD-1）+ PEGPH20（聚乙二醇透明质酸酶）
	NCT03723915	帕博利珠单抗（anti-PD-1）+ Pelareorep（溶瘤呼肠病毒）
	NCT03727880	帕博利珠单抗（anti-PD-1）+ Defactinib（FAK 抑制剂）
	NCT03250273	纳武利尤单抗（anti-PD-1）+ Entinostat（HDAC 抑制剂）
	NCT03214250	纳武利尤单抗（anti-PD-1）+ APX005M（CD40 agonist）+ AG 方案

续表

类别	编号	方案设计
PD-1/PD-L1	NCT03080974	纳武利尤单抗（anti-PD-1）+IRE
	NCT03496662	纳武利尤单抗（anti-PD-1）+BMS-813160（CCR2/CCR5 拮抗剂）+ 化学治疗
	NCT02526017	纳武利尤单抗（anti-PD-1）+ 卡比利珠单抗（cabiralizumab）（anti-CSF-1R）
	NCT02754726	纳武利尤单抗（anti-PD-1）+ 帕立骨化醇（paricalcitol）（维生素 D 类似物）+化学治疗
	NCT03098550	纳武利尤单抗（anti-PD-1）+ 达雷木单抗（daratumumab）（anti-CD38）
	NCT03245541	度伐利尤单抗（anti-PD-L1）+ 放射治疗
	NCT02734160	度伐利尤单抗（anti-PD-L1）+Galunisertib（TGF-β 抑制剂）
	NCT03257761	度伐利尤单抗（anti-PD-L1）+Guadecitabine（DNA 甲基转移酶抑制剂）
	NCT03490760	度伐利尤单抗（anti-PD-L1）+ 放射治疗
	NCT03611556	Oleclumab（anti-CD73）+度伐利尤单抗（anti-PD-L1）+ 化学治疗

过继免疫治疗和过继性 T 淋巴细胞治疗的临床应用目前还在探索阶段，其本身的治疗效果在胰腺癌中也存在诸多限制，如 CAR-T 细胞向肿瘤内浸润就受到胰腺癌致密纤维间质的限制，同时其本身也存在一定的时效性；此外，CAR-T 治疗靶向抗原在正常组织的低水平表达及相关毒性反应、细胞因子释放综合征的风险等都是临床面临的问题。因此，选择正确的 CAR-T 治疗方案以及最有效和最安全的抗原将是最重要的。

三、小　结

由于胰腺癌特殊的免疫抑制微环境和致密的间质成分，单一的免疫治疗疗效并不理想，包括免疫检查点抑制剂、肿瘤疫苗、细胞过继治疗都因为低的 T 细胞浸润、过多的免疫抑制细胞、致密的纤维间质等原因无法发挥疗效，因此深刻理解胰腺癌免疫微环境的特点及其对免疫治疗的影响，将不同的纠正免疫抑制微环境的策略联合或与常规放化疗联合应用，或能为胰腺癌免疫治疗带来巨大转机。目前免疫检查点抑制剂联合放化疗或肿瘤疫苗等在临床研究中表现出一定的疗效，在今后的免疫

药物临床研究中更应关注胰腺癌肿瘤微环境的特点，可以通过联合靶向胰腺癌间质成分，增加效应 T 细胞浸润；提高对 T 细胞的招募；靶向或抑制免疫抑制细胞，改变免疫抑制微环境等制订更加合理的免疫治疗策略，提高胰腺癌免疫治疗效果。

（毛铁波　崔玖洁）

编 者 简 介

崔玖洁，肿瘤学博士。毕业于上海交通大学，现就职于上海交通大学医学院附属仁济医院，擅长胰腺癌的综合诊疗。发表 SCI 论文 22 篇，总 IF 130 分。目前主要参与 6 项胰腺癌相关临床研究，主持国家自然基金 1 项，入选 2018 年上海市"医苑新星"青年医学人才培养项目。参与撰写《胰腺癌综合诊治中国专家共识》和《CSCO 胰腺癌诊疗指南》。担任 CSCO 青年专家委员会委员、上海市抗癌协会胰腺癌专业委员会委员、CSCO 肝癌专家委员会委员和上海市抗癌协会胰腺癌专业委员会多区域诊疗协作青年学组委员。

第十二章

肾　癌

第一节　流行病学及分子生物学特点

一、流行病学

根据 2018 年 GLOBOCAN 数据，全球肾癌年新发病例约 403 262 例，年死亡病例 175 098 例。美国 2020 年新发肾癌患者数量约 73 750 例，欧洲肾癌约占所有新发恶性肿瘤的 3.5%，年龄标化发病率约为 13.3/10 万，死亡率为 4.7/10 万。男性肾癌死亡率约为所有男性恶性肿瘤的 3.3%（年龄标化死亡率为 7.1/10 万），高于女性患者的死亡率（2.3%）（年龄标化死亡率为 4.7/10 万）（Bray et al., 2018；Siegel et al., 2020）。

肾癌相关高危因素

1. 肥胖　Macleod 等报道 BMI 指数与肾癌发病率息息相关（$\geqslant 35kg/m^2$ vs $<25kg/m^2$；HR=1.71，95%CI，1.06～2.79）（Bergstrom et al., 2001），体重增加 5kg，相应男性肾癌发病率升高 25%、女性升高约 35%（Macleod et al., 2013）。肥胖增加肾癌风险的具体分子机制还未明了，据推测肥胖可通过增加雄激素及雌激素释放，或者通过脂肪细胞释放的一些细胞因子促进肾癌发生。

2. 吸烟　一项纳入 24 项吸烟与肾癌发病率的 Meta 分析研究认为：对比不吸烟者，吸烟者肾癌患病率 RR 为 1.31（1.22～1.40），当前吸烟者 RR 为 1.36（1.19～1.56），既往吸烟者 RR 为 1.16（1.08～1.25）；相应人群肾癌死亡率约为 1.23（1.08～1.40）、1.37（1.19～1.59）及 1.02（0.90～1.15）（Cumberbatch et al., 2016）。

3. 遗传性因素　大部分肾细胞癌是散发性的，遗传性肾癌只占肾癌总数的 2%～4%，多以常染色体显性遗传方式在家族中遗传，由不同的遗传基因变异（包括癌基因和抑癌基因）造成。一级亲属患有肾癌则发病风险也相应增加（Clague et al., 2009）。

4. 高血压　一项 Meta 分析认为，高血压患者罹患肾癌的风险增加约 67%，血压升高 10mmHg 发病率相应升高 10%～22%（Hidayat et al., 2017）。高血压患者使用利尿剂，尤其是噻嗪类利尿剂及其他抗高血压药物的人群肾癌的 RR 为 1.4～2.0。但不清楚是高血压本身还是抗高血压药物导致肾癌发生，公认的是如能有效控制血压，肾癌的发病率会下降。

5. 肝脏及慢性肾病　终末期肾病患者肾癌发病率约为 4%，约为健康人群的 10 倍（Christensson et al., 2013；Lowrance et al., 2014），长期透析人群易罹患获得性肾囊肿性疾病，该类患者更容易进展为肾癌，且发病年龄更年轻。病毒性肝炎也是肾癌发生的独立危险因子之一（HR=1.80，95% CI，1.03～3.14）（Macleod et al., 2013）。

6. 泌尿系结石　一项 Meta 分析研究表明（Cheungpasitporn et al., 2015），男性泌尿系结石患者肾癌发病率风险明显升高（RR=1.41，95% CI，1.11～1.80），而女性患者发病率无明显差异（RR=1.13，95% CI，0.86～1.49）。

规律的体育锻炼与肾癌发病率负相关（RR=0.88，95%CI，0.79～0.97）（Behrens et al., 2013）。蔬菜水果摄入与肾癌发病率负相关（HR=0.97，95% CI，0.85～1.11）（Weikert et al., 2006）。其余如饮酒、职业暴露于石棉、三氯乙烯、多环芳香烃等都有可能增加罹患肾癌的风险。

二、分子生物学特点

肾细胞癌（renal cell carcinoma，RCC）是成人中最常见的肾癌类型，其中以透明细胞性肾细胞癌（clear cell renal cell carcinoma，ccRCC）最为常见，占所有病例的 70%～80%，其他的则统称为非透明细胞肾癌（non clear cell renal cell carcinoma，nccRCC），包括乳头状肾细胞癌、嫌色细胞癌、集合管癌等少见类型（Hsieh et al.，2017）。目前对于晚期肾癌的危险分层主要基于国际转移性肾细胞癌联合数据库（international mRCC database consortium，IMDC）的晚期肾癌预后评分（Heng et al.，2013），这一危险分层模型正逐步取代纪念斯隆-凯特琳癌症中心的 MSKCC 危险分层评分（Mekhail et al.，2005）。肾癌是一类异质性较高的恶性肿瘤，近年来对于肾癌形态学、免疫组化及基因组学的研究、结合流行病学对不同类型肾癌的临床治疗实践来看，理解肾癌从病理结合其独特的分子机制有助于临床医生认识及判断预后。

（一）透明细胞性肾细胞癌

ccRCC 常见染色体 3p 缺失及 3p25—p26 的 *VHL* 基因缺失，从而引起 *HIF* 基因上调，导致 *PDGF*、*VEGF*、*CaIX* 等基因过度表达，这是透明细胞型肾细胞癌分子靶向治疗的应用基础（Cancer Genome Atlas Research，2013）。

（二）乳头状肾细胞癌

乳头状肾细胞癌（papillary renal cell carcinoma，pRCC）占肾癌的 7%～14%，早前国内病理学界曾翻译成嗜色细胞癌。pRCC 患者在年龄、性别、男女发病率比例上与 ccRCC 大体相似（Giles et al.，2017）。遗传性 pRCC 可表现为癌灶出血及坏死，在微观病理上可分为两种亚型。染色体 Y 缺失及 7 号和（或）17 号染色质增加与 pRCC 发病息息相关。1 型 pRCC 以 *MET* 改变为主；2 型 pRCC 以 *CDKN2A* 沉默、*SETD2* 突变及 NFR-2 抗氧化分子通路激活为主要特征。2 型 pRCC 还可分为 3 个基因突变集束（C2a、C2b 及 C2c），其中 C2c 亚型的 pRCC 为 CpG 岛甲基化（CIMP）相关类型肿瘤，如合并 *FH* 基因突变提示预后不良；C2a 亚型的 pRCC 早期可表现为肿瘤进展；C2b 亚型的 pRCC 则表现为中晚期肿瘤进展及 *SETD2* 基因突变（Cancer Genome Atlas Research et al.，2016）。

（三）嫌色细胞癌

嫌色细胞癌（chromophobe renal cell carcinoma，cRCC）约占成人肾癌的 5%～7%，以 Birt-Hogg-Dube 综合征合并 *FLCN* 基因突变为特征（Davis et al.，2014）。cRCC 主要表现为染色体 1、2、6、10 及 17 号缺失，*TP53* 及 *PTEN* 在 cRCC 中突变发生率分别为 32%及 9%，而在转移性 cRCC 中则高达 58%和 24%（Casuscelli et al.，2017）。

（陆 立）

编 者 简 介

陆立，外科学博士，主治医师，美国科罗拉多大学医学院访问学者。毕业于中山大学，现就职于中山大学附属第六医院，目前专业方向为尿路恶性肿瘤微创治疗。发表 SCI 论文 15 篇，其中第一或共同第一作者或通讯作者累计 9 篇。目前主持广东省自然科学基金 2 项。

第二节　靶向治疗药物及临床试验进展

NCCN 指南（2020. V2）及 2019 年更新的 EAU 指南（Ljungberg et al.，2019）推荐：局限性肾癌（Ⅰ/Ⅱ期）首选外科治疗，且术后不需要行辅助药物治疗；局部进展性肾癌（Ⅲ期）以外科治疗为主，术后可以选择主动监测、参加临床试验或者选择抗血管生成药物辅助治疗；晚期或转移性肾癌（metastatic renal cell cancer，mRCC）（Ⅳ期）则需要接受以内科治疗为主的综合治疗。20 世纪 90 年代初开始至 2005 年抗血管生成的靶向治疗药物问世，临床上多采用细胞因子疗法如 IL-2、IFN-α 来治疗晚期肾癌。然而，大剂量的 IL-2 通常伴随较大的不良反应，患者耐受性差，而且取得的疗效并不令人满意。2005 年美国 FDA 批准索拉非尼获用于 mRCC 治疗后，晚期肾癌的治疗进入抗血管生成治疗时代，细胞因子治疗则慢慢退出历史舞台。其后，多种靶向 VEGFR 的 TKI（舒尼替尼、培唑帕尼、阿昔替尼、卡博替尼、索拉非尼、仑伐替尼），抑制血 VEGF 的单克隆抗体（贝伐珠单抗）及 mTOR 抑制剂（依维莫司、替西罗莫司等）成为晚期肾癌药物治疗的主要手段，可用于一线及二线选择（Hudes et al., 2007; Nargund et al., 2017; Thomas et al., 2006; Voss et al., 2014）。

一、透明细胞肾癌

（一）一线治疗

透明细胞肾癌最常见的是 *VHL* 基因突变，其突变位点为 3 号染色体（3p25—p26），作为一个肿瘤抑制基因可调控低氧诱导因子（hypoxia-inducible factor, HIF）的表达。VHL 结合 HIF-1α 及 HIF-2α，促进蛋白酶降解，在此过程中缺氧及异常 VHL 蛋白出现、HIF 降解不全可导致此信号通路异常。HIF 激活后可提高葡萄糖摄取，促进肿瘤新生血管生成，在此过程中 VEGF 及 PDGF 发挥了重要作用。目前 NCCN 推荐培唑帕尼、舒尼替尼、卡博替尼、阿昔替尼、替西罗莫司等作为透明细胞肾癌一线治疗药物（Choueiri et al., 2016, 2015; Motzer et al., 2016b, 2015a, 2008; Rini et al., 2011）。

1. 培唑帕尼　培唑帕尼（pazopanib）的靶点有 VEGFR、PDGFR、c-KIT。一项随机、双盲、安慰剂对照 III 期研究评估了培唑帕尼单药治疗初治和细胞因子预处理的晚期 RCC 患者的疗效和安全性（NCT00334282）。研究共纳入 435 例（其中初治 233 例，预处理 202 例）可测量的、局部进展和（或）转移性肾细胞癌（mRCC）患者，并按 2∶1 比例随机接受口服培唑帕尼或安慰剂治疗。主要研究终点为 PFS。次要研究终点包括 OS、ORR 和安全性。培唑帕尼组和安慰剂组中位 PFS 分别为 9.2 个月和 4.2 个月（HR=0.46, 95%CI, 0.34～0.62; P<0.0001）；在初治亚组中，两组中位 PFS 分别为 11.1 个月和 2.8 个月（HR=0.40, 95%CI, 0.27～0.60; P<0.0001）；预处理亚组中，两组中位 PFS 分别为 7.4 个月和 4.2 个月（HR=0.54, 95%CI, 0.35～0.84; P<0.001）。中位 OS 分别为 22.9 个月和 20.5 个月（HR=0.91, 95%CI, 0.71～1.16; P=0.224），无统计学差异。两组 ORR 分别为 30% 和 3%（P<0.001）。两组中位

DOR 分别为 7.4 个月和 3.8 个月。培唑帕尼最常见的不良事件（AE）为 1/2 级的腹泻（52%）、高血压（40%）、恶心（26%）、厌食（22%）和呕吐（21%）等。结论：与安慰剂相比，培唑帕尼在初治和细胞因子预处理的晚期/转移性 RCC 患者中能显著改善 PFS 和 ORR（Sternberg et al., 2010, 2013）。

2. 舒尼替尼　舒尼替尼（sunitinib）是一种针对多种受体的 TKI，靶点包括 PDGFR-α 和 PDGFR-β、VEGFR-1/2/3、c-KIT、FLT3、CSF-1R、RET。临床前资料提示舒尼替尼具有抗肿瘤活性，可能是抑制血管生成和抑制细胞增殖共同作用的结果。

一项国际多中心随机的 III 期临床试验比较了舒尼替尼和 α 干扰素（IFN-α）治疗晚期肾癌的疗效（NCT00098657 和 NCT00083889）。研究纳入 750 例初治晚期肾癌患者，随机分配接受舒尼替尼（50mg QD）或 IFN-α（9MU 每周 3 次）治疗。主要研究终点是 PFS，次要研究终点是 ORR、OS 及安全性。结果显示：舒尼替尼组和 IFN-α 组中位 PFS 分别为 11 个月（95%CI, 10～12 个月）和 5 个月（95%CI, 4～6 个月）（HR=0.42, 95%CI, 0.32～0.54; P<0.001）；两组中位 OS 分别为 26.4 个月（95%CI, 23.0～32.9 个月）和 21.8 个月（95%CI, 17.9～26.9 个月）（HR=0.821, 95%CI, 0.673～1.001; P=0.051）；舒尼替尼组 ORR 为 47%（95%CI, 42%～52%），其中有 11 例患者达到 CR，IFN-α 组 ORR 为 12%（95%CI, 9%～16%），其中有 4 例患者达到 CR（P<0.001）。舒尼替尼最常见 3 级 AE 包括高血压（12%）、疲劳（11%）、腹泻（9%）和手足综合征（9%）。结论：与 IFN-α 组相比，在转移性肾细胞癌的一线治疗中，舒尼替尼组生存显著获益（Motzer et al., 2009, 2007）。该项研究奠定了舒尼替尼在晚期肾癌治疗中的一线地位。

（1）S-TRAC 研究：S-TRAC 是一项随机、双盲、III 期临床试验（NCT00375674），旨在评价舒尼替尼辅助治疗术后复发高风险状态的肾细胞癌患者的疗效和安全性。试验共纳入 615 例患者，分别接受舒尼替尼（50mg QD）或安慰剂治疗 1 年或直到疾病复发、出现不可接受的毒性。主要研究终点是 DFS。次要研究终点包括 OS 和安全性。结果显示：舒尼替尼组和安慰剂组中位 DFS 分别为 6.8 年（95%CI, 5.8 年至未达到）和 5.6 年（95%CI,

3.8～66 年)（ HR=0.76, 95%CI, 0.59～0.98; P=0.03);
OS 数据尚未成熟。与安慰剂组相比, 舒尼替尼组
因 AE 导致的剂量减少（34.3% vs 2%), 以及剂量
中断（46.4% vs 13.2%) 和停药（28.1% vs 5.6%) 的
比例更高; 两组 3/4 级 AE 发生率分别为 48.4% vs
15.8%、12.1% vs 3.6%。结论: 舒尼替尼组有显著的
PFS 获益, 但相应毒性也较安慰剂组大（Ravaud et
al., 2016)。

（2）CARMENA 研究: CARMENA 是一项多中
心、开放标签、随机Ⅲ期临床试验（NCT00930033)。
研究共纳入 450 例 mccRCC 患者, 按 1∶1 比例随
机分配至手术后+舒尼替尼组（标准治疗）和单药
舒尼替尼组治疗。主要研究终点是 OS。结果显示:
中位随访时间 50.9 个月, 单药舒尼替尼组和手术后
+舒尼替尼组的中位 OS 分别为 18.4 个月（95%CI,
14.7～23.0 个月）和 13.9 个月（95%CI, 11.8～18.3
个月)（HR=0.89, 95%CI, 0.71～1.10); 两组 ORR
分别为 29.1% 和 27.4%。结论: 单用舒尼替尼治疗
转移性肾透明细胞癌并不比手术后+舒尼替尼的疗
效差（Mejean et al., 2018)。

（3）COMPARZ 研究: 前面的研究证实了培唑
帕尼和舒尼替尼均能改善晚期肾癌的 PFS,
COMPARZ 研究则是比较培唑帕尼和舒尼替尼作
为一线治疗的疗效和安全性的随机、Ⅲ期临床试验
（NCT00720941)。研究共纳入 1110 例晚期肾透明细
胞癌患者, 按 1∶1 比例随机分配接受培唑帕尼
（800mg QD, n=557) 或舒尼替尼（50mg QD, n=553)
治疗。主要研究终点为 PFS, 次要研究终点为 OS
和安全性。培唑帕尼组和舒尼替尼组中位 PFS 分别
为 10.5 个月（95%CI, 8.3～11.1 个月）和 10.2 个月
（95%CI, 8.3～11.1 个月)（HR=1.00, 95%CI, 0.86～
1.15)。两组中位 OS 分别为 28.4 个月（95%CI, 26.2～
35.6 个月）和 29.3 个月（95%CI, 25.3～32.5 个月）
（HR=0.91, 95%CI, 0.76～1.08; P=0.28)。培唑帕尼
组 ORR 为 33%, 其中 31%的患者达到 PR; 舒尼替尼
组为 29%, 其中 24%达到了 PR。两组 AE 为疲劳（55%
vs 63%)、手足综合征（29%比 50%) 和血小板减少
症（41% vs 78%)。结论: 培唑帕尼和舒尼替尼的疗
效相似, 但培唑帕尼不良反应更少（Motzer et al.,
2013)。

（4）PISCES 研究: PISCES 是一项双盲、多中
心、Ⅲb 期交叉临床试验（NCT01064310), 共纳入
169 例 mRCC 患者, 按 1∶1 比例随机分配接受培
唑帕尼 800mg QD 持续 10 周, 然后舒尼替尼 50mg/d
持续 10 周的治疗, 或按相反的顺序治疗。主要研
究终点是两个治疗期结束时通过问卷评估患者对
特定治疗的偏好。结果显示: 70%的患者更偏向于
培唑帕尼, 有 22%的患者选择了舒尼替尼, 剩下的
8%的患者没有选择（Escudier et al., 2014)。

3. 卡博替尼　卡博替尼（cabozantinib) 是针对
VEGR2MET 和 AXL 的口服强效小分子酪氨酸激酶
抑制剂, 是 mRCC 的标准二线治疗药物。CABOSUN
研究是一项多中心、随机Ⅱ期临床试验
（NCT01835158), 旨在评价卡博替尼对比舒尼替尼
作为 mRCC 患者的一线治疗的疗效。研究共纳入
157 例中等或低风险转移性肾细胞癌患者, 按 1∶1
比例随机分配接受卡博替尼（60mgQD, n=79) 或
舒尼替尼（50mg QD, n=78) 治疗。主要研究终点
是 PFS, 次要研究终点是 ORR、OS 和安全性。结
果显示: 与舒尼替尼相比, 卡博替尼显著改善了中
位 PFS（8.2 个月 vs 5.6 个月), 而且降低了 34%的
进展率或死亡率（HR=0.66, 95% CI, 0.46～0.95;
P=0.012)。卡博替尼和舒尼替尼的 ORR 分别为 33%
（95% CI, 23%～44%) 和 12%（95% CI, 5.4%～
21%)。两组 3 级、4 级 AE 分别为 67%和 68%, 包
括腹泻（10% vs 11%)、疲劳（6% vs 15%)、高血
压（28% vs 22%) 等。结论: 卡博替尼在 PFS 和
ORR 方面明显优于舒尼替尼（Choueiri et al., 2017)。

4. 阿昔替尼　阿昔替尼（axitinib) 的主要作用
靶点包括 VEGFR1/2/3、PDGFR、c-KIT 等。一项
随机、双盲、多中心Ⅱ期临床研究评价了阿昔替尼
在初治 mRCC 中的疗效和安全性（NCT00835978)。
研究共纳入 112 例初治 mRCC 患者并按 1∶1 比例
随机分配至阿昔替尼组（n=56, 5mg BID) 和安慰
剂组（n=56) 治疗。主要研究终点是 ORR。阿昔替
尼组和安慰剂组 ORR 分别为 54%（95%CI, 40%～
67%) 和 34%（95%CI, 22%～48%)（P=0.019)。
常见 3 级以上 AE 为高血压（18%)、腹泻（13%)
等。结论: 阿昔替尼在初治 mCCC 患者中表现出良
好的临床活性和安全性（Rini et al., 2013)。另外一项
随机、开放标签的Ⅲ期临床试验（NCT00920816) 比
较了阿昔替尼和索拉非尼一线治疗初治的 mccRCC
患者的疗效。共纳入 288 例 mccRCC 患者并按 2∶
1 比例随机分配接受阿昔替尼（n=192, 5mg BID)

和索拉非尼（ $n=96$ ，400mg BID）治疗。结果：两组中位 PFS 为 10.1 个月（95%CI，7.2～12.1 个月）和 6.5 个月（95%CI，4.7～8.3 个月）（HR=0.77，95%CI，0.56～1.05）。两组常见的不分级别的 AE 包括腹泻（50% vs 40%）、高血压（49% vs 29%）、体重下降（37% vs 24%）、食欲下降（29% vs 19%）；两组严重 AE 分别为（34% vs 25%）。结论：与索拉非尼相比，阿昔替尼并未显著改善 mccRCC 患者的 PFS（Hutson et al.，2013）。

5. 替西罗莫司 替西罗莫司（temsirolimus）是 mTOR 特异性抑制剂。ARCC 研究是一项多中心、随机、Ⅲ期临床试验（NCT00065468），旨在比较替西罗莫司和 α 干扰素在 mRCC 中的疗效。研究共纳入 626 例初治且预后差的 mRCC 患者，并按 1∶1∶1 比例随机分配至替西罗莫司+α 干扰素组（ $n=210$ ）、替西罗莫司单药组（ $n=209$ ）、α 干扰素单药组（ $n=207$ ）治疗。主要研究终点为 OS。替西罗莫司+α 干扰素、替西罗莫司单药、α 干扰素单药三组中位 OS 分别为 8.4 个月（95%CI，6.6～10.3 个月）、10.9 个月（95%CI，8.6～12.7 个月）、7.3 个月（95%CI，6.1～8.8 个月）；中位 PFS 分别为 3.7 个月（95%CI，2.9～4.4）个月、3.8 个月（95%CI，3.6～5.2 个月）、1.9 个月（95%CI，1.9～2.2 个月）；ORR 分别为 8.1%（95%CI，4.4%～11.8%）、8.6%（95%CI，4.8%～12.4%）、4.8%（95%CI，1.9%～7.8%）。与 α 干扰素单药相比，替西罗莫司单药能显著改善患者 OS（HR=0.73，95% CI，0.58～0.92；$P=0.008$ ）和 PFS（HR=0.96，95% CI，0.76～1.20；$P=0.70$ ，$P<0.001$ ），联合治疗组并不能改善生存期（Hudes et al.，2007）。

6. 贝伐珠单抗联合 α 干扰素

（1）AVOREN 研究：AVOREN 一项多中心、随机、双盲的Ⅲ期临床试验（BO17705E），旨在评价贝伐珠单抗联合干扰素 α-2a 在初治 mRCC 患者中的疗效。研究共纳入 641 例 mRCC 患者并按 1∶1 比例随机分配至贝伐珠单抗+干扰素 α-2a 组（ $n=325$ ）和安慰剂+干扰素 α-2a 组（ $n=316$ ）治疗。主要研究终点是 OS，次要研究终点是 PFS 和安全性。两组中位 PFS 分别为 10.2 个月和 5.4 个月（HR=0.63，95%CI，0.52～0.75；$P=0.0001$ ）；两组 ORR 分别为（30.6% vs 12.4%）；两组中位 OS 分别为 23.3 个月和 21.3 个月，无统计学差异。两组最

常见的 3 级以上 AE 是疲劳（12% vs 8%）和虚弱（10% vs 7%）。结论：与干扰素 α-2a 单独治疗相比，贝伐珠单抗联合干扰素 α-2a 作为 mRCC 的一线治疗可显著提高 PFS（Escudier et al.，2007b）。

（2）CALGB90206 研究：CALGB90206 是另外一项前瞻性、多中心、随机Ⅲ期研究（NCT00072046），也得到了与 AVOREN 研究相似的结果。研究纳入了 732 例初治 mccRCC 患者，按 1∶1 比例随机分配至贝伐珠单抗+α 干扰素组或 α 干扰素单药组治疗。主要研究终点是 OS，次要研究终点是 PFS、ORR 和安全性。结果显示：联合治疗组和单药组中位 PFS 分别为 8.5 个月（95%CI，7.5～9.7 个月）和 5.2 个月（95%CI，3.1～5.6 个月）（$P<0.0001$）；ORR 分别为 25.5%（95%CI，20.9%～30.6%）和 13.1%（95%CI，9.5%～17.3%）（$P<0.0001$）；中位 OS 分别为 18.3 个月（95%CI，16.5～22.5 个月）和 17.4 个月（95%CI，14.4～20.0 个月）（$P=0.097$）；在贝伐珠单抗+α 干扰素组中，治疗后发生和未发生≥2 级高血压的两组的 ORR 分别为 13.1%（95%CI，9.7%～16.7%）和 9.0%（95%CI，6.3%～18.9%）（$P=0.95$），中位 PFS 分别为 13.2 个月（95%CI，10.6～15.5 个月）和 8.0 个月（95%CI，5.9～8.6 个月）（$P<0.001$），中位 OS 分别为 41.6 个月（95%CI，26.3～55.1 个月）和 16.2 个月（95%CI，14.2～18.7 个月）（$P<0.001$）。结论：虽然贝伐珠单抗+α 干扰素一线治疗初治 mccRCC OS 未能达到统计学差异，但在 PFS 和 ORR 上显著获益，而且对于治疗后发生≥2 级高血压的患者在 PFS 和 OS 上均明显获益（Rini et al.，2010，2008）。2009 年，美国 FDA 基于 AVOREN 及 GALGB 研究结果批准贝伐发珠单抗联合 α 干扰素方案上市用于 mRCC，2010 年 2 月也在我国获批上市。值得注意的是，NCCN（2020 V.2）已经将贝伐珠单抗联合 α 干扰素移除一线治疗。

（二）二线治疗

1. 卡博替尼 上文提到 CABOSUN 研究奠定了卡博替尼在 mccRCC 中一线治疗的地位，而 METEOR 研究则是确定了卡博替尼在 mccRCC 中的二线治疗位置。METEOR 研究是一项开放标签、随机的Ⅲ期临床试验（NCT01865747），旨在评估卡博替尼和依维莫司在治疗曾接受 VEGFR 靶向治

疗后进展的 mRCC 中的疗效。研究共纳入 658 例 mRCC 患者并按 1∶1 比例随机分配接受卡博替尼（60mg QD）或依维莫司（10mg QD）治疗。主要研究终点为 PFS，次要研究终点为 OS 和 ORR。结果显示：卡博替尼组和依维莫司组的中位 PFS 分别为 7.4 个月（95%CI，5.6～9.1 个月）和 3.8 个月（95%CI，3.7～5.4 个月）（HR=0.58，95%CI，0.45～0.75；$P<0.0001$）；两组 ORR 分别为 21%和 5%（$P<0.0001$）；两组中位 OS 分别为 21.4 个月（95%CI，18.7 个月～NE）和 16.5 个月（95%CI，14.7～18.8 个月）（HR=0.66，95%CI，0.53～0.83；$P=0.000\,26$）。两组最常见的 3/4 级 AE 是高血压（15% vs 4%）、腹泻（13% vs 2%）、疲劳（11% vs 7%）等。结论：与依维莫司相比，卡博替尼能改善经 VEGFR 靶向治疗后进展的 mRCC 患者的 ORR、PFS、OS（Choueiri et al.，2015，2016）。

2. 阿昔替尼 AXIS 研究是一项多中心、随机Ⅲ期临床试验（NCT00678392），旨在评价阿昔替尼和索拉非尼在 mRCC 二线治疗中的疗效。研究纳入 723 例经一线治疗后（如舒尼替尼、替西罗莫司等）进展的 mRCC 患者，并按 1∶1 比例随机分配至阿昔替尼（$n=361$，5mg BID）组或索拉非尼（$n=362$，400mg BID）组治疗。主要研究终点是 PFS。结果显示：阿昔替尼组和索拉非尼组的中位 PFS 分别是 6.7 个月和 4.7 个月（HR=0.665，95%CI，0.544～0.812；$P<0.0001$）；中位 OS 分别为 20.1 个月（95%CI，16.7～23.4 个月）和 19.2 个月（95%CI，17.5～22.3 个月）（HR=0.969，95%CI，0.8～1.174，$P=0.37$）。阿西替尼组最常见的 AE 是腹泻、高血压和疲劳；索拉非尼组最常见的 AE 是腹泻、脱发等。结论：与索拉非尼相比，阿西替尼可显著延长 PFS（Hutson et al.，2013；Rini et al.，2011）。

3. 依维莫司 RECORD 1 研究是一项国际多中心、双盲、随机的Ⅲ期临床试验（NCT00410124），旨在评价依维莫司（everolimus）在经过 VEGF 靶向治疗后进展的 mRCC 中的疗效。研究共纳入 416 例 mRCC 患者并按 2∶1 比例随机分配至依维莫司组（$n=277$）或安慰剂组（$n=139$）治疗。主要研究终点为 PFS。结果显示：依维莫司组和安慰剂组中位 PFS 分别为 4.9 个月（95%CI，3.7～55 个月）和 1.9 个月（95%CI，1.8～1.9 个月）（HR=0.30，95%CI，0.22～0.40；$P<0.0001$）；中位 OS 分别为 14.8 个月和 14.4

个月（HR=0.87，$P=0.162$）。两组最常见 AE 包括口腔炎（40% vs 8%）、皮疹（25% vs 4%）、疲劳（20% vs 16%）。结论：与安慰剂相比，伊维莫司可改善 mRCC 患者的 PFS（Motzer et al.，2010，2008）。

RECORD-4 研究是一项开放标签、多中心的Ⅱ期临床试验（NCT01491672），纳入 134 例既往接受舒尼替尼（$n=58$）、其他抗 VEGF 药物（$n=62$，其中索拉非尼 23 例，贝伐珠单抗 16 例，培唑帕尼 13 例，Tivozanib 5 例，阿昔替尼 3 例，其他 2 例）、细胞因子（$n=14$）一线治疗后进展的 mRCC 患者，接受依维莫司（10mg/d）治疗直至 PD。主要研究终点为 PFS。结果显示：中位 PFS 为 7.8 个月（95%CI，5.7～11.0 个月）；在既往接受不同的药物治疗的亚组中，舒尼替尼组中位 PFS 是 5.7 个月（95%CI，3.7～11.3 个月）；其他抗 VEGF 治疗组中位 PFS 是 7.8 个月（95%CI，5.7～11.0 个月）；细胞因子组中位 PFS 是 12.9 个月（95%CI，2.6 个月～NE）。中位 OS 为 23.8 个月；在既往接受不同的药物治疗的亚组中，舒尼替尼组中位 OS 是 23.8 个月（95%CI，13.7 个月～NE）；其他抗 VEGF 治疗组中位 OS 是 17.2 个月（95%CI，11.9 个月～NE）；细胞因子组的中位 OS 尚未能评估。3/4 级 AE 发生率为 56%。结论：该研究证实了对于经一线舒尼替尼、其他抗 VEGF 或细胞因子治疗后的 mRCC 患者，依维莫司二线治疗能够获益（Motzer et al.，2016a）。

4. 仑伐替尼联合依维莫司 仑伐替尼（lenvatinib）是一个多靶点 TKI，靶点包括 VEGFR1～3、FGFR1～4、PDGFR-α、c-KIT、RET 等；依维莫司是 mTOR 抑制剂。一项随机、开放标签、多中心的Ⅱ期临床试验（CT01136733）旨在评价仑伐替尼联合依维莫司在接受过 VEGF 靶向治疗后进展的 mccRCC 中的疗效。研究共纳入 153 例 mccRCC 患者并按 1∶1∶1 比例随机分配至仑伐替尼+依维莫司组（$n=51$）、仑伐替尼单药组（$n=52$）、依维莫司单药组（$n=50$）治疗。主要研究终点是 PFS。结果显示：与依维莫司单药组相比，仑伐替尼+依维莫司组显著改善了 PFS[中位 PFS 分别为 14.6 个月（95%CI，5.9～20.1 个月）和 5.5 个月（95%CI，3.5～7.1 个月）]（HR=0.40，95%CI，0.24～0.68；$P=0.0005$）；但是仑伐替尼+依维莫司组和仑伐替尼单药组相比并未明显改善 PFS，仑伐替尼单药组中位 PFS 为 7.4 个月（95%CI，5.6～10.2 个月）

（HR=0.66，95%CI，0.30～1.10；P=0.12）；仑伐替尼单药组较依维莫司单药组明显改善 PFS（HR=0.61，95%CI，0.38～0.98；P=0.048）。单药依维莫司发生 3/4 级 AE 的比例最低（50%），伐替尼单药组为 79%，仑伐替尼+依维莫司组为 71%；三组最常见的 3/4 级 AE 是贫血（12%）、蛋白尿（19%）、腹泻（20%）。结论：仑伐替尼+依维莫司和仑伐替尼单药使用，可使经过 VEGF 靶向治疗的 mccRCC 患者获益（Motzer et al.，2015b）。

5. 培唑帕尼 一项 Ⅱ 期临床试验评价二线应用培唑帕尼治疗经一线单药治疗（舒尼替尼或贝伐珠单抗）mccRCC 失败后的疗效和毒性。研究共纳入 55 例 mccRCC 患者并接受培唑帕尼 800mg QD 治疗，直至 PD 或出现不可接受的毒性反应。结果显示：ORR 为 27%，DCR 为 76%。中位随访 16.7 个月后，中位 PFS 为 7.5 个月（95%CI，5.4～9.4 个月）。估计 24 个月的总生存率为 43%。结论：即使在舒尼替尼或贝伐珠单抗失败后，培唑帕尼也是一种治疗 mccRCC 的有效药物（Hainsworth et al.，2013）。

6. 索拉非尼 2006 年，索拉非尼作为进入中国市场的第一个肾癌分子靶向药物开启了晚期肾癌靶向治疗的风潮。TARGET 研究是一项随机、双盲、安慰剂对照的 Ⅲ 期临床试验（NCT00073307），旨在评价索拉非尼治疗标准治疗耐药后 mRCC 的疗效。研究纳入 903 例 mRCC 患者并按 1∶1 比例随机分配至索拉非尼组（400mg BID）和安慰剂组治疗。主要研究终点为 OS。结果显示：索拉非尼和安慰剂的中位 PFS 分别为 5.5 个月和 2.8 个月（HR=0.44，95%CI，0.35～0.55；P<0.01）；两组中位 OS 分别为 17.8 个月和 15.2 个月（HR=0.88，P=0.146）。索拉非尼常见的 3/4 级 AE 为手足综合征、疲劳和高血压等。结论：索拉非尼治疗可延长经治失败的 mccRCC 患者的 PFS（Escudier et al.，2007a，2009）。

二、非透明细胞肾癌

1. 舒尼替尼 舒尼替尼治疗 31 例 nccRCC 的 Ⅱ 期临床试验结果显示（NCT01219751），ORR 为 36%，中位 PFS 为 6.4 个月（95%CI，4.2～8.6 个月）（Lee et al.，2012）。在另一项舒尼替尼或索拉非尼治疗非透明肾细胞癌（乳头状或嫌色）患者（n=53）的研究中，ORR 为 23%，中位 PFS 为 10.6 个月（Choueiri et al.，2008）。

2. 卡博替尼 一项卡博替尼治疗经一线 VEGFR-TKI 治疗后进展的非透明细胞肾癌（n=30）的回顾性研究发现，中位 PFS 为 8.6 个月，中位 OS 为 25.4 个月，ORR 为 14.3%（Campbell et al.，2018）。

3. 依维莫司 REACT 研究（NCT00655252）评价依维莫司在经 VEGFR-TKI 治疗后进展的转移性 nccRCC（n=75）中的疗效和安全性。结果显示 ORR 为 1.3%。常见的 3/4 级 AE 包括贫血（9.3% 和 8.0%）、胸腔积液（9.3% 和 0%）、呼吸困难（8.0% 和 2.7%）、疲劳（8.0% 和 0%）等（Blank et al.，2012）。另外一项 Ⅱ 期研究（NCT00830895），评价依维莫司在经过舒尼替尼或索拉非尼治疗后进展的 nccRCC（n=49）中的疗效，直至 PD 或出现不可接受的毒性。中位 PFS 为 5.2 个月，ORR 为 10.2%，3 级以上的 AE 包括贫血（10.2%）、高血糖（8.2%）、感染（6.1%）和肺炎（4.1%）（Koh et al.，2013）。Ⅱ 期 RAPTOR 研究旨在评价依维莫司一线治疗转移性乳头状肾癌的疗效（NCT00688753）。结果显示：6 个月时的无进展生存率为 34%（80%CI，25%～45%）；1 型和 2 型中位 PFS 分别为 7.9 个月（95% CI，2.1～11.0 个月）和 5.1 个月（95% CI，3.3～5.5 个月）；中位 OS 分别为 28.0 个月（95% CI，7.6 个月～NE）和 24.2 个月（95%CI，15.8～32.8 个月）。常见的 2 级以上 AE 包括虚弱、贫血和疲劳等（Escudier et al.，2016）。

4. 贝伐珠单抗 一项 Ⅱ 期临床试验评价了贝伐珠单抗治疗 pRCC 的疗效，其中 3 例曾行肾切除术，1 例曾行肝转移瘤切除术，1 例曾接受 temsirolimus 治疗。每例患者的 PFS 分别为 25、15、11、10 和 6 个月。常见的 1/2 级 AE 包括高血压、肌酐升高和蛋白尿（Irshad et al.，2011）。

5. 厄洛替尼 SWOG S0317 研究是一项 Ⅱ 期临床研究（NCT00060307），评估口服厄洛替尼在局部晚期或转移性 pRCC 中的疗效。结果：52 例登记的患者中，有 45 例是可评估的。ORR 为 11%，DCR 为 64%，中位 OS 为 27 个月。3 级及以上不良事件 11 例（Gordon et al.，2009）。

6. 其他 替西罗莫司治疗 nccRCC（pRCC）的中位 OS 为 11.6 个月（Dutcher et al.，2009；Hudes et al.，2007）。贝伐珠单抗+依维莫司治疗转移性

nccRCC 的结果显示中位 PFS、OS 和 ORR 分别为 11.0 个月、18.5 个月和 29%，最常见的 3 级及以上 AE 为高血糖（11%）、高甘油三酯血症（14%）、高血压（29%）、蛋白尿（18%）（Voss et al., 2016）。

三、小　　结

总体上肾癌靶向药物治疗已经取得了巨大的进步，探索个体化的用药及多药联合方案，甚至开发新的靶向治疗药物以进一步提高疗效是当前面临的重要任务。另外，也需重视靶向药物带来的不良反应及毒性反应。

（陆　立）

第三节　免疫治疗药物及临床试验进展

一、免疫药物治疗原则

2020 年 CSCO 指南将晚期肾癌的患者分层的重要性提到了新的高度，对于低危的患者，推荐抗血管生成的靶向药物治疗为一线治疗，而对于中高危患者，免疫治疗联合靶向药物治疗则取代单纯靶向药物治疗，成为首选治疗方案。近年来，随着肿瘤免疫学的一系列发现，特别是针对 PD-1/PD-L1、CTLA-4 的免疫检查点抑制剂的问世，使免疫治疗成为焦点。多项针对晚期肾细胞癌的临床试验获得了令人鼓舞的研究结果。免疫治疗在治疗晚期肾癌中的地位逐渐凸显，不断更新的临床试验结果使不同组合的免疫疗法开始挑战靶向药物治疗的地位。截至目前，美国 FDA 批准上市用于肾癌治疗的免疫治疗药物有纳武利尤单抗、帕博利珠单抗、伊匹木单抗、阿维鲁单抗。2015 年 11 月 23 日 FDA 首次授予纳武利尤单抗用于治疗抗血管生成治疗后复发的晚期 RCC 患者的突破性药物资格，2017 年 5 月 23 日 FDA 批准帕博利珠单抗上市用于 MSI-H/dMMR 突变的实体肿瘤（包括肾癌），2018 年 4 月 16 日 FDA 批准伊匹木单抗/纳武利尤单抗免疫联合治疗方案用于一线治疗中高危未经治疗的晚期肾细胞癌。2019 年 4 月 25 日 FDA 批准帕博利珠单抗/阿西替尼联合治疗为 mRCC 一线治疗方案。

2019 年 5 月 14 日 FDA 批准阿维鲁单抗/阿昔替尼联合治疗为 mRCC 一线治疗方案。另外，多项进行中的Ⅲ期临床研究都将陆续发布研究数据，可能继续挑战目前的治疗方案。免疫疗法在晚期肾癌治疗指南中的推荐级别逐步升高。在 2019 版的 EAU 肾癌指南更新中，伊匹木单抗/纳武利尤单抗联合治疗已经成为国际转移性肾细胞癌联合数据库（international mRCC database consortium，IMDC）预后评分为中危或高危 ccRCC 患者系统药物治疗的一线治疗方案（Motzer et al., 2019），同时，多项Ⅲ期临床研究表明在一线甚至二线靶向药物无效后使用免疫治疗仍然有患者获益。最近更新的肾癌 NCCN 指南（2020.V2）将帕博利珠单抗/阿昔替尼联合治疗作为复发或Ⅳ期透明细胞肾癌一线治疗的首选治疗方案之一，其他可选择的免疫治疗方案包括纳武利尤单抗/伊匹木单抗联合治疗或者阿维鲁单抗/阿昔替尼联合治疗，在后续的二线治疗中，可选择的免疫治疗方案包括纳武利尤单抗（单药或者联合伊匹木单抗），帕博利珠单抗/阿昔替尼联合用药及阿维鲁单抗/阿西替尼联合治疗。针对非透明细胞来源的Ⅳ期肾细胞癌患者，目前指南推荐首选参与临床试验或者接受目前的一线抗血管生成药物舒尼替尼治疗，针对非透明细胞癌的免疫治疗临床试验还在进展中。

二、免疫治疗方案及相关进展

目前免疫治疗在肾癌中有多种用药方案，除了单药治疗外，还有免疫治疗与靶向药物联合治疗、两种甚至多种免疫药物联合治疗，以及免疫药物与细胞因子或新型小分子药物联合治疗等。本节将分别从免疫单药治疗、免疫联合靶向药物治疗、免疫联合免疫治疗以及免疫联合其他药物（包括小分子药物等）几个方面阐述。

（一）单药治疗

1. 纳武利尤单抗

（1）CheckMate-025 研究：该研究是一项随机、开放、Ⅲ期临床试验（NCT01668784），旨在对比纳武利尤单抗和依维莫司作为经一线抗血管治疗失败的晚期肾细胞癌（advanced renal cell carcinoma，aRCC）的二线治疗方案的疗效。研究共纳入 821 例患者，且既往未接受过 mTOR 抑制剂治疗，无中枢神经系统转移，按 1∶1 比例随机分配入组。主要研究终点为 OS，次要研究终点为 PFS、ORR、DOR、安全性、疾病相关性症状的发生率、OS 与 PD-L1 表达的相关性、生活质量等。结果显示，纳武利尤单抗组中位 OS 达 25 个月，较依维莫司组（19.7 个月）显著延长；纳武利尤单抗组 ORR 为 25%，依维莫司组 ORR 为 5%；两组 PFS 无统计学差异。纳武利尤单抗组的 3/4 级 irAE 发生率为 19%，低于依维莫司组的 37%，提示纳武利尤单抗单药使用安全性良好。该研究表明纳武利尤单抗作为二线治疗，优于原标准二线治疗方案的依维莫司，为纳武利尤单抗进入晚期肾癌二线治疗提供了证据（Escudier et al., 2017; Motzer et al., 2015）。

（2）GETUG AFU 26 NIVOREN 研究：该项研究是纳武利尤单抗单药用于抗血管治疗后进展的 mRCC 的单臂、开放、Ⅱ期临床试验（NCT03013335）。研究共纳入 720 例既往接受过至少 1 种抗血管生成治疗、既往接受过 mTOR 抑制剂治疗、无症状性中枢神经系统转移的肾癌患者。主要研究终点为 3～5 级 irAE。次要研究终点为 OS、最佳总体缓解（best overall response，BOR）患者数、治疗相关的不良反应发生人数、使用免疫调节药物的患者比例、使用激素替代治疗的患者比例、生活质量等。2019 年 ASCO-GU 发表了该研究的结果，中位随访时间 23.9 个月，中位治疗持续时间为 5.2 个月，129 例（17.9%）出现 3 级以上的 irAE，但同时延长了 PFS。通过分析纳入的 73 例脑转移患者，其中队列 A39 名，队列 B34 名，发现在多发或者直径＞1cm 的脑转移患者中未见客观缓解，队列 A 的颅内 PFS 为 2.7 个月（95%CI，2.3～4.6 个月），在队列 B 中 PFS 为 4.8 个月（95%CI，3.0～8.0 个月），纳武利尤单抗显示出较好的耐受度和安全性（Flippot et al., 2019）。该研究为目前为止最大样本量的针对纳武利尤单抗的真实世界前瞻性研究，患者的不良反应发生情况与 CheckMate-025 类似，提供了纳武利尤单抗药物安全性资料。同样由百时美施贵宝公司发起的用于评价纳武利尤单抗单药使用安全性的Ⅳ期临床研究（NCT02596035）目前正在统计结果，预计将于 2021 年 12 月有最终统计分析结果。

2. 帕博利珠单抗 KEYNOTE-427 研究是帕博利珠单抗用于治疗晚期/转移性肾癌的单臂、开放、Ⅱ期临床试验（NCT02853344）。此研究分成两个队列：队列 A 为透明细胞癌，队列 B 为非透明细胞癌。要求患者入组 1 年内未接受过针对晚期肾癌的系统药物治疗。研究共入组 255 例患者。主要研究终点为 ORR。次要研究终点为 DOR、DCR、PFS、OS、安全性、耐受性。其中 PD-L1 表达≥1% 的患者占 41.8%，＜1% 的患者占 48.2%。结果显示：队列 AORR 为 36.4%，68.2% 的患者肿瘤负荷降低。CPS≥1 的患者 ORR 达到 44.2%，CPS 阴性患者为 29.3%。中位 PFS 7.1 个月，中位 OS 未达到。3～4 级 irAE 发生率为 21.8%，因治疗相关 AE 停药患者达到 10.9%。帕博利珠单抗单药治疗一线 ccRCC 的疗效令人鼓舞。队列 B：ORR 为 26.1%，56.3% 的患者肿瘤负荷降低。CPS≥1% 的患者 ORR 达 35.3%，CPS 阴性患者为 10.3%。中位 PFS 4.1 个月，中位 OS 未达到。B 组队列为首个免疫单药一线治疗非透明细胞癌的临床试验。由于非透明细胞癌对现有的靶向药物反应欠佳，针对该队列的研究可能为非透明细胞癌的药物治疗提供了新的选择（McDermott et al., 2019）。

3. 其他

（1）PROSPER RCC/EA8143 研究：该研究是对比手术联合围手术期纳武利尤单抗和单纯手术治疗局限性肾癌的随机、平行对照、单盲Ⅲ期临床试验（NCT03055013），评价围手术期使用纳武利尤单抗（包括新辅助及辅助）的预后是否优于单纯手术治疗。研究纳入 805 例临床分期 T2 或 T2+，Nx 或任何 T，N+并接受根治性或部分肾切除术的局限性肾细胞癌患者，按 1∶1 比例随机入组，分别为只接受外科手术组和手术结合围手术期纳武利尤单抗治疗组。干预组增加了 2 个疗程新辅助治疗及 12 个疗程辅助治疗。主要研究终点为 RFS。次要研究终点及探索性终点包括透明细胞性肾细胞癌亚组的 RFS 差异、OS、围手术期使用纳武利尤单抗的安全性和耐受性、PD-L1 表达情况（原发或复发灶）与预后的关系。评价不同治疗的症状和毒性差异，非透明细胞癌亚组中纳武利尤单抗治疗的疗效，纳武利尤单抗对骨代谢及骨密度的影响。该研究将于 2023 年 11 月有初步统计分析结果。

（2）KEYNOTE-564 研究：该研究为中高危肾细胞癌术后辅助帕博利珠单抗单药治疗对比安慰剂的随机、双盲、Ⅲ期临床试验（NCT03142334），评价帕博利珠单抗用于中高危肾癌患者的术后辅助治疗对预后的影响。研究纳入 950 例含透明细胞成分的肾细胞癌（有无肉瘤成分均可），中高危（pT2，Furman 4 级或肉瘤样成分，N0，M0；pT3，任意等级，N0，M0）、高危（pT4，任何等级，N0，M0；任何 T，任何等级，N+，M0）或者 M1NED（可完全切除，M1，无疾病状态）肾细胞癌；未接受过全身治疗，术后且切缘阴性患者，按 1∶1 比例随机分配入组。主要研究终点为 DFS。次要研究终点为 OS、AE、第一次局部复发特异性生存（first local disease recurrence-specific survival，DRSS1）、第一次局部复发伴内脏或远处转移特异性生存（first local disease recurrence-specific survival，DRSS2），不同 PD-L1 表达状态下的 DFS、OS，帕博利珠单抗药代动力学，患者生活质量评价等。该研究将于 2022 年 11 月有初步统计分析结果。

（3）IMmotion010 研究：该研究为高转移风险肾癌术后使用阿替利珠单抗单药辅助治疗对比安慰剂的多中心、随机、双盲、Ⅲ期临床试验（NCT03024996），评估接受肾切除术的高转移风险肾细胞癌患者术后辅助使用 PD-L1 抗体阿替利珠单抗对患者预后的改善结果。研究纳入了 778 例有透明细胞或者肉瘤成分的肾细胞癌患者，未行辅助或新辅助治疗，具有高复发风险，术后无残留病灶或者转移灶，无脑转移。按 1∶1 比例随机分配入组。主要研究终点为独立评估机构（independent review facility，IRF）评估的 DFS。次要研究终点为 OS、研究者评估的 DFS、IRF 评估的 DFS、IRF 及研究者评估的 3 年无复发生存率、无转移生存率、AE 发生率等。该研究将于 2022 年 5 月有初步统计结果。

（二）免疫治疗联合靶向治疗药物

抗血管生成治疗与免疫治疗联合方案目前已经有多项联合用药方案，包括 TKI 与 PD-1 抗体联用、TKI 与 PD-L1 抗体联用、贝伐珠单抗与 PD-L1 抗体联用等。在早期的探索实验中：帕博利珠单抗/培唑帕尼、纳武利尤单抗/舒尼替尼、纳武利尤单抗/培唑帕尼联合治疗方案都体现出较高的毒性，因此这些组合不建议再进行Ⅲ期临床试验。

1. JAVELIN Renal 101 研究　该研究为阿维鲁单抗联合阿昔替尼对比舒尼替尼单药的随机、开放标签、Ⅲ期临床试验（NCT02684006）。共纳入 886 例晚期/转移性 ccRCC 患者，按 1∶1 比例随机分配入组。主要研究终点为 PFS、OS（PD-L1+）。次要研究终点为 OS（PD-L1）、ORR、安全性。阿维鲁单抗联合阿昔替尼组对比舒尼替尼单药显著改善 PFS（13.8 个月 vs 8.4 个月），总体人群 ORR51.4% vs 25.7%，ORR 在各危险分组中均显著优于舒尼替尼，中位 DOR 延长 4 个月，PD-L1+亚组中阿维鲁单抗联合阿西替尼靶病灶的改变更优，且与 PD-L1 表达状态无关（Motzer et al.，2018）。该研究证实了阿维鲁单抗联合阿昔替尼一线治疗晚期/转移性 ccRCC 优于舒尼替尼，被 NCCN 及 EAU 指南引用并推荐。阿维鲁单抗/阿昔替尼联合用药的安全性数据见于其相应的Ⅰ期 JAVELIN Renal 100（NCT02493751）研究，据报道其 ORR 为 58%，安全数据与单药治疗相近，但是阿昔替尼减量比例增高（Choueiri et al.，2018）。

2. KEYNOTE-426 研究　该研究为帕博利珠单抗联合阿昔替尼对比舒尼替尼单药的随机、开放、Ⅲ期临床试验（NCT02853331）。共纳入 861 例未经系统治疗 mRCC 患者，按 1∶1 比例随机分配入组。主要研究终点为 PFS、OS。次要研究终点为 ORR、DCR、DOR、安全性。中位随访时间 12.8 个月，帕博利珠单抗联合阿昔替尼对比舒尼替尼单药显著改善 PFS（15.1 个月 vs 11.1 个月）、OS（12 个月生存率 89.9% vs 78.3%）、ORR（59.3% vs 35.7%），TRAE 发生率≥20%。无论 PD-L1 表达如何，联合用药组的获益均更优。其中病理有肉瘤样成分的患者联合用药组和舒尼替尼组的 ORR 分别为 58.8%和 31.5%，但是联合用药组和舒尼替尼单药组发生 3 级及 3 级以上 AE 的患者分别占 75.8%和 70.6%（Rini et al.，2019a）。帕博利珠单抗/阿昔替尼联合用药组在不同 IMDC 危险分层的患者中均有 OS、PFS 和 ORR 优势，并且在肉瘤样成分的患者中 ORR 也优于舒尼替尼组，成为晚期/转移性透明细胞肾癌的一线标准治疗。该研究的缺点是实验组停药率和治疗中断率较高，影响了数据的完整性。该研究的安全性数据与一项帕博利珠单抗联合阿昔替尼的剂量爬坡Ⅰb期临床试验（NCT02133742）中报道的一致（Atkins et al.，2018b）。

3. IMMOTION151 研究　该研究为阿替利珠单抗/贝伐珠单抗联合治疗组对比舒尼替尼组治疗晚

期或转移性透明细胞肾癌的随机、开放、Ⅲ期临床试验（NCT02420821）。研究共纳入915例初治的晚期或转移性 RCC 患者，组织学为透明细胞和（或）肉瘤样肿瘤，其中362例为 PD-L1+患者，按1∶1比例随机分配入组。主要研究终点为 PD-L1+人群的 PFS（研究者评估）、ITT 人群的 OS。次要研究终点为 PD-L1+人群的 OS, ITT 人群的 PFS、ORR、DOR, IRC 评估的 PFS、DOR、ORR、安全性等。结果显示，阿替利珠单抗与贝伐珠单抗联合用药组对比舒尼替尼组可显著改善 PD-L1+人群的 PFS（11.2个月 vs 7.7个月）和 ORR（59.3% vs 35.7%）。治疗相关的3/4级 AE 发生率在联合治疗组为40%，在舒尼替尼组为54%。联合治疗组24例（5%）患者因不良反应停药，而舒尼替尼组有37例（8%）。此外，研究发现5例治疗相关的死亡，舒尼替尼组为1例（Rini et al., 2019b）。该研究证实阿替利珠单抗/贝伐珠单抗联合治疗在 PD-L1+及 ITT 人群中优于舒尼替尼，并显示出良好的安全性。这项研究支持阿替利珠单抗/贝伐珠单抗联合用药作为晚期肾细胞癌治疗的一线治疗方案。

4. Keynote-581 研究　该研究为仑伐替尼/依维莫司联合用药、仑伐替尼/帕博利珠单抗联合用药、舒尼替尼单药一线治疗晚期透明细胞肾细胞癌的多中心、随机、开放、Ⅲ期临床试验（NCT02811861）。研究纳入1069例有透明细胞成分的肾细胞癌患者，按1∶1随机分配入组。主要研究终点为独立评估的 PFS。次要研究终点为 ORR、后续治疗的 PFS 及研究者评估的 PFS。拟评价仑伐替尼/依维莫司联合、仑伐替尼/帕博利珠单抗联合方案是否优于目前的一线治疗方案。基于仑伐替尼/帕博利珠单抗的单臂、开放、多中心Ⅰb/Ⅱ期临床研究（NCT02501096）评估了该用药方案的最大耐受剂量（MTD）、用药24周的 ORR、剂量相关毒性等。其报道的肾细胞癌 ORR 为63.3%（其中在12例初治患者中为83%）（Lee C-H, et al., 2018）。

5. CheckMate-9ER 研究　该研究为纳武利尤单抗联合卡博替尼对比舒尼替尼一线治疗初治的晚期或转移性肾细胞癌的随机、平行对照、开放、Ⅲ期临床试验（NCT03141177），也是纳武利尤单抗/卡博替尼联合用药挑战一线用药的重要研究。研究纳入了638例含透明细胞成分的肾细胞癌（可同时包含肉瘤样成分）晚期或者转移性肾细胞癌，

未进行系统治疗（行根治性切除术患者中停药超过6个月以上的非抗血管生成药物除外）的患者。按1∶1比例随机分配入组。主要研究终点为盲法独立中心审查（blinded independent central review, BICR）的 PFS。次要终点为 OS、ORR 等。目前研究正在进行中。

6. NCT03149822 研究　该研究为帕博利珠单抗/卡博替尼不同联合用药方案的非随机、顺序分组、开放标签的Ⅰ/Ⅱ期临床试验，首个评估帕博利珠单抗与卡博替尼联用的药物安全性研究。纳入55例局部晚期、复发及转移性肾细胞癌患者。Ⅰ期为剂量爬坡试验，患者分别接受帕博利珠单抗200mg+卡博替尼40mg 或者帕博利珠单抗200mg+卡博替尼60mg，Ⅱ期试验中接受帕博利珠单抗 200mg+推荐的Ⅱ期剂量。主要研究终点为 ORR。次要研究终点为 MTD、推荐的Ⅱ期剂量（RP2D）、剂量依赖性毒副作用、PFS 等。目前研究正在进行中。

7. 其他　包括正在进行的以下几项研究：纳武利尤单抗/替沃扎尼治疗转移性肾细胞癌的单臂、开放、Ⅰb/Ⅱ期临床研究（NCT03136627），阿替利珠单抗/卡博替尼联合治疗局部晚期/转移性肾细胞癌的Ⅰb/Ⅱ期药物剂量和安全性评估临床试验（NCT03170960），评价阿维鲁单抗/卡博替尼联合治疗用于转移性肾细胞癌的药物安全性和耐受性的单臂、开放、Ⅰb期研究（NCT03200587），帕博利珠单抗/贝伐珠单抗联合用药治疗转移性肾细胞癌的Ⅰb/Ⅱ期临床试验（NCT02348008）等。

（三）双联合免疫治疗药物

研究者们通过将不同作用机制的免疫治疗进行联合，探索有效的联合用药方案，包括 PD-1 抗体联合 PD-L1 抗体，PD-1 抗体联合 IDO 抑制剂，PD-1/PD-L1 联合免疫治疗新药 A2aR 抑制剂等。其中 CPI-444 为口服小分子 A2aR 抑制剂，为新型免疫治疗药物。临床前模型显示其具有抗肿瘤效应，目前也在开展相应的安全性和临床疗效研究。另外，还有多种处于药效评估阶段的新型免疫检查点抑制剂，针对的靶点包括 B7-H3、LAG-3、TIM-3 等。

1. 纳武利尤单抗联合伊匹木单抗

（1）CheckMate-016：该研究为纳武利尤单抗/伊匹木单抗联合治疗对比纳武利尤单抗/TKI（舒尼

替尼或培唑帕尼）的有效性、安全性及最优剂量的开放标签、非随机、Ⅰ期研究（NCT01472081）。纳入100例转移性透明细胞性肾癌患者。分组情况：非随机入组，其中N3I3组（纳武利尤单抗3mg/kg，伊匹木单抗3mg/kg，Q21D）6例，NN3I1组（纳武利尤单抗3mg/kg，伊匹木单抗1mg/kg，Q21D）47例，N1I3组（纳武利尤单抗1mg/kg，伊匹木单抗3mg/kg，Q21D）47例。主要研究终点为安全性。次要研究终点为BOR、ORR、DOR，24周PFS、PFS。结果：N3I3组所有6例患者因药物相关毒性或其他原因退组。N3I1组和N1I3组各有47例患者，两组基线平衡，出现3～4级不良反应两组分别为38.3%和61.7%，中位随访时间22.3个月，两组ORR为40.4%，2年总生存率在N3I1组和N1I3组分别为67.3%和69.6%（Hammers et al.，2017）。该研究评估了纳武利尤单抗/伊匹木单抗联合治疗方案的用药安全性和联合用药的方案选择，同时证实纳武利尤单抗/伊匹木单抗联合治疗方案能够得到持续的抗肿瘤疗效。

（2）CheckMate-214：该研究为纳武利尤单抗联合伊匹木单抗对比舒尼替尼单药的随机、开放标签、Ⅲ期临床试验（NCT02231749）。纳入1096例初治晚期或转移性透明细胞性肾癌患者，有可测量病灶，有组织标本可以进行PD-L1检测。分组情况：随机入组。主要研究终点为ORR、PFS、OS。次要及探索终点为安全性、PD-L1 cutoff、患者报告结局（PRO）。结论：纳武利尤单抗联合伊匹木单抗相比舒尼替尼单药可显著延长总体人群OS、PFS，显著延长中高危患者PFS，显著提高总体和中高危人群ORR，治疗相关的3/4级AE发生率低于舒尼替尼组。在ITT和中高危患者中，纳武利尤单抗联合伊匹木单抗有更高的临床获益。但值得注意的是，纳武利尤单抗联合伊匹木单抗组仅计算与治疗相关的不良反应，而其全因3/4级不良反应率为65%。与之相应的是，纳武利尤单抗联合伊匹木单抗组因不良反应终止治疗的比例达31%，而这一比例在舒尼替尼组中仅为21%（Motzer et al.，2019）。评价：该研究已被EAU/NCCN指南引用，纳武利尤单抗/伊匹木单抗联合治疗成为中高危RCC患者的首选一线治疗方案。目前，针对纳武利尤单抗/伊匹木单抗联合用药的Ⅲb/Ⅳ期临床研究（NCT02982954，CheckMate-920）正在进行，预计将会于2020年3月有初步统计数据。

2. 其他

（1）RAMPART研究：该研究为中高危局限性肾癌术后辅助治疗的国际多中心、平行对照、随机、开放、三臂、Ⅲ期临床试验（NCT03288532），对比PD-L1抗体度伐利尤单抗组、度伐利尤单抗/替西木单抗联合用药组及主动监测（active monitoring）组的预后差异。入组标准：肾细胞癌；术后无残留病灶；Leibovich评分3～11分；有可供生物标志物检测的病理样本。分组情况：随机入组，n=1750，分别为不干预组（主动监测）、度伐利尤单抗单药组及度伐利尤单抗/替西木单抗联合用药组。主要终点：单药组与主动监测组的DFS和OS差异，联合用药组与主动监测组的DFS和OS差异。次要终点：单药组与主动监测组的无转移生存率（metastasis free survival，MFS）和疾病特异性生存率差异，联合用药组与主动监测组的MFS和疾病特异性生存率差异。该研究拟评估度伐利尤单抗单药或者联合替西木单抗在中高危局限性肾癌术后辅助用药方面的作用，目前正在招募患者，预计2023年12月有初步统计数据。

（2）CheckMate-914研究：包括纳武利尤单抗联合伊匹木单抗对比安慰剂用于治疗高危局限性肾癌术后辅助治疗的随机、平行对照、双盲、Ⅲ期临床试验（NCT03138512），纳武利尤单抗/伊匹木单抗联合用药对比纳武利尤单抗单药治疗初治的中高危晚期肾细胞癌的随机、平行对照、双盲、Ⅲb期临床试验（NCT03873402）。目前研究正在进行中。

（3）COSMIC-313研究：为纳武利尤单抗/伊匹木单抗/卡博替尼联合用药组对比纳武利尤单抗/伊匹木单抗联合用药组治疗初治的中高危晚期肾细胞癌的随机、平行对照、双盲、Ⅲ期临床试验（NCT03937219），拟评估这两组联合用药一线治疗的疗效。入组标准：病理确认含透明细胞成分的晚期（无法行根治性手术或放疗）或者转移性（AJCC分期：Ⅳ期）肾细胞癌（n=676），≥1个可评价病灶（RECIST1.1）；IMDC分级为中危或高危。主要研究终点为通过盲法独立中心审查（BICR）的PFS，次要研究终点为OS。评价：正在招募患者中，预计2021年11月有初步统计数据。该研究联合用药方案的安全性可参考由美国NCI发起的一项针对泌尿生殖系统多瘤种的Ⅰ期临床研究（NCT02496208），其研究数据发布于2018年ASCO年会，研究纳入了13例RCC患者，其ORR为54%（7例PR、6例SD），中位PFS为18.4个月，全部患者的3/4级AE发生率在卡博替尼/纳武单抗组为57%，而在卡博替尼/纳武单抗/伊匹木单抗组为72%，两组的前4个疗程联用伊匹木单抗，后续治疗不含伊匹木单抗，可能有利于减少联合用药的毒性。

（4）Keynote-029研究：为帕博利珠单抗/聚乙二醇IFNα-2b（PegIFN-2b）联合用药对比帕博利珠单抗/伊匹木单抗联合用药在晚期黑色素瘤和肾细胞癌中的安全性和耐受性的Ⅰ/Ⅱ期临床研究（NCT02089685）。入组标准：（针对肾癌患者）病理确诊为转移性肾细胞癌，其中病理以透明细胞癌成分为主（肾癌部分）；接受过一线或以上的治疗。分组情况：随机入组，实际入组肾癌患者10例，黑色素瘤患者12例，分别接受帕博利珠单抗联用聚乙二醇IFNα-2b或者帕博利珠单抗联用不同用药间隔的伊匹木单抗。主要研究终点：剂量相关毒性、发生不良反应例数、因不良反应中断治疗数、PFS、3~5级药物相关不良反应数、ORR。次要研究终点：ORR（RECIST 1.1）、DOR、OS、PFS。结果：帕博利珠单抗/伊匹木单抗联合用药组中纳入22例患者，19例进行剂量相关毒性评价。13例患者出现3/4级AE。肾癌患者中3例有缓解。在帕博利珠单抗/聚乙二醇IFNα-2b（PegIFN-2b）联合用药组中，17例患者中10例出现3~4级不良反应。12例患者中2例患者出现肿瘤缓解（Atkins et al., 2018a）。评价：帕博利珠单抗联合伊匹木单抗（Q3W）可耐受，并且有一定的抗肿瘤作用。

（5）Keynote-679/ECHO-302研究：为帕博利珠单抗联合IDO抑制剂Epacadostat对比一线标准治疗（单药舒尼替尼或培唑帕尼）治疗局部晚期或转移性肾细胞癌的随机、平行对照、开放、Ⅲ期临床试验（NCT03260894）。纳入129例病理为含透明细胞成分（含或不含肉瘤成分）的局部晚期或者转移性肾细胞癌，未接受系统药物治疗的患者。主要研究终点：ORR（CR或者PR患者比例）。次要研究终点：不良事件发生数目及因不良事件退组数，用于评估药物安全性和耐受性。评价：该研究将评价帕博利珠单抗联合IDO抑制剂用于一线治疗局部晚期或转移性肾细胞癌的可能性。

（四）免疫治疗联合其他药物

1. CPI-444 阿替利珠单抗联合腺苷A2A受体抑制剂CPI-444或单药治疗PD-1/PD-L1耐药的肾细胞癌和非小细胞肺癌的安全性和临床疗效研究（NCT02655822）。分组情况：单臂研究，共纳入34例患者（其中RCC 8例）。阶段1：确定单药和联合的合适剂量与方案。阶段2：纳入标准治疗及免疫治疗失败后的RCC和NSCLC患者，并进行队列拓展。主要研究终点：安全性、有效性和确定合适的剂量/方案。结果：CPI-444单药100mg BID或联合阿替利珠单抗840mg，Q2W。DCR持续时间2~8个月。最常见2级AE为恶心（$n=3$）和发热（$n=3$），3级中心动过速为唯一严重AE。RCC队列共纳入8例患者，其中7例可评价疗效，1例PR，5例SD。单药和联合治疗的总DCR为86%。PD-1/PD-L1耐药/抵抗或PD-L1表达阴性的RCC患者中均有PR及SD出现。评价：CPI-444在一些临床前研究中具有增强免疫治疗效应的作用（Willingham et al., 2018），CPI-444耐受性好，无论单药还是联合阿替利珠单抗，对RCC和NSCLC均具有抗肿瘤作用，甚至对于PD-1/PD-L1治疗耐药和PD-L1表达阴性的患者仍可获益。

2. NKTR-214 纳武利尤单抗/伊匹木单抗/NKTR-214三药联合对比纳武利尤单抗/NKTR-214双药联合的药物剂量爬坡和队列拓展研究（PIVOT-02，NCT02983045）。入组标准：包含晚期肾细胞癌在内的多种实体瘤。分组情况：非随机，预计纳入480例患者。主要研究终点：不同用药剂量和组合下的安全性和耐受性、ORR。次要研究终点：OS、PFS。根据发表的摘要信息，最初纳入的5例RCC患者未出现3~5级AE，未出现停药，对于部分PD-L1阴性的患者也有效。进一步疗效评估尚需更大的样本量（Bentebibel et al., 2019）。

3. Pegilodecakin Pegilodecakin（AM0010）用于治疗晚期实体瘤的剂量、耐受性、安全性、最大耐受剂量、初步临床疗效及药代动力学的开放、Ⅰ期临床试验（NCT02009449）。入组标准：包括晚期肾细胞癌在内的多种实体瘤患者。为非随机单臂试验，实际入组包括剂量爬坡组（$n=33$）和剂量拓展组（$n=1$）。主要研究终点：药物耐受性和安全性、AE、药代动力学参数。次要研究终点：

肿瘤负荷、体内 Pegilodecakin 抗体形成情况等。评价：在接受多次治疗后失效的患者中 AM0010 的总体耐受性仍然可以接受，大部分患者的不良反应均为短暂性或者可逆转的，有 5 例出现 3～4 级 AE，其中包括皮疹（$n=2$）、转氨酶升高（$n=1$）、贫血或血小板减少（$n=5$）。15 例接受 20μg/kg 剂量组的患者中，有 4 例观察到 4 个月以上的 SD（Naing et al.，2016）。

4. 其他 除此之外，还有多种联合用药方案均处在Ⅰ期或Ⅱ期研究，包括帕博利珠单抗与伏立诺他（NCT02619253）、白介素 2（NCT02964078，NCT03260504）、地诺单抗（NCT03280667）、D-CIK（NCT03736330）等联合治疗的研究方案。这些研究均在招募中，有待更多数据发表（表 12-1）。

表 12-1 肾癌免疫治疗相关的临床试验

药物名称	靶点	临床试验编号	研究阶段	申办者	试验状态	参考文献
免疫单药						
纳武利尤单抗 vs 依维莫司	PD-1	NCT01668784	Ⅲ期	Bristol-Myers Squibb	正在进行，不再招募	Escudier et al.，2017；Motzer et al.，2015
帕博利珠单抗	PD-1	NCT02853344	Ⅱ期	Merck Sharp & Dohme Corp.	正在进行，不再招募	
纳武利尤单抗	PD-1	NCT03013335	Ⅱ期	UNICANCER	招募中	Flippot et al.，2019
纳武利尤单抗	PD-1	NCT02596035	Ⅳ期	Bristol-Myers Squibb	正在进行，不再招募	
阿替利珠单抗 vs 安慰剂	PD-L1	NCT03024996	Ⅲ期	Hoffmann-La Roche	正在进行，不再招募	
帕博利珠单抗 vs 安慰剂	PD-1	NCT03142334	Ⅲ期	Merck Sharp & Dohme Corp.	正在进行，不再招募	
纳武利尤单抗	PD-1	NCT03055013	Ⅲ期	University of Arizona Cancer Center	招募中	
免疫联合靶向药物						
阿替利珠单抗/贝伐珠单抗 vs 舒尼替尼	PD-L1	NCT02420821	Ⅲ期	Hoffmann-La Roche	正在进行，不再招募	Rini et al.，2019b
阿维鲁单抗/阿昔替尼 vs 舒尼替尼	PD-L1	NCT02684006	Ⅲ期	Pfizer	正在进行，不再招募	Motzer et al.，2018
阿维鲁单抗/阿昔替尼	PD-L1	NCT02493751	Ⅰ期	Pfizer	正在进行，不再招募	Choueiri et al.，2018
帕博利珠单抗/阿昔替尼 vs 舒尼替尼	PD-1	NCT02853331	Ⅲ期	Merck Sharp & Dohme Corp.	正在进行，不再招募	Rini et al.，2019a
仑伐替尼+依维莫司 vs 仑伐替尼+帕博利珠单抗 vs 舒尼替尼	PD-1	NCT02811861	Ⅲ期	Eisai Inc.	招募中	
纳武利尤单抗/卡博替尼 vs 舒尼替尼	PD-1	NCT03141177	Ⅲ期	Bristol-Myers Squibb	正在进行，不再招募	
帕博利珠单抗+卡博替尼	PD-1	NCT03149822	Ⅰ/Ⅱ期	University of Colorado	招募中	
帕博利珠单抗/阿西替尼	PD-1	NCT02133742	Ⅰb期	Pfizer	已完成	Atkins et al.，2018b
替沃扎尼/纳武单抗	PD-1	NCT03136627	Ⅰb/Ⅱ期	AVEO Pharmaceuticals	正在进行，不再招募	
帕博利珠单抗/贝伐珠单抗	PD-1	NCT02348008	Ⅰb/Ⅱ期	Arkadiusz Z. Dudek	正在进行，不再招募	
仑伐替尼/帕博利珠单抗	PD-1	NCT02501096	Ⅰb/Ⅱ期	Eisai Inc.	招募中	Lee C-H, et al.，2017
阿替利珠单抗/卡博替尼	PD-L1	NCT03170960	Ⅰb期	Exelixis	招募中	
阿维鲁单抗/卡博替尼	PD-L1	NCT03200587	Ⅰ期	University of Utah	招募中	
免疫联合用药						
纳武利尤单抗/舒尼替尼（培唑帕尼或伊匹木单抗）	PD-1、CTLA-4	NCT01472081	Ⅰ期	Bristol-Myers Squibb	正在进行，不再招募	Hammers et al.，2017
纳武利尤单抗/伊匹木单抗	PD-1、CTLA-4	NCT02231749	Ⅲ期	Bristol-Myers Squibb	正在进行，不再招募	Motzer et al.，2019

续表

药物名称	靶点	临床试验编号	研究阶段	申办者	试验状态	参考文献
纳武利尤单抗/伊匹木单抗 vs 安慰剂	PD-1、CTLA-4	NCT03138512	Ⅲ期	Bristol-Myers Squibb	招募中	
纳武利尤单抗/伊匹木单抗 vs 纳武利尤单抗	PD-1、CTLA-4	NCT03873402	Ⅲ期	Bristol-Myers Squibb	招募中	
纳武利尤单抗/伊匹木单抗 vs 纳武利尤单抗/伊匹木单抗/卡博替尼	PD-1、CTLA-4	NCT03937219	Ⅲ期	Exelixis	招募中	
纳武利尤单抗/卡博替尼 vs 纳武利尤单抗/伊匹木单抗/卡博替尼	PD-1、CTLA-4	NCT02496208	Ⅰ期	NCI	招募中	
纳武利尤单抗/伊匹木单抗	PD-1、CTLA-4	NCT02982954	Ⅲb/Ⅳ期	Bristol-Myers Squibb	正在进行，不再招募	
帕博利珠单抗/Epacadostat vs 舒尼替尼 vs 培唑帕尼	PD-1、IDO	NCT03260894	Ⅲ期	Incyte Corporation	正在进行，不再招募	
度伐利尤单抗 vs 度伐利尤单抗/替西木单抗	PD-L1、CTLA-4	NCT03288532	Ⅲ期	University College，London	招募中	
帕博利珠单抗/聚乙二醇干扰素 vs 帕博利珠单抗/伊匹木单抗	PD-1、CTLA-4	NCT02089685	Ⅰ/Ⅱ期	Merck Sharp & Dohme Corp	正在进行，不再招募	
免疫治疗联合其他药物						
纳武利尤单抗/NKTR-214/伊匹木单抗 vs 纳武利尤单抗/NKTR-214	PD-1、CTLA-4	NCT02983045	Ⅰ/Ⅱ期	Nektar Therapeutics	招募中	Bentebibel et al.，2019
Pegilodecakin/帕博利珠单抗 vs 纳武利尤单抗 vs 帕博利珠单抗	PD-1	NCT02009449	Ⅰ期	Eli Lilly and Company	正在进行，不再招募	Naing et al.，2016
帕博利珠单抗/伏立诺他	PD-1	NCT02619253	Ⅰ/Ⅰb期	Roberto Pili	正在进行，不再招募	
帕博利珠单抗/白介素2	PD-1	NCT02964078	Ⅱ期	H. Lee Moffitt Cancer Center and Research Institute	招募中	
帕博利珠单抗/白介素2	PD-1	NCT03260504	Ⅰ期	University of Washington	招募中	
帕博利珠单抗/地诺单抗	PD-1	NCT03280667	Ⅱ期	Australian and New Zealand Urogenital and Prostate Cancer Trials Group	招募中	
D-CIK/帕博利珠单抗/阿西替尼	PD-1	NCT03736330	Ⅱ期	Sun Yat-sen University		
CPI-444 vs CPI-444/阿替利珠单抗	A2AR、PD-L1	NCT02655822	Ⅰ/Ⅰb期	Corvus Pharmaceuticals	招募中	

三、小 结

免疫治疗药物的出现，进一步提升了晚期肾细胞癌患者的生存获益。对于以透明细胞癌为主的肾细胞癌，免疫治疗已经显示出它的优越性；同时，在非透明细胞癌包括一些肉瘤样癌患者中，免疫治疗也有一定的疗效，弥补了靶向治疗药物对非透明细胞癌疗效较差的不足；除此之外，虽然在 PD-L1 表达阳性患者中免疫治疗显示出比较好的疗效，但是对于 PD-L1 表达阴性的患者，免疫治疗仍然能够有一定的疗效，使免疫治疗的可能受益人群更广。根据目前的趋势，以免疫治疗为基础的联合治疗方案已经逐渐取代传统的靶向治疗药物，成为晚期肾细胞癌的首选。而对于局限性肾癌术后辅助治疗，一些相关设计的临床研究也在进行之中，免疫治疗是否能够进一步拓展适应证，有待更多的临床数据来证明。

（陈　东）

编者简介

陈东，德国慕尼黑大学医学博士，就职于中山大学肿瘤医院泌尿外科。主持国家自然科学基金、广东省自然科学基金等课题各 1 项。以第一作者及通讯作者发表多篇 SCI 论文。

第十三章

尿路上皮癌

第一节　流行病学及分子生物学特点

一、流行病学

尿路上皮癌（urothelial carcinoma，UC）起源于移行上皮，绝大多数位于膀胱（90%～95%），5%～10%来源于肾盂和输尿管，尿道尿路上皮癌非常少见。膀胱癌是男性最常见的泌尿男生殖系肿瘤之一。全球年龄标准化发病率为男性 9.0/10 万，女性 2.2/10 万。2015 年，在中国大约有 80 500 例新发膀胱癌病例，其中男性 62 100 例，女性 18 400 例；导致死亡共 32 900 例，其中男性 25 100 例，女性 7800 例。2019 年全美预计新发膀胱癌 80 470 例，导致死亡 17 670 例。膀胱癌的中位发病年龄为 73 岁，40 岁之前少见发病，其中男性发病率为女性的 3～4 倍。初诊的膀胱癌大约 75%为非肌层浸润性膀胱癌，31%～78%会在手术治疗后 5 年内复发（Chen et al.，2016；Siegel et al.，2019）。上尿路尿路上皮癌包括肾盂癌及输尿管癌，肾盂癌约为输尿管癌的 2 倍，最高发年龄在 70～90 岁，男性为女性的 3 倍。初诊时约有 17%的患者合并膀胱癌，在美国人群中 41%的患者有既往膀胱癌病史，而在中国人群中只有 4%的患者有既往膀胱癌病史。近期有随访研究发现，膀胱癌术后继发上尿路尿路上皮癌的概率在 7.5%～25%。而上尿路尿路上皮癌术后 22%～47%的患者继发膀胱癌，2%～6%出现对侧上尿路复发。上尿路尿路上皮癌初诊时约 60%为浸润性肿瘤，远高于膀胱癌的 15%～25%。单纯尿道尿路上皮癌非常罕见（Chen et al.，2016；Flaig，2019；Roupret et al.，2018；Siegel et al.，2019）。

膀胱癌的致病原因众多，既有内在遗传因素，又有外在环境因素。较为明确的两大致病危险因素是吸烟和长期接触工业化学品。吸烟是目前最为肯定的膀胱癌致病危险因素，30%～50%的膀胱癌由吸烟引起。另一重要的致病危险因素为长期接触工业化学品，包括联苯胺、工业染料、油漆等。职业暴露是最早获知的膀胱癌致病危险因素，约 20%的膀胱癌由职业暴露因素引起。另外，盆腔放疗、一些药物（环磷酰胺、吡格列酮等）、慢性刺激、膀胱癌家族史及糖尿病等都可能为膀胱癌的致病因素。血吸虫病导致反复发作的膀胱炎症也是膀胱癌的发病因素之一，且多为鳞状细胞癌。

吸烟是上尿路尿路上皮癌的明确致病因素，吸烟可使上尿路尿路上皮癌的危险率增加 2.5～7 倍，其危险率与吸烟强度和时间成正比。另外，台湾地区报道饮用水中含砷与上尿路尿路上皮癌发病相关，在服用中草药较多的东南亚地区有不少研究发现马兜铃酸也与膀胱癌、上尿路尿路上皮癌发病密切相关。马兜铃酸与基因组 DNA 结合形成马兜铃酸脱氧腺苷复合物，这一病理改变能在体内存在数十年，导致非转录链上的 A-T 倒换。但接触马兜铃酸的人群发病率不足 10%，这也可能和人群的基因多态性有关。由于服用中草药剂量的不稳定性和隐蔽性，其具体作用机制和对尿路上皮癌的影响还有待进一步研究。

另外，大多数研究认为咖啡与尿路上皮癌发病无关，而绿茶有预防膀胱癌发病的作用。有少数研究报道酒精与尿路上皮癌发生相关，但还存在不少争议。而长期憋尿的生活习惯也可能与膀胱癌的发病相关。了解尿路上皮癌的相关危险因素，对于肿瘤的预防有重要的指导意义（Chen et al.，2016；Roupret et al.，2018；Siegel et al.，2019）。

二、分子生物学特点

膀胱癌、上尿路尿路上皮癌有较多共同的危险因素，也有不少共同的分子生物学特点。了解其分子生物学特点，对研究尿路上皮癌的诊断和治疗新方法都至关重要。和大多数恶性肿瘤一样，尿路上皮癌有多种不同的基因改变，根据其临床预后，早期的研究将其分为两类：①以 FGFR3 基因突变为代表，该组肿瘤大多为局部早期或低度恶性肿瘤，预后良好。②以 P53 信号通路改变为主，该组肿瘤多为高级别或原位癌，预后较差。一些肿瘤同时具有 FGFR3 和 TP53 基因突变，尽管是非肌层浸润性肿瘤，但具有原位癌和肌层浸润性肿瘤的分子生物学特点，预后也较差。这些研究认为 9 号染色体的杂合性丢失（LOH）可能是尿路上皮癌发生发展的早期事件（Aragon-Ching，2017）。其他多种分子改变包括 MAPK 途径、PI3K/AKT/mTOR 途径和细胞周期调控途径。TCGA 数据也显示尿路上皮癌最常见的分子改变为 P53/Rb 信号通路（93%）、染色质重塑（89%）和 RTK/RAS/PI3K/AKT/mTOR 信号通路（72%）。

基于分子生物学研究的不断深入，2012 年有学者将膀胱尿路上皮癌按分子分型分为 5 个亚型：urobasal A（UroA）、UroB、genomicallyunstable（GU）、squamous cell carcinoma like（SCCL）和 infiltrated。后来 SCCL 亚型被称为 Basal 亚型。FGFR3、CCND1 和 P63 蛋白在 UroA 和 UroB 肿瘤中高表达，HER-2 和 E-cadherin 在 GU 肿瘤中高表达，而 EGFR、CDH3、KRT5、KRT6、KRT14 在 Basal 肿瘤中高表达。UroA 亚型的预后较 Basal 和 UroB 亚型好，而 UroB 亚型多为肌层浸润性肿瘤，伴有 TP53 突变。在合并 FGFR3 突变的 UroB 亚型肿瘤中，往往会出现 P16 纯合性缺失。

也有研究参考乳腺癌分子分型，将膀胱癌分为 Basal 和 Luminal 两类。Luminal 分型预后更好，高表达 FGFR3、KRT20、HER-2、FOXA1、GATA3、TRIM24、CD24、XBP1、PPAR；Basal 预后较差，高表达 CD44、KRT5、KRT6B、KRT14。Rb 信号

通路改变主要在 Basal 亚型，Luminal 亚型主要为 FGFR3、TSC1 突变和拷贝数改变。

最近还有更多的分子分型研究，设计理念都大同小异。下面我们按分子机制的不同，将常见的分子生物学改变做简单分类。随着分子研究的发展，这些分子生物学改变相关文库也会越来越丰富。根据 TCGA 数据库的信息将目前尿路上皮癌较常见的分子生物学特点简单介绍如下（Cancer Genome Atlas Research，2014；Grivas et al.，2015；Seront et al.，2015）。

（一）信号通路异常

FGFR3 突变通常发生在三个不同的热点中：外显子 7、10 和 15，其中外显子 7 和 10 含有最常见的突变热点。FGFR3 点突变在低级别和低分期 UC 中高达 80%，但在高级别和侵袭性 UC 中只有 17%。在早期肿瘤中该基因的突变高达 80%，是尿路上皮癌诊断的潜在生物标志物之一。FGFR3 突变可能与较低的肿瘤进展风险和肿瘤特异死亡风险相关。FGFR3 和 FGFR1，通过与 FGF 结合，启动 MAPK 途径的活化。有研究报道了 4 号染色体上反复的染色体内易位导致融合蛋白 FGFR3 转化酸性卷曲螺旋 3（transforming acidic coiled-coil-containing protein 3，TACC3）的构成，通过自动二聚化，诱发 FGFR3 激酶结构域的组成型活化。野生型 FGFR3 蛋白的过表达主要发生在高级别浸润性 UC 中。目前尚不清楚野生型和突变型受体之间是否存在不同的下游信号转导途径。事实上，野生型 FGFR1 的过表达在各种分期分级的 UC 中均存在。而体内实验显示其过表达能增加 UC 细胞的增殖和存活。约 13% 的膀胱癌会出现 RAS 基因（KRAS、HRAS、NRAS）突变，RAS 突变和 FGFR3 突变在 UC 中是互斥的。RAS 突变似乎与 UC 的分级或分期无关。到目前为止，RAS 在 UC 中的预后作用仍然存在争议。TP53 和 RB1 基因突变的尿路上皮癌常伴有多发基因拷贝数改变，如 E2F3 扩增和 RB1 突变/删失。有研究发现在术后或化疗后复发进展的尿路上皮癌中，TP53 和 RB1 基因突变比例分别为 54% 和 17%。

EGFR 家族成员，UC 中常见 EGFR 和 HER-2 调节失常。虽然高达 75% 的 UC 中 EGFR 蛋白过度表达，但基因组改变不太常见；仅在 11% 的 TCGA 样品中发现 EGFR 基因扩增，迄今为止尚未在 UC

中报道 EGFR 突变。在 UC 患者中，EGFR 表达高与较高的肿瘤分级和分期相关。它似乎也可以预测 UC 的复发，进展和更差的肿瘤特异生存率。HER-2 激活也可能与 UC 的发生和发展密切相关。在浸润性 UC 中，HER-2 过表达约占 40%，扩增约占 7%，突变占 5%。还有研究报道涉及 HER-2 基因的易位。这些基因改变都与高级别、浸润性肿瘤和更差肿瘤特异生存率相关。

在 UC 中 MET 过表达比例为 27%～44%，并且与高级别、高分期和更差预后相关。HGF 与 MET 结合后激活 MAPK 和 PI3K/AKT/mTOR 通路。体内试验显示激活 MET 能增加肿瘤细胞侵袭能力并通过上调 VEGF 表达诱发血管生成。

在 49% 的 UC 中存在 PTEN 的表达降低，这一改变与肿瘤高级别和高分期相关，预示着侵袭性生长、转移和更差的预后。LOH 是 PTEN 的主要基因改变方式。它在肌层浸润性尿路上皮癌（muscle-invasive UC，MIUC）中的比例为 24%～58%，而在非肌层浸润性尿路上皮癌（non-muscle-invasive UC，NMIUC）中，其比例下降至 6%。与其他肿瘤类型相反，纯合性丢失或 PTEN 等位基因突变在 UC 中并不常见（8% 和 6%）。PTEN 表达下降通常与 P53 改变相关，并且这些改变一起导致更差的预后结果。

PI3KCA 和 TSC1 基因突变在 UC 中也较常见，而 AKT1、TSC2、LKB1、PIK3R1 等基因在 UC 中突变频率较低，可能它们对 UC 的发生并不十分重要。

（二）细胞周期异常

细胞周期失常也与 UC 的发病机制相关。TCGA 数据显示在 131 例 UC 样本中，细胞周期失常比例高达 93%。近一半（49%）MIUC 含有 TP53 基因突变，P53 蛋白会因为 DNA 损伤或癌基因活化而刺激细胞周期蛋白依赖性激酶（cyclin-dependent kinase，CDK）抑制剂 P21。P21 抑制细胞周期进程，允许 DNA 修复启动或凋亡。TP53 突变与高级别和高分期肿瘤密切相关。此外，TP53 突变与 UC 复发、进展和肿瘤特异性死亡率相关。

在 UC 中，MDM2 的过表达比例约为 29%、扩增约为 9%，两者与 TP53 突变是相互排斥的。MDM2 蛋白能控制 P53 活性，P53 水平升高能上调 MDM2 表达，MDM2 反过来与 P53 结合并运输它至蛋白酶体降解。MDM2 过表达与 UC 较差预后相关。

转录调节、蛋白质不稳定或蛋白质降解都能导致 P21 表达缺失，而 P21 表达缺失是 UC 进展的独立预测因子。P21 阴性和 P53 改变的患者，肿瘤具有更高的复发率和更低的生存率，无论其肿瘤分级或病理分期如何。

RB 与多种调节蛋白相互作用影响 G_1-S 过渡。活性去磷酸化形式的 RB 结合并隔离转录因子 E2F，损害细胞循环进展。磷酸化后，Rb 被一些 CDK 失活，然后释放 E2F，进而诱导细胞周期进展所需的基因转录。染色体 13q 删除是 RB 基因失活的最常见原因，导致蛋白质表达丢失，这一改变主要发生在高级别和高分期肿瘤中。由于非常常见，这可能是晚期 UC 新治疗目标的希望。其他与 UC 相关的细胞周期调节基因改变包括 CDKN2A（编码 p16 蛋白）、CDKN1A、ERCC2 的删除。

其他如与血管生成相关的 HIF-1 和 PI3K/AKT/mTOR 通路调节，与表观遗传相关的 MLL2、ARID1A、KDM6A 和 EP300 基因突变均在 UC 中有所发现。

UC 的发生和发展是多个基因、多种通路呈网状相互作用导致的，随着分子生物学研究的不断进展，与 UC 诊断和治疗相关的分子生物学特点将会越来越丰富，也为新的治疗方式提供了可能。

（叶云林）

编者简介

叶云林，外科学博士，主治医师。毕业于中山大学，美国 Cleveland Clinic 访问学者。现就职于中山大学附属肿瘤医院，擅长膀胱癌、肾盂癌、肾癌及睾丸癌的手术及综合治疗等。发表 SCI 论文 30 余篇，单篇 IF 最高 6.3 分。

第二节　靶向治疗药物及临床试验进展

尿路上皮癌（UC）是一种影响膀胱、肾盂、输尿管和其他泌尿器官的恶性肿瘤（Siegel et al., 2019），过去 30 年来一直缺乏新的治疗方案。传统意义上，系统性铂类化疗（systemic platinum-based chemotherapy，PBCT）是晚期 UC 患者的标准治疗，中位 OS 约为 14 个月；然而，许多患者不能耐受与 PBCT 相关的毒性作用（von der Maase et al.，2000）。此外，对于在 PBCT 后出现疾病进展的患者，缺乏公认的有效二线治疗方案，而且与最佳支持治疗相比，并没有显著改善 OS 的治疗方案（Bellmunt et al.，2009；Zibelman et al.，2016）。尽管 40 多年前就已经使用卡介苗对膀胱癌进行免疫治疗，但其他免疫/靶向药物并没有被批准用于 UC。然而近年来，美国FDA 批准了多种靶向/免疫药物作为局部晚期或转移性疾病的二线疗法，这是 UC 治疗中一个重要的里程碑。临床治疗方案中出现的新型免疫/靶向治疗药物为未来晚期尿路上皮癌的治疗带来了希望。

一、靶向药物治疗概况

关于尿路上皮癌的靶向治疗，目前各大指南不尽相同，其中 2020 版 NCCN 指南的描述相对全面。目前以铂类为基础的化学疗法已成为 OS 为 9～15 个月的转移性疾病患者的标准治疗（De Santis et al.，2012；Postow et al.，2015；von der Maase et al.，2005）。然而，化疗后复发的患者中位生存期可缩短至 5～7 个月（Bellmunt et al.，2009）。2020 年 FDA 加速批准 Erdafitinib（Balversa）上市，成为首款针对转移性膀胱癌的靶向药物，主要用于治疗 FGFR3 或 FGFR2 基因改变、基于铂类化疗后疾病仍然进展的局部晚期或转移性膀胱癌成年患者。2019 年 12 月，FDA 加速批准 PADCEV（Enfortumab vedotin-ejfv）上市，这是直接靶向尿路上皮癌高表达蛋白 Nectin-4 的首创抗体药物偶联物（ADC），用于治疗先前患有局部晚期或转移性尿路上皮癌的成年患者——这类患者在（新辅助）手术前或（辅助）手术后或局部进展或癌症转移背景下接受过 PD-1/PD-L1 抑制剂和铂类化疗治疗。目前许多研究聚焦于其他靶向治疗药物对于转移性膀胱尿路上皮癌患者的治疗，主要包括针对 VEGFR 的 TKI（舒尼替尼、索拉非尼）和单克隆抗体（贝伐珠单抗）；针对 EGFR 的小分子酪氨酸激酶抑制剂（如吉非替尼、拉帕替尼、厄洛替尼等）和单克隆抗体（如西妥昔单抗、曲妥珠单抗等）；针对 PI3K/AKT/ mTOR 的 BKM 120、依维莫司；针对 MET 和 VEGFR-2 的卡博替尼、针对 HER2 的抑制剂 RC48-ADC 等治疗药物还在临床试验之中。

二、目前已上市的靶向治疗药物

（一）厄达替尼

厄达替尼（erdafitinib）是针对 FGFR 的酪氨酸激酶抑制剂，美国临床试验数据库中（https：//ClinicalTrials.gov）共显示了 5 项正在进行的相关临床试验。基于 BLC2001（NCT02365597）研究结果，2019 年 4 月美国 FDA 批准厄达替尼上市用于治疗 FGFR3 或 FGFR2 基因改变、铂类化疗后疾病仍然进展的局部晚期或转移性膀胱癌成年患者。这是一项多中心、开放标签的 II 期临床研究（14 个国家 26 个地区），招募了携带有特定 FGFR3 突变（R248C、S249C、G370C、Y373C）或 FGFR 基因融合（FGFR3-TACC3、FGFR3-BAYP2L1、FGFR2-BICC1、FGFR2-CASP7），并且铂类化疗后疾病进展的局部晚期或转移性尿路上皮癌患者，包括新辅助或辅助铂化疗 12 个月内的患者（本试验允许患者既往接受过免疫治疗）。根据分析，研究者将连续用药方案的起始剂量设定为 8mg/d（选定方案组），并在药效学指导下，将剂量增至 9mg/d。主要研究终点是 ORR，次要终点包括 PFS、DOR 和 OS。在选定方案组中，共有 99 例患者接受了 5 个周期的（厄达替尼）治疗。结果显示：厄达替尼治疗的 ORR 为 40%，其中 CR 3%，PR 37%；中位 DOR 为 5.6 个月（95%CI，4.2～7.2 个月）；在未接受过化疗组中 ORR 为 42%，在化疗后进展或复发组中 ORR 为 40%。在 22 例既往接受免疫治疗的患者中，ORR 为 59%；在治疗前接受 0、1、2、3 和 ≥4 次全身治疗的患者中，ORR 分别为 36%、38%、38%、60% 和 50%；仅在淋巴结转移的患者中，ORR 为 33%；在接受 8mg 剂量的患者中 ORR 为 34%，在剂量递增至 9mg 的患者中 ORR 为 49%；FGFR3 基因突变患者的 ORR 为 49%，FGFR2/3 基因融合患者的 ORR 为 16%；中位 PFS 为 5.5 个月，中位 OS 为 13.8 个月。所有 AE 包括高磷血症（77%）、口腔炎（58%）、腹泻（51%）、口干（46%）、食欲减退（38%）、味觉异常（37%）、疲劳（32%）、皮肤干燥（32%）、脱发（29%）、便秘（28%）和手足综合征（23%）。最常见的 ≥3 级 AE 包括低钠血症（11%）、口腔炎（10%）、虚弱（7%）、甲营养不良（6%）、手足综合征（5%）和尿路感染（5%）。不良事件导致 13% 的患者停止治疗。未出现与治疗相关的死亡。研究结论是携带有特定 *FGFR* 突变接受铂类化疗后疾病进展的局部晚期或转移性尿路上皮癌患者，使用厄达替尼后 ORR 达到 40%。有近一半患者出现了 ≥3 级的不良事件。*FGFR* 突变或融合的患者对免疫治疗的反应可能比未发生此类变化的患者要小。在此研究中，22 例患者中仅有 1 例（4.5%）有既往免疫治疗反应史，在这 22 例患者中，59% 的患者（13 例）在免疫治疗失败后对厄达替尼有反应（Loriot et al.，2019）。

（二）PADCEV

PADCEV（enfortumab vedotin-ejfv）是一种靶向 Nectin-4（位于细胞表面的一种蛋白，在膀胱癌中高度表达）的抗体药物偶联物（ADC）（Challita-Eid et al., 2016）。Nectin-4 可以帮助黏附癌细胞形成肿瘤，PADCEV 的抗癌活性是由于其与表达 Nectin-4 的细胞结合，然后将抗肿瘤药物甲基澳瑞他汀 E（MMAE）内化并释放到细胞中，导致细胞无法再生（细胞周期停滞）和程序性细胞死亡（凋亡）。2018 年 3 月 PADCEV 凭借 I 期 EV-101 临床试验的前期研究结果在该适应证上获得 FDA 授予的"突破性药物"资格，EV-101 临床试验最终结果于 2020 年 4 月发表在 JCO 杂志上（Rosenberg et al.,2020）。这是一项 I 期剂量递增/扩展研究，入组 mUC（*n*=155）的患者接受了严格的预处理，这些患者既往接受过化疗和（或）PD-1/PD-L1 抑制剂治疗。其中 96% 的患者先前接受过铂类化学疗法，而 29% 的患者接受了 ≥三线前期治疗。在每个 28 天周期的第 1、8 和 15 天，患者接受的 PADCEV 剂量递增至 1.25mg/kg。主要目标是评估安全性/耐受性和药代动力学，抗肿瘤活性是次要目标。PADCEV 的最大耐受剂量尚未建立；但是，II 期推荐剂量为 1.25mg/kg。皮疹、周围神经病变、疲劳、脱发和恶心是最常见的治疗相关不良事件（TRAE）；最常见的 TRAE 严重程度为 1~2 级。在单药 PADCEV 1.25mg/kg 治疗的 112 例 mUC 患者中，研究者评估的确认客观缓解率（ORR）为 43%，缓解持续时间为 7.4 个月。中位总生存期（OS）为 12.3 个月，一年期总生存率为 51.8%。在 ≥75 岁的患者中，无论是否接受过先前的抗 PD-1/PD-L1 治疗，都观察到相似的 ORR 和中位 OS，因此单药 PADCEV 通常

耐受性好，可为 mUC 患者提供临床上有意义且持久的反应，其生存数据令人鼓舞，目前正在进行关键性的 II 期和 III 期验证性研究。2019 年 6 月的 ASCO 大会上，PADCEV 的 EV-201 研究结果作为重磅摘要发布，吸引了众多关注。这是一项 II 期单臂、多中心试验 EV-201（NCT03219333），该研究评估了 PADCEV 的疗效，试验纳入了 125 例局部晚期或转移性尿路上皮癌患者，这些患者之前接受了 PD-1 或 PD-L1 抑制剂和铂类化疗但未能控制病情（Rosenberg et al., 2019）。入组患者的人群特征为中位年龄 69 岁；70% 为男性，85% 为白人；所有患者的 ECOG 评分为 0（32%）或 1（68%）；90% 的患者有内脏转移，其中 40% 有肝转移；2/3 的患者有单纯的移行细胞癌（TCC）组织学表现，33% 的患者有 TCC 伴有其他组织学变异。所有患者先前接受过的系统治疗方案的中位数为 3，46% 的患者先前接受过 PD-1 抑制剂，42% 的患者先前接受过 PD-L1 抑制剂，另有 13% 的患者同时接受过 PD-1 和 PD-L1 抑制剂；66% 的患者接受过顺铂为主的方案，26% 的患者接受过卡铂为主的方案，另有 8% 的患者同时接受过顺铂和卡铂为主的方案。本次试验主要观察终点为客观反应率（ORR）和持续反应时间（DOR）。试验结果表明，所有患者的 ORR 为 44%，CR 为 12%，中位 DOR 为 7.6 个月。目前正在进行一项全球随机 III 期验证性临床试验 EV-301（NCT03474107）（https://clinicaltrials.gov/ct2/show/NCT03474107），以确认 II 期试验的结果。此外，EV-103 试验（NCT03288545）也正在进行研究，评估尿路上皮癌患者中使用 PADCEV 与帕博利珠单抗和（或）化疗联合用药的疗效，根据 I b/II 期试验的更新数据，PADCEV 联合帕博利珠单抗一线用于不适合铂类化疗的局部晚期或转移性尿路上皮癌患者，45 名患者接受了该联合治疗方案，中位随访 11.5 个月，结果表明，客观缓解率为 73.3%（*n*=33/45，95%CI，58.1%~85.4%），其中，15.6%（*n*=7/45）为完全缓解（CR），57.8%（*n*=26/45）为部分缓解（PR）。中位缓解持续时间（DOR）尚未达到（1.2~12.9 个月以上）。在数据分析时，33 例缓解患者中有 8 例继续保持缓解，83.9% 患者的缓解持续时间 ≥6 个月、53.7% 患者的缓解持续时间 ≥12 个月，中位无进展生存期（PFS）为 12.3 个月，12 个月总生存率（OS）为 81.6%（95%CI，62%~

91.8%）、中位 OS 尚未达到。2019 年 12 月 19 日，美国 FDA 加速批准 PADCEV 上市，用于治疗先前患有局部晚期或转移性尿路上皮癌的成年患者——这类患者在（新辅助）手术前或（辅助）手术后或局部进展或癌症转移背景下接受过 PD-1/PD-L1 抑制剂和铂类化疗治疗（尿路上皮癌是膀胱癌的一种）。PADCEV 是 FDA 在美国批准的首个治疗这类患者群体的疗法，同时也是直接靶向尿路上皮肿瘤高表达蛋白 Nectin-4 的首创抗体药物偶联物（ADC）。

三、尚未上市的靶向治疗药物

（一）针对 VEGFR 的小分子酪氨酸激酶抑制剂和单克隆抗体

1. 舒尼替尼（sunitinib） 舒尼替尼作用于 VEGFR、KIT、PDGFR、RET 等多个靶点，是最早用于晚期 UC 的靶向药物。美国临床试验数据库中共显示了 13 项相关临床试验，其中 6 项完成，4 项终止，1 项正在进行，2 项处于 Unknown（未知）状态。6 项已完成的试验中只有以下 3 项公布了相应结果。

（1）NCT00397488：该Ⅱ期试验研究舒尼替尼在治疗转移性移行细胞癌患者（$n=78$）中的反应率及安全性。78 例患者中 71 例患者完成了整个试验过程，其中 3 例患者达到 PR，29 例患者达到 SD，39 例出现 PD。43.59%（34/78）的患者出现严重不良事件，85.90%（67/78）出现不良事件（https：//clinicaltrials.gov/ct2/show/results/NCT00397488）。

（2）NCT00526656：该Ⅱ期单臂试验主要研究舒尼替尼在治疗局部晚期膀胱癌患者（$n=9$）中的功效及副作用。9 例患者中 7 例患者完成了整个试验过程，7 例患者中未出现 PR、SD 和 PD。77.78%（7/9）的患者发生死亡，44.44%（4/9）出现严重不良事件，100.00%（9/9）的患者出现不良事件（https：//clinicaltrials.gov/ct2/show/results/NCT00526656）。

（3）NCT00821327：这项非随机Ⅱ期研究的主要目的是评估吉西他滨、顺铂和舒尼替尼（GCS）在转移性尿路上皮癌（metastatic urothelial carcinoma，mUC）和 MIBC 中的疗效和安全性（Galsky et al.，2013）。试验 1 招募了 36 例未接受过化疗的 mUC 患者。试验 2 招募了 9 例 MIBC 患者。试验 1 和试验 2 的主要研究终点分别是 ORR 和 pCR。GCS 用于 mUC 患者的一线治疗，以及 MIBC 患者的新辅助治疗。在试验 1 中 Simon minimax 两阶段设计用于 ORR，在试验 2 中用于 pCR。结果显示，最初的试验 1 GCS 剂量为：吉西他滨 1000mg/m² 静脉注射，第 1 天和第 8 天；第 1 天静脉滴注顺铂 70mg/m²；口服舒尼替尼 37.5mg，每天 1 次，21 天循环中第 1～14 天服用。但这些剂量被证明是不能耐受的。吉西他滨和顺铂的剂量随后分别降低至 800/m² 和 60mg/m²，而药物传递没有改善，该试验已经结束。这种较低剂量的方案在试验 2 中使用，由于毒性过大，该方案被提前终止。在试验 1 中，70%（23/33）的患者发生了 3～4 级血液学毒性，在试验 2 中 22%（2/9）的患者发生了血液学毒性。在试验 1 中，ORR 为 49%（95%CI，31%～67%）；在试验 2 中，pCR 为 22%（2/9）。由于毒性导致的早期封闭，两个试验的样本量均很小。结论为在晚期和新辅助环境中，过度毒性阻碍了 GCS 的递送。

2. 索拉非尼 美国临床试验数据库中一共显示有 6 项相关临床试验，其中 2 项已完成，2 项终止，1 项正在进行，1 项处于 Unknown 状态。2 项已完成试验中只有 1 项给出了相应结果。这项非随机、开放标签的多中心Ⅱ期研究（NCT00112671）主要目的是评估索拉非尼（sorafenib）对晚期或转移性尿路上皮癌患者（$n=17$）产生的毒性、进展时间和反应持续时间。患者口服索拉非尼 400mg BID，Q28D，直至 PD 或不可接受的毒性反应。完成研究治疗后，将在 3 周内追踪患者治疗情况，然后每 3 个月追踪一次。纳入的 17 例患者均完成了整个试验过程，其中部分或完全反应的受试者人数为 0 例，SD 超过 3 个月的受试者人数为 1 例，3 个月无进展生存人数为 14 例。100.00%（17/17）的患者出现不良事件，其中 3 例出现 3 级 AE，2 例患者出现严重 AE（https：//clinicaltrials.gov/ct2/show/results/NCT00112671）。

3. 培唑帕尼 培唑帕尼（pazopanib）是一种针对 VEGFR、PDGFR 及 c-KIT 的酪氨酸激酶抑制剂。

（1）NCT01108055：这是一项培唑帕尼合并紫杉醇治疗尿路上皮癌的Ⅱ期临床研究（$n=43$），入组 43 例患者，28 例患者完成治疗，15 例患者未完成治疗（11 例不合格，4 例无法评估）。3 例（10.7%）达到 CR，12 例（42.9%）达到 PR，11 例（39.3%）SD，2 例（7.1%）PD。OS 为 10 个月（95%CI，5.7～16 个月）。不良事件发生率为 62.50%（20/32），严重不良事件为 46.88%（15/32）（https：//clinicaltrials.

gov/ ct2/show/results/NCT01108055）。

（2）NCT01184326：这是一项Ⅰ期剂量递增研究和扩展研究，旨在评价培唑帕尼（pazopanib，P）和依维莫司（everolimus，E）联合治疗 mUC 患者的有效性和安全性（n=23）。主要研究终点是 ORR。次要终点是安全性、DOR、PFS 和 OS。采用 NGS 评估了 300 个与癌症相关的突变基因和拷贝数变化。ORR 为 21%，1 例为 CR，3 例为 PR，8 例为 SD。DOR、PFS 和 OS 分别为 6.5、3.6 和 9.1 个月。4 例 TSC1/TSC2 或 mTOR 突变的患者临床获益（1 例为 CR，2 例为 PR，1 例为 SD），第 5 例 *FGFR3-TACC3* 融合患者达到 PR。在 mUC 中，E/P 联合治疗是安全的，选择 mTOR 或 FGFR 途径改变的患者可获得明显的临床效益（Bellmunt et al.，2018）。

（3）NCT00471536：这是一项评价培唑帕尼在转移性尿路上皮癌中安全性和有效性的Ⅱ期研究。患者口服培唑帕尼治疗，直至 PD 或不可接受的毒性。结果显示：共纳入 19 例患者（有 1 例参与者在治疗评估之前被取消，因此被排除在毒性分析之外。但该参与者含在主要终点分析中）。未出现达到 PR 与 CR 的患者，TTP 为 1.85 个月（95%CI，1.77～3.71 个月），OS 为 5.83 个月（95%CI，3.38～7.98 个月）。100.00%（18/18）的患者出现 AE，7 例患者出现 3 级 AE，3 例患者出现严重不良事件（https://clinicaltrials.gov/ ct2/show/results/NCT00471536）。

4. 贝伐珠单抗　贝伐珠单抗在 mUC 的治疗中显示出令人鼓舞的疗效。美国临床试验数据库中一共显示了 15 项相关临床试验，其中 2 项已完成，1 项终止，1 项撤回，9 项正在进行，1 项处于 Unknown 状态。2 项已完成的试验均公布了相应结果。

（1）NCT00588666：这是一项吉西他滨、卡铂和贝伐珠单抗在晚期/转移性尿路上皮癌患者（n=51）的初治中进行的Ⅱ期临床试验。患者最初接受贝伐珠单抗 10mg/kg，随后进行 2 周无间隔治疗。吉西他滨 1000mg/m² D1/D8、卡铂 4.5mg D1，Q21D。在第一次循环中的第一天给予贝伐珠单抗 15mg/kg，每 3 个疗程（约 9 周）后进行一次重新分期评估。除非 PD 或出现不可接受的毒性，否则患者将总共接受 6 个化疗周期。在完成 6 个周期后达到 SD、CR 或 PR，将有资格以相同的剂量和时间表继续接受贝伐珠单抗治疗，直至 PD。47 例患者完成整个试验过程，4 例因为 AE 未完成试验（https：//

clinicaltrials.gov/ct2/show/results/NCT00588666）。

（2）NCT00506155：这项Ⅱ期临床研究的目标是在手术切除肿瘤之前，评估贝伐单抗和 MVAC（甲氨蝶呤、阿霉素、长春碱和顺铂）联合治疗膀胱癌的疗效（McConkey et al.，2016）。60 例患者完成 4 个周期 MVAC + 贝伐单抗新辅助治疗。pT0N0 和 ≤pT1N0 的降级率分别为 38% 和 53%，5 年总生存率为 63%。贝伐珠单抗对治疗结果无明显影响。与管腔肿瘤和 P53 样肿瘤相比，基底肿瘤的生存率有所改善（5 年总生存率分别为 91%、73% 和 36%，P=0.015），在多变量分析中具有相似的发现。2 年内的骨转移仅与 P53 样亚型相关（P53 样为 100%，管腔为 0%，基础为 0%；P≤0.001）。膀胱切除术中富含 P53 样亚型的肿瘤提示该亚型具有化学耐药性。围手术期 MVAC 治疗的另一个队列证实了 UC 亚型的生存获益（基础的 5 年总生存率为 77%，管腔为 56%，P53 样为 56%；P=0.021）。局限性包括少量的具有足够 GEP（gene expression profiling）组织的预处理标本。GEP 可预测临床 UC 结局。基底亚型与较好的生存有关，而 P53 样亚型与骨转移和化学耐药性疾病有关。

（二）针对 EGFR/HER-2 的 TKI 和单克隆抗体

1. 吉非替尼　美国临床试验数据库中一共显示了 6 项相关临床试验，其中 3 项已完成，2 项终止，1 项正在进行。

（1）NCT00014144：这是一项评估吉非替尼在治疗晚期尿路癌患者（n=31）中有效性的Ⅱ期临床研究。中位 PFS 为 2 个月，只有两例患者（6.5%）生存超过 6 个月且无 PD。中位 OS 为 3 个月（95%CI，2～7 个月）。吉非替尼作为尿路上皮癌的二线药物并不能改善 PFS 和 OS（Petrylak et al.，2010）。

（2）NCT00041106：这是一项顺铂、吉西他滨和吉非替尼治疗晚期尿路上皮癌患者的Ⅱ期研究（Philips et al.，2008）。治疗方案为顺铂 70mg/m² D1、吉西他滨 1000mg/m² D1/D8、吉非替尼 500mg/d 联合给药，共计 3 周，最多不超过 6 周。持续使用吉非替尼 500mg/d 用于缓解或稳定疾病。结果显示，因剂量限制毒性（dose-limiting toxicity，DLT）共有 27 例患者被中止。在 25 例可评估的患者中，ORR 为 36%（95%CI，18～57 个月），中位 OS 达到 11.1

个月（95%CI，5.2～35.3 个月）。顺铂、固定剂量率的吉西他滨和吉非替尼的组合在晚期 TCC 中具有高活性，该联合方案与过度毒性有关，吉非替尼的相对作用尚不能确定。

2. 拉帕替尼 一项单臂、多中心、开放的前瞻性Ⅱ期研究（Wulfing et al., 2009），旨在评估在先前的铂类化疗中出现疾病进展的移行细胞癌的患者接受拉帕替尼治疗的疗效，直至 PD 或出现不可接受的毒性。主要研究终点是 ORR，次要终点包括安全性、TTP 和 OS。共纳入 59 例患者，其中 25 例（42%）无法进行反应评估。1.7%（95%CI，0%～9.1%）的患者 ORR＞10%；有 18 例（31%，95%CI，19%～44%）患者达到 SD。中位 TTP 和 PFS 分别为 8.6 周（95%CI，8.0～11.3 周）和 17.9 周（95%CI，13.1～30.3 周）。CBR 与 EGFR 过表达相关（P=0.029）。EGFR 和（或）HER-2 过表达的肿瘤患者的中位 OS 明显延长（P=0.0001）。拉帕替尼耐受性良好。该研究未达到主要终点，因此被认为是阴性的。然而，进一步的分析表明，在部分 EGFR 和（或）HER-2 过表达的肿瘤患者中，OS 出现明显的改善，这一结果令人欣喜，同时计划开展进一步临床研究来证实拉帕替尼在抑制肿瘤中的作用。

3. 厄洛替尼 美国临床试验数据库中一共显示有 5 项相关临床试验，其中 2 项已完成，2 项正在进行。2 项已完成的试验中 1 项公布了最终结果。一项评估厄洛替尼在手术前和手术后治疗肌层浸润性膀胱癌患者中疗效的Ⅱ期临床试验（NCT00380029）（Pruthi et al., 2010），主要研究终点是确定全膀胱切除（RC）前新辅助厄洛替尼（150mg/d，持续 4 周）对 RC 标本中 pCR（pT0 率）的影响。此外，研究还评估了厄洛替尼治疗的安全性。纳入的研究患者包括组织学证实为肌层浸润性膀胱癌的患者，这些患者已经接受了最初的经尿道切除术。共有 20 例临床 TⅡ期患者接受新辅助厄洛替尼治疗，然后进行 RC。在手术病理学上，有 5 例患者（25%）为 pT0。此外，有 7 例（35%）在临床上处于临床后阶段（≤pT1），而 15 例（75%）在手术病理上患有器官受限疾病。在平均随访时间 24.8 个月时，10 例仍存活，没有恶性发展的迹象，其中 4 例患者出现器官受限疾病进展；9 例死亡，其中 6 例患者因此疾病，而另外 3 例患者因其他原因。所有患者对厄洛替尼均能耐受，其中在 15 例（75%）患者中皮疹是最常见的 AE，

有趣的是，所有 pT0 和 pTis/T1 患者都有皮疹。厄洛替尼新辅助治疗对于接受浸润性膀胱癌 RC 的患者的手术病理学和短期临床结局可产生有益的作用。

4. 凡德他尼 美国临床试验数据库中一共显示有 3 项相关临床试验，其中 2 项已完成，1 项正在进行。2 项已完成试验中 1 项公布了最终结果。多西他赛±凡德他尼（vandetanib）在 mUC 中的Ⅱ期随机对照研究（NCT00880334，n=142）（Choueiri et al., 2012），主要目的是评估多西他赛（75mg/m²）联合凡德他尼是否延长 PFS。次要目标是 OS、ORR 和安全性。结果显示，多西他赛联合凡德他尼组的中位 PFS 为 2.56 个月，而多西他赛联合安慰剂组中位 PFS 为 1.58 个月（HR=1.02，95%CI，0.69～1.49；P=0.9）。两者之间的 ORR 和 OS 无明显差别。多西他赛联合凡德他尼组更常见 3 级或更高毒性，包括皮疹/光敏性（11% vs 0%）和腹泻（7% vs 0%）。在接受单药凡德他尼治疗的 37 例患者中，ORR 为 3%，OS 为 5.2 个月。因此，得出结论：在铂类预处理的 mUC 人群中，多西他赛联合凡德他尼不会取得 PFS、ORR 或 OS 的显著改善。多西他赛联合凡德他尼的毒性大于凡德他尼联合安慰剂，且凡德他尼单药活性极低。因此，两者联合治疗不是一种正确选择。

5. 西妥昔单抗 西妥昔单抗作用于 EGFR 胞外域。美国临床试验数据库中一共显示了 6 项相关临床试验，其中 2 项已完成，4 项正在进行。2 项已完成试验均公布了最终结果。

（1）NCT00350025：这是一项研究西妥昔单抗联合或不联合紫杉醇在先前治疗的晚期尿路上皮癌患者中疗效的随机Ⅱ期临床试验。在围手术期或转移情况下接受过一线化疗的转移性尿路上皮癌患者被随机分配至西妥昔单抗（250mg/m²）+紫杉醇（80mg/m²）组与西妥昔单抗单药组。早期进展作为失败的指标。研究最终招募了 39 例可评估患者，前 11 例患者（单药）中有 9 例在 8 周后出现进展，西妥昔单抗单药治疗组终止研究。联合治疗组的 28 例全部完成了研究，其中 22 例（78.5%）患者存在内脏疾病。有 12 例患者的 PFS 超过 16 周。ORR 为 25%（95%CI，11%～45%），其中 3 例 CR，4 例 PR。中位 PFS 为 16.4 周（95%CI，12～25.1 周），中位 OS 为 42 周（95%CI，30.4～78 周）。至少有 2 例患者出现了与治疗相关的 3 级和 4 级 AE：皮疹（6 例）、疲劳（5 例）和低镁（3 例）。因此，

得出结论：尽管西妥昔单抗作为单一药物的活性有限，但在先前治疗的尿路上皮癌中它可以增强紫杉醇的抗肿瘤活性。西妥昔单抗和紫杉醇的联合治疗值得进一步研究，从而为尿路上皮癌的治疗提供新的方案（Wong et al.，2012）。

（2）NCT00645593：这项 II 期随机试验研究，旨在评估吉西他滨（G）和顺铂（C）加或不加西妥昔单抗（CTX）在 mUC 中的疗效。患者按 1∶2 比例随机分组（n=88）。A 组：顺铂（70mg/m²）D1+吉西他滨（1000mg/m²）D1、D8、D15。B 组：GC 加 CTX（500mg/m²）D1、D15。主要研究终点是 ORR，次要终点为 DOR、PFS、OS、安全性。87 例患者可评估毒性，85 例患者可评估反应。A 组的 ORR 为 57.1%（95%CI，37%～76%），B 组的 ORR 为 61.4%（95%CI，48%～74%）。A 组的中位 PFS 为 8.5 个月（95%CI，5.7～10.4 个月），B 组为 7.6 个月（95%CI，6.1～8.7 个月）。A 组的中位 OS 为 17.4 个月（95%CI，12.8 个月至未达到），B 组为 14.3 个月（95%CI，11.6～22.2 个月）。两组中最常见的 3/4 级 AE 是骨髓抑制和恶心。B 组更常见不良事件：血栓栓塞、痤疮样皮疹、疲劳、疼痛、超敏反应、转氨酶升高、低钠血症和低镁血症。B 组中 3 例患者出现 5 级 AE。原发疾病的存在与血栓栓塞存在显著相关性。第 2 个周期后，可溶性 E-钙黏着蛋白水平升高与更高的死亡风险相关。因此得出结论：GC 加 CTX 是可行的，但应考虑其带来的相关不良事件，其次也要考虑其预后改善问题（Hussain et al.，2014）。

6. 曲妥珠单抗　美国临床试验数据库中一共显示了 9 项相关临床试验，其中 4 项已完成，2 项终止，3 项正在进行。4 项已完成试验中 1 项公布了最终结果。该项开放性 II 期试验研究（NCT02006667）评估了曲妥珠单抗、顺铂和吉西他滨联合治疗方案对转移性尿路上皮癌患者疾病进展时间的影响。治疗方案为吉西他滨 1200mg/m² D1、D8、D15，顺铂 70mg/m² D2，曲妥珠单抗 4mg/kg（在第 1 个周期的第 3 天，随后每周 2 次 2mg/kg），直到疾病进展。研究共纳入 13 例患者，7 例患者完成试验，6 例患者未完成（3 例患者出现 AE，2 例死亡，1 例退出）。PFS 为 11.0 个月（95%CI，5.7～14.3 个月）；在 12 个月和 24 个月时无进展生存率分别为 38.5%（95%CI，14.1%～62.8%）和 15.4%（95%CI，2.5%～38.8%）；OS 为 14.9 个月（95%CI，12.9～21.7 个

月）；达 12 个月和 24 个月存活时间的患者分别为 76.9%（95%CI，44.2%～91.9%）和 23.1%（95%CI，5.6%～47.5%）；15.4% 的患者达到 CR，23.1% 的患者达到 PR，46.2% 的患者达到 SD；69.23%（9/13）的患者出现 AE，61.54%（8/13）的患者出现严重 AE（https://clinicaltrials.gov/ct2/show/results/NCT02006667）。

7. RC48-ADC　RC48-ADC 是以 HER-2 为靶点的抗体药物偶联物（ADC），用于 HER-2 过度表达的多种肿瘤。RC48-ADC 是中国企业自主研发的一种抗癌新药。临床试验数据库中一共显示了 3 项相关临床试验（均由中国国内单位牵头），其中 2 项正在进行，1 项已完成。2019 美国 ASCO 发布了 RC48-ADC 治疗 HER-2 阳性局部晚期或转移性尿路上皮癌 II 期临床试验（NCT03507166）的初步结果。在接受 RC48-ADC 治疗的 43 例二线及多线尿路上皮癌受试者中，ORR 高达 51.2%，DCR 高达 90.7%。目前，国内外尚无治疗 HER-2 阳性尿路上皮癌的药品获得上市批准，在上述研究中，RC48-ADC 的疗效结果实现了重大突破，不仅具有高效性，而且大幅延长了一线治疗失败后患者的生存期，为后续的医学研究带来了希望（Xinan et al.，2019）。

（三）针对 FGFR 的抑制剂

1. Vofatamab　2019 年 ASCO 上公布了 FGFR3 靶向抗体 vofatamab（B-701）的 I b/II 期临床研究 FIERCE-21（NCT02401542）的数据。该研究针对已接受至少一种化疗方案治疗后复发或难治的转移性尿路上皮癌（mUC），旨在评估 vofatamab 作为单药或联合多西他赛（docetaxel）的疗效和安全性，其中包括一个导入（lead-in）I b 期（队列 1）。共入组 20 例患者。19 例患者接受了 B-701 与多西他赛联合治疗，其中野生型 13 例，*FGFR3* Mut/Fus 6 例。数据显示，19 例患者中 1 例达到 CR，2 例达到 PR，中位 DCR 为 63.2%，PFS 为 3.25 个月，OS 为 6.87 个月。其中，野生型患者中 1 例达到 PR，中位 DCR 为 53.8%，PFS 为 2.37 个月，OS 为 5.32 个月；*FGFR3* Mut/Fus 患者中，1 例达到 CR，1 例达到 PR，中位 DCR 为 83.3%，PFS 为 6.56 个月，中位 OS 在随访 20 个月时还未达到。研究中，B-701 与多西他赛联合治疗的耐受性良好，没有发生剂量限制毒性。上述结果证实，该组合疗

法在 *FGFR3* Mut/Fus 患者中显著延长了 PFS（＞6个月）和 OS（未达到）。目前，该研究的Ⅱ期部分正在入组 Mut/Fus 患者（Andrea et al., 2019）。

2. Rogaratinib　美国临床研究数据中一共显示有 3 项相关临床试验，这 3 项均正在进行。一项是关于 FGFR 抑制剂 rogaratinib 治疗高 FGFR mRNA 表达肿瘤的Ⅰ期剂量递增和剂量扩展研究（NCT01976741）（Schuler et al., 2019）。在剂量递增阶段，rogaratinib 50～800mg BID 连续 21 天。在剂量扩展阶段，所有患者接受肿瘤活检以分析 *FGFR 1-3* mRNA 的表达。共纳入了 126 例患者接受治疗[52 例尿路上皮癌，8 例头颈部鳞癌（head and neck squamous-cell cancer, HNSCC），20 例非 NSCLC，23 例其他类型肿瘤]。研究的主要终点是安全性和耐受性。推荐每日 2 次 800mg 作为后续研究剂量。最常见的 AE 是高磷血症（61%）、腹泻（52%）和食欲减退（38%）；最常见的 3～4 级 AE 是疲劳（9%）和无症状脂肪酶升高（8%）。5 例患者报告了严重 AE（食欲下降、腹泻、急性肾损伤、低血糖、视网膜病变和呕吐；未发生与治疗有关的死亡）。在扩张队列中，15 例（15%）患者获得了客观缓解。结果表明，rogaratinib 具有良好的耐受性和临床抗多种类型癌症的活性，有望成为新型广谱抗肿瘤药物。

（四）针对 PI3K/AKT/mTOR 的抑制剂

1. 依维莫司　具体研究结果见前述培唑帕尼处。

2. Buparlisib　一项 buparlisib（BKM 120）在转移性尿路上皮癌患者中进行的Ⅱ期开放临床试验（NCT01551030）中，患者连续口服 100mg/d 的 buparlisib。根据所遇到的个别毒性的类型和严重性，可能需要降低患者的剂量。在 2 个治疗周期（4 周为一个周期）后进行重新分期成像研究。只要患者耐受治疗且无疾病进展，就可以继续进行研究。

（五）其他

Apatorsen（OGX-427）是针对 *HSP27A* mRNA 的第二代反义寡聚核苷酸，能通过蛋白质毒性及细胞凋亡信号通路抑制细胞凋亡。美国临床研究数据库中一共显示 2 项相关临床试验，2 项均已完成，1 项已发布结果。一项多中心、Ⅱ期研究（NCT01780545）中，患者按 1 : 1 比例随机分配至 Apatorsen（600mg，每周 1 次）和多西他赛（75mg/m^2）（A/D）组或多西他赛单药组。主要研究终点为 OS，次要终点是 PFS、ORR、安全性以及 Hsp27 水平对预后的影响。联合治疗组和单药组中位 OS 分别为 6.4 个月与 5.9 个月（HR=0.80，80%CI，0.65～0.98，*P*=0.0784）。PFS 和 ORR 在两个方面都相似。A/D 组败血症和尿路感染的发生率更高。与 Hsp27 水平≥5.7μng/ml 的患者相比，基线 Hsp27 水平＜5.7μng/ml 的患者的 OS 得到改善。与基线相比，Hsp27 下降或下降≤20.5%的患者从 A/D 获益大于上升＞20.5%的患者（Rosenberg et al., 2018）。

此外，还有一系列免疫/靶向药物正在进行相关临床试验，如替雷利珠单抗（tislelizumab）、Enfortumab Vedotin、VB10-NE0（Vaaciboay）、NKTR-262、IN0-5401、trastuzumb-MMAE ADC、adenoviral MUC1 vaccine、adenoviral brachyury vaccine、GEN-1046、FPA-150、cafusertib hydrochloride、CK-301、Sl-279252、SYHA1803、INBRX-105、VAX-014 等等（表 13-1）。

四、小　　结

尽管目前 mUC 的标准治疗仍然是含铂类的化疗，但几十年来人们一直在寻找其他治疗 mUC 方面有效的新疗法。PBCT 或其他全身治疗的使用提高了患者的存活率，但在具有多种合并症的患者群体中选择治疗药物仍是一项挑战。此外，与 PBCT 相关的毒性，包括肾毒性、骨髓抑制和呕吐、缺乏耐受性等可能妨碍其在近 50%的患者中的使用。目前的治疗观念已逐渐从细胞毒性向分子靶向转变。最近几年出现的针对 PD-1/PD-L1 途径的免疫检查点抑制剂已被证明在治疗 mUC 方面具有良好的疗效，可以作为不适合接受顺铂患者的一线治疗和用于 PBCT 后疾病进展的患者。mUC 的靶向治疗仍处于起步阶段，很多靶向药物的疗效仍不能得出满意结果，但是在不断探索的过程中已开始浮现一些鼓舞人心的结果。首款针对转移性膀胱癌的靶向药物 Erdafitinib 以及首款抗体偶联药物 PADCEV 的成功上市，为目前如火如荼的靶向药物临床研究带来了信心。基于特定突变的分子靶向治疗，将是未来 mUC 治疗的重要方向。目前 UC 相关分子信号通路的研究仍在进行，更多 UC 特异性的靶点有待被发现和阐明。未来的试验应与广泛的相关研究整合在一起。但随着更多研究药物的组合出现，哪些生物标志物与哪种治疗有关成为新的挑战。理想的情况是每种药物都有自己的生物标志物，并且可以评估不同的生物标志物以确定最佳治疗组合。相信随着对尿路上皮肿瘤分子生物及遗传免疫更深入的认识和了解，将来会有越来越多更有效的个体化靶向治疗问世，为 mUC 患者带来新的希望和曙光。

表 13-1 靶向治疗药物临床试验

药物名称	靶点	临床试验编号	研究阶段	申办者	招募情况
贝伐珠单抗	VEGFR	NCT03272217	II期	Arjun Balar，MD Roche-Genentech	招募中
贝伐珠单抗	VEGFR	NCT02020707	I期	Mayo Clinic National Cancer Institute（NCI）	招募中
贝伐珠单抗、西妥昔单抗	VEGFR	NCT01552434	I期	M.D. Anderson Cancer Center	招募中
依鲁替尼	BTK	NCT02599324	I、II期	Pharmacyclics LLC.	招募中
曲妥珠单抗	HER-2	NCT03523572	I、II期	Daiichi Sankyo，Inc	招募中
依鲁替尼、依维莫司	mTOR、BTK	NCT02599324	I、II期	Pharmacyclics LLC.	招募中
sapanisertib	mTOR	NCT03047213	II期	National Cancer Institute	招募中
rogaratinib	FGFR	NCT03473756	I、II期	Bayer	招募中
rogaratinib	FGFR	NCT03517956	I期	Bayer	招募中
RC48-ADC	HER-2	NCT03809013	II期	RemeGen	招募中
RC48-ADC	HER-2	NCT04073602	II期	RemeGen	招募中
贝伐珠单抗	VEGFR	NCT00942331	III期	National Cancer Institute	进行中，不招募
贝伐珠单抗	VEGFR	NCT01097746	II期	M.D. Anderson Cancer Center	进行中，不招募
贝伐珠单抗、emactuzumab	VEGFR	NCT02923739	II期	M.D. Anderson Cancer Center	进行中，不招募
贝伐珠单抗	VEGFR	NCT00989651	I期	National Cancer Institute	进行中，不招募
贝伐珠单抗	VEGFR	NCT01167712	III期	National Cancer Institute	进行中，不招募
厄洛替尼	EGFR	NCT00749892	II期	M.D. Anderson Cancer Center	进行中，不招募
曲妥珠单抗	HER-2	NCT00238420	I、II期	National Cancer Institute	进行中，不招募
依维莫司	mTOR	NCT01215136	II期	Matthew Galsky	进行中，不招募
依维莫司	mTOR	NCT00805129	II期	Memorial Sloan Kettering Cancer Center	进行中，不招募
vofatamab	FGFR3	NCT02401542	I、II期	Rainier Therapeutics	进行中，不招募
rogaratinib	FGFR	NCT03410693	II、III期	Bayer	进行中，不招募
buparlisib	PI3K	NCT01551030	II期	Memorial Sloan Kettering Cancer Center	进行中，不招募

（于国鹏）

编者简介
于国鹏，医学博士，主治医师。毕业于复旦大学，就职于上海交通大学医学院附属第九人民医院泌尿外科。美国 Wake Forest University 联合培养博士生（CSC 资助）。以第一作者在国内外杂志上发表多篇学术论文，SCI 累计影响因子 > 30 分，作为项目负责人或主要参与人，参与国家自然科学基金、上海市自然科学基金和其他多项课题（课题研究经费大于 150 万）。擅长泌尿系肿瘤尤其是前列腺癌、肾癌、膀胱癌等疾病的微创手术及综合治疗。2018 年 CSCO "35 under 35" 最具潜力青年肿瘤医生。上海市生物医药行业协会精准医疗专家委员会委员。2020 年入选上海市抗癌协会青年医师 "雏鹰" 计划。

第三节 免疫治疗药物及临床试验进展

一、免疫治疗现状

晚期或转移性 UC 预后极差，尽管治疗手段在不断进步，UC 患者的 OS 却并未得到显著延长。目前针对晚期转移性 UC 患者的一线治疗标准方案是以铂类为基础的联合化疗，其中位 OS 为 14～15 个月，5 年生存率仅有 5%～15%。同时，晚期 UC 标准二线治疗目前以长春氟宁和紫杉醇应用最为普遍，但疗效也不理想。III期临床试验显示，标准二线治疗的有效率仅在 10%左右,中位 OS 仅为 6～8 个月。此外,由于晚期 UC 患者常合并肾功能的异常,大大增加了药物治疗的风险与难度(SEER,2019;Society,2015)。

近年来,随着免疫治疗的发展,利用免疫治疗晚期和转移性 UC 成为研究的热点。已有研究显示,免疫检查点抑制剂在晚期 UC 的一线及二线治疗中均取得了令人振奋的疗效,具有里程碑意义(Hanna,2017)。帕博利珠单抗(pembrolizumab)、纳武利尤单抗(nivolumab)、阿替利珠单抗(atezolizumab)、度伐利尤单抗(durvalumab)、阿维鲁单抗(avelumab)已被美国 FDA 批准用于局部晚期或转移性 UC。我国 NMPA 批准了替雷利珠单抗用于治疗接受含铂化疗失败包括新辅助或辅助化疗 12 个月内进展且 PD-L1 高表达的局部晚期或转移性 UC。

二、推 荐 用 药

(一)纳武利尤单抗

纳武利尤单抗(nivolumab)是一种抗 PD-1 单克隆抗体,2017 年 2 月美国 FDA 批准纳武利尤单抗用于在铂类化疗期间或化疗之后进展,或在新辅助治疗或铂类化疗辅助治疗 12 个月内进展,以及局部晚期或转移性 UC 患者的治疗。纳武利尤单抗的推荐剂量是每 2 周 240mg 静脉注射。该批准基于一项单组研究(Sharma et al.,2017),该研究纳入了270 例在含铂化疗期间或之后进展,或在含有铂类化疗的新辅助或辅助治疗 12 个月内进展,以及局部晚期或转移性 UC 患者。患者每 2 周接受 3mg/kg 剂量的纳武利尤单抗治疗,直至 PD 或发生不能耐受的毒性反应。结果显示:ORR 为 19.6%(53/270;95%CI,15.1%～24.9%),7 例达到 CR,46 例 PR,中位 DOR 为 10.3 个月。最常见的 irAE(>20%发生率)包括疲劳、恶心、食欲减退和肌肉骨骼疼痛等。有14 例患者发生非肿瘤特异性死亡,其中 4 例患者死于肺炎或因纳武利尤单抗用药所诱发的心力衰竭。严重的不良反应导致 17%的患者停用该药。

(二)帕博利珠单抗

2017 年 5 月美国 FDA 批准帕博利珠单抗(pembrolizumab)用于在含铂类化疗期间或化疗之后进展,或在含有铂类化疗的新辅助或辅助治疗 12个月内进展,以及局部晚期或转移性 UC 患者的治疗。推荐的帕博利珠单抗剂量为每 3 周 200mg 静脉输注 30 分钟。而在 2018 年 8 月 FDA 又对帕博利珠单抗的处方信息做出更新,要求使用 FDA 所批准的 Dako 公司 PD-L1 IHC 22C3 PharmDx Assay 作为伴随诊断标准来评估局部晚期或转移性 UC 以及不适合顺铂治疗患者肿瘤组织中的 PD-L1 表达水平。22C3 测定通过试剂盒评估肿瘤和免疫细胞中 PD-L1 蛋白 IHC 染色的综合阳性评分(combined positive score,CPS)来确定 PD-L1 表达。帕博利珠单抗的更新信息指出:帕博利珠单抗适用于治疗局部晚期或转移性 UC,且其肿瘤组织 PD-L1 表达 CPS≥10 的患者,或者 PD-L1 水平不适合铂类化疗条件的 UC 患者。

二线适应证的批准是基于试验 KEYNOTE-045(Bellmunt et al.,2017)的数据,这是一项开放标签、多中心、随机对照试验,用于在含铂化疗期间或之后疾病进展的局部晚期或转移性 UC 患者。患者按 1∶1 比例随机分配入组接受帕博利珠单抗(n=270,200mg Q3W)或研究者选择的化疗方案治疗[紫杉醇(n=84),多西他赛(n=84)或长春氟宁(n=87)](n=255)。该试验表明,与化疗相比,接受帕博利珠单抗治疗的患者的 OS 和 ORR 有统计学意义上的显著改善。帕博利珠单抗和化疗组的中位 OS 分别为 10.3 个月和 7.4 个月(HR=0.73,95% CI,0.59～0.91);ORR 分别为 21%和 11%;两组之间的 PFS 无显著差异。

而一线适应证的加速批准是基于 KEYNOTE-052(Balar et al.,2017)的数据。该研究是一项单组、开放标签试验(NCT02335424)。纳入标准为局部晚期或转移性 UC,且均认为不适合顺铂化疗的条件。共纳入 370 例患者,患者每 3 周接受 200mg 剂量的帕博利珠单抗治疗。2019 年 ASCO 更新了其随访结果(O'Donnell et al.,2019),中位随访时间为 11.4 个月,ORR 为 29%(95%CI,24%～34%),其中 9%(n=33)达到 CR,20%(n=73)达到 PR;中位 DOR 为 30.1 个月(95%CI,18.1 个月至未达到);中位 OS 为 11.3 个月(95%CI,9.7～13.1 个月);12 个月和 24 个月总生存率分别是 47%和 31%。在 CPS <10(n=251)和≥10(n=110)的亚组分析中,ORR 分别是 20%(95%CI,16%～26%)和 47%(95%CI,38%～57%);中位 DOR 分别是 18.2 个月

（95%CI，9.7 个月至未达到）和未达到（95%CI，18.1 个月至未达到）；中位 OS 分别是 9.7 个月（95%CI，7.6～11.5 个月）和 18.5 个月（95%CI，12.2～28.5 个月）；24 个月 OS 分别是 24%和 47%。在上述两项试验中，帕博利珠单抗治疗中至少有 20%患者出现 irAE，最常见包括疲劳、肌肉骨骼疼痛、瘙痒、食欲减退、恶心、腹泻、便秘和皮疹。该研究中所报道的药物相关不良反应包括肺炎、肝炎、结肠炎和内分泌疾病等。

基于 Keynote-057 多中心、单臂 II 期临床试验结果（NCT02625961），2020 年 1 月美国 FDA 批准帕博利珠单抗用于治疗 BCG 无反应、高风险、不适合或已进行手术的 NMIBC（伴或不伴乳头状瘤）。该研究共纳入 148 例高危 NMIBC 患者，每 3 周接受帕博利珠单抗 200mg 治疗 24 个月，直到出现不可接受的毒性反应或 PD。主要研究终点为 CRR、DOR。96 例高危 BCG 无反应且合并 CIS 的 NMIBC 患者的 CRR 为 41%（95%CI，31%～51%），中位 DOR 为 16.2 个月（0.0+～30.4+）。最常见的不良反应（≥10%）为疲乏、腹泻、皮疹、瘙痒等（Balar et al.，2019）。

（三）阿替利珠单抗

2016 年 5 月美国 FDA 批准了阿替利珠单抗（atezolizumab）用于治疗在铂类化疗期间或化疗之后疾病进展，或在铂类化疗的新辅助或辅助治疗 12 个月内进展，以及局部晚期或转移性 UC 的患者。临床推荐剂量为 1200mg 每 3 周静脉输注 60 分钟，直至出现疾病进展或不能接受的毒性反应。

2018 年 7 月 FDA 更新阿替利珠单抗的处方信息，要求使用 FDA 所批准的 Ventana PD-L1（SP142）Assay 作为伴随诊断诊断标准，以评估确定局部晚期或转移性 UC、不适合顺铂治疗患者肿瘤组织中的 PD-L1 表达水平。更新指出：阿替利珠单抗适用于治疗局部晚期或转移性 UC，且其 PD-L1 染色的肿瘤浸润性免疫细胞大于或等于肿瘤面积的 5%的患者；或无论肿瘤 PD-L1 表达水平，不适合铂类化疗的 UC 患者。

该批准是基于一项多中心单组试验（Rosenberg et al.，2016），该试验纳入标准为在含铂化疗方案期间或之后有疾病进展，或在新辅助治疗、铂类化疗辅助治疗 12 个月内发生疾病进展，并排除有自身

免疫性疾病史或需要全身免疫抑制药物治疗的局部晚期或转移性 UC 患者。研究共纳入 310 例患者，所有患者每 3 周静脉输注 1200mg 阿替利珠单抗。主要疗效观察指标包括独立评估机构评估的 ORR、DOR。其中，78%的患者存在脏器转移，40%的患者在发生转移情况下接受大于或等于 2 种治疗方案，19%的患者在接受了新辅助治疗或辅助治疗后发生疾病进展。结果显示，ORR 为 14.8%（95%CI，11.1%～19.3%），DOR 在 2.1～13.8 个月。37 例 DOR≥6 个月，6 例患者 DOR≥12 个月。如果 PD-L1 染色的肿瘤浸润性免疫细胞≥肿瘤面积的 5%，则认为患者为 PD-L1 阳性。32%的患者为 PD-L1 阳性，剩余 68%患者的 PD-L1 表达小于 5%。在 PD-L1 阳性的标本中，ORR 的确定值为 26.0%（95%CI，17.7%～35.7%）；在 PD-L1 表达小于 5%的患者中，其 ORR 的确定值为 9.5%。这些亚组的反应持续时间与上述所有治疗患者的反应持续时间相似。

该研究中，至少有 20%的患者使用阿替利珠单抗后出现 irAE，最常见不良反应包括疲劳、食欲减退、恶心、尿路感染、发热和便秘，在 50%的患者中观察到 3～4 级 irAE。此外，部分患者还并发了肺炎、结肠炎、肝炎、甲状腺疾病、肾上腺皮质功能不全、糖尿病、胰腺炎和皮疹等。

（四）度伐利尤单抗

2017 年 5 月美国 FDA 批准度伐利尤单抗（durvalumab）用于治疗在铂类化疗期间或化疗之后疾病进展，或在铂类化疗的新辅助或辅助治疗 12 个月内进展，以及局部晚期或转移性 UC 的患者。推荐剂量为每 2 周 10mg/kg 静脉输注 60 分钟，直至出现疾病进展或不能接受的毒性反应。此外，FDA 还批准以 Ventana PD-L1（SP263）Assay 作为评估 PD-L1 蛋白表达作为的补充诊断标准。

度伐利尤单抗治疗 UC 的批准是基于一项单组试验（Massard et al.，2016）。该研究纳入 182 例含铂类化疗后疾病进一步发展的局部晚期或转移性 UC 患者，每 2 周静脉注射 10mg/kg 的度伐利尤单抗。盲法独立中心审查（BICR）评估的 ORR 为 17.0%（95%CI，11.9%～23.3%），在 ORR 分析的数据截止时，未达到中位 DOR（0.9～19.9 个月）。PD-L1 评分高的患者（n=182）和 PD-L1 评分低或阴性（n=73）ORR 分别为 26.3%（95%CI，17.8%～36.4%）和 4.1%

（95%CI，0.9%～11.5%）。

至少有 15% 的患者出现 irAE，最常见不良反应包括疲劳、肌肉骨骼疼痛、便秘、食欲减退、恶心、水肿和尿路感染。3～4 级不良事件的发生率为 43%。此外，也发现了感染和免疫相关的不良反应，如肺炎、肝炎、结肠炎、甲状腺疾病、肾上腺皮质功能不全和糖尿病。

（五）阿维鲁单抗

2017 年 5 月，FDA 加快批准阿维鲁单抗（avelumab）用于治疗在铂类化疗期间或化疗之后疾病进展，或在铂类化疗的新辅助或辅助治疗 12 个月内进展，以及局部晚期或转移性 UC 的患者。推荐剂量为每 2 周 10mg/kg 静脉输注，输注时间 60 分钟以上，在前 4 次阿维鲁单抗用药之前，使用抗组胺药和对乙酰氨基酚。

该用药批准是基于一项非盲、单组、多中心的研究数据（Andrea et al.，2017），研究纳入标准为在含铂化疗方案期间或之后有疾病进展，或在新辅助治疗、铂类化疗辅助治疗 12 个月内发生疾病进展的局部晚期或转移性 UC 患者。研究共纳入了 242 例患者，所有患者每 2 周静脉注射 10mg/kg 的阿维鲁单抗，直至发现影像学或临床提示的疾病进展，或出现不可耐受的毒性反应。所有患者在每次阿维鲁单抗治疗前，均提前接受抗组胺药和对乙酰氨基酚。结果表明，随访至少 13 周的患者的客观缓解率为 13.3%（n=30）（95%CI，9.1%～18.4%），而随访至少 6 个月的患者的确切客观缓解率为 16.1%（n=26）（95%CI，10.8%～22.8%）；中位反应时间为 2.0 个月（1.3～11.0 个月）。随访至少 6 个月的患者未达到中位反应持续时间，但两组患者的中位反应持续时间均在 1.4～17.4 个月。

研究中大于 20% 的患者所发生的最常见 irAE 包括输液相关反应、疲劳、恶心、食欲减退、肌肉骨骼疼痛及尿路感染。大于 2% 的患者发生的严重 irAE，包括尿路感染、腹痛、肌肉骨骼疼痛、肌酐增高、肾衰竭、脱水、血尿、肠梗阻和发热。其中，约 6% 的患者死于 irAE（表 13-2）。

（六）替雷利珠单抗

一项单臂、多中心 II 期临床研究（NCT04004221/CTR20170071）旨在评价替雷利珠单抗治疗既往接受过含铂化疗且 PD-L1 高表达的局部晚期或转移性 UC 的疗效及安全性。研究共纳入 113 例患者。主要研究终点是 IRC 评定的 ORR。截至 2019 年 9 月，中位随访时间 9.4 个月，ORR 为 24%（95%CI，16%～33%），mPFS 和 mOS 分别为 2.1 个月和 9.8 个月。最常见 TRAE 是贫血（27%）和发热（19%）（Ye et al.，2020）。2020 年 4 月 NMPA 批准替雷利珠单抗用于治疗接受含铂化疗失败包括新辅助或辅助化疗 12 个月内进展的局部晚期或转移性 PD-L1 高表达的 UC。

表 13-2 FDA 批准药物汇总表

药物名称	靶点	临床试验编号	研究阶段	申办者	招募情况	参考文献
纳武利尤单抗	抗 PD-1	NCT02387996	II 期	Bristol-Myers Squibb	已结束招募	Sharma et al.，2017
帕博利珠单抗	抗 PD-1	NCT02256436	III 期	Merck Sharp & Dohme Corp.	已结束招募	van Vugt et al.，2019
阿替利珠单抗	抗 PD-L1	NCT02108652	II 期	Hoffmann-La Roche	已结束招募	Min Yuen Teo，2018
度伐利尤单抗	抗 PD-L1	NCT01693562	I／II 期	MedImmune LLC	已结束招募	Segal et al.，2019；Antonia et al.，2019；Steele et al.，2018；Powles et al.，2017；Levy et al.，2016
阿维鲁单抗	抗 PD-L1	NCT01772004	I 期	EMD Serono	已结束招募	Heery et al.，2017；Gulley et al.，2017；Andrea et al.，2017

三、尚未推荐联合用药

（一）帕博利珠单抗联合 Vofatamab

帕博利珠单抗和 Vofatamab 联合用药是一项 Ib/II 期多中心、开放性研究（NCT03123055），用于治疗铂类化疗后进展并且未接受过免疫检查点抑制剂或 FGFR 靶向治疗的局部晚期或转移性 UC 肿瘤患者，旨在确定联合用药的安全性、耐受性和疗效。

（二）阿替利珠单抗联合卡铂、吉西他滨

阿替利珠单抗、卡铂和吉西他滨联合用药是一

项Ⅱ期试验研究（NCT03737123），主要是治疗肿瘤已经扩散到体内其他部位及不能通过手术切除扩散到附近组织或淋巴结的 UC 患者。使用阿替利珠单抗进行免疫治疗可能有助于自体免疫系统攻击肿瘤，并可能干扰肿瘤细胞生长和扩散。卡铂和吉西他滨作为化疗药物，能够以不同途径实现阻止肿瘤细胞生长，或者通过直接杀死细胞从而阻止细胞分裂及增殖扩散。联合给予阿替利珠单抗、卡铂和吉西他滨可能更好地治疗 UC 患者。

（三）阿维鲁单抗联合多西他赛

阿维鲁单抗和多西他赛联合用药的一项Ⅰb期试验研究（NCT03575013），主要治疗肿瘤已经扩散到体内其他部位、对铂类化疗无反应或无法接受铂类化疗和铂类难治性转移性 UC 患者。使用阿维鲁单抗进行免疫治疗可能有助于自体的免疫系统攻击癌症，并可能干扰肿瘤细胞生长和扩散能力。化疗药物多西他赛，能够以不同途径杀死肿瘤细胞、阻止细胞分裂或扩散，从而阻止肿瘤细胞的增殖。联合阿维鲁单抗和多西他赛治疗可能给局部晚期或转移性 UC 患者带来更大的获益。

（四）帕博利珠单抗联合卡博替尼

帕博利珠单抗和卡博替尼联合用药的一项Ⅱ期试验（NCT03534804），作为一线治疗主要用于不适合顺铂治疗或肿瘤已扩散到附近组织、淋巴结、其他组织，以及不能通过手术切除的 UC 患者。卡博替尼可通过阻断细胞生长所需的一些酶进而抑制肿瘤细胞生长。使用帕博利珠单抗进行免疫治疗可以帮助自体免疫系统攻击癌症，并可能干扰肿瘤细胞生长和扩散能力。给予帕博利珠单抗联合卡博替尼可能更好地治疗不适合顺铂治疗的转移性、局部晚期或不可切除的 UC 患者。

（五）阿替利珠单抗联合 CYT107

阿替利珠单抗和 CYT107 联合用药的一项Ⅱ期试验（NCT03513952），旨在评估阿替利珠单抗与糖基化重组人白介素-7（CYT107）联合用于治疗不能通过手术切除或已扩散到附近组织、淋巴结的 UC 患者的疗效。阿替利珠单抗可能发挥干扰肿瘤细胞增殖和扩散的作用。CYT107 是一种人体在自然状态下产生的生理物质，可刺激免疫系统破坏肿瘤细胞。给予阿替利珠单抗和 CYT107 可能更好地治疗局部晚期、不能手术或转移性 UC 患者。

（六）阿替利珠单抗联合 PGV001

阿替利珠单抗和 PGV001 联合用药的一项Ⅰ期试验（NCT03359239），用于治疗局部晚期或转移性 UC 患者。该研究主要观测对肿瘤侵犯周围组织、淋巴结及身体其他部位转移患者联合用药的疗效及副作用。使用阿替利珠单抗进行免疫治疗可能有助于自体免疫系统攻击癌症，并可能干扰肿瘤细胞的生长和扩散能力。PGV001 是一种基于分析个体肿瘤组织而研制的疫苗。给予阿替利珠单抗和 PGV001 联合用药可能更好地治疗 UC 患者。

（七）阿替利珠单抗联合贝伐珠单抗

阿替利珠单抗和贝伐珠单抗联用的一项Ⅱ期试验（NCT03133390），用于肿瘤已经扩散到体内其他部位、无法通过手术切除且不适合顺铂化疗以及既往未经治疗的转移或不可切除的 UC 患者。使用阿替利珠单抗和贝伐珠单抗进行免疫治疗可能有助于自体免疫系统攻击癌症，并可能干扰肿瘤细胞的生长和扩散能力。

（八）度伐利尤单抗联合曲美母单抗

度伐利尤单抗和曲美母单抗联合用药的一项Ⅰ期试验（NCT02812420），用于治疗术前无法通过顺铂治疗或肌层浸润性高风险 UC 患者。使用度伐利尤单抗和曲美母单抗进行免疫治疗可能会诱导机体免疫系统发生变化，并可能干扰肿瘤细胞的生长和扩散能力。

度伐利尤单抗和曲美母单抗联合用药治疗转移性 UC 患者。这项Ⅱ期试验（NCT03430895）旨在研究度伐利尤单抗和曲美母单抗对已经扩散到体内其他部位的 UC 患者的疗效和作用机制。度伐利尤单抗和曲美母单抗联用，可能会更好地干扰肿瘤细胞增殖和迁移。

（九）阿维鲁单抗联合 KHK2455

联用阿维鲁单抗和 KHK2455（IDO 抑制剂）的一项开放、多中心、剂量递增的Ⅰ期研究，用于局部晚期或转移性 UC（包括膀胱、尿道、输尿管、肾脏和骨盆）患者。

（十）阿替利珠单抗联合吉西他滨、顺铂

阿替利珠单抗、吉西他滨和顺铂联合用药的一项Ⅱ期试验（NCT02989584），主要是评估治疗肿瘤已经扩散到肌层和身体其他部位的 UC 患者的疗效及联合使用的副作用。使用阿替利珠单抗进行免疫治疗可能有助于自体免疫系统攻击癌症，并可能干扰肿瘤细胞的生长和扩散能力。吉西他滨和顺铂作为化疗药物，可通过杀死细胞、抑制细胞分裂及迁移等方式阻止肿瘤细胞生长。联合给予阿替利珠单抗、盐酸吉西他滨和顺铂可能更好地治疗膀胱癌。

（十一）阿替利珠单抗联合 RO7198457

阿替利珠单抗联合 RO7198457 用于局部晚期或转移性 UC（NCT03289962），是一项开放、多中心、剂量递增的Ⅰa/Ⅰb 期研究，旨在评估 RO7198457 作为单一用药的安全性、耐受性、免疫应答和药代动力学，以及与阿替利珠单抗联合用药的情况。

（十二）阿替利珠单抗联合吉西他滨和顺铂

阿替利珠单抗、吉西他滨和顺铂（NCT03093922）联合治疗作为局部晚期或转移性 UC 的一线治疗。这项随机Ⅱ期试验旨在研究联合阿替利珠单抗、盐酸吉西他滨与顺铂作为一线药物治疗肿瘤已经扩散到附近组织、淋巴结或身体其他部位的 UC 患者的疗效。使用阿替利珠单抗进行免疫治疗可能有助于自体免疫系统攻击癌症，并可能干扰肿瘤细胞的生长和扩散能力。化疗使用吉西他滨和顺铂，可通过杀死细胞、阻止细胞分裂及扩散等途径阻止肿瘤细胞生长。联合给予阿替利珠单抗加上盐酸吉西他滨和顺铂化疗可能会更好地杀伤 UC 细胞。

（十三）纳武利尤单抗联合吉西他滨、卡铂或奥沙利铂

联合纳武利尤单抗、吉西他滨、卡铂或奥沙利铂治疗局部晚期、局部或远处转移性 UC（NCT03451331），是一项Ⅱ期临床试验，旨在探索评估联合用药治疗 UC 患者的疗效。吉西他滨、卡铂或奥沙利铂化疗，可通过杀死肿瘤细胞、抑制细胞分裂及扩散实现阻止肿瘤细胞生长的目的。同时使用纳武利尤单抗进行免疫治疗则可能有助于自体免疫系统产生主动免疫杀伤肿瘤细胞，并可能干预肿瘤细胞生长及扩散。

（十四）阿替利珠单抗联合 Rogaratinib

阿替利珠单抗联合 Rogaratinib（BAY1163877）治疗 UC 是一项Ⅰb/Ⅱ期研究（NCT03473756），旨在评估 Rogaratinib 联合阿替利珠单抗在未治疗的 FGFR 阳性 UC 患者中的安全性和疗效。该研究包括两个独立的部分：Ⅰb 期（A 部分）和Ⅱ期（B 部分）。研究部分在设计、目标和治疗方面有所不同。Ⅰb 期研究（A 部分）的主要目的是确定 Rogaratinib 联合阿替利珠单抗在这些患者中的安全性、耐受性和药代动力学。Ⅱ期 B 部分的主要目的是比较 Rogaratinib 联合阿替利珠单抗或安慰剂治疗 FGFR 阳性局部晚期或转移性 UC 且未经治疗的患者的 PFS。

（十五）帕博利珠单抗联合 LN-145

帕博利珠单抗联合 LN-145 用于治疗无法切除、转移性或顺铂化疗失败的 UC 患者。这项Ⅱ期试验旨在研究（NCT03935347）改良免疫细胞（LN-145）和帕博利珠单抗联合使用在治疗无法通过手术切除或已扩散到体内其他部位且经顺铂化疗失败的 UC 患者中作用。LN-145 由淋巴细胞的特化免疫细胞组成，这些细胞取自患者的肿瘤并回输患者体内以攻击肿瘤。使用帕博利珠单抗进行免疫治疗可以帮助自体的免疫系统攻击癌症，并可能干扰肿瘤细胞生长和扩散能力。当 LN-145 与帕博利珠单抗一起联用时，可以协助控制过渡性细胞膀胱癌。

（十六）纳武利尤单抗联合 NKTR-214

纳武利尤单抗和 NKTR-214 联合用药治疗不适合顺铂化疗、局部晚期或转移性 UC 是一项Ⅰ期临床试验。NKTR-214 为 CD122 偏向激动剂，可优先刺激 $CD8^+$ T 细胞。研究的主要目的是通过检测不适合顺铂化疗、局部晚期或转移性 UC 患者的 ORR 来评判 NKTR-214 与纳武利尤单抗联合治疗的协同效应和疗效（表 13-3）。

表 13-3 FDA 未批准联合用药汇总表

药物名称	靶点	临床试验编号	研究阶段	申办者	招募情况
帕博利珠单抗+Vofatamab	抗 PD-1+FGFR3 靶向抗体	NCT03123055	Ⅰb/Ⅱ期	Rainier Therapeutics	招募中
阿替利珠单抗+卡铂+吉西他滨	抗 PD-L1+DNA+细胞周期 S 期	NCT03737123	Ⅱ期	Nabil Adra	招募中
阿维鲁单抗+紫杉醇	抗 PD-L1+微管	NCT03575013	Ⅰb期	Rohan Garje	招募中
帕博利珠单抗+卡博替尼	抗 PD-1+酪氨酸激酶抑制剂	NCT03534804	Ⅱ期	University of Utah	招募中
阿替利珠单抗+CYT107	抗 PD-L1+增强细胞免疫	NCT03513952	Ⅱ期	National Cancer Institute	招募中
阿替利珠单抗+PGV001	抗 PD-L1+肿瘤新生抗原	NCT03359239	Ⅰ期	Matthew Galsky	招募中
阿替利珠单抗+贝伐珠单抗	抗 PD-L1+anti-VEGF 单克隆抗体	NCT03133390	Ⅱ期	Arjun Balar，MD	招募中
度伐利尤单抗+曲美母单抗	抗 PD-L1+ CTLA-4	NCT02812420	Ⅰ期	M.D. Anderson Cancer Center	招募中
阿维鲁单抗+KHK2455	抗 PD-L1+IDO 抑制剂	NCT03915405	Ⅰ期	Kyowa Kirin Pharmaceutical development	招募中
阿替利珠单抗+吉西他滨+顺铂	抗 PD-L1+细胞周期 S 期+DNA	NCT02989584	Ⅱ期	Memorial Sloan Kettering Cancer Center	招募中
阿替利珠单抗+RO7198457	抗 PD-L1+肿瘤新生抗原	NCT03289962	Ⅰb期	Genentech，Inc.	招募中
阿替利珠单抗+吉西他滨+顺铂	抗 PD-L1+细胞周期 S 期+DNA	NCT03093922	Ⅱ期	Memorial Sloan Kettering Cancer Center	招募中
纳武利尤单抗+吉西他滨+卡铂/奥沙利铂	抗 PD-1+细胞周期 S 期+DNA	NCT03451331	Ⅱ期	Matthew Galsky	招募中
阿替利珠单抗+BAY1163877	抗 PD-L1+FGFR 抑制剂	NCT03473756	Ⅰb/Ⅱ期	Bayer	招募中
帕博利珠单抗+LB-145	抗 PD-1+细胞免疫	NCT03935347	Ⅱ期	Roswell Park Cancer Institute	招募中
度伐利尤单抗+曲美母单抗	抗 PD-L1+ 抗 CTLA-4	NCT03430895	Ⅱ期	Memorial Sloan Kettering Cancer Center	招募中
纳武利尤单抗+NKTR-214	抗 PD-1+CD122 偏向激动剂	NCT03785925	Ⅱ期	Nektar Therapeutics	招募中

四、小　结

免疫疗法已进入新时代，免疫检查点抑制剂的引入为以前几乎没有选择的患者提供了希望。由于 PD-L1 抑制剂耐受性相对较好，因此，对于许多患者来说，可能是一种可行的化疗方案。免疫疗法相对于化学疗法和放射疗法的耐受改善与其靶向作用机制直接相关。UC 的治疗模式继续扩大，并且正向更加个性化的患者治疗模式转变。检查点抑制剂适应证的扩大可能应用于早期 UC 结合化疗的不同阶段。临床试验正在评估 MIBC 和 mUC 的独特方法，以最大限度地提高治疗反应，优化保留膀胱治疗结果，延长 DFS、OS、PFS 和 ORR。在一些临床试验中，免疫检查点抑制剂显示出长期持久的反应可耐受的安全性。然而，70%～80% 的患者可能对免疫检查点抑制剂仍然没有反应。因此，需要进一步研究将免疫检查点抑制剂治疗与其他治疗方式（如细胞毒性化学疗法或不同的治疗靶标）相结合，以加强免疫疗法的效果。需要对 PD-1/PD-L1 抑制剂进行更长时间的临床随访来确定其在一线治疗局部晚期和 mUC 治疗中的作用，并确定其在新辅助和（或）辅助治疗中的潜力。积极探索预测性生物标志物或许能够在预期的应答者中更加精准地选用免疫检查点抑制剂。因此，应通过基础和临床联合研究来验证这些生物标志物。毫无疑问，免疫疗法将在未来很长一段时间内改变 UC 的治疗标准，随着临床试验的成熟，UC 的治疗可能会根据标靶突变、临床生物学和突变状态等进行调整，优化患者的治疗和预后。

（李　科）

编者简介

李科，医学博士，副主任医师，博士生导师。就职于中山大学附属第三医院泌尿外科。主要从事泌尿系统肿瘤的临床诊治及基础研究。2017 年获美国泌尿外科协会 AUA 年会最佳壁报奖；2016、2017 连续两年获得全国泌尿外科病例大赛亚军；入选"叶任高-李幼姬"临床医学优秀中青年教师奖。发表 SCI 论文 10 余篇。主持国家自然科学基金、广东省科技计划、广州市科技计划、中山大学青年教师培育计划等项目。获选"广州市珠江科技新星"及"广东省杰出青年医学人才"。担任中华医学会泌尿外科分会青年委员会转化学组委员，广东省医学会泌尿外科学分会青年委员，广东省医

学会男科学分会前列腺疾病学组委员，广东省临床医学学会肿瘤学专业委员会委员，广东省抗癌协会泌尿生殖系肿瘤专业委员会青年委员，《中华腔镜泌尿外科杂志》（电子版）主编助理，BJU Internationdl 中文版编委。

第十四章

宫 颈 癌

第一节 流行病学及分子生物学特点

一、流行病学

在全球范围内，宫颈癌是女性排名第四的恶性肿瘤，在女性恶性肿瘤死亡率中也排名第四（Bray et al., 2018）。2018 年，全球估计有 569 847 例新发宫颈癌病例，其中约有 311 365 例患者死于宫颈癌（Bray et al., 2018）。宫颈癌的发病率和死亡率因地理位置和社会经济水平不同存在着巨大的差异：2012 年，在高收入国家中，宫颈癌在女性发病率中排第十一位（发病率为 9.9/10 万妇女），死亡率排第九（死亡率为 3.3/10 万妇女），而同年在中低收入国家中，宫颈癌发病率位居第二（发病率为 15.7/10 万妇女），死亡率位居第三（死亡率为 8.3/10 万妇女）（Torre et al., 2015）。而 2018 年中低收入国家中宫颈癌的发病率和死亡率仅次于乳腺癌，跃居第二（Bray et al., 2018）；在高收入国家中，自全国性的筛查计划实施以来，宫颈癌的发病率和死亡率在过去 30 年中下降了一半以上（Torre et al., 2016）。此外，一项对五大洲 38 个国家宫颈癌发病率的追踪研究表明，在纳入研究的高收入国家中，宫颈癌的发病率均呈现大幅下降，而在纳入研究的中低收入国家中，宫颈癌的发病率却呈稳定甚至上升趋势（Vaccarella et al., 2013）。

2019 年美国新发宫颈癌病例约 13 170 例，死亡病例仅 4 270 例（Siegel et al., 2019）。而在我国，宫颈癌的发病率却在过去数十年中呈明显的上升趋势：其发病率由 1989~1990 年的约 2.79/10 万妇女，上升至 2007~2008 年的约 8.53/10 万妇女（Jiang et al., 2018）。最新数据显示，在 1989~2008 年，我国宫颈癌发病率以平均每年 7.1% 的速度递增（Chen et al., 2017）。2013 年，我国新发宫颈癌病例超过 10 万，总体发病率估计为 10.3/10 万妇女，城市和农村地区的发病率分别为 10.1/10 万妇女和 10.5/10 万妇女（Chen et al., 2017）。2015 年，我国宫颈癌总体发病率估计为 9.89/10 万妇女，较前略有下降（Chen et al., 2016）。我国宫颈癌患者的发病年龄趋向年轻化，发病高峰年龄集中在 45~49 岁，且城市和农村地区以及不同地区之间的发病率也存在明显的差异。总体上看，农村居民的发病率高于城市居民，而发病率较高的地区为中部地区，其次是西部和东部地区（Chen et al., 2016）。在死亡率方面，2013 年，我国估计有 2.64 万患者死于宫颈癌，总体死亡率约为 2.6/10 万妇女，城市地区和农村地区的宫颈癌死亡率分别为 2.4/10 万妇女和 2.9/10 万妇女（Chen et al., 2017）。据估计，2015 年我国约有 3.05 万患者死于宫颈癌，其中城市和农村地区分别为 1.36 万和 1.69 万（Chen et al., 2016）。中部地区宫颈癌患者死亡率较高，其次是西部和东部地区（Chen et al., 2016）。自 2003 年至 2015 年，我国宫颈癌患者的 5 年生存率呈上升趋势，分别自 2003~2005 年的 45.4% 上升至 2009~2011 年的 54.8% 和 2012~2015 年的 59.8%，但在老年宫颈癌患者中死亡率却高达 83.4%，在年轻患者中则仅为 36.4%（Zeng et al., 2018）。可能的原因在于老年患者在诊断时已处于疾病晚期（大于 70 岁的患者有 42.44% 在诊断时已是晚期，而 21~34 岁的患者中仅有 16.53% 在诊断时为晚期）。

二、宫颈癌的分子生物学特点

（一）高危型人乳头瘤病毒感染

1. 概述 高危型 HPV 持续感染是宫颈癌发生的最重要因素（Crosbie et al., 2013）。过去 30 年中最重要的科学发现之一就是高危型 HPV 持续感染与宫颈癌发生之间的因果关系（Kjaer et al., 2010; Walboomers et al., 1999）。这一结论源于德国 Harald Zur Hausen 教授和他的研究团队最早在宫颈癌组织中检测到 HPV-16 的存在，后来开发出了能有效预防 HPV 感染的疫苗，从而使得 70%~80% 的宫颈癌可以预防。也正因为这一卓越的成就，Zur Hausen 教授获得了 2008 年诺贝尔生理学或医学奖（Crosbie et al., 2013）。

HPV 属于乳头瘤病毒家族，在动物和人类中存在着广泛的宿主。目前已鉴定出超过 100 种 HPV，其中 12~15 种与人类肿瘤相关，如肛门生殖器癌和口咽癌等，被称为高危型 HPV（Munoz et al., 2003）。HPV 感染在女性非常常见，20 岁左右的妇女其感染率可高达 80%，但在 50 岁时感染率则降低至仅 5% 左右（Rosenfeld et al., 1992）。多数 HPV 的感染是一过性的，在免疫功能正常的女性将被免疫系统自行清除；然而，在某些危险因素的协同作用下，高危型 HPV 持续感染会导致宫颈上皮内瘤变和原位腺癌的癌前病变发生，最终进展为宫颈浸润性癌（Groves et al., 2015）。已有研究报道了与 HPV 持续感染相关的危险因素，包括 *HPV* 基因型别（特别是 *HPV-16*）、免疫缺陷、吸烟、多胎、长期使用口服避孕药、慢性感染和（或）并发的性传播疾病（如衣原体感染）及 HPV 感染家族史等。此外，合并 HIV 感染、器官移植和药物治疗等都可能会降低细胞免疫功能，使得 HPV 感染易于持续存在（Kurman et al., 2014）。HPV 持续感染后，通过其早期基因的表达产物——E6 和 E7 癌蛋白分别与宿主细胞的 P53 和 RB 蛋白结合，使受感染的宿主细胞发生恶性转化，最终形成宫颈癌前病变和浸润性癌（Moody et al., 2010）。

子宫颈阴道部被覆复层鳞状上皮，而子宫颈管则被覆能分泌黏液的柱状上皮，这两个细胞群体之间的交界区域被称为鳞柱交界，是最有可能发生 HPV 持续感染和致肿瘤转化的区域。发生在宫颈阴道部的肿瘤最常见的组织学类型是鳞状细胞癌，约占所有宫颈癌浸润的 75%。相反，来自子宫颈管的肿瘤更有可能是腺癌，约占所有宫颈癌浸润的 25%。腺鳞癌、小细胞神经内分泌癌、浆液性乳头状腺癌和透明细胞癌则是较罕见的组织学类型（Small et al., 2017）。

宫颈鳞状细胞癌来源于相应的癌前病变，即三级分类法的宫颈上皮内瘤变（cervical intra-epithelial neoplasia, CIN）或两级分类法的鳞状上皮内病变（squamous intra-epithelial lesion, SIL）（Baldwin et al., 2003）。低级别 SIL（LSIL）对应 CIN1，代表非肿瘤性的一过性 HPV 感染，其进展为高级别病变和浸润性癌的风险较低，大部分可自行消退（Middleton et al., 2003）。相反，高级别 SIL（HSIL），大致对应于 CIN2/3，其进展为浸润性癌的风险则明显较高（Morris, 1997）。如果没有治疗，大多数女性从癌前病变进展到浸润性癌可能需要几年到几十年的时间；然而，在大约 10% 的患者中，这种转变可能发生在 1 年以内（Small et al., 2017）。

2. 宿主遗传易感性与 HPV 持续感染 研究证实，HPV 感染本身并不足以导致宫颈癌的发生（Schiffman et al., 2007）。60% 的 HPV 感染在 1 年内可自行消退，而 90% 的可在 2 年内自行消退，最终仅有极少数的 HPV 感染进展为癌前病变或浸润性癌（Moscicki et al., 2004），提示宿主遗传易感性可能与 HPV 持续感染及宫颈癌发生密切相关。

既往的研究集中在人类白细胞抗原（human leukocyte antigen, HLA）或 MHC 系统中基因多态性与 HPV 持续感染和宫颈癌发生的关系（Gimenes et al., 2014）。MHC 编码特定的抗原以刺激辅助性 T 细胞增殖，从而激活一系列免疫反应以清除该抗原（Pardoll, 2012）。20 世纪 90 年代，在非裔美国妇女中研究发现 MHC 系统的多态性位点 DQB1*0303 和 DQB1*0604 与宫颈癌的相对风险增加有关，而 DQB1*0201 和杂合子 DQB1*0301/*0501 则与宫颈癌的相对风险降低有关（Gregoire et al., 1994）。从那时起，陆续有研究发现了更多的 MHC 基因的多态性位点，并证实其与不同人群中的宫颈癌发生率相关（Chen et al., 2013; Ivansson et al., 2011; Jia et al., 2016; Odunsi et al., 1995; Wu et al., 2006）。华中科技大学附属同济医院马丁院士课题组领衔的中国人群宿主宫颈癌遗传易感性研究入组了 1364 位宫颈癌患者和 3028 位正常女性，这也是迄今为止在宫颈癌中进行的最大规模的宿主遗传易感性研究。该研究在包括 *HLA-DPB1/2* 和 *HLA-DPA1* 的 180kb 区域中鉴定出 9 个与宫颈癌发生相关的单核苷酸多态性（single nucleotide polymorphisms，SNP）位点（Shi et al.，2013）。

另一些研究则报道了调控细胞周期和凋亡、细胞增殖与分化、DNA 修复和免疫反应的重要基因，如 *TP53* 等的多态性与宫颈癌发生发展的关系（Assoumou et al.，2015；Chattopadhyay et al.，2015；Gudleviciene et al.，2006；Kohaar et al.，2007；Pina-Sanchez et al.，2011；Roszak et al.，2014；Zhuo et al.，2012）。然而，以上的研究都缺乏宿主遗传易感性与宫颈癌发生发展之间存在明确生物学机制的证据，因此尚需要更多的功能研究以进一步明确宿主遗传易感性与 HPV 持续感染和宫颈癌发生之间的可能分子机制。

3. HPV 型别/亚系 在高危型 HPV 类型中，HPV16 与超过一半的宫颈癌发生相关，与 HPV18 相关的宫颈癌约占 16.5%（排名第二）（Crow，2012）。除了 HPV 基因型外，HPV 同型别内的亚系在宫颈癌中的致癌性也存在差异。基于全基因组测序，HPV16 有四个主要亚系：A，包括 A1～A3（欧洲）和 A4（亚洲）亚系；B（非洲 1）；C（非洲 2）和 D（亚裔美国人和北美人）。同样，HPV18 有三个主要亚系（A、B 和 C）和细分的子系（A1～A5 和 B1～B3），分别对应：A1 和 A2=亚裔美洲印第安人，A3～A5=欧洲，B/C=非洲（Burk et al.，2013）。

在 HPV16 中，与分布更广泛的 A1/A2 亚系相比，A4、C、D2 和 D3 存在更高的导致宫颈癌前病变和浸润性癌的风险（Mirabello et al.，2016）。最新的荟萃分析表明，在亚洲 HPV16 亚型中，A 系占大多数，并且在中国，A4 亚系比 A1～A3 致癌性更强（Hang et al.，2016）。然而，通过对 HPV 基因组的深度测序，发现 HPV16 E7 的氨基酸在不同亚系之间高度保守，证实 E7 蛋白是 HPV16 致癌的关键分子，而与病毒亚系无关（Mirabello et al.，2017）。

与 HPV16 相比，HPV18 亚系与宫颈癌发生的风险或组织学类型似乎并没有显著的相关性（Chen et al.，2015）。然而，西班牙的一项小样本研究指出，与 A 亚系相比，B 亚系可能具有更高的致癌风险。因此，HPV 型别/亚系与宫颈癌发生的相关性，尚需要更多的研究进一步明确。

4. HPV 整合相关的分子生物学事件 1987 年，研究者在宫颈癌 SiHa 细胞株染色体 13q22 上 KLF5 和 KLF12 之间的基因间区检测到 HPV16 基因的拷贝，首次揭示了宫颈癌中 HPV 基因组整合入宿主基因组的现象（El Awady et al.，1987）。此后的研究证实，HPV 将其基因组整合到宿主的基因组中是宫颈癌发生的关键分子生物学事件（Pett et al.，2007）。HPV 整合后打破了病毒早期基因 *E1* 和 *E2* 的开放读码框架，进而启动了癌基因 *E6* 和 *E7* 的表达（Zhang et al.，2016）。其中，E6 癌蛋白结合并降解肿瘤抑制蛋白 P53 和促凋亡蛋白 BAK，从而诱导受感染细胞的凋亡抵抗并允许病毒 DNA 进一步复制（Werness et al.，1990）。而 E7 癌蛋白则通过抑制抑癌基因视网膜母细胞瘤基因 1（retinoblastoma1，RB1）释放转录因子 E2F、CDK2/细胞周期蛋白 A 复合物（Arroyo et al.，1993）和 CDK2/细胞周期蛋白 E 复合物（McIntyre et al.，1996），从而突破细胞周期阻滞并诱导受感染细胞开始增殖（Dyson et al.，1989）。

早期的研究显示：HPV 整合位点在宿主基因组上基本呈随机分布（Das et al.，2012）；但在宿主基因组中仍有时显示出共同脆弱位点的趋势（Thorland et al.，2003）；HPV 或更倾向于整合到宿主基因组中转录活跃的区域（Pett et al.，2007）。

如前所述，既往 HPV 基因组的整合通常被认为只是为了中断 HPV 早期基因 *E1/E2* 的表达，从而启动癌基因 *E6* 和 *E7* 的表达，而不会对被整合的宿主基因组产生明显的影响（Dall et al.，2008；Wentzensen et al.，2002；Ziegert et al.，2003）。然而，之后的研究则提示，整合后的病毒可能会比未整合的病毒更具有选择优势（Becker et al.，2002；Thorland et al.，2003）。此外，还有研究报道 HPV 插入突变与 *CASZ1* 和 *LIPC* 基因功能缺失之间存在着相关性（Schmitz et al.，2012）；而整合在染色体 8q24 的 HPV 可以导致下游癌基因 *MYC* 的扩增和过度表达（Peter et al.，2006），提示 HPV 整合入宿主基因组可能也会对宿主基因的表达产生影响，从而介导宫颈癌的发生和发展。

二代基因测序技术的发展使得我们能尝试描绘出 HPV 整合位点的全基因组图谱，以进一步探索 HPV 整合的潜在机制（Gao et al.，2014）。有研究者在 10 个 HPV 阳性的宫颈癌细胞株上进行了全基因组分析，并提出了一个"循环"模型：HPV 整合子介导的 DNA 复制和重组可能产生病毒-宿主 DNA 串联体，从而干扰宿主的基因表达并扩增 HPV 癌基因 E6 和 E7（Akagi et al.，2014）。通过对宫颈癌细胞系和临床标本的全基因组分析，发现 HPV 基因组和宿主基因组之间的微同源序列在整合断裂点附近显著富集，表明病毒和宿主 DNA 之间的融合可能是通过微同源介导的 DNA 修复途径发生的（Hu et al.，2015）。此后有研究者基于二代基因测序技术开发出一种通用和全面的 HPV 捕获方法，在宫颈癌临床标本中报道了 5 种 HPV 整合特征，并初步揭示了其与 HPV 基因型和患者自身临床病理因素的相关性，提示 HPV 整合位点可能受到 HPV 本身和宿主细胞的共同影响（Holmes et al.，2016）。

5. HPV 基因甲基化 研究者使用基于亚硫酸氢盐的甲基化特异 PCR（methylation-specific PCR，MS-PCR）和测序，发现 HPV16 LCR 区域的高甲基化与宫颈病变的进展相关（Ding et al.，2009）。在宫颈癌组织中也发现，HPV16 基因组中 L1、L2 和 E2/E4 基因区域的甲基化与宫颈癌的发生发展相关（Mirabello et al.，2012）。在全基因组范围内进行 HPV18、HPV31 和 HPV45 的 MS-PCR 结果显示，与一过性 HPV 感染相比，CIN3 中 E2、L1 和 L2 基因区域的 DNA 甲基化水平显著升高，提示 HPV 甲基化水平可作为区分一过性 HPV 感染和潜在恶性转化的分子标志物（Wentzensen et al.，2012）。另一项研究通过基于二代测序的 HPV16 甲基化分析，证实其 E2、L1 和 L2 区域的高甲基化能辅助 CIN3 的诊断（Frimer et al.，2015）。遗憾的是，目前 HPV DNA 甲基化与 HPV 感染持续存在和宫颈癌发生发展之间的分子机制尚不清楚，这也限制了其在宫颈癌前病变和宫颈癌辅助诊断中的作用。

（二）其他分子生物学特点

1. 常见基因突变 研究者在超过 100 例宫颈癌组织和癌旁正常组织中采用二代基因测序技术发现，宫颈鳞癌中最常见的突变基因依次是 EP300（16%）、FBXW7（15%）、PIK3CA（14%）、HLA-B（9%）和 TP53（9%），而在宫颈腺癌中最常见的突变基因则分别是 PIK3CA（16%）、ELF3（13%）、KRAS（8%）和 Cbfb（8%）（Ojesina et al.，2014）。

此外，该研究还在宫颈癌中新发现了癌基因 HLA-B、EP300 和 FBXW7 的驱动突变。

除了新发现的驱动突变，一些上述重要基因的突变，如癌基因 PIK3CA、EGFR、KRAS 和抑癌基因 PTEN、TP53、STK11 和 MAPK 等的突变也曾见于先前的报道，或陆续被更多的研究所证实（Chakraborty et al.，2015；Frumovitz et al.，2016；Janku et al.，2011；Muller et al.，2015；Pandey et al.，2009；Rizvi et al.，2012；Spaans et al.，2015，2014；Wright et al.，2013；Xiang et al.，2015b）。

研究还报道了上述部分基因的突变与宫颈癌患者的预后有关，如抑癌基因 CHEK1、EI24 的突变与患者的不良预后相关（Mazumder Indra et al.，2011），而存在癌基因 PIK3CA 突变的宫颈癌患者其 3 年无复发生存率却明显降低（Xiang et al.，2015a）；同样，存在癌基因 KRAS 突变的宫颈癌患者其无复发生存率也明显下降（Wegman et al.，2011）。

2. 表观遗传学特点

（1）基因甲基化特点：基因甲基化是宫颈癌中常见的分子生物学事件。研究证实，某些基因的甲基化水平与 CIN 和宫颈癌的严重程度呈正比：CADM1/MAL 的甲基化与 CIN3 和宫颈癌密切相关（Bierkens et al.，2013；Hesselink et al.，2011），其甲基率在正常组织中仅为 5.5%，而在 CIN3 中为 63.3%，在宫颈癌则达到了 100%（van Baars et al.，2016）。

宿主基因组 3p11—p14 处的启动子甲基化也可以成为宫颈癌进展和不良预后的分子标记（Lando et al.，2015）。进一步对该区域基因（包括癌基因 STK31，抑癌基因 PTCH1 和 PTPRR 等）的功能研究表明，这些基因的甲基化标记可用于宫颈筛查、预测癌前病变进展的风险和患者预后等（Chakraborty et al.，2015；Su et al.，2013；Yin et al.，2016）。

研究者在 61% 的宫颈癌组织标本中检测到 PTEN 基因启动子的甲基化，并发现其甲基化水平与 FIGO 分期呈正相关（Rizvi et al.，2011）。不同病理类型宫颈癌中其某些基因的甲基化频率也不尽相同：在 30% 的宫颈鳞癌组织和 12% 的宫颈腺癌组织中检测到抑癌基因 RASSF1A 的高甲基化，而其甲基化水平在宫颈正常组织中并未见明显升高（Yu et al.，2003）。

（2）微小 RNA 的表达特点：宫颈癌和癌前病

变中微小 RNA（microRNA）的表达情况在多项高通量研究中已被详细报道（Nair et al., 2018; Zeng et al., 2015; Zhu et al., 2015）。进一步对其功能的研究发现，miR-886-5p 可能通过抑制促凋亡基因 *BAX*（Li et al., 2011）、miR-143 通过靶向抑制促凋亡基因 *BCL-2*（Ma et al., 2012）、miR-17-5p 通过靶向抑制基因 *TGFBR2*（Cai et al., 2018）、miR-374c-5p 通过靶向抑制基因 *FOXC1*（Huang et al., 2017）、miR-146b-3p 通过靶向抑制基因 *HPGD*（Yao et al., 2018）等发挥类似癌基因的作用，促进宫颈癌的发生发展；而 miR-195-5p 通过靶向抑制癌基因 *MMP-14*（Li et al., 2018）发挥类似抑癌基因的作用，抑制宫颈癌细胞的增殖和侵袭。

（3）长链非编码 RNA 的表达特点：长链非编码 RNA（lncRNA）在宫颈癌组织和正常宫颈组织中存在着明显的表达差异（Huang et al., 2018; Liu et al., 2018）。lncRNA NCK1-AS1 可能通过 miR-134-5p-MSH2 轴诱导宫颈癌细胞对顺铂耐药（Zhang et al., 2019），lncRNA UICC 通过调节 IL-6/STAT3 信号通路促进宫颈癌细胞的增殖和转移（Su et al., 2018），而 lncRNA EBIC 则通过与 *EZH2* 相互作用，抑制 *E-cadherin* 表达并促进宫颈癌细胞的侵袭（Sun et al., 2014）等。

（4）环状 RNA 的表达特点：环状 RNA（circRNA）同样在宫颈癌组织和正常组织中存在着差异表达，其中 circRNA-000284 在宫颈癌细胞中能通过海绵化 miR-000284 促进细胞的增殖和侵袭（Ma et al., 2018），而 hsa_circ_0018289 则通过靶向 miR-497 诱导宫颈癌细胞的侵袭和迁移（Gao et al., 2017）。

目前，对于宫颈癌的表观遗传学特点，特别是环状 RNA/长链非编码 RNA-微小 RNA 的相互作用网络及其与 DNA 甲基化或 RNA 甲基化以及与 HPV 感染之间的相互作用关系还知之甚少，尚需要更多的研究以揭示宫颈癌的表观遗传学全貌。

3. 分子分型 TCGA 计划在 228 例宫颈癌组织中整合包括全基因组测序（whole genome sequencing, WGS）、全外显子组测序（whole exome sequencing, WES）、RNA-seq、microRNA-seq（miRNA-seq）、DNA 甲基化图谱和反相蛋白阵列（reverse phase protein array, RPPA）在内的多种高通量平台，获得了迄今为止最为全面的宫颈癌分子生物学特征和分子分型（Cancer Genome Atlas Research, 2017）。

研究主要基于 mRNA 表达谱，将宫颈癌分为了低角蛋白鳞状细胞癌、高角蛋白鳞状细胞癌和腺癌三个主要的、具有不同分子特征的分子亚型。同时，该研究首次鉴定出以 *ARID1A*、*KRAS* 和 *PTEN* 基因突变，低拷贝数，低 CpG 岛甲基化（CIMP-low）和 RPPA 激素相关为特征的子宫内膜样癌（UCEC 样癌）亚型。在高危型 HPV 方面，该研究还最先报道了其除了整合以外与型别相关的分子特征（Cancer Genome Atlas Research, 2017）。

该研究还通过结构变异分析确定了 *BCAR4*、*CD274*（*PD-L1*）和 *PDCD1LG2*（*PD-L2*）连锁重排事件，为免疫治疗在宫颈癌中的应用提供了线索。此外，综合分析显示 P13K-MAPK 通路和 TGF-β 通路中＞70%的基因存在改变，也为宫颈癌靶向药物的开发指明了方向。最后，该研究还报道了 5 个新的超突变基因和 *APOBEC* 基因体细胞突变的强相关性（Cancer Genome Atlas Research, 2017），从而为我们在未来进一步描绘出宫颈癌分子生物学特点的全幅图景，并最终为患者提供个体化的精准治疗，打下了坚实的基础。

（李 政）

编 者 简 介

李政，肿瘤学博士，博士后研究员，副教授，硕士研究生导师。就职于昆明医科大学第三附属医院（云南省肿瘤医院）。于美国梅奥医学中心健康科学研究部从事研究工作一年。在 *Nature Genetics*、*JAMA Oncology*、*Annals of Oncology* 等杂志发表科研论文 10 余篇。目前主持国家自然科学基金 2 项，高等学校博士学科点专项科研基金新教师类基金 1 项，中国博士后科学基金面上资助 1 项，云南省科技计划项目面上项目 1 项，云南省科技厅-昆明医科大学应用基础研究联合专项资金项目 1 项。获 2019 "中华肿瘤明日名医" 大赛全国三等奖、妇科肿瘤组一等奖。担任中国抗癌协会妇科肿瘤专业委员会委员、青年委员会副主任委员，中华医学会妇科肿瘤学分会青年委员会委员，中国妇幼保健协会妇科肿瘤防治专业委员会委员，中国研究型医院协会妇科肿瘤专业委员会青年委员会委员，云南省医学会妇产科学分会青年委

第二节　靶向治疗药物及临床试验进展

一、中晚期宫颈癌治疗现状

虽然筛查和治疗手段在不断改进，但是仍有30%以上的宫颈癌患者初次诊断时已是中晚期（FIGO 分期Ⅲ、Ⅳ期）（Waggoner，2003），而且30%～50%的患者治疗后会出现疾病复发或转移。复发或转移性宫颈癌的预后较差，在美国，局部晚期宫颈癌的 5 年生存率仅为57%左右，其中Ⅳ期宫颈癌的 5 年生存率低于 16%，而复发性宫颈癌的 5 年生存率更是在 5%以下。对于转移性或者复发性宫颈癌，目前治疗主要是姑息性的，在于延长患者的生存时间、提高生活质量。一线化疗药物包括顺铂、紫杉醇、贝伐珠单抗、卡铂、托泊替康及吉西他滨。在最新的 NCCN 指南中（Armstrong et al.，2019），推荐加用以铂类为基础（如顺铂）的全身化疗控制疾病进展，不幸的是，绝大部分出现复发转移的患者之前用过含铂化疗，这部分患者单用铂类可能会产生耐药，因此指南多推荐联合方案，比如 ESMO 推荐的顺铂+托泊替康联合化疗方案。然而，病灶对联合化疗的反应率和反应持续时间非常有限，只有很少一部分患者可以治愈，而且联合化疗往往带来更重的毒性反应（Pfaendler et al.，2016）。近年来，越来越多的临床试验在探索靶向治疗药物在晚期或复发性宫颈癌中的应用。而目前 NCCN 指南中作为推荐的只有贝伐珠单抗和帕博利珠单抗。其中，贝伐珠单抗联合紫杉醇+顺铂是作为 1 类推荐应用于转移性宫颈癌。而对于 PD-L1 表达阳性或者微卫星不稳定的宫颈癌，帕博利珠单抗可以作为二线用药（2A 类推荐）（免疫相关内容见下一节）。近年来，靶向治疗进展飞速，治疗药物层出不穷，晚期和复发性宫颈癌的治疗亟待更多有效的药物。

得益于分子生物技术的进步，在宫颈癌中不断发现新的突变位点，为晚期、复发性宫颈癌的治疗提供了更多潜在的治疗靶点。既往研究发现，有非常多的宫颈癌存在体细胞的突变，可能成为靶向药物治疗的靶点。Wright 等（2013）用 Oncomap 平台对 80 例宫颈癌组织（40 例腺癌，40 例鳞癌）进行了高通量的基因测序分析，48 例（60%）患者肿瘤组织存在明确的基因突变，其中 7 例有 2 种及 2 种以上的基因突变，最多见的前 3 种突变基因分别为 *PIK3CA*（31.3%）、*KRAS*（8.8%）、*EGFR*（3.8%），*PIK3CA*、*KRAS* 和 *BRAF* 突变不会同时存在。在腺癌和鳞癌中，*PIK3CA* 的突变率没有差别（25% vs 37.5%，$P=0.33$），而 *KRAS* 突变只在腺癌中才有发现（17.5% vs 0%，$P=0.01$）。同时发现 HPV16 或 HPV18 型感染和体细胞突变无相关性，和肿瘤预后也没有发现联系，但是，*PIK3CA* 突变的患者生存时间明显缩短（67.1 个月 vs 90.3 个月，HR=9.1，95% CI，2.8～29.5；$P<0.001$）。*PIK3CA* 的高突变率提示某些作用于 PI3K/AKT/mTOR 的抑制剂（西罗莫司）可能对宫颈癌患者有效。在 2012 年，*JCO* 杂志发表了一个小样本的研究（Janku et al.，2012），纳入的 14 例宫颈鳞癌患者中，有 5 例发生了 *PIK3CA* 突变，经过西罗莫司（雷帕霉素）治疗后，3 例患者 SD，1 例 PR，1 例 CR，结果还是非常可喜的，但是有待进一步的大型研究明确其疗效。

2014 年 Ojesina 等在《自然》杂志上发表了一项对宫颈癌的大样本高通量的测序结果，研究者对 115 例宫颈癌患者癌-正常组织配对进行了全外显子测序，79 例进行了转录组学测序，14 例进行了全基因组测序。除了既往研究报道的 *PIK3CA*、*PTEN*、*TP53*、*STK11* 和 *KRAS* 突变或扩增外，研究者还发现了一些新的突变类型：在 79 例宫颈鳞癌中发现了 *MAPK1* 基因中 E322K 的重复性替换（8%），*HLA-B* 基因无义突变（9%）及 *EP300*（16%）、*FBXW7*（15%）、*NFE212*（4%）和 *ERBB2*（6%）的突变。在 24 例腺癌中发现了体细胞 *ELF3*（13%）及 *CBFB*（8%）的突变。另外，和非整合位点相比，HPV 整合位点的基因表达水平显著提高。相关的基因突变和相应的靶向治疗药物见表 14-1。

作为 TCGA（The Cancer Genome Atlas）数据库的重要组成部分，2017 年《自然》杂志报道了一项迄今最大样本量的宫颈癌基因组学研究（Cancer

Genome Atlas Research et al., 2017），包含 228 例原发宫颈癌的分子生物学的特征，发现了 *APOBEC* 突变和宫颈癌标本的总突变负荷相关，可能是宫颈癌基因突变的关键起始突变事件。并且发现了 *SHKBP1*、*ERBB3*、*CASP8*、*HLA-A* 和 *TGFBR2* 等新的宫颈癌相关重要突变位点，长链非编码 RNA *BCAR4* 和拉帕替尼的治疗反应相关。在所有 HPV18 及 76% 的 HPV16 感染相关的宫颈癌患者中存在 HPV 的整合，并且引起基因结构变异及相关靶基因的高表达。同时，发现了一种特别的子宫内膜样宫颈癌亚型，主要是一些 HPV 阴性的且伴有 *KRAS*、*ARID1A* 和 *PTEN* 高突变率的宫颈癌，并根据深入的分子及基因组学分析，将宫颈癌分为三大类：低角化宫颈鳞癌、高角化宫颈鳞癌及宫颈富腺癌。这三类患者和不同的 HPV 亚型感染及不同的分子生物学特点相关。

表 14-1　宫颈癌靶向治疗靶点及相应药物

靶点/信号通路	获批或在研药物
VEGF/VEGFR	贝伐珠单抗、培唑帕尼、舒尼替尼、西地尼布等
HER-2	拉帕替尼等
EGFR	西妥昔单抗、吉非替尼、厄洛替尼等
mTOR	替西罗莫司等
HDAC	丙戊酸盐等
PARP	奥拉帕利、维利帕尼等

二、抗血管生成药物

新生血管的形成在宫颈癌的发生发展中扮演重要角色。阴道镜下发现异常增生血管是上皮浸润性病变的标志，而新生毛细血管密度和血管内皮标志 CD31 表达的增加往往提示宫颈癌预后较差。在血管形成过程中，VEGF 是主要相关介质，此外 VEGF 在线粒体增生、血管内皮存活及促进造血中也发挥重要作用（No et al., 2009）。血管生成是一个极其复杂的过程，需要脉管系统、循环内皮细胞，以及包括 VEGF 在内的促血管生成介质的参与。其中，VEGF/VEGFR 是一条重要的信号传导途径，VEGF 通过与组织上皮细胞中表达的 VEGFR-1 和 VEGFR-2 相结合，激活细胞内的信号传导途径，促进异常肿瘤血管内皮细胞的增生、迁移并增加异常血管的通透性，导致血管内皮细胞增殖及新生血管形成。VEGF 的表达与恶性肿瘤患者的进展、分期、腹水形成、无瘤生存时间缩短及总体预后差有关，在肿瘤患者体内所检测到的 VEGF 和 VEGFR 表达是独立的预后因素。而抗血管生成药物起到修剪和正常化肿瘤新生血管的作用，减少肿瘤组织血供，达到"饿死"肿瘤的目的。

免疫组化检查发现，VEGF 在宫颈肿瘤及其转移组织中均有表达，且在恶性腹水和血清中可检测到。分子生物学研究发现，HPV 高危亚型的感染会促进低氧诱导因子 1α（hypoxia inducible factor-1α，HIF-1α）的蛋白募集及 VEGF 的表达，高级别宫颈上皮内瘤变及宫颈癌患者 VEGF 及 HIF-1α 表达均增加（Tang et al., 2007），从而促进新生血管的生成，这方面的具体机制也已被阐明：在自然状态下，HPV 的遗传物质为双链 DNA，病毒 E2 蛋白的表达可以抑制病毒原癌基因 E6 和 E7 蛋白。当病毒 DNA 整合到宿主 DNA 时，E2 读码框会被破坏，从而失去对 E6 和 E7 表达的抑制，E6 和 E7 蛋白的表达可以分别通过下调或抑制抑癌基因 *TP53* 或 *Rb* 基因的表达来促进细胞的增殖转化（图 14-1）（Tewari et al., 2000），用特定的 siRNA 阻断 HPV E6 mRNA 的表达可以显著地下调 VEGF 异构体的表达，但是当 *TP53* 基因沉默后则不可，提示 E6 蛋白通过一个依赖 P53 的机制诱导 VEGF 的表达（Clere et al., 2007）。E7 可以结合 HDAC1、HDAC4 和 HDAC7 的 C 端从而增加 HIF-1α 的活性。

（一）贝伐珠单抗

在晚期或复发性宫颈癌中，以贝伐珠单抗为代表的抗血管生成治疗占据非常重要的地位。贝伐珠单抗是一种重组人源化免疫球蛋白 G1（IgG1）单克隆抗体，可以结合 VEGF-A，抑制其与 VEGF 受体-2（VEGFR-2）结合，继而抑制 VEGF 的生物学作用，包括影响血管的渗透性、增生以及血管内皮细胞的迁移与存活，达到抑制肿瘤血管形成、生长以及肿瘤细胞转移的效果。

为了评估贝伐珠单抗在复发或晚期宫颈癌中的疗效，妇科肿瘤协作组（Gynecologic Oncology Group，GOG）先后进行了一系列研究。GOG-227C 是一项Ⅱ期研究（Monk et al., 2009），纳入了 46 例既往接受过放疗及复发后一至二线化疗的宫颈鳞癌患者，11 例患者（23.9%，90%CI，14%~37%）的 PFS 长于 6 个月，5 例（10.9%，90%CI，4%~

22%）患者取得了 PR，中位有效持续时间为 6.21 个月（2.83～8.28 个月），中位 PFS 和 OS 分别达到了 3.4 个月（95%CI，2.53～4.53 个月）和 7.29 个月（95%CI，6.11～10.41 个月）。贝伐珠单抗相关的 3～4 级 AE 包括高血压（7 例）、血栓（5 例）、胃肠穿孔（4 例）、贫血（2 例）、心血管事件（2 例）等。在另一项 II 期研究中（Zighelboim et al., 2013），作者纳入了 27 例复发或难治性且无治愈可能、未接受过针对复发病灶治疗的宫颈癌患者，接受贝伐珠单抗（15mg/kg，D1）+顺铂（50mg/m², D1）+托泊替康（0.75mg/m²，D1、D2）三药联合方案化疗，每 21 天一个疗程，患者中位接受了 3 程（1～

18 程）化疗，中位随访 10 个月（1.7～33.4 个月）。6 个月无进展生存率为 59%（80%CI，46%～70%）。在可评价的 26 例患者中，1 例达到 CR（4%；80%CI，0.4%～14%），8 例 PR（31%；80%CI，19%～45%），中位持续时间 4.4 个月；10 例患者 SD（39%，80%CI，25%～53%），中位持续时间 2.2 个月；中位 PFS 为 7.1 个月（80%CI，4.7～10.1 个月），中位 OS 为 13.2 个月（80%CI，8.0～15.4 个月）。值得注意的是，大部分患者出现了 3～4 级的 AE（血小板减少 82%、白细胞减少 74%、贫血 63%、中性粒细胞减少 56%），78% 的患者需要入院干预毒副作用。这些严重的不良反应大多是和顺铂及托泊替康相关的。

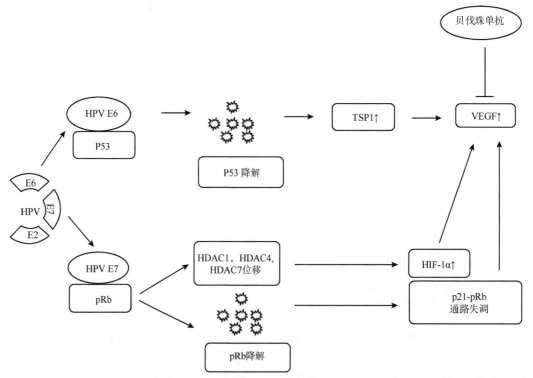

图 14-1　HPV 感染促进血管生成相关机制

2013 年，《新英格兰医学杂志》报道了一项 III 期大型临床研究 GOG240（Tewari et al., 2014），该研究评估了贝伐珠单抗联合化疗对复发、转移性宫颈癌的疗效，奠定了贝伐珠单抗在进展期宫颈癌中应用的基础。研究共纳入 452 例复发或转移性宫颈癌患者，随机分成 4 组，其中单纯化疗两组中，114 例患者接受了顺铂（50mg/m²）+紫杉醇（135mg/m² 或 175mg/m²）化疗，111 例接受了托泊替康（0.75mg/m²，D1～D3）+紫杉醇（175mg/m²）化疗；联合贝伐珠单抗两组中，115 例患者接受了顺铂（50mg/m²）+紫杉醇（135mg/m² 或 175mg/m²）+贝

伐珠单抗（15mg/kg）化疗，112 例接受了托泊替康（0.75mg/m²，D1～D3）+紫杉醇（175mg/m²）+贝伐珠单抗（15mg/kg）化疗，化疗方案每 3 周重复。中位随访 20.8 个月后，271 例患者（60%）出现死亡，和单纯化疗相比，加用贝伐珠单抗显著延长了中位 OS（17.0 个月 vs13.3 个月；HR=0.71，98%CI，0.54～0.95），PFS 显著延长（8.2 个月 vs 5.9 个月；HR=0.67，98%CI，0.54～0.82），缓解率也显著增加（48% vs 36%；95%CI，1.08～1.68；P=0.008）。接受贝伐珠单抗治疗的患者中，28 例获得了 CR，而不加用贝伐珠单抗治疗组中，仅有 14 例取得 CR，

P=0.03。从分组来看，和顺铂+紫杉醇组相比，顺铂+紫杉醇+贝伐珠单抗组降低了患者 32%的死亡风险（HR=0.68，95%CI，0.48～0.97），顺铂+紫杉醇+贝伐珠单抗组反应率为 50%，也略高于顺铂+紫杉醇组（45%），但是没有达到统计学意义（P=0.51）。和托泊替康+紫杉醇组相比，托泊替康+紫杉醇+贝伐珠单抗组的死亡风险为 0.74，虽然后者降低了 26%的死亡风险，但是没有达到统计学差异（95%CI，0.53～1.05）。托泊替康+紫杉醇+贝伐珠单抗组的反应率明显高于托泊替康+紫杉醇组（47% vs 27%，P=0.002）。在 2017 年，《柳叶刀》杂志刊发了该研究的意向治疗（intent to treat，ITT）人群的最终生存数据（Tewari et al.，2017），截至 2014 年 3 月 7 日，452 例患者中 348 例出现死亡。尽管有部分单纯化疗组的患者（n=20）最后由于疾病进展加用了贝伐珠单抗，但在 ITT 人群分析中，加用贝伐珠单抗组的 OS 仍明显比单纯化疗组延长（16.8 个月 vs13.3 个月；HR=0.77，95%CI，0.62～0.95；P=0.0068），PFS 也明显延长（8.2 个月 vs 6.0 个月；HR=0.68，95%CI，0.56～0.84；P=0.0002）。从亚组来看，和顺铂+紫杉醇组相比，顺铂+紫杉醇+贝伐珠单抗组降低了 27%的死亡风险（OS：17.5 个月 vs 15.0 个月；HR=0.73，95%CI，0.54～0.99；P=0.04）；尽管没有达到统计学差异，托泊替康+紫杉醇+贝伐珠单抗组的 OS 也有延长趋势（OS：16.2 个月 vs 12.0 个月；HR=0.80，95%CI，0.59～1.08；P=0.15）。从反应率来看，加用贝伐珠单抗在两药联合的基础上均显著增加了反应率，这点在托泊替康+紫杉醇组更为明显，加用了贝伐珠单抗后，该组患者的反应率几乎升高了 1 倍。从不良反应来看，加用贝伐珠单抗后，2 级及以上的高血压（25% vs 2%，P<0.001）、3 级及以上胃肠道瘘（6% vs 0%，P=0.002）、3 级及以上血栓（8% vs 1%，P=0.001）发生率均显著增加。其余反应未发现明显差异。有意思的是，在最后分析中，发现加用了贝伐珠单抗后发生了 2 级及以上中性粒细胞减少的患者预后更好（HR=0.75，95%CI，0.60～0.93；P=0.0089），而发生了 3 级及以上程度的胃肠道瘘或血栓的患者预后较差，后者可能是由上述并发症导致贝伐珠单抗用药暂停所致。

在 GOG240 研究中，75%的患者接受过铂类为基础的化疗，且各组间患者在 PS 评分、种族、组织类型、分期及盆腔复发率中均衡，贝伐珠单抗延长了约 3.5 个月的 OS。基于此研究，美国、欧盟、巴西等其他国家批准了贝伐珠单抗在复发或转移性宫颈癌中的应用。

Virginia M 等在 2017 年报道了一项网状 Meta 分析，评估了化疗联用与不联用贝伐珠单抗在复发或转移性宫颈癌中的应用（Rosen et al.，2017）。该研究检索了 1999～2014 年发表的关于复发或转移性宫颈癌的化疗相关文献，共纳入了 19 项临床研究，和不联用贝伐珠单抗相比，顺铂+紫杉醇+贝伐珠单抗和托泊替康+紫杉醇+贝伐珠单抗均提高了患者的 OS，中位 HR 值分别为 0.45～0.75、0.55～0.90。其中，顺铂+紫杉醇+贝伐珠单抗在所有纳入方案中疗效最好，有效率达到 68.1%，这点也与 GOG 240 研究相符。

贝伐珠单抗在晚期或复发性宫颈癌的靶向治疗中占有重要地位，其疗效肯定且毒副作用谱和常规化疗不存在重叠，因此目前广泛和常规化疗联用，但是，目前仍无有效的疗效预测指标可以预测贝伐珠单抗的疗效，尽管有研究探索了宫颈癌细胞 VEGF 表达等对贝伐珠单抗疗效的影响，但是未发现显著性差异。

（二）抗 VEGF 酪氨酸激酶抑制剂

VEGF 单抗贝伐珠单抗在宫颈癌治疗上的成功提示针对 VEGF 通路的治疗是非常具有前景的。与该通路受体相关的酪氨酸激酶也在宫颈癌的发生发展中起重要作用。针对这些酪氨酸激酶的抑制剂是抗血管生成的另一治疗策略。

1. 培唑帕尼 Monk 等在 2010 年报道了一项 Ⅱb 期研究评估培唑帕尼和拉帕替尼在宫颈癌中的应用。培唑帕尼和拉帕替尼都是口服的小分子 TKI，前者作用于 VEGFR、PDGFR、c-KIT，并在多种实体瘤中有较好的疗效和耐受性，拉帕替尼作用于 EGFR 和 HER-2。研究纳入了 230 例不能治愈的且既往接受过至少一种针对晚期宫颈癌化疗的Ⅳb 期或复发性宫颈癌患者，228 例患者按照 1∶1∶1 分组接受培唑帕尼 800mg/d 的单药化疗（n=74）、拉帕替尼 1500mg/d 单药化疗（n=78）和联合用药治疗（n=76）。在中期分析中，发现联合用药组和拉帕替尼组相比并没有生存优势，且联合用药组的毒副作用较单药组显著升高（联合用药：拉帕替尼：培唑帕尼=17%∶5%∶12%），因此研究者中断了联合用药，将这部分患者按照患者和研究者的意愿分配到拉帕替尼组或培唑帕尼单药组治疗，并不再纳入疗效分析。两药联合毒副作用增加的主要原因可能是患者以鳞癌为主、大部分接受过既往的放疗，而毒副作用造成的停药和药物剂量的降低可能是联合用药组疗效较差的原因。培唑帕尼组和拉帕替尼组的中位 OS 分别为 50.7 个月 vs 39.1 个月（HR=0.67，90%CI，0.46～0.99；P=0.045），中位 PFS 分别为 17.1 个月 vs 18.1 个月（HR=0.66，90%CI，0.48～0.91；P=0.013），均显著长于拉帕替尼组，但是因为拉帕替尼组中断抗血管治疗的比例（45%）高于培唑帕尼组（39%），这点可能也会对生存数据产生影响。从不良反应来看，大部分的不良反应都是 1～2 级，在拉帕替尼组，最常见的不良反应依次是腹泻（58%）、呕吐（33%）和厌食（32%）；而在培唑帕尼组，腹泻（54%）、呕吐（36%）、高血压（30%）和厌食（28%）则最常见；联合用药组最常见的不良反应是腹泻（76%）、呕吐（42%）和厌食（38%）。发生 3 级和 4 级不良反应的患者的比例分别为 32%和 9%。通过该研究可以看出，尽管相当多比例的晚期宫颈癌患者存在 EGFR 的过表达，但与作用于表皮生长因子的药物相比，抗血管生成药物在 OS、PFS 上均明显更有效。作为一种方便给药的 TKI，培唑帕尼在晚期宫颈癌患者中的治疗价值值得进一步探索。

2. 舒尼替尼 舒尼替尼是一种口服的作用于 VEGFR-1/2/3、PDGFR-α/β 和其他相关受体酪氨酸激酶的多靶点 TKI，被批准用于肾癌及伊马替尼耐药的胃肠间质瘤。在一项治疗既往接受过至少一线化疗的转移或复发性宫颈癌的 Ⅱ 期临床研究中（Mackay et al.，2010），舒尼替尼的治疗作用不太理想，84%的患者 SD（中位持续时间 4.4 个月），没有患者达客观缓解。中位进展时间为 3.5 个月（2.7～7.0 个月）。在毒副作用方面，窦道形成的发生率较高（26.3%）。

三、EGFR 及 HER-2 抑制剂

EGFR 是一类跨膜糖蛋白，是酪氨酸激酶生长因子受体家族的成员。EGFR 在多种肿瘤细胞表面有高表达，也是抗肿瘤靶向药物作用的重要靶点。大部分的宫颈癌患者（54%～71%）存在 EGFR 的

过表达（Cho et al.，2003；Kersemaekers et al.，1999；Kim et al.，2002）。尽管有些研究结果不尽一致，EGFR 的表达水平无疑影响着肿瘤的侵袭性和预后。

目前在宫颈癌做过研究的抗 EGFR 抗体主要有两种：西妥昔单抗和马妥珠单抗。

（一）西妥西单抗

Bellone 团队于 2007 年发现在转移性或复发性宫颈癌细胞系中存在 EGFR 的过表达，提出西妥西单抗对这类宫颈癌患者可能有治疗作用。然而临床研究的数据却不理想。在一项 Ⅱ 期临床研究中（Santin et al.，2011），西妥昔单抗单药用于晚期宫颈癌患者，没有观察到临床缓解，中位 PFS 和 OS 分别为 1.97 个月和 6.7 个月，只有 14.3%的患者有长于 6 个月的 PFS。GINECO 研究（Kurtz et al.，2009）评估了西妥昔单抗联合托泊替康或顺铂在晚期宫颈癌患者中的疗效，但是因为严重的不良反应而被叫停，28%的患者在治疗期间死亡，其中 3 例直接死于治疗相关的不良反应。

（二）马妥珠单抗

马妥珠单抗（matuzumab）是一种竞争性结合 EGFR 的人源化的单克隆抗体。一项 Ⅱ 期研究纳入了 38 例既往接受过铂类为基础化疗后进展的宫颈癌患者，其中 2 例 PR，9 例 SD，其不良反应发生率相对较低，主要为 γ-GT 升高、肝功能损害、腹泻、昏迷、血小板减少、厌食和疲乏等。其治疗价值值得进一步探索。

（三）EGFR-TKI

1. 吉非替尼 Goncalves 研究团队在 2008 年报道了一项多中心、开放非随机 Ⅱ 期研究（1839IL/0075 研究），20%复发、晚期宫颈癌患者接受吉非替尼 500mg/d 单药后疾病稳定，提示吉非替尼对宫颈癌有一定疗效（Goncalves et al.，2008）。同时值得一提的是吉非替尼的患者耐受性非常好，主要不良反应为皮肤及胃肠反应。

2. 厄洛替尼 临床前 Ⅰ 期研究提示厄洛替尼联合雷帕霉素（mTOR 抑制剂）可能对于晚期宫颈癌患者有一定疗效（Birle et al.，2006）。但是，在 2008 年开展的一项多中心、单臂研究中（Schilder et al.，2009），该药的疗效却不理想。研究纳入了 28

例复发性宫颈癌患者，在可评价的 25 例患者中，没有观察到客观缓解，4 例（16%）达到 SD，仅有 1 例患者 PFS 长于 6 个月，因此，作者提出单药厄洛替尼对于复发性宫颈鳞癌患者无效。然而，厄洛替尼在与顺铂和放疗联用治疗初治的局部晚期宫颈癌患者中却表现出不错的疗效。在一项 Ⅱ 期研究中（Nogueira-Rodrigues et al., 2008），Ferreira 等评估了厄洛替尼、顺铂联合放疗在局部晚期宫颈鳞癌（FIGO 2009 版分期：Stages Ⅱb, 47.8%；Ⅲa, 4.3%；Ⅲb, 47.8%）中的疗效，纳入 37 例患者，中位随访 9 个月后，没有患者出现进展，91.3%的患者 CR，8.7%的患者 PR，而且不良反应较小，3 级及以上的不良反应主要是腹泻（12%）和皮疹（20%）。但是该研究的样本量较小，而且初治宫颈癌的主要治疗效果可能更多地为顺铂和放疗所贡献，还需进一步研究评估厄洛替尼的疗效。

（四）抗 HER-2 治疗

HER-2 是一种跨膜的酪氨酸激酶受体，属于人 EGFR 受体家族，该家族包括 HER-1、HER-2、HER-3、HER-4，受体的二聚化才能激活生长信号。一般来说，配体与受体的结合才会促进受体的活化和二聚化，但是只有 HER-2 在没有配体结合的情况下是可以活化的，尚未发现能与其直接结合的配体，HER-2 主要通过与家族中其他成员包括 EGFR、HER-3、HER4 形成异二聚体而与各自的配体结合。HER-2 酪氨酸激酶部分的二聚化可以促进其磷酸化并募集和激活下游的信号通路。在宫颈癌中，只有 3%～9%的患者 HER-2 阳性并且以腺癌居多（Fadare et al., 2004；Kersemaekers et al., 1999）。和乳腺癌不一样，关于 HER-2 在宫颈癌中的预后价值尚存在争议（Lee et al., 2005；Nakano et al., 1997；Nevin et al., 1999）。在一项研究报道中（Nevin et al., 1999），接受了宫颈癌根治术的 126 例 ⅠB/ⅡA 期宫颈癌患者中，免疫组化 HER-2 阳性的患者预后较差。而另一项研究中，作者评估了 55 例接受了根治性放疗的 Ⅰ～ⅣA 期宫颈癌患者，发现 HER-2 阳性是预后较好的标志。

1. 曲妥珠单抗 是一种人源化的 HER-2 单克隆抗体。2004 年，Chavez-Blanco 等分析了宫颈癌原发灶和转移灶细胞系中 HER-2 的表达，发现在宫颈癌原发灶中 HER-2 的表达较低，提示曲妥珠单抗在宫颈癌的初始治疗中作用有限。但有意思的是，在转移灶中发现了 HER-2 的高表达，这为开展曲妥珠单抗在复发、转移性宫颈癌的临床研究提供了理论基础。但尚未见相关临床研究报道曲妥珠单抗在宫颈癌中的应用。

2. 拉帕替尼 是一种口服的，可同时抑制 HER-2 和 EGFR 的 TKI，被推荐和卡培他滨联合用于 HER-2 过表达的、曲妥珠单抗/他莫昔芬治疗后进展的乳腺癌。从在之前提到的和培唑帕尼联用或单用的临床研究来看，拉帕替尼在复发或晚期宫颈癌中的作用有限（Monk et al., 2010）。

四、mTOR 抑制剂

mTOR 在细胞的增殖、分化、迁移和存活中发挥重要作用（Lang et al., 2007；Strimpakos et al., 2009），可对细胞外多种刺激信号包括生长因子、胰岛素、营养素、氨基酸、葡萄糖、氧浓度等产生应答，主要通过 PI3K/AKT/mTOR 途径来实现对细胞生长、细胞周期等多种生理功能的调控。已有研究证实，在宫颈癌中存在 mTOR 通路的激活（Ji et al., 2010）。Ji 等发现 mTOR 特异的 siRNA 可以通过抑制细胞周期和诱导凋亡来抑制 HeLa 细胞的生长，这点和雷帕霉素的作用机制类似。基于此，抑制 mTOR 通路可能会对宫颈癌的治疗产生效果。

替西罗莫司/坦罗莫司（temsirolimus）是唯一一种做过宫颈癌临床试验的 mTOR 抑制剂，之前该药主要被批准用于肾细胞癌。一项 Ⅰ 期临床研究评估了替西罗莫司联合托泊替康治疗晚期或复发妇科恶性肿瘤的疗效（Temkin et al., 2010），但是该研究仅纳入了 2 例宫颈癌患者，在 28 天的治疗周期中，未放疗的患者可以较好地耐受第 1、8、15 天托泊替康 1mg/m² 联合替西罗莫司 25mg/m² 剂量，研究指出，因为不可耐受的毒副作用，替西罗莫司与托泊替康联合不可应用于放疗后的患者，后续的生存信息未见报道。

五、COX-2 抑制剂

COX-2 是花生四烯酸代谢的关键酶，通过增加血管生成和侵袭性、抑制细胞凋亡参与胰腺癌的发生发展。据报道，COX-2 在宫颈癌的过表达和分期晚、远处转移及预后差有关。重要的是，非甾体抗炎药或 COX-2 的抑制剂，如塞来昔布，在体内及体外的实验中，均表现出对肿瘤细胞增殖的抑制作用（Gaffney et al.，2001；Kim et al.，2003；Ryu et al.，2000）。

塞来昔布是一种选择性地作用于 COX-2 的非甾体抗炎药。塞来昔布作用的宫颈癌细胞系对放疗引起的细胞凋亡更为敏感，可能是通过增加 G_2-M 细胞周期的阻滞及抑制细胞的放射性损伤修复有关（Herrera et al.，2007；Kim et al.，2004；Nakata et al.，2004；Raju et al.，2002）。但是，该药在宫颈癌临床治疗上表现欠佳。Herrera 等（2007）通过检查肿瘤标志物的变化，发现在同期放化疗中加用塞来昔布并没有带来直接或间接的疗效提高。第一年报道的反应率仅为 81%，和单纯应用同期放化疗类似，生存数据也和既往报道的放化疗类似。而且联用塞来昔布患者的不良反应也相应增加。更重要的是，在 RTOG0128 研究中（Gaffney et al.，2007b），纳入了 78 例患者应用塞来昔布、5-FU、顺铂、盆腔放疗，2 年无进展生存率和总生存率分别为 69% 和 83%，30.77%的患者出现疾病复发，其中 60%的患者为局部复发，并没有带来疗效的提升。另外，这种治疗组合带来了较多的急性毒性（Gaffney et al.，2007a）。因此，塞来昔布联合放化疗治疗宫颈癌似乎不具前景。

六、组蛋白脱乙酰酶抑制剂

细胞的表观遗传学改变可能通过抑癌基因的沉默及促进细胞恶变来促进宫颈癌的发生，组蛋白脱乙酰酶抑制剂（HDACi）通过增加细胞内组蛋白的乙酰化程度，使 DNA 更紧地缠绕在组蛋白上，从而导致部分表观遗传学改变的癌基因（如启动子过度甲基化）的表达受到抑制，同时选择性地提高 *P21* 等抑癌基因的表达水平，对肿瘤细胞的迁移、侵袭、转移及血管生成起抑制作用。组蛋白脱乙酰酶抑制剂在体内外均可以抑制肿瘤细胞增殖，逆转癌基因对细胞形态的转化，介导凋亡及促进细胞分化。也有研究探索了 HDACi 在宫颈癌中的疗效。

（一）恩替诺特

恩替诺特（entinostat）是一种组蛋白脱乙酰酶抑制剂，在 PC-3 及 LNCaP 细胞中可以控制其生长，同时可以诱导 DU-145 细胞的凋亡。一项 I 期（Ryan et al.，2005）研究评估了恩替诺特在一例晚期宫颈癌中的疗效，患者取得了 10 个月以上的无病生存，其疗效可期，但尚需大样本的研究进一步明确。

（二）丙戊酸盐

丙戊酸盐（magnesium valproate/valproic acid）最初主要作为抗惊厥和镇静药用于治疗癫痫、双相情感障碍等神经精神疾病，通过抑制代谢抑制性神经递质 γ-氨基丁酸（γ-aminobutyric acid，GABA）的代谢酶的活性，增加 GABA 在中枢神经系统中的浓度来起到抗癫痫的作用。同时，丙戊酸盐有一定的抗细胞增殖的作用，根据美国 NIH 的数据，丙戊酸盐对多种肿瘤具有广泛的抑制作用（Isenberg et al.，2007）。丙戊酸盐主要通过抑制组蛋白脱乙酰酶，促进细胞的分化、凋亡及控制生长（Atmaca et al.，2007）。在宫颈癌中，研究评估了丙戊酸盐联用表柔比星（Munster et al.，2007）和放化疗或肼苯达嗪+放疗联合用于初治转移性宫颈癌患者的疗效。研究显示，20～40mg/kg 的给药剂量可以在肿瘤细胞中抑制组蛋白脱乙酰酶的活性（Chavez-Blanco et al.，2005）。进一步的研究结果尚未见报道。

（三）肼苯达嗪

肼苯达嗪（hydralazine）是一种抑制 DNA 甲基化并重新激活抑癌基因的核苷类似物，既往主要作为降压药用于肾性高血压及舒张压较高的患者。当和丙戊酸盐联用时起协同作用。肼苯达嗪的耐受性较好，毒性轻微，主要为呕吐、疲乏、头晕、头痛。一项 I 期临床试验探索了肼苯达嗪在初治宫颈癌患者中对 DNA 甲基化和基因重激活的作用（Zambrano et al.，2005）。总体来看，所有的患者和 70%的未治疗的组织有至少一个基因的甲基化。在 12 例有基因检测信息的患者中，9 例（75%）有抑癌基因的重新表达，DNA 位点的甲基化状态未见改变，目前该研究没有报道后续的生存和预后信息。

七、其他靶向药物

（一）伊马替尼

Candelaria 等（2009）报道了一项小样本的试

点研究，评估了甲磺酸伊马替尼在 PDGFR-α 表达阳性的复发或转移性宫颈癌中作为二线用药的作用。研究共纳入了 12 例患者，所有患者均有 10% 以上的肿瘤细胞表达 PDGFR-α，而只有 4 例共表达 PDGFR-β。1 例肺转移的患者疾病稳定 6 个月，而后出现了骨转移。尽管伊马替尼单药的疗效不尽人意，更多的研究开始关注更为精确地寻找伊马替尼作用的靶点及探索伊马替尼和细胞毒性药物的联用。

（二）甲硫氨酸氨肽酶-2 抑制剂

TNP-470 是一种烟曲霉素类似物，在体内外均表现出强效的抗血管生成作用，它可以抑制甲硫氨酸氨肽酶-2，可以强力地抑制血管内皮的生长，在不能手术的复发性或转移性宫颈鳞癌患者中有一定疗效（Kudelka et al.，1998，1997）。18 例可评价患者中有 1 例出现 CR，而 3 例原来进展的患者分别维持了 5 个月、7.7 个月及 19 个月以上的疾病稳定状态。其 3、4 级不良反应主要是呕吐和神经系统的毒性（11.1%）。

（三）利妥昔单抗

利妥昔单抗是一种靶向作用于 CD20 的嵌合型抗体，CD20 主要表达于 B 细胞的表面。既往有报道 3 例宫颈原发的弥漫性 B 细胞型非霍奇金淋巴瘤患者接受利妥昔单抗联合 CHOP 方案及盆腔外照射放疗的治疗，均取得 CR，后续未发现有肿瘤复发（Cohn et al.，2007；Ustaalioglu et al.，2010）。所有患者均对治疗表现出良好的耐受。

（四）治疗性疫苗

宫颈癌治疗性疫苗主要通过激活细胞毒性 T 细胞来清除 HPV 感染的细胞。HPV E6、E7 蛋白在 HPV 相关肿瘤细胞表面表达，是理想的治疗性疫苗。宫颈癌治疗性疫苗在许多活的细菌载体中进行了探索，包括 *Listeria monocytogenes*、*Lactobacillus lactis*、*Lactobacillus plantarum*、*Salmonella enterica* 和卡介苗（Cortes-Perez et al.，2005）。携带 HPV *E6*、*E7* 的 *Listeria monocytogenes* 可以在免疫提呈细胞的细胞质中复制并转染单核和巨噬细胞，处理细菌抗原肽并通过 MHC-Ⅰ 和 MHC-Ⅱ 途径，引起 CD8+ 和 CD4+ T 细胞介导的免疫反应。在必要的时候可以利用 *Listeria* 抗体清除病毒基因载体。通过编码

重组由 HPV E6 和 E7 抗原融合而形成免疫刺激性分子，基于 *Listeria* 的疫苗效力可以得到进一步提升。

Advaxis 研发的 axalimogene filolisbac（ADXS11-001）是一种李斯特菌减毒活载体，可以分泌李斯特菌溶血素 O（Listeriolysin O，LLO）与 HPV-16 E7 融合，可有效清除感染了 HPV 的人体细胞，达到治疗目的。ADXS11-001 是由 Advaxis 借助李斯特菌（*Listeria monocytogenes*）免疫疗法技术平台独家开发的"细菌疗法"。在这一技术中，李斯特菌通过质粒载体被引入外源基因，以表达由毒素蛋白 LLO 的有效片段和目标抗原 E7 蛋白组成的融合蛋白。其中，源于李斯特菌的 LLO 蛋白可保证细菌在人体内被抗原提呈细胞吞噬后得以继续存活。这些被改造过的李斯特菌表达 LLO-E7 融合蛋白，然后经由其所在的抗原提呈细胞激活 T 细胞，使后者特异性地杀灭感染 HPV 的细胞，并削弱调节性 T 细胞和髓源性抑制细胞的免疫抑制作用。一项评估 ADXS11-001 疗效和安全性的 Ⅱ 期研究（Basu et al.，2018）纳入了 109 例既往放疗和（或）化疗后的复发宫颈癌患者，接受 ADXS11-001 单用或者联合顺铂治疗，其中 69 例出现肿瘤缓解。中位 OS 两组未见明显差异[ADXS11-001 单用：8.28 个月（95%CI，5.85～10.5 个月）；联合顺铂组：8.78 个月（95%CI，7.4～13.3 个月）]，两组 12 个月、18 个月总生存率分别为 30.9% vs 38.9%，23.6% vs 25.9%。中位 PFS（6.10 个月 vs 6.08 个月）及总生存率（17.1% vs 14.7%）两组也未见差异，ADXS11-001 单药主要为轻中度的不良反应并且和治疗无关，联合化疗组的不良反应相对更多，该研究提示加用顺铂并不能提高 ADXS11-001 的疗效。除了宫颈癌外，ADXS11-001 用于治疗头颈癌和肛门癌的 Ⅰ/Ⅱ 期临床试验也正在进行。值得一提的是，ADXS11-001 的上述 3 项适应证均已被 FDA 授予孤儿药资格认定。而 ADXS11-001 联合 PD-L1 抑制剂度伐利尤单抗的临床研究也正在开展。

（五）PARP 抑制剂

多 ADP 核糖聚合酶（poly ADP-ribose polymerase，PARP）在 DNA 单链断裂修复、复制、转录、基因调节中发挥重要作用，在同源重组缺陷的细胞中，通过 PARP 抑制剂阻断 PARP 通路可以引起细胞的协同致死效应。PARP 抑制剂在同源重组缺陷的卵

巢癌治疗及维持治疗中表现出非常富有前景的疗效。有研究评估了既往接受过放疗的复发或难治性宫颈癌患者接受维利帕尼（veliparib）联合化疗的效果（Moore et al., 2003），患者接受 TP 方案（顺铂联合紫杉醇）+维拉帕尼化疗，29 例接受治疗的患者中，2 例获得 CR，8 例 PR，12 例 SD。尽管总体疗效可期，但是筛选合适的患者及确定具体给药剂量尚需进一步大型研究。

（六）抗体偶联化疗药物

将细胞毒化疗药物和特定抗体结合，可以通过抗体和肿瘤细胞表面特定抗原结合，达到将化疗药物靶向运送到肿瘤细胞内的目的，起到"特洛伊木马"式的"靶向杀伤作用"，这是靶向治疗的另一种思路。Tisotumab-Vedotin 是一种新型的抗体偶联新药，已在复发宫颈癌中做过研究。Tisotumab 是一种针对组织因子的抗体，后者在包括宫颈癌在内的多种肿瘤细胞表面均有过表达；Vedotin 是该抗体偶联的微管蛋白抑制剂类药物。

一项Ⅱ期研究纳入了 34 例进展期或复发的标准治疗失败的宫颈癌患者，Tisotumab-Vedotin 总体有效率为 32%，中位有效持续时间为 8.3 个月。但是，和预期构想不同的是，这种偶联药物也有其特殊的不良反应，主要为眼部毒性，53%的患者出现结膜炎、角膜炎。

八、小　结

众多靶向药物被尝试应用于宫颈癌的治疗，限于篇幅，不能一一详述，表 14-2 总结了本节提及的宫颈癌靶向治疗药物临床研究。尽管有诸如上述众多的靶向药物在宫颈癌中尝试，但是，需要说明的是，大多数的研究都是小样本的尝试性研究或个案报道，只有少数进行了Ⅱ期临床研究，除了贝伐珠单抗外，罕有Ⅲ期临床研究的报道。所以，晚期或复发性宫颈癌的治疗还是应该重视指南推荐的药物，应鼓励治疗无效的患者加入临床试验，尝试性地使用缺乏临床依据的靶向药物要谨慎。

表 14-2　宫颈癌靶向治疗药物重要临床研究总结

	研究	年份	研究类型	药物	入组患者	结果	3～4 度毒性
抗血管生成药物	GOG240	2014	Ⅲ期，RCT	化疗 vs 化疗+贝伐珠单抗	不可手术、转移或复发性宫颈癌作为一线治疗（n=452）	中位 OS：13.3 个月 vs 17 个月 P=0.0035 中位 PFS：5.9 个月 vs 8.2 个月 P=0.002 RR：36% vs 48%；P=0.008	高血压（11.4%） 胃肠道穿孔（10.1%） 深静脉血栓（8.3%）
	Mackay 等	2010	单臂，Ⅱ期	舒尼替尼	转移或不能切除的宫颈癌，一线治疗失败（n=19）	中位 TTP：3.5 个月 SD：84% RR：0%	疲乏（15.8%） 腹泻（15.8%） 高血压（10.3%） 手足综合征（10.3%） 贫血（23.5%）
	Monk 等	2010	Ⅱ期，RCT	培唑帕尼	转移性宫颈癌，一线或以上治疗失败（n=74）	中位 OS：12.4 个月 中位 TTP：4.5 个月 SD：43% RR：9%	腹泻（11%）
治疗性疫苗	Basu 等	2018	Ⅱ期	ADXS11-001+顺铂 vs ADXS11-001	转移性、复发性或不能手术的宫颈癌，一线或以上治疗失败（n=109）	中位 OS：8.78 个月 vs 8.28 个月 中位 PFS：6.10 个月 vs 6.08 个月 RR：17.1% vs 14.7%	总体 3～4 度毒性发生率（19.7%）
PARP 抑制剂	Thaker 等	2015	Ⅰ期	维利帕尼（联合 TP 方案）	进展或复发、难治性宫颈癌（n=37）	SD：41% RR：34%	NA

续表

	研究	年份	研究类型	药物	入组患者	结果	3～4度毒性
EGFR 靶向治疗	Goncalves 等	2008	单臂，Ⅱ期	吉非替尼	转移性、复发性或不能手术的宫颈癌，一线或以上治疗失败（n=30）	中位 OS：3.7 个月 中位 TTP：1.23 个月 SD：20% RR：0%	腹泻（13.3%） 厌食（6.7%）
PARP 抑制剂	Schilder 等	2009	单臂，Ⅱ期	厄洛替尼	转移性、复发性或不能手术的宫颈癌，一线或以上治疗失败（n=28）	中位 OS：4.96 个月 中位 TTP：1.87 个月 SD：16% RR：0%	腹泻（12%） 皮疹（8%） 贫血（16%） 疲乏（8%） 恶心（8%） 呕吐（8%）
EGFR 靶向治疗	Kurtz 等	2009	单臂，Ⅱ期	西妥西单抗	不可手术、转移或复发性宫颈癌作为一线治疗（n=19）	中位 OS：7.33 个月 中位 TTP：5.73 个月 SD：32% RR：32%	中性粒细胞缺乏伴发热（22%） 出血（11%） CINV（22.5%） 皮肤反应（22%） 肺栓塞（5%） 化疗相关死亡（10.5%）
HER-2 和 EGFR-1 靶向治疗	Monk 等	2010	Ⅱ期，RCT	拉帕替尼	一线或以上治疗后进展的转移性宫颈癌（n=78）	中位 OS：11 个月 中位 TTP：4.27 个月 SD：44% RR：5%	腹泻（13%） 疲乏（5%） 贫血（5%） 呼吸困难（6%）
抗体偶联化疗药物	Vergote 等	2017	Ⅱa 期，多队列	Tisotumab-Vedotin	一线或以上治疗失败的转移性宫颈癌（n=34）	SD：18% RR：32%	结膜炎（3%） 神经病变（6%）

注：RCT, randomized controlled trial 随机对照试验；RR, response rate 缓解率；NA, not available 不详；TTP, time to progress 至进展时间；CINV, chemotherapy induced nausea and vomiting 化疗相关恶心呕吐。

（一）靶向治疗面临的问题

靶向药物层出不穷，给复发或晚期宫颈癌患者带来了福音，在不断提升治疗效果的同时，其中也面临一系列问题。

首先，靶向治疗药物和普通的细胞毒性药物一样也会产生耐药性，这其中的原因是多方面的，比如，肿瘤细胞存在广泛的异质性，在增殖过程中也会产生各种类型的突变，靶向药物对敏感细胞的杀灭其实起到一种类似"自然选择"的"药物选择"作用，最后存活下来的肿瘤细胞不可避免地会对靶向药物产生耐药性，造成肿瘤的再次"死灰复燃"。目前的主要策略是将靶向药物和传统治疗（如放疗、细胞毒性药物）联用，但这也会带来毒副作用的叠加等一系列问题。

其次，目前靶向治疗缺乏相应的疗效预测指标。

虽然既往有研究探索过，譬如：VEGFR 表达与贝伐珠单抗、EGFR 表达与西妥昔单抗的疗效相关性，但是都没有达到满意的疗效预测目的。PD-1/PD-L1 单抗相关的疗效预测指标也经历了一系列的探索，包括 PD-L1 表达、免疫表型综合评分、肿瘤突变负荷、错配修复检测等，虽然都显示出一定的价值，但是也没有形成一个公认的评价标准。通过既往研究我们观察到，靶向治疗对于部分复发或晚期宫颈癌患者表现出"神奇的疗效"，但是如何更有效地筛选和富集这部分患者是摆在研究者面前的另一道难题。

再次，成本效益的问题。纵观全球，大部分宫颈癌患者集中在撒哈拉以南的非洲及东南亚这些经济欠发达地区，而且宫颈癌患者大部分是低收入群体，因此如何以最小的花费带给患者最大的获益是一个值得思考的问题。比如，虽然加用贝伐珠单抗可以带给患者约 3 个多月的生存延长，但是患者的花费是细胞毒化疗药物的 13 倍多（Minion et al.,2015）；尽管还没有人做过 PD-1/PD-L1 等的成本效益分析，但是根据目前的数据可以预见的是其成本效益不会优于贝伐珠单抗。临床医生不应该只是盲目地追求疗效，而是应该综合考虑患者的经济、身体一般状况、生活质量、疾病控制等问题，加以权衡，和患者充分沟通，做出最佳的治疗决策。

（二）展望

目前，相对于肺癌、乳腺癌来说，临床上应用于宫颈癌的靶向药物较少，且多为后线治疗用药，除了贝伐珠单抗，其他靶向治疗药物还没有大型Ⅲ期临床研究报道，很多理论上有治疗前景的药物在Ⅰ、Ⅱ期研究中，可能由于疗效欠佳或者不良反应较高而被放弃，这也是为什么宫颈癌可用的靶向药物较少的原因。但这并没有阻碍人们对于宫颈癌靶向治疗的探索，检索 ClinicalTrials 平台（https://clinicaltrails.gov/），目前在进行的宫颈癌相关的靶向药物研究将近 100 项，其中抗血管生成治疗和 PD-1/PD-L1 单抗占大多数。总体来看，抗血管生成药物仍然是最具前景和治疗价值的药物，其他诸如 PD-1/PD-L1 单抗、PARP 抑制剂等药物也逐渐显现出其治疗价值。

尽管随着宫颈癌疫苗及筛查的普及，发达国家的复发或晚期宫颈癌病例在不断减少，但我国作为发展中国家，一段时期内复发或晚期宫颈癌患者治疗的压力仍然艰巨。癌症治疗正在进入精准医疗的时代，对宫颈癌这一病种进行更为精细的分子分型，做到"同病不同治"，按照分子分型精准预测疗效，选择相应的靶向药物可能会带来令人惊异的疗效，目前相关的探索正在进行。

（刘国臣）

编者简介

刘国臣，医学博士，主治医师，本科毕业于中山大学中山医学院，博士毕业于中山大学肿瘤防治中心。现就职于中山大学肿瘤防治中心妇科肿瘤科，擅长宫颈癌、子宫内膜癌、卵巢癌等妇科肿瘤的手术及化疗。以第一作者在 *J Natl Canler Inst*、*J Surg Oncol* 等国外 SCI 期刊发表多篇专业论文。

第三节　免疫治疗药物及临床试验进展

一、免疫药物治疗原则

肿瘤免疫治疗是利用人体的免疫机制，通过主动或被动的方法来增强患者免疫功能，达到杀伤肿瘤细胞的目的。肿瘤免疫治疗分为主动免疫治疗（肿瘤疫苗）、被动免疫治疗（单克隆抗体治疗、过继细胞治疗）和非特异性免疫调节剂治疗[效应细胞刺激剂、免疫检查点抑制剂（ICI）等]三大类。由于目前所能获得的宫颈癌免疫治疗相关研究数据主要集中在 ICI，故本节主要讨论以 ICI 为代表的免疫治疗药物在宫颈癌中应用的临床试验进展。

肿瘤免疫检查点治疗是近几年的研发热点，并不断获得巨大突破。肿瘤免疫检查点治疗通过阻断 T 细胞增殖和活化的抑制信号提高 T 细胞的功能，解除免疫系统对肿瘤细胞的耐受，提高 T 细胞对肿瘤细胞的有效识别和杀伤。目前，已经显示出明显临床疗效的肿瘤免疫检查点靶点包括 CTLA-4 和 PD-1/PD-L1。

在美国 NCCN 发布的 2019 年第 4 版宫颈癌治疗指南中，帕博利珠单抗（pembrolizumab）单药用于 PD-L1 阳性（CPS≥1）或者 MSI-H/dMMR 的复发/转移性宫颈癌患者的二线治疗被作为 2A 类证据推荐。此外，其他 ICI 目前尚未被纳入 NCCN 的宫颈癌治疗指南。

二、NCCN 指南推荐的 ICI

相比于其他的实体瘤，大部分 ICI 治疗宫颈癌的临床试验启动时间较短，大多数尚无结果公布。表 14-3 总结了在 ClinicalTrials 网站登记的正在进行的宫颈癌 ICI 治疗相关的临床试验信息。

（一）KEYNOTE-028 研究

KEYNOTE-028 是一项多中心、非随机、开放的Ⅰb 期单臂多队列研究（NCT02054806），旨在评价帕博利珠单抗在 PD-L1 表达阳性的晚期实体瘤中的安全性和有效性（Frenel et al., 2017）。在 24 例复发性宫颈癌队列中，患者既往均接受过标准治

表 14-3 宫颈癌免疫检查点抑制剂治疗的相关临床试验信息

药物名称	靶点	临床试验编号	研究阶段	申办者	注册时间	招募情况	联用药物	招募人群
伊匹木单抗	CTLA-1	NCT01693783	II期	National Cancer Institute	2012年9月	停止招募	单药	二线或以上
伊匹木单抗	CTLA-1	NCT01711515	I期	National Cancer Institute	2012年10月	停止招募	与同期放化疗联合	局部晚期宫颈癌
纳武利尤单抗	PD-1	NCT02257528	II期	National Cancer Institute	2014年10月	停止招募	单药	二线或以上
纳武利尤单抗	PD-1	NCT02488759（CheckMate-358）	I/II期	Bristol-Myers Squibb	2015年7月	招募中	伊匹木单抗，relatlimab，达雷妥尤单抗	复发转移性宫颈癌，不适用含铂化疗
纳武利尤单抗	PD-1	NCT03298893	I/II期	Institut Curie	2017年10月	招募中	与同期放化疗联合及维持	局部晚期宫颈癌
纳武利尤单抗	PD-1	NCT02658890	I/II期	Bristol-Myers Squibb	2016年1月	招募中	BMS-986205，伊匹木单抗	二线或以上
帕博利珠单抗	PD-1	NCT02054806（KEYNOTE-028）	Ib期	Merck Sharp & Dohme Corp.	2014年2月	停止招募	单药	标准治疗失败
帕博利珠单抗	PD-1	NCT02628067（KEYNOTE-158）	II期	Merck Sharp & Dohme Corp.	2015年12月	招募中	单药	进展期肿瘤或对可能有获益的治疗无法耐受，不限线数
帕博利珠单抗	PD-1	NCT03635567（KEYNOTE-826）	III期	Merck Sharp & Dohme Corp.	2018年8月	招募中	紫杉醇，顺铂/卡铂，贝伐珠单抗	一线治疗
SHR1210	PD-1	NCT03816553	II期	Sun Yat-sen University	2019年1月	招募中	阿帕替尼（apatinib）	二线或以上
SHR1210	PD-1	NCT03827837	II期	Jiangsu Hengrui Medicine Co., Ltd.	2019年2月	招募中	法米替尼（famitinib）	二线或以上
AGEN2034	PD-1	NCT03104699	I/II期	Agenus Inc.	2017年4月	招募中	单药	二线治疗
AGEN2034	PD-1	NCT03495882	I/II期	Agenus Inc.	2018年4月	招募中	AGEN1884（CTLA-4）	二线或以上
AGEN2034	PD-1	NCT03894215	II期	Agenus Inc.	2019年3月	招募中	AGEN1884（CTLA-4）	二线治疗
TSR-042	PD-1	NCT03833479	II期	Grupo Español de Investigación en Cáncer de Ovario	2019年2月	招募中	放疗后维持治疗	局部晚期宫颈癌
GLS-010	PD-1	NCT03972722	II期	Guangzhou Gloria Biosciences Co., Ltd.	2019年6月	招募中	单药	二线或以上
阿替利珠单抗	PD-L1	NCT02914470	I期	The Netherlands Cancer Institute	2016年9月	停止招募	Carbplatin，环磷酰胺	二线治疗
阿替利珠单抗	PD-L1	NCT02921269	II期	National Cancer Institute	2016年10月	停止招募	贝伐珠单抗	二线或以上
阿替利珠单抗	PD-L1	NCT03386721	II期	Hoffmann-La Roche	2017年12月	招募中	RO6874281，Gemcitabine Vinorelbine	二线或以上
阿替利珠单抗	PD-L1	NCT03556839	III期	Grupo Español de Investigación en Cáncer de Ovario	2018年6月	招募中	贝伐珠单抗，紫杉醇，顺铂	一线治疗
阿替利珠单抗	PD-L1	NCT03612791	II期	Gustave Roussy, Cancer Campus, Grand Paris	2018年8月	招募中	与同期放化疗联合	局部晚期宫颈癌
阿替利珠单抗	PD-L1	NCT03738228	I期	National Cancer Institute	2018年11月	招募中	与同期放化疗联合	局部晚期宫颈癌
度伐利尤单抗	PD-L1	NCT02725489	II期	Mary Crowley Medical Research Center	2016年4月	停止招募	Vigil	局部晚期或转移性肿瘤
度伐利尤单抗	PD-L1	NCT03452332	I期	M.D. Anderson Cancer Center	2018年3月	招募中	曲美母单抗，立体定向消融放疗	局部晚期或转移性肿瘤
度伐利尤单抗	PD-L1	NCT03518606	I/II期	UNICANCER	2018年5月	招募中	曲美母单抗，Metronomic Vinorelbine	二线或以上
M7824	PD-L1 & TGF-β	NCT03427411	II期	National Cancer Institute	2018年2月	招募中	单药	无法手术切除治愈
ZKAB001	PD-L1	NCT03676959	I期	Lee's Pharmaceutical Limited	2018年9月	招募中	单药	对标准治疗失败或无法前受

疗，入组后接受帕博利珠单抗（10mg/kg，每 2 周一次，持续 2 年）治疗，直至 PD 或发生不可耐受的毒性。主要研究终点为研究者评估的 ORR，次要研究终点包括安全性、耐受性、PFS、OS 和 DOR。截止至数据分析时，中位随访时间为 11 个月（1.3～32.2 个月）；ORR 为 17%（95%CI，5%～37%），有 4 例 PR 患者。另外有 3 例（13%）患者为 SD。在 4 例获得 PR 的患者中，中位的缓解持续时间为 5.4 个月（4.1～7.5 个月）。18 例（75%）患者发生了 irAE。其中发生率大于 10% 的毒副作用包括皮疹（5 例，21%）和发热（4 例，17%）。有 5 例患者发生了与治疗相关的 3 度毒副作用，包括中性粒细胞减少、结肠炎、皮疹、格林-巴利综合征、蛋白尿各 1 例。无一例发生治疗相关死亡。该研究结果显示，在经治的 PD-L1 表达阳性的晚期/复发性宫颈患者中，帕博利珠单抗单药治疗显示了一定的抗肿瘤活性和较好的安全性。

（二）KEYNOTE-158 研究

KEYNOTE-158 是一项单臂、开放标签的 Ⅱ 期篮子研究（NCT02628067），评价帕博利珠单抗在晚期实体瘤中的抗肿瘤活性和安全性（Chung et al., 2019），共纳入了 11 个癌种的患者，其中包括宫颈癌患者。入组患者接受帕博利珠单抗（200mg，Q3W，持续 2 年）治疗，直至 PD 或产生无法耐受的毒性或患者撤销知情同意；1 年内每 9 周进行一次影像学评价，1 年后每 12 周进行一次影像学评价；主要研究终点为 ORR，次要研究终点为安全性。根据其中期分析，该研究共入组了 98 例复发/转移性宫颈癌患者，中位年龄 46 岁（24～75 岁）。82 例（83.7%）PD-L1 表达阳性患者（CPS≥1），77 例患者既往至少接受了针对复发或转移性疾病的一线治疗。截止至数据分析时，ORR 为 12.2%（95%CI，6.5%～20.4%），其中 3 例达到 CR 和 9 例 PR，这 12 例患者均为 PD-L1 阳性者，即 PD-L1 阳性的 ORR 为 14.6%（95%CI，7.8%～24.2%），PD-L1 阴性者均无疗效。总人群的中位 PFS 为 2.1 个月（95%CI，2.0～2.2 个月），PD-L1 阳性患者的中位 PFS 为 2.1 个月（95%CI，2.0～2.3 个月）。中位 OS 总体为 9.4 个月，PD-L1 阳性患者为 11 个月。64 例（65.3%）患者发生了 irAE，其中 12 例（12.2%）患者发生了 3 级或 4 级的 irAE。最常见的 irAE 包括甲状腺功能

减退症（10.2%）、食欲减退（9.2%）、疲劳（9.2%）和腹泻（8.2%）；其中治疗相关 3 级或 4 级 irAE 包括 ALT 升高（3.1%）和 AST 升高（2.0%）。KEYNOTE-158 中期分析显示，帕博利珠单抗在经治的晚期/复发性宫颈癌患者中具有一定的抗肿瘤活性，毒性可耐受，与 KEYNOTE-028 研究结果一致。基于 KEYNOTE-158 研究，2018 年 NCCN 宫颈癌临床实践指南第一版增加了"帕博利珠单抗可用于 MSI-H/dMMR 的晚期/复发性宫颈癌的二线治疗（2B 类推荐）"。2018 年 6 月美国 FDA 加速审批通过了帕博利珠单抗用于复发/转移性宫颈癌患者的二线治疗。2018 年 NCCN 宫颈癌临床实践指南第二版更新为"帕博利珠单抗可用于 PD-L1 阳性或 MSI-H/dMMR 的晚期/复发性宫颈癌的二线治疗（2A 类推荐）"。

三、其他已上市的 ICI

伊匹木单抗（ipilimumab）是首个获批上市的 ICI。基于 HPV 能诱导的免疫逃逸的证据，免疫治疗可能是治疗宫颈癌的有力策略。Lheureux 等（2018）开展了一项评价伊匹木单抗在 HPV 相关的复发性宫颈癌中的安全性及有效性的研究（NCT01693783）。该研究在安全性队列中的 6 例患者使用伊匹木单抗 3mg/kg Q3W，共 4 个疗程。接着为伊匹木单抗的一个 Ⅱ 期研究，10mg/kg Q3W，共 4 个疗程。之后对于影像学证实缓解或稳定的患者给予每 12 周重复的伊匹木单抗维持治疗，共 4 个疗程。主要研究终点为安全性和 ORR。该研究共纳入 42 例复发性宫颈癌患者。病理类型包括鳞癌 29 例（69%）和腺癌 13 例（31%）。在疗效可评估的 34 例患者中，1 例 PR，10 例 SD。中位 PFS 为 2.5 个月（95%CI，2.1～3.2 个月），中位 OS 为 8.5 个月（95%CI，3.6 个月至未达到）。3 级 irAE 包括腹泻（4 例）、结肠炎（3 例）。在潜在的疗效预测分子方面，治疗前肿瘤内 CD3、CD4、CD8、FoxP3、IDO 和 PD-L1 的表达并不能预测疗效，并且在治疗过程中也没有显著变化。外周淋巴细胞的多色流式细胞仪检测显示，在初始治疗阶段，诱导 T 细胞共刺激分子、人类白细胞抗原 D 相关抗原和 PD-1 表达呈治疗依赖性增加，在维持治疗恢复到基线水平。该项研究显示，伊匹木单抗在研究人群中毒性

可耐受,但并未显示出明显的单药活性。抗CTLA-4治疗可引起免疫改变,但与临床疗效并无明显的相关性。研究观察到相关分子标志物的变化可能有助于指导进一步治疗策略的制定。

CheckMate-358(NCT02488759)是一项正在进行的Ⅰ/Ⅱ期、开放性、多中心、多队列的临床研究(Naumann RW, et al., 2019),旨在评估纳武利尤单抗(nivolumab)单药或联合治疗病毒相关肿瘤的有效性和安全性。其中在复发/转移性宫颈癌、阴道癌和外阴癌接受纳武利尤单抗单药治疗的队列中,患者接受每两周一次的纳武利尤单抗240mg治疗,直到疾病进展或毒性不可耐受。主要研究终点为ORR和安全性,次要研究终点为DOR、PFS和OS。自2015年10月至2016年2月,共有24例患者被纳入研究,其中19例(79.2%)为宫颈癌,5例(20.8%)为阴道癌或外阴癌。在宫颈癌队列,中位年龄51岁,83.3%的患者为HPV阳性,62.5%的患者为PD-L1≥1%。截止至数据分析时,接受纳武利尤单抗治疗的中位时间为5.6个月,中位随访时间为19.2个月,观察到的ORR为26.3%(95%CI,9.1%～51.2%),疾病控制率为68.4%(95%CI,43.4%～87.4%),中位缓解持续时间未达到(95%CI,23.3～29.5),中位PFS为5.1个月(95%CI,1.9～9.1个月),中位OS为21.9个月(95%CI,15.1个月至未达到)。该队列最常见的治疗相关毒性为腹泻(21.1%)。在阴道癌和外阴癌队列,中位年龄59岁,40%的患者为HPV阳性,100%的患者为PD-L1≥1%。截止至数据分析时,接受纳武利尤单抗治疗的中位时间为6.7个月,中位随访时间为10.3个月。观察到的ORR为20.0%(95%CI,0.5%～71.6%),疾病控制率为80.0%(95%CI,28.4%～99.5%),中位缓解持续时间为5.0个月(95%CI,5.0～5.0个月)。由于阴道癌和外阴癌队列病例数少,未计算PFS和OS。该队列最常见的治疗相关毒性为食欲下降(40.0%)。该研究首次评估了纳武利尤单抗在复发/转移性宫颈癌、阴道癌和外阴癌患者中的疗效,结果显示了纳武利尤单抗在复发/转移性宫颈癌中令人鼓舞的疗效和可管理的毒性。

四、ICI与其他药物联合

CTLA-4抗体和PD-1抗体虽同为ICI,但它们的作用机制并非完全相同,在一定程度上具有互补的作用。首先,CTLA-4通路的作用主要发生在淋巴结部位,而PD-1通路更多是在外周发挥T细胞调节作用。其次,CTLA-4抗体主要作用于T细胞发育早期,而PD-1抗体主要作用在T细胞的效应阶段。这两者作用机制的"空间"和"时间"不同,其联合阻断可以增加疗效,但同时毒性也明显增加。2019年ESMO大会报道了CheckMate-358(NCT02488759)的另一队列评估纳武利尤单抗(NIVO)联合伊匹木单抗(IPI)治疗复发性宫颈癌的疗效及安全性的数据(Naumann RW et al., 2019)。该研究共入组91例复发/转移/持续性宫颈癌患者,随机进入NIVO3+IPI1组(45例):NIVO 3mg/kg Q2W+IPI 1mg/kg Q6W;NIVO1+IPI3组(46例):NIVO 1mg/kg+IPI 3mg/kg Q3W,共4周,然后NIVO 240mg Q2W维持治疗。结果显示,在NIVO3+IPI1组中,中位随访10.7个月,既往未接受过系统治疗(PST)的患者的ORR为31.6%,中位PFS为13.8个月,中位OS未达到;既往接受过PST的患者ORR为23.1%,中位PFS仅为3.6个月,中位OS为10.3个月(95%CI,7.9～15.2个月)。而在NIVO1+IPI3组,中位随访13.9个月,既往未接受过PST的患者ORR为45.8%,中位PFS为8.5个月(95%CI,3.7个月至未达到),中位OS未达到;既往接受过PST的患者ORR为36.4%,中位PFS为5.8个月(95%CI,3.5～17.2个月),中位OS为25.4个月(95%CI,17.5个月至未达到)。NIVO1+IPI3组总的治疗相关不良反应及3～4级不良反应的发生率均略高于NIVO3+IPI1组,分别为82.6%和80.0%及37%和28.9%。该研究显示了纳武利尤单抗联合伊匹木单抗治疗复发/转移性宫颈癌持久的疗效。基于以上结果,美国FDA授予该组合快速通道资格。研究表明,免疫治疗联合抗血管生成治疗具有协同作用(Fukumura et al., 2018;Hodi et al., 2014;Wu et al., 2017),其机制可能包括:①抗血管生成药物可减少TME中MDSC和Treg的数量,并降低这些免疫抑制细胞的活性,重塑肿瘤微环境;②抗血管生成药物可增强DC抗原提呈的功能,促进T细胞更有效地启动和活化;③抗血管生成药物可以使肿瘤血管结构正常化,诱导肿瘤血管的内皮细胞腔表面分泌黏附性分子,促进免疫细胞对肿瘤组织的浸润,改善TME从而解除免疫抑制。基于免疫治疗联合抗血管生成治疗的协同作用，两者联合的治疗方式有望开启免疫治疗的新模式。

Friedman 等（2019）开展了一项Ⅱ期、多中心、单臂的临床研究（NCT02921269），试图探索阿替利珠单抗联合贝伐珠单抗治疗晚期/复发/持续性宫颈癌的疗效和安全性。入组患者每3周接受一次阿替利珠单抗（1200mg）与贝伐珠单抗（15mg/kg）联合治疗。该研究采用 Simon 二阶段设计，10例患者中需要至少2例患者缓解才能继续进入第二阶段入组。主要研究终点为研究者评估的 ORR，次要终点包括 PFS、OS、安全性等。共纳入11例患者，其中10例可评估疗效。在这10例患者中，有2例获得 PR（未经确认）、5例 SD、3例 PD。中位 PFS 为2.9个月，中位 OS 为9个月。在毒副作用方面，8例（73%）患者发生了3~4级的毒副作用，其中3例（27%）为与治疗相关的3~4级毒副作用，包括阿替利珠单抗引起的1例蛛网膜炎、感音神经性听力损失和1例下肢无力，贝伐珠单抗引起的1例血栓形成和出血。该研究结果在2019年美国妇科肿瘤学会（Society of Gynecologic Oncology，SGO）年会进行了汇报，基于在第一阶段未观察到阿替利珠单抗联合贝伐珠单抗有明显的疗效，研究者表示该研究将不会扩展到第二阶段。

我国中山大学肿瘤防治中心黄欣教授团队开展了卡瑞利珠单抗联合阿帕替尼作为晚期宫颈癌二线或以后治疗的一项多中心、开放标签、单臂的Ⅱ期临床研究，该研究的初步结果于2020年美国妇科肿瘤学会大会口头报告公布。自2019年1月21日开始入组，第一阶段入组16例患者后，共观察到8例缓解。研究继续扩展到第二阶段，最终共入组45例患者。入组患者接受卡瑞利珠单抗200mg Q2W+阿帕替尼250mg 每天一次，直至疾病进展、毒性不可耐受或患者撤销知情同意。研究主要终点是研究者评估的 ORR。截至2020年1月22日，42例患者治疗后至少进行了一次的肿瘤评估，观察到的 ORR 为59.5%（95% CI，44.7%~74.4%），疾病控制率为88.1%（95% CI，78.3%~97.9%）。中位缓解时间未达到，中位 PFS 为7.6个月（95% CI，5.8个月至未达到），中位 OS 尚未达到。安全性方面，治疗相关的不良事件多为1~2级。常见的3~4级治疗相关不良事件包括高血压（24.4%）、贫血

（20%）、乏力（15.6%）。免疫治疗相关不良事件也以1~2级为主，其中甲状腺功能减退（22.2%）最常见。

近年来，同为免疫检查点的 IDO1 受到了广泛关注。IDO1 的主要功能是将色氨酸代谢成犬尿氨酸等代谢产物，其过表达会导致色氨酸耗竭，从而抑制 T 细胞的增殖和功能。临床前的研究显示，PD-1 单抗能上调 IDO1 的表达，这为联合使用 PD-1 单抗与 IDO1 抑制剂提供了理论依据。BMS-98605 是一种高效选择性 IDO1 抑制剂，CA017-003 研究（NCT02658890）是一项正在进行的开放标签Ⅰ/Ⅱa 期剂量爬坡及扩展的临床研究（Luke，2017），目的为探索 BMS-98605 与纳武利尤单抗联合治疗多种晚期实体瘤的安全性和初步的抗肿瘤活性。在剂量爬坡阶段，患者接受了 BMS-98605（25~400mg QD）联合纳武利尤单抗（240mg Q2W）治疗。爬坡试验纳入了286例晚期实体瘤患者，11%的患者发生了与治疗相关的3/4级毒副作用。2例或以上患者发生的毒副作用包括 AST 升高（1.7%）、ALT 升高（1.4%）、贫血（1.4%）、自身免疫性肝炎（1.4%）、疲劳（0.7%）、肺炎（0.7%）等；1.4%的患者因药物毒性而终止研究。通过爬坡试验，研究者确定了与纳武利尤单抗联用，BMS-98605 的最大耐受剂量为200mg。基于安全性和药效学数据，最终确定 BMS-98605 推荐剂量为100mg。扩展队列入组的主要是既往治疗失败的宫颈癌和膀胱癌患者，患者接受 BMS-98605（100 或 200mg QD），联合纳武利尤单抗（240mg Q2W 或 480mg Q4W）治疗。扩展阶段的主要研究终点为安全性和研究者评估的初步抗肿瘤活性。其中宫颈癌队列包括了22例患者，52%的患者既往至少接受过两线化疗。总体 ORR 为14%，均为 PR 患者，DCR 为64%。该队列中有12例患者 PD-L1≥1，其 ORR 为25%，DCR 达75%。而在 PD-L1<1 患者中未观察到缓解病例。该研究还观察到肿瘤 CD8+ T 细胞增多和犬尿氨酸减少，也提示了该联合疗法潜在的有效性。该研究数据在2017年肿瘤免疫治疗学会（Society for Immunotherapy of Cancer，SITC）年会上公布，基于该研究显示的 BMS-98605 与纳武利尤单抗联用的有效性，研究者将会进一步对该组合在其他癌肿中的疗效进行探索。

五、小 结

免疫检查点治疗为抗肿瘤治疗提供了全新的治疗方式。尽管 ICI 在宫颈癌的治疗中初见成效，但其疗效尚不尽如人意。普遍存在的问题是，这些 ICI 单药治疗宫颈癌的总有效率较低，即便产生应答的患者其应答持续的时间亦有待进一步延长。目前，其他实体肿瘤的数据显示了 ICI 与免疫、化疗、靶向药物以及其他小分子抑制剂联合治疗的疗效要明显优于 ICI 单药治疗。因此，积极探索 ICI 与其他药物的联合治疗模式，或者加速研发新一代的多靶点 ICI，使更多的 ICI 单药治疗无效的宫颈癌患者产生抗肿瘤应答是未来研究的重要方向。

迄今为止，尚无免疫治疗药物被批准用于复发/转移性宫颈癌的一线治疗。KEYNOTE-826 是一项探索帕博利珠单抗+标准化疗+/−贝伐珠单抗对比标准化疗+/−贝伐珠单抗一线治疗复发/转移/持续性宫颈癌疗效的 Ⅲ 期临床研究（NCT03635567）。NCT03556839 是探索阿替利珠单抗+标准化疗+贝伐珠单抗对比标准化疗+贝伐珠单抗一线治疗复发/转移/持续性宫颈癌疗效的 Ⅲ 期临床研究。这两项研究结果的公布有望填补这一空白。

此外，无论是 ICI 单药还是联合治疗，都需要筛选适宜的人群、寻找可预测疗效的生物标志物。将来的免疫治疗将出现多种选择，如何根据合适的生物标志物为合适的患者选择最佳的治疗方案，使患者的获益最大化疗，是亟待思考和探索的问题。

随着 ICI 的广泛应用，将不可避免地面临耐药问题，其相关的耐药机制尚不明确，了解并逆转 ICI 耐药亦将成为日后抗肿瘤治疗研究的重要方向。

（蓝春燕）

编 者 简 介

蓝春燕，肿瘤学博士，硕士生导师，副主任医师。毕业于中山大学，现就职于中山大学肿瘤防治中心，在妇科肿瘤（宫颈癌、卵巢癌、子宫内膜癌等）的规范化诊治方面具有丰富经验，尤其擅长晚期、复发性病例的靶向治疗、免疫治疗。其团队首次提出采用化疗+靶向"双口服"方案治疗铂耐药卵巢癌，研究结果发表于国际顶级杂志 *Lancet oncology*，开创了双口服联合方案治疗铂耐药卵巢癌的先河。主持/参与多项宫颈癌、卵巢癌的抗癌新药临床试验。研究成果入选 2020 年国际顶级妇瘤会议 SGO（美国妇科肿瘤学年会）口头报告。主持国家自然科学基金青年科学基金项目、广东省自然科学基金面上项目等多项课题。广东省杰出青年医学人才、广东省临床医学会肿瘤微创诊疗专业委员会委员、广东省临床医学会肿瘤学专业委员会委员、广东省女医师协会妇科肿瘤专业委员会委员。

第十五章

卵 巢 癌

第一节 流行病学及分子 生物学特点

一、流行病学及病因学

卵巢恶性肿瘤的发病率在女性生殖道肿瘤中居第三位,仅次于宫颈癌及宫体癌,但死亡率却居于第一位。在各种类型的卵巢恶性肿瘤中,上皮性卵巢癌最为常见,占原发卵巢恶性肿瘤的 85%~90%。上皮性卵巢癌的发病率占女性恶性肿瘤的 4%,在女性生殖道恶性肿瘤中约占 31%(Torre et al., 2015)。女性一生中罹患上皮性卵巢癌的概率约为 1.5%,死于该疾病的风险约为 1.0%(Torre et al., 2015)。根据现有流行病学数据,2018 年世界范围内新发卵巢癌病例为 295 414 例,估计死亡病例数为 184 799 例(Bray et al., 2018)。在美国,2018 年有 22 240 例新发的卵巢癌病例,并估计 14 070 例患者死于上皮性卵巢癌(Siegel et al., 2018)。根据中国肿瘤登记年报的资料,2014 年登记地区新发卵巢癌病例约 5.2 万例,死亡病例数约 2.3 万例,并发现近年来全国卵巢癌 5 年发病率呈一定的上升趋势(Chen et al., 2018)。上皮性卵巢癌发病的高峰年龄为 56~60 岁,80%以上的患者发病年龄在 40 岁以上,20 岁以下的年轻患者不到 1%。

上皮性卵巢癌的病因目前尚不明确,既往认为不育、少生育、月经初潮年龄早、绝经晚及使用滑石粉等为上皮性卵巢癌发病的高危因素,关于促排卵药物的使用是否增加上皮性卵巢癌的发生的问题目前仍存在争议(Franceschi et al., 1991; Lacey et al., 2002; Negri et al., 1991; Ness et al., 2002;

Sit et al., 2002)。研究表明,输卵管结扎、至少孕育一个小孩、口服避孕药均能降低罹患卵巢癌的风险(Franceschi et al., 1991; Negri et al., 1991),因此,从预防卵巢癌的角度,对需要控制生育的育龄女性,口服避孕药及输卵管结扎均为较好的选择。

尽管大多数的上皮性卵巢癌为散发性,但研究发现有卵巢癌或乳腺癌家族史的女性发生卵巢癌的风险高于普通人群。在上皮性卵巢癌的患者中,有 10%~14%携带 BRCA1/BRCA2 基因突变,家系中一级亲属和二级亲属可于较早的年龄出现乳腺癌和卵巢癌(Berchuck et al., 1996; Easton et al., 1995)。并有研究发现携带 BRCA1 及 BRCA2 基因突变的女性一生中罹患卵巢癌的风险分别为 54%和 23%,患乳腺癌的风险更高达 65%(King et al., 2003; Paluch-Shimon et al., 2016)。遗传性卵巢癌的发病年龄较散发病例提前约 10 年,一级亲属或二级亲属中有绝经前的卵巢癌患者的女性常携带易感基因。

二、分子生物学特点与分子分型

传统的上皮性卵巢癌的分型,依据的是组织病理学分型,根据 WHO 分型,主要分为浆液性肿瘤、黏液性肿瘤、子宫内膜样肿瘤、透明细胞肿瘤和 Brenner 肿瘤五大类(Kurman et al., 2014)。传统的观点认为上皮性卵巢癌起源于被覆在卵巢表面或位于卵巢表面之下的单层细胞,通常这些细胞为休眠细胞,但当卵巢表面的完整性由于排卵而被破坏时,这些细胞便开始增殖,修复卵巢。随着分子生物学研究的进展,目前认为至少有两种分子机制导致卵巢癌的发生,且通过不同的分子机制发生的卵巢癌其细胞起源可能是不同的，肿瘤的生物学行为亦有较大的差别。

　　Ⅰ型的上皮性卵巢癌起源于卵巢表面的上皮细胞及苗勒包涵体，为输卵管子宫内膜异位及卵巢表面上皮修复过程中的细胞内陷或子宫内膜来源的细胞种植形成。这类肿瘤的特点是发展缓慢，侵袭性较弱，多数诊断于早期，并可见到从良性到交界性，进而向恶性病变发展的过程。病理类型包括子宫内膜样癌、透明细胞癌，黏液性癌及低级别的浆液性癌。在分子病理方面，该型别的肿瘤多数存在稳定的特征性基因突变，包括 KRAS、BRAF、PTEN、PIK3CA、CTNNB1、ARID1A 及 PPP2R1A 等（Jones et al.，2010；Shih et al.，2004；Wiegand et al.，2010）。Ⅰ型上皮性卵巢癌中的特征性基因突变一般不可见，但通常可检测到 TP53 基因突变（Kurman et al.，2008）。

　　Ⅱ型的上皮性卵巢癌由于表型与输卵管黏膜相似而被认为可能起源于输卵管黏膜细胞。这类肿瘤通常发展迅速，大部分就诊的时候已是晚期。病理类型主要为高级别的浆液性癌、高级别子宫内膜样腺癌及恶性中胚叶混合瘤（癌肉瘤）等，染色体极度不稳定。Ⅱ型上皮性卵巢癌 BRCA 基因较常发生突变或者受下游基因的调节导致失活，在Ⅰ型肿瘤中少见 BRCA 基因失活的情况出现（Senturk et al.，2010）。高级别浆液性癌中 TP53 基因突变率高，且有约 50% 的高级别浆液性癌可检测到 DNA 同源重组修复缺陷。另一些特征性的基因改变包括 NF1 基因突变，发生率约为 17%；RB1 基因突变，发生率约为 15%；PTEN 基因缺失，发生率约为 6%。

　　上述二元论的分子分型仍存在一些局限性：①有一些类型的肿瘤的生物学行为既存在Ⅰ型肿瘤的特点，也有一些Ⅱ型肿瘤的特点，如透明细胞癌；②用于描述肿瘤的发生发展较为合理，但不能完全区分组织学类型和用于预后预测；③各分型的内部存在高度的异质性，尚需通过其他方法进一步对其进行分类。

　　Tothill 等发表于 2008 年的文章中通过对卵巢浆液性癌/子宫内膜样癌进行 miRNA 基因表达谱测定分析，建议将卵巢浆液性癌/子宫内膜样癌分成 6 个亚型（C1～C6），其中 C1（高间质反应型）、C2（高免疫特征型）、C4（低间质反应型）、C5（间充质/低免疫特征型）为高级别浆液性卵巢癌，C3 为低级别浆液性癌/交界性肿瘤，C6 为低级别、早期子宫内膜样肿瘤。研究结果提示，通过上述分子分型，可以在一定程度上预测卵巢浆液性癌/子宫内膜样癌的预后（Tothill et al.，2008）。

　　另外，关于上皮性卵巢癌的分子生物学改变，TCGA 协作组于 2011 年发表在 Nature 的文章中分析了 489 例 FIGO 分期为Ⅱ～Ⅳ期的卵巢高级别浆液性癌的 mRNA 与 microRNA 表达、启动子甲基化和 DNA 拷贝数情况，并分析了其中 316 例肿瘤的编码基因中外显子 DNA 序列，发现卵巢高级别浆液性癌的分子改变主要涉及下列信号通路：①RB1、PI3K/RAS 通路，发生率分别为 67% 和 45%；②Notch 信号通路，发生率为 23%；③同源重组修复通路，发生率为 33%；④FOXM1 信号通路，突变发生率为 84%（Cancer Genome Atlas Research，2011）。

　　对上皮性卵巢癌的分子生物学研究，参考分子指标制定治疗方案的精准治疗已成为肿瘤治疗的趋势。因此，近年来众多妇科肿瘤专家仍致力于卵巢癌分子生物学、分子分型的探索，并结合靶向药物的研发，促进卵巢癌个体化治疗、精准治疗的实现，以期改善卵巢癌患者的预后。

（黄绮丹）

编者简介

黄绮丹，肿瘤学博士，主治医师。毕业于中山大学，现就职于中山大学肿瘤防治中心，专业方向为妇科肿瘤综合治疗。

第二节　靶向治疗药物及临床试验进展

　　卵巢癌治疗是以手术为基础联合铂方案化疗的综合治疗，然而在综合治疗的作用下，卵巢癌的预后仍然不容乐观，尤其是晚期卵巢恶性肿瘤（Torre et al.，2018）。因此，寻找新的治疗方式及策略对于卵巢癌的治疗具有极其重要的意义。笔者将现有靶向治疗进行三大分类：抗血管生成靶向治疗、突变相关靶向治疗、免疫相关靶向治疗（下一节详细介绍）。现对卵巢癌中的靶向药物治疗原则及常用靶向药物进行总结。

一、抗血管生成靶向治疗

（一）贝伐珠单抗

贝伐珠单抗为针对 VEGF 的单克隆抗体，可以有效抑制血管生成，从而达到抗肿瘤的目的。NCCN（2019. V1）卵巢癌指南推荐了贝伐珠单抗在卵巢癌治疗中的应用，包括初始治疗，同时也推荐了其在铂类敏感复发、铂耐药复发中的应用。GOG-0218 和 ICON-7 是对贝伐珠单抗卵巢癌疗效进行评价的重要临床试验。

1. GOG-0218 研究 这是一项随机、双盲、安慰剂对照的国际多中心Ⅲ期临床研究（NCT00262847），主要评价贝伐珠单抗在Ⅲ期（不能完全切除）或Ⅳ期卵巢癌术后患者中的临床应用价值。研究共纳入 1873 例卵巢癌患者，组织类型以浆液性腺癌为主，还包括内膜样腺癌、透明细胞癌及黏液腺癌。随机分为 3 组：对照组（紫杉醇+卡铂化疗）、贝伐珠单抗初始治疗组（紫杉醇+卡铂，化疗期间联合贝伐珠单抗治疗）、贝伐珠单抗全程治疗组[紫杉醇+卡铂，化疗期间联合贝伐珠单抗治疗，化疗结束后贝伐珠单抗继续给药（Q3W）直至一共 22 个疗程]。该研究结果显示，贝伐珠单抗可显著改善患者的中位 PFS。在全程治疗组患者，中位 PFS 为 14.1 个月，而在对照组及初始治疗组中位 PFS 分别为 10.3 个月和 11.2 个月。与对照组相比，初始治疗组患者疾病进展或死亡风险减低（HR=0.908,95%CI,0.795～1.040；P=0.16），但全程治疗组患者疾病进展或死亡风险显著低于对照组（HR=0.717,95%CI,0.625～0.824,P=0.16；P<0.001）。3 组中位 OS 分别为 39.3 个月、38.7 个月、39.7 个月。贝伐珠单抗可显著改善中晚期卵巢癌患者 PFS，但并未显著改善 OS（Burger et al.，2011）。卵巢癌患者腹水生成可能与过度表达的 VEGF 所造成的毛细血管渗漏有关，在 GOG-0218 研究中，伴有腹水的患者接受贝伐珠单抗治疗后 PFS（P<0.001）及 OS（P=0.014）均显著改善（Ferriss et al.，2015）。

2. ICON-7 研究 ICON-7 是一项随机、对照的国际多中心Ⅲ期临床研究（ISRCTN91273375），主要评价贝伐珠单抗在中晚期卵巢癌术后患者中的临床应用价值。研究共纳入 1528 例高危早期（FIGO Ⅰ期或Ⅱa 期的透明细胞癌或 3 级肿瘤）、晚期（FIGO Ⅱb 期至Ⅳ期）卵巢上皮来源恶性肿瘤、腹膜癌及输卵管癌患者。随机分为 2 组：标准治疗组（紫杉醇+卡铂 6 个周期化疗）和贝伐珠单抗治疗组（紫杉醇+卡铂 6 个周期化疗，贝伐珠单抗 5 或 6 个周期治疗，或持续治疗共 12 个周期，或持续治疗至病情进展，剂量为 7.5mg/kg Q3W）。ICON-7 的研究结论再次证实了 GOG-0218 的研究结果。在 ICON-7 中，贝伐珠单抗治疗组和标准治疗组的中位 PFS 分别为 21.8 个月和 20.3 个月（HR=0.81，95%CI, 0.70～0.94；P=0.004）（P<0.001）（Perren et al.，2011）。但是贝伐珠单抗组仍然未能改善患者 OS，这一结论与 GOG-0218 结论相似。但在 ICON-7 中，高危患者（不能手术的Ⅲ期患者、非理想减灭术患者、Ⅳ期患者）在贝伐珠单抗使用中 PFS 及 OS 均可获益（Oza et al.，2015b）。

ICON-7 与 GOG-0218 研究虽然均为贝伐珠单抗在卵巢癌患者治疗中的评价研究，但两项研究有一定的区别。首先，ICON-7 的贝伐珠单抗剂量仅为 GOG-0218 的一半（15mg/kg vs 7.5mg/kg）；其次，ICON-7 入组部分 FIGO 分期早期的高危患者，而 GOG-0218 均为 FIGO Ⅲ期至Ⅳ期的患者；最后 ICON-07 和 GOG-0218 研究相比，贝伐珠单抗使用周期相对缩短（12 个周期 vs 22 个周期）。由于贝伐珠单抗的使用本身具有蛋白尿、高血压、肠穿孔等风险，基于 ICON-07 及 GOG-0218 临床研究的设计要点，可选用不同的抗血管药物生成剂量进行治疗，考虑经济成本，笔者倾向于 7.5mg/kg 方案在临床的应用（相对减少的使用周期及相对减少的贝伐珠单抗使用时间）。在 ICON-07 及 GOG-0218 的入组人群中，总的 OS 并未获益，结合入组患者存在残余病灶≥1cm 的患者，非理想减灭术中残余病灶可能影响贝伐珠单抗的疗效，导致未受益。

前述可知，贝伐珠单抗对于卵巢恶性肿瘤的初始治疗有重要的意义。后续的临床研究也对其在复发性卵巢癌及铂耐药卵巢癌治疗中的治疗价值进行了探讨。

3. OCEANS 研究 OCEANS 是一项多中心、随机、安慰剂对照的Ⅲ期研究（NCT00434642），评估贝伐珠单抗对铂敏感复发性卵巢癌、腹膜癌及输卵管癌的有效性和安全性（n=484）。主要研究终点是 PFS，次要研究终点是 ORR、DOR、OS 和安全性。结果显示，中位随访时间 24 个月时，贝伐珠单抗治疗组 PFS 为 12.4 个月，吉西他滨+卡铂化疗组为 8.4 个月（HR=0.484，95%CI，0.388～0.605；P＜0.0001）；ORR 为 78.5% vs 57.4%,（P＜0.0001），DOR 为 10.4 个月 vs 7.4 个月（HR=0.534，95%CI，0.408～0.698）（Aghajanian et al.，2012）；中位随访 58.2 个月和 56.4 个月时，中位 OS 分别为 33.6 个月和 32.9 个月（HR=0.95，P=0.65）。与前述所有研究一样，在 OCEANS 研究中，使用贝伐珠单抗可显著延长中位 PFS，但并不能使患者的 OS 获益（Aghajanian et al.，2015）。

4. GOG-0213 研究 GOG-0213 是一项多中心、开放标签、随机对照的Ⅲ期临床研究（NCT00565851），与 OCEASNS 有相似的研究目的。结果显示，贝伐珠单抗组和单纯化疗组的中位 PFS 分别为 13.8 个月和 10.4 个月（HR=0.628，95%CI，0.534～0.739；P＜0.0001），中位 OS 分别为 42.2 个月和 37.3 个月（HR=0.829，95%CI，0.683～1.005；P=0.056）。表明贝伐珠单抗可延长患者的 PFS 和 OS（Coleman et al.，2017a）。

5. AURELIA 研究 在针对铂耐药的卵巢癌临床研究中，贝伐珠单抗治疗也显示出了很好的耐受性及抗肿瘤作用。在一项Ⅱ期临床研究中贝伐珠单抗单药治疗（15mg/kg，Q3W）组患者中位 PFS 为 4.4 个月，研究终止时的中位生存期为 10.7 个月（数据尚未完全成熟）（Cannistra et al.，2007）。由于单药贝伐珠单抗在Ⅱ期临床试验中显示出良好的耐受性及抗肿瘤作用，继而开展了 AURELIA 试验。与 OCEANS 及 GOG-0213 不同，AURELIA 是一项评估贝伐珠单抗在铂耐药卵巢癌中疗效的Ⅲ期临床研究（NCT00976911）。该研究显示在这类难治性患者中，贝伐珠单抗组和单纯化疗组的中位 PFS 分别为 6.7 个月和 3.4 个月（HR=0.48，95%CI，0.38～0.60；P＜0.001）；中位 OS 分别为 16.6 个月和 13.3 个月（HR=0.85，95%CI，0.66～1.08；P＜0.174）。与其他贝伐珠单抗研究结果相似，贝伐珠单抗亦未使患者 OS 获益（Pujade-Lauraine et al.，2014）。

贝伐珠单抗在卵巢癌的靶向治疗中具有重要的意义。由前述可知，贝伐珠单抗的使用在卵巢癌初始治疗、铂敏感复发治疗、铂耐药治疗中均可使患者 PFS 获益，然而 OS 虽有延长，却无统计学意义。在整个临床实践中，贝伐珠单抗的使用为长疗程使用，不论是否联合化疗，为了达到有效性均需要长时间使用贝伐珠单抗，直至患者不能耐受、病情进展或达到临床研究的较长的疗程数。贝伐珠单抗的使用本身可能有严重的并发症，如高血压、蛋白尿及肠穿孔（尤其是影像学显示的肠壁增厚、肠梗阻的患者）。PFS 获益时间延长 3～5 个月，相对于患者较高的期望值及临床的需要，这个 PFS 的延长提示卵巢癌的抗血管治疗仍然在路上，需要我们更多的关注及进行方案优化，以求更佳的临床结局。

（二）培唑帕尼

美国 NCCN 指南也推荐了培唑帕尼用于铂敏感复发及铂耐药复发的卵巢癌患者的治疗。培唑帕尼为口服血管生成抑制剂，作用靶点主要为 VEGFR、PDGFR、c-KIT。培唑帕尼在晚期实体瘤的Ⅰ期临床研究中显示了良好的抗肿瘤作用和可控的毒副作用（Hurwitz et al.，2009）。一项开放标签的随机Ⅱ期临床试验（NCT00281632），旨在评估培唑帕尼在复发卵巢癌患者中的疗效（n=36）。其中，FIGO Ⅲ期及Ⅳ期患者 35 例，病理类型主要为浆液性肿瘤，也包括部分内膜样癌、未分化腺癌及混合性上皮癌等。铂难治及铂耐药患者 9 例，铂敏感患者 27 例，其中 15 例在该临床研究开始前曾接受过二线化疗方案。治疗方案为口服培唑帕尼（800mg），直到疾病进展或不能耐受。主要研究终点为 CA-125 反应（较基线下降≥50%，首次评估后确认≥21 天）。11 例患者（31%）CA-125 显示出对培唑帕尼的反应，中位反应时间为 29 天，中位反应持续时间为 113 天，ORR 为 18%（Friedlander et al.，2010）。该研究提示了培唑帕尼在铂敏感复发及铂耐药复发患者中的有效性，因此 NCCN 指南将培唑帕尼作为 2B 类证据推荐临床实践使用。

1. MITO 11 研究 MITO 11 是一项开放标签、随机、Ⅱ期临床研究（NCT01644825），评估培唑帕尼在铂耐药及铂难治性晚期卵巢癌中的疗效。患者按 1:1 随机分为两组：紫杉醇单药组（80mg/m² Q1W）和培唑帕尼组（紫杉醇 80mg/m² Q1W +培唑帕尼 800mg QD）。主要研究终点是 PFS。中位随访 16.1 个月，与紫杉醇单药组相比，培唑帕尼组患者中位 PFS 显著延长（6.35 个月 vs 3.49 个月；HR=0.42，95%CI，0.25～0.69；P=0.0002）（Pignata et al.，2015）。

2. AGO-OVAR16 研究 这是一项评估培唑帕尼在卵巢癌维持治疗中疗效的随机双盲研究（NCT00866697）。患者随机分配至安慰剂组及培唑帕尼组（800mg QD），用药 24 个月后进行评估。培唑帕尼组和安慰剂组中位 PFS 分别为 17.9 个月和 12.3 个月（HR=0.766，95%CI，0.643～0.911；P=0.0021），培唑帕尼能显著改善中位 PFS（Floquet et al.，2015）。在东亚人群中，两组中位 PFS 分别为 17.5 个月和 21.5 个月（HR=1.114，95%CI，0.818～1.518；P=0.4928），培唑帕尼组并未获益（Kim et al.，2018）。AGO-OVAR16 研究在东亚女性的分层分析中并未获得预期结果，提示培唑帕尼的用药人群可能需要适当选择。不同人种的基因背景可能对药物疗效产生影响。

虽然同为抗血管生成药物，与贝伐珠单抗相比，培唑帕尼本身仅需要口服进行治疗，与贝伐珠单抗的静脉给药相比患者可具有更好的依从性。但是培唑帕尼现有证据提示治疗仅有 PFS 延长，其对 OS 的影响尚未获得充分证据以供临床实践参考。培唑帕尼主要的 3 级及 4 级不良反应包括肝酶升高、中性粒细胞减少及疲劳等，与贝伐珠单抗不同。这提示我们在使用培唑帕尼时对于患者的管理应与贝伐珠单抗治疗不同。

（三）抗血管生成治疗耐药的可能机制

肿瘤治疗过程中耐药的发生与多种机制有关，甚至可以是多因素作用的结果。在抗血管生成药物的使用过程中，仍然面临耐药的问题。耐药的出现可能是抗血管生成药物在卵巢癌治疗中 OS 不能获益的因素。

抗血管生成药物的抗性出现主要涉及四个机制：①乏氧；②肿瘤血管正常化；③肿瘤血管形成的后补机制；④炎细胞及成熟髓细胞聚集（Ribatti，2016）。其中，乏氧是血管生成的驱动因素，同时也是抗血管生成药物的一个耐药原因。抗血管生成药物将会抑制肿瘤血管的生成，减少肿瘤营养物质的供给，从而达到"饿死"肿瘤细胞的目的。在乏氧的情况下，肿瘤细胞出现代谢重编程，乏氧将成为耐药克隆的一个筛选方式，因此肿瘤细胞出现对抗血管生成药物的抗性（Semenza，2012）。除了乏氧对耐药克隆的筛选，还有一些复杂的机制也参与了肿瘤细胞抗血管生成药物的抗性。周细胞（pericyte）是一种包裹全身血管的细胞，该类细胞对肿瘤血管的包裹可以通过支撑、对血管内皮细胞的旁分泌作用促进抗血管生成药物抗性的出现，PDGF-B、TGF-β 信号通路以及 Notch 信号通路均可参与该过程（Ribatti et al.，2011）。肿瘤的间质成分在肿瘤的发生发展中有重要的作用。肿瘤的间质含有多种细胞成分，其中部分细胞也参与了肿瘤抗血管生成药物耐药性出现的过程，如内皮细胞、髓细胞。血管腔面的内皮细胞是抗血管生成药物的主要靶细胞。已有研究证实，一些分子如 P-gp 的异常表达也参与了肿瘤内皮细胞的化疗抵抗或 TKI 抵抗作用（Huang et al.，2014，2013；Tran et al.，2002）。髓细胞因分化及来源的不同，又分为 TAM、MDSC 等。TAM 会在肿瘤周围出现募集，最终出现分化形成 M1 型细胞及 M2 型细胞。M2 型细胞的出现伴随 Eotaxin 及 Oncostatin M 蛋白的表达，介导肿瘤细胞对抗血管生成药物的耐药（Tripathi et al.，2014）。MDSC 本身可通过促进肿瘤血管形成、免疫抑制等在肿瘤的发生发展中发挥作用（Crawford et al.，2009；Shojaei et al.，2008，2007）。现有研究证实，p-STAT5 依赖的信号通路可以促进 MDSC 细胞的存活，从而介导肿瘤细胞对抗血管生成药物的抵抗作用（Finke et al.，2011）。

肿瘤细胞对抗血管生成药物抵抗作用的机制尚不明确，多种通路、蛋白，以及肿瘤间质、肿瘤微环境均可参与该过程。这也提示多靶点的联合治疗、核心通路的联合阻断可能成为克服抗血管生成药物靶向治疗后耐药的策略。在此，我们需要更多的基础研究及相关临床试验为卵巢癌的抗血管靶向治疗做出指导。

二、突变相关靶向治疗

卵巢恶性肿瘤中存在多种突变，在这些突变中以 *BRCA* 突变最受关注，针对 *BRCA* 突变开发的 PARP 抑制剂（PARP inhibitor，PARPi）在卵巢癌患者的治疗中产生了良好的治疗效果，为临床决策提供了更多的参考。现对 3 种针对 *BRCA* 突变的常见 PARP 抑制剂进行介绍。

（一）奥拉帕利

NCCN 指南推荐了奥拉帕利（olaparib）在铂敏

感及铂耐药复发卵巢癌中的单药使用以及在 *BRCA* 突变患者中的维持治疗。PARP 抑制剂抗肿瘤活性的基石为 *BRCA* 突变，基于这一理论基础，最开始的临床研究以 *BRCA* 突变的实体肿瘤为主。

1. NCT01078662 研究 NCT01078662 为一项多中心Ⅱ期临床试验，纳入了 298 例胚系 *BRCA1/2* 突变的晚期实体瘤患者，包括铂耐药的卵巢癌患者。治疗方案为口服奥拉帕利 400mg BID。结果显示，卵巢癌患者中位 PFS 为 7 个月，中位 OS 为 16.6 个月（Kaufman et al.，2015）。与已有靶向药相比，在 *BRCA* 突变人群中 PFS 及 OS 的延长是极其鼓舞人心的。

2. NCT01081951 研究 NCT01081951 为一项探讨奥拉帕利联合化疗在铂敏感复发的高级别浆液性卵巢癌中疗效的随机、开放标签的临床Ⅱ期研究。在化疗结束后部分患者进行了奥拉帕利的持续口服维持治疗（400mg BID）直至疾病进展。结果显示：奥拉帕利联合化疗组患者 PFS 显著延长（12.2 个月 vs9.6 个月，*P*=0.0012）；分层分析中，*BRCA* 突变人群在奥拉帕利联合化疗组 PFS 延长更加明显（*P*=0.0012），该部分人群出现疾病进展的比例仅为 35.0%，而 *BRCA* 突变人群单纯化疗组出现进展的比例达 76.2%，中位 PFS 为 9.7 个月。奥拉帕利在联合化疗及复发维持治疗中均显示出了优越性，尤其在 *BRCA* 突变患者中。但奥拉帕利联合化疗组较单纯化疗组有更多不良事件，也不容忽视（Oza et al.，2015a）。

卵巢癌的治疗模式为手术为基础联合含铂方案化疗的综合治疗，其中无铂间期在卵巢癌的治疗中有重要的意义。当卵巢癌患者无铂间期小于 6 个月或化疗结束后患者于 6 个月内复发，可以认为该患者为铂难治或铂耐药患者。这类患者预后极差，临床实践可供借鉴的经验极少，因此延长患者的无铂间期具有重要的意义。奥拉帕利可使 *BRCA* 突变卵巢癌患者的 PFS 显著延长，这对于卵巢癌患者无铂间期的延长具有重要意义，但是不能忽略联合化疗后带来的不良反应。因此，单纯口服奥拉帕利作为维持治疗的方式是否可行也成了临床研究关注的热点。

3. SOLO1 研究 SOLO1 是一项国际、双盲、随机的Ⅲ期临床研究（NTC01844986），主要目的是评价奥拉帕利在含有胚系或体系 *BRCA1/2* 突变

初治含铂方案化疗后 CR 或 PR 的晚期（FIGO Ⅲ～Ⅳ期）高级别浆液性或子宫内膜样卵巢癌、原发性腹膜癌或输卵管癌中维持治疗的疗效（*n*=391）。患者按照 2：1 比例随机化分配至奥拉帕利治疗组（300mg BID）及安慰剂组。主要研究终点是 PFS。中位随访时间 41 个月，奥拉帕利组患者死亡或疾病进展风险与安慰剂组相比下降 70%，奥拉帕利组中位 PFS 超过了 36 个月（Moore et al.，2018）。

4. SOLO2 研究 尽管 SOLO2 也是评价奥拉帕利维持治疗疗效的临床研究（NCT01874353），但与 SOLO1 设计略有不同。SOLO2 入组患者为接受过二线及以上含铂方案化疗的、含有 *BRCA* 突变的卵巢癌铂敏感复发患者。这些患者前次化疗后 CR 或 PR，无铂间期为 6～12 个月或≥12 个月，随机分为奥拉帕利组（150mg BID）及安慰剂组。研究结果显示，奥拉帕利组患者中位 PFS 显著延长（19.1 个月 vs 5.5 个月，*P*<0.0001）。值得注意的是，在该研究的分层分析中，之前使用贝伐珠单抗患者仍然可在维持治疗中获益（Pujade-Lauraine et al.，2017）。

从上述研究发现奥拉帕利可使 *BRCA* 突变的铂敏感及铂耐药卵巢恶性肿瘤患者显著获益，不论是联合化疗还是在维持治疗中，均能发挥很好的抗肿瘤活性。在 NCT01081951 研究中，纳入了部分无 *BRCA* 突变患者，PFS 仍然获益。这也提示我们，无 *BRCA* 突变患者也可从 PARP 抑制剂的治疗中获益。相对于已有抗血管生成药物靶向治疗而言，PFS 的延长更为明显（PARPi：9 个月；抗血管生成药物：3～5 个月），作为最早被美国 FDA 获批的 PARP 抑制剂，奥拉帕利现已在中国上市，希望奥拉帕利能让更多的卵巢恶性肿瘤患者获益。

（二）卢卡帕利

NCCN 指南推荐了卢卡帕利（rucaparib）在铂敏感及铂耐药复发卵巢癌中的单药使用。

1. ARIEL2 研究 这是一项国际多中心、开放标签的Ⅱ期临床研究（NCT01891344），旨在评估卢卡帕利在复发铂敏感高级别卵巢癌肿瘤中的疗效（*n*=206），根据患者的突变状态将患者分为 3 类：*BRCA* 突变型(致病性的胚系突变或体系突变)，*BRCA* 野生型（高杂合性缺失组），*BRCA* 野生型

（低杂合性缺失组）。卢卡帕利给药方式为周期性给药（600mg QD，28 天/周期），直至疾病进展或不能耐受。主要研究终点是 PFS。ARIEL2 Part1 已经完成，Part2 还在研究中。研究结果显示，卢卡帕利治疗组 BRCA 突变型中位 PFS 为 12.8 个月（95%CI，9.0～14.7 个月），BRCA 野生型（高杂合性缺失组）中位 PFS 为 5.7 个月（95%CI，5.3～7.6 个月），BRCA 野生型（低杂合性缺失组）中位 PFS 为 5.2 个月（95%CI，3.6～5.5 个月）。与其他 PARP 抑制剂结果类似：卢卡帕利显著延长 BRCA 突变患者的 PFS。在亚组分析中，BRCA 野生型（高杂合性缺失组）中位 PFS 较 BRCA 野生型（低杂合性缺失组）中位 PFS 延长仍有统计学意义（$P=0.011$）（Swisher et al.，2017）。ARIEL2 Part1 临床研究与其他 PARP 研究很重要的区别在于将 BRCA 野生型的患者进行了杂合性缺失 LOH 的分层。本研究中的杂合性缺失指的是 BRCA1 或 BRCA2（BRCA）的一个等位基因突变导致野生型等位基因的缺失，因此出现了同源重组介导的 DNA 损伤修复受阻，最终导致染色体区域的丢失或重复。无 BRCA 突变的高 LOH 患者在 PARP 抑制剂的使用中 PFS 获益提示 BRCA 无突变患者应用 PARP 抑制剂获益的可能性，突变所导致的同源重组介导的 DNA 损伤修复受阻患者可能在 PARP 抑制剂的使用中获益。

2. ARIEL3 研究 这是一项随机、双盲、安慰剂对照的Ⅲ期临床试验（NCT01968213），旨在评价卢卡帕利在复发铂敏感高级别卵巢癌维持治疗中的疗效。入组患者组织类型包括高级别浆液性腺癌或内膜样癌、原发性腹膜癌或输卵管癌，患者接受过至少二线含铂方案化疗，化疗后 CR 或 PR，按 2∶1 比例随机分配至卢卡帕利治疗组（600mg QD，28 天/周期）及安慰剂组治疗，直到疾病进展或不能耐受。根据 BRCA 突变状态分为 BRCA 突变组（致病性胚系突变或体系突变）及 BRCA 野生型组。BRCA 野生型组当中又根据 LOH 状态分为高 LOH 组、低 LOH 组以及介于两组中的未定级组。将 BRCA 突变组（致病性胚系突变或体系突变）及 BRCA 野生型高 LOH 组归类为同源重组修复缺失组（homologous recombination deficiency，HRD）。与其他 PARP 抑制剂的研究结果类似：BRCA 突变组患者中位 PFS 显著延长（16.6 个月 vs 5.4 个月，$P<0.0001$）。HRD 组患者的维持治疗中位 PFS 显著获益（13.6

个月 vs 5.4 个月，$P<0.0001$）。这一结果意味着卢卡帕利可以使部分无 BRCA 突变患者获益（Coleman et al.，2017b）。

（三）尼拉帕利

NCCN 指南中并未确切推荐尼拉帕利（niraparib），但是作为 PARP 抑制剂，仍然在治疗中发挥了重要的作用。现将相关临床试验进行简单介绍。

ENGOT-OV16/NOVA 是一个评估尼拉帕利在铂敏感复发卵巢癌患者维持治疗中临床疗效的随机、双盲、Ⅲ期临床研究（NCT01847274）。该研究分为尼拉帕利治疗组（300mg QD，28 天/周期，周期性治疗）及安慰剂组患者。根据 BRCA 的突变状态分为胚系 BRCA 突变组及非胚系 BRCA 突变组。将 HRD 阳性患者进行了单独讨论，该队列主要由 3 类人群构成：HRD 阳性的 BRCA 体系突变患者；HRD 阳性的 BRCA 野生型患者；HRD 阴性患者。研究结果显示：与安慰剂组相比，胚系 BRCA 突变组患者中位 PFS 显著延长（21.0 个月 vs 5.5 个月，$P<0.0001$）；在非胚系 BRCA 突变的 HRD 阳性患者中，中位 PFS 也显著延长（12.9 个月 vs3.8 个月，$P<0.0001$）；在整个非 BRCA 胚系突变人群中，中位 PFS 仍然显著延长（9.3 个月 vs 3.9 个月，$P<0.0001$）。以上结果与其他 PARP 抑制剂的结果类似。NOVA 研究更为特别的一点是，该研究显示：与安慰剂组相比较，HRD 阴性患者使用尼拉帕利仍然获益，中位 PFS 显著延长（6.9 个月 vs 3.8 个月，$P=0.02$）（Mirza et al.，2016）。

NCCN 指南虽然未将尼拉帕利作为卵巢癌治疗的靶向药物进行推荐，但是 NOVA 研究作为一个证据级别极高的临床研究提供了很多新的观点：HRD 阳性患者使用尼拉帕利能够获益，给无 BRCA 突变人群提供更多的治疗可能性；而 HRD 阴性患者使用 PARP 抑制剂进行维持治疗后 PFS 获益，也极为鼓舞人心。或许卵巢癌治疗后 PARP 抑制剂的使用将不再以基因突变作为唯一的评判标准，将会有更多的卵巢癌患者在 PARP 抑制剂的治疗中获益。

（四）PARPi 耐药可能机制及原因

PARPi 在同源重组修复通路缺失的肿瘤治疗

中展现了显著的优势，如 *BRCA1/2* 突变的卵巢癌患者 PFS 显著延长。然而在临床治疗中，仍有部分患者出现对 PARPi 的抵抗作用，因此其相关机制及解决策略受到了极大的关注。PARPi 耐药机制有：①PARPi 泵出增加；②PARP 的捕获减弱；③同源重组修复通路的再现；④复制叉保护（Noordermeer et al.，2019）。现对以上 4 种机制进行简单介绍。

肿瘤细胞对化疗药物的泵出增加参与了肿瘤化疗耐药的出现。在 PARPi 抗性的肿瘤中，药物外泵蛋白 MDR1、*P-gp* 基因表达显著上调（Rottenberg et al.，2008）。在 PARPi 抵抗的卵巢癌细胞株中，ABCB1 显著上调，这种抵抗作用可以通过 MDR1 抑制剂逆转（Vaidyanathan et al.，2016）。药物泵出减少是逆转 PARPi 耐药的重要手段。

PARPi 主要是通过对机体内 PARP 酶的捕获影响其 DNA 损伤修复功能，最终导致肿瘤细胞死亡。当某些情况下 PARPi 对 PARP 酶的捕获能力下降，肿瘤细胞的 DNA 损伤修复功能重获，肿瘤细胞将不会进入凋亡，从而出现 PARPi 的耐药。研究显示：仅进行 PARP1 酶的敲减，肿瘤细胞中奥拉帕利的细胞毒性消失，因此学者推测 PARP1 的捕获在 PARPi 的治疗中发挥主要作用（Murai et al.，2012）。在 *PARP1* 出现突变时，PARPi 对 PARP 酶的捕获能力下降，导致了 PARP 抑制剂耐药的出现（Pettitt et al.，2018）。PAR 糖水解酶（PAR glycohydralase，PARG）可以分解 PAR 链，PARG 的功能与 PARPi 相似，均为抑制 PAR 的累积。当 *PARG* 基因缺失时，在 PARPi 处理细胞中出现 PAR 化（PARylation），这将削弱 DNA 上 PARP1 的捕获，回补 PARP1 依赖的 DNA 损伤通路的部分功能，PARG 的缺失是 PARPi 抵抗的原因（Gogola et al.，2018）。

由前述可知，同源重组修复通路缺失的患者将在 PARPi 的治疗中获益。当同源重组修复通路在某些情况下再现时，患者将会出现 PARPi 治疗的耐药。*BRCA1/2* 突变主要是单核苷酸突变，包括短片段插入或缺失，最终导致读码框移位。次级突变（secondary mutation）也称为回复突变（reversion mutation），这种突变将会导致移位的读码框回复，BRCA1/2 功能再现。循环肿瘤细胞 DNA 分析显示同一患者体内可以出现含有多个回复突变的亚克隆，肿瘤细胞的克隆筛选可以导致 BRCA1/2 蛋白功能恢复克隆的出现，参与 PARPi 的耐药（Quigley et al.，2017；Weigelt et al.，2017）。

在 DNA 复制的过程中，*BRCA1/2* 将会保护停滞的复制叉；如果 *BRCA1/2* 发生突变，复制叉将完全暴露而受到 MRE11 及 MUS81 的攻击，最终分解，导致染色体异常，细胞死亡。PTIP 及 EZH2 参与 PARPi 敏感性的调控。EZH2 及 PTIP 可以通过募集 MRE11 及 MUS81 发挥其对 PARPi 敏感性的调控作用。在 *BRCA1/2* 突变的肿瘤中，若 EZH2 及 PTIP 因低表达或不表达出现功能缺失，MRE11 及 MUS81 的募集减弱，复制叉虽无 BRCA 蛋白的保护但并无 MRE11 及 MUS81 的攻击，复制叉稳定存在，复制正常进行，细胞存活。这就是复制叉稳定性增加所导致的 PARPi 耐药原因之一（Ray Chaudhuri et al.，2016；Rondinelli et al.，2017）。

PARPi 的治疗耐药给临床实践提出了挑战，通过不断地探索及对相关可能机制的认识可以有助于我们找到解决策略。

三、小 结

卵巢癌死亡率极高，以理想减灭术为基础的含铂方案化疗后患者 5 年生存率仍未得到显著改善，随着复发间期的缩短、铂耐药出现，最终可供临床治疗采用的策略越来越少。随着分子生物学、二代测序等生物学技术的发展，我们对卵巢癌的发生、发展有了更为微观及系统的认识，靶向药物的出现也为临床治疗提供了更多的选择。靶向药物显著改善了部分患者的临床结局，然而凸显的新的问题也需要密切关注。卵巢癌患者的治疗中，时间管理中出现了维持治疗，部分患者获益。然而，铂耐药、铂难治患者仍然是临床医生必须面临的特殊患者，现有靶向治疗对该类患者的治疗疗效仍然远远低于预期，这提示我们这一部分特殊患者可能存在自己特殊的分子生物学特点及靶点，需要进一步探索。对于这些特殊患者，传统的化疗联合靶向治疗、治疗方案的优化、多靶点联合治疗都成为可尝试的治疗策略，期待更多高级别的询证医学证据指导临床治疗。

（王绍佳）

编者简介

王绍佳，肿瘤学博士，毕业于复旦大学，现就职于云南省肿瘤医院妇科。擅长妇科常见恶性肿瘤如宫颈癌、子宫内膜癌、卵巢癌的综合治疗。目前主持科研项目 2 项（国家自然科学基金青年项目 1 项，云南省科技厅联合基金青年科学基金项目 1 项），作为研究成员参加国家自然科学基金项目 3 项。2017 年 5 月赴 M. D. Anderson Cancer Center 进行口头报告，同年 6 月受邀参加中华医学会妇科肿瘤学分会第七次全国妇科肿瘤青年医师论坛，研究结果进行了壁报交流。2018 年 9 月受邀在 CSCO 大会发言，2018 年获 CSCO "最具潜力青年肿瘤医生" 全国 100 强称号，并于同年 10 月受 CSCO 资助前往日本横滨参加日本临床肿瘤学会（Japan Society of Clinical Oncology）第 56 届年会。发表 SCI 学术论文 5 篇，累计影响因子超过 18 分，单篇影响因子最高达 7.5 分。

第三节　免疫治疗药物及临床试验进展

卵巢癌具有免疫原性并可被宿主的免疫系统识别和攻击，起初免疫系统对于破坏和消除肿瘤细胞是有效的，但是随着卵巢癌的复发，通过诱导免疫耐受进行自我保护的肿瘤细胞则能够顽强地存活下来，且更具侵略性（Hardwick et al., 2016; Nayama et al., 2016）。存活的肿瘤细胞通过抑制机体对它的免疫反应，使机体形成免疫耐受及免疫抑制，我们称之为免疫逃逸，免疫逃逸促进了肿瘤细胞的存活及生长转移。而肿瘤免疫治疗的目的是提高机体的免疫原性和免疫反应性，在加强机体的免疫识别能力及免疫介导的肿瘤杀伤能力的同时来打破免疫抑制和免疫耐受状态，恢复机体的正常抗肿瘤免疫反应，从而控制及清除肿瘤。为了方便理解，以下将卵巢癌的免疫治疗分为被动免疫治疗和主动免疫治疗。

一、被动免疫治疗

被动免疫治疗是给予人体某些体外合成的免疫成分来诱导或增强机体的抗肿瘤反应，如单克隆抗体，包括针对 PD-1/PD-L1 轴的免疫检查点抑制剂、肿瘤相关抗原（tumor-associated antigen, TAA）的单克隆抗体，以及 ACT 包括输入自体或同种异体的 T 细胞（如细胞毒性 T 淋巴细胞、肿瘤浸润淋巴细胞、细胞因子诱导的杀伤细胞、自然杀伤细胞等）和细胞因子。

（一）免疫检查点抑制剂

免疫检查点是有抑制活化 T 细胞的抗原提呈及协同共刺激信号两大功能的一类抑制性分子，其对于免疫反应强度和广度的调节避免了免疫反应对自体组织的损伤。T 细胞作为机体抗肿瘤免疫的核心执行者，需肿瘤抗原经 APC 识别、加工的形成的第一信号及共刺激分子提供的第二信号的共同刺激才能活化。T 细胞活化后上调表面的多种抑制性调节受体，结合肿瘤细胞表面的配体，从而抑制免疫反应，T 细胞表面的抑制性免疫调节位点被称为 ICP。在肿瘤的发生、发展中，肿瘤可以免疫逃逸的主要原因之一是这些占优势的 ICP，所以应用 ICPI 可达到杀伤肿瘤细胞的目的。近年来研究比较清楚的免疫检查点分子有 CTLA-4、PD-1 及 PD-L1 等。

1. CTLA-4 抑制剂　CTLA-4 是一类表达于 T 细胞表面的与 CD28 高度同源的分子，均可与 CD80/CD86 结合，它的作用却与 CD28 截然相反，主要在免疫系统激活早期起作用，抑制 T 细胞的活化过程。伊匹木单抗是抗 CTLA-4 的全人源化 IgG1 单克隆抗体。伊匹木单抗的抗肿瘤作用包括使淋巴细胞数量增加、CD4$^+$ T 细胞表面诱导性共刺激分子的表达增加、T 细胞对肿瘤特异性抗原——肿瘤-睾丸抗原的免疫反应增强，所以检测治疗反应中产生的抗体可用于免疫治疗效果的评价（Tse et al., 2014）。在一项针对化疗或肿瘤疫苗治疗失败的Ⅳ期卵巢癌患者的临床试验中，给予伊匹木单抗治疗，方案为在固定剂量（3mg/kg）药物的基础上，根据患者的临床症状决定后续治疗时间，每例患者注入药物的次数为 1～16 次。除少数患者出现 3 级 irAE，大部分患者出现的 irAE 少，治疗效果明显，如其中 1 例患者肝脏、腹腔淋巴结、大网膜广泛转移的患者在治疗后 CA125 水平下降显著；1 例患者临床症状明显好转，疼痛减轻，腹水减少，其血清

CA125 水平维持稳定；还有 4 例患者病情稳定，其血清 CA125 及影像学表现均无明显进展（Hodi et al.，2008，2003）。

2. PD-1 抑制剂

（1）帕博利珠单抗：2019 年 NCCN 指南推荐帕博利珠单抗（pembrolizumab）可用于 MSI-H/dMMR 卵巢癌的复发治疗。一项帕博利珠单抗治疗复发性卵巢癌的Ⅰb 期临床试验发现其疗效显著（Varga et al.，2015）。纳入 26 例 PD-L1 表达阳性的复发性卵巢癌患者，其中 84.6% 的患者之前接受过其他治疗方式。方案为每 2 周给予 10mg/kg 体重剂量药物，治疗持续 2 年，结果 1 例达到 CR、2 例达到 PR、6 例为 SD，3 例 DOR 均超过 6 个月。ORR 为 11.5%，23.1%（6/26）的患者肿瘤病灶明显缩小，其中 3 例患者肿块缩小超过 30%。

（2）纳武利尤单抗：Hamanishi 等（2014）报道了对于铂耐药的卵巢癌患者接受纳武利尤单抗（nivolumab）治疗的研究结果，按 1mg/kg 或 3mg/kg 剂量，每间隔 2 周给予 1 次纳武利尤单抗治疗，安全且有效。Ⅰ期临床试验发现，在用纳武利尤单抗治疗铂耐药的卵巢癌患者中，最好的总体反应率为 15%，其中有 2 例患者产生了完全持久的免疫应答，但总体 DCR 仍为 45%；中位 PFS 为 3.5 个月，中位 OS 为 20.0 个月（Hamanishi et al.，2015）。

3. PD-L1 抑制剂

（1）BMS-936559：一项纳入 17 例卵巢癌患者的Ⅰ期临床试验发现，以 6 周为 1 个治疗周期，给予 0.3~10mg/kg 体重剂量的 BMS-936559，治疗时间为 16 个周期。其中，10mg/kg 体重剂量的患者达到了客观有效率：6% 的患者达到 PR，18% 的患者 SD，长达 24 周（Brahmer et al.，2012）。

（2）MSB0010718C：一项 MSB0010718C 的Ⅰ期临床试验中发现，对于难治性恶性肿瘤（含卵巢癌），每 2 周分别给予 1mg/kg、3mg/kg、10mg/kg 和 20mg/kg 体重剂量药物，3mg/kg、10mg/kg 体重剂量组 MSB0010718C 可分别抑制外周血白细胞中 93.8% 和 93.2% 的 PD-L1 受体（Heery et al.，2014）。由美国默克公司进行的一项大型 Meta 分析中，包含了 23 例卵巢癌患者（其中 77% 至少使用过其他三种治疗方案，均失败）的队列研究发现，经 MSB0010718C 治疗后，48% 的患者 SD，17% 的患者在开始治疗的 30 周内达到部分有效，中位

PFS 为 11.9 周，24 周无进展生存率为 33.3%（Disis et al.，2015）。

（二）抗 TAA 的单克隆抗体

针对肿瘤相关抗原的单克隆抗体，TAA 经常作为免疫识别及免疫应答的靶点，它是由肿瘤表达的细胞表面相关分子或受体，而正常细胞表面仅少量表达或不表达，包括 CA125、MUC1、EpCAM、叶酸受体-α（FRα）等。TAA 参与促进癌细胞生长或分裂的信号转导通路的激活，刺激肿瘤细胞生长、抑制凋亡，促进肿瘤的发展（Bax et al.，2016），从而使得 TAA 可以作为单克隆抗体治疗卵巢癌强有力的靶点，促进免疫细胞靶向杀伤肿瘤细胞，阻断肿瘤相关的信号通路，抑制卵巢癌细胞的生长、进展。

1. Abagovomab Abagovomab 是一种抗 TAA 的单克隆抗体，能够功能性地模仿 CA125 并诱导针对 CA125 的特异性免疫应答，从而打破机体对肿瘤的免疫耐受。一项针对晚期或复发性卵巢癌患者的Ⅰ/Ⅱb 期多中心研究发现，患者每间隔 2 周，连续肌内注射 4 次 Abagovomab，之后每月肌内注射 1 次 Abagovomab，证明 Abagovomab 对卵巢癌是安全有效的（Reinartz et al.，2004）。在一项针对接受肿瘤细胞减灭术联合铂类化疗后获得临床缓解的卵巢癌患者的Ⅲ期临床试验中发现，每月维持注射 Abagovomab 被认为是安全的，并且能够产生强大的免疫应答，但是并没有延长 PFS 或 OS（Sabbatini et al.，2013）。

2. EpCAM EpCAM 是一种上皮细胞跨膜糖蛋白，在体内主要是调节细胞间的黏附、介导信号的传导及参与细胞的迁移、增殖和分化。EpCAM 在多种肿瘤组织中高表达，且大量研究也证实 EpCAM 可以作为诊断和治疗恶性肿瘤的标记蛋白。目前单独针对 EpCAM 的抗体较少，较为热门的是抗 EpC3 的多功能单抗，能同时结合到 EpCAM 和 T 细胞抗原 CD3 上，并激活具有 Fcγ 受体的淋巴细胞如 NK 细胞、DC 细胞等，这种靶向免疫疗法可用于评估在化疗药物耐药的卵巢癌患者中治疗恶性腹水的疗效。AM-CD3 的共轭抗体，如卡妥索单抗（catumaxomab），一项Ⅱ期临床试验研究表明，对于伴有恶性腹水的难治性卵巢癌患者在接受卡妥索单抗治疗后可得到明显获益：延长

了姑息性穿刺间隔期，显著改善了患者生活质量（Berek et al.，2014）。

3. Farletuzumab Farletuzumab 是一种抗 FRα 的特异性人源化 IgG1 抗体。一项Ⅱ期临床研究发现，Farletuzumab 与卡铂和紫杉醇联合使用较单用化疗增加了铂敏感复发性卵巢癌患者的客观反应率（Armstrong et al.，2009）。

（三）ACT

ACT 是一种通过将供体的淋巴细胞移植到受体体内，从而增强受体免疫功能的一种治疗方法，可分为特异性和非特异性免疫两大类，前者是通过基因工程的手段使淋巴细胞对已知抗原致敏，后者则是对自然产生的淋巴细胞注入受体。自 1988 年首次报道 ACT 在黑色素瘤治疗中表现出强烈的免疫反应后，其应用范围逐渐扩大到包括卵巢癌的其他类型肿瘤中，在 1995 年一项 ACT 应用在晚期上皮性卵巢癌的试验研究中发现，ACT 组 3 年的总生存率为 100%，而非 ACT 组为 67.5%。肿瘤浸润淋巴细胞（tumor infiltrating lymphocyte，TIL）的分布和上皮性卵巢癌患者的临床结局相关（Zhang et al.，2003），该研究分析了 186 例晚期上皮性卵巢癌冰冻标本，发现 CD3⁺TIL 可显著提高中位 PFS（22.4 个月 vs 5.8 个月）和 OS（50.3 个月 vs18 个月）。使用基因技术改造卵巢癌患者体内的淋巴细胞，使其更具备肿瘤特异性后可增加 ACT 的疗效。用于修饰 T 细胞的基因包括编码 TCR 的 CAR。与卵巢癌相关的 CAR，包括 FRα、HER-2 和间皮素（Lanitis et al.，2012），CAR 能以一种与内源性 TCR 类似的方式来引发 T 细胞活化。然而，这方面的临床试验仍在进行中，相信在 CAR 发展过程中，将会结合更多的卵巢癌特定肿瘤抗原，从而大幅度改善 ACT 的免疫疗效。

（四）细胞因子

细胞因子可通过损伤肿瘤细胞、激活抗肿瘤免疫、诱发炎性反应、损伤肿瘤血管等多种方式起到抗肿瘤的作用，其中，IL-2 及干扰素在卵巢癌的应用较普遍。IL-2 可诱导 T 细胞的增殖及活化。研究发现，以维生素 A 为佐剂，皮下注射低剂量 IL-2 可使卵巢癌 5 年生存率达到 38%，腹腔内注射 IL-2 也常作为单药治疗铂耐药的卵巢癌患者，pCR 率达

到约 17%（Recchia et al.，2010）。干扰素-β 经胸膜腔给药治疗 2 例卵巢癌，其中 1 例恶性胸膜积液伴远处转移者得到了临床益处（Sterman et al.，2010）。研究发现，对于一线化疗后的卵巢癌患者，经腹腔予 γ 干扰素辅助治疗，能提高患者的生存率。在治疗过程中，细胞因子用量往往不易把握，剂量过大会引起严重不良反应，剂量太小则达不到治疗效果，针对目前这种现状，推荐将细胞因子与其他免疫治疗联合使用。

二、主动免疫治疗

肿瘤抗原的存在是肿瘤主动免疫治疗的基础，给机体输入具有抗原性的疫苗，可使机体产生获得性免疫力，从而产生抗肿瘤免疫以治疗肿瘤。

（一）树突状细胞疫苗

DC 细胞是目前功能最强的抗原提呈细胞，可高效地提取、加工处理和提呈抗原，是启动、调控、并维持免疫应答的中心环节。其主要来源是骨髓、外周血、脐带血，能高表达人类主要 MHC Ⅱ和 MHC Ⅰ等免疫刺激分子，特点是具有免疫刺激能力，能有效地提呈肿瘤抗原，诱导特异性的 CTL 生成，从而激活机体的抗肿瘤免疫反应，而机体其他 APC 均无此特性。研究发现，对于大部分实体肿瘤，患者组织内浸润 DC 数量越多，其预后越好，因此，DC 与肿瘤的发生、发展关系密切。

DC 疫苗的原理是在体外将患者的自体单核细胞与一些刺激因子如 GM-CSF、IL-4 共同培养诱导生成 DC，再将肿瘤细胞或 TSA、TAA 等共同融入 DC，可获得负载肿瘤抗原的成熟 DC，然后再将这种 DC 输入体内，可有效诱导机体产生抗 TAA 的免疫应答，从而发挥长期的肿瘤监视及肿瘤细胞杀伤作用，达到消灭肿瘤的目的。

1. 黏蛋白-1 黏蛋白-1（mucin-1，MUC-1）是一种在多种癌症中过度表达的糖基化的 1 型跨膜蛋白，是与肿瘤的发生发展密切相关的肿瘤抗原之一。在卵巢癌中，MUC-1 作为极有前景的 TAA 之一，为 DC 疫苗的临床应用开启了先河。早期的研究表明，DC 疫苗可以产生抗肿瘤 T 细胞应答，但没有明显的临床疗效（Peethambaram et al.，2009）。最近研究揭示其可能改善卵巢癌患者生存率

（Kobayashi et al.，2014）。一项Ⅱ期临床研究发现，通过用MUC-1与分离的DC在体外培养产生CVac，再应用Cvac治疗CR的63例上皮性卵巢癌患者，其中在二线化疗后获得缓解的患者，PFS和OS均有改善（Gray et al.，2014）。

2. MSLN-Hsp70 蛋白 正常情况下，间皮素（mesothelin，MSLN）仅表达于人体的间皮细胞，如腹膜、心包等，几乎不表达于实质器官，但在卵巢癌组织中却高度表达。MSLN参与了卵巢癌细胞的增殖及黏附过程，与卵巢癌的发生、发展密切相关。在一项前期临床研究中，MSLN-Hsp70蛋白将scFv与间皮素结合，Hsp70蛋白可激活DC，并且因为融合蛋白仅激活能表达MSLN的DC细胞，因此可以立即识别肿瘤抗原，双功能融合蛋白应用在卵巢癌小鼠模型中显著提高了生存率，减缓了肿瘤生长，同时增加了肿瘤特异性CD8⁺T细胞反应。

目前DC疫苗有真皮内、静脉内、淋巴结内、肿瘤内和皮下注射多种接种途径，其中，真皮内注射是比较合理的选择。DC的成熟程度与疫苗的有效性密切相关，如果所接种疫苗的DC是不成熟的，则不仅不能诱发肿瘤特异性免疫反应，还会引起机体对所提呈抗原的耐受。且在注入DC疫苗后，卵巢癌患者体内还有各种免疫抑制因子可干扰DC的成熟和分化，因此如何使进入体内的DC疫苗保持有效性、阻断系统性免疫抑制因子也是需要考虑的问题。

（二）抗独特型抗体疫苗

抗独特型抗体具有模拟抗原和免疫调节双重作用，它可模拟抗原成为疫苗。所以只要选出抗原的单克隆抗体作为免疫原制备特异性抗体，便可制作抗独特型抗体疫苗，这种方法尤适用于目前那些分子结构暂不明确、无法进行化学合成或DNA重组的TAA疫苗制备。如今部分抗原已被确定为治疗的新靶点，如CEA、HER-2、纽约食管鳞状细胞癌1（new york esophageal squamous cell carcinoma，NY-ESO-1）和P53。

1. HER-2 虽然只有部分原发的卵巢癌组织中发现有 *HER-2* 扩增，但在复发的卵巢癌组织中往往都存在 *HER-2* 的表达。Disis等（2004）研究发现给予HER-2胞内结构域（intracellular domain，ICD）蛋白疫苗，结果发现超过半数的卵巢癌患者

体内都存在由疫苗所诱发的特异性T细胞免疫。

2. NY-ESO-1 NY-ESO-1是一种具有强大免疫原性的蛋白，可引起机体自发性体液免疫反应及细胞免疫反应，在多种恶性肿瘤组织中均有表达，但在正常成人体组织中几乎不表达。将来源于NY-ESO-1的重叠长肽（OLP）与Montanide和Poly-ICLC两种佐剂结合后制备成分子疫苗，再接种到82例卵巢癌患者体内后，其中91%的患者同时表现出NY-ESO-1特异性CD8⁺T细胞和NY-ESO-特异性抗体反应。然而当OLP单独接种时，却检测不到NY-ESO-1-特异性CD8⁺T细胞和NY-ESO-1-特异性抗体应答（Sabbatini et al.，2012）。

3. P53 *TP53* 自被报道以来便得到了广泛的关注，因为其编码的P53蛋白能够检测机体DNA分子的完整性，防止损伤的DNA复制，所以被称为人体的抑癌基因。Tang和Schuler等的研究发现P53可以通过提高T细胞的功能和调节细胞的自我吞噬过程来达到抗肿瘤的目的（Schuler et al.，2014；Tang et al.，2015）。现如今，对P53的研究已经进入了Ⅱ期临床阶段，Uermei的研究中用P53-SLP疫苗治疗卵巢癌，发现患者体内的T细胞可被激活并增强了功能，80%接种疫苗的患者体内肿瘤体积发生了明显的缩小且肿瘤的扩散受到了抑制（Vermeij et al.，2012）。

（三）重组病毒疫苗

重组病毒疫苗是使用转基因病毒作为载体，将TAA编码的DNA引导入人体细胞中。由于大多数病毒可以引起机体的免疫应答，这使得病毒可以作为一种抗原传递系统。病毒的免疫原性诱导免疫细胞转移到注射部位，经过APC识别，诱导肿瘤特异性的体液或细胞免疫应答。

1. PANVAC PANVAC以病毒为载体，包含肿瘤相关抗原MUC-1及CEA的转基因以及3种人T细胞转基因的共刺激分子，统称为TRICOM（B7-1、细胞内黏附分子-1和白细胞功能相关抗原-3），在一项前瞻性研究中，使用PANVAC治疗的14例卵巢癌患者，其中位TTP为2个月，中位OS为15.0个月（Madan et al.，2007）。

2. ADVEXIN ADVEXIN又称Adp53，其提供野生型 *TP53* 基因（Wolf et al.，2004），并刺激免

疫应答。P53MVA 是一种以 P53 为基础及 MVA 为载体的重组病毒疫苗，联合吉西他滨化疗可用于治疗卵巢癌。另外有研究表明，虽然吉西他滨化疗方案在延长卵巢癌患者生存期方面价值有限，但其具有免疫调节作用，进而增加病毒疫苗的疗效（Rettig et al., 2011）。

因为疫苗的便利性及低毒性，使其在卵巢癌免疫治疗方面有着先天的优势，但也存在很多缺点，如制备及保存困难、成本高昂；对于病情复杂、肿瘤恶性程度高的卵巢癌患者，疫苗可能存在反应性低，不能达到预期治疗效果的情况。另外，因疫苗缺乏特异性抗原，易产生自身免疫反应等不良反应。未来，我们应该研究克服疫苗缺陷的方法，从而使其成为预防或治疗卵巢癌的一线药物。

三、联合药物治疗

（一）联合免疫治疗

虽然免疫治疗单药已经产生了有效的临床疗效，但是肿瘤细胞仍能逃避免疫系统的监测，这是由多种"肿瘤逃逸机制"协同作用所造成的。而联合免疫治疗能产生协同效应和附加效应，释放出更强的抗肿瘤免疫应答作用。所以，通过联合免疫治疗，不同的肿瘤逃逸阶段均可被靶向定位。在 ID8-VEGF 卵巢癌小鼠模型中，大多数肿瘤浸润淋巴细胞 CTLA-4 和 PD-1 双阳性，表现出增殖能力减弱且无法产生效应因子，对其联合使用抗 PD-1 抗体及抗 CTLA-4 抗体后，逆转了 TIL 的功能障碍，使 50% 的小鼠肿瘤病灶缩小；而单用任何一种抗体只能使 25% 的小鼠肿瘤病灶缩小（Hodi et al., 2008）。同样，其他单克隆抗体、疫苗、细胞因子、ACT 也可以应用于联合免疫治疗。

（二）联合化疗药物

近期帕博利珠单抗联合顺铂/吉西他滨治疗复发性铂难治卵巢癌的 II 期临床研究发现：吉西他滨/顺铂+帕博利珠单抗联合治疗耐受性良好，对铂耐药卵巢癌有疗效，但并不持久。

（三）联合靶向药物

Nalyer 等对携带胚系 *BRCA1/BRCA2* 突变且未接受过治疗的原发性卵巢癌患者标本进行 PD-1、PD-L1 免疫组化染色研究后发现：PD-1 和 PD-L1 在未接受过治疗的 *BRCA* 突变的卵巢癌患者中普遍表达，所以认为这部分卵巢癌患者可能是 PARP 联合 PD-1/PD-L1 检查点抑制剂治疗的合适人群。

四、小　结

综上所述，免疫治疗对于卵巢癌患者的手术及传统化疗方案起到了重要的辅助作用，免疫治疗药物可针对不同的免疫靶点发挥作用，从而显示了其治疗的独特性和有效性。但其中大部分免疫治疗药物仍处于临床前期或临床初步阶段，且存在一定的局限性和缺点，仍需与常规治疗方法联合使用。总之，免疫治疗尚需要付出巨大的努力，亟待进一步探索研究，相信在不久的将来，在卵巢癌的治疗方面，免疫治疗将会成为一线疗法。

（鲍　伟）

编者简介

鲍伟，上海交通大学医学院妇产科学博士，美国德州大学 M.D. Anderson 癌症中心妇科肿瘤系博士后。现任上海市医学会妇产科分会青年学会委员，妇科肿瘤分会卵巢癌学组委员，主治医师。主持国家自然基金青年科学基金项目、上海市自然科学基金等科研项目共 7 项，参与国内大型临床 RCT 研究 4 项。2018 年 CSCO "35 under 35" 最具潜力青年肿瘤医生，上海交通大学"青年岗位能手"，获得上海交通大学医学院"九龙医学人才奖"等。入选上海市卫计委"优秀青年医学人才"计划，上海市"浦江人才计划 D 类"，上海交通大学医学院"科技创新人才库"，上海交通大学"晨星计划"。发表论文 40 余篇，研究成果多次在全国妇科肿瘤年会等国内大会上进行学术交流。

第十六章

脑 胶 质 瘤

第一节 流行病学及分子 生物学特点

一、流行病学特征

（一）发病率及死亡率

脑胶质瘤是源自神经胶质细胞或前体细胞的肿瘤，主要包括弥漫性星形细胞瘤、少突胶质细胞瘤及胶质母细胞瘤（glioblastoma，GBM）等。胶质瘤在所有原发性脑和其他中枢神经系统肿瘤中约占25.5%，在中枢神经系统恶性肿瘤中约占 80.8%。其中恶性程度最高的 GBM 在所有脑和中枢神经系统肿瘤中占 14.6%，在中枢神经系统恶性肿瘤中占48.3%（Ostrom et al.，2019）。

据 GLOBOCAN 估计，2018 年全球新发脑和中枢神经系统肿瘤病例 29 万例，死亡 24 万例（Bray et al.，2018）。根据美国脑肿瘤注册中心（Central Brain Tumor Registry of the United States，CBTRUS）2019 年统计数据显示，2012～2016 年所有原发性脑和其他中枢神经系统肿瘤共计 405 740 例，发病率为 23.41/10 万，其中 0～14 岁儿童中发病率为5.74/10 万；15～39 岁的青少年和年轻人，发病率为 11.40/10 万；40 岁及以上的成年人发病率为42.14/10 万。其中，恶性程度最高的 GBM 发病率为 3.22/10 万。在 2012～2016 年，有 79 718 名患者死于脑恶性肿瘤和其他中枢神经系统肿瘤，年死亡率为 4.42/10 万（Ostrom et al.，2019）。

在中国，脑胶质瘤年发病率为（5～8）/10 万。根据 2019 年国家癌症中心发布的中国最新癌症数据显示：2015 年全国新发恶性肿瘤病例数约为 392.9万例，死亡例数约为 233.8 万例。其中，脑肿瘤发病例数达到 10.6 万例，位于十大恶性肿瘤的第九位，同比 2014 年增加了 0.17%（孙可欣 等，2019）。

不同种类的胶质瘤具有很大的异质性，生存期从几个月到几年不等。大部分胶质瘤具有浸润性生长和易复发的特征，导致胶质瘤患者生存期短、疗效差。恶性胶质瘤的 5 年相对生存率为 35.8%，其中 GBM 的 5 年相对生存率仅为 6.8%（Ostrom et al.，2019）。尽管经过多年的实验研究、外科技术的进步、放化疗手段的不断优化、临床护理的改善及新型免疫治疗与肿瘤治疗电场（tumor-treating field，TTF）的采用，GBM 的预后仍然极差，平均生存期仅为 10～15 个月。

（二）发病率影响因素

胶质瘤的发病率随组织学类型、部位、诊断年龄、性别、种族和地理位置的不同而有很大差异。

1. 分类及分级 根据生长方式的不同，胶质瘤主要包括两个亚组："弥漫性浸润性胶质瘤"（如弥漫性星形细胞瘤和 GBM 等），以及局限性生长的"非弥漫性胶质瘤"（如毛细胞性星形细胞瘤和室管膜瘤等）。WHO 中枢神经系统肿瘤分类将胶质瘤分为 Ⅰ～Ⅳ 级，Ⅰ、Ⅱ 级为低级别胶质瘤，Ⅲ、Ⅳ 级为高级别胶质瘤。从 WHO Ⅰ 级毛细胞型星形细胞瘤到最具侵袭性和致命性的 WHO Ⅳ 级 GBM，这些肿瘤的发病率和好发年龄各不相同。

2. 发生部位 根据美国 CBTRUS 2019 年统计数据显示，多数胶质瘤发生在大脑四个叶中：额叶（26.5%）、颞叶（20.3%）、顶叶（11.6%）和枕叶（2.9%），总计 61.3%。但也有一部分病例发生在脑干、小脑和脊髓（Ostrom et al.，2019）。

3. 性别差异 总体来说，胶质瘤发病率无性别差异，但恶性胶质瘤在男性中更为常见，有文献统计，男性 GBM 的发病率是女性的 1.58 倍。在美国 2012～2016 年诊断出的所有脑和其他中枢神经系统肿瘤患者中，男性占 41.9%（169 868 例），女性占 58.1%（235 872 例）。其中，中枢神经系统恶性肿瘤患者中，男性占 55.4%（67 930 例），女性占 44.6%（54 639 例）。中枢神经系统非恶性肿瘤患者中，男性占 36.0%（101 938 例），女性占 64.0%（181 233 例）（Ostrom et al.，2019）。在我国，2015 年新发脑肿瘤中，男性病例数为 4.9 万例，占全身恶性肿瘤病例数的 2.32%，女性病例数为 5.7 万例，占全身恶性肿瘤病例数的 3.21%。此外，与 2014 年相比，男女性脑肿瘤的发病率均呈现上升趋势，分别增加 0.05% 和 0.06%（韩仁强 等，2019；孙可欣 等，2019）。

4. 年龄 所有脑和中枢神经系统肿瘤的诊断中位年龄为 59 岁（Ostrom et al.，2015）。儿童和青少年中毛细胞型星形细胞瘤（WHO Ⅰ）的发生率更高，少突胶质细胞瘤与弥漫性星形细胞瘤（WHO Ⅱ）的发病高峰年龄在 30～40 岁。间变性星形细胞瘤（WHO Ⅲ）发病高峰年龄在 40～49 岁。GBM（WHO Ⅳ）的发病率随年龄增长而增加，在老年人中常见，60～69 岁人群发病率达到高峰（McNeill et al.，2016）。

5. 城乡差异 根据 2014 年中国脑瘤发病和死亡情况，脑瘤在城市地区发病率高于农村地区。城市地区脑瘤估计新发病例 5.79 万例，发病率为 7.73/10 万，农村地区脑瘤估计新发病例 4.33 万例，发病率为 7.00/10 万（韩仁强 等，2019）。

6. 种族 与其他种族相比，白种人的原发性脑肿瘤发病率更高。文献统计数据表明，白种人的 GBM 发病率比黑种人高 1.95 倍（Ostrom et al.，2019）。

（三）危险因素

1. 遗传因素 虽然大多数胶质瘤是偶发性的，没有潜在的家族性，但胶质瘤与几种罕见的遗传综合征之间关系密切，主要包括神经纤维瘤病 1 型（部分星形细胞瘤和视神经胶质瘤）和 2 型（部分室管膜瘤）、结节性硬化症（室管膜下巨细胞型星形细胞瘤）、Lynch 综合征（部分 GBM 和其他胶质瘤）、

Li-Fraumeni 综合征（部分 GBM 和其他胶质瘤）、黑色素瘤-神经系统肿瘤综合征和 Ollier 病/Maffucci 综合征等。但是，这些遗传综合征导致的胶质瘤仅占胶质瘤病例的很小一部分（总体＜5%）（Ostrom et al.，2015）。

2. 电离辐射 暴露于高剂量或中等剂量的医学和环境电离辐射是唯一公认的脑肿瘤危险因素。长期暴露在有辐射的环境中，如 X 线、γ 射线、核辐射等，患脑胶质瘤的概率会增加。据文献统计，因任何原因接受过脑部放疗的儿童，发生继发性中枢神经系统肿瘤的风险是普通儿童的 7 倍。

3. 其他 如过敏、致癌化学物质、感染等。越来越多的研究表明在机体超敏反应中存在的高浓度循环 IgE 抗体（如湿疹、哮喘和变应性鼻炎等疾病中常见）与神经胶质瘤的发生风险呈负相关（Ma et al.，2015）。

二、分子生物学特征

近一个世纪以来，脑肿瘤的分类一直基于组织形态学的分类方法，使得对部分病例不同病理学家之间存在诊断主观性，并导致结果的差异及无法准确判读预后。在过去的 10 多年中，分子检测技术的发展，极大地改善了人们对中枢神经系统肿瘤的认知。越来越多的证据表明，整合的组织学-分子分型可能优于纯粹的组织学分类。在某些情况下，分子诊断甚至可以超越组织学诊断。2016 年出版的 WHO 中枢神经系统肿瘤分类打破了已有近百年历史的传统，将完善的分子参数纳入胶质瘤的分类中，并对神经胶质瘤的不同亚型进行了更新。与传统的组织学分类法相比，分类方法包括了对表型和基因型特征的综合诊断。对脑肿瘤进行分子检测成为胶质瘤诊断的关键部分（Louis et al.，2016；van den Bent et al.，2017）。

（一）IDH 突变

在 2008 年，Parsons 等使用全外显子组测序发现在 12% 的 GBM 样品中存在代谢基因异柠檬酸脱氢酶 IDH1 的一个共同点突变 R132H（Parsons et al.，2008）。进一步的研究发现，这种突变在 WHO Ⅱ～Ⅲ级胶质瘤和继发性 GBM 中占 70%～80%。目前研究发现 IDH 突变是胶质瘤发生的早期现象，是星

形细胞瘤、少突胶质细胞瘤和继发性 GBM 的重要标记物。目前发现的突变主要位于 *IDH1* 的精氨酸132（R132）位点和 *IDH2*（R172）位点，最常见的突变为 *IDH1* R132H，约占 90%。

在 2016 年版 WHO 中枢神经系统肿瘤分类中，更明确地指出了依据 *IDH* 突变状态对弥漫性胶质瘤进行分类，并分为 *IDH* 突变型和 *IDH* 野生型，如弥漫性星形细胞瘤，*IDH* 突变型，WHO Ⅱ级；少突胶质细胞瘤，*IDH* 突变型伴 1p/19q 共缺失，WHO Ⅱ级。此外，对于无法进行分子检测或检测结果不确定的情况，引入了"NOS"（not otherwise specified，非特指）和 NEC（not elsewhere classified，未知分类）这两类术语。

对 *IDH* 突变型胶质瘤的进一步分子检测发现，主要存在两个不同的分子亚型：一组存在 *IDH* 突变、*ATRX* 突变和 *TP53* 突变，此类为经典星形细胞瘤。另一组存在 *IDH* 突变、1p/19q 共缺失和 *TERT* 启动子突变，此类为经典少突胶质细胞瘤。

（二）*ATRX* 突变

ATRX（alpha thalassemia/mental retardation syndrome X-linked）位于 Xq21.1 染色体上，是在一项对患有 X 连锁智力障碍综合征（ATRX 综合征）患者的研究中首次发现的，被称为 α-地中海贫血/智力迟钝综合征 X 连锁基因，它通过编码重要的染色质结合蛋白调控细胞的表观遗传特性和端粒功能。

ATRX 基因突变会导致肿瘤细胞 *ATRX* 蛋白的表达减少或缺失，从而造成端粒功能障碍和基因组不稳定。该基因在近 75% 的Ⅱ级和Ⅲ级星形细胞瘤及继发性 GBM 中发生突变，但在原发性 GBM 和少突胶质细胞瘤中很少发生（Pekmezci et al.，2017）。具有 *ATRX* 和 *IDH* 突变的患者往往更年轻，并且存活时间更长。*ATRX* 突变与 *IDH*、*TP53* 突变高度相关，并且几乎与 1p/19q 共缺失互斥。

（三）*TP53* 突变

TP53 是位于 17p13.1 的抑癌基因，编码核蛋白 P53。P53 蛋白参与细胞周期调控，并起肿瘤抑制作用。Ⅱ级和Ⅲ级星形细胞肿瘤显示高水平的 *TP53* 突变和（或）P53 过表达（94%）（Park et al.，2017）；这些突变在少突胶质细胞瘤和Ⅰ级毛细胞型星形细胞瘤中很少见。

（四）1p/19q 共缺失

1 号染色体短臂和 19 号染色体长臂（1p/19q）的共同缺失是一个早期遗传事件，与少突胶质细胞系的肿瘤密切相关，是少突胶质细胞瘤的特征性改变。在其他非神经胶质恶性肿瘤中几乎从未发现这种共缺失。通常，它与 *IDH1/2* 突变相关联。对于具有星形细胞瘤组织学形态的肿瘤，如果检测到 1p/19q 共缺失，仍需要诊断为少突胶质细胞瘤，*IDH* 突变型伴 1p/19q 共缺失。

（五）MGMT 启动子甲基化

O^6-甲基鸟嘌呤-DNA 甲基转移酶（O^6-methylguanine-DNA methyltransferase，*MGMT*）基因定位于 10q26，编码 MGMT 蛋白，其启动子包括富含 97 个 CG 二核苷酸（CpG 位点）的 CpG 岛。MGMT 是一种普遍存在的 DNA 修复酶，在正常组织中，CpG 位点一般都处在非甲基化状态。化疗药物替莫唑胺（temozolomide，TMZ）通过在胸腺嘧啶和鸟嘌呤上添加一个烷基，形成 DNA 交联，阻断 DNA 复制，从而引发肿瘤细胞凋亡。而 MGMT 蛋白可以修复被烷基化的鸟嘌呤，因此可阻止 DNA 交联的形成，从而降低这些烷化剂药物的细胞毒作用，造成耐药。MGMT 的表达受到其启动子甲基化的严格调控，CpG 位点甲基化会导致染色质结构改变，从而阻止转录因子结合，导致基因的沉默，抑制蛋白合成，阻碍 DNA 的修复。这导致 MGMT 蛋白的表达量降低并最终增加了肿瘤对替莫唑胺药物治疗的反应。在约 40% 的 GBM 和约 80% 的 *IDH* 突变型胶质瘤中发现了 *MGMT* 的启动子甲基化（Ludwig et al.，2017）。

（六）*TERT* 启动子突变

端粒酶逆转录酶（telomerase reverse transcriptase，TERT）激活端粒酶，维持自身端粒的有效长度，从而促进细胞增殖。*TERT* 启动子突变可持续激活端粒酶，使细胞获得无限增殖能力。*TERT* 启动子突变的常见突变位点为 C228T 与 C250T。*TERT* 启动子突变是原发性 GBM 和少突胶质细胞瘤最常见的基因突变之一，发生于 70%～83% 的 GBM 及 74%～78% 的少突胶质细胞瘤中（Park et al.，2017；Pekmezci et al.，2017）。*TERT* 突变的预后价值取决于病理类型，在 GBM 中，*TERT* 启动子突变为预后差的指标，但是在少突胶质细胞癌中其为预后好的指标。因此，不能单独通过 *TERT* 启动子突变情况来判定预后，需要将其他因素（如肿瘤等级，*IDH* 突变、1p/19q 共缺失状态）一起综合考虑。

（七）*BRAF* 突变与 *BRAF-KIAA1549* 融合

BRAF 是一种丝氨酸/苏氨酸激酶，在 MAPK 信号传导途径中发挥作用，并被认为是包括胶质瘤在内的多种癌症的原癌基因。*BRAF* 癌基因可以通过突变或者与另一个基因的融合来激活。

最常见的突变体是 *BRAF* V600E，见于 50%～60% 的多形性黄色星形细胞瘤、<10% 的毛细胞型星形细胞瘤（尤其是小脑前部的毛细胞型星形细胞瘤）、20%～75% 的节细胞胶质瘤和 50% 上皮样 GBM。成人高级别胶质瘤或其他弥漫性胶质瘤中很少见到 *BRAF* 改变（2%～5%）。另一种 *BRAF* 基因改变为 *BRAF-KIAA1549* 融合，常见于 60%～80% 的毛细胞型星形细胞瘤。考虑到靶向 BRAF 的酪氨酸激酶抑制剂在恶性黑色素瘤中治疗成效显著，目前已有酪氨酸激酶抑制剂（如维莫非尼或达拉非尼）对 *BRAF* V600E 突变的胶质瘤的治疗报道（Burger et al., 2017; Del et al., 2018）。

（八）*H3K27M* 突变

H3K27M 为弥漫中线胶质瘤的特征性分子改变，包括了 *H3F3A* 基因（编码组蛋白 H3.3）和 *HIST1H3B/C* 基因（编码组蛋白 H3.1）发生的 K27M 突变，该类胶质瘤位于中枢神经系统中线位置（如丘脑、脑桥、脊髓等），最常见于儿童患者，形态学上，绝大多数（>90%）病例表现为高级别胶质瘤，但是需要注意的是，有 10% 左右的病例可以表现为 WHO Ⅱ级，如果满足中线位置、弥漫浸润生长、伴有 H3K27M 突变这三点，仍需诊断为弥漫中线胶质瘤，H3K27M 突变型，WHO Ⅳ级。

（九）*EGFR*

EGFR 定位于 7 号染色体，*EGFR* 基因扩增在 GBM 中常见，40% 左右原发 GBM 会出现 *EGFR* 扩增，另一个常见于胶质瘤中的 *EGFR* 分子改变是 *EGFR* Ⅷ重排，在 GBM 中 *EGFR* 扩增的发生率为 20%～50%，但是 *EGFR* 的点突变在胶质瘤中少见（3%～5%）。

（十）其他分子改变

其他常见于胶质瘤的分子改变还包括 PTEN 突变、CDKN2A/B 缺失、NF1 突变、PDGFRA 扩增、PTPRD 突变、RB1 突变、MDM2 突变、MDM4 扩增、MET 突变及扩增等，以及儿童弥漫性胶质瘤的 FGFR1 TKD 重复扩增、FGFR1 突变、FGFR1 融合、FGFR2 融合、MYB 改变、MYBL1 改变、NTRK 融合等。

（胡婉明）

编者简介

胡婉明，临床病理学博士，中山大学肿瘤防治中心病理科主治医师。亚专科方向为中枢神经系统肿瘤，擅长胶质瘤的疑难病理诊断、分子诊断与分子分型。发表 SCI 论文 15 篇。关于胶质瘤分子检测与分子分型的研究成果在 2019 年第 103 届德国病理年会等国际会议上进行口头报告及壁报展示。参与编写全科医学教材——《病理学》（第 2 版）。获得 2015 年度中山大学梁伯强暨秦光煜教授病理学奖。担任多种 SCI 收录杂志审稿人。现任广东省抗癌协会神经肿瘤专业委员会青年委员兼秘书、广东省抗癌协会肿瘤病理专业委员会青年委员。

第二节　靶向治疗药物及临床试验进展

脑胶质瘤具有发病率高、死亡率高、复发率高及治愈率低的特点（Kawano et al., 2015; Stupp et al., 2009）。本节主要简介脑胶质瘤靶向治疗及临床试验进展。

一、治疗原则

对于胶质瘤的治疗，现阶段的治疗手段有手术、放疗、化疗、靶向治疗等（Stupp et al., 2005; Thomas et al., 2014）。具体治疗手段的选择，需要根据患者的功能状态、肿瘤的位置、恶性程度、患者及家属对治疗的预期效果等多种因素，进行综合考量，做到综合治疗方案个体化。

化疗及靶向治疗在胶质瘤的治疗中逐渐发挥重要作用（Penas-Prado et al.，2015；van Linde et al.，2015）。而对于恶性胶质瘤来说，其他药物联合替莫唑胺（TMZ）的治疗方案，可以延长患者的生存期。目前，对于初治恶性胶质瘤患者，TMZ 在与放疗同时应用后（同步放化疗阶段），还应继续单独服用一段时间（6~12 个周期）。其他的化疗药物（如尼莫司丁）对复发胶质瘤可能有一定疗效。近年上市的血管靶向药物，如贝伐珠单抗，对复发恶性胶质瘤疗效明确，可以明显改善患者的生存时间。近期一项大规模Ⅲ期研究的中期分析发现，贝伐珠单抗与放疗、TMZ 的联合用于初治高级别胶质瘤患者，可以明显延长患者的无进展生存期（PFS），并有望成为标准治疗方案之一（Chakravarti et al.，2004；Chakravarti et al.，2013；Holowka et al.，2017；Mellinghoff et al.，2005）。

二、靶 向 药 物

近年来，研究发现脑胶质瘤中存在许多过度表达的细胞因子受体，如 STAT1/3，针对肿瘤细胞传导通路上的特异分子进行靶向治疗是目前脑胶质瘤研究的重点和热点（Reardon et al.，2014）。但单一的分子靶向药物治疗的有效率很低，对同一信号通路上的不同靶点或者多个信号传导通路进行联合治疗的部分研究已取得一些进展。常用的分子靶向药物有 MMP 抑制剂、TKI、细胞表面特异性受体抑制剂、PI3K/AKT/mTOR 抑制剂、组蛋白脱乙酰酶抑制剂、法尼基转移酶抑制剂、蛋白激酶 C（PKC）抑制剂、MIDH1 抑制剂等（表 16-1）（Little et al.，2012；Snuderl et al.，2011；Mellinghoff et al.，2020）。

（一）抗血管生成药物

与正常脑组织细胞相比，胶质瘤细胞在细胞增殖及血管生成等方面存在显著差异。通过调节或抑制与细胞增殖、血管形成有关的细胞表面受体和信号转导通路，达到抑制肿瘤增殖的目的，是分子靶向治疗的核心理念。恶性胶质瘤是一种富集血管的实体肿瘤，大部分胶质瘤有 VEGF 过度表达的特点，

其通路的阻断对肿瘤治疗有一定疗效。目前研究较多的以此为靶点的抗血管生成药物有贝伐珠单抗、索拉非尼、西地尼布、瓦他拉尼、舒尼替尼等。其中贝伐珠单抗成为近几年研究的热点，它是一种以 VEGF 为靶点的人源化单克隆抗体，能有效抑制 VEGF 与 VEGFR 结合，最终控制肿瘤生长。已有研究证实了贝伐珠单抗治疗胶质瘤的有效性（Jain，2005；Lai et al.，2011）。有临床研究者采用贝伐珠单抗联合低剂量 TMZ 方案治疗既往放化疗后复发进展的 GBM 患者，ORR 为 28%，6 个月 PFS 为 15.8 周，中位 OS 为 37 周，6 个月总生存率为 62.5%，1 年总生存率为 31.3%。也有临床研究者使用贝伐珠单抗联合 TMZ 同步放疗后辅助治疗使得放疗的有效率接近 100%，1 年无进展生存率和总生存率分别为 59% 和 87%，贝伐珠单抗联合 TMZ 能否使新诊断 GBM 患者生存获益，正在进行的 RTOG0825 等Ⅲ期临床试验有望对此做出解释。阿帕替尼也可通过干扰 VEGFR 相关途径治疗恶性肿瘤（Gilbert et al.，2014；Zhang et al.，2012）。

一项贝伐珠单抗联合伊立替康治疗复发胶质瘤的研究显示，患者 6 个月无进展生存率为 38%，6 个月总生存率为 72%。同年也有研究者报道了另外一项贝伐珠单抗联合其他药物治疗多形性 GBM 的Ⅱ期临床试验结果，经治疗患者 6 个月无进展生存率为 46%，6 个月总生存率为 77%。上述治疗可以明显改善患者的生存率和生活质量，使患者的平均生存期有所延长。比较贝伐珠单抗联合伊立替康和贝伐珠单抗单用两种方案治疗初诊 GBM 疗效的Ⅲ期临床研究结果显示（AVAglio，BO21990，NCT00943826）：患者 6 个月无进展生存率分别为 50.3% 和 42.6%，ORR 分别为 37.8% 和 28.2%，中位 OS 分别为 9.2 个月和 8.7 个月。该研究证实了贝伐珠单抗联合伊立替康治疗高级别胶质瘤的有效性（Chinot et al.，2011；Takano et al.，2001）。

（二）EGFR-TKI 及抗体

40% 的高级别胶质瘤中存在 EGFR 过度表达，其可通过信号转导使细胞转化和生长失控，且与肿瘤的放化疗抵抗、侵袭和转移有关（Babu et al.，2012；Di Stefano et al.，2015；Gallego et al.，2014）。EGFR 常见的分子靶向治疗药物（如拉帕替尼、尼妥珠单抗、埃罗替尼、西妥昔单抗、培利替尼、吉非替尼、阿昔

替尼）能够竞争性抑制 EGFR 与内源性配体结合，阻断由 EGFR 介导的下游信号传导通路和细胞学效应，从而抑制肿瘤细胞增殖、血管生成和细胞浸润转移，促进肿瘤细胞凋亡。单一用药效果并不理想，而与放化疗联合应用，可提高疗效（Aldape et al., 2004; Haas-Kogan et al., 2005; Hegi et al., 2011; Klingler et al., 2015; Lassman et al., 2005; Mellinghoff et al., 2005; Nathanson et al., 2014）。

Depatuxizumab mafodotin（ABT-414）是一种抗体偶联药物，在 EGFR 扩增的 GBM 的 ABT-414 单药 I 期试验的初步数据显示，患者 6 个月的无进展生存率为 28.3%（表 16-1），中位 OS 为 9 个月，这一结果是令人鼓舞的，因为 56% 的患者已经接受了 2～3 次治疗（Reardon et al., 2017），没有剂量限制毒性报告。ABT-414 的临床研究正在进行随机 II/III 期试验（表 16-2）。

表 16-1　GBM 基因组特点与靶向治疗

基因名	基因突变	药物
生长因子受体		
EGFR	缺失（*EGFRvⅢ*）、突变、易位或扩增	EGFR 疫苗或 ADC（rindopepimut, ABT-414）
KIT	扩增、突变	KIT 抑制剂（伊马替尼）
PDGFR-α	扩增	PDGFR 抑制剂（达沙替尼）
FGFR1、FGFR3	易位（如 *FGFR3-TACC3*）	FGFR1/3 抑制剂（JNJ-42756493）
MET	扩增、易位	MET 抑制剂（卡波替尼）
MAPK 和 PI3K/mTOR 信号通路		
PTEN	缺失、突变	AKT 抑制剂、mTOR 抑制剂（voxtalisib）
PIK3CA	扩增、突变	mTOR 抑制剂、PI3K 抑制剂（buparlisib）
NF1	缺失、突变	MEK 抑制剂（曲美替尼）
BRAF	突变（*BRAF* V600E）	BRAF 抑制剂（维莫替尼）
		MEK 抑制剂（曲美替尼）
细胞周期通路		
MDM2	扩增	MDM2 抑制剂（AMG232）
TP53	野生型	MDM2 抑制剂（AMG232）
CDK4/6	扩增	CDK4/6 抑制剂（瑞博西尼）
RB1	野生型	CDK4/6 抑制剂（瑞博西尼）
其他		
IDH1	突变	IDH1 抑制剂（ivosidenib）
MYC、MYCN	扩增	溴结构域抑制剂（OTX-015）

（三）PDGFR 抑制剂

PDGFR 在肿瘤细胞增殖、侵袭及血管形成中发挥重要作用，是信号转导途径的重要成员，大多数胶质瘤细胞过度表达 PDGFR（Louis et al., 2016）。目前已上市的 PDGFR 抑制剂主要有伊马替尼、达沙替尼等。达沙替尼是一种多激酶抑制剂，既能抑制 PDGFR，对 VEGF、c-KIT 等也有抑制作用（Nister et al., 1982; Toepoel et al., 2008; Weller et al., 2014）。临床研究较多的伊马替尼是一种小分子酪氨酸激酶抑制剂，通过阻断酪氨酸

激酶受体的 ATP 结合位点，抑制酶活性和干扰素受体介导的细胞信号传导发挥作用。临床研究表明，伊马替尼具有一定的抗胶质细胞瘤作用，但是该类临床试验大多数并没有体现出单用伊马替尼的优势（Cantanhede et al., 2017; Hermanson et al., 1992; Jackson et al., 2006）。2006 年有临床研究者对一定数量的复发或进展期 GBM 采用伊马替尼联合其他药物治疗，获得了良好的治疗效果。同年，另一项临床试验的开展，复制了这一趋势（Raymond et al., 2008; Szerlip et al., 2012）。

（四）PI3K/AKT/mTOR 通路抑制剂和法尼基转移酶抑制剂

PI3K/AKT 途径对肿瘤细胞存活、增殖及血管形成都非常重要，因此，阻断该信号通路传导通路上的关键因子雷帕霉素靶蛋白激酶能发挥抗脑胶质瘤的作用（Maiti et al., 2019）。对 mTOR 抑制剂依维莫司、西罗莫司（雷帕霉素）的研究大多尚处在 I、II 期临床试验阶段，TMZ 联合依维莫司同步放疗治疗新诊断的多形性 GBM，患者在所有剂量下都有较好的耐受性，主要的 3/4 级毒性包括乏力、血液学毒性、肝功能障碍（Phan et al., 2014）。2012年一项临床试验显示依维莫司联合其他靶向药物及 TMZ 加放疗治疗新诊断的恶性胶质瘤，效果较好（Mason et al., 2012）。北美脑肿瘤协会采用西罗莫司联合其他化疗药物治疗复发胶质瘤和胶质肉瘤的 I、II 期临床试验显示，其剂量限制性毒性反应主要为血小板减少，中位 PFS 为 8 周（Chheda et al., 2015）。也有研究者指出西罗莫司联合细胞毒性药物治疗恶性胶质瘤比单用西罗莫司疗效更好（Chandrika et al., 2016）。RAS 基因突变后，RAS 蛋白持续处于活化状态，造成信号转导紊乱，最后导致细胞持续增生而发生肿瘤（Hernandez et al., 2019），法尼基转移酶抑制剂（farnesyltransferase inhibitor）可抑制法尼基转移酶，使 RAS 蛋白不能被法尼基化修饰，从而不能结合于细胞膜并发挥作用（Kieran et al., 2007）。

（五）MET 抑制剂

低级别胶质瘤几乎都会发展为继发性胶质母细胞瘤（secondary glioblastoma, sGBM），其治疗选择性有限并且人们对机制缺乏了解。一项 I 期临床试验招募了 MET 改变的化疗耐药的胶质瘤患者（n=188），分析了患者的突变谱，发现 TP53 突变、PTPRZ1-MET（ZM）融合和 MET 扩增显著增加。令人惊讶的是，METex14 常与 ZM 融合同时发生，且预后明显更差。随后的研究表明，METex14 通过延长 MET 活性来促进神经胶质瘤的进展。MET 激酶抑制剂 PLB1001 具有良好的血脑屏障通透性，令人鼓舞的是，其在至少两名晚期 sGBM 患者中实现了 PR，且副作用极少，这肯定了使用 PLB1001 精准治疗神经胶质瘤的临床潜力（Hu et al., 2018）。

三、从靶向治疗的临床发展中吸取的经验教训

脑胶质瘤涉及多个信号传导通路的缺陷，而且传导通路之间具有复杂的交叉重叠作用，随着疾病进展，肿瘤细胞的传导通路和分子缺陷又有新的变化，肿瘤的组织动力学和给药途径（血脑屏障的存在）等均限制了靶向药物的应用，另外药物能否通过血脑屏障、持续的时间、靶点是否真正被药物阻断及是否存在耐药性等仍需进一步研究（Gargiulo et al., 2013）。

GBM 细胞明显的异质性和可塑性可能是介导目前观察到的对靶向治疗耐药的主要因素。需要探索不同靶向药物治疗的组合效果，以避免出现亚克隆耐药。广泛的靶向治疗药物更有可能改善广泛人群的预后，即使在没有基因组图谱所确定的靶点的情况下也是如此。

一种流行的设计是"篮子试验"，它包括独立于肿瘤组织学的癌症患者的筛选，用于招募特定且通常罕见的分子定义人群。然而，篮子试验需要进行强有力的临床前研究，以确定相关的生物标志物，以很高的置信度预测治疗反应，并为患者的选择提供更可靠的诊断分析。此外，当所涉及的分子改变很少见时，这样的试验设计可能是一个重大的挑战。

其他的新方法包括多臂"主协议"和"伞式"试验，其中最常见的方法包括筛选多个靶点和药物，即更高比例的患者一旦接受筛查就可以进入试验。这些试验可能包括"标准"和"分子定制"治疗臂之间的随机化，从而能够评估精确医学方法的效果。这些设计依赖现代高通量多重诊断分析方法，允许使用靶外显子或 CGH/SNP 阵列等平台同时测量多个靶点。例如，Moscato 02（NCT01566019）和 Insight（NCT02977780）等个性化医学试验目前正在评估基因组图谱的可行性和效果，以便为 GBM 患者的治疗决策提供依据。

四、小　结

随着分子生物学、基因组学及免疫研究的进展，脑胶质瘤的诊断、靶向治疗已取得了长足进

展，但胶质瘤发生、发展的机制非常复杂，涉及多个信号传导通路、多种免疫分子，所以联合几种治疗方式或者选用有协同作用的不同靶向药物，并实施个体化治疗有望提高疗效。尽管脑胶

质瘤的靶向治疗起步晚，但其有良好的发展空间，且发展迅速，目前正在开展的大量临床试验（表16-2）将会为脑胶质瘤的治疗提供更多、更精准的选择。

表 16-2　正在进行的评价 GBM 研究药物的随机 III 期试验

临床试验编号	人群	分组	主要研究终点	招募情况
新诊断 GBM				
NCT02617589	非甲基化 MGMT 患者	研究组：放疗+纳武利尤单抗（PD-1 单抗）	OS	招募中
		对照组：替莫唑胺同步放化疗+辅助化疗		
NCT02546102	HLA-A2 阳性患者	研究组：替莫唑胺同步放化疗+辅助化疗联用 ICT-107	OS	招募中
		对照组：替莫唑胺同步放化疗+辅助化疗联用安慰剂		
NCT02573324	EGFR 扩增患者	研究组：放疗/替莫唑胺/ABT-414 治疗后，进一步用替莫唑胺+ABT-414（抗 EGFR ADC）辅助治疗	OS	招募中
		对照组：替莫唑胺/安慰剂同步放化疗+替莫唑胺/安慰剂辅助化疗		
NCT02152982	非甲基化 MGMT 患者	研究组：替莫唑胺同步放化疗+辅助化疗联用维利帕尼（PARP 抑制剂）	OS	招募中
		对照组：替莫唑胺同步放化疗+辅助化疗+安慰剂		
CeTeG/NOA-09	MGMT 甲基化患者	研究组：洛莫司汀联合替莫唑胺	OS	完成
		对照组：替莫唑胺		
复发 GBM				
NCT0201771	第一进展阶段患者	研究组：放疗+纳武利尤单抗（PD-1 单抗）	OS	完成
		对照组：贝伐珠单抗		
NCT02511405	第一或第二进展阶段患者	研究组：贝伐珠单抗联用 VB-111（生物制剂）	OS	招募中
		对照组：贝伐珠单抗		
NCT02414165	第一或第二进展阶段手术患者	TOCA-511（临床注射病毒基因治疗）联用 TOCA-FC（氟胞嘧啶）	OS	招募中
NCT01339052	第一进展阶段患者	研究组：手术+buparlisib	PFS	完成
		对照组：buparlisib		
NCT02926222	第一进展阶段患者	研究组：瑞戈非尼	OS	招募中
		对照组：洛莫司汀		

（张　继）

编者简介

张继，外科学博士，中山大学肿瘤防治中心神经外科副主任医师，硕士生导师。从事神经外科工作 10 余年，对脑良性肿瘤外科治疗、椎管内肿瘤的微创外科治疗、胶质瘤的综合治疗、脑转移性肿瘤的精准治疗及癌性疼痛的外科处理有较丰富的临床经验。曾到首尔国立大学医院（Seoul National University Hospital）、威尔斯亲王医院（Prince of Wales Hospital）、高雄医学大学（Kaohsiung Medical University）等单位学习交流。多次受邀在国际、全国性神经外科学术大会上发言。

近年，在 *Brief Bioinform*、*Biosens Bioelectron*、*Anal Chim Acta*、*Cell Death Dis* 等专业顶级期刊上发表 20 余篇论文。单篇最高 IF>10。主持及参与国家自然科学基金和省级基金近 10 项。任 *Mol Neurobiol*、*JFTFC*、*J Chemother* 等杂志的审稿人。获国家级发明专利 1 项，参编学术著作 5 部。

第三节　免疫治疗药物及临床试验进展

胶质瘤的标准治疗包括手术切除、结合放疗和化疗的综合治疗（Delev et al., 2019）。然而，因胶

质瘤呈浸润性生长，患者即使经过标准治疗，随着时间的推移，肿瘤也常常复发，导致治疗失败。低级别胶质瘤的患者中位生存期不到 10 年，而对于 GBM 患者，中位生存期仅仅不到 1 年。因此，临床上急需找到安全有效治疗胶质瘤的新策略。肿瘤免疫治疗是应用免疫学原理和方法，通过提高肿瘤细胞的免疫原性和对效应细胞杀伤的敏感性，唤醒和增强患者机体本身的抗肿瘤免疫应答，并应用相应免疫效应细胞和效应分子，经体外扩增后回输至患者体内，协同机体免疫系统来特异性地定位和清除肿瘤细胞。它是一种崭新的治疗策略（Duffy et al., 2019）。近年来，随着肿瘤免疫学研究的不断深入，免疫检查点抑制剂、CAR-T、肿瘤疫苗等新的免疫治疗策略不断涌现，使得胶质瘤免疫治疗获得了快速发展。

一、胶质瘤免疫特点

由于存在血脑屏障和缺乏淋巴系统，大脑起初被认为是免疫豁免器官（Goldmann et al., 2006）。但越来越多的研究表明，在发生炎症或肿瘤时，脑中血脑屏障完整性受到破坏，同时在肿瘤标本中发现存在淋巴流出管道（Davies, 2002）。这些研究证明：人体免疫系统与中枢神经系统细胞能够相互影响、相互作用。研究证实，在胶质瘤中可出现免疫细胞（如树突状细胞、巨噬细胞、T 淋巴细胞等）浸润的现象。然而，肿瘤细胞可通过修饰自身表面抗原、表达负性调控分子或分泌抑制因子来逃避免疫细胞的识别与攻击，获得免疫逃逸，从而得以生存和发展。在胶质瘤中，肿瘤细胞通过介导 TGF-β 释放（Crane et al., 2014）、乳酸脱氢酶（LDH）分泌（Eisele et al., 2006；Verschuere et al., 2011）和半乳凝素 1（Galectin-1，Gal-1）表达（Verschuere et al., 2011）等机制抑制免疫效应，使得细胞出现免疫逃逸。

在免疫系统里，固有免疫细胞的免疫监视是对抗肿瘤细胞的第一道防线。其中，NK 细胞是固有免疫系统介导抗肿瘤反应的主要效应细胞。NK 细胞的活化由相应基因编码的激活和相应受体的抑制紧密调控（Valipour et al., 2019）。数据显示 NK 细胞可以介导一种抗胶质瘤免疫反应，这种免疫反应可被胶质瘤细胞的 Gal-1 表达所抑制（Baker et

al., 2014）。在胶质瘤中，LDH 通过诱导骨髓来源细胞上活化的 NKG2D（natural killer group 2D）受体的表达，导致 NK 细胞中 NKG2D 的表达下调，从而降低其抗胶质瘤的反应性（Crane et al., 2014）。此外，胶质瘤细胞衍生的 TGF-β 已被证明可以抑制胶质瘤细胞上活化的 NKG2D 配体 MICA 和 ULBP2 的表达，从而促进免疫细胞（包括 NK 细胞和 CD8$^+$T 细胞）中 NKG2D 受体的下调（Friese et al., 2004）。糖结合蛋白 Gal-1 在肿瘤细胞中高表达，可作为屏障阻挡免疫细胞攻击肿瘤。最近的研究表明，在没有免疫抑制的 Gal-1 表达的情况下，NK 细胞可通过一类髓系细胞群（Gr-1$^+$CD11b$^+$）介导胶质瘤的免疫清除（Baker et al., 2016）。原位胶质瘤小鼠模型中 Gr-1$^+$或 Ly6C$^+$ 细胞的免疫耗竭导致了肿瘤免疫反应的消失，显示出该髓系细胞群对先天抗胶质瘤免疫反应的重要性（Baker et al., 2016）。此外，研究证明了 Toll 样受体（TLR）介导的免疫激活在胶质瘤靶向免疫治疗方法中的作用。TLR 是生殖系编码的受体，其中一些表达于细胞表面，另一些则表达于细胞内吞隔室。天然 TLR 配体是常见的病原体相关分子模式，如病毒 ssRNA（TLR7）或 dsRNA（TLR3），或细菌成分如脂多糖（LPS；TLR4）或含 CpG 岛的 dsDNA（TLR9）（Anthoney et al., 2018）。CTL 是抗肿瘤免疫的主要免疫效应细胞，细胞的活化有赖于特异性抗原信号和共刺激分子信号的共同作用。共刺激分子 B7 家族对激活和抑制 CTL 细胞免疫起着非常关键的作用。CTL 细胞免疫反应受抑是肿瘤获得免疫逃逸的重要途径。大量研究显示，人类肿瘤表达的 B7-H1 是负性调控分子，有利于肿瘤的发生和发展（Pechhold et al., 2003）。TIM-3 是在激活的 T、B 细胞上表达的 B7-H1 和 B7-DC 分子的受体，具有抑制 CTL 活化和诱导活化 CTL 凋亡的作用（Hein et al., 2007）。国外多项研究表明，肿瘤微环境的刺激可上调 B7-H1 分子在肿瘤细胞和激活的 APC 表面的表达，并进一步与活化 T 细胞上的 TIM-3 结合，抑制细胞免疫应答，从而参与肿瘤细胞的免疫逃避（Prilliman et al., 2002）。因此，如果能阻断 B7-H1 分子对免疫细胞的抑制，将在一定程度上抑制肿瘤免疫逃逸机制，提高免疫治疗效果。

二、临床试验中的免疫治疗方法

多种临床前研究在动物模型中证明了胶质瘤免疫治疗的成功，许多Ⅰ期和Ⅱ期临床试验表明免疫治疗是安全的，并在某些特定的情况下改善了患者的 PFS 和 OS（Bloch et al., 2014；Mitchell et al., 2015）。下文将正在进行的脑胶质瘤免疫治疗的临床试验做一概述（表 16-3）。

表 16-3　脑胶质瘤免疫治疗相关临床试验

药物名称	临床试验编号	研究阶段	招募情况
帕博利珠单抗	NCT02311582	Ⅰ/Ⅱ期	招募中
帕博利珠单抗	NCT02313272	Ⅰ期	进行中，不招募
帕博利珠单抗	NCT02337686	Ⅱ期	进行中，不招募
帕博利珠单抗	NCT02359565	Ⅰ期	招募中
帕博利珠单抗	NCT02658279	NA	招募中
帕博利珠单抗	NCT02798406	Ⅱ期	招募中
帕博利珠单抗	NCT02852655	Ⅰ期	进行中，不招募
帕博利珠单抗	NCT03722342	Ⅰ期	招募中
帕博利珠单抗	NCT03726515	Ⅰ期	招募中
帕博利珠单抗	NCT03661723	Ⅱ期	招募中
纳武利尤单抗	NCT02658981	Ⅰ期	招募中
纳武利尤单抗	NCT02526017	Ⅰa/Ⅰb期	进行中，不招募
纳武利尤单抗；DC 疫苗	NCT02529072	Ⅰ期	进行中，不招募
纳武利尤单抗	NCT02617589	Ⅲ期	招募中
纳武利尤单抗	NCT02648633	Ⅰ期	招募中
纳武利尤单抗；伊匹木单抗	NCT02017717	Ⅲ期	进行中，不招募
纳武利尤单抗	NCT02327078	Ⅰ/Ⅱ期	进行中，不招募
纳武利尤单抗	NCT03925246	Ⅱ期	招募中
纳武利尤单抗	NCT03452579	Ⅱ期	招募中
纳武利尤单抗	NCT03493932	Ⅰ期	招募中
纳武利尤单抗	NCT03173950	Ⅱ期	招募中
纳武利尤单抗；伊匹木单抗	NCT03422094	Ⅰ期	招募中
纳武利尤单抗	NCT03707457	Ⅰ期	招募中
纳武利尤单抗	NCT03743662	Ⅱ期	招募中
纳武利尤单抗；伊匹木单抗	NCT04003649	Ⅰ期	招募中
阿替利珠单抗	NCT03174197	Ⅰ/Ⅱ期	招募中
阿替利珠单抗	NCT03673787	Ⅰ/Ⅱ期	招募中
阿替利珠单抗	NCT03973879	Ⅰ/Ⅱ期	还未招募
阿维鲁单抗	NCT03750071	Ⅰ/Ⅱ期	招募中
阿维鲁单抗	NCT03893903	Ⅰ期	招募中
阿维鲁单抗	NCT03341806	Ⅰ期	招募中
阿维鲁单抗	NCT02968940	Ⅱ期	进行中，不招募
阿维鲁单抗	NCT03047473	Ⅱ期	招募中
度伐利尤单抗	NCT02336165	Ⅱ期	进行中，不招募
度伐利尤单抗	NCT03991832	Ⅱ期	还未招募
度伐利尤单抗；曲美母单抗	NCT02794883	Ⅱ期	进行中，不招募

续表

药物名称	临床试验编号	研究阶段	招募情况
varlilumab	NCT02924038	Ⅰ期	招募中
DC 免疫	NCT03548571	Ⅱ/Ⅲ期	招募中
成熟 DC	NCT03395587	Ⅱ期	招募中
DC 疫苗	NCT02649582	Ⅰ/Ⅱ期	招募中
DNX-2401	NCT03178032	Ⅰ期	招募中
PEP-CMV	NCT03299309	Ⅰ期	招募中
TTRNA-DC，Td 疫苗	NCT03334305	Ⅰ期	招募中
TTRNA-DC 疫苗	NCT03396575	Ⅰ期	招募中
HLA-A2 限制性合成肿瘤抗原，咪喹莫特	NCT01795313	NA	招募中
ERC1671	NCT01903330	Ⅲ期	招募中
HLA-A2 胶质瘤抗原，Poly-ICLC	NCT02358187	Ⅲ期	招募中
G207	NCT02457845	Ⅱ期	招募中
TIL	NCT03347097	早Ⅰ期	招募中
APX005M	NCT03389802	Ⅰ期	招募中
HSPPC-96	NCT02722512	Ⅰ期	招募中

注：NA，不详。

（一）免疫检查点抑制剂治疗

临床前研究显示，在原位移植胶质瘤的小鼠模型中，单独使用免疫检查点抑制剂或与其他免疫治疗方法联合使用对治疗脑胶质瘤有巨大的益处（Kamran et al.，2017）。使用 CTLA-4 阻断抗体提高了 SMA-560 颅内肿瘤动物模型的存活率，当与 IL-12 联合使用时可使 GL261 致瘤动物模型中的肿瘤消失（Fecci et al.，2007；Vom Berg et al.，2013）。在这两项研究中，伴随着肿瘤微环境中 Treg 细胞的减少和效应 CD8$^+$T 细胞的增加，肿瘤均得以根除。伊匹木单抗和曲美母单抗均为单克隆抗体，能有效阻滞 CTLA-4，使用伊匹木单抗联合 gp100 疫苗或达卡巴嗪治疗转移性黑色素瘤的临床试验结果，以及美国 FDA 批准伊匹木单抗用于恶性黑色素瘤的治疗，推动了将其用于治疗其他肿瘤的研究（Hodi et al.，2010）。目前有两项临床试验正在评估伊匹木单抗和曲美母单抗在治疗复发性胶质瘤中的疗效（NCT02794883 和 NCT02017717）。NCT02794883 试验评估曲美母单抗与度伐利尤单抗联合用药治疗复发性恶性胶质瘤的情况，NCT02017717 试验评估伊匹木单抗与纳武利尤单抗的联合用药治疗复发 GBM 的情况。在临床前研究中，阻断胶质瘤 PD-1 检查点显示出治疗肿瘤的效果。在胶质瘤 GL261 小鼠模型中，使用 PD-1 阻断抗体联合放疗改善了小鼠的总生存期。目前，多项临床前试验正在评估 PD-1 抗体和 PD-L1 抗体在恶性胶质瘤中的治疗效果。除上述两项临床试验外，还有两项Ⅰ/Ⅱ期临床试验将评估使用帕博利珠单抗联合或不联合贝伐珠单抗（NCT02337491）与帕博利珠单抗联合或不联合激光消融（NCT02311582）治疗复发性胶质瘤患者的情况。临床试验 NCT01952769 将评估 pidilizumab（人源化抗 PD-1 单克隆抗体）对弥漫性脑桥胶质瘤和复发性胶质瘤的治疗效果，临床试验 NCT02336165 正在测试度伐利尤单抗（MEDI4736，抗 PD-L1 单克隆抗体）与放疗和贝伐珠单抗联合使用对胶质瘤的治疗效果。其他多个临床试验也正在评估免疫检查点抑制剂在恶性胶质瘤中的治疗效果。其他免疫检查点如 TIM-3、IDO、LAG-3 和腺苷 A2A 受体，在临床前研究中也显示出了作为胶质瘤治疗靶点的潜力（Luksik et al.，2017）。在小鼠胶质瘤模型中，联合应用 PD-1 抗体、TIM-3 抗体和局部放疗可引起肿瘤的消退，IDO、CTLA-4 和 PD-L1 靶向阻断剂的联合使用可 100%诱导胶质瘤动物的长期生存（Hodi et al.，2010）。

基于临床前研究结果，免疫检查点阻断治疗可能是又一条极具潜力的发展途径。然而，得出这些结果的一个重要原因是 GL261 作为肿瘤模型在这些研究中的应用。GL261 肿瘤细胞动物模型可模仿GBM 的许多特征，包括新血管生成、假性坏死和血管周围组织生成等（Oh et al., 2014）。这些原因促使研究人员广泛使用这个模型来测试各种治疗肿瘤策略。然而，由于 GL261 肿瘤本身具有高突变负荷特征，可能由此产生新的抗原，导致动物模型中 T 细胞谱系的广泛分化和对免疫治疗的高反应率。相反，胶质瘤在人体中是高度免疫抑制的。因此，需要用多种不同的啮齿动物模型来充分验证免疫治疗方法的有效性。这也将促使个体化免疫治疗策略的发展。

（二）肽疫苗免疫治疗

许多胶质瘤相关抗原，如 IL-13Rα2、HER-2、EphA2、gp100 和 AIM-2 都是胶质瘤治疗的靶点（Vom Berg et al., 2013）。同时，EGFRvⅢ 等可作为肿瘤特异性抗原来特异性地靶向肿瘤细胞。研究表明，20%～30%的 GBM（WHO Ⅳ）患者中表达EGFRvⅢ（Heimberger et al., 2005）。在多中心Ⅱ期临床试验（ACT00643097）中，针对表达 EGFRvⅢ的 18 例患者，将 EGFRvⅢ 特异性肽（PEP-3，rindopepimut）血蓝蛋白结合疫苗联合 GM-CSF 与标准放疗和化疗相结合的治疗进行评估显示，患者中位生存期达到 26 个月（Sampson et al., 2010）。在调整了年龄和 KPS 功能评分后，发现接种疫苗的患者的总生存期大于对照组的总生存期。有趣的是，82%的肿瘤失去了 EGFRvⅢ 表达。这表明在治疗过程中，肿瘤出现适应治疗的免疫编辑。在随后的Ⅱ期试验（ACT Ⅲ，NCT00458601）中，结合使用 rindopepimut、GM-CSF、标准组和剂量强化的TMZ 组合也观察到肿瘤免疫编辑现象，导致 67%的患者 EGFRvⅢ 免疫治疗反应降低，患者总生存期仅为 21.8 个月（Schuster et al., 2015）。在新诊断的胶质瘤患者临床试验（ACT Ⅳ，NCT01480479）中，rindopepimut/GM-CSF 联合 TMZ 治疗的研究停止在Ⅲ期临床试验，因为使用 rindopepimut 治疗的中位OS 为 20.4 个月，而对照组为 21.1 个月（Weller et al., 2017）。NCT01498328 是 rindopepimut/ GM-CSF 联合贝伐珠单抗治疗复发 EGFRvⅢ 阳性胶质瘤患者

的Ⅱ期研究。中期分析显示，rindopepimut 可对EGFRvⅢ肿瘤特异地产生明显的免疫治疗效果，并导致肿瘤消退；在联合使用贝伐珠单抗时显著延长了复发胶质瘤患者的生存时间。这显示了多种单肽疫苗组合联用的治疗优势（Friedman et al., 2009）。

目前，为了降低单肽疫苗接种后出现肿瘤免疫编辑而导致疾病复发的风险，多种肽组合联用的临床试验正在进行中。NCT01130077 临床试验在儿童脑干胶质瘤和高级别胶质瘤中使用 EphA2、IL-13Rα2 和 Survivin 与破伤风类毒素和 Poly I：C联合治疗的结果显示出了明显的肽特异性免疫反应和免疫细胞浸润特征。在 26 例儿童患者中有5 例患者出现可控制的假性进展，19 例患者 SD，2 例患者 PD（Pollack et al., 2014）。NCT02078648临床试验正在测试 SL-701 疫苗（IL-13Rα2、EphA2和 Survivin）与贝伐珠单抗联合应用于新诊断的胶质瘤患者的治疗情况。IMA950（由来源于以下蛋白的多肽组成：短蛋白聚糖硫酸软骨素蛋白多糖 4、脂肪酸结合蛋白 7、胰岛素样生长因子 2 mRNA 结合蛋白 3、神经连接蛋白 4X、神经元细胞黏附分子、蛋白酪氨酸磷酸酶受体 Z1、生腱蛋白 C、MET 原癌基因蛋白、杆状病毒凋亡抑制重复 5 及 HBV 核心抗原）的Ⅰ期试验显示 40 例患者中 36 例可对单肽治疗反应，20 例患者对多肽治疗反应。然而，患者中位生存期仅为 15.3 个月（Rampling et al., 2016）。NCT01920191 临床试验在新诊断的 HLA-A2胶质瘤患者中测试了皮内 IMA950 和肌肉内Poly-ICLC 作为佐剂与 TMZ 的联合治疗情况。初步结果显示，6 例患者中有 2 例患者的中位 OS 有所改善，其中 2 例患者出现了肽特异性的 CD4 和 CD8T 细胞的诱导生成（Boydell et al., 2019）。

NCT02149225 是一项胶质瘤主动个性化疫苗联盟（GAPVAC）的Ⅰ期试验，通过患者个体的肿瘤表达谱获得肿瘤相关肽和肿瘤特异性肽，在新诊断的 GBM 患者中测试使用肿瘤相关肽和肿瘤特异性肽疫苗的个体化治疗效果。NCT02287428（Ⅰ期临床试验）也正在对新诊断的 MGMT 未甲基化胶质瘤患者使用个体化肿瘤抗原疫苗结合放疗的安全性和有效性进行研究。

胶质瘤的遗传特性也可能会影响到其对免疫治疗的反应性。研究发现 ATRX 缺失的肿瘤遗传不稳定性增加（Koschmann et al., 2016）。对人脑胶质

瘤的全基因组数据分析表明，*ATRX* 突变与单核苷酸变异水平上的突变率增加有关。因此，这种肿瘤可能更具有免疫原性。已发现 *IDH1* 和 *IDH2* 在＞80% 的 WHO Ⅱ/Ⅲ级星形细胞瘤、少突胶质细胞瘤和少突星形细胞瘤中发生突变。Schumacher 等（2014）的研究表明，免疫治疗方法可以靶向这种新抗原。

目前，NCT02193347（Resist）正在测试 IDH1 多肽疫苗（PEPIDH1M）与 GM-CSF 和破伤风类毒素在成人 IDH1-R132H 阳性的复发性Ⅱ级胶质瘤中的联合使用效果。NOA-16（NCT02454634）是另一项Ⅰ期临床研究，在 *IDH1* 突变体 WHO Ⅲ～Ⅳ级肿瘤中测试 IDH1 多肽疫苗，这些肿瘤也伴有 *ATRX* 缺失而没有 1p/19q 缺失（分子水平的星形细胞瘤）。

某些热休克蛋白（heat shock protein，HSP），如 HSP70 和 HSP90 已被证明与胶质瘤抗原结合，并诱导固有免疫和适应性免疫反应。大多数使用热休克蛋白作为疫苗的试验都使用了热休克蛋白-肽复合物 96。一项使用热休克蛋白疫苗治疗复发性胶质瘤的Ⅰ期试验（NCT00293423）显示了肿瘤特异性反应（Crane et al.，2013）。一项Ⅱ期试验显示，在术后切除疫苗的患者中，PFS 和 OS 的中位数分别为 19.1 周和 42.6 周（Bloch et al.，2014）。NCT01814813 就是一项正在进行的测试在术后复发性胶质瘤患者中使用热休克蛋白-肽复合物 96 与贝伐珠单抗组合治疗的Ⅱ期临床试验。

（三）树突状细胞疫苗的免疫治疗

基础试验研究的成功促进了大量使用树突状细胞（DC）疫苗的临床研究。DC 可以装载多肽、肿瘤细胞裂解物、肿瘤衍生 mRNA、病毒抗原和肿瘤干细胞，所有这些都可以针对肿瘤的个体特异性进行定制构成。脑胶质瘤患者的Ⅰ期试验正对一种由 6 个肽（AIM-2、MAGE1、Trp-2、gp100、HER-2 和 IL-13Rα2）组成的自体 DC 疫苗 ICT-107 联合放化疗治疗胶质瘤的情况进行评估（Phuphanich et al.，2013）。Ⅲ期临床试验（NCT02546102）正在招募患者进一步研究这种治疗，前期试验可观察到患者 OS 达到 38.4 个月。同时，在治疗中可观察到 CD8 T 细胞中 IFN-γ 和 TNF-α 的产生增加。在一项 22 例恶性胶质瘤患者的Ⅰ/Ⅱ期试验中，用合成肽（EphA2、IL-13Rα2、Ykl-40 和 gp100）和 Poly I：C

脉冲的 1 型极化 DC 及 Poly I：C 治疗胶质瘤患者，58% 的患者产生了针对至少一种抗原的免疫反应，并且观察到 DC 产生的 IL-12 与 PFS 呈正相关（Okada et al.，2011）。一项Ⅰ期研究评估了基于自体肿瘤裂解物的 DC 疫苗的安全性和有效性。试验中，复发胶质瘤患者的中位生存期为 133 周，CD8 T 细胞活性显著增加（Yu et al.，2004）。一项正在进行的Ⅲ期研究（NCT00045968）使用一种通过将患者自身肿瘤的蛋白质装载到 DC 中制备的自体 DC 疫苗（DCVax-L）进行疗效评估。

Ⅰ/Ⅱ期研究（NCT00846456）使用负载了从患者肿瘤中分离的肿瘤干细胞扩增的 mRNA 的 DC 进行治疗。试验中没有观察到严重的副作用，最令人鼓舞的是，治疗组患者的 PFS 是对照组的 2.9 倍（Vik-Mo et al.，2013）。复发性胶质瘤Ⅰ期试验（NCT02049489）正在测试 ICT-121 治疗的安全性，ICT-121 是一种针对 CD133（胶质瘤干细胞上表达的抗原）的 DC 疫苗。随着胶质瘤中巨细胞病毒（cytomegalovirus，CMV）及其基因产物得到鉴定，临床前研究开发了靶向免疫治疗。NCT00626483 是一项评估抗 CD25 抗体、巴利昔单抗与负载 CMV pp65-溶酶体相关膜蛋白 mRNA 的自体 DC 组合的研究。另一项研究（NCT00639639）表明，在用人 CMV pp65 基因 DC 疫苗接种之前，用破伤风/白喉类毒素预处理可以改善 DC 的迁移和存活。Elevate 是一项Ⅱ期随机研究（NCT02366728），目前正在招募新诊断的胶质瘤患者，旨在研究 CMV 靶向 DC 疫苗之前用破伤风类毒素或巴利昔单抗进行预处理的治疗效果。

临床前研究表明免疫检查点阻断可以提高抗肿瘤 DC 疫苗对胶质瘤患者的治疗效果（Kamran et al.，2017；Kim et al.，2017；Reardon et al.，2016）。一项Ⅰ期临床试验（AVERT，NCT02529072）正在评估 CMV 靶向 DC 疫苗与 PD-1 阻断抗体、纳武利尤单抗在复发性高级别胶质瘤患者中的联合应用。另一项Ⅱ期临床研究显示：将标准治疗、DC 疫苗 AVO113 和贝伐珠单抗联合治疗与单独使用疫苗或单独使用贝伐珠单抗治疗相比，患者的中位 OS 得以增加。

（四）ACR 及 CAR-T 免疫治疗

ACT 是经体外产生自体肿瘤反应性 T 细胞，然后将其重新输回肿瘤患者体内，并辅以合适的生长因子，促使其在体内发挥杀伤肿瘤细胞作用的治疗方法。最初使用 ACT 治疗胶质瘤的研究涉及通过肿瘤细胞培养诱导 T 细胞的体外扩增，或在放射肿瘤细胞和 GM-CSF 免疫后从引流淋巴结（draining lymph node，DLN）中分离 T 细胞（Chandramohan et al.，2013）。在一项针对复发胶质瘤和 CMV 阳性血清学患者的 I 期临床研究中，使用输注体外扩增的 CMV 特异性自体 T 细胞治疗方法，10 名接受至少 3 次 T 细胞输注的患者中有 4 人的 PFS 得以改善，其中位 OS 为 403 天（澳大利亚新西兰临床试验注册中心；ACTRN12609000338268）。虽然此治疗被认为是安全的，但没有观察到患者 PFS 与 T 细胞的表型和功能之间的相关性，所以仍需要进一步的研究证实治疗的有效性。

CAR-T 由单克隆抗体的抗原结合区与 CD3ζ 或 FcR1γ 的信号转导结构域融合而成，因此结合了单克隆抗体对 T 细胞效应器功能信号通路的特异性和亲和力（Sadelain et al.，2009）。临床前研究已经使用 CAR-T 靶向 EGFRvⅢ、IL-13Rα2、HER-2 和 EphA2 治疗肿瘤。在针对复发性胶质瘤患者的研究中，首次靶向 IL-13Rα2 的 CAR-T 治疗的人体试验（NCT00730613）证实了其安全性和可行性，结果显示其副作用最小（Brown et al.，2015）。3 例患者中有 2 例也出现了一过性抗胶质瘤反应。基于这些发现，IL-13Rα2 靶向的 CAR-T 被进一步修饰，以结合 4-1BB（CD137）共刺激因子和一个突变的 IgG4-Fc 连接子。IL13BBζCAR-T 经中央记忆 T 细胞慢病毒转导产生。治疗早期发现显示，一名接受腔内和脑室内输注的患者，在经 CAR-T 治疗后，临床 PFS 持续了 7.5 个月。然而，经过最近的治疗周期后，在新的位置观察到肿瘤复发，这可能是由 IL-13Rα2 表达降低导致的。此外，CAR-T 在以后的治疗周期和 7 天输液周期中在脑脊液中的积累及扩展受到限制。来自这例患者的结果促使 I 期研究规模进一步扩大。目前，在更大的患者群中进行脑室给药，用以评估治疗疗效（Brown et al.，2015）。

关于评估 CAR-T 对恶性胶质瘤中 EGFRvⅢ、IL-13Rα2、HER-2、EphA2、CD133 和 MUC 1 治疗安全性和有效性的临床试验正在进行。一项 I 期研究（NCT02209376）评估了构建和使用重定向到 EGFRvⅢ 的 CAR-T（CART-EGFRvⅢ）治疗

EGFRvⅢ 阳性的复发性 GBM 患者的可行性和安全性。试验中没有观察到脱靶毒性或细胞因子释放综合征的副作用。数据显示出 CART-EGFRvⅢ 细胞向胶质瘤的定向游走、CAR-T 的增殖活性和抗肿瘤活性；然而，也观察到了强烈的代偿性免疫抑制，包括 IDO1 和 PD-L1 的表达上调及调节性 T 细胞的募集。

I 期临床试验 NCT01109095 也在研究在胶质瘤患者中使用表达针对 HER-2 的 CMV 特异性细胞毒性 CAR-T 的治疗效果。试验结果显示，HER-2 特异性 CAR 修饰的 CMV 特异性 T 细胞的输注具有良好的人体耐受性，无剂量相关的副作用。这项研究还显示 17 例患者中有 8 例患者的临床数据得以改善，其中 1 例 PR、7 例 SD，也表明了进一步扩大研究的必要性（Ahmed et al.，2017）。

许多试验正在寻求提高 CAR-T 特异性和抗肿瘤活性的分子，包括新构建的串联 CAR 分子、信号平衡 CAR 分子、双抗原 CAR 分子和含有嵌合开关受体的 CAR 分子（Ankri et al.，2013；Genssler et al.，2016；Hegde et al.，2016；Liu et al.，2016；Roybal et al.，2016）。嵌合开关受体中的胞外区由 PD-1 组成，胞内区是刺激性的，因此在结合 PD-L1 时产生刺激信号而不是抑制信号（Liu et al.，2016）。同时，研究人员也在努力控制与 CAR-T 相关的毒性作用（Bonifant et al.，2016）。

（五）溶瘤病毒疗法

顾名思义，溶瘤病毒指的是一类能够有效感染并消灭癌细胞的病毒。由于病毒的特性，这种疗法既可以整体使用，也可以局部使用，对原发和转移性肿瘤进行治疗。当肿瘤细胞在病毒的感染下破裂死亡时，新生成的病毒颗粒会被释放，最终导致宿主细胞死亡和周围肿瘤细胞感染。一些研究表明，溶瘤病毒可特异性地靶向清除肿瘤细胞（Gardeck et al.，2017）。除了导致细胞死亡外，病毒感染还能导致内源性免疫反应和适应性免疫反应的激活，因此可成为外源性的免疫治疗剂（Chiocca et al.，2014）。在 I 期临床试验中，包括含有 ICP34.5 和核糖核酸还原酶（RNR）突变的单纯疱疹病毒 1 型（HSV-1）两种变种病毒，被证明是安全的，目前正在进行 II 期临床试验（Rampling et al.，2000）。HSV-1 的其他变种，如 M032 和

rQNestin34.5 正在进行临床前试验，未来可期。ONYX-015 是一种 E1B 突变腺病毒，在Ⅰ期研究中被证明是安全的（Ganly et al.，2000）。另一种变体 AdDelta24-RGD 目前处于临床前和临床开发阶段（Fueyo et al.，2003；Jiang et al.，2007）。呼肠孤病毒可选择性地通过激活的 RAS 途径感染细胞。Ⅰ期临床试验中，呼肠孤病毒对复发胶质瘤的治疗研究显示出其安全性和抗胶质瘤的活性（Forsyth et al.，2008）。另外，一种减毒的脊髓灰质炎病毒 PVS-RIPO 在临床前试验中显示出疗效，目前正在进行Ⅰ期临床试验（NCT01491893）（Dobrikova et al.，2012；Gromeier et al.，1996）。这项研究的中期分析结果显示，相比历史对照，输注 PVS-RIPO 的患者生存似乎得到改善。H-1 是一种细小病毒变异体，在大鼠和人 GBM 细胞系中被证明是溶瘤性的，正在进行针对复发性胶质瘤的Ⅰ/Ⅱa 期临床研究（NCT01301430）（Geletneky et al.，2010）。NCT00390299 是一项在复发性胶质瘤患者中测试麻疹病毒变异体 MV-CEA 的Ⅰ期试验。由于麻疹病毒的受体在健康的脑组织和 T 细胞上表达，因此需进一步完善相关工作，以提高这种病毒的选择性和安全性（Allen et al.，2006）。禽新城疫病毒已经在Ⅰ/Ⅱ 期临床试验（NCT01174537）中进行了测试，未显出严重的副作用，并且 1 名患者的治疗结果显示出完全应答效应。为了进一步提高溶瘤病毒的治疗效果并逆转肿瘤诱导的免疫抑制，复发性胶质瘤或胶质肉瘤患者的第二阶段试验 NCT02798406（Captive/Keynote-192）是关于条件复制腺病毒 DNX-2401 与抗 PD-1 单克隆抗体帕博利珠单抗联合使用的研究。

（六）免疫刺激基因治疗

免疫刺激基因治疗的目的是调节肿瘤微环境，从而产生强大而有效的抗肿瘤免疫反应。在Ⅰ期临床试验中，使用 HSV-TK 和 IL-2 的自杀基因疗法的组合治疗，12 例患者中有 2 例患者产生了最小的副作用和局部反应（Colombo et al.，2005）。IL-4 已经在 IL-4-HSV-TK 基因修饰的自体肿瘤的Ⅰ期研究中进行了测试，可诱导肿瘤产生免疫反应。日本研究员对恶性胶质瘤患者进行的一项Ⅰ期临床研究显示，在接受脂质体介导的 IFN-β 递送治疗的患者中，有 2/5 的患者肿瘤体积减少了 50%，并且毒性很小（Yoshida et al.，2004）。第二阶段的Ⅰ期临床试验直接将 Ad-hIFN-β 注入肿瘤腔和周围区域，证实了治疗的安全性及其诱导肿瘤细胞凋亡的活性（Chiocca et al.，2008）。

腺相关病毒（adeno-associated virus，AAV）载体也被开发用于局部传递 AAV-IFN-β，并与化疗相结合进行肿瘤治疗。由于 DNA 第二链的合成需要 DNA 复制以激活单链 AAV 载体的转录，因此在病毒基因治疗后进行化疗，与单一使用病毒基因治疗相比，提高了 GBM 小鼠模型的中位生存期（GuhaSarkar et al.，2017）。AAV 载体也被用来在 GBM 啮齿动物模型中传递 IL-12。研究人员已经开发了一种通过编码 HSV-1-TK 和 FLT3L 的腺病毒介导的条件性细胞毒性免疫刺激基因疗法。这种治疗方法在许多临床前胶质瘤模型中导致肿瘤消退、长期存活和健壮的记忆 T 细胞反应。重要的是，TMI 同时治疗增强了这种基因治疗方法在小鼠脑癌模型中的疗效（Candolfi et al.，2014）。这一策略目前正在 GBM 患者的Ⅰ期临床试验中进行研究（NCT01811992）。

免疫基因治疗策略与阻断免疫抑制机制相结合可提高对 GBM 患者的疗效。在 GBM 小鼠模型中，抗体介导的免疫检查点阻断和 MDSC 耗尽（占肿瘤浸润免疫细胞的 40%）增强了 TK/FLT3L 基因治疗诱导的抗肿瘤免疫反应。携带编码 IL-12 基因的溶瘤性 HSV（OHSV G47）与抗 CTLA-4、抗 PD-1 抗体联合使用时，在 GBM 小鼠模型中显示出强大的抗肿瘤作用（Saha et al.，2017）。

三、小　结

尽管经过多年的研究，胶质瘤现在仍是预后最差的肿瘤之一。目前，研究人员在制定胶质瘤相关免疫治疗方案方面已经取得了重大进展，这些方案可能很快就会被纳入胶质瘤标准治疗中。然而，胶质瘤相关免疫治疗仍需要克服多个挑战。第一，要克服肿瘤异质性而导致的免疫治疗失败（Patel et al.，2014）。随着基因组学、表观遗传学和生物信息学的发展，针对肿瘤定制的个性化治疗方案将逐步变为可能。第二，对临床试验的诊断、治疗反应和疗效评估的标准化，促进免疫治疗的推广和应用。在这方面，一些工作正在进行，如研究人员正在建立神经肿瘤学中的免疫治疗反应标准（Okada et al., 2015）。重复组织采样对于中枢神经系统肿瘤来说非常困难，加上相关的肿瘤水肿和假性进展，进一步使治疗效果的评估复杂化。研究人员还在努力确定免疫治疗特异的或具有预测价值的生物标志物，作为评估治疗反应的纳入标准，以满足对治疗进程的监控。第三，鉴于肿瘤的异质性和治疗产生的免疫编辑，单一的治疗方法是不够的，需要确立多管齐下的组合治疗方法以达到理想治疗效果，如将多个检查点抑制剂与放疗、检查点抑制剂和 IDO 抑制剂组合或检查点抑制剂与免疫刺激性基因治疗或疫苗组合的策略。目前，多个临床试验正在测试用不同组合方法治疗胶质瘤，以获得广泛和持久的临床疗效。尽管免疫治疗起步较晚，但其已显示出强大的临床治疗效果和广泛的应用前景，为人类攻克胶质瘤增添了强有力的工具。

（张传宝　游　赣）

编者简介

张传宝，外科学博士，住院医师。毕业于首都医科大学，现就职于首都医科大学附属北京天坛医院神经外科，致力于脑肿瘤的手术治疗及基础研究。共发表 SCI 论文 27 篇，总 IF 147，IF＞10 的论文 3 篇，单篇 IF 最高 10.2，H 因子 21。获国家授权发明专利 1 项，在研国家自然科学基金青年科学基金项目 1 项。

游赣，神经外科学博士，副主任医师，副教授。毕业于首都医科大学，现就职于首都医科大学附属北京天坛医院神经外科，擅长脑胶质瘤的个体化综合诊疗。发表 SCI 论文 30 余篇，总 IF 超过 70，IF＞10 的论文 2 篇，IF＞5 的论文 5 篇，单篇 IF 最高 10.091，总引用 600 余次，单篇引用最高 120 次。目前主持国家自然科学基金等项目 5 项；荣获 2013 年教育部科学技术进步奖一等奖 1 项、2017 年国家科学技术进步奖二等奖 1 项。参编《脑胶质瘤》等专著 4 部。现任中国抗癌协会脑胶质瘤专委会青年委员会副主任委员。

第十七章

头颈部肿瘤

第一节 流行病学及分子生物学特点

一、概　述

头颈部肿瘤侵袭性强、遗传背景复杂且治疗棘手，具有较高的发病率和死亡率。头颈部肿瘤中占主导的是头颈部鳞状细胞癌（head and neck squamous cell carcinoma，HNSCC）。与 HNSCC 相关的主要危险因素包括吸烟、饮酒、HPV 感染（见于口咽癌）和 EBV 感染（见于鼻咽癌）等。HNSCC 中存在一系列遗传学和免疫微环境异常，涉及细胞周期、有丝分裂和细胞分化及细胞死亡等信号通路。本节将对头颈部肿瘤的流行病学危险因素、分子生物学特点进行综述。

二、流　行　病　学

在世界范围内，头颈部肿瘤每年新发病例超过 60 万例，死亡超过 30 万例（Bray et al.，2018）。在美国，头颈部肿瘤占所有恶性肿瘤的 3%，每年约有 5.3 万美国人患头颈部肿瘤，10 800 人死于该病。在欧洲，每年大约有 250 000 例新发病例和 63 500 例死亡病例。男性发病率明显高于女性，比例为 2 : 1～4 : 1。鳞癌（squamous cell carcinoma，SCC）是头颈部肿瘤最主要的组织学类型。口腔癌和舌癌在印度次大陆较为常见，鼻咽癌在中国、新加坡等地区较为常见，咽喉癌和（或）喉癌在其他人群中较为常见（Bray et al.，2013）。

三、危　险　因　素

头颈部肿瘤最常见的相关危险因素包括吸烟、饮酒、病毒感染等（Jou et al.，2017）。

（一）吸烟

吸烟是 HNSCC 发生的重要危险因素之一。在重度吸烟者中，发生 HNSCC 的风险比不吸烟者高 5 倍以上（Bhatta et al.，2018）。吸烟与 HNSCC 风险似乎存在剂量-反应关系（De Stefani et al.，1998）：研究发现，现正吸烟者发生 HNSCC 的相对风险为 6.5，风险程度随着吸烟时间的延长而增加，并在戒烟后逐渐降低。初始吸烟年龄低和吸烟时间长均为 HNSCC 的高危因素，而戒烟会降低患病风险。

（二）饮酒

酒精摄入独立增加了上呼吸-消化道癌症的风险，尽管吸烟和饮酒的影响往往难以分开（Giraldi et al.，2017；Waqar et al.，2018）。酒精导致头颈部癌的风险似乎具有剂量依赖性。一项研究报告称，酒精摄入量大于 50g/d，患头颈部癌的风险比摄入小于 10g/d 者高 5～6 倍（De Stefani et al.，1998）。酒精摄入和吸烟似乎对头颈部癌的发病风险具有交互作用和倍增效应。

（三）病毒感染

多种类型的病毒感染与头颈部癌风险增加相关，尤其包括 EBV、HPV、单纯疱疹病毒（herpes simplex virus，HSV）、HCV 和 HIV。

1. EBV 该病毒相关鼻咽癌是一种比较少见

的恶性肿瘤，属于特殊类型头颈部肿瘤。鼻咽癌在中国南方是最常见的癌症之一。大量证据支持 EBV 是鼻咽癌发病的主要致病因子，但 EBV 和其他头颈鳞癌的相关性存在争议（Cruz et al.，2000；Cruz et al.，1997）。

2. HPV 流行病学和分子学证据已确定 HPV（主要为 16 型）在头颈部癌症患者中的病因作用（Auguste et al.，2017）。HPV 相关口咽癌通常见于不吸烟和不饮酒的年轻男性。

3. HSV 与 EBV 或 HPV 相比，HSV 与口腔癌发生的相关性更低。研究表明，HNSCC 患者的 HSV-1 型免疫球蛋白 M（immunoglobulin M，IgM）水平高于对照组，而 HSV 在体外可使细胞转化为恶性表型（Larsson et al.，1991）。

4. HCV 一项队列研究发现（Mahale et al.，2016），与对照组相比，口咽癌和非口咽癌患者中 HCV 抗体出现的比例显著较高（14.0% vs 20.0% vs 6.5%），HCV RNA 也是如此（10.7% vs 15.5% vs 3.4%）。校正了潜在的混杂变量后，这种效应依旧存在。探索性亚组分析发现，该作用仅限于 HPV 阳性的口咽癌、口腔癌和喉癌患者中，而不包括 HPV 阴性的口咽癌、鼻咽癌或下咽癌患者。

（四）免疫缺陷

HIV 感染或实体器官移植引起的免疫缺陷与头颈部癌症风险增加相关。感染 HIV 的患者患 AIDS 相关恶性肿瘤的风险明显增加。在 HIV 感染的患者中，HNSCC 的发生率大约增加两倍。接受实体器官移植的患者癌症风险增加，这包括发生在头颈部的癌症。以 2817 例器官接受者为例，175 例患者发生了 391 种头颈部恶性肿瘤（Rabinovics et al.，2014）。

（五）槟榔

嚼槟榔的现象在亚洲某些地区广泛存在，是头颈部鳞状细胞癌发生的独立危险因素（Guha et al.，2014）。槟榔的致癌效果可能与烟草和酒精有协同作用。

（六）职业暴露

多项研究探讨了不同职业或环境毒素与头颈部癌的潜在关系。其中包括干洗剂全氯乙烯、石棉、农药、人造矿物玻璃纤维（MMMF）、多环芳烃、芥子气、塑料和橡胶制品、乙醇、硫酸雾、皮革和油漆等（Brasil et al.，2018；Carton et al.，2017；Carton et al.，2018；Langevin et al.，2013；Radoi et al.，2019）。2004 年甲醛被列为致癌物质，因为它与鼻咽癌和可能的鼻腔及鼻窦癌有关（Vaughan et al.，1986）。喉部和舌根的鳞癌也与暴露于"橙剂"有关。

（七）放疗

既往放疗与甲状腺癌、涎腺肿瘤、HNSCC 和肉瘤相关（Miyahara et al.，1998）。虽然这种关系被普遍认为是成立的，但是有一个较长的潜伏期，并且总体风险较低（van der Laan et al.，1995）。

（八）饮食

有些饮食因素可能降低个体患头颈部癌的风险，而有些则可能增加特定疾病的易感性。多项研究表明，增加水果和蔬菜的摄入具有保护作用（Boeing et al.，2016）。与此相反，病例对照研究表明，经常食用大量添加亚硝酸盐的腌肉患鼻咽癌的风险增加。

（九）遗传因素

多种遗传因素和通路可能导致头颈部肿瘤发病风险的增加，这些因素可能与其他已知的危险因素相互作用（Lacko et al.，2014；Vukovic et al.，2018）。这些因素包括影响烟草烟雾中致癌物暴露的代谢多态性、DNA 修复基因多态性及其他致癌途径的变异。

（十）漱口水

由于大多数漱口水的主要成分乙醇具有致癌性，因此推测漱口水与头颈部癌症相关。在国际头颈部癌流行病学联合会的一项研究中（Boffetta et al.，2016），既往使用者中所有头颈部癌发病率均未增加（OR=1.01），但口腔癌和口咽癌发病率显著增加（OR 分别为 1.11 和 1.28），使用漱口水超过 35 年（OR=1.15）和每天使用一次以上（OR=1.31）者的总体发病率显著增加。

（十一）其他危险因素

其他因素也可能导致特定患者发生头颈部癌，其中包括口腔卫生差和牙周病等（Lockhart et al.，1998）。

四、分子生物学特点

TCGA 分析了 279 例 HNSCC 标本，并按部位、分期、HPV 状态、分子亚型和公认的生物标志物评价了 DNA/RNA 结构改变、体细胞突变、基因组改变。这项研究是目前最新和最全面的 HNSCC 基因组分析（Boffetta et al., 2016）。下面就 HNSCC 的分子生物学特点展开讨论。

（一）有丝分裂信号通路异常

1. EGFR和TGF-α　EGFR 及其主要配体 TGF-α 在 HNSCC 中常过表达，形成了一个自分泌激活环路（Rubin Grandis et al., 1998）。TGF-α 过表达通常在癌变早期被诱导，在轻度异型增生中增加，而在晚期异型增生或癌中无进一步增加（Cancer Genome Atlas Network, 2015）。相反，EGFR 的表达通常随着发育异常程度的增加而逐渐增加，并且在许多完全转化的 HNSCC 中显著增加（Rubin Grandis et al., 1998; Shin et al., 1994）。90%以上的 HNSCC 中 EGFR 表现出一定程度的上调。HNSCC 中 EGFR 水平与 OS 和 PFS 的缩短相关（Temam et al., 2007）。此外，临床研究已证实了 EGFR 作为 HNSCC 治疗靶点的重要性（Taberna et al., 2019）。

2. RAS 介导的通路　RAS 家族包括三个基因：*HRAS*、*KRAS* 和 *NRAS*。在 HNSCC 中几乎仅表现出 *HRAS* 突变（美国 HNSCC 中 *HRAS* 突变率只有 4%～5%）（Grandis et al., 1993）。*RAS* 突变激活 RAF/MEK/ERK 通路和 PI3K 通路，这两条通路均与细胞异常增殖、分化和存活有关。在 HNSCC 中，PI3K 通路的过度激活发生在 *PI3KCA* 突变（见于 6%～8%的病例）或 *PTEN* 缺失（见于 10%的肿瘤）中（Miyahara et al., 2018; Murugan et al., 2008）。

3. HER-2　*HER-2* 基因产物与 EGFR 具有广泛的结构同源性，在许多实体肿瘤如乳腺癌、肺癌、卵巢癌和胃癌中过度表达。HNSCC 中，大约有 50% 发生 HER-2 上调（Field et al., 1992）。HER-2 信号转导除了参与有丝分裂以外，还可通过诱导多种因子的聚集来增加肿瘤细胞的转移潜能，这些因子参与改变细胞间的黏附和侵袭。与 EGFR 一样，在多数（但并非所有）研究中，HER-2 表达与 HNSCC 患者总生存率降低相关（Field et al., 1992; Giatromanolaki et al., 2000）。

（二）细胞周期控制异常

1. 细胞周期蛋白 D1 过表达　细胞周期蛋白 D1（Cyclin D1）由 *CCND1* 基因编码，已经被证实在 HNSCC 中呈现过表达。Cyclin D1 与 CDK4 和 CDK6 结合，促进细胞周期在 G_1—S 期的进程，这对细胞的复制和分裂至关重要（Kotelnikov et al., 1997）。*CCND1* 基因多态性被认为可以改变 Cyclin D1 的表达，与 HNSCC 的风险、肿瘤分级、肿瘤复发和存活率相关（Michalides et al., 1995）。

2. P16/P14 ARF 位点的失活　*P16*（CDKN2/MTS1）和 *P14 ARF* 是同一位点的重叠基因，由不同的可读框和不同的 mRNA 剪接形式编码。该位点的失活是 HNSCC 中最常见的基因改变之一（Reed et al., 1996）。基因产物 P16 是 CDK4 和 CDK6 的强效抑制剂。因此，P16 的失活与 Cyclin D1 的过度表达一样，会增加 CDK4/6 的活性，促进细胞增殖（Liggett et al., 1996）。P14 ARF 阻断 P53 与其抑制剂 MDM2 的联系（Poi et al., 2015）。因此，P14 ARF 的缺失导致 P53 功能的间接抑制。

3. P53 失活　是一个关键的抑癌因子，通过抑制细胞周期进程和诱导细胞凋亡来抑制细胞异常增殖。研究表明 *TP53* 基因在至少一半的 HNSCC 中失活（Olshan et al., 1997）。P53 表达缺失的机制取决于 HNSCC 发生的危险因素。通过突变或杂合性缺失导致 P53 失活往往与烟酒史相关（Gonzalez et al., 1995）。与之相反，*TP53* 突变与 HPV 感染之间存在负相关性。在 HPV 感染的情况下，P53 主要通过与 E6 病毒蛋白结合而失活（Scheffner et al., 1990）。

4. *NOTCH-1* 基因　HNSCC 中 *NOTCH-1* 基因突变率大约为 15%（Agrawal et al., 2011）。NOTCH-1 被认为在调节正常细胞分化中发挥作用，具有致癌和抑癌双面性。在 HNSCC 中，*NOTCH-1* 似乎是一种抑癌基因，大多数突变可能是影响 EGF 样配体结合域或 NOTCH 胞内域的功能缺失突变。

5. *c-MYC* 癌基因　是一种高效的促增殖因子，当过度表达时，可通过尚未明确的机制促进 G_1—S 转化。*c-MYC* 基因扩增可见于 HNSCC，并

且 *c-MYC* 的上调与总生存率下降相关（Bhattacharya et al.，2009）。

6. HPV 致癌病毒是另一种可影响细胞周期调控的因素。多达 1/3 的 HNSCC 和 60%的口咽癌含有 HPV，其中大多数含有致癌高风险 HPV 类型（16 型、18 型或 33 型）。HPV 阳性 HNSCC 的分子特征与 HPV 阴性的 HNSCC 不同，几乎所有的 HPV 相关肿瘤均表达野生型抑癌基因 P53 和 P16。这表明 HPV 阳性与 HPV 阴性肿瘤的致癌机制不同。

（三）细胞间接触和细胞分化通路异常

1. *DOC-1* 基因（deleted in oral cancer-1，口腔癌缺失-1） 在 HNSCC 中经常失活，并与细胞分化有关（Todd et al.，1995）。在 *DOC-1* 阴性的 HNSCC 细胞系中，DOC-1 cDNA 转染后重新表达，导致表型恢复到正常的生长模式。DOC-1 与 DNA 聚合酶 α 相关，提示了其在调节 DNA 复制和增殖中的作用（Tsuji et al.，1998）。

2. E-cadherin 上皮组织结构依赖于复杂的细胞间粘连网络，细胞间接触的丧失与许多癌症的肿瘤侵袭和转移有关。这些网络中与癌症进展联系最明显的一个关键因素是 CDH1。研究发现，HNSCC 中 E-cadherin 表达缺失与肿瘤的去分化程度和淋巴结转移相关（Schipper et al.，1991）。

3. MMP 是一组降解细胞外基质蛋白的分泌酶，参与组织再生和重塑的正常过程。MMP 家族某些成员的表达，包括 MMP-2、MMP-9 和 MMP-13，与 HNSCC 局部侵袭增加、高转移潜能和不良临床预后相关（de Vicente et al.，2008）。

（四）细胞死亡通路异常

通过细胞或病毒机制抑制程序性细胞死亡（凋亡）途径是许多人类癌症的特征。在没有凋亡抑制的情况下，癌基因的过度表达通常可有效地触发程序性细胞死亡。这些观察结果表明，凋亡失调可能是癌变过程中的一个关键事件。

B 细胞白血病/淋巴瘤 2（B-cell lymphoma，Bcl-2）家族成员是最重要的调节凋亡途径的蛋白。该家族由促凋亡和抗凋亡分子组成，它们形成异源二聚体来决定细胞凋亡的阈值。大约 70%的 HNSCC 表现出该家族中两个抗凋亡基因 *Bcl-xL* 和

Bcl-2 表达上调（Pena et al.，1999）。

（五）免疫图谱和 PD-1/PD-L1 通路

与 HPV 相关的 HNSCC 起源于扁桃体和舌根部淋巴组织的隐窝深处，以间质和肿瘤巢中大量淋巴细胞浸润为特征（Lyford-Pike et al.，2013）。尽管这种淋巴细胞浸润肿瘤组织，但 HPV 相关的 HNSCC 能够逃避免疫系统杀伤。这可能与抗原诱导的活化失调和肿瘤细胞/淋巴细胞上的协同抑制性受体/配体（简称免疫检查点，如 PD-1 和 PD-L1）过度表达有关。特异性靶向 PD-1 和 PD-L1 的检查点抑制剂在转移性 HNSCC 患者中具有显著的临床活性。

一项对 280 例接受 TCGA 分析的 HNSCC 患者的研究发现，HNSCC 是高度免疫浸润和免疫调节的癌症类型之一（Mandal et al.，2016）。进一步分析发现不同肿瘤亚部位、HPV 状态和吸烟导致的免疫浸润不同。

肿瘤亚部位：与口腔、下咽和喉部肿瘤相比，口咽部肿瘤的 T 细胞浸润水平较高，CD8/Treg 值较低。

HPV 状态：与 HPV 阴性 HNSCC 相比，HPV 阳性肿瘤含有更高水平的浸润 Treg 细胞和 CD8+ T 细胞，免疫抑制受体 CTLA-4 的表达更高。HPV 阳性和 HPV 阴性肿瘤的 PD-1 及 PD-L1 的表达无明显差异。

吸烟：具有遗传吸烟特征（高突变负荷）的 HNSCC 具有低水平的免疫浸润，并与低存活率相关，这为吸烟与 HPV 阳性 HNSCC 患者预后较差之间的已知相关性提供了一种可能的解释。

五、小　结

HNSCC 独特的流行病学特征和分子生物学特点，决定了其特殊的临床病理学特点、预后和治疗模式。应不断加深对 HNSCC 分子生物学特征的理解，加大免疫图谱对 HNSCC 的作用，为个体化治疗 HNSCC 带来新的治疗空间，从而进一步延长 HNSCC 患者的生存期。

（洪少东）

编者简介

洪少东，临床医学博士，硕士生导师，主治医师。毕业于中山大学，现就职于中山大学肿瘤防治中心，擅长肺癌及鼻咽癌的综合治疗等。发表 SCI 论文 70 余篇，H 指数 21，他引 1700 余次。以第一/通讯作者身份在 *Lancet*、*Lancet Oncol*、*JAMA Oncol*、*J Thorac Oncol*、*Nat Commun*、*Clin Canar Res*、*J Immunother Cancer* 等杂志上发表论文 20 余篇。第一作者论文被 NCCN 指南收录为 1A 类证据、"F1000 Prime" 强烈推荐及 UpToDate 临床顾问引用。主持国家自然科学基金（2 项）、广东省自然科学基金面上项目（1 项）等科研项目。任多种 SCI 收录杂志审稿人，世界华人肿瘤医师协会胸部肿瘤专委会青年委员会委员，广东省胸部疾病学会肿瘤急危重症专业委员会副主任委员，广东省健康管理学会胸部肿瘤及肺结节管理专业委员会委员，广东省抗癌协会化疗专业委员会青年委员会委员，广州抗癌协会分子靶向治疗、肿瘤复发与转移专业委员会委员，北京医学奖励基金会肺癌医学青年专家委员会委员，入选中山大学肿瘤防治中心优秀青年人才项目和国家优青提升计划、2018 年 CSCO "35 under 35" 最具潜力青年肿瘤医生及科研达人。获得中国抗癌协会科技奖一等奖、广东医学科技奖一等奖（首届）、ASCO 抗癌基金奖、IASLC 国际导师项目奖。

第二节　靶向治疗药物及临床试验进展

HNSCC 发病隐蔽且症状不典型，早期发现较难，70%以上的患者在确诊时已属于局部晚期。只有少数患者处于 I 期和 II 期阶段，部分早期患者手术或者单纯放疗即可以达到治愈效果；有高危因素的早期患者，术后辅助治疗也是可以获益的。而对于局部晚期的患者，强调以手术、放疗、化疗和分子靶向药物治疗的多学科综合治疗的模式予以治疗。即便是早期头颈鳞癌患者，仍有局部复发及远处转移的可能，一旦复发或转移，则提示预后较差，复发/转移性头颈鳞癌以系统性姑息性治疗为主。

EGFR 是酪氨酸激酶受体 ErbB 家族的成员之一，其中还包括 ErbB2（HER-2/neu）、ErbB3 和 ErbB4。ErbB 受体由一个具有细胞外配体结合域、跨膜结构域和胞内激酶域的多肽链组成，其和配体结合后与受体酪氨酸激酶形成同源二聚体或异源二聚体，导致受体磷酸化，从而激活下游信号途径，如 RAS-MAPK-ERK 信号通路、PI3K-AKT-mTOR 信号通路、JAK-STAT 信号通路等。EGFR 家族介导的生物学过程包括细胞增殖、细胞迁移、细胞黏附和细胞分化等（Pomerantz et al.，2003）。研究显示 90%以上的头颈鳞癌具有 EGFR 过度表达并与预后相关（Ang et al.，2002）。因此，针对头颈鳞癌患者，EGFR 已成为一个抗肿瘤治疗的最主要靶点。抗 EGFR 靶向治疗已在局部晚期和复发转移性头颈鳞癌的治疗中扮演重要角色。目前已开发出多种针对 EGFR 的治疗策略，一种是靶向细胞外配体结合域的单克隆抗体（monoclonal antibody，mAb），主要干扰受体的激活，如西妥昔单抗（cetuximab）、尼妥珠单抗（nimotuzumab）等；另一种是靶向酪氨酸激酶结构域中的细胞内 ATP 结合口袋的小分子 TKI，主要影响下游信号转导，如阿法替尼（afatinib）等。而对于抗 EGFR 靶点治疗耐药后，主要针对 EGFR 下游信号通路或旁路靶点进行开发，如 PI3K、mTOR 抑制剂、Src 抑制剂及 CDK4/6 抑制剂等。头颈鳞癌的重要抗 EGFR 治疗靶点及其下游相关信号通路见图 17-1。目前，西妥昔单抗联合放疗获美国 FDA 批准用于不能耐受铂类同期放化疗的局部晚期头颈鳞癌的替代治疗，推荐其与铂类联合一线治疗复发/转移性头颈鳞癌。EGFR-TKI 主要阻断 EGFR 受体的酪氨酸激酶活性及下游信号通路，不像单克隆抗体可引起 ADCC 效应，NCCN 指南推荐阿法替尼用于复发性、不可切除和转移性头颈鳞癌患者的二线治疗。我国 NMPA 也批准西妥昔单抗联合铂类和氟尿嘧啶化疗一线治疗复发/转移性头颈鳞癌。

一、抗 EGFR 通路

（一）西妥昔单抗

西妥昔单抗（Concu et al.，2018）是 EGFR 靶向作用的人鼠嵌合型 IgG1 型单克隆抗体，能够在多个层面、多个通道上发挥抗肿瘤作用，它的抗肿瘤作用主要体现在以下几个方面：①西妥昔单抗可与表达于癌细胞表面的 EGFR 相关结构域特异性结合，竞争性阻断相应的配体，通过阻断细胞内信号传导通路，抑制癌细胞的增殖，诱导癌细胞的凋亡，来发挥抗肿瘤作用；②西妥昔单抗的人源化成分可与效应细胞如 NK 细胞的 Fc 片段受体结合，通过

ADCC 作用杀伤肿瘤细胞；③西妥昔单抗可以通过下调 HIF-1α 和 Bcl-2，活化自噬基因 *Beclin 1* 与 *hVps34*，来诱导肿瘤细胞自噬（Li et al.，2010）。西妥昔单抗是 FDA 批准的第一个头颈鳞癌靶向治疗药物。西妥昔单抗在头颈鳞癌综合治疗中扮演重要角色，无论与化疗联合还是与放疗联合，且无论在哪个时机介入，都有临床获益的研究报道。

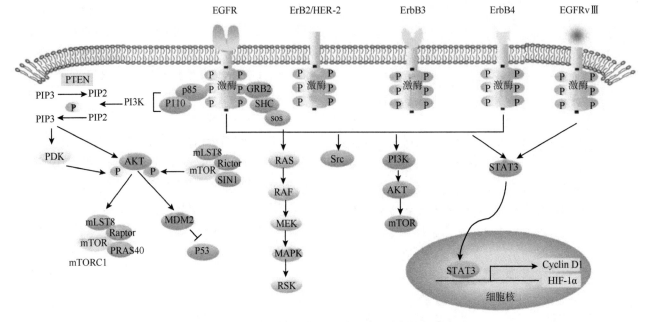

图 17-1　ErbB 受体家族重要的治疗靶点及相关通路

1. 西妥昔单抗联合放疗　大多数的头颈鳞癌患者发病时为局部晚期，局部或远处复发率为 30%～65%。对于不可手术的局部晚期头颈鳞癌患者，同步放化疗仍是目前的标准治疗。目前美国 NCCN 及 CSCO 指南推荐的最常用的标准放化疗方案为常规分割放疗（70Gy/7 周）联合同步高剂量顺铂（100mg/m²，Q3W）。此外，在 NCCN 及 CSCO 指南中还推荐西妥昔单抗联合放疗作为替代治疗方案。国际多中心、随机对照Ⅲ期临床研究（Bonner et al.，2006）将 424 例初治的局部晚期头颈鳞癌患者随机分为放疗联合西妥昔单抗（西妥昔单抗每周方案：第 1 周 400mg/m²，随后 250mg/m²，每周重复）的联合治疗组及单纯放疗组，其研究结果表明联合治疗组局部控制的中位持续时间为 24.4 个月，而单纯放疗组为 14.9 个月（HR=0.68；95%CI，0.52～0.89；P=0.005）。中位随访 54 个月，联合治疗组中位 OS 为 49.0 个月，而单纯放疗组的中位 OS 为 29.3 个月（HR=0.74；95% CI，0.57～0.97；P=0.03）。

基于这个里程碑式的临床研究，2006 年 FDA 批准西妥昔单抗联合放疗治疗局部晚期头颈鳞癌。另外其后期长期随访（Bonner et al.，2010）显示西妥昔单抗联合放疗组的 5 年生存率为 45.6%，而单独放疗组为 36.4%，表明联合治疗组有明显的生存优势。亚组分析显示，联合治疗组发生 2 级及以上痤疮样皮疹的患者比没有皮疹或 1 级皮疹的患者具有较好的预后（P=0.002）。值得一提的是联合治疗组并没有显著增加放疗的急性不良反应如口腔炎，也没有降低患者的生活质量。这个研究仅证明放疗联合西妥昔单抗优于单纯放疗，但放疗联合西妥昔单抗是否优于局部晚期头颈鳞癌标准治疗即顺铂同期放化疗仍需进一步验证。RTOG1016（Gillison et al.，2019）研究设计为非劣性研究，探讨利用西妥昔单抗代替顺铂的可能，这个研究共纳入了 849 例 HPV 阳性的局部晚期口咽癌患者，分为放疗联合每周西妥昔单抗治疗的研究组，对照组为放疗联合顺铂单药 3 周方案同期化疗。中位随访期 4.5 年之后，西

妥昔单抗组 5 年总生存率为 77.9%（95% CI，73.4～82.5），而顺铂组为 84.6%（95% CI，80.6～88.6），西妥昔单抗组的无进展生存率明显低于顺铂组（67.3% vs 78.4%，P=0.0002），而局部失败率明显高于顺铂组（17.3% vs 9.9%），即西妥昔单抗组无论是局部控制率还是生存率都显著低于对照组（尽管两组之间急性毒性和远期毒性反应无差异）。因此，RTOG1016 研究提示放疗联合西妥昔单抗并没有达到非劣于顺铂同期放化疗的效果（P=0.5056）。另一个来自爱尔兰、荷兰和英国的 32 个头颈部治疗中心的开放标签随机对照Ⅲ期试验中，共入组了334 例 HPV 阳性低风险口咽癌患者（非吸烟者或吸烟量<10 包/年的终生吸烟者），比较顺铂同期放化疗与西妥昔单抗同期放化疗的疗效。结果显示：随访 24 个月，顺铂组与西妥昔单抗组的 2 年总生存率（97.5% vs 89.4%，P=0.001）和 2 年复发率（6.0% vs 16.1%，P=0.0007）均存在显著性差异，然而总体副作用（病例数）没有显著性差异（29.2 例 vs 30.1例，P=0.49）（Mehanna et al.，2019）。这个研究也得出和 RTOG1016 类似的结果，因此，顺铂同期放化疗仍是 HPV 阳性局部晚期口咽癌的标准治疗。TREMPLIN 研究（Lefebvre et al.，2013）作为一项Ⅱ期随机对照研究，纳入了 153 例局部晚期喉癌和下咽癌患者，对经 3 个周期的 TPF（多西他赛+顺铂+氟尿嘧啶）方案诱导化疗未获得明显缓解（缩小不超过 50%）的患者予以挽救性手术治疗法，而获得明显缓解的患者（缩小超过 50%，n=116）随机分为放疗联合西妥昔单抗组或顺铂同期放化疗组。结果显示，在主要研究终点方面即 3 个月后喉保留率，西妥昔单抗组与顺铂组（分别为 93%和95%）差异无统计学意义，次要研究终点喉功能保全率（分别为 87%和 82%）和总生存率（分别为92%和89%）方面亦无显著性差异；而西妥昔单抗组 3 年的局部复发率高于顺铂组（21.4% vs 11.7%），但由于该组患者接受较多的手术挽救，从而使两组总体局部复发率差异无统计学意义（8.9% vs10.0%）。在不良反应方面，西妥昔单抗组 3/4 级的照射野内皮炎发生率高于顺铂组（57% vs 26%，P<0.001），而口腔黏膜炎发生率两组无显著性差异；西妥昔单抗组治疗完成率高于化疗组（71% vs43%）。比较西妥昔单抗联合放疗及顺铂联合放疗的头对头的研究也正在进行，期待更多的结果

（ARTSCANⅢ，NCT01969877）。因此，西妥昔单抗联合放疗目前仍为局部晚期头颈鳞癌不适合顺铂同期放化疗患者的替代方案。

2. 西妥昔单抗联合同期放化疗 以铂类为基础的同期放化疗是不可手术局部晚期头颈鳞癌的标准治疗方案，那么在同期放化疗基础上联合西妥昔单抗能否进一步提高疗效呢？RTOG0522 及GORTEC 2007-01 临床研究尝试去回答这个问题。

（1）RTOG0522 研究：RTOG0522 是Ⅲ期随机临床研究（Ang et al.，2014），共入组了 895 例局部晚期头颈鳞癌患者，将其随机分为同期放化疗组（超分割放疗：总剂量 70Gy/42 次；化疗：顺铂100mg/m²，D1、D22）或在此基础上联合每周西妥昔单抗的联合治疗组。中位随访 3.8 年，结果显示西妥昔单抗联合组与同期放化疗组在 3 年无进展生存率（61.2% vs 58.9%，P=0.76）、总生存率（72.9%vs 75.8%，P=0.32）、局部复发率（19.9% vs 25.9%，P=0.97）及远处转移率（13.0% vs 9.7%，P=0.08）方面均无显著性差异。但是联合西妥昔单抗组的放射性口腔炎（43.2% vs 33.3%）和放射性皮炎（25%vs 15%）发生率明显高于同期放化疗组，因此导致放疗中断更频繁（26.9% vs 15.1%）。该研究提示在顺铂同期放化疗基础上加用西妥昔单抗并不能进一步提高疗效，反而增加了放射性相关不良反应，因此不推荐常规使用该方案。

（2）GORTEC 2007-01 研究：为前瞻性、多中心Ⅲ期临床研究（Tao et al.，2018），其比较了西妥昔单抗联合放疗（RT）加同期化疗（CT）（CT-cetux-RT）与西妥昔单抗加 RT（cetux-RT）对局部晚期头颈鳞癌的疗效。研究共入组了 406 例患者，其中 204 例为放疗+西妥昔单抗+氟尿嘧啶/卡铂化疗组（CT-cetux-RT），202 例为放疗+西妥昔单抗组（cetux-RT）。中位随访 4.4 年，CT-cetux-RT 组 PFS优于 cetux-RT 组（HR=0.73，P=0.015），3 年无进展生存率分别为 52.3%和 40.5%，中位 PFS 分别为37.9 个月和 22.4 个月。CT-cetux-RT 组的局部控制更好（HR=0.54，P<0.001）。无论口咽癌相关的 P16状态如何，均可观察到上述获益。总生存（HR=0.80，P=0.11）和远处转移率（HR=1.19，P=0.50）在两组中未见显著性差异。与 cetux-RT 组相比，CT-cetux-RT 组 3～4 级黏膜炎的发生率更高（73%vs 61%，P=0.014），因毒性反应住院治疗的比例也

更高（42% vs 22%，$P<0.001$）。这项研究表明，在西妥昔单抗联合放疗（cetux-RT）的基础上增加卡铂和氟尿嘧啶同步化疗可改善局部晚期头颈鳞癌患者的无进展生存和局部控制，但生存获益不显著。研究者表示这是西妥昔单抗联合放疗作为局部晚期头颈鳞癌主要治疗方案进行强化治疗的临床获益证据。西妥昔单抗联合同期放化疗治疗局部晚期头颈鳞癌增加了毒副作用而不改善生存。

3. 局部晚期头颈鳞癌术后西妥昔单抗联合同期放化疗的辅助治疗 RTOG9501 及 EORTC-22931（Bernier et al., 2005；Cooper et al., 2012）临床研究定义了切缘阳性和（或）淋巴结包膜外侵犯为局部头颈鳞癌术后复发的高危因素，长期随访表明顺铂同期放化疗仍是局部头颈鳞癌术后具有高危因素患者的标准辅助治疗，但大剂量顺铂同期化疗的耐受性备受争议。对于该类高危患者，RTOG0234研究（Harari et al., 2014）探讨了西妥昔单抗联合顺铂或多西他赛每周方案同期放化疗在术后高危患者辅助治疗中的价值。RTOG0234 术后高危的患者定义为切缘阳性或者淋巴结包膜外侵犯，或者≥2 个阳性淋巴结。该研究共纳入了 238 例高危患者，将其随机分为顺铂组（放疗+西妥昔单抗+每周顺铂 $30mg/m^2$）和多西他赛组（放疗+西妥昔单抗+每周多西他赛 $15mg/m^2$）两组，中位随访期为 4.4 年，顺铂组和多西他赛组的 2 年总生存率分别为 69%和79%，2 年无病生存率分别为 57%和 66%，而 3/4级的骨髓抑制率分别为 28%和 14%，可见多西他赛组的耐受性好且疗效优于顺铂组。从数据上分析，西妥昔单抗联合放化疗无论在 OS 还是 DFS，都明显优于 RTOG9501 研究的单纯放化疗的结果，但局部区域控制率二者接近。RTOG0234 研究预示对于局部晚期头颈鳞癌术后具有高危因素的患者，接受西妥昔单抗联合放化疗较单纯放化疗可能有一定优势，但需进一步临床研究证明。对于局部晚期头颈鳞癌，目前尚无前瞻性比较术后放疗同步联合EGFR 单抗与单纯放疗效果的临床研究数据，也没有术后放疗同步联合 EGFR 单抗与同步放化疗头对头比较的研究报道。目前 RTOG 正在开展对具有中度危险因素的头颈鳞癌患者采用术后单纯放疗和放疗同步联合西妥昔单抗的 Ⅲ 期临床对照试验（RTOG0920，NCT00956007）。另外，针对切缘阳性或者淋巴结包膜外侵犯的高危患者术后比较顺

铂同期放化疗、多西他赛同期放化疗和多西他赛+西妥昔单抗同期放化疗辅助治疗的临床研究也在开展（RTOG1216，NCT01810913）。

4. 诱导化疗序贯西妥昔单抗同期放疗治疗局部晚期头颈鳞癌 对于局部晚期头颈鳞癌，目前 NCCN 指南推荐的最常用的标准放化疗方案为常规分割放疗联合同步高剂量顺铂（CCRT），西妥昔单抗联合放疗（CET/RT）作为患者的替代标准治疗方案。这个随机对照临床研究（Ghi et al., 2017）比较了诱导化疗序贯放化疗对比单纯放化疗的疗效，同时评估了 CCRT 与 CET/RT 的 3～4 级黏膜毒性。研究将 421 例局部晚期头颈鳞癌患者随机分为单纯 CCRT（A1）组或 CET/RT（A2）组，或诱导多西他赛/顺铂/氟尿嘧啶（TPF）3 个周期，序贯CCRT（B1）组或 CET/RT（B2）组。中位随访44.8 个月，结果显示诱导化疗组（B1 组+B2 组）OS 明显长于对照组（A1 组+A2 组）（HR=0.74；95%CI，0.56～0.97；$P=0.031$）。ORR（$P=0.0028$）、PFS（$P=0.013$）和局部控制率（$P=0.036$）在诱导化疗组也显著升高。TPF 诱导化疗序贯放化疗较单纯放化疗改善了局部晚期头颈鳞癌患者的预后且并不增加毒性。TPF 诱导化疗可能会降低伴有高级别淋巴结转移患者的远处转移率，那么 TPF 诱导化疗基础上加用抗 EGFR 单抗联合放疗对比单纯同步放化疗是否具有优势呢？基于此，GORTEC 2007-2 研究（Geoffrois et al., 2018）探讨了这个问题，这是一项多中心、随机的Ⅲ期研究，主要入组了 N2b 或N2c 或 N3 的巨块淋巴结转移的头颈鳞癌患者。共入组 370 名患者，分为试验组：TPF+西妥昔单抗放疗组；对照组：同步放化疗组（卡铂联合氟尿嘧啶）。结果显示：两组患者的 PFS 无显著性差异（HR=0.93；95%CI，0.73～1.20；$P=0.58$），局部控制率无显著性差异（HR=0.98；95%CI，0.74～1.30；$P=0.90$），且两组的 OS 也无显著性差异（HR=1.12；95% CI，0.86～1.46；$P=0.39$）。而在远处复发率方面，试验组显著优于对照组（HR=0.54；95% CI，0.30～0.99；$P=0.05$）。试验组中，3～4 度发热（9% vs 0.6%；$P<0.001$）、中性粒细胞减少（26% vs 6%；$P<0.001$）和粒细胞缺乏性发热（17% vs 0%；$P<0.001$）的发生率明显更高。两组患者 3～4 度口腔炎的发生率无显著性差异。相比于试验组 6.6%的死亡率，同步放化疗组仅 1 例（死亡率 0.6%；$P=0.0016$）患者

死亡。因此，在选择性的 N2b-N3 局部晚期头颈鳞癌患者中，相比于标准同步放化疗，TPF 诱导序贯西妥昔单抗联合放疗再次验证了 TPF 诱导化疗可以降低远处转移的风险，但其在局部控制率、PFS 和 OS 方面还存在争议，因此这一治疗模式还需慎重考量。

5. 西妥昔单抗联合化疗作为复发/转移性头颈鳞癌的挽救性治疗 复发/转移性头颈鳞癌患者预后很差，只有少部分复发的患者可再接受局部手术或放疗的根治性治疗，大多接受系统性姑息性化疗或最佳支持治疗。铂类联合氟尿嘧啶或紫杉类仍是复发/转移性头颈鳞癌常用一线化疗方案的选择，但是当含铂化疗失败后，其后线治疗效果非常有限，所以中位生存期一般仅在 8～10 个月。而 EGFR 是头颈鳞癌重要的治疗靶点，化疗联合抗 EGFR 靶向治疗能够在一定程度上增加化疗的敏感性，更有效地控制疾病进展。

（1）西妥昔单抗单药或联合顺铂二线挽救治疗晚期头颈鳞癌：一项开放标签多中心 II 期研究（Vermorken et al., 2007），共入组了 103 例经 2～6 个铂类治疗周期的疾病进展的复发/转移性头颈鳞癌患者。患者先接受西妥昔单抗单药治疗（初始剂量 400mg/m²，随后每周剂量 250mg/m²），疾病进展的患者可再接受西妥昔单抗联合顺铂（联合治疗期）的挽救治疗。结果显示西妥昔单抗在单药期 ORR 为 13%，DCR 为 46%，TTP 为 70 天。在疾病进展后联合治疗阶段，ORR 为 0，DCR 为 26%，TTP 为 50 天。平均总生存率为 178 天。基于这一研究 FDA 批准西妥昔单抗应用于铂类治疗后进展的复发/转移性头颈鳞癌的二线挽救治疗。

（2）西妥昔单抗联合 PF 方案一线治疗复发/转移性头颈鳞癌

1）EXTREME 研究：一项名为 EXTREME（Vermorken et al., 2008）的多中心随机对照III期临床研究，共入组 442 例初治的复发/转移性头颈鳞癌患者，将其分为试验组：西妥昔单抗+顺铂/卡铂+氟尿嘧啶（PF）；对照组：顺铂/卡铂+氟尿嘧啶。结果显示，化疗基础上联合西妥昔单抗可将 ORR 从 20%提高至 36%（P<0.001），中位 PFS 从 3.3 个月延长至 5.6 个月（P<0.001），中位 OS 从 7.4 个月延长至 10.1 个月（P=0.04）。单纯化疗组和西妥昔单抗组最常见的 3 级或 4 级不良事件分别为贫血（19%和 13%）、中性粒细胞减少（23%和 22%）。

需要注意的是，西妥昔单抗组发生脓毒症 9 例，单纯化疗组 1 例（P=0.02）。这一经典的III期随机对照研究证实：联合抗 EGFR 靶向治疗不但提高了晚期头颈鳞癌患者的肿瘤缓解率，降低了疾病进展风险，延长了 OS，并且显著改善了患者的生活质量，因此，EXTREME 方案成为晚期头颈鳞癌的一线标准治疗方案。由于 EXTREME 研究主要在高加索人群中进行，故又在 EXTREME 方案的基础上设计了适合中国人群和用药剂量习惯的 CHANGE-2 研究。

2）CHANGE-2 研究：2018 年欧洲肿瘤内科学会亚洲年会口头报道了 CHANGE-2 研究（Guo et al., 2018），这是一项多中心、随机、开放标签的III期临床试验，评估改良的 EXTREME 方案与铂类疗法对中国复发/转移性头颈鳞癌患者的疗效和安全性。研究共入组 243 例组织学确诊为头颈鳞癌的患者，按 2:1 比例将其随机分为两组：一组使用西妥昔单抗+顺铂或卡铂+氟尿嘧啶（西妥昔单抗+PF）治疗，共 6 个周期，后改用西妥昔单抗维持治疗，直至疾病进展或不可耐受的药物毒性；另一组使用顺铂或卡铂+氟尿嘧啶（PBT）治疗，共 6 个周期。该研究结果证实，作为一线治疗方案，西妥昔单抗联合 PF 方案（改良 EXTREME 方案）相比单纯 PF 化疗方案有更好的 ORR（50.0% vs 26.6%）、PFS（5.5 个月 vs 4.2 个月；HR=0.57；95%CI，0.40～0.80）和 OS（10.2 个月 vs 8.4 个月；HR=0.71；95%CI，0.5～0.99）。CHANGE-2 研究和 EXTREME 研究设计相似，其中 CHANGE-2 研究为中国研究，顺铂使用量相对 EXTREME 较低。EXTREME 的研究终点为 OS，CHANGE-2 的研究终点为 PFS。两项研究的结果均表明，西妥昔单抗+化疗可显著延长患者的 OS 和 PFS。在毒性反应上，西妥昔单抗+化疗与单纯化疗相比无显著性差异，但靶向联合化疗时会增加患者皮肤反应、厌食、低镁症、败血症等情况。因此，基于国际经验 EXTREME 研究和中国 CHANGE-2 研究，在一线治疗上，目前推荐铂类药物联合氟尿嘧啶化疗基础上联合西妥昔单抗。

（3）西妥昔单抗联合 TP 方案一线治疗复发/转移性头颈鳞癌

1）CSPOR-HN02 研究：EXTREME 研究奠定了 PF 联合西妥昔单抗（PFE）一线治疗复发/转移

性头颈鳞癌的标准地位。然而，该方案需要适当的水化和氟尿嘧啶的持续输注，这将导致严重的胃肠道反应及口腔黏膜毒性。CSPOR-HN02 研究（Tahara et al.，2018）作为Ⅱ期临床研究探讨了紫杉醇、卡铂和西妥昔单抗（PCE）作为一线治疗复发/转移性头颈鳞癌的疗效和安全性。研究共入组了 47 例初治的复发/转移性头颈鳞癌患者，具体化疗方案为紫杉醇 $100mg/m^2$，卡铂（AUC=2）第 1、8 天；每 3 周重复一次，共 6 次；西妥昔单抗的初始剂量为 $400mg/m^2$，然后每周服用 $250mg/m^2$，直到病情恶化或出现不可接受的毒性反应。主要研究终点是 ORR。次要终点为安全性、治疗完成率、无进展生存率、总生存率和临床获益率。结果：ORR 是 40%，中位 OS 为 14.7 个月，中位 PFS 为 5.2 个月。3/4 级不良事件包括中性粒细胞减少（68%）、皮肤毒性（15%）、疲劳（9%）和发热性中性粒细胞减少（9%）。值得注意的是 PCE 方案带来更严重的血液学毒性。另一项Ⅱ期临床研究评估了多西他赛联合顺铂和西妥昔单抗（TPEx）在复发/转移性头颈鳞癌中的疗效及安全性。研究共纳入了 54 例初治的复发/转移性头颈鳞癌患者，方案如下：每 3 周给予多西他赛、顺铂均 $75mg/m^2$，每周给予西妥昔单抗 $250mg/m^2$；TPEx 方案每 21 天重复，共 4 个周期，后每 2 周给予西妥昔单抗 $500mg/m^2$，直到进展或不可接受的毒性。主要研究终点为 ORR。结果：ORR 为 44.4%（95% CI，30.9～58.6%）。中位 OS 和中位 PFS 分别为 14 个月（95%CI，11.3～17.3 个月）和 6.2 个月（95%CI，5.4～7.2 个月）。最常见的 3/4 级不良事件为皮疹（16.6%）和无发热性中性粒细胞减少症（20.4%）。其中 1 例肺栓塞，2 例感染导致死亡。从两个小样本的Ⅱ期临床研究的数据来看，PCE、TPEx 方案的 ORR、中位 OS 与 PFE 方案（EXTREME 研究）相近但血液学毒性更严重，需要Ⅲ期临床研究去进一步比较 PCE、TPEx 方案与 PFE 方案在复发/转移性头颈鳞癌一线治疗方案中的价值。

2）TPExtreme 研究：2019 年美国 ASCO 口头报道了 TPExtreme 研究（摘要 6002）（Guigay et al.，2019），这项 1∶1 比例随机、开放标签的Ⅲ期临床研究对比了 TPEx（多西他赛联合顺铂和西妥昔单抗）与 EXTREME 方案（西妥昔单抗联合氟尿嘧啶和顺铂）用于复发或者转移性头颈鳞癌一线治疗的效果。将入组者分为 EXTREME 方案组[A 组：氟尿嘧啶联合顺铂和西妥昔单抗（每 3 周），共 6 个周期]和 TPEx 方案组[B 组：多西他赛联合顺铂和西妥昔单抗（每 3 周），共 4 个周期；西妥昔单抗 $500mg/m^2$ 维持治疗（每 2 周）]。主要研究终点为 OS。结果：37 个月内共计入组 539 例患者，中位随访时间为 30 个月，A 组和 B 组之间 OS 分别为 13.4 个月和 14.5 个月，两组没有显著性差异（HR=0.87；95%CI，0.71～1.05；P=0.15）。A 组的 2 年总生存率为 21.0%，B 组则为 28.6%。A 组 44%的患者接受了所有化疗周期，而 B 组为 72%。A 组延迟给药的发生更为频繁（27% vs 10%），并且 A 组顺铂转换成卡铂后延迟给药的发生率更高（34% vs 9%）。B 组的毒性反应发生率更低：B 组 34%的患者在化疗期间出现≥4 级不良事件，而 A 组为 50%（P<0.001）。A 组维持治疗患者的比例低于 B 组（53% vs 73%）。TPExtreme 研究对通常一线使用西妥昔单抗联合铂类和氟尿嘧啶做了很重要的改良，摒弃了氟尿嘧啶，而以紫杉醇代替，因此有口腔黏膜反应轻、无持续氟尿嘧啶滴注从而使用更方便等特点。另外，该方案化疗联合西妥昔单抗仅用 4 个周期，后续每 2 周使用西妥昔单抗，而不是传统的每周使用西妥昔单抗。尽管在该研究中并未观察到 OS 的显著改善，但是以紫杉类为基础的 TPEx 方案似乎是复发或转移头颈鳞癌患者一线治疗的一种可选治疗方案。综上，对于一线无法耐受氟尿嘧啶的患者，可以考虑铂类、紫杉类和西妥昔单抗的组合。

（4）西妥昔单抗联合顺铂或紫杉类单药一线治疗复发/转移性头颈鳞癌：一项随机、双盲、安慰剂对照Ⅲ期临床研究比较了西妥昔单抗联合顺铂化疗与安慰剂联合顺铂化疗治疗复发/转移性头颈鳞癌的疗效（Burtness et al.，2005）。主要研究终点为 PFS，共纳入了 117 例患者，结果显示顺铂联合西妥昔单抗较顺铂联合安慰剂未明显改善中位 PFS（4.2 个月 vs 2.7 个月，P=0.09）及中位 OS（9.2 个月 vs 8.0 个月，P=0.21），但可提高 ORR（26% vs 10%，P=0.03）。值得注意的是，西妥昔单抗组发生皮疹的患者具有更长的生存期（HR=0.42；95% CI，0.21～0.86）。GORTEC 研究（Guigay et al.，2015）是一项前瞻性、开放标签、多中心的Ⅱ期临床研究，探索了多西他赛+顺铂+西妥昔单抗对复发/转移性头颈鳞癌的治疗效果。结果显示，联合治疗组 ORR

为 44.4%，中位 PFS 为 6.2 个月（95%CI，5.4～7.2 个月），中位 OS 为 14 个月（95%CI，13.3～17.3 个月）。B490 研究（Bossi et al.，2017）是一项随机的 Ⅱb 期非劣效性研究，探讨一线西妥昔单抗联合顺铂联合/不联合紫杉醇（CetCis vs CetCisPac）治疗复发/转移性头颈鳞癌的疗效和安全性。CetCis 组为西妥昔单抗+顺铂（100mg/m^2），CetCisPac 组为西妥昔单抗+顺铂（75mg/m^2）+紫杉醇，西妥昔单抗维持直到疾病进展或出现不可接受的毒性。主要终点为 PFS。结果：CetCis 组中位 PFS 不短于 CetCisPac 组（6 个月 vs 7 个月；HR=0.99；95% CI，0.72～1.36；P=0.906），未达到非劣效性边缘；两组的 OS 分别为 13 个月与 11 个月（HR=0.77；95%CI，0.53～1.11；P=0.117），两组的总有效率分别为 41.8%和 51.7%（OR=0.69；95% CI，0.38～1.20；P=0.181）。两组的 3 级不良事件发生率分别为 76%和 73%，而 CetCis 组较 CetCisPac 组的 4 级毒性低（14% vs 33%；P=0.015）。双药 CetCis 方案与三药联合 CetCisPac 方案相比，PFS 无明显差异。两种方案的中位 OS 与 EXTREME 试验相当。因此，对于无法耐受联合化疗的复发/转移性头颈鳞癌患者，西妥昔单抗联合顺铂或紫杉醇单药方案也是一种合理的选择。

（二）其他单克隆单抗

1. 尼妥珠单抗（nimotuzumab） 是一个人源化的 IgG1 抗表皮生长因子受体的单克隆抗体，其作用位点和特异性与西妥昔单抗相同，故二者抗肿瘤作用相仿；但由于尼妥珠单抗是人源化抗体，因而相较西妥昔单抗而言，其皮疹等不良反应相对减轻。尼妥珠单抗已在印度、古巴等 20 多个国家被批准用于头颈部肿瘤的治疗，在我国批准与放疗联合用于局部晚期鼻咽癌。

早在 2010 年来自古巴的一项 Ⅲ 期临床研究（Rodriguez et al.，2010）就探索了放疗联合尼妥珠单抗在局部晚期头颈鳞癌中的价值。该研究共纳入 106 例局部晚期的头颈鳞癌患者，对照组：放疗（每次 200cGy，每周 5 次）联合安慰剂治疗；试验组：放疗联合尼妥珠单抗（每周 200mg）治疗，主要研究终点为 ORR。结果：放疗联合尼妥珠单抗能显著提高 ORR（59.5% vs 34.2%；P=0.0028）及延长中位 OS（12.5 个月 vs 9.5 个月，P=0.0491），且不增

加放疗引起的不良反应。亚组分析发现 EGFR（+）患者的中位 OS 明显长于 EGFR（-）患者（16.5 个月 vs 7.2 个月，P=0.0038）。这确立了尼妥珠单抗在局部晚期头颈鳞癌治疗中的作用，但其只在美国及欧盟以外的 20 多个国家获得了适应证。

来自印度的一项由研究人员发起的、开放标签 Ⅲ 期随机对照临床研究（Patil et al.，2019）评估了同期放化疗联合尼妥珠单抗在局部晚期头颈鳞癌中的价值。共有 536 例 Ⅲ/Ⅳ 期头颈鳞癌患者按 1：1 的比例被随机分为两组，对照组：放疗（70Gy/35 次）联合同期化疗（顺铂，30mg/m^2，每周）；研究组：放疗（70Gy/35 次）联合同期放化疗+尼妥珠单抗（顺铂 30mg/m^2+尼妥珠单抗 200mg，每周）。结果显示同期放化疗联合尼妥珠单抗可改善 PFS（HR=0.69；P=0.004）、局部控制率（HR=0.67；P=0.006）和 DFS（HR=0.71；P=0.008），OS 也有改善的趋势（HR=0.84；P=0.163）。中位随访 39.1 个月，两组 2 年无进展生存率分别为 58.9%和 49.5%（P=0.023），2 年无病生存率分别为 59.2%和 49.0%（P=0.028），2 年局部控制率分别为 65.1%和 56.5%（P=0.018）。在不良反应方面，同期放化疗联合尼妥珠单抗组的黏膜炎发生率明显增高（66.7% vs 55.8%；P=0.01），其他毒性反应两组差异均无统计学意义。到目前为止，同步放化疗仍是局部晚期头颈鳞癌的标准治疗，早前西妥昔单抗在联合同步放化疗的挑战中曾以失败告终，来自法国的 GORTEC 2007-01 研究提示西妥昔单抗联合同步放化疗有一定临床获益，但患者的黏膜炎明显加重并中断放疗。印度的这项研究提示尼妥珠单抗联合同步放化疗的确能有效改善局部晚期头颈鳞癌患者的获益，加用尼妥珠单抗并未影响患者整体的治疗疗程，安全性良好。当然这是一项单中心研究，其经验的可重复性要低于多国、多中心研究。另外从发病现状来看，印度的口腔癌患者相对较多，达 50%以上，这与我国北方以口咽癌为主，南方以鼻咽癌为主不同。此外，在可手术的局部晚期头颈鳞癌患者术后辅助治疗中比较尼妥珠单抗联合顺铂同期放化疗和顺铂同期放化疗效果的 Ⅲ 期临床研究正在进行，仍处于受试者招募阶段（IHN01，NCT00957086）。

鼻咽癌高发于我国广东地区，是我国南方地区较常见的头颈部肿瘤。对于局部晚期鼻咽癌，铂类的同期放化疗仍是标准治疗模式，新靶点疗法研究

不多，而且普遍效果欠佳。一项多中心、单臂Ⅱ期研究评价西妥昔单抗联合卡铂治疗顺铂耐药的复发性/转移性鼻咽癌的效果，共入组 59 例患者，结果显示 PR 7 例（11.9%），SD 29 例（49.2%），PD 23 例（39.0%），ORR 为 11.7%（95% CI，4.8%～22.6%），DCR 为 60.0%（Chan et al.，2005）。此外，一项Ⅲ期临床试验比较顺铂+多西他赛联合西妥昔单抗诱导化疗与多西他赛+顺铂诱导化疗在复发转移性鼻咽癌的疗效，该研究正在进行中（NCT02633176）。来自中山大学附属肿瘤医院的一项回顾性研究（You et al.，2017）比较调强适形放疗（intensity-modulated radiation therapy，IMRT）联合顺铂（CDDP）与 IMRT 联合西妥昔单抗（CTX）或尼莫妥珠单抗（NTZ）治疗Ⅱ～Ⅳb 期鼻咽癌（NPC）的疗效。研究共纳入分析了 1837 例接受 IMRT+CTX、NTZ 或 CDDP 治疗的鼻咽癌患者，经匹配分析建立了一个由 715 名患者组成的平衡队列（1∶4）。经多因素分析，CTX/NTZ 组与 CDDP 组不论在 3 年无病生存率（86.7% vs 86.2%）、无局部区域复发生存率（96.2% vs 96.3%）、无远处转移生存率（91.1% vs 92.3%）和总生存率（91.7% vs 91.9%）方面均无显著性差异。这一回顾性研究提示 IMRT 联合 CTX、NTZ 与 IMRT 联合顺铂标准治疗模式一样可最大限度延长Ⅱ～Ⅳb 期鼻咽癌的生存期。因此，放疗联合西妥昔单抗或尼妥珠单抗亦是局部晚期鼻咽癌的可选方案，但仍缺乏更多随机对照临床研究的证据。

2. 帕尼单抗 是第一个针对 EGFR 靶点完全人源化 IgG2 单克隆的抗体，另外其能够抑制 EGFR 受体的自磷酸化，促进 EGFR 受体的内吞，从而抑制细胞生长，FDA 批准其用于化疗失败的转移性结直肠癌。

（1）SPECTRUM 研究：为多中心、随机对照Ⅲ期临床研究，比较了 PF 联合或不联合帕尼单抗在复发/转移性头颈部癌中的疗效（Vermorken et al.，2013）。研究共纳入了 657 例复发/转移性头颈鳞癌患者，分为对照组：PF（顺铂 100mg/m² D1；氟尿嘧啶 1000mg/m² D1～4，每 3 周），共 6 个周期；实验组：PF（顺铂 100mg/m² D1；氟尿嘧啶 1000mg/m² D1～4，每 3 周）联合帕尼单抗（9mg/kg D1，每 3 周，维持至进展），主要研究终点为 OS。结果：帕尼单抗组和对照组的 OS 分别为 11.1 个月和 9.0

个月（HR=0.873；95%CI，0.729～1.046；P=0.1403），PFS 分别为 5.8 个月和 4.6 个月（HR=0.780；95%CI，0.659～0.922；P=0.0036）。OS 未达到统计学意义，PF 基础上联合帕尼单抗一线治疗复发/转移性头颈鳞癌未见总生存优势，SPECTRUM 研究以失败告终。与 EXTREME 研究不同的是，SPECTRUM 研究允许交叉到帕尼单抗组，这可能是产生与 EXTREME 不同结果的原因。另一项随机对照Ⅱ期临床研究（Wirth et al.，2016）比较了多西他赛/顺铂（DP）联合或不联合帕尼单抗一线治疗复发/转移性头颈部癌的疗效，得出了与 SPECTRUM 类似的结果。DP 联合帕尼单抗可延长 PFS（6.9 个月 vs 5.5 个月；P=0.048）但不延长 OS（12.9 个月 vs 13.8 个月；HR=1.103；95%CI，0.709～1.717）。两个随机对照临床研究未得到阳性结果，均显示帕尼单抗联合化疗对比单纯化疗一线治疗复发/转移性头颈鳞癌没有总生存的优势，值得注意的是铂类治疗后进展的复发/转移性头颈鳞癌患者二线应用帕尼单抗的结果同样令人失望（Rischin et al.，2016）。鉴于以上阴性结果，FDA 仍未批准帕尼单抗治疗复发/转移性头颈鳞癌。

（2）CONCERT-1 研究：是一项国际多中心、开放性、随机、对照的Ⅱ期临床研究（Mesia et al.，2015），在局部晚期头颈鳞癌中，评估在标准顺铂放化疗的基础上联合帕尼单抗对比标准顺铂放化疗是否具有优势。研究按 2∶3 的比例将入组者分为放化疗组（顺铂 100mg/m²）63 例和放化疗联合帕尼单抗组（9mg/kg+顺铂 75mg/m²）87 例。主要终点为 2 年的局部控制率，结果显示放化疗组和放化疗+帕尼单抗组 2 年局部控制率分别为 68%（95%CI，54%～78%）和 61%（95%CI，50%～71%）。放化疗组和放化疗+帕尼单抗组最常见的 3～4 级不良事件包括黏膜炎（24% vs 55%）、吞咽困难（27% vs 40%）和放射性皮肤损伤（13% vs 27%）；严重不良事件发生率分别为 32% 和 43%。

（3）CONCERT-2 研究：是另一项国际多中心、开放性、随机、对照的Ⅱ期临床研究（Giralt et al.，2015），探索帕尼单抗是否能够取代顺铂与放疗联合治疗未手术切除的、局部晚期头颈鳞癌。研究按 2∶3 比例分配 61 例患者接受放化疗（顺铂 100mg/m²，Q3W）和 90 例接受放疗联合帕尼单抗（9mg/kg，Q3W）治疗。主要终点为 2 年局部控制率。结果显示：放化疗组和放疗+帕尼单抗组 2 年局部控制率分别为 61%（95%CI，47%～72%）和 51%（95%CI，40%～62%）。放化疗组在局部控制率（$P=0.06$）、PFS（$P=0.03$）、OS（$P=0.10$）方面均有优势。放化疗组和放疗+帕尼单抗组最常见的 3～4 级不良事件包括黏膜炎（40% vs 42%）、吞咽困难（32% vs 40%）和放射性皮肤损伤（11% vs 24%）；两组的严重不良事件发生率分别为 40%和 34%。而且放疗+帕尼单抗组中放疗中断累计达 10 天以上的患者比例高达 7%，而放化疗组无一例出现放疗中断。

（4）CAN-NCIC-HN6 研究：是来自加拿大的多中心、随机、对照Ⅲ期临床研究（Ringash et al.，2017；Siu et al.，2017），比较了标准分割放疗联合大剂量顺铂与加速分割放疗联合帕尼单抗治疗局部晚期头颈鳞癌的效果。将 N+或 T3～4 局部晚期头颈鳞癌患者按 1∶1 比例随机分为两组，主要研究终点为 PFS。A 组（156 例）：标准分割放疗（70Gy/35 次/7 周）+顺铂（100mg/m²）；B 组（159 例）：加速分割放疗（70Gy/35 次/6 周）+帕尼单抗（9mg/m²）。结果：中位随访 46 个月，A、B 组 2 年无进展生存率分别为 73%和 76%（HR=0.95；95%CI，0.60～1.50；$P=0.83$），95%CI 的上限超过了预先指定的非劣效界限。两组 2 年总生存率分别为 85%和 88%（HR=0.89；95%CI，0.54～1.48；$P=0.66$）。任何 3～5 级非血液学不良事件的发生率在两组间无差别。CAN-NCIC-HN6 研究提示加速分割放疗联合帕尼单抗并不优于顺铂加标准分割放疗。

总之，从 CONCERT-1、CONCERT-2 到 CAN-NCIC-HN6 研究均表明帕尼单抗无法替代顺铂与放疗联合治疗局部晚期头颈鳞癌，顺铂同期放化疗仍是此类患者的基本选择。目前，帕尼单抗尚未获批用于头颈鳞癌，而西妥昔单抗已经获批，并且 ESMO 指南中其是局部晚期头颈鳞癌的标准治疗选择，NCCN 指南也将其作为 1 类推荐。帕尼单抗和西妥昔单抗虽然都是 EGFR 抑制剂，但在头颈鳞癌中的效果迥异，不能一概而论。

3. 新型单克隆抗体　近几年涌现出一些新的 EGFR 单克隆抗体，部分新的单克隆抗体已在复发/转移性头颈鳞癌中进行了临床前的探索性研究。zalutumumab 为完全人源性 IgG1 型 EGFR 单抗，在铂类进展的复发/转移性头颈鳞癌的二线治疗的Ⅱ期临床研究中，zalutumumab 与最佳支持治疗对比，虽可以延长中位 PFS（9.9 周 vs 8.4 周；$P=0.0012$），但未能显著改善中位 OS（6.7 个月 vs 5.2 个月；$P=0.0648$）。鉴于其抗肿瘤活性有限，后续多个临床研究被中止。duligotuzumab 是一种人源化 IgG1 型选择性抑制 HER-3 的单克隆抗体，在联合化疗的Ⅰ期临床研究显示出良好的耐受性（Jimeno et al.，2016），后续的Ⅱ期临床研究正在进行中。另一种 HER-3 的全人源化单克隆抗体 patritumab 在顺铂/卡铂和西妥昔单抗基础上未能改善复发/转移性头颈鳞癌的 PFS 而增加了毒性（Dillon et al.，2019）。tomuzotuximab 是在西妥昔单抗的结构上行完全糖基化优化后的单克隆抗体，其联合西妥昔单抗+铂类化疗一线治疗复发/转移性头颈鳞癌的临床研究正在进行中（NCT02052960）。这些新型的单克隆抗体部分在临床前的探索性研究中表现出了一定的抗肿瘤活性，研究结果仍值得期待。

（三）小分子 TKI

第一代可逆性 EGFR-TKI 如吉非替尼和厄洛替尼已成功用于具有敏感 EGFR 突变（如 *EGFR* ex19 del 和 *EGFR* ex21 L858R 突变）的肺癌患者，但在头颈鳞癌中，敏感突变的患者很少。阿法替尼为第二代 TKI，是一种不可逆的泛 HER 抑制剂，可降低 4 种 HER 受体的磷酸化水平，抑制体内肿瘤的生长。与可逆性 TKI 相比，阿法替尼对 ATP 结合口袋更具有亲和力，并更持久地抑制信号通路。与可逆性 TKI 相比，阿法替尼对野生型 *EGFR*、敏感 *EGFR* 突变都有效，并对 HER-2 和 HER-4 受体有较高的活性，从而可抑制肿瘤的凋亡。

1. 第一代小分子 TKI　吉非替尼是第一个上市的 EGFR-TKI，也是第一个在复发/转移性头颈鳞癌中探索的小分子 TKI。2003 年发表的Ⅱ期单臂临床试验（Cohen et al.，2003），共有 52 例患者入组，吉非替尼（500mg QD）单药二线治疗复发/转移性头颈鳞癌的 ORR 和 DCR 分别为 10.6%和 53%。然而在后续吉非替尼的低剂量（Cohen et al.，2005）（250mg QD）和高剂量（Perez et al.，2012）（750mg QD）单药Ⅱ期临床研究中，吉非替尼对复发/转移性头颈鳞癌未展现良好的疗效，结果均为阴性。一项Ⅲ期临床研究（Stewart et al.，2009）在复发/转移性头颈鳞癌的二线治疗中进行了吉非替尼

250mg/d 和 500mg/d 与甲氨蝶呤的比较，吉非替尼在改善 OS 方面没有任何的优势（三组的中位 OS 分别为 5.6 个月、6.0 个月和 6.7 个月）。另一项随机双盲的Ⅲ期临床研究（Argiris et al., 2013b）比较了多西他赛联合吉非替尼或安慰剂的疗效，同样得出了阴性结果。厄洛替尼在结构上、作用机制和药代动力学上均与吉非替尼相似，一项Ⅱ期临床研究（Soulieres et al., 2004）显示其在复发/转移性头颈鳞癌中 ORR 与吉非替尼亦相当，多数为阴性结果，目前无Ⅲ期临床研究数据。因此，吉非替尼、厄洛替尼等第一代 TKI 在复发/转移性头颈鳞癌中未见疗效，目前无适应证。

2. 第二代小分子 TKI 达克替尼、阿法替尼为第二代 TKI，其在复发/转移性头颈鳞癌中的作用仍在探索中。达克替尼为作用于 EGFR、HER-2、HER-4 靶点的不可逆 TKI，Ⅱ期临床研究显示达克替尼在复发/转移性头颈鳞癌二线和一线治疗中 ORR 分别为 12.7%（Abdul Razak et al., 2013）、20.8%（Kim et al., 2015），期待更多的Ⅲ期临床研究数据来验证其在头颈鳞癌中的作用。

阿法替尼是作用于 ErbB 靶点的不可逆 TKI，一项探索性的Ⅱ期临床研究（Seiwert et al., 2014）表明阿法替尼在复发/转移性头颈鳞癌的抗肿瘤活性与西妥昔单抗相当。LUX-Head & Neck 1 试验（Machiels et al., 2015）为开放标签、随机Ⅲ期试验，比较铂类化疗后出现疾病进展的复发/转移性头颈鳞癌患者接受阿法替尼或甲氨蝶呤治疗的疗效。研究共入组了 483 例患者，将其按 2∶1 比例分两组，试验组：阿法替尼（40mg/d，口服）；对照组：甲氨蝶呤（40mg/m²，静脉注射，每周），主要研究终点为 PFS。结果显示阿法替尼组的中位 PFS 优于甲氨蝶呤化疗组（2.6 个月 vs 1.7 个月；HR=0.8；95% CI，0.65～0.98；P=0.030），但 OS 未得到明显改善（6.8 个月 vs 6 个月；P=0.70）。与甲氨蝶呤相比，阿法替尼显著延缓疼痛及吞咽困难的进展，改善生活质量。亚组分析发现老年患者和未接受西妥昔单抗治疗（HR=0.63；95% CI，0.45～0.88）的患者对阿法替尼反应更好，其次是 HPV 阴性的患者比 HPV 阳性的患者反应更好（HR=0.69；95% CI，0.50～0.96）。针对亚洲人群的 LUX-Head & Neck 3（Guo et al. 2019）获得了与 LUX-Head & Neck 1 一致的结论，这再次验证了阿法替尼在复发/转移性头颈鳞癌中的价值。因此，阿法替尼相比甲氨蝶呤在头颈鳞癌铂类治疗进展后线治疗上有一定的优势，尤其在减轻症状及改善生活质量方面。ErbB 家族其他成员的激活是西妥昔单抗耐药的一种方式，这项探讨西妥昔单抗和阿法替尼联合应用的双 EGFR 靶点抑制在复发/转移性头颈鳞癌中疗效的Ⅱ期临床研究正在进行中（NCT02979977），期待其临床结果。目前，阿法替尼在复发/转移性头颈鳞癌中表现出良好的抗肿瘤作用，NCCN 指南推荐阿法替尼用于复发性、不可切除和转移性头颈鳞癌患者铂类治疗进展的二线治疗，但在我国仍未获得适应证。

LUX-Head & Neck 2 研究（Burtness et al., 2019）为多中心Ⅲ期临床研究，旨在明确局部晚期头颈鳞癌患者同期放化疗（CRT）后阿法替尼辅助治疗是否能延长 DFS。研究共有 617 例口腔、下咽部、喉部或口咽部局部晚期高危或中晚期头颈鳞癌患者入组，将其按 2∶1 比例随机分为阿法替尼（40mg/d）组或安慰剂组。主要研究终点为 DFS。结果显示阿法替尼组的中位 DFS 为 43.4 个月，安慰剂组的中位 DFS 为 40.1 个月（HR=1.13；95%CI，0.81～1.57）。阿法替尼组 3～4 级痤疮样皮疹（14.8% vs 0.5%）、口腔炎（13.4% vs 0.5%）和腹泻（7.8% vs 0.5%）发生率明显高于安慰剂组。LUX-Head & Neck 2 研究表明局部晚期头颈鳞癌患者接受 CRT 后再使用阿法替尼治疗并没有改善 DFS 且毒性更多。LUX-Head & Neck 2 研究入组了包括同期放化后完全缓解、顺铂或卡铂同期放化疗、放化疗后残余病灶手术或不切除的患者，因入组人群选择性较差，可能影响阿法替尼强化辅助治疗的作用。选择性入组术后具有高危因素的头颈鳞癌[切缘阳性和（或）淋巴结包膜外侵犯]患者，辅助同期放化疗后给予阿法替尼强化治疗 1 年的临床研究（GORTEC 2010-02，NCT01427478）正在进行，期待其研究结果的公布。

（四）头颈鳞癌中抗 EGFR 治疗耐药的可能机制

迄今为止，学者们已经提出了头颈鳞癌对 EGFR 靶点治疗耐药的几种可能机制及信号通路（图 17-1）。第一种可能的机制是上调和激活其他 ErbB 家族成员，尤其是 ErbB2/HER-2 和 ErbB3。在头颈鳞癌细胞系中发现 ErbB2/HER-2 和 ErbB3 的表达与吉非替尼治疗的耐药性有关（Burtness et al.，2019），通过上调 ErbB2/HER-2 的表达可导致细胞对西妥昔单抗治疗耐药（Yonesaka et al.，2011）。第二种可能的机制是 EGFR III 型突变体（EGFRvIII）的表达。EGFRvIII 可激活转录子 STAT3，STAT3 进一步诱导 HIF-1α 的表达而激活下游通路（Wheeler et al.，2010），因此过表达 EGFRvIII 可导致头颈鳞癌细胞对西妥昔单抗产生治疗抵抗（Sok et al.，2006）。第三种可能的机制是 EMT 相关蛋白的激活。例如，Cortactin 是一种参与 EMT 表型转化的细胞骨架蛋白，它的过表达可通过阻断 EGFR 下游的信号通路对抗吉非替尼的作用（Timpson et al.，2007）。E-cadherin 也是参与 EMT 的重要蛋白，其在厄洛替尼耐药的细胞系中高表达，通过抑制增强子 ZEB1 的作用诱导细胞耐药（Haddad et al.，2009）。另外，Src/FAK 信号通路也参与 EGFR 信号通路的耐药

（Wilson et al.，2014）。第四种可能的机制是非依赖于 EGFR 通路的下游信号的激活，如 Cyclin D1（Kalish et al.，2004）、PI3K（Rebucci et al.，2011）、mTOR（Jimeno et al.，2007）等信号通路的激活。第五种可能的机制是旁路信号通路的激活，如 c-MET 通路（Xu et al.，2011）等。另外，对 EGFR 抑制的耐药性也可能通过血管生成途径介导，如 VEGF 通路，在对 EGFR 单克隆抗体耐药的细胞中，该通路成员的表达和活性增加（Viloria-Petit et al.，2001）。此外，IGF-1R 激活可导致头颈鳞细胞对吉非替尼敏感性降低，提示 IGF-1R 信号可能介导了对 EGFR TKI 的耐药性（Jameson et al.，2011）。

这一部分介绍了抗 EGFR 治疗在头颈鳞癌中靶向治疗的临床研究和相关进展，并简述了抗 EGFR 治疗可能的耐药机制及相关通路。头颈鳞癌中已获适应证的靶向药物正在进行的临床研究见表 17-1，而新开发的靶向药物正在进行的临床研究见表 17-2。

表 17-1　头颈鳞癌中已获适应证的靶向治疗药物临床试验总结表

临床试验名称及编号	人数	招募对象	方案	主要研究终点
RTOG1216（NCT01810913）	675	术后有淋巴结包膜外侵犯或切缘阳性高危头颈鳞癌患者	顺铂同期放化疗 vs 多西他赛同期放化疗 vs 多西他赛+西妥昔单抗同期放化疗	DFS 和 OS
RTOG0920（NCT00956007）	700	术后中度危险的头颈鳞癌患者	西妥昔单抗+放疗 vs 单纯放疗	OS
NCT01855451	200	P16 阳性的局部晚期口咽鳞癌患者	西妥昔单抗+放疗 vs 顺铂+放疗	症状严重程度
ARTSCAN III（NCT01969877）	618	初治的局部晚期头颈鳞癌患者	西妥昔单抗+放疗 vs 顺铂+放疗	OS
IHN01（NCT00957086）	710	可切除局部晚期头颈鳞癌患者	尼妥珠单抗+顺铂同期放化疗 vs 安慰剂+顺铂同期放化疗	DFS
NCT01856478	340	铂类进展后复发/转移性头颈鳞癌患者	阿法替尼 vs 甲氨蝶呤	PFS
GORTEC 2010-02（NCT01427478）	315	术后高危的头颈鳞癌患者	顺铂同期放化疗+阿法替尼维持治疗 vs 顺铂同期放化疗+安慰剂	DFS
NCT02633176	120	转移性鼻咽癌患者	西妥昔单抗+顺铂+多西他赛诱导化疗 vs 顺铂+多西他赛诱导化疗	PFS

表 17-2　头颈鳞癌中未获适应证的靶向治疗药物临床试验总结表

药物名称	靶点	临床试验编号	研究阶段	招募情况
阿昔替尼	VEGFR	NCT02762513	II 期	招募中
阿帕替尼	VEGFR	NCT02762513	II 期	招募中
安罗替尼	VEGFR 等	NCT03591666	II 期	招募中
替西罗莫司	mTOR	NCT01016769	II 期	招募结束
alpelisib	PI3K	NCT02145312	II 期	招募中
库潘尼西+西妥昔单抗	PI3K	NCT02822482	II 期	招募中
哌柏西利+西妥昔单抗	CDK4/6	NCT02499120	II 期	招募中
哌柏西利+卡铂	CDK4/6	NCT03194373	II 期	招募中
瑞博西尼+西妥昔单抗	CDK4/6	NCT02429089	II 期	招募中

续表

药物名称	靶点	临床试验编号	研究阶段	招募情况
玻玛西尼	CDK4/6	NCT03356587	Ⅱ期	招募中
motolimod+抗PD-1	TLR8	NCT03906526	Ⅰb期	招募中
motolimod+西妥昔单抗	TLR8	NCT01836029	Ⅱ期	招募中
ficlatuzumab+西妥昔单抗	HGF	NCT02277197	Ⅰb期	已完成
ficlatuzumab+西妥昔单抗	HGF	NCT03422536	Ⅱ期	招募中
tivantinib	c-MET	NCT01696955	Ⅱ期	已完成

（五）抗EGFR治疗耐药通路的靶向治疗及进展

1. 抗血管生成药物

1）小分子TKI：Ⅱ期临床研究显示无论索拉非尼单药（Elser et al., 2007），还是联合西妥昔单抗（Gilbert et al., 2015），在复发/转移性头颈鳞癌中的抗肿瘤活性均有限。同样，一项Ⅱ期临床研究（Machiels et al., 2010）显示舒尼替尼在对复发/转移性头颈鳞癌的肿瘤客观有效率和安全性方面的结果令人失望。因此，索拉非尼、舒尼替尼在治疗复发/转移性头颈鳞癌方面的消极结果影响了其进一步临床研究。

一项开放、单臂的Ⅱ期临床研究显示阿昔替尼治疗复发/转移性头颈鳞癌的ORR为6.7%，DCR达76.7%，中位PFS为3.7个月，中位OS为10.9个月。基于这一令人鼓舞的研究结果，另一项阿昔替尼在头颈鳞癌的扩展临床研究正在进行中（NCT02762513）。

阿帕替尼是由我国自主研发的抗血管生成药物，为高选择性VEGFR-2靶点抑制剂，已被批准单药用于晚期胃癌的三线治疗，阿帕替尼在头颈鳞癌中的价值也在探索中，目前缺乏已发表的高级别临床研究证据。阿帕替尼单药（NCT02989259）或联合替吉奥治疗复发/转移性头颈鳞癌的试验正在进行中（NCT03096184）。2019年世界癌症大会报道了40例晚期复发和转移性头颈鳞癌患者进行阿帕替尼联合或者不联合放疗的研究（NCT03424291），结果显示其ORR和DCR分别为57.5%和90.0%，中位PFS为5.9个月，中位OS为8.8个月。研究结论认为，阿帕替尼联合放疗或单纯阿帕替尼治疗复发和转移性头颈鳞癌具有一定的疗效，且不良反应可控。虽然患者可能从阿帕替尼联合放疗的治疗方案中获益，但不容忽视的是患者发生瘘和溃疡的风险较高，应谨慎管理。

安罗替尼在复发/转移性头颈鳞癌的临床研究（NCT03591666）正在进行中。

2）贝伐珠单抗：早期单臂、非随机Ⅰ期和Ⅱ期临床研究探索了贝伐珠单抗与其他药物联合应用的价值，其客观有效率有限。一项Ⅱ期临床研究（Argiris et al., 2011）评估了培美曲塞与贝伐珠单抗联合一线治疗复发/转移性头颈鳞癌的效果，研究共入组了40例患者，主要研究终点为TTP。结果显示：中位TTP为5个月，中位OS为11.3个月，ORR为30%，DCR为86%。3~5级出血6例（15%），其中4例为3级出血，2例死亡。这个研究提示贝伐珠单抗联合培美曲塞治疗复发/转移性头颈鳞癌有一定的疗效，但出血事件较频繁。另一研究评估了抗EGFR抗体西妥昔单抗和抗VEGF抗体贝伐珠单抗双靶联合治疗头颈部鳞状细胞癌的效果（Argiris et al., 2013a），共46例患者入组，结果显示ORR为16%，DCR为73%，中位PFS为2.8个月，中位OS为7.5个月，3~4级毒性发生率不到10%。一项临床前观察性研究（Fury et al., 2012）提示西妥昔单抗和贝伐珠单抗对头颈鳞癌有一定疗效且耐受性良好。一项Ⅱ期临床研究评估了对于局部晚期头颈鳞癌在标准的高剂量顺铂同期放化疗基础上加上贝伐珠单抗的疗效。研究共有42例患者入组，中位随访31.8个月，2年无进展生存率为75.9%（95%CI，63.9%~90.1%），2年总生存率为88%（95%CI，78.6%~98.4%）；治疗相关死亡2例，其中猝死1例，吸入性肺炎1例。目前无随机对照Ⅲ期临床研究去进一步证实贝伐珠单抗在局部晚期鳞癌中的作用，其在头颈鳞癌中未获得适应证。

2. mTOR抑制剂

依维莫司（everolimus）是雷帕霉素的衍生物，通过抑制调节蛋白mTOR抑制肿瘤的增殖。PI3K/AKT/mTOR 通路的激活是 EGFR 靶点抑制剂继发性耐药的常见方式。因此，有人提出假设：通过抑制 mTOR 下调 AKT 表达可能增加 EGFR-TKI 在复发/转移性头颈鳞癌患者中的有效性。Massarelli 等（2015）报道了厄洛替尼联合依维莫司二线治疗铂类耐药后的复发/转移性头颈鳞癌 Ⅱ 期临床试验，但是其研究结果显示的厄洛替尼联合依维莫司的近期有效率令人失望（ORR 2.8%，DCR 28.8%）。依维莫司治疗头颈鳞癌的 Ⅱ 期试验在陆续开展，但因有效率低而大多提前终止。

替西罗莫司（temsirolimus）是另一种 mTOR 抑制剂，其作用机制和药代动力学与依维莫司类似。一项替西罗莫司联合厄洛替尼治疗复发/转移性头颈鳞癌的 Ⅱ 期试验（Bauman et al.，2013），共入组 12 例，6 例因毒性或死亡而退出，中位 PFS 仅 1.9 个月，OS 仅 4 个月。这项 Ⅱ 期临床试验因有效率低且耐受性太差而提前中止。另一项单臂多中心的 Ⅱ 期临床研究（Grunwald et al.，2015）评估了替西罗莫司在铂类和西妥昔单抗治疗失败后复发/转移性头颈鳞癌中的有效率。研究共入组 40 例患者，主要终点为 12 周无进展生存率。结果显示：12 周时无进展生存率为 40%（95% CI，25.0%～54.6%），中位 PFS 和 OS 分别为 56 天（95% CI，36～113 天）和 152 天（76～256 天），ORR 为 39.4%，DCR 为 97%。替西罗莫司单药在铂类和西妥昔单抗治疗失败后复发/转移性头颈鳞癌中能较好地缩小肿瘤及具有良好耐受性。替西罗莫司联合紫杉醇和卡铂（NCT01016769）的 Ⅱ 期试验已经完成，但结果尚未发表。

3. PI3K 抑制剂 头颈鳞癌中 PI3K 通路的激活与治疗抵抗和疾病进展密切相关。PX-866 是一种口服不可逆 PI3K 抑制剂。PX-866 联合西妥昔单抗治疗复发/转移性头颈鳞癌的 Ⅰ 期临床研究获得了良好的反应率（ORR 为 44%，DCR 为 88%）（Bowles et al.，2014）。一项 Ⅱ 期临床研究分别评估了 PX-866 联合多西他赛治疗晚期难治性头颈鳞癌的疗效。按 1∶1 比例随机分组，分为多西他赛（$75mg/m^2$，每 3 周）联合使用或不使用 PX-866（每天 8mg 口服）。主要终点为 PFS。结果显示两组的中位 PFS（92 天 vs 82 天；P=0.42）及 OS（263 天 vs 195 天；P=0.62）无显著性差异。另一项 Ⅱ 期临床研究（Jimeno et al.，2015）评估了 PX-866 联合西妥昔单抗的疗效，同样

得出阴性结果，联合组 PFS 无显著改善（两组中位 PFS 均为 80 天）。

buparlisib 为泛 PI3K 抑制剂，在上皮恶性肿瘤中显示出临床前抗肿瘤活性和客观反应。BERIL-1（Soulieres et al.，2017）为随机对照双盲的 Ⅱ 期临床研究，将 158 例铂类一线化疗后进展的复发/转移性头颈鳞癌患者随机分为紫杉醇联合 buparlisib 组和紫杉醇联合安慰剂组，主要研究终点和次要研究终点分别为 PFS 和 OS。结果显示紫杉醇联合 buparlisib 组中位 PFS 为 4.6 个月，而单纯化疗组中位 PFS 为 3.5 个月（HR=0.65；95%CI，0.45～0.95；P=0.011）；联合组的中位 OS 为 10.4 个月，安慰剂组为 6.5 个月（HR=0.72；95%CI，0.49～1.04；P=0.041）。尽管在疾病进展风险方面降低了 35%，但联合 buparlisib 的绝对优势相当有限（中位 PFS 差异仅约 1 个月），需 Ⅲ 期临床研究进一步验证。一项探索性研究探讨了 buparlisib 联合西妥昔单抗治疗复发/转移性头颈鳞癌的最大耐受剂量（Brisson et al.，2019）。10 例多线治疗后患者在剂量增加期间没有观察到剂量限制毒性，其中 1 例患者达到 PR，4 例患者 SD。buparlisib 联合西妥昔单抗近期有效率及耐受性较好。alpelisib 和库潘尼西（copanlisib）为其他 PI3K 抑制剂，关于其二线治疗复发/转移性头颈鳞癌的 Ⅱ 期试验仍在继续（NCT02145312，NCT02822482），这些 PI3K 抑制剂联合抗 EGFR 单抗治疗复发/转移性头颈鳞癌的研究结果值得期待。

4. CDK4/6 抑制剂 大多数头颈部癌与吸烟相关，这类患者的预后较 HPV 相关肿瘤更差。TCGA 研究显示在头颈鳞癌患者中可以观察到广泛的细胞周期调节异常，这将导致编码抑癌蛋白 P16 的 *CDKN2A* 基因缺失和编码 Cyclin D1 单抗的 *CCND1* 基因扩增，而 P16（INK4A）失活和 Cyclin D1 过表达导致 CDK4/6 的过度活化，这将导致 EGFR 抑制剂的耐药性，提示 CDK4/6 可以作为 HPV 非相关 HNSCC 的潜在治疗靶点。哌柏西利为 CDK4/6 的抑制剂，已被批准用于激素受体阳性乳腺癌患者。一项多中心、多组 Ⅱ 期试验（Adkins et al.，2019）分别对铂耐药组和西妥昔单抗耐药组且 HPV 不相关的头颈鳞癌进行哌柏西利联合西妥昔单抗的疗效评价。研究共入组 62 例患者，其中铂类耐药组入组了 30 例，中位随访 5.4 个月，28 例可评估患者中

ORR 为 39%（11/28），中位 PFS 为 5.4 个月，中位 OS 为 9.5 个月，1 年的总生存率为 36.5%。其中西妥昔单抗组入组了 32 例，中位随访 5.5 个月，27 例可评估患者中 ORR 为 19%（5/27），中位 PFS 为 3.7 个月，中位 OS 为 6.3 个月，1 年的总生存率为 28.1%。最常见的 3～4 级哌柏西利相关不良事件是中性粒细胞减少症（34%，21/62），无治疗相关死亡发生。在这一多中心 Ⅱ 期研究中，哌柏西利联合西妥昔单抗对铂类和西妥昔单抗耐药后的 HPV 不相关头颈鳞癌患者，显示出较好的抗肿瘤疗效。目前，另有哌柏西利联合西妥昔单抗（NCT02499120）和哌柏西利联合卡铂（NCT03194373）在复发/转移性头颈鳞癌的 Ⅱ 期临床研究正在进行中。瑞博西尼（ribociclib）和玻玛西尼（abemaciclib）是 CDK4/6 抑制剂，在作用机制上与哌柏西利非常相似。正在进行 Ⅱ 期临床研究评估这两种药物在复发/转移性头颈鳞癌中的疗效，如 ribociclib 联合西妥昔单抗治疗任何线的复发/转移性头颈鳞癌（NCT02429089），以及 abemaciclib 单药治疗铂类进展后的复发/转移性头颈鳞癌（NCT03356587）。

二、其他靶点抑制剂

（一）多靶点抑制剂

达沙替尼是一种多靶点抑制剂，被批准用于治疗慢性髓细胞性白血病和急性淋巴细胞白血病。目前，达沙替尼在复发转移性头颈鳞癌中抗肿瘤作用的结果令人失望（Brooks et al., 2011）。foretinib 是靶向 VEGFR-2、HGF 和 c-MET 的多靶点抑制剂，在复发转移性头颈鳞癌的 Ⅱ 期临床研究中，取得了 ORR 42%，DCR 50% 的近期有效率（Seiwert et al., 2014），但目前未见下一步临床研究。

（二）Toll 样受体

Toll 样受体（TLR）家族包括 13 个受体，分别编号为 TLR1～TLR13，表达于巨噬细胞和树突状细胞的膜上，是参与非特异性免疫的一类重要蛋白质分子。TLR 是单个跨膜非催化性蛋白质，可识别来源于微生物的具有保守结构的分子，当微生物突破机体物理屏障时，可被 TLR 识别并产生免疫细胞反应。当受到刺激时，TLR9 亚型与具有抗增殖和抗肿瘤活性的细胞因子的产生有关。EMD1201081

是一种 TLR9 激动剂，一项 Ⅱ 期研究提示其与西妥昔单抗联合较单用西妥昔单抗二线治疗铂类治疗后进展的复发/转移性头颈鳞癌在 ORR（5.7% vs 5.7%）、DCR（37.7% vs 43.4%）、中位 PFS（1.5 个月 vs 1.9 个月）上无明显差异。然而 EMD1201081 联合 PF 及西妥昔单抗治疗复发/转移性头颈鳞癌的 Ⅰ 期临床研究（NCT01360827）因安全性被提前中止。另一种 TLR9 激动剂 IMO-2055 联合铂类化疗同样存在安全性差的问题（Machiels et al., 2013）。motolimod（VTX-2337）是 TLR8 的选择性小分子激动剂，可刺激 NK 细胞、树突状细胞和单核细胞。一项 Ⅰ b 期临床试验评估了 motolimod 联合西妥昔单抗治疗复发/转移性头颈鳞癌患者的安全性和疗效。13 例患者被纳入这个开放标签、剂量递增的研究。结果显示 motolimod 联合西妥昔单抗未出现剂量限制毒性、治疗相关性死亡或两者叠加毒性。2 例患者获得 PR，5 例患者 SD，ORR 为 15%，DCR 为 54%（Chow et al., 2017）。有研究观察到 motolimod 与西妥昔单抗联合表现出令人鼓舞的抗肿瘤活性且毒性可耐受。motolimod 联合西妥昔单抗（NCT01836029）或联合抗 PD-1（NCT03906526）治疗复发/转移性头颈鳞癌患者的 Ⅱ 期或 Ⅰ b 期临床试验正在进行中。

（三）其他新型靶点抑制剂

ficlatuzumab 是一种结合 HGF 的新型抗体，可抑制 c-MET 通路的激活，与肿瘤生长、血管生成和转移的发生发展密切相关。ficlatuzumab 与西妥昔单抗治疗复发/转移性头颈鳞癌的 Ⅰ b 期临床研究（NCT02277197）已经完成，Ⅱ 期临床研究（NCT02277197）正在进行中。tivantinib 是一种直接抑制 c-MET 小分子的 TKI，阻止 c-MET 通路的激活。Ⅱ 期试验比较了 tivantinib 联合西妥昔单抗与单独西妥昔单抗的疗效（NCT01696955），这个研究已完成但未见发表。然而 sacaratinib（Src 抑制剂）（Fury et al., 2011）、fgitumumab（IGF-1 抑制剂）（Schmitz et al., 2012）在头颈鳞癌的 Ⅱ 期临床研究中未表现出抗肿瘤活性。

三、小   结

对于局部晚期头颈鳞癌，大剂量顺铂同期放化疗占据标准治疗的地位，但抗 EGFR 治疗在局部晚期头颈鳞癌的综合治疗中不可或缺。抗 EGFR 治疗无论是与放疗联手的同期综合治疗，还是与化疗联合的诱导治疗或辅助治疗，都有临床获益的研究报道，但是怎么联合、何时联合才能在实际临床应用中使患者获益最大，同时将毒性反应控制在最低的限度，尚需要进一步探索研究。

对于复发/转移性头颈鳞癌，传统化疗已达到平台期，远期生存尚不尽如人意。针对 ErbB 信号传导途径的靶向治疗显示出了良好的前景。使用单克隆抗体、酪氨酸酶的抑制剂及下游靶点抑制剂等靶向治疗在临床上已经取得一定的疗效，随着分子生物学研究的不断发展，相关靶点治疗的临床研究的数据将进一步丰富，将会给晚期头颈鳞癌的治疗带来改变。然而，需要思考的是传统化疗与抗 EGFR 靶向治疗怎样组合能够更好地发挥治疗效果，如何联合抗 EGFR 靶向治疗及下游耐药靶点，如何选择合适的患者及敏感人群等，这些都是需要解决的问题。应深入探索抗 EGFR 靶向治疗药物的敏感性指标及耐药机制，真正实现对肿瘤患者的个体化治疗。

（王志辉）

编者简介

王志辉，肿瘤学博士，副主任医师。毕业于中山大学，现就职于中山大学附属第五医院，擅长肿瘤的内科治疗及综合治疗。发表 SCI 论文 13 篇，单篇 IF 最高 6，总引用 66 次，单篇引用最高 39 次。目前主持国家自然科学基金青年科学基金项目和珠海市科技项目各 1 项，并参与多项大型临床试验项目。任广东省抗癌协会化疗专业委员会青年委员、广东省医师协会肿瘤内科医师分会委员、广东省胸部疾病学会免疫治疗专业委员会委员、珠海市抗癌协会肿瘤转移专业委员会秘书。

第三节 免疫治疗药物及临床试验进展

免疫治疗旨在增强免疫系统活性，以根除癌细胞（Farkona et al.，2016）。ICI 是一类广泛有效的免疫治疗药物，其通过阻断抑制性免疫检查点通路重新激活针对癌症的免疫应答。通常由肿瘤细胞表达的 PD-L1 与 T 细胞表达的 PD-1 结合可抑制 T 细胞的免疫反应，是肿瘤免疫逃避的一种机制。抗 PD-1/PD-L1 ICI 可阻断 PD-1/PD-L1 通路的抑制信号，增强抗肿瘤免疫活性（Ferris，2015）。免疫治疗代表了 HNSCC 最前沿的新疗法，在响应治疗的 HNSCC 患者中显示出持久、长期的生存获益。本节对头颈鳞癌免疫治疗药物及相关临床试验进展进行总结，以更好地了解新出现的免疫疗法及指导临床应用。

一、免疫治疗原则

目前，美国 FDA 批准两种抗 PD-1 单抗纳武利尤单抗和帕博利珠单抗用于治疗 HNSCC。2016 年，FDA 批准纳武利尤单抗和帕博利珠单抗用于治疗对铂类治疗无效的复发/转移（R/M）HNSCC 患者。NCCN 官方指南将这些药物列为 R/M HNSCC 患者二线全身治疗的标准治疗（standard of care，SOC），无须辅助放疗或手术治疗（Colevas et al.，2018）。2019 年，FDA 进一步批准帕博利珠单抗用于与铂类和氟尿嘧啶联合一线治疗无法切除的 R/M HNSCC 患者，或单药一线治疗表达 PD-L1（CPS≥1）的无法切除的 R/M HNSCC 患者（表 17-3）。

表 17-3 HNSCC 免疫治疗原则

	推荐
一线治疗	帕博利珠单抗适用于未经治疗的 R/M HNSCC 患者
	·帕博利珠单抗单药可用于未经治疗的 R/M HNSCC 患者（需 PD-L1 CPS≥1*）
	·帕博利珠单抗+化疗（铂类和氟尿嘧啶）可用于治疗所有未经治疗的、生物标志物未知的 R/M HNSCC 患者
二线治疗	帕博利珠单抗或纳武利尤单抗单药应用于铂类难治性 R/M HNSCC 患者，包括那些在铂类化疗后 6 个月内疾病有进展的患者

*通过 IHC 染色，PD-L1 阳性的为 CPS≥1。

二、免疫治疗循证依据

2016 年，基于 KEYNOTE-012（NCT01848834）和 CheckMate-141（NCT02105636）两项具有里程

碑意义的试验结果，帕博利珠单抗和纳武利尤单抗成为首个获得 FDA 批准用于治疗 R/M HNSCC 患者的免疫治疗药物（Chow et al., 2016; Cohen et al., 2019; Ferris et al., 2016; Seiwert et al., 2016a）。在此之前，需要二线治疗的 R/M HNSCC 患者（如在 R/M HNSCC 患者中适合进行铂类一线治疗的患者）主要接受单药化疗、西妥昔单抗靶向治疗、最佳支持治疗等（Colevas et al., 2018）。基于 I/II 期 KEYNOTE-012 和 III 期 KEYNOTE-040，以及 III 期 Checkmate-141 临床试验，帕博利珠单抗和纳武利尤单抗分别改变了晚期 R/M HNSCC 患者的治疗模式。重要的是，这两种检查点抑制剂均已获得 FDA 批准用于晚期 R/M HNSCC 患者，这些患者在铂类治疗期间或治疗后疾病有进展时，使用检查点抑制剂治疗前在欧洲（要求 TPS＞50%）以外的地方均不需要进行 PD-L1 表达分析。KEYNOTE-012 是一项开放标签、多中心的 Ib 期试验，在 R/M HNSCC 患者中评估了帕博利珠单抗的安全性、耐受性和抗肿瘤活性。入选的前 60 例患者（B 组）需要有 PD-L1 阳性的证据（IHC PD-L1 阳性表达的肿瘤细胞或基质细胞≥1%），每 2 周静脉注射 10mg/kg 的帕博利珠单抗。其余 132 例招募的患者均被纳入 B2 组，与肿瘤 PD-L1 表达无关，每 3 周静脉注射固定剂量即 200mg 的帕博利珠单抗（Chow et al., 2016; Seiwert et al., 2016a）。B 组患者中影像学检查 ORR 为 18%（95% CI，12%～26%）。根据研究者回顾，该试验未达到 DOR 的中位数，85% 的患者持续应答≥6 个月（Chow et al., 2016; Mehra et al., 2018; Seiwert et al., 2016a）。

CheckMate-141 是首次报道抗 PD-1 单抗在接受以铂类为基础的化疗后 6 个月内 R/M HNSCC 患者中效果的研究，该试验纳入了 361 例患者（不管肿瘤是否表达 PD-L1）。在该试验中，患者每 2 周接受 3mg/kg 的纳武利尤单抗，或研究者选择每周全身标准治疗（甲氨蝶呤，每周多西他赛或西妥昔单抗治疗）。与接受化疗的患者相比，接受纳武利尤单抗治疗的患者中位 OS（分别为 7.5 个月和 5.1 个月）和总体应答率（ORR 分别为 13.3% 和 5.8%）增加。在第一次中位分析中，使用纳武利尤单抗的患者 1 年总生存率为 36%，而标准治疗为 16.6%（Ferris et al., 2016）。此外，只有 13.1% 使用纳武利尤单抗治疗的患者经历了 3/4 级的治疗相关不良事件，而使用标准治疗的患者为 35.1%。随访 2 年后，接受纳武利尤单抗治疗的患者 OS 中值为 7.7 个月，接受化疗的患者 OS 中值为 5.1 个月（HR=0.68；95%CI，0.54～0.86）。总体来说，CheckMate-141 的数据表明无论是否表达 PD-L1，纳武利尤单抗在治疗中都显示出更大的优势（Ferris et al., 2018a）。

KEYNOTE-040 进一步评估了帕博利珠单抗作为二线治疗在随机 III 期研究中的疗效。符合条件的患者包括经铂类药物治疗后出现 R/M HNSCC 的患者，不包括经铂类药物治疗后 3 个月内进展或复发的患者。这项多中心、开放标签的研究比较了帕博利珠单抗治疗与研究者选择标准全身治疗（每周给予甲氨蝶呤、每周给予西妥昔单抗或每 3 周给予多西他赛）的 OS 情况。在 ITT 人群中（无论 PD-L1 表达状况如何），帕博利珠单抗组中位 OS 为 8.4 个月（95%CI，6.4～9.4 个月），SOC 组的中位 OS 为 6.9 个月（95%CI，5.9～8.0 个月）（HR=0.80；95%CI，0.65～0.98；P=0.0161）（Cohen et al., 2019）。在表达 PD-L1 的肿瘤和免疫细胞中 CPS（包括肿瘤、淋巴细胞和巨噬细胞的 PD-L1 阳性细胞数，与肿瘤细胞总数相关）至少为 1 的患者中，帕博利珠单抗队列的中位 OS 为 8.7 个月（95%CI，6.9～11.4 个月），SOC 队列的中位 OS 为 7.1 个月（95%CI，5.7～8.3 个月）（HR=0.74；95%CI，0.58～0.93；P=0.0070）。在 CPS＜1 的患者中，帕博利珠单抗队列的中位 OS 为 6.3 个月（3.9～8.9 个月），而 SOC 队列的中位 OS 为 7.0 个月（5.1～9.0 个月）（HR=1.28；95%CI，0.8～2.07，P=0.8476）。此外，在肿瘤细胞中 PD-L1 表达≥50%（TPS＞50%）的患者中，与 SOC 队列相比，帕博利珠单抗队列的中位 OS 为 11.6 个月而非 6.6 个月（HR=0.53；95%CI，0.35～0.81；P=0.0017）。相反，在 TPS＜50% 的患者中，与 SOC 队列相比，帕博利珠单抗队列的中位 OS 为 6.5 个月而不是 7.1 个月（HR=0.93；95%CI，0.73～1.17；P=0.2675）（Cohen et al., 2019）。此外，帕博利珠单抗队列中 3～5 级治疗相关不良事件（TRAE）的发生率（13.0%）显著低于 SOC 队列的发生率（36.0%），SOC 队列和帕博利珠单抗队列报道的 TRAE 死亡率分别为 2% 和 1%。因此，尽管与 PD-L1 表达状态无关，帕博利珠单抗与 SOC 队列相比中位 OS 显著增加，而对于 PD-L1 CPS≥1 且 TPS≥50% 的患者，帕博利珠单抗治疗的优势更大。

在 2019 年，基于里程碑式的 Ⅲ 期试验 KEYNOTE-048（NCT02358031），帕博利珠单抗被批准用于 R/M HNSCC 患者的一线治疗。该试验纳入了不可手术切除的 R/M HNSCC 患者，患者之前未接受转移性疾病或复发性疾病的全身治疗。该研究随机分配了 882 例患者，分别接受以下一种治疗：帕博利珠单抗单药治疗、帕博利珠单抗加化疗（顺铂或卡铂和氟尿嘧啶）或 EXTREME 方案（西妥昔单抗加顺铂或西妥昔单抗加卡铂和氟尿嘧啶）。化疗持续 6 个疗程，而帕博利珠单抗治疗持续长达 24 个月，西妥昔单抗无限期使用；在每组中，如果确认出现 PD 或不可接受的毒副作用，则停止治疗（Burtness et al., 2018）。其初步结果显示，与 SOC 相比，帕博利珠单抗单药治疗显著延长 CPS≥20 患者的 OS（14.9 个月 vs 10.7 个月；HR=0.61；95%CI，0.45～0.83）和 CPS≥1 患者的 OS（12.3 个月和 10.3 个月；HR=0.78；95% CI，0.64～0.96），且在所有患者中，无论 CPS 得分如何，其 OS 均不低于 SOC 化疗加西妥昔单抗组。与全身治疗的 SOC 相比，虽然帕博利珠单抗单药治疗的 ORR 较低（23% vs 36%，CPS≥20；19% vs 35%，CPS≥1），但帕博利珠单抗单药治疗 CPS≥20 和 CPS≥1 的患者 DOR 更长（20.9 个月 vs 4.2 个月，20.9 个月 vs 4.5 个月）。2019 年在 ASCO 发表的 KEYNOTE-048 的最终分析表明，帕博利珠单抗联合化疗的治疗方案与 EXTREME 治疗方案相比，前者在 CPS≥20（14.7 个月 vs 11.0 个月；HR=0.60；95%CI，0.45～0.82；P=0.0004）和 CPS≥1（13.6 个月 vs 10.4 个月；HR=0.65；95%CI，0.53～0.80；P<0.0001）的人群中显著改善了中位 OS。帕博利珠单抗加化疗与 EXTREME 治疗 CPS≥20 和 CPS≥1 患者的 ORR 分别为 42.9% vs 38.2%（CPS≥20），36.4% vs 35.7%（CPS≥1），而中位 DOR 分别为 7.1 个月 vs 4.2 个月

（CPS≥20），6.7 个月 vs 4.3 个月（CPS≥1）。当在总人群中进行测试时，与 EXTREME 疗法相比，帕博利珠单抗单药没有显著改善中位 OS（11.5 个月 vs 10.7 个月；HR=0.83；95%CI，0.70～0.99，P=0.0199）。单独使用帕博利珠单抗与 EXTREME 治疗组的 ORR 分别为 16.9% 和 36.0%。总体而言，KEYNOTE-048 显示帕博利珠单抗联合化疗的患者在 PD-L1 CPS≥20 和 CPS≥1 时有优势 OS，并且单独使用帕博利珠单抗治疗的患者在总人群与 CPS≥20 和 CPS≥1 人群中均有优势 OS，总人群中无不良 OS 报告。这些结果支持帕博利珠单抗和帕博利珠单抗加化疗（铂+氟尿嘧啶）作为 R/M HNSCC 患者新一线的选择（Rischin et al., 2019）。

三、免疫治疗联合全身治疗

表 17-4 总结了目前主要的免疫治疗联合全身治疗的临床试验，其主要可分为 IO-化疗、IO-靶向治疗、双重 IO、IO+放化疗等策略。其中值得注意的是，Ⅱ 期 CONDOR 试验探讨联合抗 PD-L1 度伐利尤单抗+抗 CTLA-4 曲美母单抗与度伐利尤单抗单药，以及曲美母单抗单药对 R/M HNSCC 患者的疗效。初步结果显示度伐利尤单抗加曲美母单抗联合治疗的患者 ORR 为 7.8%，度伐利尤单抗单药的患者 ORR 为 9.2%，曲美母单抗单药的患者 ORR 为 1.6%。联合用药的中位 OS 为 7.6 个月，接受度伐利尤单抗单药的患者为 6.0 个月，而使用曲美母单抗单药的患者为 5.5 个月。联合用药队列中 TRAE 的总发生率为 57.9%，其中 3/4 级 TRAE 为 15.8%，1 例死亡。单药度伐利尤单抗组 TRAE 发生率为 63.1%，3/4 级 TRAE 为 12.3%。曲美母单抗队列显示 TRAE 发生率 55.4%，3/4 级 TRAE 为 16.9%（Siu et al., 2018）。

表 17-4　HNSCC 免疫治疗联合全身治疗的临床试验

试验编号	研究阶段	试验说明	招募状态/结果
NCT02358031	Ⅲ期	帕博利珠单抗单药 vs 帕博利珠单抗+基于铂类的化疗（顺铂或卡铂）+氟尿嘧啶（5-FU）vs 西妥昔单抗+基于铂类的化疗（顺铂或卡铂）+ 5-FU。一线治疗 R/M HNSCC	招募结束。结果见上文
NCT02741570	Ⅲ期	纳武利尤单抗+伊匹木单抗 vs SOC（EXTERM 方案）。一线治疗 R/M HNSCC	招募中

续表

试验编号	研究阶段	试验说明	招募状态/结果
NCT02207530	Ⅱ期	度伐利尤单抗+曲美母单抗 vs 度伐利尤单抗单药 vs 曲美母单抗单药二线治疗 R/M HNSCC	联合用药、度伐利尤单抗单药和曲美母单抗单药治疗的患者中位 OS 分别为 7.6 个月、6.0 个月和 5.5 个月；中位 PFS 分别为 2.0 个月、1.9 个月、1.9 个月；ORR 分别为 7.8%、9.2%和 1.6%（Siu et al.，2018）
NCT02551159	Ⅲ期	度伐利尤单抗+曲美母单抗 vs 度伐利尤单抗单药 vs SOC 化疗一线治疗 R/M HNSCC	招募中（Seiwert et al.，2016b）
NCT02369874	Ⅲ期	度伐利尤单抗+曲美母单抗 vs 度伐利尤单抗单药 vs SOC 化疗二线治疗 R/M HNSCC	未能改善总生存率（Licitra et al.，2019）
NCT02684253	Ⅱ期	纳武利尤单抗+SBRT vs 纳武利尤单抗单药，用于 R/M HNSCC	纳武利尤单抗单药与纳武利尤单抗+SBRT 治疗 1 年总生存率分别为 64%（95%CI，47%～88%）和 53%（95%CI，36%～79%）（P=0.79）；ORR 分别为 26.9%（95%CI，13.7%～46.1%）和 22.2%（95%CI，10.6%～40.8%）（McBride et al.，2018）
NCT02775812	Ⅰ期	辅助帕博利珠单抗+顺铂联合 IMRT，用于高危、HPV（−）、Ⅲ～Ⅳ期 HNSCC	招募中
NCT03811015	Ⅱ/Ⅲ期	根治性放化疗后辅助纳武利尤单抗 vs 观察，用于 HPV（+）口咽部鳞状细胞癌	招募中
NCT03452137	Ⅲ期	辅助阿替利珠单抗 vs 安慰剂，用于高危Ⅳ期 HPV（−）或Ⅲ期 HPV（+）HNSCC	招募中
NCT02764593	Ⅱ期	纳武利尤单抗+西妥昔单抗+放疗，用于局部晚期 HNSCC	招募中（Ferris et al.，2018b）
NCT02707588	Ⅱ期	帕博利珠单抗或西妥昔单抗+放疗，用于局部晚期 HNSCC	已结束招募
NCT02999087	Ⅲ期	阿维鲁单抗+西妥昔单抗+放疗 vs SOC，用于局部晚期 HNSCC	招募中
NCT02609503	Ⅱ期	帕博利珠单抗+放疗，用于局部晚期 HNSCC	已结束招募
NCT03258554	Ⅱ/Ⅲ期	IMRT +度伐利尤单抗 vs 西妥昔单抗，用于局部晚期 HNSCC	已结束招募
NCT02586207	Ⅰ期	帕博利珠单抗+放化疗，用于局部晚期 HNSCC	已结束招募
NCT02952586	Ⅲ期	阿维鲁单抗+放化疗 vs 放疗，用于局部晚期 HNSCC	已结束招募
NCT03040999	Ⅲ期	帕博利珠单抗或安慰剂+放化疗，用于局部晚期 HNSCC	已结束招募
NCT03349710	Ⅲ期	纳武利尤单抗单药 vs 纳武利尤单抗+顺铂，联合放疗，用于局部晚期 HNSCC	招募中
NCT02488759	Ⅰ/Ⅱ期	诱导纳武利尤单抗，用于局部晚期 HNSCC	23 例可评估的患者中，11 例（48%）患者肿瘤缩小；3 例肿瘤缩小 40%（最大缩小 75%）（Ferris et al.，2017）
NCT02296684	Ⅱ期	诱导帕博利珠单抗，用于局部晚期 HNSCC	招募中
NCT02641093	Ⅱ期	帕博利珠单抗+SOC 手术+放疗±顺铂治疗	47%的患者出现病理学反应：高免疫细胞浸润和扩增 PD-L1（＞10%肿瘤效应）；32%达到主要反应（＞70%肿瘤效应）；1 例患者出现 CR（Wise-Draper et al.，2018）
NCT02812524	Ⅰ期	肿瘤内注射伊匹木单抗，用于可手术治疗的 HNSCC	招募中

另外，免疫治疗在局部晚期 HNSCC 治疗中的应用是目前的一个热点，许多试验正在探讨如何将免疫治疗加入到手术、化疗或放疗中。例如，

JAVELIN head and neck 100（NCT02952586）是一项正在进行的Ⅲ期试验，评估阿维鲁单抗联合放化疗用于局部晚期 HNSCC 患者的一线治疗，该试验

将确定放化疗加PD-L1单抗是否可在延长PFS方面产生协同作用（Yu et al.，2019）。以下试验的结果将有助于为IO如何被纳入目前HNSCC的综合治疗中提供重要证据。

四、小　结

KEYNOTE-048的结果表明，HNSCC免疫治疗领域目前关注的是在疾病的早期阶段，如何将免疫治疗与传统疗法（手术、放疗和化疗）进行最佳组合和排序。此外，与其他疗法常见的不良反应相比，免疫治疗相关不良反应具有不同的症状，目前医生可能较难识别。只有通过持续并改进的临床试验，才能为免疫治疗在HNSCC中的应用提供更多证据。

另外，挖掘其他新免疫检查点相关靶点或开发其他免疫治疗方法对于HNSCC这种高度异质性的肿瘤至关重要。同时，由于目前只有一小部分患者受益于已批准的免疫治疗，且缺乏可靠的选择标记，因此，进一步识别可预测HNSCC免疫治疗效果的特征是非常必要的。我们应在未来的试验中考虑加入潜在生物标志物、HPV、EBV等因素，进一步推动免疫治疗在HNSCC治疗中的发展。

（陈雨沛）

编者简介

陈雨沛，肿瘤学博士，硕士生导师，主治医师。毕业于中山大学，现就职于中山大学肿瘤防治中心（优秀人才引进），擅长鼻咽癌的综合治疗。围绕鼻咽癌等肿瘤的分子分型和个体化治疗开展了系列研究工作，并将相关研究成果转化为临床应用。近5年来，以第一或通讯作者（含共同作者）发表SCI论文32篇，累积IF为364，其中IF＞50的2篇（*N Engl J Med*，2019，IF 70.8，共同第一作者；*Lancet*，2019，IF 59.1，第一作者），IF＞20的2篇（*Br Med J*，2018，IF 27.6，共同第一作者；*JAMA Oncol*，2017，IF 22.4，共同第一作者），IF＞10的4篇（*J Pineal Res*，2019，IF 15.2，共同通讯作者；*Ann Oncol*，2015 & 2019，IF 14.2，第一作者；*Nat Commun*，2019，IF 11.9，共同第一作者），IF＞8的4篇（*Clin Cancer Res*，2018，IF 8.9，第一作者；*J Immunother Cancer*，2019，IF 8.7，通讯作者；*Theranostics*，2017 & 2017，IF 8.1，第一作者）。申请人以第一作者完成中国内地首篇*Lancet*专题研讨（*Lancet*，2019，IF 59.1）（专题研讨是*Lancet*最高规格的指南性综述，在临床实践与科学研究中具有重大影响力），为鼻咽癌领域未来的研究方向奠定了基础。两项研究被NCCN临床治疗指南采纳。现主持国家自然科学基金青年科学基金项目1项，共申报国家发明专利4项。多次受邀在国际鼻咽癌会议上进行学术交流，现为美国国家癌症研究所（NCI）鼻咽癌临床试验协作组成员，作为Sub-PI主持全国多中心临床研究2项。参与编写CSCO 2018及2019中国临床肿瘤学头颈部肿瘤年度研究进展，为2018年CSCO"35 under 35"最具潜力青年肿瘤医生。

第十八章

甲 状 腺 癌

第一节　流行病学及分子生物学特点

作为头颈部和内分泌系统常见的恶性肿瘤，甲状腺癌的流行病学特征与地域、性别、人种等相关，其发病率逐年上升且增长快，病因尚不完全明确。随着研究的深入，甲状腺癌的分子靶向治疗成为关注的热点。因此，充分了解甲状腺癌的流行病学及分子生物学特点对甲状腺癌的防治意义重大。

一、甲状腺癌的流行病学特点

目前，甲状腺癌的发病率呈全球性的上升趋势，并较以往出现新的流行病学特点。

（一）发病率及死亡率趋势

甲状腺癌的发病率近年来不断攀升。Lim 等（2017）发现，1974～2013 年美国甲状腺癌的发病率年均增加 3.6%（95%CI，3.2%～3.9%），主要归因于乳头状癌这一病理类型的增加，尤其是直径≤2cm 的乳头状癌。韩国 1993～1997 年甲状腺癌发病率为 12.2/10 万，2003～2007 年升至 59.9/10 万，净增长近 4 倍（Vaccarella et al.，2015）。我国甲状腺癌发病率也呈相同的上升趋势（Ahn et al.，2014；Cho et al.，2013；Morris et al.，2010）。

相较于发病率的上升，死亡率的变化趋势相对乐观。目前，全球范围内甲状腺癌的死亡率为（0.4～0.5）/10 万。1994～2003 年美国甲状腺癌的死亡率年均增加 1.1%（Lim et al.，2017）。Choi 等（2017）

报道，2004～2015 年韩国甲状腺癌的年龄标准化死亡率从 2004 年的 0.85/10 万降低到 2015 年的 0.42/10 万。此外，2000～2010 年，在全球多个国家和地区甲状腺癌的死亡率均呈下降趋势，尤其是女性患者（La Vecchia et al.，2015）。

（二）分布

甲状腺癌发病的空间地理分布为北美、欧洲发病率较高，亚洲、非洲发病率偏低，而亚洲各国中以韩国发病率最高，甚至居全球之首。总体来说，甲状腺癌的地理分布与经济水平相关，经济发达地区发病率更高。

甲状腺癌的人群分布主要特点为呈性别差异。女性发病率约为男性的 3 倍，这种性别差异有进一步增大的趋势，因为近年来女性甲状腺癌的发病率明显高于男性（Bray et al.，2018）。在韩国，甲状腺癌已成为女性发病率最高的恶性肿瘤（Oh et al.，2016）。

甲状腺癌的发病也存在人种差异。美国国家癌症研究所数据显示（Yu et al.，2010），1992～1996 年到 2000～2004 年，局限期甲状腺癌发病率黑种人增加了 24%，西班牙裔白种人增加了 14.4%，非西班牙裔白种人增加了 14.3%，而亚洲人仅增加了 4.0%。Weeks 等（2018）研究证实，在美国，白种人甲状腺癌的年龄标准化发病率最高，而非洲裔美国人最低。

此外，甲状腺癌的发病还呈现年轻化趋势。Bernier 等（2019）研究了 39 个美国癌症登记处 1998～2013 年 0～19 岁分化型甲状腺癌的资料发现，10～19 岁分化型甲状腺癌的发病率显著增加，并且不能完全归因于儿童肿瘤筛查的增加，因为同时期中晚期分化型甲状腺癌的发病率也在增加。

（三）病因

关于甲状腺癌的具体病因目前仍无定论，但电离辐射、碘摄入、遗传因素及甲状腺良性疾病等都是甲状腺癌较明确的危险因素。切尔诺贝利核电站事故后甲状腺癌发病率明显增加，放射职业暴露危险的医护人员甲状腺癌发病率高于其他职业，都证明电离辐射是甲状腺癌发病的促进因素。碘摄入过高或过低都是甲状腺癌的危险因素，不过其相关甲状腺癌病理类型有别，碘摄入过高与乳头状癌相关，而碘摄入不足与滤泡状癌相关。遗传因素中，*BRAF* V600E 是研究较透彻的原癌基因，约45%的乳头状甲状腺癌伴有 *BRAF* V600E 突变。*BRAF* V600E 突变型主要通过下调抑癌基因表达、上调相关肿瘤促进分子等机制促进乳头状甲状腺癌的进展和侵袭（Xing，2007；Xing，2013）。甲状腺良性疾病中，甲状腺功能亢进和甲状腺炎被证实与甲状腺癌发病密切相关（Kitahara et al.，2018）。

近年来，生活习惯、雌激素、体重指数等因素也被认为与甲状腺癌发病相关。吸烟、咖啡等生活习惯与甲状腺癌发病相关。Cho 等（2018）的一项队列研究发现，男性甲状腺癌的风险与当前吸烟及吸烟指数呈剂量相关。Park 等（2018）研究发现，咖啡摄入量与甲状腺癌的发病率成反比。甲状腺癌与雌激素的关系主要体现在性别的差异上。相关研究还发现，甲状腺癌与乳腺癌在某种程度上存在一些关联。An 等（2015a）发现，甲状腺癌或者乳腺癌伴发第二原发的乳腺癌或甲状腺癌风险增加，且伴发甲状腺癌的乳腺癌的激素受体表达更高。体重指数是近年来新发现的甲状腺癌危险因素。研究表明，体重指数为22～25kg/m^{2}及>30kg/m^{2}的人群患甲状腺癌风险分别为39%和76%，体重指数每增加 5kg/m^2，甲状腺癌的发病风险增加 21%（Clavel-Chapelon et al.，2010；Kitahara et al.，2014）。

（四）预后

甲状腺癌的预后主要与患者年龄、病理类型、肿瘤大小及淋巴结转移相关。甲状腺癌是唯一将年龄纳入 TNM 分期系统来评估预后的实体瘤。Ganly 等（2015）进行了一项关于分化型甲状腺癌分期年龄断点的队列研究（*n*=3664），发现甲状腺癌的死亡率随着患者年龄的增长而升高。从病理类型来说，分化较好的甲状腺癌通常预后较好，包括乳头状癌及滤泡状癌。其中乳头状癌为甲状腺癌的主要类型，占所有甲状腺癌的85%～90%。但是乳头状癌中的高细胞亚型因易发生局部复发和远处转移，预后较经典型乳头状癌差。髓样癌预后比分化型甲状腺癌差，而未分化癌预后最差。肿瘤大小对预后的影响主要与转移有关，肿瘤越大越容易发生转移，预后越差。肿瘤越小，预后越好。有研究证实（Mazzaferri，2007），<1cm 的甲状腺癌死亡率为0%～2.2%，属于小概率事件。淋巴结转移对预后的影响尚无定论，有观点认为淋巴结转移增加了死亡风险，也有研究认为淋巴结转移只是增加了复发风险，因此，仍待进一步研究验证。

（五）甲状腺癌发病率增加的原因

关于甲状腺癌发病率增加的原因，目前尚有争议。一方面有观点认为，甲状腺癌的发病率增加主要是筛查过度所致，其主要依据为甲状腺微小癌（<1cm）发病率上升。Cho 等（2013）报道，韩国甲状腺微小癌占全部甲状腺癌的比例从 1962～1990 年的6.1%增加至2000～2009 年的43.1%，然而淋巴结转移和结外受侵的比例分别从 76.4%和65.5%下降至44.4%和54.8%，该研究结果似乎能作为支持甲状腺癌普查所致早诊率增加而导致发病率上升的证据。然而，该观点并没有完全被接受。反对的观点认为，若甲状腺癌的发病率增加呈系统性增加，那么其相关死亡率应该也是平行增加。Ahn 等（2014）研究发现，韩国甲状腺癌的发病率1993～2001 年增加了 15 倍，几乎全部由乳头状癌的增加导致，然而甲状腺癌死亡率却保持稳定。但是该观点也有不足，因为普查或早诊导致的发病率增加主要为微小癌，微小癌的预后有别于其他甲状腺癌，其死亡率极低，由微小癌的增加导致死亡率极度变化的可能性不大。有研究表明，>4cm 的甲状腺癌发病率也在增加（Morris et al.，2010），这类分期较晚的肿瘤发病率增加不能归因于普查量增加。由于甲状腺癌的病因未完全明确，其发病率增加可能由某些危险因素如良性甲状腺疾病或体重指数的暴露增加，甚至某些尚不清楚的危险因素暴露增加所致。总体来说，甲状腺癌的发病率持续上升的事实仍然有待医学界同仁们进一步研究探索。

二、分子生物学特点

既往甲状腺癌的诊断主要依靠细针抽吸活检或术后标本病理。然而，一项纳入 11 个大型研究的荟萃分析显示，23%的甲状腺结节无法通过细针抽吸活检进行确诊或诊断（Wang et al., 2011）。随着分子生物学检测技术在临床上的不断应用，相关分子生物学研究有助于理解甲状腺癌的发生、发展与转归，并探索甲状腺癌的分子靶向治疗。

（一）相关分子标志物

1. BRAF 点突变 BRAF 基因（鼠类肉瘤滤过性病毒致癌基因同源体 B1），位于人染色体 7q34，拥有 18 个外显子及 CR1、CR2、CR3 区域，与 RET/RAS/BRAF/MAPK 信号通路相关。BRAF 点突变常位于 CR3 区域第 15 号外显子的 1799 位点（>90%），即胸腺嘧啶被腺嘌呤替代，导致密码子第 600 位的缬氨酸被谷氨酸所代替，发生于 45%的散发型乳头状甲状腺癌患者，而在复发患者中发生率可高达 77.8%（Henderson et al., 2009）。在乳头状甲状腺癌亚型中，该突变见于 60%的经典型及高细胞亚型，而滤泡亚型中发生率仅有 10%（Adeniran et al., 2006）。多因素分析结果显示，BRAF 点突变是肿瘤体积与复发的独立危险因素（Huang et al., 2014）。Kim 等（2012）的荟萃分析也发现，BRAF 点突变与肿瘤侵袭性密切相关，携带该突变患者的复发率和肿瘤进展是野生型基因患者的 2.14 倍。BRAF 点突变并未在滤泡状甲状腺癌或滤泡性腺瘤中发现，可作为乳头状甲状腺癌的特异分子标志物。此外，细针抽吸活检中 BRAF 点突变诊断的特异度可高达 99.8%（Nikiforov et al., 2011b），但灵敏度仅为 54.0%（Nikiforova et al., 2009）。

2. RAS 基因突变 RAS 基因家族主要由 NRAS、HRAS 和 KRAS 组成，分别位于 1 号、11 号及 12 号人染色体的短臂上，均由 4 个编码外显子和 1 个非编码外显子组成，与 MAPK 通路及 PI3K/AKT/mTOR 通路相关。RAS 基因突变是甲状腺癌第二常见的基因突变。Fukahori 等（2012）的研究结果显示，RAS 基因的突变率在甲状腺腺瘤中为 30%，在滤泡状癌中为 57%，其中 NRAS 突变占优势。RAS 基因在乳头状甲状腺癌中的突变率较低（<15%），主要以滤泡亚型为主。在 BRAF 基因未

突变的甲状腺结节中，RAS 基因突变预测滤泡亚型乳头状甲状腺癌的灵敏度和特异度分别为 92.9%和 75.0%（An et al., 2015b）。RAS 基因突变可能与甲状腺癌的侵袭性行为、远处转移和不良预后相关（Rivera et al., 2010）。因此，单纯的 RAS 基因突变不能预测细胞学未明确甲状腺结节的良恶性，但对于具有潜在转移或去分化能力、形态学上分化尚良好的部分肿瘤，RAS 基因有望成为其标志物。

3. 半乳糖凝集素-3（Gal-3） 是半乳糖凝集素家族的一员，特异地识别并结合 β 半乳糖苷，参与肿瘤的发生发展，主要表现为促进肿瘤血管的生成及抑制细胞凋亡。由于在多数甲状腺癌的细胞质中过度表达，Gal-3 常被用于细针抽吸活检或术后标本病理中良恶性甲状腺结节的鉴别。Tang 等（2016）的一项荟萃分析结果显示，Gal-3 有可能成为鉴别乳头状甲状腺癌与非乳头状甲状腺癌的重要标志物，且与淋巴结远处转移密切相关。考虑到免疫组化检测的费用较基因检测的费用低，Gal-3 可作为甲状腺癌的分子标志物。

4. PAX8/PPARγ 基因重组 PAX8 基因主要编码甲状腺特异性结合域转录因子。PAX8/PPARγ 基因重组是指人染色体 2q13 和 3p25 之间的易位，PAX8 基因和 PPARγ 基因发生融合，导致其表达特殊的融合蛋白，可能与干预 PPARγ 的转录途径相关。Algeciras-Schimnich 等（2010）应用高分辨率片段及 RT-PCR 分析显示，62%的甲状腺滤泡癌检测出 PAX8/PPARγ 基因重组，而其他甲状腺肿瘤中仅有 5%。滤泡亚型乳头状甲状腺癌和滤泡状腺瘤可发生 PAX8/PPARγ 基因重组（<10%）（Adeniran et al., 2006）。Castro 等（2016）的研究结果显示，发生 PAX8/PPARγ 基因重组的甲状腺癌多见于青少年，肿瘤体积不大但容易发生血管浸润与转移，且多为局灶性或实性结节。

5. RET 基因重组 RET 原癌基因位于人染色体 10q11，拥有 21 个外显子，经基因重排后被称为 RET/PTC 基因重组，包括 RET/PTC1、RET/PTC2、RET/PTC3 等 10 余种类型，与 RAS-RAF-MAPK 传导通路相关。RET/PTC 基因重组发生于约 20%的乳头状癌甲状腺中，未在其他类型的甲状腺癌中检测到。Hamatani 等（2008）的研究发现，RET/PTC 基因重组与接触电离辐射相关（50%~80%），大部分发生于青少年（40%~70%）。RET/PTC1 最常见

于与辐射相关的肿瘤和散发性肿瘤，这类肿瘤易发生淋巴结转移，多见于儿童（Nikiforov et al.，2011a）。因此，一旦检测出 *RET/PTC1*，则提示可能存在淋巴结转移，这可为甲状腺癌的早发现早诊断提供重要的参考依据。

（二）分子靶向治疗

1. 索拉非尼　是一种小分子多激酶抑制剂，一方面可与 BRAF 激酶结合，阻断由 RAF/MEK/ERK 介导的细胞信号传导通路，直接抑制肿瘤生长；另一方面影响血管内皮生长因子受体生成，抑制肿瘤形成新生血管，间接抑制肿瘤生长，适用于治疗放射性碘治疗失败的分化型甲状腺癌。在索拉非尼用于对放射性碘治疗无效的局部晚期或转移性甲状腺癌患者的Ⅲ期临床试验（DECISION 研究）中，与安慰剂比较，索拉非尼的 PD 或死亡的风险降低了 41%；接受索拉非尼治疗的患者中位 PFS 为 10.8 个月，而接受安慰剂治疗的患者则为 5.8 个月（Brose et al.，2014）。索拉非尼有较好的应用前景，常见不良事件包括手足综合征、腹泻、体重减轻、脱发、疲劳、高血压、皮疹等。

2. 仑伐替尼　是一种针对 VEGFR1-3、FGFR1-4、PDGFR、RET 和 c-KIT 的多靶点酪氨酸激酶抑制剂，也适用于治疗放射性碘治疗失败的分化型甲状腺癌。在仑伐替尼用于碘治疗失败的复发或转移的分化型甲状腺癌患者的Ⅲ期临床试验（SELECT 研究）中（Schlumberger et al.，2015），仑伐替尼组较安慰剂组显著改善了中位 PFS（18.3 个月 vs 3.6 个月；HR=0.21；$P<0.001$），64.8%的患者 PR。仑伐替尼的常见不良反应包括高血压、蛋白尿、血栓、急性肾衰竭、QT 间期延长和肝功能不全。

3. 卡博替尼　是一种多靶点分子靶向药物，治疗靶点主要包括 VEGFR-1、VEGFR-2、RET、MET 等，适用于治疗转移性甲状腺髓样癌。一项Ⅲ期临床试验中，330 名转移性甲状腺髓样癌患者被随机分配到卡博替尼组和安慰剂组，结果显示卡博替尼组的中位 PFS 优于安慰剂组（11.2 个月 vs 4.0 个月；HR=0.28；$P<0.001$）（Elisei et al.，2013）。卡博替尼的常见不良反应有腹泻、高血压、肝功能不全、体重下降、手足综合征。

4. 凡德他尼　是一种合成的苯胺喹唑啉化合物，对 VEGFR-2、VEGFR-3、EGFR 和 RET 的多种酪氨酸激酶有有效的抑制活性，适用于治疗转移的、无法切除或有进展的局部晚期甲状腺髓样癌。在一项 331 例进展的局部晚期或转移性甲状腺髓样癌患者Ⅲ期临床试验中，凡德他尼组对比安慰剂组明显延长了 PFS（30.5 个月 vs 19.3 个月；HR=0.46；$P<0.001$），在 45%的患者中观察到 PR，预测中位持续时间为 22 个月（Wells et al.，2012）。凡德他尼的常见不良反应有腹泻、皮疹、恶心、高血压、厌食、无症状的 QT 间期延长和蛋白尿等。

近年来，随着分子生物学技术的发展，针对甲状腺癌的特异性分子标志物备受关注，基于分子水平的甲状腺癌诊疗策略也在不断完善及优化，不仅有助于甲状腺癌的尽早诊断，还可为手术方式的选择提供重要的参考价值。目前还有许多针对甲状腺癌的靶向治疗药物处于临床试验阶段，后续研究结果的披露有望促进靶向治疗药物成为甲状腺癌标准治疗的一部分。

（陈树伟　李　茵）

编者简介

陈树伟，医学博士，中山大学肿瘤防治中心头颈外科主治医师，硕士研究生导师。主要从事头颈部肿瘤的诊断与治疗及发病机制研究。主持国家自然科学基金青年科学基金项目、广东省医学科研基金项目、中山大学青年教师培育项目，参与国家科技部"十三五"重点研发计划"精准医学研究"重点专项、国家自然科学基金面上项目、广东省科技计划项目等科研项目。发表 SCI 学术论文 17 篇。多次受邀在 GAP（Global Association Program）会议、全国头颈肿瘤学术大会、全国甲状腺肿瘤学术大会等国内外重要学术会议上进行口头报告或壁报展示。任中山大学肿瘤防治中心甲状腺癌单病种团队秘书、广东省抗癌协会头颈肿瘤专业委员会秘书、广东省抗癌协会甲状腺癌专业委员会委员、中国医疗保健国际交流促进会甲状腺疾病分会青年委员、*OncoTargets Ther*、*Tob Induc Dis* 等 SCI 期刊特邀审稿专家。为 2019 年 CSCO "35 under 35"最具潜力青年肿瘤医师；2019 年参加"第四届全国头颈外科年会青年医生手术视频大赛"并获得优秀奖。

李茵，30 岁，毕业于中山大学，现就职于中山大学肿瘤防治中心，擅长头颈部肿瘤、甲状腺癌的综合治疗。目前已发表 SCI 论文 4 篇。于 2015 年在韩国第一届亚太甲状腺外科协会年会上做口头报告。参编及参译《甲状腺和甲状旁腺外科学（第 2 版）》等著作。目前担任广东省医师协会甲状腺专业医师分会秘书、广东省抗癌协会甲状腺癌专业委员会第一届青年委员。

第二节　靶向治疗药物及临床试验进展

在我国，甲状腺癌的发病率以每年 20.1%的速度增长，已成为发病率增长最快的恶性实体肿瘤（Chen et al.，2016）。分化型甲状腺癌（differentiated thyroid cancer，DTC）是最常见的两种亚型，占所有甲状腺癌病例的 90%～95%，包括乳头状甲状腺癌（papillary thyroid carcinoma，PTC）和滤泡状甲状腺癌（follicular thyroid carcinoma，FTC）（Brenner，2002），其中超过 80%甲状腺癌是乳头状甲状腺癌。甲状腺髓样癌（medullary thyroid carcinoma，MTC）和甲状腺未分化癌（anaplastic thyroid carcinoma，ATC）占所有甲状腺癌的 5% ～10%，虽然少见，但其侵袭性强，易发生早期转移，且预后较差，其中甲状腺未分化癌是预后较差的恶性肿瘤之一，其中位生存期仅有 2～3 个月（Segerhammar et al.，2012）。目前，以手术为主的治疗方式可以使大部分甲状腺癌患者的 5 年生存率提高到 97.8%（Regalbuto et al.，2012）。然而，仍有相当一部分难治性甲状腺癌，如晚期、复发性、转移性甲状腺癌，尤其是放射性核素治疗无效的分化型甲状腺癌（radioactive resistant differentiated thyroid cancer，RR-DTC）及 ATC，由于治疗手段匮乏，患者的生存情况非常不理想（Shaha，2012；Spitzweg et al.，2014）。

针对这一类预后较差的患者，在精准医学时代的背景下，分子靶向治疗在甲状腺癌的治疗中逐渐被重视并发挥越来越重要的作用，已被誉为继手术、放疗、化疗三大常规疗法后的第四种肿瘤治疗方法。目前，肿瘤分子靶向治疗，无论在临床前期还是在临床水平上，都正在进入一个活跃研究的新时期。肿瘤分子靶向治疗由于在清除少量、残余肿瘤细胞过程中发挥的重要作用，在常规治疗包括手术、化疗和放疗中体现出优越的互补性。目前，美国 FDA 已经批准 6 种分子靶向药物上市用于 DTC 及 MTC 的治疗（Brose et al.，2015）（表 18-1）。

一、已上市的靶向治疗药物

（一）治疗晚期/复发 DTC 的靶向药物

1. 索拉非尼　2013 年 11 月 FDA 批准索拉非尼用于治疗晚期碘难治性 DTC，它是第一个用于治疗此类疾病的靶向药物。索拉非尼是首个口服的多靶点多激酶抑制剂，能同时抑制包括 BRAF、VEGFR、RET、c-KIT 的多种激酶。一系列关于索拉非尼治疗甲状腺癌的临床试验也逐渐开展并取得了令人振奋的成果。在多项研究治疗晚期 DTC 的 Ⅱ 期临床试验中均发现索拉非尼可显著延长中位 PFS（18 个月），PR 为 21%，SD 为 60%（Thomas et al.，2014）。DECISION 研究是国际多中心、随机、双盲、安慰剂对照的 Ⅲ 期临床试验（NCT00984282），旨在评估索拉非尼（400mg BID）与安慰剂比较在治疗局部进展/转移性放射性碘难治性 DTC 中的有效性和安全性（n=417）（Brose et al.，2014）。将受试者按 1∶1 比例随机分配至索拉非尼组和安慰剂组。主要研究终点是 PFS。结果显示：索拉非尼组和安慰剂组中位 PFS 分别为 10.8 个月 vs 5.8 个月（HR=0.587；95%CI，0.454～0.758；$P<0.0001$），中位 PFS 增加了 5 个月；ORR 分别为 12.2%和 0.5%（$P<0.0001$）；DCR 分别为 54.1%和 33.8%（$P<0.0001$）；TTP 分别为 11.1 个月和 5.7 个月（HR=0.56；95%CI，0.43～0.72；$P<0.0001$）；中位 DOR 达 10.2 个月（95%CI，7.4～16.6 个月）。两组的 OS 并没有明显差异（HR=0.80；95%CI，0.54～1.19；P=0.14），可能与安慰剂组大部分患者出现 PD 后服用索拉非尼有关。DECISION 还分析了甲状腺癌标本中 BRAF 和 RAS 基因突变的情况，发现索拉非尼组中野生型 BRAF 和 RAS 的患者与安慰剂组相比均有明显的改善，证明是否突变并不能预测索拉非尼的疗效。索拉非尼组的常见不良事件包括手足综合征（76.3%）、腹泻（68.6%）、脱发（67.1%）和皮疹（50.2%）。

表 18-1 甲状腺癌靶向治疗药物相关临床试验

药物	靶点	类型	进展
索拉非尼	VEGFR-1/2、CRAF、BRAF、c-KIT、PDGFR、RET	DTC、MTC、ATC	FDA 批准
仑伐替尼	VEGFR-1～VEGFR-3、FGFR-1～FGFR-4、PDGFR-α、RET、c-KIT、BRAF V600	DTC	FDA 批准
凡德他尼	RET、VEGFR-2、VEGFR-3、EGFR	MTC	FDA 批准
卡博替尼	VEGFR-1/2、MET、RET、c-KIT、FLT3、TIE2	MTC	FDA 批准
达拉非尼+司美替尼	BRAF、MEK	*BRAF* V600E 突变 ATC	FDA 批准
舒尼替尼	VEGFR-2、c-KIT、RET、PDGFR、CSF-1R、FLT3	DTC、MTC、ATC	Ⅱ 期临床试验
莫替沙尼	VEGFR-1～VEGFR-3、c-KIT、PDGFR、RET	DTC、MTC、ATC	Ⅱ 期临床试验
阿昔替尼	VEGFR-1～VEGFR-3	DTC、MTC、ATC	Ⅱ 期临床试验
培唑帕尼	VEGFR、PDGFR、RET	MTC、DTC、ATC、PTC	Ⅱ 期临床试验
司美替尼	MEK	PTC	Ⅱ 期临床试验
吉非替尼	EGFR	DTC、MTC、ATC	Ⅱ 期临床试验
伊马替尼	PDGFR、KIT、RET	DTC、MTC	Ⅱ 期临床试验

2. 仑伐替尼 2015 年 4 月 FDA 批准仑伐替尼（lenvatinib）上市用于治疗晚期放射性碘难治性 DTC。仑伐替尼是多靶点酪氨酸激酶抑制剂，其主要治疗靶点包括 VEGFR、FGFR、PDGFR、RET 和 c-KIT 信号通路。SELECT 研究是随机、双盲、安慰剂对照的国际多中心 Ⅲ 期临床研究（NCT01321554）（Schlumberger et al., 2015），共纳入 392 例放射性碘（碘-131）难治性 DTC。随机接受仑伐替尼（n=261）或安慰剂（n=131）治疗。主要研究终点为 PFS。仑伐替尼和安慰剂组中位 PFS 分别为 18.3 个月和 3.6 个月（HR=0.21；95%CI，0.14～0.31；$P<0.001$）；6 个月无进展生存率分别为 77.5% 和 25.4%；缓解率分别为 64.8%（其中有 4 例 CR，165 例 PR）和 1.5%（$P<0.001$）；两组 OS 无显著性差异（HR=0.73；95% CI，0.50～1.07；$P=0.10$）。仑伐替尼组常见不良事件有高血压（67.8%）、腹泻（59.4%）、疲劳（59%）等。该研究显示仑伐替尼试验组的中位 PFS 显著延长 14.7 个月，这是目前在酪氨酸激酶抑制剂治疗甲状腺癌的对照临床试验中观察到的最好结果（Carr et al., 2010；Leboulleux et al., 2012；Locati et al., 2014）。

（二）治疗 MTC 的靶向药物

1. 凡德他尼 2011 年 4 月 FDA 批准凡德他尼（vandetanib）上市用于治疗不能手术的晚期 MTC。凡德他尼的治疗靶点主要包括 RET、VEGFR、

EGFR。ZETA 研究为一项关于凡德他尼治疗 MTC 的国际多中心、随机、安慰剂对照、双盲 Ⅲ 期试验（NCT00410761）。研究共纳入 331 例晚期 MTC 患者，将其按 2：1 随机分配至凡德他尼组（300mg/d，n=231）和安慰剂组（n=100）。主要研究终点是 PFS。结果显示，中位随访时间为 24 个月。凡德他尼组和安慰剂组中位 PFS 分别为 30.5 个月和 19.3 个月；6 个月无进展生存率分别为 83% 和 63%；凡德他尼组的中位 PFS 比对照组延长了约 11 个月。凡德他尼的常见不良事件与其他酪氨酸激酶抑制剂大致相同，常见腹泻（57%）、皮疹（45%）、恶心（33%）、高血压（32%）和头痛（26%）。

2. 卡博替尼 2012 年 11 月 FDA 批准卡博替尼（cabozantinib）用于治疗晚期 MTC。EXAM 研究是双盲 Ⅲ 期临床上试验（NCT00704730）（Elisei et al., 2013），旨在评估卡博替尼在晚期 MTC 中的安全性和有效性。研究共纳入 330 例晚期 MTC 患者，并将其按 2：1 比例随机分配至卡博替尼组（140mg QD）和安慰剂组治疗。主要研究终点是 PFS。卡博替尼组和安慰剂组中位 PFS 分别为 11.2 个月和 4.0 个月（HR=0.28；95%CI，0.19～0.40；$P<0.001$）；ORR 分别为 28% 和 0%（$P<0.001$）。最常见的不良事件腹泻、体重下降、食欲缺乏、恶心等。2017 年更新了随访数据（Schlumberger et al., 2017），至少随访了 42 个月，卡博替尼组和安慰剂组 OS 分别为 26.6 个月和 21.2 个月（HR=0.85；

95%CI, 0.64～1.12；P=0.24）；亚组分析中，卡博替尼组和安慰剂组 *RET* M918T 突变阳性的患者中位 OS 分别为 44.3 个月和 18.9 个月（HR=0.60；95%CI, 0.38～0.94；P=0.03）；*RET* M918T 突变阴性的患者中位 OS 分别为 20.2 个月和 21.5 个月（HR=1.12；95%CI, 0.70～1.82；P=0.63）。卡博替尼能显著改善 PFS，虽然未能改善 OS，但是 *RET* M918T 突变阳性人群仍能获益。

（三）治疗 ATC 的靶向药物

2018 年 4 月 FDA 批准达拉非尼（dabrafenib）和曲美替尼（trametinib）联合方案用于治疗不能手术或转移性的 *BRAF* V600E 突变阳性 ATC。一项多中心、开放标签、随机 II 期临床试验（NCT02034110）（Subbiah et al., 2018），旨在评价 *BRAF* V600E 突变型 ATC 患者接受 BRAF 抑制剂达拉非尼联合 MEK 抑制剂曲美替尼的疗效和安全性。主要研究终点为 ORR。所有患者此前均接受过放疗和（或）手术治疗，6 例接受过全身治疗。中位随访时间为 47 周。ORR 为 69%（11/16, 95%CI, 41%～89%）。常见不良事件包括疲劳（38%）、发热（37%）和恶心（35%）。*BRAF* V600E 突变型 ATC 是一种高致命性罕见恶性肿瘤，患者转归差且没有显示具有临床获益的全身治疗，该方案的批准提示这一罕见肿瘤的治疗取得了有重要意义的进展。

二、未上市的靶向治疗药物

（一）BRAF 抑制剂

BRAF V600E 基因突变在 PTC 中突变率为 40%～80%，在 ATC 中突变率为 25%～50%（Cabanillas et al., 2016；Landa et al., 2016；Rao et al., 2017）。选择性 *BRAF* 基因抑制剂维莫非尼和达拉非尼在乳头状甲状腺癌和甲状腺未分化癌患者中的 II 期临床试验结果显示，在 51 例患者中，26 例患者首治使用维莫非尼，而 25 例患者存在 VEGFR 抑制剂治疗史，PR 率分别为 38.5% 和 27.3%，中位 PFS 分别为 18.2 个月和 8.9 个月。维莫非尼相关的另一项临床研究（NCT01709292）评估了乳头状甲状腺癌术前新辅助化疗的效果：14/17 例完成术前维莫非尼治疗，10/14 例肿瘤消退，3 例 PR，1 例 PD（Cabanillas et al., 2017）。研究结论为维莫非尼新辅助化疗耐受

性良好，对于进展期 *BRAF* 基因突变的 PTC，术前新辅助化疗是一种合理的选择，但需进一步临床研究评估 DFS。

（二）RET 抑制剂

RET 抑制剂已经完成 I 期临床试验（NCT-03157128、NCT03037385），BLU-667 和 LOXO-292 在甲状腺髓样癌中 PR 率分别为 40% 和 45%，其中 LOXO-292 在 7 例 *RET* 基因点突变患者中缓解率高达 100%（Brandhuber et al., 2015；Drilon et al., 2018；Kornblum et al., 2018；Rahal et al., 2016）。一项选择性 *RET/BRAF* 抑制剂 RXDX-105 的临床研究结果显示（NCT018778811），其对具有 *RET* 突变或 *BRAF* 突变的甲状腺癌患者有效。

（三）NTRK 抑制剂

NTRK 基因抑制剂拉罗替尼的临床研究（NCT02576431、NCT02122913、NCT02637687）结果显示：55 例甲状腺癌患者中，ORR 为 78%，中位 PFS 暂无数据（Hyman et al., 2017）。最近在 2017 年世界甲状腺癌大会上报道了恩曲替尼在 ATC 中的显著疗效。

（四）ALK 抑制剂

ALK 重排的频率在甲状腺低分化癌、未分化癌和乳头状癌中分别为 9%、4% 和 1.6%（Kelly et al., 2014）。病例报告克唑替尼治疗甲状腺癌短期随访中肿瘤缓解率达 90%（Godbert et al., 2015）。色瑞替尼治疗 *ALK* 基因重排的 ATC 临床试验正在进行中（NCT0228914）。

（五）MEK 抑制剂

在一项司美替尼（AZD6244）治疗晚期难治性 PTC 的 II 期临床研究显示，3% PR，54% SD，28%PD，由于总有效率低于 20%，试验提前终止（Hayes et al., 2012）。MEK 抑制剂可使分化型甲状腺癌重新获取摄碘能力，表明抑制 MAPK 通路可促进钠碘同向转运（Nagarajah et al., 2016）。一项临床研究显示，具有碘抵抗的甲状腺癌患者，司美替尼治疗 4 周后，12 例（n=20）患者重新获取摄碘能力，8 例（n=12）患者重新行 [131]I 治疗，5/8 例患者 PR（Ho et al., 2013）。另外两项相关临床研究正在进行

中，暂未得出临床数据（NCT01843062、NCT02393690）。

（六）mTOR 抑制剂

一项评价依维莫司（everolimus）在局部晚期或转移性甲状腺癌中疗效和安全性研究的结果显示（CT01164176）：DCR 为 81%，2 例（5%）达到 PR，29 例（17%）为 SD；所有患者的中位 PFS 为 47 周（95%CI，14.9～78.5 周），其中 ATC 患者的中位 PFS 为 10 周，DTC 的中位 PFS 为 43 周（Lim et al.，2013）。另一项相关研究结果显示（Schneider et al.，2017）：39% 患者 PD，中位 PFS 和 OS 分别为 9 个月和 18 个月。还有一项临床研究得出相似的研究结果：3/50 例患者 PR，DTC 和 MTC 患者中位 PFS 分别为 12.9 个月和 13.1 个月（Hanna et al.，2018）。一项第二代 pan-mTOR 激酶抑制剂治疗 ATC 的临床研究正在进行中，暂无临床数据（NCT02244463）。

（七）舒尼替尼

舒尼替尼（sunitinib）的主要治疗靶点包括 PDGFR、EGFR、FLT3、CSF-1R、c-KIT 和 RET。2010 年发表了一项 Ⅱ 期临床试验（Carr et al.，2010），纳入了 28 例 DTC 患者和 7 例 MTC 患者，结果显示有 1 例 CR（3%）、10 例 PR（28%）和 16 例 SD（46%），中位 PFS 为 12.8 个月。舒尼替尼最常见的不良反应包括中性粒细胞减少（34%）、手足综合征（17%）和腹泻（17%）。

（八）阿昔替尼

阿昔替尼（axitinib）的主要治疗靶点包括 VEGFR、PDGFR 和 c-KIT，且尤其对 VEGER-2 有较强的抑制作用（Patson et al.，2012）。一项研究纳入了 47 例晚期 DTC（n=34）或 MTC（n=13）患者，中位随访时间为 11.5 个月。ORR 为 27.7%（DTC，29.4%；MTC，23.1%），中位 PFS 为 8.1 个月（DTC，7.4 个月；MTC，9.4 个月）；这一研究结果显示阿昔替尼有潜力成为晚期甲状腺癌治疗的一个选择（Capdevila et al.，2017）。

三、小　结

晚期的 MTC、碘难治性 DTC 和 ATC，肿瘤发展迅速，目前有效治疗手段少，预后较差。近年来，随着靶向药物的不断研发，晚期甲状腺癌的治疗充满了光明的前景。目前经 FDA 批准用于治疗晚期甲状腺癌的 4 种靶向药物（索拉非尼、仑伐替尼、凡德他尼、卡博替尼）及一种联合治疗方案（达拉非尼和曲美替尼）的疗效均得到肯定，尤其能明显延长中位 PFS。但在后续试验中安慰剂组患者出现 PD 后可交叉入组服用试验药物，导致未能有效比较总体 OS。对于晚期碘难治性 DTC，首选仑伐替尼，晚期 MTC 可首选卡博替尼，治疗 ATC 首选达拉非尼和曲美替尼联合用药。对于行一线酪氨酸激酶抑制剂治疗后出现 PD 的患者，建议更改为二线的靶向药物继续治疗，可明显延长 OS，且目前数据提示二线药物的选择与疗效无关。另外，目前的靶向药物试验结果 PR 率整体仍然很低，CR 几乎没有。因此，迫切需要研制更多有效的新药，或探索各种靶向药物的有效联合及靶向药物与化疗药物、免疫药物的联合应用。

（庄士民　杨中元　刘天润）

编 者 简 介

庄士民，主治医师，毕业于中山大学肿瘤防治中心，熟练掌握耳鼻咽喉头颈外科常见疾病的诊治，擅长咽喉头颈、甲状腺、颌下腺、腮腺、继发性甲状旁腺疾病的外科手术治疗，主要从事咽喉头颈部肿瘤发病机制及综合治疗研究。至今以第一作者或通讯作者在 *Head Neck*、*BMC Pediatric* 等杂志发表 SCI 论文 10 篇，在国内核心期刊发表论文 3 篇。现任广东省医师协会耳鼻咽喉科医师分会头颈专业学组委员、广东省医学会耳鼻咽喉学分会基础研究组委员、广东省临床医学学会咽喉肿瘤专业委员会委员、广东省精准医学应用学会头颈肿瘤分会委员。

杨中元，肿瘤学博士，主治医师。毕业于华中科技大学，现就职于中山大学肿瘤防治中心头颈外科，擅长头颈部良恶性肿瘤的手术、靶向治疗等综合治疗方法。发表 SCI 论文 4 篇，参与了国内外多个靶向药物临床试验。任广东省医师协会甲状腺专业医师分会青年组委员、中国研究型医院学会甲状腺疾病委员会青年委员、广

第三节 免疫治疗药物及临床试验进展

越来越多的文献报道了甲状腺癌相关的免疫治疗，类似其他类型恶性肿瘤，特异性抗肿瘤免疫作用和逃避免疫功能机制同样存在于甲状腺癌中。在 DCT 中，多项研究表明 T 细胞功能障碍在其疾病进展中起着重要作用（Ahn et al.，2017；Bastman et al.，2016；Chowdhury et al.，2016）。PD-L1 被认为是一种潜在的生物标志物，适用于抗 PD-1 或抗 PD-L1 药物的治疗，多项研究已经报道了甲状腺癌中 PD-L1 表达的阳性率为 6%～88%，此外，PD-L1 的阳性表达和疗效的相关性尚存在争议。在最近的一项大样本研究中发现，在乳头状和滤泡状甲状腺癌中 PD-L1 阳性率（≥1%）分别为 6.1% 和 7.6%。

一、单 药 治 疗

（一）帕博利珠单抗

KEYNOTE-028 研究是评估帕博利珠单抗（pembrolizumab）在 PD-L1 阳性、晚期实体瘤中疗效和安全性的非随机 I b 期临床试验（NCT02054806）（Mehnert et al.，2019，Mehnert et al.，2016）。其中包含了 22 例晚期滤泡状或乳头状甲状腺癌。帕博利珠单抗 10mg/kg，每 2 周一次，直至 2 年获疾病进展或产生不可耐受的毒性。主要研究终点为 ORR，次要研究终点为 PFS、OS、DOR。中位随访时间为 31 个月（7～34 个月）。ORR 为 9%（95%CI，1%～29%），2 例 PR，13 例 SD。中位 PFS 为 7.0 个月（95%CI，2～14 个月），6 个月和 12 个月无进展生存率分别为 59% 和 36%；中位 OS 尚未达到，6 个月和 12 个月总生存率分别为 100% 和 90%。CBR 为 50%（95%CI，28%～72%）。18 例（82%）患者出现 irAE（Ahn et al.，2017）。

（二）spartalizumab

一项开放标签的 I / II 期临床试验评价了 spartalizumab 对 ATC 的疗效和安全性（NCT-02404441），spartalizumab 400mg，每 4 周一次。研究共纳入 37 例患者，其中 30 例可评估。结果显示 ORR 为 17%（*n*=5）（Wirth et al.，2018）。

二、联 合 治 疗

（一）帕博利珠单抗联合激酶抑制剂

一项 12 例 ATC 在激酶抑制剂（kinase inhibitor，KI）治疗（其中 5 例 *BRAF* 突变者接受达拉非尼和曲美替尼治疗，5 例接受仑伐替尼和 1 例接受曲美替尼单药治疗）耐药后加用帕博利珠单抗的回顾性研究报道，5 例（42%）患者达到 PR，4 例（33%）SD，3 例（25%）PD。开始 KI 治疗的中位 OS 为 10.43 个月，加用帕博利珠单抗后的中位 OS 和 PFS 分别为 6.93 个月和 2.96 个月。最常见的不良反应是疲惫、贫血、高血压（Lyer et al.，2018）。

（二）其他

一项帕博利珠单抗联合仑伐替尼的临床试验研究正在进行中（NCT02973997）。另一种治疗方式——免疫治疗联合放疗的临床研究也正在开展中（NCT03215095、NCT02239900、NCT03122496）。在 MTC 中，肿瘤疫苗和放射免疫治疗研究也还处在临床试验阶段（Brauner et al.，2016）。

三、小　结

甲状腺癌的免疫治疗研究才刚起步，将来会有更多的免疫治疗相关研究成果运用到甲状腺癌的治疗中，期待更多的临床试验结果。

（庄士民　刘天润）

第十九章

淋 巴 瘤

第一节　流行病学及分子
生物学特点

一、流 行 病 学

淋巴瘤是一类起源于淋巴结和（或）结外淋巴组织、由淋巴细胞异常增生而形成的恶性疾病。根据肿瘤的组织细胞特征和生物学行为，淋巴瘤主要分为非霍奇金淋巴瘤（non-hodgkin's lymphoma，NHL）（占 90%）和霍奇金淋巴瘤（Hodgkin's lymphoma，HL）（占 9%～10%）两大类。NHL 按细胞起源主要分为 B 细胞淋巴瘤和 T/NK 细胞淋巴瘤。我国 B 细胞淋巴瘤占所有淋巴瘤的 66% 左右，其中，DLBCL 是最常见的亚型，慢性淋巴细胞白血病/小淋巴细胞淋巴瘤（chronic lymphocytic leukemia/small lymphocytic lymphoma，CLL/SLL）仅占 3.7%，明显低于西方人群；T/NK 细胞淋巴瘤约占 21.4%，远远高于西方国家（Swerdlow et al.，2008）。

近年来，全球范围内淋巴瘤发病率呈现逐年升高的趋势。2011 年全球肿瘤发病率和死亡率调查表明，淋巴瘤新发病率占男性肿瘤第八位，病死率位居第十位，居女性肿瘤新发病率第十位（Siegel et al.，2014）。我国 2012 年肿瘤登记年报统计，淋巴瘤发病率居我国恶性肿瘤发病率第八位（7/10 万），病死率位居第十位（410 万）。NHL 的发病率明显上升，尤其是在经济发达的地区，但 HL 的发病率略有下降；此外，我国结外受侵的淋巴瘤占全部淋巴瘤的 30% 以上，高于欧美国家（张敏 等，2012；Bray et al.，2018）。

（一）HL

HL 是累及淋巴结和淋巴系统的恶性肿瘤，开始常发生于一组淋巴结，然后扩散到其他淋巴结/结外器官、组织。HL 是相对少见的恶性肿瘤，在美国其发病率不足全部肿瘤的 1%。HL 在北美和西欧相对高发，亚洲较少见。我国 HL 的发病率明显低于欧美国家（Chen et al.，2013；Chen et al.，2012）。HL 发病率约占所有淋巴瘤的 18%，远低于 NHL，近年来总的趋势是 HL 的发病率较稳定。据 2013 年最新统计结果显示，美国新发 HL 病例 9290 例，有 1180 例死于 HL。在北美及欧洲，HL 的年龄-发病率曲线多呈双峰，第一个高峰是 15～30 岁，病理类型主要是结节硬化为主型；第二个高峰在 55 岁及以后。我国 HL 的流行病学特点与西方国家不同，我国 HL 的年龄发病率曲线呈单峰，发病率高峰在 40 岁左右（Chen et al.，2013）。欧美发达国家以结节硬化型 HL 多见，而我国以混合细胞型 HL 较多。HL 的病因与发病机制目前尚不清楚，可能与遗传因素、EBV 感染、免疫抑制（HIV 感染）、电离辐射及基因突变等有关。

1966 年，Rye 国际会议依据病变组织学特点将 HL 分为淋巴细胞为主型、结节硬化型、混合细胞型和淋巴细胞消减型四个亚型。在 1994 年修订的欧美淋巴瘤分类（revised European-American lymphoma classification，REAL 分类）基础上，2001 年 WHO 将 HL 分为两大类：经典型 HL（classical Hodgkin's lymphoma，cHL）和结节性淋巴细胞为主型 HL（nodular lymphocyte predominant Hodgkin's lymphoma，NLPHL）。其中 cHL 又分为富于淋巴细胞的 cHL（lymphocyte-rich classical Hodgkin lymphoma，

LRCHL）、结节硬化型 cHL（nodular sclerosis classical Hodgkin's lymphoma，NSCHL）、混合细胞型 cHL（mixed cellularity classical Hodgkin's lymphoma，MCCHL）及淋巴细胞消减型 cHL（lymphocyte-depleted classical Hodgkin's lymphoma，LDCHL），2008 年 WHO 淋巴瘤分类中 HL 的分类沿用 2001 年分类。

NLPHL：约占 HL 的 5%，男女比例为 3∶1 或更高，青年人和老年人均可发病，常见于 30～50 岁年龄人群。LRCHL：占 cHL 的 3%～5%，在中国占 5%～12%，发生率与中位发病年龄类似 NLPHL，较 cHL 其他类型发病年龄更大，男性多见（占 70%）。NSCHL：在西方国家是最常见的亚型，约占所有 cHL 的 70%；发达国家较发展中国家更常见，在中国约占成人 cHL 的 50%，约占儿童 cHL 的 7%。男女发生率基本相似，发病高峰人群为 15～34 岁的年轻成人及青少年（Howlader et al.，2012）。MCCHL：较多见，是西方国家第二常见的亚型，占 cHL 的 20%～25%；多见于发展中国家和 HIV 阳性患者，在中国约占成人 cHL 的 40% 和儿童 cHL 的 86%。约 70% 患者为男性，中位发病年龄为 37 岁，未见年龄发病率双峰曲线。LDCHL：为最少见的 cHL 亚型，在西方国家不足 5%，在发展中国家稍多，在中国占 5%～7%，60%～75% 的患者为男性，中位发病年龄为 30～37 岁，此型可能与 HIV 感染有关（Baris et al.，2000）。

（二）NHL

一般认为感染、免疫缺陷、自身免疫性疾病等能够增加淋巴瘤的发生风险。10%～25% 淋巴瘤患者具有免疫缺陷，获得性免疫缺陷较原发性免疫缺陷更常见，如 AIDS 或器官移植等。AIDS 患者患 NHL 的风险增加 60～100 倍，而在非洲仅增加 5 倍，这可能存在其他影响因素，如报道不全面、其他原有所致感染死亡率高、对 NHL 敏感性差异等。一项大型多中心临床研究显示，器官移植受者具有较高的淋巴瘤风险。心脏移植患者风险系数最高，相对危险度为 235.9（Bray et al.，2018）。除了免疫抑制之外，感染也是 NHL 发病的高危因素。亚洲人群中 EBV 感染与 NK/T 细胞淋巴瘤的发病密切相关。人 T 细胞白血病病毒（HTLV）-1 是成人 T 细胞淋巴瘤（adult T cell lymphoma，ATL）的致病因素，6.6% 男性和 2.1%HTLV-1 感染者患有 ATL，且 ATL 分布地区与 HTLV-1 流行地区类似。此外，幽门螺杆菌、HBV、HCV 均与 NHL 具有一定相关性。研究证实自身免疫性疾病相关的慢性炎症与黏膜相关淋巴瘤具有相关性，其中，桥本甲状腺炎与甲状腺淋巴瘤、干燥综合征与唾液腺淋巴瘤的关联性最强（Dal Maso et al.，2001）。

在病理类型方面，亚洲人群 NK/T 细胞淋巴瘤、MALT 淋巴瘤发病率高于西方国家，而滤泡性淋巴瘤（follicular lymphoma，FL）、CLL/SLL 发病率低于西方国家。西方国家 B 细胞淋巴瘤占所有恶性淋巴瘤的 90% 以上，最常见的亚型为 FL 和 DLBCL。亚洲 B 细胞淋巴瘤占 72%～80%，其中 28%～40% 为 DLBCL，其是最常见的淋巴瘤亚型，而特殊亚型的 DLBCL 相对罕见，总体比例不足所有淋巴瘤的 2.5%，其中以原发纵隔的淋巴瘤最多见；FL 占所有淋巴瘤的 6%～8%。我国 FL 占所有淋巴瘤的 5.5%，与韩国类似，但远远低于日本（19%）及西方国家（11%～30%）。CLL 是西方人群中最常见的成人白血病类型。美国 CLL/SLL 占所有淋巴瘤的 14.8%，而我国仅占 3.7%，与韩国、日本等地类似（Opelz et al.，2004）。此外，我国 MALT 淋巴瘤占所有淋巴瘤的 11.6%，明显高于西方国家，这可能与我国幽门螺杆菌感染率较高有关。

在临床特征方面，淋巴瘤发病率具有性别差异，整体而言，男性更易患淋巴瘤，但各亚型之间具有明显的差异性。在某些淋巴瘤亚型中性别差异较明显，而在另一些亚型中则差别不大。B 细胞淋巴瘤中 FL 和结外边缘带淋巴瘤的男女发病率基本一致。而 Burkitt 淋巴瘤（BL）的男女发病比例为 3∶1。T 细胞淋巴瘤和 HL 表现为男性偏多，而血管免疫母 T 细胞却以女性居多。淋巴瘤发病率随年龄增长而增加，60～64 岁开始迅速上升，发病率为 15.97/10 万，80～84 岁达到高峰，为 33.61/10 万，85 岁以上则下降到 2.87/10 万。淋巴瘤发病率随年龄增长的趋势在性别上基本无差异，男、女性发病高峰年龄均是 80～84 岁。除 0～1 岁发病率略有变化外，各年龄组的淋巴瘤发病率均为男性高于女性。尽管大部分 B 细胞淋巴瘤中位年龄大于 70 岁，仍有一小部分发病年龄小，如 FL、BL 和原发纵隔型淋巴瘤患者中位年龄分别为 65 岁、52 岁和 36 岁

（Arisawa et al.，2000）。套细胞淋巴瘤（MCL）的年龄范围最集中，中位年龄为 74 岁；而 DLBCL 的年龄跨度最大，患者年龄为 1～90 岁，这可能与淋巴瘤各种亚型异质性相关。T 细胞淋巴瘤患者诊断时较年轻，亚型之间也存在较大的异质性，如肠病型 T 细胞淋巴瘤患者年龄范围比较集中，而间变性 T 细胞淋巴瘤则较广泛。淋巴瘤原发于淋巴结最多见，胃肠道是结外最多见的发病部位（Roman et al.，2011）。根据中国台湾的数据报道，我国比西方国家原发于结外的淋巴瘤更常见，其中原发于胃肠道的淋巴瘤居多（42.7%），可能与我国幽门螺杆菌感染率较高有关（Mani et al.，2009）。然而另一项我国的研究显示，63.5%的淋巴瘤原发于结外，多于原发结内淋巴瘤（36.5%），而这项研究结果与另一项针对中国人群的研究结果一致（61.4%）。原发于结内外部位的差异可能与临床医师的判断有关，但也不排除我国发生于结外的淋巴瘤以 DLBCL 最常见，同时，DLBCL 也是原发于结内最常见的淋巴瘤亚型。原发于鼻腔/鼻窦的淋巴瘤以结外鼻型 NK/T 细胞淋巴瘤最常见，其次为 DLBCL。原发于胃肠道的淋巴瘤以 DLBCL 最常见，其次为 MALT 淋巴瘤（Chen et al.，2010）。

二、分子生物学特点

目前主要的治疗方式是提高治疗的剂量强度、增加治疗药物种类、维持治疗及造血干细胞移植（HSCT）支持下的超大剂量化疗和异基因骨髓移植等传统的方法，但是效果并不理想。信号转导通路是目前肿瘤学研究领域的热点（Bea et al.，2009），研究表明，多个信号通路和基因的异常与淋巴瘤的发生、发展、预后及耐药密切相关，如核转录因子 NF-κB 信号通路、PI3K 信号通路、Notch 信号通路、Hedgehog 信号通路、MAK 信号通路、JAK-STAT 信号通路、Wnt 信号通路、cAMP 信号通路、Bcl-2 凋亡通路（Quintanilla-Martinez et al.，2009）。B 细胞受体信号通路在恶性淋巴瘤的发生发展过程中发挥重要作用。B 细胞受体相关信号通路部分由活化的 PI3Kδ 调控，PI3Kδ 信号作为 BCR 通路的重要环节，其过度活化是许多 B 细胞肿瘤恶性增殖的前提，PI3Kδ 已经成为治疗 B 细胞淋巴瘤的重要靶点（Mozos et al.，2009）。

（一）酪氨酸磷酸化调控的信号通路异常

通过定量磷酸化蛋白质组学分析技术分析了 B 细胞非霍奇金淋巴瘤（B-NHL）的酪氨酸磷酸化特征。结果在 BL、FL 和 MCL 三种亚型中分别检测到 30 种、16 种和 11 种磷酸化的蛋白质，发现 MCL 与生发中心（GCB）来源的 B 细胞淋巴瘤之间有显著的差别，CDK1～CDK5 表达于 MCL，而 ICK、LYN、Syk 表达于 BL 和 FL，因此定量酪氨酸磷酸化蛋白质组学分析技术将有助于构建和明确信号通路网络，探析其致病机制（Dictor et al.，2009）。

MYC 易位及其变异体是 BL 的重要分子标志，但有些 BL 存在 MYC 基因表达，而无 MYC 基因重排，推测可能存在其他机制导致 MYC 表达失调，如 mRNA 失衡。前期研究已证实 Has-miR-9 表达在易位阳性和阴性的 BL 患者中存在明显不同，可能的解释是在缺乏基因易位情况下发生的基因过表达，A. Onnis 等对 20 例石蜡包埋的 81 个组织标本进行 mRNA 表达谱检测分析，结果显示在 1273 个 mRNA 中有 15 个表达具有显著性差异（P<0.05），MYC 易位阴性者的 mRNA 表达呈下调趋势，与 MYC 易位阳性者相反，而定量 RT-PCR 检测发现 MYC 易位阴性和阳性患者的 Has-miR-34b 和 Has-miR-9 表达无明显差异，考虑可能由于两种检测方法的敏感度不同（Delmore et al.，2011）。在异位过程中，Bcl-2 基因与 IgH 相融合，因此，从转录水平负向调控 Bcl-2 基因的表达。这些数据证实了凋亡在淋巴瘤中的生物学作用。许多掌控细胞凋亡的蛋白使得肿瘤对传统的化疗耐药。选择性靶向于凋亡通路的药物 oblimersen 是一个直接靶向 Bcl-2 的小分子药物，也已进入临床。AT-101、obatoclax、ABT-263/737 等已经完成了 I 期试验，在 CLL 和 FL 中已证实有效，目前正在研究这些药物与其他抗凋亡药物联合用药的疗效。除了靶向调控染色体膜去极化的蛋白外，许多靶向 TRA 和 Fas 途径的小分子药物的临床早期试验也已完成。这些药物单药的效果尚有待证实，与其他药物联合应用引起肿瘤凋亡是最可行的策略。已经设计了许多靶向 Bcl-2 的药物用于靶向调控具体的凋亡途径，目前许多新的药物包括蛋白酶体抑制剂硼替佐米和组蛋白抑制剂也被用于调控这些通路（Dang，2012）。这些药物与现在的化疗方案联合在未来将

有助于延长患者的生存期。

（二）STAT3 通路的异常激活

DLBCL 是成年人中最常见的淋巴类恶性肿瘤。利妥昔单抗与经典 CHOP 方案的联合改善了患者的 OS，但仍有患者疗效不佳。有研究报道了 STAT3 通路在 DLBCL 中的异常激活并分析了 STAT3 活化在 DLBCL 中的预后意义（Huang et al.，2013）。研究共纳入 188 例 DLBCL 患者，其中 89 例患者接受 CHOP/CNOP 方案化疗，99 例患者接受 R-CHOP/R-CNOP 方案化疗。分析结果指出，STAT3 的阳性表达在 R-CHOP 组和非 GCB 来源的淋巴瘤中预后较差。多因素分析表明，在非 GCB 来源的 DLBCL 患者中，PY-STAT3 阳性者预后较差。根据免疫表型的不同，PY-STAT3 又可将 R-CHOP 治疗的 233 例 DLBCL 分为 4 个小的亚型。STAT3 的激活是 DLBCL 中一个非常重要的预后因素，特别是在接受 R-CHOP 方案的非 GCB 来源患者中（Dennison et al.，2010）。靶向 STAT3 途径有可能成为 DLBCL，特别是非 GCB 来源亚型的新的治疗策略。

针对恶性淋巴瘤发生发展的表观遗传学研究是目前淋巴瘤领域的热点之一。肿瘤的发生、发展与基因的异常表达息息相关，染色质的组蛋白乙酰化和去乙酰化过程是基因表达的重要环节之一。DNA 甲基化修饰酶、组蛋白脱乙酰酶等表观遗传调控酶家族与淋巴瘤细胞的恶性增殖或转移等生物学行为相关。组蛋白乙酰转移酶（histone acetyltransferase，HAT）主要是在组蛋白 H3、H4 的 N 端尾的赖氨酸上加上乙酰基，脱乙酰酶则相反。组蛋白脱乙酰酶（histone deacetylase，HDAC）家族是一类影响肿瘤表观遗传学改变的关键酶（Spiegel et al.，2012）。在正常生理状态下，HDAC 与 HAT 共同维系组蛋白去乙酰化与乙酰化的平衡状态。在细胞发生转化的状态下，HDAC 的活性明显增强。活化的 HDAC 通过诱导染色质重塑、抑制基因转录及作用于细胞凋亡相关蛋白等过程促进细胞增殖，抑制凋亡，最终导致细胞恶变（Chan et al.，2014）。因此，HDAC 参与肿瘤细胞生长与表达调控等诸多过程，成为表观遗传学中抗肿瘤药物设计的重要潜在靶点。目前，很多 HDAC 抑制剂已表现出显著的抗肿瘤作用（West et al.，2014）。组蛋白乙酰化与基因活化和

DNA 复制相关，组蛋白的去乙酰化则与基因的失活相关。HDAC 家族和染色体易位、转录调控、细胞周期、细胞增殖与分化及凋亡等多个通路的调控相关。通过抑制 HDAC 的活性可以调节肿瘤的基因表达，抑制血管生成，阻滞细胞周期，促进肿瘤细胞的凋亡和分化；但因广泛的、非选择性抑制 HDAC 可导致多种毒副作用而限制了其临床的应用（Gloghini et al.，2009）。HDAC3 是 HDAC 家族的重要成员之一，但目前对其研究尚少，少数报道其在卵巢癌、膀胱癌等实体肿瘤中影响细胞生存，关于其在血液系统肿瘤中的研究更处于新兴阶段（Gupta et al.，2009）。Summers 等（2013）研究表明 HDAC3 与血液肿瘤前体细胞 DNA 复制、癌蛋白调控及淋巴瘤、白血病等血液系统恶性肿瘤的发生密切相关。Zhang 等（2012）研究发现 HDAC3 通过与 MYC 和甲基化 EZH2 相互作用，促进 B 细胞淋巴瘤细胞的增殖，从而抑制凋亡；抑制 HDAC3 可以抑制淋巴瘤细胞的生长。目前针对表观遗传学调控通路的分子靶向治疗药物部分已经进入临床试验阶段并显示出一定的前景，这也成为 NHL 治疗和研究的热点之一。

另外，根据基因表达谱进一步分子分型，深入地认识淋巴瘤各亚型生物学行为的特征和发生发展的分子机制，研究新的分子靶向治疗的药物，制订更加合理的个体化治疗方案是提高疗效的关键。研究淋巴瘤的分子病理分型及预后相关因素的目的是依据每名患者个体的分子亚型准确预测对治疗提供帮助的肿瘤发病机制，并对其分类做出一定的指导，这方面最好的例子就是 DLBCL 和外周 T 细胞淋巴瘤。通过微阵列基因表达分析（microarray gene expression profiling，GEP），DLBCL 可分为三类：生发中心 B 细胞淋巴瘤、活化 B 细胞淋巴瘤和原发纵隔 B 细胞淋巴瘤。各种病理类型 DLBCL 的预后完全不同，这些亚型对应分化和成熟不同阶段的 B 细胞。回顾性研究结果显示，大多数对治疗反应差和复发的患者 B 细胞都被激活（Wang et al.，2008）。激活 B 细胞的 DLBCL 的一个显著特征就是基因突变（如 CARD、CD79 和 MYD88 突变），其导致细胞凋亡 NF-κB 信号通路持续性激活。一项 II 期临床研究已经证明蛋白酶体抑制剂可抑制 NF-κB 信号通路，对 B 细胞激活的 DLBCL 有很好的疗效（Lenz et al.，2008）。

肠病变相关的 T 细胞淋巴瘤是一种很少见的外周 T 细胞淋巴瘤亚型，目前对其了解甚少。其有两个变体：变体 1 和变体 2。变体 1 与乳糜泻相关，主要发生在欧洲和北美人群。而变体 2 与乳糜泻无关，亚洲人群多见。变体 2 的诊断相对困难，常常与变体 1 和其他发生于肠内的外周 T 细胞淋巴瘤相混淆。利用 GEP 分析 NK 细胞和 T 细胞恶性肿瘤，发现了一种新的标记物 MATK，该标记物在肠病变的 T 细胞淋巴瘤变体 2 中高表达，利用该标记物，研究人员可以很准确地诊断变体 2 疾病并可阐明该型肿瘤的病理和细胞来源（de Jong et al.，2009）。

除了 GEP 外，NGS 技术同样可以在外周 T 细胞淋巴瘤和 NKT 细胞淋巴瘤中发现一些与预后和治疗相关的基因突变。其他一些研究发现血管免疫母细胞淋巴瘤中有 ET2、DNMT3A、DH2 和 RHOA 等表观遗传因子的突变（Farinha et al.，2010a）。但是由于 GEP 和二代测序检测的成本及需要使用新鲜标本的问题，在临床中推广使用目前还存在一定困难，传统的石蜡组织标本的检测方法准确率和可重复性都不高，而基因测序技术可以克服这种局限性。NanoString nCounter 分析系统可以仅利用 FFPE 标本对 mRNA、小 RNA 或 DNA 进行快速检测，临床应用更加方便（Farinha et al.，2010b）。

（三）Cyclin D1

MCL 是一种应用现有的治疗方案很难治愈的侵袭性肿瘤。T（11，14）（q13；q32）的异位导致 Cyclin D1 的过度表达，并在 MCL 的发展过程中发挥重要的作用。Cyclin D1 可能是一个有效的治疗靶点，但是一直缺乏 MCL 的老鼠模型而导致研究停滞不前。为了解决这个问题，有学者设计了一个驱使 Cyclin D1 的老鼠模型，使得在 B 细胞淋巴瘤中 Cyclin D1 的表达能够被外在调控（Yang et al.，2009）。Cyclin D1 的失调并不完全引起细胞转化。然而，癌基因 Bcl-2 和 MYC 的共表达导致老鼠淋巴瘤的生长。在这两个模型中，Cyclin D1 的失活并不是体外淋巴瘤退化的充分条件，但是它能够使细胞对凋亡更加敏感。应用体内外的试验检测，可在 MCL 中鉴定出 Cyclin D1 的一个新功能。该研究证实了 Cyclin D1 不仅具有调控细胞周期的作用，而且可抑制凋亡前蛋白 BAX 在胞质中的表达，赋予了 Bcl-2 抗凋亡的作用。因此，通过抑制

Cyclin D1 释放 BAX，可使淋巴瘤细胞对凋亡更敏感。Cyclin D1 和 BH$_3$ 的联合可靶向协同杀死小鼠淋巴瘤、人类套细胞系和原发的淋巴瘤细胞（Pangault et al.，2010）。该研究鉴定出 Cyclin D1 在凋亡中的一个新型功能，同时突出了靶向 MCL Cyclin D 瘤患者中临床评价这些治疗策略。

（四）淋巴瘤基因序列突变频率的意义

研究报道，FL 和 DLBCL 是两种最常见的 NHL，它们共同占到了北美和欧洲每年新发 NHL 的 60%。为了鉴别与淋巴瘤发生、发展相关的基因和突变，有研究测定了 1 个 FL 和 3 个 DLBCL 样本的基因序列。为了鉴定这些基因序列突变的频率，研究测定了包括 10 种弥漫性大 B 细胞系和 8 个正常对照在内的 119 个 NHL 样本。结果：至少有 137 个基因存在突变。在这些突变中，有 41 个基因在淋巴瘤中没有明确的作用。例如，32%的 DLBCL 和 89%的 FL 样本存在 MLI2 突变，它编码一个与转录激活相关的组蛋白酶。27.5%的 DLBCL 样本有 CREBBPE 或 EP300 的突变，12.7%的 DLBCL 和 15.3%的 FL 有 SMARCA4 的突变，这个基因是钙离子调控的，它能够与 CEBP 和 EP300 共同作用。结论：这些数据提供了 DLBCL 突变的一个概述，并给出了 FL 突变的一些独到的见解（Green et al.，2010）。重要的是，这些数据提示了一些在恶性 B 细胞淋巴瘤转化中起重要作用的新型基因。

三、小　结

综上所述，淋巴瘤基因组学研究为复杂的淋巴瘤发病机制提供了更新的研究思路和治疗靶点。在信号转导通路的探索和发现中，新的靶点可为未来合成抗癌药物提供新的切入点，为肿瘤的发病机制的研究提供新的方向，同时可为攻克淋巴瘤的个体化治疗带来新的希望。

（夏　冰）

编者简介

夏冰，肿瘤内科学博士，副主任医师。毕业于天津医科大学，现就职于天津医科大学肿瘤医院血液科，为美国 H. Lee Moffitt 癌症中心

访问学者。任中国女医师协会血液淋巴专委会青年委员会委员、天津抗癌协会老年肿瘤专业委员会委员。作为项目负责人获得国家自然科学基金青年科学基金项目1项。现已发表论文36篇，其中SCI论文13篇，总IF超过30。以第一作者发表国际国内会议论文摘要10余篇。设计撰写研究者发起的临床试验方案3项。曾获得2016年度中国抗癌协会科技奖二等奖（编号 K-1502-2-10，为重要完成人）。

第二节 靶向治疗药物及临床试验进展

尽管淋巴瘤的临床表现多样，诊疗过程复杂，但随着分子靶向治疗及免疫治疗药物的问世，淋巴瘤已经成为一种可治愈的肿瘤。

一、靶向药物治疗原则

（一）HL

HL的治疗效果较好，早期患者的治愈率可达80%以上，晚期患者治愈率也可达50%以上。目前常用的一线治疗方案为ABVD及BEACOPP方案，同时可根据患者病情配合局部放疗。如果一线治疗后病情出现复发或进展，应该改为二线挽救方案化疗序贯自体造血干细胞移植（autologous hematopoietic stem cell transplantation，ASCT）。不适合进行移植或者移植后复发的患者，可以考虑新药治疗或者入组临床试验。brentuximab vedotin是一种抗CD30的抗体药物偶联物（Moskowitz et al.，2015；Younes et al.，2010；Younes et al.，2013），2011年美国FDA批准其用于治疗复发/难治（refractory/relapsed，R/R）cHL。免疫检查点抑制剂，如PD-1单克隆抗体帕博利珠单抗也有很好的疗效，ORR可达69%以上，且副作用少，患者可耐受（Chen et al.，2017），2017年美国和欧盟批准其用于治疗接受ASCT及移植后进行brentuximab vedotin治疗但病情复发或进展的cHL患者。

（二）B细胞淋巴瘤

B细胞淋巴瘤的发生率占到NHL的70%~80%。而B细胞淋巴瘤中最常见的淋巴瘤亚型分别是DLBCL、FL、SLL/CLL和MCL等。抗CD20单克隆抗体的出现明显提高了B细胞淋巴瘤的治疗效果，如R-CHOP方案治疗DLBCL可获得2/3的治愈率。

近年来，众多针对B细胞受体信号传导通路的小分子药物也取得了不错的效果。polatuzumab vedotin是一种靶向CD79b的新型抗体药物偶联物，单药治疗复发难治B细胞淋巴瘤的ORR为54.8%，联合利妥昔单抗治疗的ORR可达77.8%（Morschhauser et al.，2019）。

库潘尼西（copanlisib）是一种PI3K抑制剂，正在中国进行临床验证，治疗复发难治FL的ORR达到59%（Dreyling et al.，2017）。

伊布替尼是一种BTK抑制剂，已被批准用于治疗复发难治MCL及CLL/SLL。我国自主研发（百济神州）的BTK抑制剂泽布替尼（zanubrutinib）于2019年12月获FDA批准上市用于既往接受过至少一项治疗的成人MCL，这也是我国首款抗癌药物获得FDA批准，具有里程碑意义，标志着我国本土生物医药及肿瘤临床研究跨上了新的台阶；我国NMPA于2020年6月批准泽布替尼用于既往接受过至少一项治疗的成人MCL和成人CLL/SLL。其推荐用药剂量为160mg，每日两次，或320mg，每日一次。

（三）T/NK细胞淋巴瘤

T/NK细胞淋巴瘤的一线治疗仍以放化疗为主，其CR率在50%~70%，大部分病理类型5年总生存率仅约30%。因此，符合移植指征的患者应该尽早进行HSCT，改善远期生存期。西达本胺是一种组蛋白脱乙酰酶抑制剂，治疗复发难治外周T细胞淋巴瘤患者的ORR为28%~40%。普拉曲沙是一种叶酸代谢抑制剂，单药治疗的ORR为30%~45%。brentuximab vedotin治疗复发难治皮肤T细胞淋巴瘤的ORR为56.3%。

二、已上市的靶向治疗药物

（一）单克隆抗体

1. brentuximab vedotin 为CD30单克隆抗体偶联微管抑制剂，可诱导HL细胞凋亡。Gopal等

（2015）进行了一项多中心的Ⅱ期临床研究，该研究纳入了 102 例 ASCT 后复发难治的 cHL。研究的主要目的是评估 brentuximab vedotin 在复发难治 cHL 的 ORR。用药剂量是 1.8mg/kg，每 3 周一次，最多进行 16 个周期。研究结果显示，中位随访 3 年，ORR 为 72%，CR 率为 33%；中位 OS 是 40.5 个月，中位 PFS 为 9.3 个月。在使用 brentuximab vedotin 后达到 CR 的患者中，3 年的总生存率为 73%，3 年无进展生存率为 58%。在获得 CR 的 34 例患者中，16 例患者（47%）在中位随访 53.3 个月后仍无进展。在安全性方面，最常见的不良事件包括周围感觉神经病变、乏力、恶心及白细胞减少等。基于上述的研究结果，美国 FDA 批准 brentuximab vedotin 用于治疗 HSCT 失败或至少已接受过 2 种化疗方案失败的 HL 患者。

Moskowitz 等（2015）进行的一项Ⅲ期随机临床试验 AETHERA，旨在研究 brentuximab vedotin 用于大剂量化疗（HDCT）/ASCT 后的巩固维持治疗能否改善复发/难治 HL 患者的 PFS，该研究将 329 例具有高危因素的复发/难治 HL 患者在接受 HDCT/ASCT 后随机纳入 brentuximab vedotin 组与安慰剂组。用药剂量为 1.8mg/kg，3 周为 1 个周期，共进行 16 个周期，结果显示 brentuximab vedotin 组复发/难治 HL 患者中位 PFS（42.9 个月）长于安慰剂组（24.1 个月），并且差异有统计学意义（$P < 0.001$）。这提示 brentuximab vedotin 给高危复发/难治 HL 患者改善生存预后带来了更多希望。

2. mogamulizumab 基于一项开放标签、随机对照的Ⅲ期（MAVORIC）研究结果（NCT01728805），2018 年 8 月，美国 FDA 批准 mogamulizumab 用于治疗已接受过至少一次全身性治疗的复发难治的蕈样肉芽肿（mycosis fungoides，MF）或 Sezary 综合征（Sezary syndrome，SS）（Kim et al.，2018），该试验共纳入了 372 例 MF 和 SS 患者，主要比较 mogamulizumab 与优立诺他（vorinostat）治疗的疗效与安全性。研究表明，mogamulizumab 组的中位 PFS 为 7.6 个月，而优立诺他组 PFS 为 3.1 个月，具有显著性差异；mogamulizumab 组与优立诺他组的 ORR 分别为 28% 和 5%。安全性分析显示，最常见（10% 以上）的不良反应为皮疹、输液反应、疲劳、腹泻、上呼吸道感染、肌肉骨骼痛、皮肤感染、发热、水肿、恶心、呕吐等。

3. 奥法木单抗 基于一项开放性、多中心、随机Ⅲ期试验（PROLONG）结果。奥法木单抗（ofatumumab）获美国 FDA 批准用于治疗至少二线方案治疗后获得 CR 或 PR 的复发/难治性 CLL 患者。研究一共纳入 474 例经二线或三线治疗后达到 CR 或 PR 的 CLL 患者，将其按 1∶1 比例随机给予奥法木单抗治疗或观察。与观察组比较，奥法木单抗组明显延长了中位 PFS（29.4 个月 vs 15.2 个月），但是并没有产生 OS 的获益（van Oers et al.，2015）。

4. polatuzumab vedotin（Pola） 为 CD79b 单抗与微管扰乱剂 MMAE 偶联药物。基于一项随机Ⅰb/Ⅱ期临床研究 GO29365 的数据（Tilly et al.，2019），于 2019 年 6 月被美国 FDA 批准上市，与苯达莫司汀和利妥昔单抗联合治疗至少接受过 2 次治疗的复发/难治的 DLBCL 成年患者。该研究主要评估了 Pola 联合苯达莫司汀（B）和利妥昔单抗（R）（PBR）相较于苯达莫司汀和利妥昔单抗（BR）的疗效及安全性。该研究的Ⅱ期临床试验部分纳入了 80 例复发难治且不适于行 HSCT 的 DLBCL 患者。研究结果表明，与 BR 方案相比，PBR 方案显著延长了 OS（12.4 个月 vs 4.7 个月）。此外，与 BR 方案相比，PBR 方案还显著提高了 CR 率（40% vs 18%）及缓解持续时间（10.3 个月 vs 4.1 个月）。亚组分析显示，与 BR 方案相比，受试者无论是二线、三线还是多线后应用 PBR 方案均能产生生存获益。在安全性方面，最常见的 3～4 级不良事件是中性粒细胞减少和感染。与 BR 方案相比，PBR 方案的 3～4 级中性粒细胞减少发生率更高，但感染率没有差异。

（二）小分子抑制剂

1. 库潘尼西 是一种新型的静脉注射类的 PI3K 抑制剂。基于Ⅱ期临床研究 CHRONOS-1 的结果，2017 年 9 月美国 FDA 批准库潘尼西用于三线治疗复发的 FL 患者（Dreyling et al.，2017）。该研究共纳入了 142 例经二线或更多线治疗后复发或难治的 FL，用药剂量为 60mg，第 1 天、第 8 天、第 15 天给药，28 天为 1 个周期。主要研究终点是 ORR。患者中位年龄是 63 岁，之前接受过中位三线的治疗。研究结果显示，库潘尼西的 ORR 为 59%（84/142），其中 12% 的患者达到了 CR；中位缓解时间为 53 天；中位 DOR 为 22.6 个月；中位 PFS

为11.2个月；中位OS尚未达到。最常见的治疗相关不良事件为短暂性的高血糖和短暂性的高血压，其他≥3级的不良事件包括中性粒细胞减少、肺部感染等。库潘尼西的高缓解率与PI3K/B细胞受体信号通路基因的高表达有关。

2. 艾德拉尼 是首个口服的选择性PI3Kδ抑制剂。艾德拉尼（idelalisib）先后被批准用于治疗复发难治的CLL/SLL和FL。

艾德拉尼获批用于治疗CLL，主要是基于Study 116的研究结果（Furman et al.，2014）。该研究共纳入了220例既往已接受治疗但对标准化疗不耐受的CLL患者。研究的主要目的是评估艾德拉尼+利妥昔单抗组合疗法用于经治CLL患者的疗效和安全性。研究结果表明，艾德拉尼组ORR为81%，安慰剂组ORR为13%（$P<0.001$）；安慰剂组PFS为5.5个月，而艾德拉尼+利妥昔单抗未达到（$P<0.001$）；艾德拉尼组的12个月总生存率为92%，安慰剂组12个月总生存率为80%（$P=0.02$）。艾德拉尼+利妥昔单抗治疗组最常见的≥3级不良事件为腹泻/结肠炎（16%）和肺炎（13%），6%的患者发生了≥3级氨基酸转移酶水平升高。

艾德拉尼被加速批准用于FL和SLL是基于一项关键Ⅱ期研究Study 101-09的数据（Gopal et al.，2014）。该研究共纳入了125例惰性的NHL，所有患者均是经过利妥昔单抗及含烷化剂方案后复发或进展的患者。该研究主要目的是评估艾德拉尼在惰性NHL中的疗效和安全性。研究结果显示，ORR为57%，其中CR率为6%，PR率为50%，分子遗传学缓解（molecular genetic remission，MR）为1%。此外，中位DOR为12.5个月；中位PFS是11.0个月；中位OS为20.3个月。在安全性方面，最常见的≥3级不良事件包括腹泻/结肠炎和肺炎等。此外，14%的患者发生了≥3级的氨基转移酶水平升高。

3. duvelisib 2018年9月，美国FDA批准duvelisib用于治疗已历经至少两线治疗的成人复发性或难治性CLL或SLL患者。该获批是基于一项全球多中心、随机、对照的Ⅲ期临床试验（DUO研究）结果（Flinn et al.，2018）。DUO研究共纳入319例复发或难治的CLL/SLL患者。受试者按照1∶1的比例随机分组，接受duvelisib（$n=160$）或奥法木单抗（$n=159$）治疗。研究结果表明，中位随访22.4个月，IRC评估的duvelisib组的中位PFS为13.3个月，奥法木单抗组为9.9个月（$P<0.0001$）。duvelisib组预估的6个月和12个月的无进展生存率分别为78%和60%，而奥法木单抗组为72%和39%。在17p缺失或$TP53$突变患者中，IRC评估duvelisib组的中位PFS为12.7个月，而奥法木单抗组为9.0个月（$P=0.0002$）；duvelisib组6个月和12个月的无进展生存率分别为73%、55%，而奥法木单抗组的6个月和12个月无进展生存率为63%、30%。IRC评估的duvelisib组的ORR为73.8%，奥法木单抗组为45.3%（$P<0.0001$）。另外，两组患者均未达到中位OS，1年总生存率均为86%。在安全性方面，duvelisib和奥法木单抗组最常见的血液学不良事件是中性粒细胞减少（33%和21%）、贫血（23%和10%）和血小板减少（15%和6%）。duvelisib组最常见的非血液学不良事件是腹泻、发热、恶心及咳嗽等；奥法木单抗组最常见的非血液学不良事件是输注相关反应、咳嗽、腹泻、皮疹及疲劳。

4. 伊布替尼 近年来，FDA相继批准伊布替尼用于治疗MCL、CLL/SLL、边缘区淋巴瘤（marginal zone lymphoma，MZL）及慢性移植物抗宿主病（chronic graft-versus-host disease，cGVHD）等。现就部分临床研究加以详细说明。

（1）PCYC-1104研究：共纳入了111例复发难治的MCL患者（Wang et al.，2013）。每次口服伊布替尼560mg治疗，每日一次。入组患者的中位年龄68岁，既往治疗的中位线数为3，其中11%的患者接受过HSCT，49%的患者骨髓受累，54%的患者有结外累及。研究结果显示，ORR为65.8%，其中CR为17.1%，PR为48.6%，中位DOR为17.5个月。

（2）PCYC-1102研究（Byrd et al.，2013）：共纳入了48例复发难治的CLL患者。患者中位年龄为67岁，所有患者的ECOG基线评分为0或1，先前治疗的中位次数为4次。其中46%的受试者至少有一个≥5cm的肿块。所有患者接受每次伊布替尼420mg治疗，每日一次。研究结果显示，ORR为58.3%，均为PR。伊布替尼最常见的不良反应有腹泻、挫伤、上呼吸道感染、疲劳、皮疹及肌肉骨骼痛等。

（3）RESONATE研究（Byrd et al.，2014）：共

纳入了 391 例复发难治的 CLL 或 SLL 患者，其中 373 例 CLL 患者，18 例 SLL 患者，将其随机分成两组，分别接受伊布替尼或奥法木单抗治疗。患者中位年龄为 67 岁，治疗中位次数为 2 次，其中 58% 的患者至少有一个 ≥5cm 的肿块。32% 的患者有 17p 缺失。试验结果表明，两组患者（伊布替尼和奥法木单抗组）的中位 PFS 分别为未评估（not evaluated，NE）和 8.1 个月，ORR 分别为 42.6% 和 4.1%。在 63 个月的随访中，研究者评估的中位 PFS 在伊布替尼组为 44.1 个月，在奥法木单抗组为 8.1 个月；伊布替尼组的 ORR 为 87.2%，而奥法木单抗组为 22.4%。对于 17p 缺失的 CLL/SLL 患者（$n=127$），伊布替尼组和奥法木单抗组的中位 PFS 分别为 NE 和 5.8 个月，ORR 分别为 47.6% 和 4.7%；中位随访 63 个月，两组 PFS 分别为 40.6 个月和 6.2 个月，ORR 分别为 88.9% 和 8.8%。

（4）RESONATE-2 研究（O'Brien et al.，2014）：是一项针对 ≥65 岁的初治 CLL/SLL 患者的 III 期随机、多中心、对照研究。试验共入组了 269 名患者，其中有 249 例 CLL 患者和 20 例 SLL 患者。将其随机分为两组，分别接受伊布替尼或苯丁酸氮芥治疗。入组患者的中位年龄为 73 岁，20% 的患者有 11q 缺失。试验结果表明，两组患者（伊布替尼组和苯丁酸氮芥组）的中位 PFS 分别为 NE 和 18.9 个月，ORR 分别为 82.4% 和 35.3%。

（5）HELIOS 研究（Chanan-Khan et al.，2016）：共入组了 578 例复发难治的 CLL/SLL 患者。将其按 1:1 比例随机分组，分别接受伊布替尼或安慰剂联合 BR 方案（苯达莫司汀+利妥昔单抗）治疗。所有患者接受 BR 治疗最多 6 个周期，每个周期为 28 天。入组患者的中位年龄为 64 岁，既往治疗的中位次数为 2 次。56% 的患者至少有一个肿块 >5cm，26% 的患者有 11q 缺失。试验结果表明，两组患者（伊布替尼+BR 组和安慰剂+BR 组）的中位 PFS 分别为 NE 和 13.3 个月，ORR 分别为 82.7% 和 67.8%。

（6）iLLUMINATE 研究（NCT02264574）（Moreno et al.，2019）：共纳入了 229 例 CLL 或 SLL 患者。患者年龄 ≥65 岁，或 <65 岁且肌酐清除率 <70ml/min、肾功能下降或存在 17p 缺失/TP53 突变。患者被随机分成两组，分别接受伊布替尼或苯丁酸氮芥治疗。在第一个周期的第 1 天、第 8 天和第 15 天

分别接受 1000mg 奥滨尤妥珠单抗（obinutuzumab）治疗，在随后的 5 个周期的第一天接受奥滨尤妥珠单抗治疗（共 6 个周期，每个周期 28 天）。中位随访 31.3 个月，两组患者（伊布替尼+奥滨尤妥珠单抗组和苯丁酸氮芥+奥滨尤妥珠单抗组）的中位 PFS 分别为 NE 和 19 个月，估计 30 个月无进展生存率分别为 79% 和 31%，ORR 分别为 88.5% 和 73.3%，CR 分别为 19.5% 和 7.8%，PR 分别为 69% 和 65.5%。两组最常见的 3/4 级不良事件是中性粒细胞减少症和血小板减少症。

（7）PCYC-1121-CA 研究（NCT01980628）（Noy et al.，2017）：主要评估了伊布替尼在 MZL 治疗中的安全性和有效性。纳入的受试者是接受过至少一次先前治疗的患者。入组患者的中位年龄为 66 岁；92% 的患者 ECOG 基线评分为 0 或 1，8% 的患者 ECOG 基线评分为 2；既往治疗中位次数为 2 次。所有患者接受伊布替尼每次 560mg 治疗，每日一次。研究结果表明，患者接受伊布替尼治疗后的 ORR 为 46%，CR 率为 3.2%，PR 率为 42.9%，中位 DOR 未评估。

（8）NCT01614821：美国 FDA 批准伊布替尼用于治疗瓦尔登斯特伦巨球蛋白血症（Waldenström macroglobulinaemia，WM）是基于一项 II 期多中心临床研究（Treon et al.，2015）。这项研究纳入了 63 例复发/难治的 WM 患者。患者口服伊布替尼，每次 420mg，每日一次。ORR 为 90.5%，24 个月无进展生存率 69.1%，总生存率 95.2%。为达到缓解的中位时间为 1.2 个月。2 级或 2 级以上治疗相关不良事件有中性粒细胞减少（22%）和血小板减少（14%）。

5. 泽布替尼 美国 FDA 及我国 NMPA 批准泽布替尼上市用于既往接受过至少一项治疗的成人 MCL。在一项 I/II 期临床试验（BGB-3111-AU-003，NCT02343120）中，中位随访时间为 18.8 个月，ORR 为 84%（95% CI，67%～95%），CR 率为 22%，PR 率为 62%。DOR 为 18.5 个月（95%CI，12.6 个月至 NE）。一项多中心的 II 期临床试验（BGB-3111-206，NCT03206970）研究结果显示：泽布替尼治疗复发难治 MCL 的 ORR 为 84%（95%CI，74%～91%），CR 率达到 59%，PR 率为 24%。最常见的严重不良反应为肺炎（11%）和出血（5%）。最常见的不良反应包括（>10%）中性粒细胞减少、血

小板减少、白细胞减少、血红蛋白减少、上呼吸道感染等。

6. acalabrutinib 2017 年 11 月，美国 FDA 批准 acalabrutinib 用于治疗复发难治的 MCL 患者。该批准是基于 ACE-LY-004 的研究结果（Wang et al., 2018）。ACE-LY-004 研究共纳入了 124 例受试者，患者中位年龄为 68 岁。参与研究时诊断时间中位数为 46.3 个月。有 18% 的患者接受过干细胞治疗，ECOG 评分为 2（1～5）分。口服 acalabrutinib 每次 100mg，每日两次。研究结果显示 ORR 为 81%，其中 CR 率达到 40%，PR 率为 41%。进一步的分析表明，80 例患者≥65 岁且<75 岁，32 例患者≥75 岁。两个年龄组的疗效之间无显著性差异。常见不良事件包括中性粒细胞减少症、血小板减少症、贫血和腹泻。acalabrutinib 治疗时间中位数为 16.6 个月，其中 73.4% 的患者治疗时间>6 个月，59.7% 的患者治疗时间超过 1 年。总体来说，有 1.6% 的患者会因不良事件而降低剂量，有 6.5% 的患者需要停药。

7. 维奈托克 基于一项单臂、多中心 Ⅱ 期临床研究（NCT01889186）（Roberts et al., 2016；Stilgenbauer et al., 2016）的数据，2016 年 4 月美国 FDA 批准维奈托克（venetoclax）（选择性 Bcl-2 抑制剂）上市用于治疗至少接受过 1 次治疗的 17p 缺失的 CLL 患者。维奈托克是首个获批的 Bcl-2 抑制剂。试验组招募携带 107 例 17p 删除突变（del 17p）的复发性或难治性 CLL 患者。数据显示，中位随访时间 12.1 个月，维奈托克单药治疗 ORR 高达 79.4%。45 例患者进行了血液患者微小残留病变（minimal residual disease，MRD）的检测，其中 18 例 MRD 为阴性；在上述的 18 例患者中有 10 例患者进行了骨髓 MRD 检测，其中 6 例患者 MRD 为阴性。患者 1 年的无进展生存率和总生存率分别为 72% 和 86.7%。最常见的 3/4 级不良事件包括白细胞减少及贫血等。20% 的患者发生了≥3 级的感染，另有 5 例患者发生了肿瘤溶解综合征。

8. HDAC 抑制剂

（1）西达本胺：是国内首个获批治疗复发/难治性外周 T 细胞淋巴瘤（PTCL）的新型药物。西达本胺治疗复发或难治性 PTCL 的 Ⅱ 期临床试验（CHIPEL）由中国医学科学院肿瘤医院石远凯教授作为主要研究者组织全国 15 家医院共同完成，这是一项单臂、开放、多中心的临床试验（Shi et al., 2015）。该研究共纳入了 79 例可评价疗效的复发或难治的 PTCL 患者。所有患者口服西达本胺 30mg，每周两次。研究结果表明，研究者评估的 CR 率为 14%，ORR 为 29%，IRC 评价 CR 率为 14%，ORR 为 28%。亚组分析发现，西达本胺对间变性大细胞淋巴瘤、血管免疫母细胞性 T 细胞淋巴瘤及 PTCL 非特指型（PTCL-NOS）的有效率较高，而对我国常见的 NK/T 细胞淋巴瘤有效率较低。患者接受西达本胺治疗的疗效与既往治疗方案、性别、年龄、体重等因素无关。所有患者的中位 OS 是 21.4 个月，临床获益患者的中位 OS 则超过了 34 个月，这个数据显示西达本胺的疗效明显优于其他已上市的 HDAC 抑制剂。西达本胺最常见的不良事件是骨髓抑制。

（2）贝利司他：O'Connor 等（2015）开展了单药贝利司他（belinostat）治疗 120 例复发/难治性 PTCL 患者的 Ⅱ 期临床试验。主要研究终点为 ORR。研究结果表明，ORR 为 25.8%；中位 PFS 为 1.6 个月；中位 OS 为 7.9 个月。基于此，2014 年 7 月美国 FDA 批准贝利司他用于复发/难治性 PTCL 的治疗。

9. 其他类 普拉曲沙作为首个治疗复发/难治 PTCL 的药物，普拉曲沙（pralatrexate）的获批主要源于 PROPEL 研究结果（O'Connor et al., 2011）。美国、欧洲及加拿大等 25 个中心共招募了 115 例复发难治的 PTCL 患者，111 例患者接受了至少一次的治疗。患者中位年龄是 58 岁，53% 的患者是 PTCL-NOS。入组患者的中位治疗次数是 3 次。109 例患者可评价疗效，ORR 为 29%，CR/不确定的完全缓解（complete response unconfirmed，CRu）率为 11%，PR 率为 18%，SD 率为 19%。在安全性方面，大部分患者对普拉曲沙均能耐受。黏膜炎是最常见的剂量调整原因。25 例（23%）因为黏膜炎而降低药物剂量，其他药物减量的原因包括肝功能异常、血小板减少及疲劳等。最常见的不良事件为黏膜炎、恶心、血小板减少及疲劳。最常见的 3/4 级不良事件为血小板降低、黏膜炎、中性粒细胞减少及贫血。

三、未上市的靶向治疗药物

（一）mosunetuzumab

2018 年美国血液学会（ASH）年会报道了一项

CD20/CD3 双特异性抗体 mosunetuzumab 的 Ⅰ/Ⅰb 期研究（Lihua et al.，2018）。该研究共入组了 98 例患者，其中 55 例为 DLBCL 患者。在疗效方面，药物对 DLBCL 患者的总有效率为 33%。药物的不良事件多为 1~2 级；13% 的患者发生了 ≥3 级的中性粒细胞减少，1 例患者发生了 ≥3 级的神经系统不良事件。

（二）REGN1979

REGN1979 是一种靶向 CD3 及 CD20 的双特异性抗体。2018 年 ASH 年会上公布了 REGN1979 的 Ⅰ 期临床研究结果（Rajat et al.，2018）。该研究共入组了 54 例复发难治的 B 细胞淋巴瘤，其中 16 例为复发难治的 FL 患者，所有患者接受 REGN1979 单药治疗。研究结果显示，在接受 REGN1979≥5mg 的 7 例复发难治的 FL 患者中，ORR 达 100%（5 例 CR，2 例 PR），主要的不良事件为输注相关反应。

（三）Hu5F9-G4

一项 Ⅰb 期研究评价抗 CD47 抗体（5F9）对复发性或难治性 NHL 的疗效和安全性（NCT02953509）（Advani et al.，2018）。在 22 例入组患者中，15 例患者为 DLBCL，7 例患者为 FL。所有受试者既往接受中位四线方案治疗，95% 的受试者对利妥昔单抗耐药。研究结果表明，ORR 为 50%，其中 CR 率为 36%。亚组分析显示，DLBCL 患者的 ORR 为 40%，CR 率为 33%；FL 患者的 ORR 和 CR 率分别为 71% 和 43%。91% 的 DLBCL 和 FL 患者在中位随访 6.2 个月和 8.1 个月后仍在持续缓解。在安全性方面，治疗期间主要的不良事件多为 1~2 级。最常见的治疗相关不良事件为寒战（41%）、头痛（41%）、贫血（41%）及输注相关反应（36%）。

四、联合治疗方案

（一）ECHELON-1 研究

ECHELON-1 研究是一项多中心、随机、Ⅲ期临床研究（NCT01712490，2011-005450-60）（Connors et al.，2018），旨在比较 brentuximab vedotin（A）+AVD 联合用药与 ABVD 作为初治晚期 cHL 患者一线治疗的疗效。该研究共入组了全球 21 个国家 218 个中心的 1334 例患者，将其按 1∶1 比例随机分为 A+AVD 组（n=664）或 ABVD 组（n=670）。其中Ⅳ期患者占 64%，结外受累者占 62%，59% 的患者有 B 症状。研究结果表明，中位随访 24.6 个月，A+AVD 组的 2 年无进展生存率为 82.1%，而 ABVD 组为 77.2%（P=0.04）。A+AVD 组有 90 例患者出现 PD，18 例患者死亡，ABVD 组有 102 例患者出现 PD，22 例患者死亡。A+AVD 组 2 年的总生存率为 96.6%，ABVD 组是 94.2%（P=0.20）。总体而言，相较于 ABVD 组，A+AVD 组中较少的患者接受后续的抗肿瘤治疗。在安全性方面，A+AVD 组的中性粒细胞减少及中性粒细胞减少性发热发生率分别为 58% 和 19%，而 ABVD 组分别是 45% 和 8%。两组年龄＞60 岁的患者发生中性粒细胞减少性发热的比例更高，因为中性粒细胞减少或中性粒细胞减少性发热停止治疗的比例小于 1%。A+AVD 组和 ABVD 组感染的比例分别为 55% 和 50%，而预防性应用粒细胞集落刺激因子（granulocyte colony stimulating factor，G-CSF）后，A+AVD 组患者出现中性粒细胞减少伴发热的比例由 21% 下降至 11%。A+AVD 组外周神经毒性的发生率为 67%，ABVD 组为 43%。而因外周神经毒性中断治疗的发生率，A+AVD 组为 10%，ABVD 组为 4%。肺毒性发生率，ABVD 组为 7%，A+AVD 组为 2%。该研究首次证实了对于进展期的 HL，A+AVD 方案优于传统的 ABVD 方案。

（二）PHOENIX 研究

PHOENIX 是一项Ⅲ期随机对照临床研究（NCT01855750）（Younes et al.，2019），旨在比较标准治疗 R-CHOP+安慰剂和伊布替尼+R-CHOP 方案治疗 DLBCL 的疗效。该研究共纳入了 838 例非 GCB 的 DLBCL 患者，将其按 1∶1 比例随机分配至 R-CHOP+安慰剂（n=419）或伊布替尼+R-CHOP 组（n=419）。研究结果表明，中位随访 34.8 个月，伊布替尼+R-CHOP 方案组比安慰剂+RCHOP 组有更多的患者中断治疗（22.4% vs 13.6%）。在疗效方面，伊布替尼+R-CHOP 组并没有改善患者的无事件生存率（event-free survival，EFS）、PFS、OS 及 ORR。亚组分析显示，在年龄小于 60 岁的患者中，与安慰剂+R-CHOP 组相比，伊布替尼+R-CHOP 改善了患者的 EFS、PFS 和 OS。而且，伊布替尼+R-CHOP 组患者的 3 年 EFS、PFS 和 OS 也更高；

两组间的 ORR 无明显差异（93.6% vs 94.6%）。在安全性方面，伊布替尼+R-CHOP 组的严重不良事件比例较高（53.1% vs 34%），特别是中性粒细胞减少性发热、腹泻及肺炎。伊布替尼+R-CHOP 组因为不良事件出现了更多的治疗中断（31.5% vs 13.6%）。

（三）ECHELON-2 研究

ECHELON-2 是一项全球多中心、随机、对照的Ⅲ临床研究（NCT01777152）（Horwitz et al., 2019），共入组了 17 个国家 132 家中心 452 例初治的 CD30 阳性的 PTCL 患者。将其按照 1:1 比例随机分为 A+CHP 组或 CHOP 组，每 3 周为 1 个周期，共 6 个或 8 个周期。研究结果表明，中位随访 35.2 个月，A+CHP 组和 CHOP 组的 ORR 分别是 83% 和 72%（P=0.003），CR 率分别是 68% 和 56%（P=0.007），中位 PFS 分别是 48.2 个月和 20.8 个月（P=0.011）；中位随访 42.1 个月，两组均未达到中位 OS。在安全性方面，A+CHP 组与 CHOP 组的不良事件发生率及严重程度相似。A+CHP 组和 CHOP 组各有 3% 和 4% 的患者发生了严重不良事件。

（四）伊布替尼联合维奈托克

伊布替尼和维奈托克均已被批准用于治疗 CLL。Jain 等（2019）进行了一项关于伊布替尼和维奈托克联合治疗初治高风险和老年 CLL 患者的Ⅱ期临床研究（NCT02756897）。高风险的特征包括 17p 缺失、11q 缺失、TP53 突变及未突变的 IGHV。研究共入组了 80 例患者，中位年龄为 65 岁，30% 的患者年龄＞70 岁。92% 的患者存在 11q 缺失、TP53 突变及未突变的人免疫球蛋白重链可变区（IGHV）患者先接受 3 个周期的伊布替尼治疗，然后递增剂量加入维奈托克，伊布替尼联合维奈托克进行为期 24 个周期的治疗。研究结果表明，经过 12 个周期的联合治疗，88% 的患者达到 CR，61% 受试者达到 MRD 的缓解。在安全性方面，3 例患者发生肿瘤溶解综合征。另一项Ⅱ期研究纳入了 24 例 MCL 患者（NCT02471391）（Tam et al., 2018），其中 23 例患者为复发难治的 MCL，1 例患者为初治的 MCL。患者开始服用伊布替尼每次 560mg，每天一次，4 周后加用维奈托克，并递增剂量至 400mg/d。50% 的患者携带 TP53 突变，75% 的患者高风险。研究结果表明，中位随访 15.9 个月，预计 18 个月 PFS 为 57%；CT 评价的 16 周 CR 率为 42%，显著优于历史对照的伊布替尼单药缓解率（9%，P＜0.001）。16 周正电子发射体层摄影（PET）-CT 评价的 CR 率为 62%。流式细胞术检测的 MRD 清除率为 67%，而 PCR 检测的 MRD 清除率为 38%。78% 的有效患者预计可以持续缓解 15 个月。2 例患者发生了肿瘤溶解综合征。不良反应较轻微，包括腹泻（83%）、疲劳（75%）和恶心或呕吐（71%）。

（五）阿替利珠单抗联合 R-CHOP

在 2018 年 ASH 年会上，Younes 报道了一项 PD-1 抑制剂阿替利珠单抗联合 R-CHOP 方案（R-CHOP-atezo）治疗初治 DLBCL 患者疗效和安全性的 I/Ⅱ期临床研究（Anas et al., 2018）。研究纳入了 42 例初治Ⅲ/Ⅳ期或Ⅱ期伴有巨大肿块（至少 1 个病变≥7cm）的 DLBCL 患者。患者先接受 R-CHOP-atezo 诱导治疗，达到 CR 的患者再接受阿替利珠单抗巩固治疗。其中 7 例在诱导阶段中止治疗，35 例患者完成诱导治疗，30 例进入到巩固治疗。研究结果表明，在可评价的 40 例患者中，IRC 判定的 CR 率为 77.5%、PR 率为 10%、PD 率为 5%，另有 7.5% 的患者不能评价。此外，基线时可评价 MRD 的患者为 26 例，其中 10 例 MRD 阴性，16 例 MRD 阳性。诱导结束后，14 例 MRD 阳性患者有 13 例变为阴性。3/4 级不良事件占 69%，29% 为严重不良事件，未出现致死性的不良反应。14% 的患者因为不良事件中止治疗；21% 的患者降低化疗剂量；35% 的患者出现化疗中断。

（六）iR2

在 2019 年 ASH 年会上公布了 iR2（伊布替尼+来那度胺+利妥昔单抗）方案治疗不适合移植的复发难治非 GCB DLBCL 患者的Ⅱ期临床研究数据（Radhakrishnan et al., 2019）。89 例患者接受 iR2 方案治疗，中位年龄为 64 岁，63% 患者为Ⅳ期，16% 患者为原发耐药，53% 患者对既往化疗耐药。研究结果表明，在 85 例可评估疗效的患者中，ORR 为 47%（95%CI，36%~58%），其中 28% 达到 CR，19% 达到 PR；中位 PFS 为 5 个月；18 个月 PFS 为 31%；中位 OS 为 14 个月，18 个月 OS 为 44%。最常见的不良事件是腹泻（53%）、疲劳（42%）和中性粒细胞减少（40%）。

（七）ROBUST 研究

2019 年在 Lugano 会议上公布了 ROBUST 的研究结果（Vitolo et al., 2019）。ROBUST 研究评估了来那度胺/R-CHOP（R²-CHOP）与安慰剂/R-CHOP 在初治 CD20 阳性的活化 B 细胞（ABC）-DLBCL 患者中的疗效。该研究共纳入了 570 例 ABC-DLBCL 患者，年龄≥18 岁，分期为Ⅱ～Ⅳ期，IPI 评分≥2 分，ECOG 评分≤2 分，并使用 Nano String 技术确定组织学和细胞来源类型。患者根据年龄（<65 岁 vs≥65 岁）、国际预后指数（IPI）评分（2 分 vs≥3 分）及肿瘤大小（<7cm vs≥7cm）分层，以 1∶1 比例随机分为 R²-CHOP 或安慰剂/R-CHOP 两组，每组 285 例。患者中位年龄为 65 岁；IPI 评分=2 分患者占 42%；IPI 评分≥3 分患者占 58%；Ⅲ/Ⅳ期患者占 88%；大肿块（≥7cm）患者占 34%。研究结果表明，主要研究终点 PFS 未达到（P=0.29），两组均未达到中位 PFS。亚组分析表明，在Ⅲ/Ⅳ期和 IPI 评分≥3 的患者中，与安慰剂/R-CHOP 组相比，R²-CHOP 组具有 PFS 获益趋势，两组均未达到中位 EFS（P=0.73）。中位随访 27.1 个月，R²-CHOP 与安慰剂/R-CHOP 两组的 ORR 均为 91%；2 年总生存率分别为 79% 和 80%；CR 率分别为 69% 和 65%。R²-CHOP 和安慰剂/R-CHOP 两组完成 6 个周期化疗的比例分别为 74% 和 84%。治疗停止的最常见原因是中性粒细胞减少。两组最常见的 3/4 级不良事件包括中性粒细胞减少、贫血、血小板减少症等。

（八）LYM-3002 研究

LYM-3002 研究是由 Cavalli 教授带领开展的一项随机、开放、多中心、Ⅲ期临床研究（Robak et al., 2018）。研究目的是探索 R-CHOP 和 VR-CAP 方案在初治Ⅱ～Ⅳ期且不适合 HSCT 的 MCL 患者中的疗效和安全性。研究结果表明，中位随访 82 个月，与 R-CHOP 方案相比，VR-CAP 方案明显延长了中位 OS（90.7 个月 vs 55.7 个月；P=0.001）。此外，接受 VR-CAP 方案治疗的患者较少需要后续的抗肿瘤治疗。研究结果最终证实，在初治不适合移植的 MCL 患者中，在无利妥昔单抗的维持下，VR-CAP 方案治疗患者的远期生存要明显优于 R-CHOP 方案，且耐受性良好。

五、耐　药

（一）利妥昔单抗耐药机制

作为一种靶向于 CD20 的单克隆抗体，利妥昔单抗近年来被广泛应用于治疗 CD20 阳性的 B-NHL，并取得了显著的疗效，但并不是所有的 NHL 患者对利妥昔单抗治疗均敏感。利妥昔单抗的耐药机制研究也是目前的研究热点。目前研究最多的耐药机制是肿瘤细胞表面 CD20 抗原分子与利妥昔单抗结合后表达下调，补体作用后消耗大量的补体分子而不能产生对细胞的杀伤作用及凋亡信号通路调节失衡，从而无法抑制肿瘤细胞的增殖，使凋亡作用减弱、抗凋亡作用增强（Meyer zum Buschenfelde et al., 2008）；机体自身 FcγRⅢ受体基因效应细胞的多态性也可能与利妥昔单抗的耐药有关（Villamor et al., 2003）。信号传导通路的失调在利妥昔单抗耐药机制中也占有重要的地位。此外，利妥昔单抗本身药代动力学的多变性、肿瘤细胞的微环境及剂量时间效应关系也可能与其耐药性有关。

（二）伊布替尼耐药机制

1. 伊布替尼治疗 CLL/SLL 的耐药机制 Woyach 等（2014）提出伊布替尼耐药机制涉及伊布替尼结合位点突变（C481S）。此外，耐药机制还涉及 BTK 下游的 PLC-γ2 上的两处突变位点。Young 和 Staudt（2014）发现一种 *PLC-γ2* 突变（S707Y）能够在加强 IP3 的合成、受体激活后促进钙流出，从而造成自身炎症紊乱；另外 2 种 *PLC-γ2* 突变（R665W、L845F）通过 IgM 交叉连接的反应增加钙流出，加强活化 BCR 信号，从而促进肿瘤细胞增殖。除此之外，也发现了其他类型的 *BTK* 突变（C481F/Y/R、T474I/S 及 L528W），但是突变率较低，它们之间的具体关系尚未确定（Maddocks et al., 2015）。

2. 伊布替尼治疗 DLBCL 的耐药机制 Kuo 等（2016）提出在 ABC-DLBCL 细胞系中，激酶 *PIM1* 点突变可稳定激酶 PIM1，影响上游的调控物及下游的 NF-κB 信号，并导致伊布替尼耐药，而伊布替尼与 PIM 抑制剂协同可以有效避免伊布替尼耐药。Zheng 等（2014）研究发现磷酸化的 ERK 在伊布替尼敏感细胞系 SU-DHL-16 细胞中被显著抑制，而在伊布替尼不敏感细胞系 OCI-Ly7 细胞中则不然，提示磷酸化的 ERK 抑制水平是预测 ABC-DLBCL 对伊布替尼敏感程度的生物标志物。在该研究中，70 例 DLBCL 患者给予口服伊布替尼 560mg 治疗，ABC-DLBCL 患者的 ORR 为 40%，其中 CR 率为 8%，PR 率为 32%；而 GCB-DLBCL 患者的 ORR 为 5%（Advani et al.，2013）。还有研究表明，*CD79A/B*、*CARD11* 突变可能与 DLBCL 患者对伊布替尼的较低反应率相关（Davis et al.，2010；Yang et al.，2012）。

3. 伊布替尼治疗 MCL 的耐药机制 研究发现伊布替尼治疗 MCL 耐药的机制可能涉及 *TRAF2/3*、*MAPK3P14*（*NIK*）及 *BIRC3* 位点突变，进一步活化 NF-κB 信号通路机制。Chiron 等（2014）首次在伊布替尼获得性耐药的 MCL 细胞中鉴定出 *BTK* C481S 突变，该突变通过促进 BTK 及 AKT 的活化，加强 CDK4 活化驱动的细胞增殖，然而在伊布替尼初始耐药的患者细胞中未发现该突变。Mohanty 等（2016）研究发现在 MCL 细胞中 *CCND1* 突变可通过增加 CCND 蛋白的稳定性提高对伊布替尼的耐药性。Zhao 等（2017）的研究提出 MCL 细胞通过与肿瘤微环境之间动态反馈驱动的演变过程，导致激酶组适应性重新编程，绕过伊布替尼的作用并相应地激活 PI3K-AKT-mTOR 及整合素 β1 信号通路，从而对伊布替尼耐药。BCR 信号及 PI3K-AKT-mTOR 轴的联合抑制导致 MCL 细胞从肿瘤微环境中释放并逆转耐药。

伊布替尼的耐药机制涉及基因突变、信号通路中蛋白过表达及不同疾病亚型等多个方面，不同种类的疾病耐药机制也不尽相同。

六、小　结

近年来，以双特异性抗体、伊布替尼和来那度胺为代表的小分子靶向药物，在淋巴瘤领域取得了令人振奋的效果，同时也让我们看到了某些亚型的淋巴瘤最终获得治愈的可能。当然如何将现有的治疗方案与这些新型的治疗药物相结合，如何进一步提高疗效及降低不良反应，仍值得我们深思。也期待未来将有更多的临床试验为我们带来更新、更有效的治疗方案与药物。

（赵培起）

编者简介

赵培起，肿瘤学博士，主治医师，就职于天津医科大学肿瘤医院淋巴肿瘤内科，从事淋巴肿瘤诊疗及研究工作。主持国家自然科学基金、天津医科大学科研基金及天津医科大学肿瘤医院种子基金各 1 项，参与 3 项国家自然科学基金及多项省部级课题。累计发表 SCI 文章 17 篇，影响因子超过 90。研究成果被 *CA Cancer J Clin*、*Nat Rev Drug Deliv*、*Chem Rev* 等国际著名期刊所引用；作为 Sub-I 参与多项国内外临床试验。目前担任多种 SCI 收录期刊审稿人。任中国医药教育协会淋巴瘤专业委员会委员、北京癌症防治学会淋巴瘤免疫治疗专业委员会常务委员，为 2018 年 CSCO "35 under 35" 最具潜力青年肿瘤医生、天津医科大学肿瘤医院青年创新优秀人才，获 2018 年淋巴瘤青年医师病例演讲大赛全国冠军。

第三节　免疫治疗药物及临床试验进展

恶性淋巴瘤作为一种高度异质性疾病，目前主要的治疗方式为免疫化疗和放疗。虽然应用利妥昔单抗能明显延长部分淋巴瘤患者的生存期，但对复发难治性淋巴瘤的治疗仍是目前面临的一项巨大挑战。近年来，随着对淋巴瘤发病机制及细胞外微环境研究的不断深入，免疫治疗逐渐成为热点。在新免疫时代，免疫调节手段包括细胞过继免疫治疗、应用靶向免疫细胞的抗体和免疫检查点抑制剂，为淋巴瘤的治疗开启新的纪元。

一、细胞过继免疫治疗

细胞过继免疫治疗是将自体或异体的免疫活性细胞分离，经体外激活或基因修饰后扩增至一定数量，再回输给患者，以放大患者体内的细胞免疫功能，直接杀伤肿瘤细胞或激发机体免疫应答，提高抗肿瘤效果。早期研究发现 TIL 是一种存在于肿瘤间质的异质性淋巴细胞群，主要是靶向肿瘤特异性抗原的 T 淋巴细胞。肿瘤特异性抗原在 T 淋巴细胞识别肿瘤与活化后杀伤肿瘤细胞的过程中扮演了重要角色（Ansell et al.，2017）。TCR 表达在 T 淋巴细胞表面，在适应性免疫应答中起重要作用。T 淋巴细胞功能受 TCR 识别短肽，尤其是包括糖基化在内的修饰后肽链的能力所限制，因此难以识别多种肿瘤抗原。然而，可以通过 TCR 的基因编辑使得 T 淋巴细胞重新获得识别肿瘤特异性抗原表位、活化和避免自体免疫的能力。CAR-T 治疗是一种细胞过继免疫治疗，近年来在治疗淋巴造血系统肿瘤的应用中迅速发展（Cohen et al.，2017；Jacoby et al.，2019；Matsueda et al.，2019）。

（一）CAR-T

CAR-T 是通过基因修饰使 T 淋巴细胞表达 CAR，CAR 包括一个胞外肿瘤相关抗原结合区、一个跨膜铰链区和一个介导 T 淋巴细胞活化的胞内信号区，在肿瘤免疫效应上表现高特异性、靶向性、MHC 非限制性等特点。第一代 CAR-T 只有 CD3ζ 链，第二代 CAR-T 添加了 CD28 或 4-1BB 共刺激结构域，第三代 CAR-T 同时具有 CD28 和 4-1BB 等两个共刺激结构域（CM1 和 CM2），第四代 CAR-T 在第二代的基础上添加了共表达的细胞因子，如 IL-12 等，第五代 CAR-T 同样基于第二代，添加了激活其他信号通路的共刺激结构域，如 IL2-2Rβ 胞内结合 SAAT3/5 的结构域等（Jacoby et al.，2019）。2017 年是 CAR-T 元年，以 CD19 为靶点的 Kymriah 和 Yescarta 两个细胞治疗产品相继获美国 FDA 批准上市，tisagenlecleucel（Kymriah）可用于复发儿童 ALL 和复发/难治大 B 细胞淋巴瘤，axicabtagene ciloleucel（Yescarta）可用于复发/难治大 B 细胞淋巴瘤。目前有超过 200 个临床试验评估 CAR-T 在淋巴瘤中的功效（Ayyappan et al.，2019；Jacoby et al.，2019；Locke et al.，2019；Neelapu et al.，2017；Schuster et al.，2019；Zhang et al.，2018）。

尽管 CAR-T 治疗效果显著，但因体内 T 淋巴细胞扩增，免疫系统紊乱，大量细胞因子释放，内皮细胞损伤及血脑屏障破坏所致的包括细胞因子释放综合征（cytokine release syndrome，CRS）和神经毒性在内等不良反应仍是个难题。据报道，在 CAR-T 治疗复发/难治 DLBCL 过程中，3 级 CRS 发生率达 13%～14%，神经系统功能障碍达 7%～28%，有 2 例死于这些不良反应。一种新的减轻 CRS

风险的方法是通过诱导内源性 CD3 复合物和重新设计的 T 淋巴细胞活化抗原受体的信号传递来调节激活后的细胞反应（Santomasso et al.，2018）。ARTEMIS™信号与 Eureka 的人抗 CD-19 抗体结合形成 ET190L1，这种新型复合物通过遗传修饰在原代 T 淋巴细胞上表达。在体外试验中，重新设计的复合物能保持高效力且显著减少抗原特异性 T 淋巴细胞活化后的细胞因子释放，ARTEMIS™ T 淋巴细胞相比普通 CAR-T 分泌更少的细胞因子，包括 IL-2、IFN-γ、G-CSF 和 TNF-α，并且出现更低的 T 淋巴细胞衰竭倾向。此类基因编辑的 T 淋巴细胞在复发/难治 B 细胞淋巴瘤中应用的临床试验结果显示，21 例患者未见 CRS 或神经毒性不良事件，中位随访 3 个月（1～8 个月），第一个月的疗效评估 ORR 为 52%，达 CR 的 6 例患者中，5 例患者至 6 个月评估时仍为 CR。血浆细胞因子包括 IL-2、IL-4、IL-6、IL-8、IL-10、IFN-γ、TNF-α 及 M-CSF 水平均低于治疗后细胞因子检测水平。研究表明这种新的 T 淋巴细胞在复发/难治 NHL 中具有良好的疗效而无 CRS 和神经毒性，这为克服 CAR-T 治疗所产生的不良反应带来了希望（Ayyappan et al.，2019）。

（二）双特异性 CAR-T

CAR-T 治疗后复发和耐药可能与抗原逃逸相关。双特异性 CAR-T 可同时靶向两种不同的肿瘤相关抗原（如 CD19 和 CD123 或 CD20 和 CD22），为缺少理想 CAR 靶抗原提供了一种潜在的解决方案，同时减少免疫逃逸，提高针对肿瘤的特异效应，降低 CAR-T 治疗后复发率。在一项靶向 CD19 和 CD22 的双特异性 CAR-T 治疗 DLBCL（n=5）和 ALL（n=2）Ⅰ期临床试验中，5 例 DLBCL 患者的 ORR 为 80%，CR 率为 40%，未出现 3 级不良事件，然而，6 例患者出现可逆的 CRS，3 例出现神经毒性。鉴于可耐受的毒性反应和良好的疗效，研究组将实施一个剂量递增和扩大研究至 60 例患者的临床试验。在另一项评估靶向 CD19 和 CD20 双特异性 CAR-T 产品对复发/难治 NHL 包括 MCL、DLBCL 和 CLL 疗效的Ⅰ期临床试验中，ORR 为 50%，CR 率为 33%，未出现 3 级 CRS 及神经毒性，有 2 例患者出现 1～2 级的 CRS 和神经毒性。目前正在实施的一项靶向 CD19 和 CD22 双特异性 CAR-T 的Ⅰ期临床试验中，入组患者接受 3 个周期帕博利珠单抗巩固治疗。6 例复发/难治 DLBCL 和 2 例转化的滤泡性淋巴瘤（transformed follicular lymphoma，tFL）、转化的边缘区淋巴瘤患者入组剂量爬坡的双特异性 CAR-T 治疗（Qin et al.，2018）。

（三）新一代 CAR-T

相对于 ALL 而言，CD19 特异性 CAR-T 在 NHL 中的活性较弱，可能受限于 CAR-T 存活时间和扩张功能，以及微环境对 CAR-T 功能的抑制。抗 CD19 （19-28z/4-1BBL）CAR-T，具有 CD28 和 4-1BB 共刺激结构域，相比第二代 CAR-T，增加了肿瘤清除能力及 IL-2 分泌水平，提高了 T 淋巴细胞增殖能力和体内存活的持久性。在 I 期临床试验中，25 例复发/难治 NHL 患者（包括 DLBCL、CLL、tFL、FL、瓦尔登斯特伦巨球蛋白血症、Richter 转化（Richter transformed，RT）接受了不同剂量的第三代 CAR-T，其中 16 例患者接受最高剂量水平（3×10^6 CAR-T/kg），57%（12/21）的患者达到 CR，中位随访时间为 93 天（30～439 天）时，12 例患者中的 11 例仍然为 CR。超过 160 天时仍能检测到 CAR-T。16 例（64%）患者发生了 1～2 级 CRS，无患者出现严重的 CRS。神经毒性发生率较低，仅 2 例（8%）患者发生了可逆的 3 级神经毒性。研究数据表明，有共刺激结构域的 CAR-T 疗效显著且毒性可耐受，结果令人满意（Ayyappan et al.，2019；Pegram et al.，2014）。

（四）抗体偶联 T 淋巴细胞受体免疫治疗

抗体偶联的 T 淋巴细胞受体（antibody-conjugate T receptor，ACTR）是一种新型工程化 T 淋巴细胞治疗，ACTR 的胞外部分来源于可结合抗体 Fc 结构域的免疫细胞受体 CD16，CD16 在胞内与 CD3 信号传导和 4-1BB 共刺激结构域相关联，通过肿瘤靶向抗体产生抗肿瘤活性。结合到肿瘤抗原的抗体，引起 T 淋巴细胞活化、增殖，而后攻击靶细胞。相同的 ACTR T 淋巴细胞可以协同不同的靶向抗体杀死不同类型的癌细胞。各种抗体包括利妥昔单抗和曲妥珠单抗，联合 ACTR T 淋巴细胞后，在临床前模型中显示出优异的治疗反应和肿瘤细胞的细胞毒性。在复发/难治侵袭性 CD20 阳性 NHL 的 I 期临床试验中，7 例患者接受 ACTR087 联合利妥昔单抗（1 级剂量水平）治疗。在这个剂量水平上，

未见严重的不良事件，其他不良事件包括 CRS、神经毒性、自身免疫病也均未发生。最常见的不良事件是血细胞减少症。在可评估的 6 例患者中，2 例患者达到 CR，1 例患者获得 PR。该临床试验将继续入组患者，进一步增加剂量水平至 2 级。另一款产品 ACTR707 的 ACTR 构建体以 CD28 共刺激结构域取代 4-1BB 共刺激结构域。在一项针对复发/难治 NHL 的 I 期临床试验中，6 例患者入组参加第一剂量水平试验。在可评估的 4 例患者中，未见剂量限制的毒性，且 CR 达 50%。在安全性方面，CRS、自身免疫性不良事件或严重的神经毒性均未发生（Ayyappan et al.，2019）。

（五）CAR-NK

不同于 CAR-T 是对 T 淋巴细胞进行基因编辑，CAR-NK 是指将 NK 细胞在体外进行特定的编辑，使之能够特定地识别某种抗原，再回输到体内，从而达到治疗肿瘤的目的。CAR-NK 不受 HLA 兼容性的限制，因此可以实现异体输注，无须使用患者本人的 NK 细胞进行编辑。来自 MD 安德森癌症中心的研究者报道了 CAR-NK 治疗难治复发 B 细胞肿瘤的临床研究，研究入组 11 例患者，其中有 4 例 CLL 与 1 例 CLL 伴 Richter 转化，均为伊布替尼治疗后复发耐药的患者（中位治疗线数为 4）。经过单次的 CAR-NK 输注后，4 例淋巴瘤和 3 例 CLL 患者均取得 CR，一例 CLL 伴 Richter 转化患者的高级别淋巴瘤病灶完全消失，研究提示 CAR-NK 治疗难治复发 CLL 可以取得较为理想的疗效。CAR-NK 治疗过程中没有发生 CRS、神经毒性和移植物抗宿主病，安全性良好（Liu et al.，2020）。

二、基于抗体的免疫治疗

利妥昔单抗是抗 CD20 的单克隆抗体，与 B 淋巴细胞上的 CD20 结合，可通过 CDC 和抗 ADCC 使细胞溶解。在此基础上，新的抗体不断被挖掘，以更大程度地利用免疫系统，发挥抗肿瘤效应（Ansell et al.，2017）。

（一）双特异性 T 淋巴细胞抗体

T 淋巴细胞双特异性抗体可同时识别和结合两种不同的抗原和表位，在恶性淋巴瘤治疗中，可协

同 T 淋巴细胞介导的细胞毒作用和 ADCC，使免疫效应 T 淋巴细胞定向清除恶性 B 淋巴细胞。然而，该抗体在临床应用过程中受限于输液反应、CRS、中枢神经系统毒性等不良反应和半衰期短及需要连续输注的问题（Ayyappan et al., 2019；Nagorsen et al., 2011）。

博纳吐单抗（blinatumomab）是一种 T 淋巴细胞双特异性（T-cell bispecific，TCB）抗体，是利用重组 DNA 技术制备的单链抗体，通过一条甘氨酸-丝氨酸多肽链将两种单克隆抗体单链可变区连接起来，选择性地靶向 B 淋巴细胞表面抗原 CD19，同时特异性结合 T 淋巴细胞表面抗原 CD3，激活 T 淋巴细胞后，于 T 淋巴细胞和目标 B 淋巴细胞之间分泌颗粒酶和穿孔素，从而裂解靶细胞（Zimmerman et al., 2015）。在博纳吐单抗的 I 期临床试验中，以其初始 $5\mu g/(m^2 \cdot d)$ 作为连续输注量，初始剂量爬坡阶段入组 76 例复发 NHL 患者，剂量扩展阶段 MTD 为 $60\mu g/(m^2 \cdot d)$。剂量 ≤ $15\mu g/(m^2 \cdot d)$ 时无治疗反应，表明该抗体存在剂量-疗效关系。当剂量达到 $60\mu g/(m^2 \cdot d)$ 时，ORR 为 69%，CR/CRu 率为 37%，并且长期缓解独立于先前的治疗和组织学亚型。博纳吐单抗疗效显著，ORR 在 FL 中达到 80%，在 MCL 和 DLBCL 中分别为 71% 和 55%。其常见的 3 级不良事件是淋巴细胞减少（69%）和神经系统事件（22%），最常见的神经系统表现包括脑病（8%）、头痛（4%）和失语症（4%）。神经系统事件在第一次输注的前 2 天开始，可通过治疗或停药解决。神经系统不良事件可能由释放细胞因子的 T 淋巴细胞迁移到中枢神经系统所致。一项针对复发/难治 DLBCL 的 II 期临床试验评估了博纳吐单抗的安全性和有效性，研究最佳给药方式是逐步剂量递增至目标最大剂量还是固定目标剂量的治疗。研究入组 25 例患者，其中 16 例为难治 DLBCL 患者，ORR 为 36%，CR 率为 16%，中位反应持续时间为 11.6 个月。相比复发性 DLBCL 患者 ORR 达 67%，难治性患者 ORR 仅为 19%。中位 PFS 为 3.7 个月，中位 OS 为 5 个月。3 级神经系统不良事件包括脑病（9%）和失语症（9%），未见 4 级或 5 级不良事件。目前，评估博纳吐单抗联合免疫调节药物如来那度胺（NCT02568553）和免疫治疗如帕博利珠单抗（NCT03605589、NCT03340766）在复发和难治性淋巴瘤中疗效的临床

试验正在进行中，期待通过联合治疗带来新的突破（Goebeler et al., 2016）。

CD20-TCB（RG6026）为另一种 TCB 抗体，能高亲和性结合 CD20 和 CD3，且半衰期长。在一项 CD20-TCB 的 I 期临床试验中，47 例侵袭性复发/难治 B 细胞淋巴瘤患者和 17 例复发/难治惰性淋巴瘤患者每 2 周接受一次剂量为 5～1800μg 的 CD20-TCB 治疗。最常见的不良事件包括发热、中性粒细胞减少，14 例患者发生了 1～2 级 CRS。所有 CRS 均可以被控制，且未发生中枢神经系统毒性事件。两个疗程的治疗后，在 29 例可评估的患者中，从 300μg 剂量开始可观察到 CR。研究者评估的 ORR 为 38%，CR 率为 24%。mosunetuzumab 是一种人源化的双特异性抗体，能与 T 淋巴细胞上的 CD3ε 和 B 淋巴细胞上的 CD20 结合，体外研究表明其 T 淋巴细胞依赖的抗 CD20 效应即使在 CD20 低表达时亦有效。在一项针对 98 例复发/难治 NHL 患者的 I / I b 期研究中，mosunetuzumab 以两种不同的剂量爬坡方式给药。66% 患者发生治疗相关的不良事件，22.5% 不良事件为 3 级，且多数发生在治疗的第一周期。试验证实了该抗体对于抗 CD20 靶向治疗难治的患者和靶向 CD19 的 CAR-T 治疗后复发的患者有一定的疗效（Ayyappan et al., 2019；Bacac et al., 2018）。

（二）抗体药物偶联物

抗体药物偶联物（ADC）是由细胞毒性化疗药物与特异性单克隆抗体连接构成的一类新型药物。这种药物将单克隆抗体的选择性与化疗药物的细胞毒性连接，保证了治疗的安全有效。已通过临床试验而应用在临床中的 ADC 包括 brentuximab vedotin、inotuzumab ozogamicin 和 trastuzumab emtansine 等。

ADCT-402 是一种携带 SG3199、靶向 CD19 的 ADC，通过 DNA 交联发挥细胞杀伤作用。它不仅可以高效地靶向表达 CD19 的细胞系，还可以通过旁观者效应杀伤 CD19 细胞。一项 I 期、多中心、开放性单臂临床试验，共纳入 137 例复发/难治 DLBCL 患者，ADCT-402 递增剂量为 15～200μg/kg，治疗周期中位数为 2（1～13）。ORR 为 40.2%，132 例可评估疗效患者中，22% 达 CR。中位随访时间 5.13 个月，中位 DOR 为 4.17 个月，

CR 患者中位 DOR 未达到。最常见的 3 级不良事件包括粒细胞缺乏和 γ-谷氨酰转肽酶升高。ADCT-402 表现出良好的单药物抗肿瘤活性，剂量≥120μg/kg 时毒性可控（Kahl，2018）。

许多淋巴瘤均表达 CD25，包括 HL、外周 T 淋巴细胞淋巴瘤、皮肤 T 淋巴细胞淋巴瘤和 NHL 等。ADCT-301 是一种将 CD25 单克隆抗体与吡咯并苯并二氮杂二聚体偶联毒素连接而合成的 ADC。体内研究已经证实，ADCT-301 可高效识别表达 CD25 的人淋巴瘤细胞株，且对其有选择毒性。一旦吸收入体内，二聚体毒素通过与 DNA 交联产生细胞毒效应，杀伤肿瘤细胞。在一项针对 60 例预处理过的经典型 HL 患者的 I 期试验中，剂量为 5～300μg/kg，最大耐受剂量未达到。以每 3 周 45μg/kg 的剂量进入剂量扩展阶段。45μg/kg 剂量组 ORR 达80.8%（21/26），CR 率 50%（13/26）。中位 PFS 达6.7 个月，中位 DOR 为 7.7 个月。最常见的 3 级不良事件为肝功能异常、贫血、血小板低和斑丘疹。37 例（61.7%）患者出现 3 级及以上不良事件，其中 17 例（28%）患者出组。免疫相关的不良事件有2 例吉兰-巴雷综合征（1 例 45μg/kg、1 例 60μg/kg）和 1 例甲状腺炎。虽然 ADCT-301 在预处理过的HL 中有较好的反应率，但是考虑到免疫相关的不良事件，II 期临床试验仍需谨慎进行。ADCT-301 的有效性在一项针对 39 例复发/难治 NHL 和 T 淋巴细胞淋巴瘤患者的 I 期临床试验中得到了验证。其剂量为 3～150μg/kg，治疗周期中位数为 2（1～5），中位治疗持续时间为 22 天（1～127 天）。3 级不良事件与上述试验类似，5 例患者出现免疫相关不良事件，未见吉兰-巴雷综合征等严重神经系统损伤。在 60～150μg/kg 组，ORR 达 38.5%（10/26 例），CR 率达 11.5%。T 细胞淋巴瘤队列的 ORR 达 50%（全部 PR），组内 60μg/kg 和 80μg/kg 组继续进行下一步的剂量扩展试验。B 细胞淋巴瘤队列中被给予剂量≥60μg/kg 的患者 ORR（31%）与 CR（18.8%）较 T 细胞淋巴瘤队列低。这类 ADC 在 T 淋巴细胞淋巴瘤中展现出较好的有效性，且毒性可耐受，进一步的剂量扩展试验正在进行中（Ayyappan et al.，2019；Flynn et al.，2016）。

（三）工程化毒素抗体

工程化毒素体（engineered toxin body，ETB）通过将免疫毒素与抗体片段组合在一起，靶向肿瘤细胞而发挥细胞毒性作用。它的作用机制是抗原抗体结合、细胞内化、志贺样毒素诱导的核糖体抑制。这种独特的设计可以避开固有免疫或适应性免疫的识别。MT-3724 是一种 ETB 抗体，由 CD20 抗体和志贺样毒素 A 构成。MT-3724 的第一项人体试验共纳入了 24 例复发/难治 NHL 患者，将 21 例患者分入 6 个剂量递增组（5～100μg/kg），3 例在最大剂量耐受队列（75μg/kg）。最常见的不良事件是周围组织水肿、乏力、腹泻、肌痛、咳嗽。在剂量耐受队列中，2 例患者发生 2 级毛细血管渗漏综合征后用药减量。毛细血管渗漏综合征发生的主要原因是肥胖，均可逆转。最大耐受剂量降至 50μg/kg，6000μg 封顶。5 例 DLBCL 患者临床获益，其中 1例 CR 和 2 例 PR（ORR 为 12.5%），另外 2 例患者在肿瘤显著缩小后达到 SD（分别为 49%和 48%）（Huang et al.，2018）。

（四）巨噬细胞介导的吞噬作用

Hu5F9-G4 是一种人源化的抗 CD47 单克隆抗体，通过感知巨噬细胞吞噬前信号介导巨噬细胞对肿瘤细胞的吞噬作用。Hu5F9-G4 介导的吞噬作用可以通过靶向抗体如利妥昔单抗扩增效应，它们的抗肿瘤协同性及持久性已在淋巴瘤的临床前试验中得到验证。Advani 等报道了一项 Ib 期临床试验，22 例复发/难治 DLBCL 和 FL 患者接受利妥昔单抗联合 Hu5F-G4（初始剂量 1mg/kg，每周维持剂量递增从 10mg/kg 到 30mg/kg）。最常见的不良事件为 1级或 2 级，包括寒战、贫血、头痛及输注相关反应。ORR 达 50%，CR 率为 36%。在 DLBCL 队列中，ORR 达 40%，CR 率达 33%，而 FL 队列中 ORR 达71%，CR 率 43%。截至数据随访时间，对治疗有反应的患者中 91.7%（11/12）的患者有持续的缓解（Advani et al.，2018；Chao et al.，2010）。

三、免疫检查点抑制剂的治疗

免疫检查点的发现及相应单克隆抗体的不断探究已经彻底改变了近 10 年肿瘤学领域的发展。目前，两个免疫检查点已成为淋巴瘤治疗的靶点。CTLA-4 通常表达在激活后的 T 细胞上，通过多种机制下调 T 细胞活性。CTLA-4 可以竞争 CD28 的配体 B7 来抑制共刺激后 T 细胞活化，还可以诱导 T 细胞周期停滞。阻断 CTLA-4 可以阻止 T 细胞功能的下调，使得肿瘤内 T 细胞持续活化。相似的，PD-1 受体表达于 T 细胞表面，与配体 PD-L1 或 PD-L2 结合后可抑制 T 细胞功能。免疫检查点抑制剂可以干扰抑制性受体与配体相互作用，并通过增强 T 细胞活性来促进抗肿瘤效应。免疫检查点抑制剂已进入不同类型的淋巴瘤临床试验中，以 PD-1/PD-L1 为带代表的免疫检查点抑制剂在部分淋巴瘤中取得很大进展（Annibali et al., 2018; Ansell et al., 2017; Goodman et al., 2017; Pianko et al., 2018）。

（一）HL

对于复发/难治 cHL 的患者，化疗后行 ASCT 的 ORR、5 年无进展生存率可达 40%～60%，但 ASCT 后复发的患者预后差，中位 OS 仅 1～2 年。brentuximab vedotin（BV）是一种抗 CD30 单克隆抗体，BV 在 cHL 的治疗中 ORR 可达 75%，中位 PFS 为 9.3 个月。然而，对于 ASCT 和 BV 治疗后进展的患者，到目前为止还没有标准治疗方案可用。在对 cHL 发病机制及其与微环境相互作用的深入研究后，免疫治疗越来越多地被应用到研究方案中。在霍奇金里-施（Reed-Sternberg）细胞中，9p24.1 基因扩增直接或间接导致 PD-L1/PD-L2 表达。高频率的 9p24 基因改变和 PD-L1 表达增加在免疫检查点抑制剂对 cHL 的治疗中发挥了显著作用（Green et al., 2010）。在复发和难治性 HL 中，良好的反应率和持久的有效率已在多种免疫检查点抑制剂单药治疗研究中得到证实（Armand et al., 2016）。纳武利尤单抗和帕博利珠单抗已被美国 FDA 和 UE 批准用于治疗复发和难治的 cHL（De Goycoechea et al., 2019）。

在 2015 年发表的 I 期临床研究中（CheckMate-039），23 例复发/难治 cHL 患者每 2 周接受纳武利尤单抗 3mg/kg 治疗，直至达到 CR、PD 或毒性过量。12 例患者发生高级别不良事件（3～4 级），有 4 例患者达 CR，16 例患者达 PR，24 周时无进展生存率为 86%。继这项研究之后，该组研究人员纳入 243 例患者来开展 II 期研究（CheckMate-205）。根据患者治疗用药史，该试验由三组队列组成：未接受过 BV 治疗（队列 A，n=63），ASCT 后接受过

BV 治疗（队列 B，n=80），以及在 ASCT 之前和（或）之后接受过 BV 治疗（队列 C，n=100）。总 ORR 为 69%，有 40 例患者达到 CR，中位 PFS 为 14.7 个月。三个队列反应率差别不大（Armand et al., 2018）。2018 年 12 月，CheckMate-205 临床试验更新的数据显示 ORR 为 71%，21% 的患者达到 CR（队列 ACR 率为 32%，队列 B 为 14%，队列 C 为 20%）。该临床试验在实施过程中修改过方案，允许符合条件的患者在初次进展后继续用药，Cohen 报道了在 130 例疾病进展的患者中，有 80 例患者在初次进展后继续用药，其中 67 例患者可评估，即使有新出现的病灶，37 例患者目标肿瘤仍然维持稳定或有缩小趋势（Ramchandren et al., 2019）。

另一种 PD-1 单抗帕博利珠单抗的 I 期试验（KEYNOTE-013）结果于 2016 年发表。研究中 31 例患者均曾接受 BV 治疗，其中 22 例在复发前也接受了 ASCT 治疗。入组患者每 2 周接受一次帕博利珠单抗治疗（10mg/kg）。5 例患者达 CR，15 例患者达 PR，24 周和 52 周时无进展生存率分别为 69% 和 46%。随后的 II 期研究（KEYNOTE-087），基于其药代动力学特性，剂量选用每 3 周一次 200mg 的帕博利珠单抗。患者分为三组队列：ASCT 和 BV 治疗后复发（队列 1，n=69），因对挽救化疗和 BV 耐药而不适合 ASCT（队列 2，n=81），以及 ASCT 后复发未接受 BV 治疗（41.7% 的患者在移植前接受了 BV）（队列 3，n=60）。在纳入组的 210 例患者中，ORR 为 69%，CR 率为 22.4%。6 个月时无进展生存率为 72.4%。三组之间没有显著性差异（Chen et al., 2017）。更新的 2 年随访数据显示 ORR 为 71.9%，CR 率为 27.6%，PR 率为 44.3%。中位数 PFS 为 13.7 个月。所有患者中位缓解时间为 16.5 个月（0.0⁺～27.0⁺个月，+代表末次评估时无疾病进展），队列 1 为 22.1 个月，队列 2 为 11.1 个月，队列 3 为 24.4 个月。CR 患者中位 PFS 均未达到，PR 患者中位 PFS 为 13.8 个月，疾病稳定的患者中位 PFS 为 10.9 个月。所有患者或任何队列中位 OS 均未达到。153 例（72.9%）患者发生了治疗相关不良事件，其中 25 例（11.9%）患者发生 3 级和 4 级不良事件，没有 1 例患者死亡。结果显示帕博利珠单抗单药对复发难治 cHL 有效，反应具有持久性，安全性可控，且与先前的治疗方法无关（Chen et al., 2019）。

ORIENT-1 是一项多中心、单臂、开放标签 II

期临床研究（NCT03114683），旨在评价信迪利单抗单药（200mg Q3W，直至疾病进展、死亡、毒性不可耐受或患者要求退组）治疗至少经过二线及以上系统治疗后复发或难治的经典型霍奇金淋巴瘤，包括既往接受过自体造血干细胞移植（HSCT）患者的效果。研究共纳入 96 例患者，主要研究终点是 IRRC 评定的 ORR。截至 2018 年 10 月，ORR为 85.4%（95%CI，76.7%～91.8%），最常见 TRAE是发热（Su et al., 2019）。基于 ORIENT-1 研究结果，NMPA 有条件批准信迪利单抗单药治疗至少经过二线系统治疗的复发或难治性经典型霍奇金淋巴瘤。

BGB-A317-203 是一项单臂、开放标签、多中心 II 期临床研究（NCT03209973），旨在评价替雷利珠单抗单药（200mg Q3W，直至疾病进展或毒性不可耐受）治疗至少经过二线及以上系统治疗后复发或难治的经典型霍奇金淋巴瘤，包括既往接受过自体造血干细胞移植（HSCT）患者的效果。研究共纳入 70 例患者，主要研究终点是 IRC 评定的ORR。截至 2018 年 5 月，中位随访时间为 7.9 个月（95%CI，3.4～12.7 个月），ORR 为 85.7%，其中 43例（61.4%）达到 CR，常见 TRAE 包括发热（52.9%）、甲状腺功能减退（30.0%）等（Song et al.,2018）。基于此项研究结果，NMPA 批准替雷利珠单抗单药治疗至少经过二线系统治疗的复发或难治性经典型霍奇金淋巴瘤。

一项多中心、单臂 II 期临床研究（NCT03155425），旨在评价卡瑞利珠单抗单药（200mg Q3W）治疗至少经过二线及以上系统治疗后复发或难治的经典型霍奇金淋巴瘤，包括既往接受过自体造血干细胞移植（HSCT）患者的效果。研究共纳入 75 例患者，主要研究终点是 IRC 评定的 ORR。中位随访时间为 12.9 个月，ORR 为 76.0%（95%CI，64.7%～85.1%），其中 21 例（28.0%）达到 CR，36 例（48.0%）达到 PR，常见 TRAE 包括皮肤反应性毛细血管内皮增生（97.3%）和发热（42.7%）（Song et al., 2019）。基于此项研究结果，NMPA 批准卡瑞利珠单抗单药治疗至少经过二线系统治疗的复发或难治性经典型霍奇金淋巴瘤。

虽然 PD-1 抑制剂治疗 HL 后 ORR 高，但是CR 率低，且在缓解后可发生疾病进展。为了增加免疫检查点抑制剂活性和延长反应时效，联合其他治疗包括其他检查点抑制剂如 CTLA-4 抑制剂伊匹

木单抗、ADC 如本妥昔单抗（brentuximab）或化疗的临床试验正在进行中。在 I 期的研究中，纳武利尤单抗联合伊匹木单抗治疗后反应率与单药纳武利尤单抗相当，但毒性增加。目前还有正在进行阻断其他免疫检查点（包括 LAG-3）的临床试验（NCT02061761 和 NCT03598608）。免疫治疗联合化疗方案如多柔比星、长春碱和达卡巴嗪（AVD）及本妥昔单抗被证实耐受性良好（Ayyappan et al.,2019）。

此外，对于异基因造血干细胞移植（allogeneic hematopoietic cell transplantation，allo-HSCT）之后或是之前的免疫检查点抑制剂的治疗，发生移植物抗宿主病（GVHD）相关的不良事件是值得探讨的（Godfrey et al., 2017；Haverkos et al., 2017）。一项对 20 例 allo-HSCT 后接受纳武利尤单抗治疗的cHL 患者的回顾性研究发现，6 例患者发生急性GVHD，2 例患者死亡。所有这些患者都发生过急性 GVHD。在这个队列中，纳武利尤单抗不诱发慢性 GVHD，在 4 例先前记录为慢性 GVHD 的患者中也未出现燃瘤反应。在这项研究中，9 例患者达到 CR，10 例患者达 PR，在 12 个月时无进展生存率为 58.2%。另一项回顾性研究中，31 例淋巴瘤患者（其中 30 例 cHL）在 allo-HSCT 治疗复发后接受纳武利尤单抗（n=28）或帕博利珠单抗（n=2）治疗，ORR 为 77%（15 例 CR，8 例 PR），但有 8例患者（27%）出现 GVHD 相关死亡。17 例患者发生 GVHD（6 例急性、4 例重叠、7 例慢性），中位 PFS 为 591 天。Ijaz 等总结了 107 例 allo-HSCT之前接受免疫检查点抑制剂治疗的患者发生GVHD 的比例，结果显示急性和慢性 GVHD 发生率分别上升至 56% 和 29%。GVHD 的死亡风险达11%。Herbaux 等（2017）报道了 allo-HSCT 后接受免疫检查点抑制剂治疗的 176 例患者发生 GVHD的比例，急性和慢性 GVHD 发生率分别为 14% 和5%，GVHD 的死亡风险为 7%。由于缺乏前瞻性数据，选择在 allo-HSCT 之前还是之后接受免疫检查点抑制剂治疗仍未有定论（Lepik et al., 2019）。

此外，慢性 EBV 感染也在 PD-L1 上调中起到重要作用，相关研究报道了 EBV 阳性 cHL 患者对免疫检查点抑制剂治疗更敏感（Carbone et al.,2018）。

用单抗阻断免疫检查点活化 T 细胞可以引起自

身免疫并发症，并影响多种器官。这些 irAE 的发病率和受影响的器官取决于使用的单抗类别。多达一半的患者在接受 PD-1 单抗治疗时会发生 irAE。最常见的 3～4 级不良事件是胃肠道相关病变的肠炎[发生率为 13%（纳武利尤单抗）、2%（帕博利珠单抗）和 5%（Sintilimab）]、肺相关病变（共 2.1%，包括肺炎、呼吸困难和呼吸道感染）和肝脏相关病变。如果不存在内分泌功能障碍，大多数 irAE 是可逆的。治疗 irAE 需要延迟免疫检查点抑制剂治疗并施以恰当的免疫抑制治疗，包括使用皮质类固醇和（或）靶向关键细胞因子的生物制剂，如 IL-6 和 TNF-α（Annibali et al.，2018）。

（二）NHL

NHL 之间存在显著的异质性，对 PD-1 抑制剂反应差异大。已有越来越多的临床试验显示出 PD-1/PD-L1 抑制剂对多种不同亚型淋巴瘤的疗效。在原发纵隔大 B 细胞淋巴瘤（primary mediastinal large B-cell lymphoma，PMBL）、原发睾丸淋巴瘤、浆母细胞淋巴瘤、人类疱疹病毒 8 型（HHV-8）相关原发渗出性淋巴瘤和原发中枢神经系统淋巴瘤中，常见包括 9p24.1 在内的遗传学改变而使得 PD-L1 表达上调，因而，这些 NHL 亚型中有部分对 PD-1 抑制剂敏感。美国 FDA 批准帕博利珠单抗用于治疗对化疗原发耐药，或经过二线及以上治疗后复发的儿童和成人 PMBL。针对复发难治性 PMBL 的 KEYNOTE-013（n=21）研究中，患者的 ORR 为 48%，CR 率为 33%，中位 PFS 为 10.4 个月，中位 OS 为 31.4 个月（中位随访时间 29.1 个月），在另一项 KEYNOTE-170（n=53）研究中，患者的 ORR 为 45%，CR 率为 13%，中位 PFS 为 5.5 个月，中位 OS 未达到（中位随访时间 12.5 个月），两项研究中患者的中位缓解时间均尚未达到（Armand et al.，2019）。近期报道的一项 II 期临床试验（CheckMate-436）评价了纳武利尤单抗联合 brentuximab vedotin 治疗复发难治性 PMBL 的疗效（n=30），结果显示中位随访时间 29.1 个月，患者 ORR 为 73%，CR 率为 37%，中位缓解时间、中位 PFS 和中位 OS 均尚未达到。3～4 级治疗相关不良事件发生率为 53%，主要包括中性粒细胞缺乏、血小板减少、周围神经病变等（Tomassetti et al.，2019；Zinzani et al.，2019）。

Ansell 等报道了一项纳武利尤单抗单药治疗复发难治性 DIBCL 患者的 II 期临床研究。该研究共纳入了 121 例不适合接受自体移植或自体移植后失败的复发难治性 DLBCL 患者。结果显示，纳武利尤单抗在自体移植失败组（n=87）和不适合自体移植组（n=34）患者中的 ORR 分别仅为 10% 和 3%，中位缓解时间分别为 11 个月和 8 个月，中位 PFS 分别为 1.9 个月和 1.4 个月，中位 OS 分别为 12.2 个月和 5.8 个月。研究者发现，虽然纳武利尤单抗在 DLBCL 患者中的有效率较低，但是达到 CR 的 3 例患者均取得了相对持久的病情缓解（11+个月、14+个月和 17 个月）（Ansell et al.，2019）。此外，研究发现 PD-1 抑制剂在复发难治性原发中枢神经系统 DLBCL 和原发睾丸 DLBCL 中可能有较好的疗效。研究者认为这可能与这两种特殊类型的 DLBCL 存在较高的 PD-L1 表达有关（Nayak et al.，2017）。在联合靶向药物治疗方面，有一项 I／II 期临床试验报道了伊布替尼联合纳武利尤单抗治疗复发难治性 DLBCL 患者（n=45）中 ORR 和 CR 率分别为 36% 和 16%（Younes et al.，2019）。另一项 Ib 期临床试验中 CD20 单抗奥滨尤妥珠单抗联合 PD-L1 单抗阿替利珠单抗治疗复发难治性 DLBCL 患者（n=23），结果显示患者 ORR 为 16%，并且疗效与肿瘤组织 PD-L1 表达水平无显著相关性（Zhang et al.，2018）。

Lesokhin 等（2016）报道的一项纳武利尤单抗单药治疗复发难治性血液系统肿瘤的 Ib 期临床研究中，10 例 FL 患者的 ORR 为 40%，其中 1 例 CR，3 例 PR，其余 6 例患者为 SD。中位随访时间 91.4 周时，患者的中位 PFS 尚未达到，获得缓解的 4 例患者中有 3 例患者仍处持续缓解状态。其中 1 例 CR 患者的缓解期为 81.6+周，3 例 PR 患者的缓解期分别为 27.1+周、28.1+周及 32.1+周。结果提示，PD-1 抑制剂对部分复发难治性 FL 可能具有较为持久的疗效，但有待前瞻性大样本研究进一步证实（Lesokhin et al.，2016）。在联合靶向药物或免疫调节药物治疗方面，一项 I／II 期临床试验报道了伊布替尼联合纳武利尤单抗治疗复发难治性 FL 患者（n=40）的 ORR 为 33%（Younes et al.，2019）。

一项 II 期临床试验评估了帕博利珠单抗在复发 CLL 和 RT 患者中的疗效和安全性。研究共纳入 25 例患者，其中 16 例复发 CLL 和 9 例 RT。9 例

RT 患者中有 4 例（44%）出现治疗反应，但在 CLL 中无一例有效，这些结果表明 PD-1 阻滞可能对 RT-CLL 患者有效（Ding et al., 2017）。

PD-1 抑制剂在复发难治性结外 NK/T 细胞淋巴瘤（extranodal NK/T-cell lymphoma, ENKTL）研究中显示出较好的疗效，但这些结果仍需要大样本研究进一步证实。在一项纳武利尤单抗单药治疗复发难治性血液系统肿瘤的 I b 期临床研究中，纳入的 5 例 PTCL 患者中有 2 例获得 PR（无患者达 CR），中位 PFS 为 14 周，而纳入的 13 例蕈样霉菌病患者中有 2 例获得 PR（无患者达 CR），9 例 SD，中位 PFS 为 10 周（Lesokhin et al., 2016）。一项 II 期临床试验（CITN-10）报道了帕博利珠单抗在复发难治性蕈样霉菌病及 Sezary 综合征（Sezary syndrome, SS）患者中的疗效，24 例患者的 ORR 为 38%，其中 2 例患者获得 CR，7 例患者达到 PR，中位随访 58 周，中位缓解时间未达到。治疗过程中 53%的 SS 患者出现一过性红皮病和瘙痒加重，这种皮肤反应并未导致治疗中断（Khodadoust et al., 2019）。ORIENT-4 是一项多中心、单臂、开放标签 II 期临床研究（NCT03228836），探索信迪利单抗单药治疗经含门冬酰胺酶方案治疗失败的 r/r ENKTL 患者。在中位 26.9 个月的随访时间中，入组 28 例患者，基于 LUGANO 2014 标准评估，ORR 为 67.9%（95%CI, 47.6%～84.1%）。长期生存随访显示，mOS 尚未达到，24 个月 OS 率为 78.6%（95%CI, 58.4%～89.8%）。长期随访安全性显示，信迪利单抗单药治疗 r/r ENKTL 耐受性良好，在接受治疗之后，患者生活质量有显著提升趋势，平均 EQ-5D-5L 评分从 0.8 升至 0.9（$P \leqslant 0.05$），EORTC QLQ-C30 评分由 70.5 上升至 87.3（$P \leqslant 0.01$）（Tao et al., 2019, Li et al., 2020）。

PD-1/PD-L1 抑制剂与现有免疫化疗方案、靶向治疗及包括 CAR-T 疗法在内的其他免疫治疗的联合应用，将是未来有前景的探索方向之一，期待取得更好的临床治疗效果。

无论是 CAR-T/NK 或 ADC 这些利用免疫系统的效应细胞/分子直接攻击肿瘤细胞的"被动"免疫疗法，还是免疫检查点抑制剂这种通过调控内源的免疫调节机制/免疫激活机制来增强/放大免疫系统激活的"主动"免疫疗法，都是为了促进免疫激活，以提高抗肿瘤免疫应答的数量和质量。而随着我们对免疫逃逸机制理解的进一步深入，免疫治疗将更有效且毒性更低。淋巴瘤免疫治疗在未来新兴战略中将占有重要的一席之地。

四、小　　结

PD-1/PD-L1 抑制剂与现有化疗方案、靶向治疗、包括 CAR-T 疗法在内的其他免疫治疗的联合应用，将是未来有前景的探索方向之一，期待取得更好的临床治疗效果。

（吴佳竹）

编者简介

吴佳竹，内科学（血液病）博士，主治医师，毕业于南京医科大学，现就职于江苏省人民医院血液科，主要从事恶性血液病（尤其是慢性淋巴细胞白血病和恶性淋巴瘤）的基础与临床治疗。主持国家自然科学基金青年科学基金 1 项、江苏省自然科学基金 1 项。以第一作者（共同第一作者）身份发表多篇 SCI 论文。

第二十章

白 血 病

第一节　流行病学及分子生物学特点

一、白血病历史及亚型分类

白血病（leukemia）是一类发生在造血干细胞（hematopoietic stem cell，HSC）水平的体细胞基因突变促成的高度异质性、克隆性并最终导致成熟血细胞分化受阻的血液系统恶性肿瘤。在经典的临床诊断上，将未完全分化的白细胞占比增高并持续恶化稳定一段时期作为诊断急性白血病（acute leukemia）的重要指标。由于免疫功能失常，并伴随贫血、出血和感染，急性白血病的存活率远低于慢性白血病（chronic leukemia）。

距离白血病被首次记录描述及借助显微镜做初步诊断分型已有近 200 年的时间。各类白血病共同的显著病理学特征表现为血液中有大量尚未终端分化成熟的白细胞，并时常伴随红细胞和血小板的急剧减少。基于显微镜形态组织学上的异常来诊断白血病，并对其进行分型、恶化等级判断、危险度分层和相关治疗手段的设计一直延续至今（Kampen，2012）。随着现代分子生物学、细胞生物学、免疫学，特别是先进的流式细胞术及二代测序技术（包括全基因组/全外显子测序、RNA测序技术）在白血病患者中的应用，近 20 多年来，对白血病致病原因的分类、诊断分型有了跨越式的进步（Döhner et al.，2015；Grimwade et al.，2016；Short et al.，2018；Shumilov et al.，2018；Sperling et al.，2016；Spivak，2017）。相应的，血液学领域

杂志 *Blood* 在 2016 年及时出版了两篇新版（第四版改进版）有关髓系白血病和淋系白血病分子分型及临床分型的综述（Arber et al.，2016；Swerdlow et al.，2016）。此外，基于这些临床和基础研究，急性髓系白血病（acute myeloid leukemia，AML）的分类从 20 世纪 70 年代欧美发达国家临床科学家制定的 FAB 分类法（French- American-British，主要参照细胞形态学上的观察和分化能力上的缺陷，总计约 8 个亚类）逐步转变为当下的兼容了传统 FAB 分类法则的新方案（主要参照细胞遗传学和分子遗传学上的改变，总计约 7 个亚类 24 个次亚类；WHO 于 2016 年制定）（Arber et al.，2016）。

与此同时，基于目前基础医学、转化医学和临床治疗研究的突破性进展，白血病的治疗也开始从传统的化学疗法、局部放射疗法和造血干细胞移植疗法（allo-HSCT）逐步过渡到针对白血病干细胞 [leukemic stem cell，LSC；也称为血液系统的肿瘤干细胞（cancer stem cell，CSC）] 和特定基因突变的靶向治疗、免疫治疗（特指免疫检查点抑制剂治疗）和适应性细胞治疗（adoptive cell therapy，特指 CAR-T）等。本部分围绕近二三十年来有关血液肿瘤，特别是对髓系肿瘤（myeloid neoplasm，MN）如骨髓增殖性肿瘤（myeloproliferative neoplasm，MPN）、骨髓增生异常综合征（myelodysplastic syndrome，MDS）、急性髓系白血病（acute myeloid leukemia，AML）和淋系白血病（lymphoid leukemia）的主要基因突变类型和新式疗法等取得的研究成果做一个简要的回顾，同时也对最近几年才开始引起重视但尚未纳入 WHO 所建议的临床医检实体观测名单的"克隆性造血"（clonal hematopoiesis，CH）现象及其临床意义做一简单概述（Bowman et al.，

2018）。尽管 CAR-T 治疗先在 CD19⁺ ALL 上取得临床成功（June et al., 2018；Wang et al., 2019），但鉴于篇幅所限，本部分将集中讨论慢性和急性"髓系肿瘤"，并简要概述淋系白血病的分子分型与病理，更详细的白血病分型内容可分别参考 *Blood* 杂志于 2016 年发表的更新版分型（Arber et al., 2016；Swerdlow et al., 2016）。

二、髓系血液肿瘤流行病学及生物学背景

常规手段能检测到的髓系肿瘤包括 MPN、MDS 和 AML（Shumilov et al., 2018；Spivak, 2017）。其中 AML 是急性白血病中最主要的类型，在 65 岁以上老年人群中有高发趋势。衰老及发病前已经出现的 MPN/MDS 症状和新增的基因突变是 AML 发病的主要诱因。发生在儿童的急性白血病是儿童肿瘤的最主要类型。由 MPN/MDS 诱导的 AML 又被称为次生 AML（secondary AML，sAML）；由治疗其他肿瘤或恶性疾病所诱发的 AML 又被称为治疗相关 AML（therapy-related AML，tAML）；无上述相关诱因而自然诊断的 AML 被称为原发性 AML（de novo AML，dAML）。虽然 AML 是发病率较低的癌症，但依然被归入高发癌症前 15 位之列。在儿童中，AML 发病率约为每 10 万人中每年出现 3 例。在成人中，AML 约为每 10 万人中每年出现 15 例。约有 20% 的 MDS/MPN 患者在其疾病后期发生 sAML，约有 10% 的参与其他癌症治疗的患者会发生 tAML。AML 患者由于时常伴随免疫系统功能障碍、贫血、癌变细胞全身性浸润、血小板急剧减少及内出血，5 年存活率仅约为 30%（Döhner et al., 2015；Short et al., 2018）。目前研究者已对 CSC/LSC 及全基因组范围相关诱发基因有了初步的了解，白血病的研究在所有肿瘤领域中依然处在领先阶段，诸多学者对其未来出现重大进展也呈现乐观态度，但还有更多的研究工作需要进一步开展（Rowe, 2015）。

如上所述，AML 的亚型呈现多样化，以至于相关病理学目前并无统一的理论，需视具体情况具体分析。目前对其风险因子及白血病发生过程依然知之甚少。基于动物和人体造血干细胞生物学的研究，以及对大规模白血病患者群体全基因组测序的分析，主流观点认为慢性和急性白血病都是一种起源于造血干细胞的体细胞基因突变诱导的、正常细胞分化受阻的克隆性血液疾病（clonal blood disorder）。这意味着如果不彻底消除造血干细胞水平上的异常，化疗和放疗对疾病只会产生短暂的缓解，后期依然会出现复发甚至进一步恶化的现象。基于"白血病癌症干细胞的确存在"（CSCs/LSCs exist）的病理模型也是针对 LSC 靶向治疗的理论基础（Clarke, 2019；Pollyea et al., 2017）。髓系血液肿瘤的分类和可能的演化关系，参见图 20-1A 和 B。

人体内正常的造血过程呈现树状向下等级分化的模式。正常的造血干细胞同时具备两项生物学特征：一是自我更新能力；二是多潜力向下分化为成熟血细胞的能力。虽然单细胞 RNA 测序暗示造血干细胞的向下分化并不是严格的"非黑即白"的排斥方式，但目前主流的观点依然如图 20-2 所示呈现髓系和淋系"二元对立、竞争分化"的模式，并有特定的细胞表面受体抗体标记来区分髓系祖细胞（common myeloid progenitor，CMP）和淋系祖细胞（common lymphoid progenitors，CLP）。髓系祖细胞会继续向下分化，在各类中间型次祖细胞的基础上，最终分化为成熟的红细胞、血小板和白细胞[中性粒细胞（neutrophil）、单核细胞（monocyte）、巨噬细胞（macrophage）、嗜酸性粒细胞（eosinophil）和嗜碱性细胞（basophil）等]。一些发生在编码蛋白激酶信号通路（图 20-3）上某些蛋白的基因突变（如 *JAK2* V617F）如果发生在造血干细胞水平，这种变异将大幅改变下层分化后果。在小鼠的 MPN 动物模型中，*JAK2* V617F 突变体相对于野生型小鼠，具有正常水平两倍的红细胞和血小板数目；在该突变体后期，其中性粒细胞和单核细胞数目也呈现上升趋势（Mullally et al., 2010）。而 *SHP2* E76K 和 *FLT3-ITD* 的单基因突变，则造成中性粒细胞和单核细胞数目呈现上升趋势，但红细胞和血小板（或者只是红细胞）呈现减少趋势（Chu et al., 2012；Xu et al., 2011）。与此同时，发生在编码双脱氧去甲基化酶 *TET2* 上的基因突变则能改变造血干细胞自我更新的活性，并可改变髓系祖细胞的分化能力，使其更倾向于产生更多的成熟髓系细胞，如中性粒细胞和单核细胞，以及产生更少的红细胞和 B 淋巴细胞（Cai et al., 2018）。

类型	检测手段	主要临床特征
CH	全组分子测序	VAF≥2%但无其他血液系统异常，甚至机体整体都看似健康，如由*TET2*、*ASXL1*或*DNMT3A*突变引起
MPN	组织形态、遗传、免疫	某一类或多类髓系细胞异常增多，伴随脾脏增大，如由*JAK2* V617F突变引起
MDS	组织形态、遗传、免疫	某一类或多类髓系细胞异常减少，伴随脾脏尺寸增大或者正常，如由*TET2*或*EZH2*突变引起
AML	组织形态、遗传、免疫	造血细胞分化受阻，出现大量未分化的造血细胞前体（blast）或祖细胞（progenitor）。通常骨髓中未分化细胞占比>20%，伴随脾脏增大。与此同时，甚至出现白血病癌变细胞浸润、迁移、长期驻存在骨髓和脾脏以外的组织，如肝脏和肺脏等。免疫系统失效、感染增加、贫血及内出血也是伴随症状

A

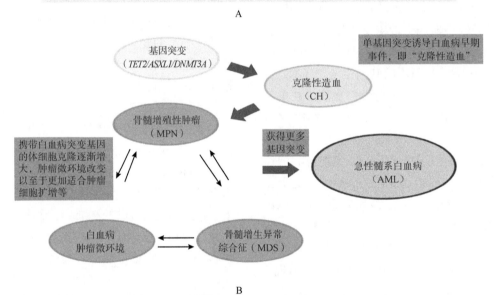

B

图 20-1　常见髓系血液肿瘤的分类标准（A）及血液肿瘤从基因突变到"克隆性造血"并最终形成"恶性肿瘤"的演化模型（B）
一些发生在造血干细胞水平的体细胞突变属于预前白血病基因突变（preleukemic mutation），如发生在 *TET2*、*ASXL1* 和 *DNMT3A* 基因上的突变（统称为 TAD 突变），会诱导克隆性造血（CH/CHIP）现象，进而诱导常规的 MPN 或 MDS。联合环境因素、衰老和更多相关基因突变的积累，上述风险因子最终将会促成 AML 的发生。VAF，等位点异态率

　　早期出现的 MPN 或 MDS 也可能是后期 AML 的主要诱因。虽然 MPN、MDS、AML 各自的临床特征有显著性区别，但多个动物模型的实验数据充分提示单基因的突变往往只表现为轻度的髓系恶性肿瘤，甚至需要漫长的时间积累才能转化为较为显著的血液学改变和脾脏组织异常。比如，小鼠中 *TET2* 基因敲除的单基因突变在幼年期多项生理指标和野生型相似，然而在常规饲养环境中生存长达 1 年之后，MPN 病症则十分明显，分别表现为脾脏组织增大 10 倍左右，中性粒细胞计数和百分比也随着时间的推移逐渐增大（中性粒细胞计数从正常的约 2×10^3/L 增加到约 10×10^3/L，百分比从正常的 15% 增加到 40%），这些实验结果进一步支持 *TET2* 突变体是研究慢性髓系肿瘤 CMML（chronic myelomonocytic leukemia，是 MPN 大类中的一种）的良好模型（Cai et al.，未发表实验结果）。同理，小鼠模型中 *FLT3-ITD* 的单突变体仅仅表现为轻微的 MPN 症状，甚至在生存曲线上与野生型并无差异（Chu et al.，2012）。这些结果表明 *TET2* 基因敲除或者 *FLT3-ITD* 的单突变体只具备广义的 MPN 症状。然而有意思的是，*TET2* 基因敲除和 *FLT3-ITD* 形成的复合突变体能转化为

类似人类的 FAB M4/ M5 AML（Shih et al., 2015）。类似的，*DNMT3A* 基因敲除和 *FLT3-ITD* 形成的复合突变体也能转化为类似人类的 FAB M4/M5 AML（Meyer et al., 2016）。通过更直接的溯洄追踪和单细胞测序，近期发表在 *Nat Med* 的研究结果表明 MDS 向 AML 的演化也是干细胞突变所驱动的（Chen et al., 2019）。这些来自动物和人体的实验结果都表明，多基因的积累能促使血液肿瘤患者从 MPN/MDS 转变为 AML，这也与在 MPN、MDS、AML 三类患者中找到大量重叠的基因突变相符合。

更值得一提的是，通过对常见 AML 相关基因突变的了解和常规基因测序及二代测序技术在患者和正常人群血液样品的应用，2014 年三个独立研究组同时发现 AML 相关基因突变通过计算"等位点异态率"（variant allele frequency，VAF）可以在非血液癌症患者甚至健康人群中检测到。这一现象又被定义为"衰老相关克隆性造血"（age-related clonal hematopoiesis，ARCH）或者"未确定后果的克隆性造血"（clonal hematopoiesis of indeterminate potential，CHIP；通过 VAF≥2%来界定），以前都笼统地简称为"克隆性造血"。与 CHIP 密切相关的突变发生在约 10 种基因上，如 *TET2*、*ASXL1*、*DNMT3A*、*TP53* 和 *JAK2*。有意思的是前三种都与表观遗传调控因子相关（又被简称为 TAD 三元组），参与全基因组水平的基因表达调控。该课题组研究还发现 CHIP 可以用于推测 AML 的发病率及心血管疾病的发病率：具有 CHIP 特征的患者最终转化为 AML 的概率以每年0.5%～1.0%的速度逐年增长（Jaiswal et al., 2014；Jaiswal et al., 2017；Steensma et al., 2015）。笔者实验室及其他实验室的研究也暗示 CH 或者 CHIP 是走向 MPN/MDS 的前期事件，随着更多基因突变的增加，最终诱导为 AML（Bowman et al., 2018；Cai et al., 2018，Cai et al., 未发表实验结果）（图 20-2）。

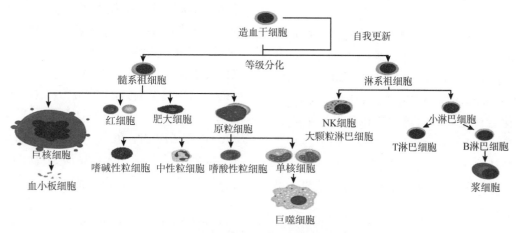

图 20-2　造血干细胞的自我更新与分化及癌变异化

主流血液发生学观点认为造血过程呈现等级树状分化规则。所有血液细胞均来源于造血干细胞（HSC）。造血干细胞同时具备自我更新和分化能力。一些造血干细胞会向下次级分化为髓系祖细胞（CMP）和淋系祖细胞（CLP），并最终分化为各类成熟细胞，如免疫细胞、红细胞和血小板等，行使其免疫、携氧和止血生理功能。一些发生在造血干细胞水平的基因突变会造成细胞分化异常并最终诱导血液恶性肿瘤发生

除了这些基因突变诱发的 CHIP/MPN/MDS 内在驱动因素，血液肿瘤的微环境因素也正在得到重视。最直接的证据一方面来自研究者对 tAML 这一白血病类型的回溯追踪分析。研究者发现造血干细胞水平预先存在的 *TP53* 突变和 *PPM1D* 突变保证这些前期白血病干细胞（preleukemic stem cell，pre-LSC）能够逃逸常规的化疗和放疗，并最终促使带有这些突变标签的克隆群体增大，进而演变为 tAML 疾病类型（Chen et al., 2019；Wong et al., 2014）。另一方面的证据基于这样的发现：微环境中炎症因子的异常或者胁迫环境亦能促使造血干细胞活性改变。比如，*TET2* 基因敲除的造血干细胞更容易在细菌感染或者类似的药物刺激和胁迫中存活下来，并且增大自己的群体比例。而采用抗生素或者缓解炎症，则能有效地抑制 *TET2* 突变诱导的 CMML/MPN 的发生（Cai et al., 2018；Meisel et al., 2018）。这些结果表明除了造血干细胞自身活性的改变，肿瘤微环境也是驱动血液肿瘤发生的

原因之一（Verovskaya et al.，2019）。

综上所述，众多实验结果表明发生在"造血干细胞"水平的基因突变才能最终将其突变效果影响到整个造血系统。需要谨慎区分的是有些突变也可以改变次代祖细胞，使其成为癌症干细胞，如一项小鼠动物模型试验表明 PRDM16 可将巨核细胞系祖细胞(MEP)转化为 LSC(Hu et al.,2019)。所以 LSC 和正常的没有基因突变的 HSC 应被视为两个不同的概念，需要通过功能分析和鉴定来区分（Clarke，2019）。本部分所主张的病理模型可以总结为随着基因突变数目的不断增加及肿瘤微环境的变化，LSC 具备更强大的生长优势，并最终从初级无症状的 CHIP 转变为"轻度恶性"的 MPN 或 MDS，并促成"重度恶性"AML 的发生（图 20-1）。

三、髓系血液肿瘤分子生物学特点

国际多个研究团队对各类髓系白血病，特别是对 AML 患者的全基因组测序发现：1/3 的 AML 患者呈现染色体异常，归类于可以明确诊断的 AML 亚型（cytogenetic abnormality）；另外 2/3 的 AML 患者染色体看似正常，但仍需要在分子水平确认其基因突变（molecular abnormality）。研究发现，约有 200 种基因在 AML 患者群体中发生突变，其中发生在 50 种基因上的突变属于较为常见的、可重复检测到甚至得到功能上验证的突变，称为频发突变（recurrent mutation）。染色体易位突变在 2016 年 WHO 分类中被单独作为一个亚类，约 11 个次亚类，如经典的染色体 t（15；17）（q24；q21）易位造成的 PML-RARA 基因融合是急性早幼粒细胞白血病（acute promyelocytic leukemia，APL）的主要病因，而染色体 t（9；22）（q34；q11）易位则是造成 BCR-ABL 基因融合和费城染色体易位 CML 的主要原因（Arber et al.，2016）。这 50 种与 AML 相关基因可被归纳为六大类型（图 20-3）：①与编码表观遗传调控因子相关的类型，如前文提到的 TET2、ASXL1 和 DNMT3A；②与编码蛋白激酶信号通路相关的类型，如前文已经提到的 FLT3（FLT3-ITD 被发现存在于 30%的 AML 患者中）、PTPN11[编码 SHP2；SHP2 E76K 或 SHP2 D61G 为幼年型粒-单核细胞白血病（JMML）的主要致病基因突变]、JAK2（MPN 患者的最主要突变类型）、BCR-ABL（CML 患者的主要致病基因突变）；③与转录因子相关的类型，如 PML-RARA（APL 患者的主要致病突变）、NPM1（发生在约 30%的 AML 患者中）和 GATA2（直接调控髓系细胞的发生发育）；④与 RNA 剪接因子相关的类型，如已有动物模型支持的 SRSF2 和 SF3B1 等；⑤与 DNA 黏合素（Coherin）复合体相关的类型，如 SMC1A 和 STAG2；⑥与 DNA 损伤修复有关，如前文提到的发生在 TP53 和 PPM1D 的基因突变，都有较大比例参与 tAML 的诱发。

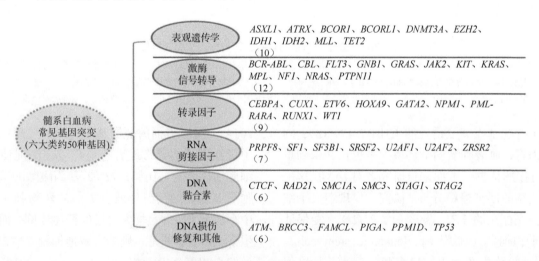

图 20-3　髓系血液肿瘤相关频发突变基因的六大类型

从 MDS 和 AML 患者中找到的突变有大量重叠，而广义的 MPN 患者所携带的突变主要局限在不到 10 种基因上，如 JAK2、TET2、MPL 等目前，血液肿瘤领域对激酶相关突变的研究最为深入，在动物无偏向性的筛选模型中，也发现多类与 *FLT3-ITD* 协同的基因突变（Heckl et al., 2014）。激酶抑制剂伊马替尼（Gleevec）也是率先用于 *BCR-ABL* 阳性的 CML 患者中。关于激酶的研究，也催生了一系列的小分子抑制剂，即后文会提到的靶向治疗。对第一类表观遗传调控因子的研究也催生了对甲基化酶抑制剂 5-氮杂胞苷（AZA）的进一步探讨。IDH1/IDH2 抑制剂也逐渐用于 MDS/AML 的治疗（Amatangelo et al., 2017; Kaminskas et al., 2005; Stein et al., 2017）。不过有趣的是有些抑制剂的发现也会反向帮助我们了解致病突变的分子机制。比如，依赖反式维 A 酸（ATAR）和二氧化二砷的细胞诱导分化疗法率先成功应用于 *PML-RARA* 突变相关的 APL 疾病中。这种先观察药物效果后研究其作用机制的方法，能帮助我们更深入地了解 AML 相关分子突变原理和药物相关作用的机制（Pollyea et al., 2018）。一些经典的致病基因突变所造成的细胞活性改变总结在图 20-4 中。比如，细胞内 SHP2/MAPK 和 JAK/STAT 信号通路是主要的促癌通路。表观遗传学的改变也可以通过改变细胞微环境如炎症因子的水平来影响髓系肿瘤发生（Cai et al., 2018）。各类基因的改变最终会反映到转录水平，进而影响细胞分化、凋亡和增殖。总而言之，目前对主要的染色体易位和基因突变的研究相较于 10 年前已有全新的进展，但关于诸多单基因突变的具体生物学功能改变、多基因突变的协同作用和相关的打靶抑制剂的探索仍然处在初步阶段。

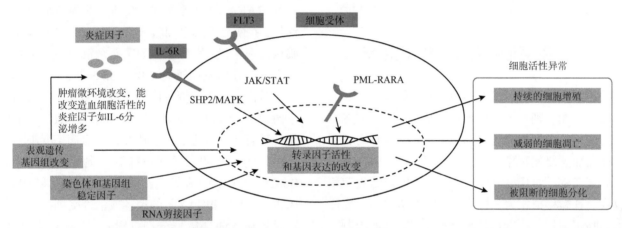

图 20-4　MPN/MDS/AML 相关基因突变导致的分子信号和细胞生物学功能异常

髓系白血病相关的基因突变会最终造成造血干细胞分化、增殖和细胞凋亡的异常。本图简要提及激酶受体信号通路、炎症信号通路、细胞凋亡通路、髓系细胞分化通路和表观遗传基因组的改变所造成的造血祖细胞或成熟细胞的异常。表观遗传学、染色体和基因组稳定因子及 RNA 剪接因子如何影响造血干细胞的研究尚处在起步阶段，可参考更专一的综述。纠正细胞活性是靶向治疗的病理学基础

四、淋系白血病流行病学和分子生物学概述

淋系白血病和淋巴瘤（lymphoma）是淋系肿瘤（lymphoid neoplasm, LN）的不同表现形式，侧重于在外周血和骨髓中检测到淋系细胞异常。类似髓系肿瘤，淋系肿瘤亚型非常多，是高度异质的肿瘤，按发病恶性程度，分为 ALL 和 CLL（Swerdlow et al., 2016）。ALL 包括 B 细胞和 T 细胞两种亚型（B-ALL 和 T-ALL）。CLL 或者扩增性淋系肿瘤（lymphoid proliferative disorder, LPD）包括常见的肥大细胞白血病（mast cell lymphoma, MCL）、DLBCL 等。淋系肿瘤在儿童肿瘤里有较高的比例（约 10%），在老年人群也有约 5% 的比例，在中年人群中反而相对不常见。与髓系肿瘤往往造成贫血不同，淋系肿瘤多伴随组织出血。本部分以 B 淋巴细胞白血病/淋巴瘤和 T 淋巴细胞白血病/淋巴瘤为例，分别简要介绍其分子病理基础和靶向治疗的尝试。

促进 B 系淋巴肿瘤发生的染色体易位或基因突变相关的常见基因如下：①转录因子相关基因，如 *PAX5*、*IKZF1*、*TCF3*、*ETV6-RUNX* 等（*PAX5* 和 *IKZF* 与 B 细胞的命运决定发育直接相关）；②信号转导相关基因，如发生在 NF-κB、JAK-STAT 或 MAPK-RAS 信号通路上的基因突变，有 *MYD88*、*JAK2*、*PTPN11*（*SHP2*）、*KRAS*、*BCR-ABL1* 等（这

些基因与细胞扩增和存活直接相关）；③细胞凋亡直接相关调控因子，如 *Bcl-2*、*Bcl-6*、*MCL-1* 等由染色体易位造成的过表达；④最初发现表观遗传学调控因子主要和髓系肿瘤相关，但随着进一步研究发现某些表观遗传学调控因子可能参与淋系肿瘤的发生，如 *EZH2*、*TET2* 等。

常见的促进 T 系淋巴肿瘤发生的染色体易位或基因突变相关的基因如下：①转录因子相关基因，如 *NOTCH1* 及其靶基因 *FBXW7* 和 *MYC*，以及 *TAL1*、*LMO1*、*RUNX1*、*KMT2A（MLL）*、*PH6* 等参与调节造血干细胞分化和 T 细胞命运决定的转录因子；②信号转导相关基因，如 *IL-7R*、*FLT3*、*JAK-STAT*、*NRAS* 等；③细胞周期调控相关基因，如 *CDKN2A*、*CDKN2B*、*RB1* 和 *TP53* 等；④表观遗传学相关基因，如 *DNMT3A*、*EZH2* 和 *TET2* 等。

五、免疫治疗和 CAR-T 治疗

传统的急性白血病治疗倾向于采用化疗或局部放疗"无差别性"杀死所有白血病细胞。虽然短时间内可见白细胞数目急剧减少，但一定时间后会出现白血病复发现象，暗示白血病患者体内仍然存留 CSC/LSC，而且该干细胞能够逃逸传统的化疗和放疗。骨髓移植作为三种传统治疗方法之一，往往也面临很多技术难题：可配对骨髓捐赠者的限制；移植后自体与外源捐赠细胞的排斥；移植后造血干细胞再生能力失效及 AML 患者往往属于老年人群，不适合接受骨髓移植等。因此针对突变基因的精准医学和靶向治疗，或者针对变异的 CSC/LSC 的靶向治疗给白血病患者带来了新的希望。按照打靶的作用机制，本部分把针对 CSC/LSC 的打靶分为五大类：①针对表观遗传突变的打靶；②针对信号通路的打靶；③诱导癌变细胞凋亡的打靶；④诱导癌变细胞分化的打靶；⑤针对肿瘤微环境（如体内炎症）的打靶。第六种方案，即肿瘤免疫治疗或者 CAR-T 治疗，则不同于前面五种，是通过重新激活 T 细胞的抗癌活性抑制癌症发生，其在血液肿瘤如 AML/MDS 中的研究也处在临床前或临床试验阶段（Lichtenegger et al.，2017；Wang et al.，2019）。

首先，直接针对特定基因突变的打靶自然成为靶向治疗的首选。在 AML 中与编码蛋白激酶信号通路相关的基因突变大多为原癌基因（oncogene），呈现"功能获得性突变"（gain-of-function）特征。开发直接针对这些突变蛋白的抑制剂，是比较容易设计的打靶方案。比如，针对 BCR-ABL 的抑制剂伊马替尼（Gleevec）是第一款被 FDA 批准的激酶受体抑制剂（Druker et al.，2006）。*FLT3-ITD* 则有诸多小分子抑制剂如 AC220 及新的阻抗更多复合变异的小分子抑制剂 HSN431（Naganna et al.，2019；Wu et al.，2018）。在第一类 AML 表观遗传调控因子相关基因突变中，IDH1/IDH2 也属于"功能获得性突变"，通过开发其特异抑制剂，可以抑制相关肿瘤发生，如 IDH1/IHD2 的抑制剂 enasidenib 就对复发性和难治性 AML 具有显著的临床治疗效果（Amatangelo et al.，2017；Stein et al.，2017）。作为诱导癌细胞分化以达到治愈癌症的经典模型，PML-RARA 的抑制剂 ATAR 能够抑制突变蛋白的活性，并恢复下游祖细胞分化，对 APL 具有极高的临床治愈率，使得 APL 成为第一个治愈率达到 90% 以上的急性白血病亚类（Tallman et al.，2009）。

其次，基于突变基因所在的信号通路，阻断其下游效应子（effector）或传导成员（mediator）也是一种有效的打靶手段。比如，白血病癌变细胞往往表现为细胞凋亡通路被抑制、促存活蛋白（如 Bcl-2 和 MCL-1）高表达而促凋亡的蛋白（如 BIM、BAD、BAK 和 BAX）的表达或活性受到抑制。维奈托克和 AMG176 能分别打靶 Bcl-2 和 Mcl-1，具有一定的临床治疗效果。有意思的是，联合打靶 Bcl-2 和 MCL-1 能呈现更为明显的治疗效果（Caenepeel et al.，2018；Carter et al.，2018；DiNardo et al.，2019；Ramsey et al.，2018）。类似的，SHP2 的特异性抑制剂 SHP099 虽然并不能抑制促癌突变如 SHP2-E76K，但是该抑制剂对某些 AML 的恶性细胞有很好的抑制效果，其作用机制应被理解为抑制了癌细胞的信号通路，而非直接作用于 AML 相关基因突变（Chen et al.，2016）。同时，动物的疾病模型实验也表明 SHP099 的抑制效果与调控 Bcl-2/ MCL-1/BIM/Morrbid 参与的信号通路相关。动物模型的研究实验也表明，即使不是直接打靶突变基因，而是通过诱导下游细胞分化转录因子如 PU.1 也可以促使某些 AML 恶性细胞产生分化，从而使癌变特性逐渐失效（McKenzie et al.，2019）。由于近期针对细胞凋亡的打靶进展很大，通过靶向治疗激活"细胞凋亡"或激活"细胞分化"被单独列出作为针对 LSC 的打靶方案（图 20-5）。

除了上述四种打靶机制外，对肿瘤微环境的深入认识也使得我们对 MPN/MDS/AML 的致病机制和治疗方案有了更多的了解，特别是炎症信号通路对这三类疾病的影响。一些实验结果表明过度持续的自身免疫反应可能是 MDS 的诱发机制（Barreyro et al., 2018；Sallman et al., 2019）。某些临床流行病学分析也暗示炎症或者感染是 AML 的诱因（Kristinsson et al., 2011）。一些激酶信号通路上的突变也会诱发周围没有携带该基因突变的体细胞发生异常免疫反应，从而使得肿瘤微环境或者干细胞微环境的炎症因子水平逐渐增高。TET2 敲除的动物模型研究表明缺陷的成熟细胞或祖细胞能够自主性地伴随促炎因子 IL-6 或者 IL-1 的水平增高，进而改变干细胞生长活性。通过抑制 IL-6 信号通路的下游靶标 Morrbid，或者抑制调节 IL-1 生成的炎症复合体（inflammasome）的活性，或者施加抗生素等，都能有效抑制 TET2 基因敲除造成的免疫微环境的异常（Cai et al., 2018；Fuster et al., 2017；Meisel et al., 2018）。

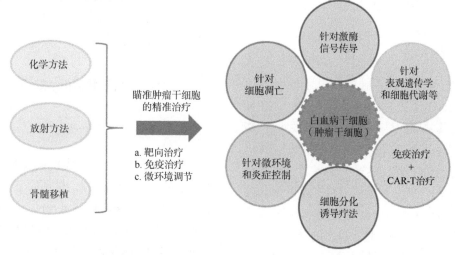

图 20-5　血液肿瘤（白血病）的治疗也正在由传统疗法向精准靶向治疗转变

三种传统的白血病治疗手段（化疗、放疗和骨髓移植）正向六类新式疗法转变，而且这种转变大部分都是基于对白血病"癌症干细胞"的精准打靶。其中靶向治疗进展最快，已相继开展多项临床试验。CAR-T 治疗用于淋系肿瘤最为成功，而针对髓系白血病的免疫治疗和 CAR-T 治疗尚处在临床前（pre-clinical）研究阶段，未来有待取得更多实证和突破

最后，广义的免疫治疗指针对癌变细胞表面抗原的抗体治疗，而狭义的免疫治疗则特指免疫检查点抑制疗法及 CAR-T 疗法所代表的"T 细胞相关免疫疗法"。前者可以通过抑制突变引起的新抗原或者细胞表面与肿瘤相关的生物标志物抗体实现，后者都是通过重新激活 T 细胞，使其恢复对癌变细胞的攻击，从而抑制肿瘤生长（Lichtenegger et al., 2017；Wang et al., 2019）。T 细胞免疫检查点通路主要为 CTLA-4/CD28 受体通路和 PD-1 受体通路。除此之外，其他可以通过某种通路激活 T 细胞活性的方法都可以归为"T 细胞相关免疫疗法"。比如，通过分析表面抗原的表达水平，研究者发现，一类与免疫检查点信号通路相关的基因突变 LILRB4 的表达水平在 FAB M4/M5 AML 患者中显著增高，人体癌细胞移植模型也验证了 APOE-LILRB4-SHP2-uPAR-ARG1 信号通路介导的 T 细胞原有"抗癌"活性受损。通过敲除 LILRB4 编码基因，或者借助 LILRB4 抗体，都能有效抑制 AML 癌细胞的扩增和浸润（Deng et al., 2018）。目前有近 10 种针对 AML/MDS 的免疫检查点抑制疗法正处于临床试验阶段（Wang et al., 2019）。针对 AML 的 CAR-T 治疗关键点是寻找合适的表面抗原，一些实验室试验过选择 FLT3、CD33、CD38 或者 LILRB4 作为 CAR-T 靶标，但目前这些研究结果基本仍处于临床前试验阶段。未来的研究需要更多的数据来评估免疫检查点疗法和 CAR-T 疗法在 AML 患者中的应用（Wang et al., 2019）。

CAR-T 疗法在 B-ALL 和 DLBCL 等 B 系血液肿瘤上也取得了成功，并获得了 FDA 的许可。基于这一新式癌症疗法的成功，研究者也开始测试 CAR-T 是否适用于其他肿瘤类型，包括 AML 和实体瘤胶质母细胞瘤等（Hofmann et al., 2019；

O'Rourke et al.，2017）。同时，基于针对细胞凋亡进行靶向治疗的成功经验，Bcl-2 抑制剂维奈托克也被批准用于 CLL 的治疗（Roberts et al.，2017）。有意思的是，Bcl-2 抑制剂同时也可以用于治疗老年 AML（DiNardo et al.，2019）。除了常规的骨髓移植疗法，针对含有 NOTCH1 突变的 T-ALL 患者或许可以尝试通过对该信号通路上的 γ-分泌酶抑制剂进行打靶来达到治疗疾病的目的（Litzow et al.，2015）。这些研究结果充分证明白血病的基础研究对今后转化为白血病治疗手段的探索有很大帮助，并同时对其他类型肿瘤的治疗有重要的启发。

六、小　结

本部分简要讨论了髓系肿瘤和淋系白血病的分类，特别是阐述了三种髓系血液肿瘤（MPN/MDS/AML）及其共同的早期事件 CHIP 之间可能存在的病理生理上的相关性。在白血病的研究中，目前关于"正常 HSC"和"LSC"的差异性越来越受到重视。在病理上，普遍观点认为只有在杀灭 LSC 的情况下，才可能真正根治白血病。在驱动疾病发生的基因突变方面，六类基因中越来越多的"突变成员"得到认识，也为诊断白血病提供了重要参考。其中针对激酶抑制剂和抗凋亡蛋白抑制剂的研发已在临床起步阶段得到了 FDA 的治疗批准。而调控肿瘤微环境和代谢的研究在未来有望取得更多突破。分化疗法在 APL 亚型中取得了巨大成功，但在其他 AML 亚型中的作用尚不明确。未来更多的研究也将对含 CAR-T 在内的 T 细胞相关免疫疗法和针对 Bcl-2/MCL-1 等细胞凋亡调控因子等的靶向治疗做出评估。

（蔡志刚）

编者简介

蔡志刚，助理教授，毕业于中国科学院上海生命科学研究院，就职于美国印第安纳大学医学院完成博士后期间研究，并分别在医学遗传学系、免疫系、儿科系等医学院系完成相关科学工作。发表学术文章 11 篇，其中署名通讯作者和第一作者的研究论发表在 *Cell Stem Cell*（2018）、*J Clin Inves*[+]（2020）、*Cell Rep*（2020）及 *Blood Adv*（2020），总影响因子达 90，总引用数达 450 次。

第二节　靶向治疗药物及临床试验进展

白血病是一类具有异质性的造血系统恶性肿瘤，其治疗亦有近百年的历史，既往白血病的治疗以常规化疗为主，而维 A 酸、砷剂及酪氨酸激酶抑制剂的陆续出现，为白血病的靶向治疗开启了新的篇章。近年来涌现的各种靶向新药给白血病患者带来了新的希望。本部分以急性非淋巴细胞白血病、Ph⁺急性淋巴细胞白血病（ALL）/慢性髓系白血病（CML）三种疾病为代表，阐述目前白血病靶向药物治疗的最新进展。

一、急性非淋巴细胞白血病

（一）FLT3 抑制剂

FLT3 是 AML 最常见的突变基因之一，约见于 1/3 的成年 AML 患者，是预后不良的标志。FLT3 属于受体酪氨酸激酶（receptor tyrosine kinase，RTK）家族成员，在造血前体细胞的增殖、分化中起重要作用，因此，*FLT3* 基因的突变是 AML 的发病机制之一，针对 FLT3 的靶向治疗药物也受到极大关注。目前，针对 FLT3 的抑制剂分为一代和二代，一代主要包括索拉非尼、舒尼替尼、米哚妥林和来妥替尼（lestaurtinib）等，一代 FLT3 抑制剂可以作用于多个靶点，敏感性高，但特异性不强；二代抑制剂主要包括奎扎替尼（quizartinib）、吉列替尼（gilteritinib）及米哚妥林（midostaurin）等，其特点是特异性强，与 FLT3 受体亲和力高。

索拉非尼是一代多靶向激酶抑制剂，可作用于包括 *FLT3* 在内的多条与 AML 发生发展相关的信号通路。在一项关于索拉非尼治疗年轻初治 AML 患者（年龄＜60 岁）的临床试验中（Rollig et al.，2015），联合与不联合应用索拉非尼治疗的中位 EFS 分别为 21 个月和 9 个月，3 年无事件生存率分别为 40% 和 22%，表明索拉非尼在 AML 患者中发挥抗白血病作用。此外，Brunner 等（2016）还报道了在 FLT-ITD 阳性的患者中，索拉非尼作为造血干细胞移植后的维持治疗起到了很好的效果。

米哚妥林是第一个被 FDA 批准用于治疗 AML

的 TKI。一项对 *FLT3* 突变的 AML 患者的临床试验表明，米哚妥林联合标准诱导化疗，可显著延长患者的 OS 和 EFS（Cooper et al.，2015）。因此，目前米哚妥林联合标准化疗可成为年轻 AML 患者的一线治疗方案。

二代 FLT3 抑制剂包括奎扎替尼、克雷诺尼（crenolanib）和吉列替尼，其对 *ITD* 突变和 *TKD* 突变均有效。一项Ⅱb 期临床试验表明，应用奎扎替尼 30mg/d 或 60mg/d 的剂量能使 47%的复发/难治（R/R）AML 患者达到 CR（Cortes et al.，2018）。但奎扎替尼单药效果有限，近 50%的患者在 3 个月内复发（Levis et al.，2012）。耐药性成为其疗效欠佳的一大阻碍。吉列替尼可能是目前最强大的 FLT3 抑制剂（Mori et al.，2017），研究表明吉列替尼是 FLT3 和 AXL 双靶点抑制剂，其中 AXL 在 AML 发生中参与调控 FLT3 的活性，因此发挥了对 FLT3 更大的活性调节作用。此外，吉列替尼的半衰期比其他 FLT3 抑制剂更长，对 FLT3 的抑制持续时间也更长（Lee et al.，2017）。目前，Ⅰ/Ⅱ期临床试验已证实吉列替尼在 AML 患者中的有效性与安全性，多中心Ⅲ期临床试验正在进行中（Perl et al.，2017），并且该药已经在日本和美国获批上市。

（二）IDH 抑制剂

IDH 为异柠檬酸脱氢酶，在成人 AML 患者中，突变率占 AML 的 15%～30%。IDH 根据其突变位点不同分为 *IDH1* 和 *IDH2*。目前，IDH 抑制剂主要包括针对 IDH1 的 AG120（Agios）、IDH305（Novartis）、FT2102，针对 IDH2 的 Enasidenib（AG-221），以及同时针对 IDH1 和 IDH2 的 AG881。

AG-120（Agios）和 IDH-305（Novartis）是 IDH1 口服抑制剂。在 *IDH* 突变的 AML 患者中，应用 AG-120 单药治疗的 ORR 为 38%，CR 率为 15%（Popovici-Muller et al.，2018）。另一项研究表明，在 R/R AML 的患者中，单药应用 IDH305，50%（7/14）的患者获得缓解，28.6%（4/14）的患者达到 CR（Stein et al.，2015）。并且两种药物均耐受性良好，因此，IDH1 抑制剂在临床上为 R/R AML 患者带来了新的治疗希望。

AG-221 是 IDH2 的口服靶向抑制剂，一项Ⅰ/Ⅱ期临床试验表明，AG-221 单药治疗 *IDH2* 突变的 R/R AML 患者 ORR 为 41%，CR 率约 18%（Stein et al.，2015）。目前，一项比较 AG-221 与标准化疗治疗 R/R AML 老年患者的随机、开放性的Ⅲ期临床研究正在招募受试患者（NCT02577406）。

（三）Bcl-2 抑制剂

Bcl-2 是线粒体凋亡途径依赖的抗凋亡蛋白，在细胞增殖和分化过程中起关键作用。ABT-199 是一种可口服的、治疗 AML 的 Bcl-2 抑制剂。在一项 ABT-199 单药治疗 R/R AML 患者的Ⅱ期临床试验中，ABT-199 具有一定的疗效，且安全性良好（Konopleva et al.，2014），与化疗药物联用具有一定的临床应用前景。目前，FDA 已批准 Bcl-2 抑制剂维奈托克联合去甲基化药物或低剂量阿糖胞苷，用于治疗无法耐受强烈化疗的老年 AML 患者。

（四）其他小分子靶向药物

1. DOT1L 抑制剂 组蛋白甲基转移酶 DOT1L 是致病机制中的关键蛋白。EPZ-5676 是一类小分子的 DOT1L 抑制剂，一项Ⅰ期临床试验表明，EPZ-5676 具有良好的耐受性和安全性，初步支持了 DOT1L 抑制剂治疗 AML 的可行性（Waters，2017）。

2. HDAC 抑制剂 组蛋白脱乙酰酶（HDAC）是一类通过改变染色质中核小体组蛋白和其他非组蛋白乙酰化状态影响基因表达的酶，在 AML 的发病机制中发挥重要作用。一项Ⅱ期临床试验表明，在初治/复发的 AML 患者中单药应用 HDAC 抑制剂伏立诺他（vorinostat）具有良好的效果。同时联合应用伏立诺他与吉妥珠单抗奥加米星（gemtuzumab ozogamicin）（GO，CD33 单抗）可以改善诱导化疗后的不良预后。

3. BET 抑制剂 溴结构域和超末端结构域（BET）抑制剂可以靶向修饰 AML 的异常染色质，抑制白血病细胞的增殖。BET 抑制剂包括 TEN-010、GSK525762、CPI-0610 和 OTX015 等。多项临床试验（NCT02308761、NCT01943851 和 NCT02158858）正在进行中。其中，临床试验数据表明 OTX015 具有良好治疗效果、可控的不良事件，为 AML 患者提供了新的治疗策略（Berthon et al.，2016）。

AML/CML/Ph⁺ALL 的新型治疗靶点和新药研发总结见表 20-1。

二、慢性粒细胞白血病/急性淋巴细胞白血病

过去 10 年，血液肿瘤界最重大的研究成果之一是应用 TKI 治疗 Ph⁺ CML，由此打开了靶向治疗的光明之路。伊马替尼的出现为超过 80%CML 患者带来了 10 年 OS，经骨髓或外周血 PCR 检测融合基因，

多数患者可达到 CR。二代 TKI 包括达沙替尼和尼洛替尼，其体外效能是伊马替尼的 100 倍，能够获得更快、更深的分子学反应，目前已经成为 CML 患者的一线治疗药物选择。但当一、二代 TKI 出现耐药（T315I 突变）时，三代 TKI 泊那替尼是目前仅有的对 T315I 突变有效的药物。

表 20-1　AML/CML/Ph⁺ALL 新型治疗靶点与新药研发

分类	作用靶点	研发公司	研制阶段	代表药物
小分子靶向治疗药物	FLT3 激酶抑制剂	诺华（Novartis）制药公司	研究阶段	米哚妥林
	Bcl-2 抑制剂	AbbVie 生物制药公司	II 期	ABT-199
	IDH1、IDH2 抑制剂	Agios 生物制药公司	IV 期	AG-221
	DOT1L 抑制剂	Epizyme 生物制药公司	I 期	EPZ-5676
	HDAC 抑制剂	安德森癌症中心	II 期	伏立诺他
	BET 抑制剂	默克（Merck）公司	I 期	OTX015
	BCR-ABL	ARIAD 公司	II 期	泊那替尼

有研究在 CML 耐药的患者中应用泊那替尼，结果显示在 T315I 突变的 CML 患者中 100%达到完全血液学缓解（complete hematologic response，CHR）、92%达主要细胞遗传学缓解（major cytogenetic response，MCyR），加速期与急变期患者中，36%可达 CHR，32%达 MCyR（Cortes et al.，2012）。常见的不良事件包括皮疹、骨髓抑制，DLT 反应包括血脂肪酶或淀粉酶水平升高甚至发生胰腺炎。因此，泊那替尼为难治性 CML 患者，尤其是有 T315I 突变的患者，带来了新的希望。

如上所述，针对 Ph⁺ALL，TKI 同样有效，近年来，由于 TKI 联合化疗方案的推广，Ph⁺ALL 患者的预后有明显改善。但是 Ph⁺ ALL 常发生 T315I 突变。Cortes 等（2012）的研究纳入了 5 例难治性 Ph⁺ ALL 患者，对一代、二代 TKI 均耐药，结果显示泊那替尼治疗有效且作用持久，患者 100%达 CHR、92%达 MCyR。这提示泊那替尼很可能成为难治性 Ph⁺ALL 患者的最佳治疗选择。

三、小　结

白血病靶向治疗药物层出不穷，为白血病的治疗提供了新的选择和方案，使长期无病生存成为可能，相信越来越多的靶向药物会为白血病患

者带来生存获益。

（刘文洁）

编者简介

刘文洁，北京协和医学院内科学博士，现就职于江苏省人民医院血液科，主治医师。主要从事骨髓瘤、淋巴瘤等恶性血液病的基础与临床工作。共发表 SCI 论文 10 篇，累计影响因子大于 30。并多次获邀在国际血栓与止血大会（ISTH）上进行口头报告或壁报展示。作为项目负责人主持国家自然科学基金青年科学基金项目 1 项。2017 年入选江苏省"双创计划"人才支持计划，并荣获"双创博士"荣誉称号。

第三节　免疫治疗药物及临床试验进展

白血病是骨髓造血干细胞克隆性增殖形成的血液恶性肿瘤，是严重威胁人类生命健康的恶性肿瘤之一。传统化疗与异基因造血干细胞移植对白血病疗效显著，但是传统化疗与异基因造血干细胞移植有一定的局限性和毒副作用，如老年白血病患者

对化疗的耐受能力差，移植后易发生移植物抗宿主病（GVHD）。随着肿瘤免疫学、细胞生物学及基因分子技术等研究的不断深入，免疫治疗在实验研究和临床应用中快速发展，它可以治疗不能耐受化疗与移植的患者，为临床治疗复发/难治性白血病打开了一个"突破口"。免疫治疗是通过主动或被动方式激发或调控机体特异性免疫应答，提高机体免疫活性，增强机体的抗肿瘤能力，最终实现控制与杀伤肿瘤细胞的目标（张锦鹏 等，2018）。本部分主要对单克隆抗体、抗体药物偶联物、双特异性 T 细胞单链抗体、CAR-T、免疫检测点抑制剂、肿瘤疫苗等目前主要的免疫治疗方法在白血病中的临床应用进展做一详细概述。

一、免疫治疗机制

（一）单克隆抗体药物

自 1986 年美国 FDA 批准了第一个治疗性单克隆抗体药物以来，单克隆抗体药物以其独特的作用机制及高效性，在恶性肿瘤和自身免疫性疾病的治疗中发挥了至关重要的作用，成为全球的研发热点。单克隆抗体是由单克隆 B 淋巴细胞所分泌的、针对一种抗原决定簇的抗体，具有理化性质高度专一、生物活性单一、与抗原结合特异性强等特点（Guerra et al.，2019）。单克隆抗体直接与靶细胞表面抗原结合，通过 ADCC 与 CDC 等机制诱导靶细胞裂解而发挥作用。髓系白血病细胞表面的靶抗原有 CD33、CD123 等，淋系白血病细胞表面的靶抗原有 CD19、CD20、CD22、CD52。

（二）抗体药物偶联物

抗体药物偶联物（ADC）主要是单克隆抗体与细胞毒性分子的偶联产物，细胞毒性分子通过抑制 DNA、RNA、蛋白质合成等机制杀伤肿瘤细胞，具有高效的抗肿瘤活性，然而细胞毒性分子对肿瘤细胞缺乏选择特异性，在杀伤肿瘤细胞的同时会攻击正常细胞。而抗肿瘤抗体虽特异性识别肿瘤细胞，发挥抗肿瘤活性，但治疗效果不佳。鉴于此，通过化学键将单克隆抗体与细胞毒性分子连接形成抗肿瘤偶联药物，可特异识别肿瘤细胞，协助细胞毒性分子准确定位到肿瘤细胞上，两者结合实现了高效的抗肿瘤疗效。ADC 主要由三部分组成：抗体、连接分子和毒性分子。ADC 通过连接分子将抗体与毒性分子连接在一起，具备了抗体的识别特异性与毒性分子的抗肿瘤活性。ADC 进入血液后，单克隆抗体靶向结合肿瘤细胞表面的靶抗原，形成抗原-抗体复合物，其经过内吞进入胞内，在酶的作用下释放毒性分子导致靶细胞死亡（唐煜 等，2017）。

（三）双特异性 T 细胞单链抗体

双特异性 T 细胞单链抗体（bispecific T-cell engager，BiTE）是一种高效抗肿瘤的双特异性抗体。BiTE 由两个单链可变区（single chain variable fragment，scFv）组成，通过柔性融合接头串联而成。一个 scFv 识别 T 细胞表面蛋白 CD3ε（T 细胞受体中 CD3 复合物亚基），稳定 T 细胞信号传导；另一个 scFv 特异性识别肿瘤细胞表面抗原，形成 T 细胞-BiTE-肿瘤细胞复合物，进一步形成免疫突触，不需要 MHC 参与就可以促使 T 细胞活化，产生杀伤肿瘤的细胞因子、毒性分子。BiTE 必须同时结合 T 细胞和白血病细胞才能诱导 T 细胞介导的细胞毒作用。目前，已经有将近 100 种抗肿瘤双特异性抗体正在进行临床研究并已取得显著成效（岳雅丽 等，2019），为肿瘤免疫治疗带来了新的治疗策略。

（四）CAR-T 疗法

CAR-T 疗法已经成为近年来最具潜力的肿瘤免疫治疗新热点。其原理是编辑扩增患者体内 T 细胞，使 T 细胞表面表达特异性的嵌合抗原受体，再将 T 细胞回输到患者体内，使之特异性识别并诱导杀伤肿瘤细胞。CAR-T 主要由胞外区、胞内区、跨膜区构成。胞外区由 scFv 组成，特异性识别与结合靶抗原，胞内区转导细胞内信号并偶联胞外区细胞传导结构。CAR-T 经历了 4 代变革，第一代 CAR-T 仅含有 CD3ζ 链单一激活域，不受 MHC 的限制，但第一代 CAR-T 对 T 细胞抗肿瘤活性起到限制作用，因其分泌因子含量少，持久性低，增殖能力弱，最终导致 T 细胞死亡。第二代与第三代在第一代基础上增添了共刺激分子（CD28/4-1BB），但是第三代 CAR-T 与第二代 CAR-T 比较并没有显著增加抗肿瘤效果。第四代 CAR-T 在第三代 CAR-T 的基础上增加了编码 CAR 及启动子的载体（程新 等，2018）。CAR 主要有两个优点：特异性识别肿瘤抗原，如肿瘤相关抗原（CD19/CD4/CD8）、肿瘤特异性抗原

（WT1/PRAME/EY-ESO-1）；不受 MHC 限制性，从而增加亲和性，减少交叉反应。目前已经有两种 CD19 CAR-T 药物（Kymiriah 与 Yescata）被美国 FDA 批准进行临床免疫治疗（Neelapu et al., 2017; Ruella et al., 2017）。CAR-T 治疗为复发/难治性患者带来了治愈曙光，但同时面临着一些挑战，如细胞因子释放综合征（CRS）、脱靶效应、实体瘤免疫效果不佳、高复发率等（陈绍丰 等，2019）。

（五）免疫检测点抑制剂

肿瘤细胞表面的 PD-L1 可与 T 细胞表面的 PD-1 相结合，使 T 细胞失活，失去肿瘤识别功能，引起免疫抑制。PD-1、PD-L1 这种具有免疫抑制调节作用的位点称为免疫检测点。免疫检测点抑制剂可以拮抗免疫检测点对免疫反应的抑制作用，恢复 T 细胞的功能，从而强化抗肿瘤的效应，提高免疫疗效。免疫检测点包括 CTLA-4、PD-1/PD-L1、TIM-3、LAG-3 等。免疫检测点抑制剂是肿瘤免疫治疗中的一项重大突破，在血液恶性肿瘤，如 AML、HL、NHL 中已经取得显著疗效。

（六）肿瘤疫苗

肿瘤疫苗是一种新兴的肿瘤免疫治疗，其原理是利用肿瘤细胞或者肿瘤细胞表面的抗原物质刺激诱导特异性体液免疫与细胞免疫应答，激活患者自身免疫系统，增强机体抗肿瘤能力，阻止肿瘤增殖、扩散、复发，达到清除或控制肿瘤的目的。肿瘤疫苗的种类有很多，包括全细胞疫苗、多肽疫苗、基因工程疫苗、单克隆抗体疫苗等。2011～2017 年已经有 15 种肿瘤疫苗被批准上市。尽管目前肿瘤疫苗已经取得了不错的治疗成绩，但仍然面临一些难题，如肿瘤细胞体外培养困难、肿瘤细胞可能携带癌基因、产生自身肿瘤抗原的免疫耐受等。因此，肿瘤疫苗主要处于前期的临床试验阶段，其广泛应用与上市还需要大量临床试验研究才可以实现。

二、免疫治疗药物在白血病治疗中的临床应用

（一）免疫治疗药物在 AML 中的临床应用

AML 细胞表面最常表达的特异性抗原是 CD33 与 CD123。CD33 分子是一种跨膜糖蛋白，在 90% 的 AML 细胞中表达，而正常造血干细胞及其他组织细胞不表达，靶向清除 CD33⁺白血病细胞可以恢复髓系造血细胞的造血功能，因此 CD33 是 AML 特异性免疫治疗的理想靶点（刘延众 等，2018）。CD123 也是一种糖蛋白，同时也是 IL-3 受体跨膜 α 亚单位（IL-3Rα），与 CD131 结合组成高亲和力的 IL-3 受体，促进细胞增殖与存活。CD123 高表达于 AML 细胞，不表达或较少表达于正常造血细胞，因此也是合适的靶点（陈虎 等，2016）。

1. 单克隆抗体　CSL360 是鼠源性抗 CD123 IgG 单克隆抗体。一项 CSL360 治疗复发/难治性 AML 患者的开放性、多中心、剂量递增试验（NCT00401739）已经完成（He et al., 2015），该试验主要评价 CSL360 的安全性和药代动力学及抗白血病活性。一共 40 例复发 AML 患者入组，分别接受了 5 个递增剂量（0.1mg/kg，n=4；0.3mg/kg，n=4；1.0mg/kg，n=5；3.0mg/kg，n=9；10.0mg/kg，n=6）的安全性评估。当剂量≥3.0mg/kg，CD123 下调，表明 IL-3 信号传导被阻断。CSL360 的耐受性比较良好，最常见的不良反应包括头痛（32.5%）、腹泻（27.5%）、恶心（27.5%）、感染（17.3%）和输液相关反应。随着剂量水平的增加，不良反应发生率没有增加。患者停药的主要原因是疾病进展和致命的中性粒细胞减少性败血症。虽然 CSL360 的耐受性良好，但不能忽视其引发的不良反应。

CSL362 是人源性抗 CD123 单克隆抗体，与 NK 细胞表面的 CD16 有较强的亲和力，通过增强 NK 细胞的 ADCC 提高对白血病细胞杀伤效应。在 AML 小鼠模型中，CSL362 可以抑制白血病细胞的增殖（Nievergall et al., 2014），这为开展 I 期临床试验打下了基础。一项 CSL362 治疗高危早期复发 CD123⁺AML 患者的 I 期临床试验（Tan et al., 2014），共入组了 25 例患者，其中 10 例患者达到 CR，6 例 MRD 阳性患者中 3 例转为 MRD 阴性。不良反应主要包括输液相关反应、C 反应蛋白升高、血压异常。综上可知，CSL362 治疗高危早期复发 CD123⁺AML 患者是有疗效的。目前 II 期临床试验正在规划中。

2. ADC　GO 是人源性抗 CD33 IgG4 单克隆抗体，与细胞毒物刺胞毒素偶联而成。GO 进入白血病细胞后，释放的刺胞毒素与 DNA 结合导致双链断裂、白血病细胞死亡。2000 年，GO 被美国 FDA

批准治疗年龄＞60 岁、首次复发并且不能进行其他化疗的老年 AML 患者；但因治疗相关肝静脉闭塞性病（veno-occlusive disease, VOD）的发生率较高，于 2010 年退出医药市场（Tan et al., 2014）。后续又开展了多项研究，证实了 GO 对 AML 患者治疗的安全性及有效性，2017 年 GO 被重新批准用于治疗复发/难治性 CD33$^+$AML 患者。GO 单独治疗已有很好的效果，目前研究的重心是将 GO 与化疗药物联合应用，达到双重或多重的治疗效果。一项初治 AML 患者的Ⅲ期临床试验（ALFA-0701）表明，GO 联合 DA 3+7 方案（柔红霉素 D1～3+阿糖胞苷 D1～7）的中位 EFS 是 17.3 个月，而单独使用 DA 的中位 EFS 是 9.5 个月（Lambert et al., 2019）。阿扎胞苷与 GO 联合治疗复发/难治性 AML 患者的Ⅰ/Ⅱ期临床试验结果表明，患者耐受性较好，CR 率 24%，说明 GO 联合化疗药物为 AML 患者带来了可观的生存获益（Medeiros et al., 2018）。目前 GO 已被美国 FDA 批准用于治疗初治和复发/难治性 AML 患者。GO 作为姑息治疗法单独治疗初治 AML 患者时，患者表现出较长的中位 OS（4.9 个月 vs 3.6 个月）（Jen et al., 2018）。GO 在临床应用受限的主要原因之一是其相关不良反应，主要包括输注相关的寒战、发热和骨髓抑制。VOD 是 GO 最严重的不良反应，已经造成了多例死亡事件。因此应用 GO 治疗时，应考虑到这些不良反应，减少 GO 剂量。尤其对造血干细胞移植（HSCT）的患者，因为此类患者极易发生 VOD，高剂量 GO 会增加 VOD 风险。

vadastuximab talirine（SGN-CD33A）也是靶向 CD33 的 ADC，由 CD33 单克隆抗体与细胞毒物吡咯苯二氮平（PBD）偶联形成。一项 SGN-CD33A 单独治疗复发/难治性 AML 患者Ⅰ期临床试验（NCT01902329）显示，CR 率与 CR 伴不完全血液恢复（CRi）率为 28%（Stein et al., 2018）。SGN-CD33A 与高三尖杉酯碱（HMA）联合使用时，可以上调 CD33 的表达，使 PBD 结合更多的 DNA，促使细胞毒作用不断增强，CR 与 CRi 可提升至 70%（Fathi et al., 2018）。此外，SGN-CD33A 与 DA 3+7 联合的Ⅰb 期临床试验（NCT02326584）显示（Erba et al., 2016），CR 率与 CRi 率为 78%，所有患者都经历Ⅳ度骨髓抑制，无一例发生 VOD，60 天死亡率为 7%。

SGN-CD123A 是一种靶向 CD123 的 ADC，由 CD123 单克隆抗体与 PBD 偶联形成。SGN-CD123A 诱导 AML 细胞 DNA 损伤反应通路的激活、细胞周期的改变和凋亡。SGN-CD123A 治疗可使 AML 小鼠模型的皮下移植肿瘤生长明显延迟，还可以使 AML 小鼠达到持久的完全缓解。与 FLT3 抑制剂奎扎替尼联用增强了对伴有 FLT3 突变 AML 小鼠的治疗效果，说明 SGN-CD123A 是一种有效的抗白血病药物，研究者们正在进行其在 AML 患者中安全性和有效性的试验（NCT02848248）（Li et al., 2018a）。

Kovtun 等（2018）描述了一种新型靶向 CD123 的 ADC IMGN632，由人源性 CD123 单克隆抗体与吲哚苯二氮䓬伪二聚体（IGN）偶联形成。IMGN632 对 CD123$^+$AML 细胞显示出强大的细胞毒性，为其在 AML 治疗的临床应用提供了理论基础，具有潜在的治疗优势。

3. BiTE AMG330 可特异性结合 CD3$^+$T 细胞与 CD33$^+$AML 细胞。与复发/难治性 AML 相比，AMG330 在初治 AML 中表达出更高的细胞毒作用。研究表明，AMG330 的细胞毒性与自身 T 细胞数量相关，与 CD33 的表达无关（Harrington et al., 2015）。AMG330 不会调控 CD33 表达，也不受到转化蛋白活性的影响，这说明 AMG330 可以克服 CD33 靶向药物的一些局限性，具有很高的临床应用前景。针对 CD33/CD3 的其他双特性异性抗体如 AMG673、AMV564 正在进行Ⅰ期临床试验，此外也有双特异性抗体与免疫检测点抑制剂联合治疗白血病的临床试验（Klinger et al., 2016）。

JNJ-64709178 是一种人源化 CD123/CD3 IgG4 抗体。临床前试验证明了其活化 T 细胞的高度特异性与靶向性，并开展了Ⅰ期临床试验，但是由于不良事件试验暂时停止（Forslund et al., 2016, Gaudet et al., 2016）。

MGD006 也是一种特异结合 CD3$^+$T 细胞与 CD123$^+$AML 细胞的双特异性抗体，可以介导 AML 样本中 T 细胞的激活与扩增，加快杀死肿瘤细胞。在 KG-1a 诱导的 AML 小鼠中给予 MGD006 0.5μg/（kg·d），连续 7 天，可清除植入的 AML 细胞（Chichili et al., 2015）。MGD006 按 0.1μg/（kg·d）输注到 AML 猴子中，表现出良好的耐受性，剂量可增加到 1μg/（kg·d），此外在治疗开始后 72 小时内即观察到 CD123⁺AML 细胞的衰竭，且持续至整个输注期；红细胞数出现短暂下降，未出现中性粒细胞或血小板减少，说明 MGD006 有着良好的耐受性和安全性，这为 MGD006 临床试验奠定了基础。

CLL-1 是一种 2 型跨膜蛋白，表达于髓细胞和大部分 AML 细胞，选择性表达于 LSC，不表达于 HSC，是治疗 AML 的理想靶点。MCLA-117 是一种 CLL-1/CD3 双特异性 IgG 抗体，目前仅有一项相关临床试验（NCT03038230），但尚无任何结果（Ma et al.，2019）。

4. CAR-T　其治疗 AML 的特异性靶点有 CD33、CD123、LeY 和 NKG2D。与 B-ALL 相比，CAR-T 治疗 AML 效果不是很理想，大多还处在 I 期临床试验。CD33CAR-T 根据刺激分子（CD28、4-1BB）分为 CD33 28z CAR-T、CD33 BBz-CAR-T、CD33 28BBz CAR-T。Li 等（2018b）比较了三种细胞的持久性，结果发现 4-1BB 在 CAR 中的渗入提高了 T 细胞持久生存能力，增强了 CAR-T 长期抗白血病作用。然而，由于 CD33 在正常髓细胞和其他组织中也会表达，因此必须控制 CD33 CAR-T 对正常细胞的毒性。Kim 等（2016）提出了一个解决方法，即 CD33 CAR-T 输注时，通过基因编辑剔除正常 HSC 中表达的 CD33，因为 CD33 不是造血分化的必需产物，髓系中缺乏 CD33 不会产生任何影响。

Mardiros 等（2015）利用慢病毒载体制备出 CD123 CAR-T，并获得美国 FDA 批准开展针对复发/难治 AML 患者的 I 期临床试验。目前尚无 CD123 CAR-T 治疗 AML 的成功案例报道。可能的原因包括 CAR-T 制备技术不成熟；CAR-T 在体内存活时间无法掌控；不良反应；无法有效克服肿瘤微环境的抑制作用（Norsworthy et al.，2018）。

LeY 是一种寡糖，在许多血液恶性肿瘤中过表达，但在正常组织中表达水平很低。LeY CAR-T 是第一个针对 AML 的 CAR-T 临床试验，5 例复发 AML 患者中，除 1 例死于化疗相关的败血症外，其余 4 例患者耐受性良好，未见肿瘤溶解综合征，未出现 3 级或者 4 级毒性反应，仅 1 例患者于 3 个月后出现短暂的 2 级中性粒细胞减少症，随后自行缓解。最终，2 例患者未缓解，2 例患者获得短暂的缓解，但很快复发（Ritchie et al.，2013），说明 LeY CAR-T 细胞治疗复发 AML 的效果并不理想。

NKG2D 属于视黄酸早期诱导因子蛋白家族，在健康组织中表达缺失或者很少表达，但在许多恶性肿瘤中广泛表达。Baumeister 等（2019）报道了 NKG2D CAR-T 治疗 AML 剂量爬坡试验，评价其单次注射剂量的安全性和可行性。输注的 T 细胞分 4 个剂量水平（$1 \times 10^6 \sim 3 \times 10^7$），结果显示无剂量限制性毒性，无显著的自身免疫反应，说明 NKG2D CAR-T 治疗 AML 的毒副作用小，从安全性角度可以考虑将其作为主要的免疫治疗手段。

5. 免疫检测点抑制剂

（1）PD-1 抑制剂：纳武利尤单抗是一种人源性 IgG4 抗 PD-1 单克隆抗体，2016 年美国 FDA 批准纳武利尤单抗用于移植后复发的霍奇金淋巴瘤患者。大量临床试验已经证明 PD-1 抑制剂与低甲基化药物（HMA）联合治疗复发/难治性 AML 患者有良好的疗效。一项纳武利尤单抗和氮杂胞苷联合治疗复发/难治性 AML 患者的 III 期临床试验（Daver et al.，2019），入组 70 例患者，总反应率为 33%，其中 16 例患者达到 CR/CRi/PR，7 例患者达到血液改善标准。与历史对照相比，此研究的 ORR 更高（33% vs 20%）。在未接受 HMA 治疗的患者中，新方案的优势更为明显（ORR 为 58% vs 22%）。新治疗组中位 OS 也较长（6.3 个月 vs 4.6 个月），同样 EFS 更长（4.2 个月 vs 2.2 个月）。在不良反应方面，肺炎是最常见的，其次为肾炎，然后为皮疹和阴道炎（Albring et al.，2017）。

帕博利珠单抗对移植后复发的 AML 有一定疗效。Justin 等（2018）报道了帕博利珠单抗治疗异基因造血干细胞移植后复发的研究结果。8 例 AML 患者中，7 例患者的反应可参与评估。AML 患者对帕博利珠单抗反应温和，其中 2 例患者 SD。另外 2 例患者 PD。63% 出现了不同级别的毒副作用，3 例患者接受帕博利珠单抗用药后 3 周内出现了 3～4 级肺炎与甲状腺功能亢进。这些副作用在停药或者皮质类固醇治疗后都可以缓解。

（2）抗 CTLA-4：CTLA-4 单克隆抗体对异基因造血细胞移植后复发的 AML 有积极治疗作用。异基因移植的复发与供体介导抗肿瘤效应的缺失有关，移植后复发的患者体内表现一种耗竭 T 细胞表型，而这种耗竭 T 细胞表型与免疫检查点的过表达相关。Davids 等（2016）进行了伊匹木单抗在异基因移植后复发血液肿瘤患者中安全性和有效性的

Ⅰ/Ⅰb 期临床试验（NCT01822509），伊匹木单抗剂量为每 3 周 3mg/kg 或 10mg/kg，共给予 4 次。临床获益的患者每 12 周给予一次，持续 60 周，没有获益的患者不再给予。接受 3mg/kg 的患者中未出现治疗反应。接受 10mg/kg 的 22 例患者中，5 例患者达到 CR，2 例患者达到 PR，6 例患者出现肿瘤负荷降低，说明异基因移植后复发的患者给予伊匹木单抗治疗是有效的。

6. 肿瘤疫苗

（1）多肽疫苗：WT1 抗原高表达于白血病细胞上并且与预后不良相关。Malasak 等（2018）评估了多价 WT1 肽疫苗（galinpepimut-s，GPS）在首次完全缓解的 AML 成年患者中应用的安全性与有效性（NCT01266083）。研究给予 6～12 次 GPS 疫苗，22 例患者中，14 例患者完成>6 次疫苗接种，9 例患者完成了全部的 12 次接种。15 例患者出现复发，10 例患者死亡。疫苗耐受性良好，最常见的不良反应为 1/2 级注射部位反应（46%）、疲劳（32%）和皮肤硬化（32%）。9 例患者在第一次分析时出现了免疫应答，说明 WTI 疫苗对首次缓解的 AML 患者有良好耐受性，能够刺激患者及时做出免疫应答。

（2）DC 疫苗：DC 是一种强效抗原提呈细胞，具有介导固有免疫应答与诱导适应性免疫的作用，DC 获取、加工抗原并提呈给 T 细胞，表达共刺激分子或抑制分子，介导免疫刺激或失活。DC 可负载多种肿瘤抗原，如多肽、凋亡肿瘤细胞体等，将其重新注入到患者体内可启动免疫应答。mRNA-电穿孔DC 是目前治疗复发/难治性 AML 患者的有效 DC 疫苗。Anguline 等（2017）将 3 种 WT1-DC 接种到 30 例复发/难治性 AML 患者中，其中 13 例患者有明显的抗白血病反应，9 例患者通过 WT1 转录水平正常化实现了分子学缓解。有反应者的 5 年总生存率高于无反应者（53.8% vs 25%）。年龄≤65 岁和>65 岁的首次完全缓解 AML 患者接受 DC 疫苗的 5 年总生存率分别是 69.2%和 30.8%。这说明 WT1-DC 疫苗可以预防或延迟复发，有效提高总生存率。

（二）免疫治疗药物在 ALL 中的临床应用

急性淋巴细胞白血病细胞表面靶抗原主要是CD19、CD20 和 CD22。CD19 是 B 细胞发育过程中表达的一种 B 细胞表面蛋白，在 ALL、CLL 与多种 NHL 肿瘤细胞中表达。CD20 是一种四次跨膜磷酸化蛋白，在成熟 B 细胞中高表达，在未成熟 B 细胞中表达相对较低。CD22 是一种 2 型跨膜蛋白，在大部分 B 细胞恶性肿瘤中表达，而在正常造血组织及造血干细胞中不表达。因此它们成为特异性靶点。

1. 单克隆抗体 利妥昔单抗是一种人鼠嵌合型抗 CD20 单克隆抗体，1997 年，来自罗氏（Roche）公司的利妥昔单抗作为全球第一个肿瘤单克隆抗体被美国 FDA 批准上市，它属于第一代 CD20 单抗，因是鼠源单抗或者嵌合单抗，人源化程度不高，部分患者会产生耐药或者不良反应。由于利妥昔单抗只对 CD20$^+$B 细胞产生杀伤作用，很少影响 T 细胞和 NK 细胞，因此具有良好的耐受性，毒副作用小；与化疗药物联合使用时，可提高化疗药物的敏感度。在Ⅲ期多中心 GRAALL05 试验中（NCT00327678），招募了 209 例 CD20$^+$费城染色体阴性的 B-ALL 患者（利妥昔单抗组：105 例；对照组：104 例），中位随访 30 个月，两组间 CR 率与 MRD 阴性率没有明显差异，但利妥昔单抗组的 EFS 高于对照组，4 年复发率低于对照组（25% vs 41%），4 年总生存率高于对照组，且应用利妥昔单抗的不良反应未增加（Guerra et al.，2019）。这说明对于年龄<60 岁的 CD20$^+$前体 B 细胞白血病患者，利妥昔单抗联合化疗是标准治疗（Maury et al.，2016）。

奥法木单抗是 Genmab 公司生产的人源化CD20 单克隆抗体，2009 年经美国 FDA 批准上市，属于第二代 CD20 单抗。该单抗通过人源化改造，降低了免疫原性，不良反应减少。与利妥昔单抗不同，奥法木单抗靶向 CD20 分子上膜近端小环表位，在诱导 ADCC 与 CDC 方面比利妥昔单抗更有效（Awasthi et al.，2015）。此外，奥法木单抗的不良反应比较小，主要是 1 级与 2 级输液反应与感染，只有 9%患者出现 3 级或者 4 级感染（Wei et al.，2017）。一项奥法木单抗与环磷酰胺、长春新碱、多柔比星、地塞米松（Hyper-CVAD）（O-Hyper-CVAD）联合治疗 CD20$^+$B-ALL 的Ⅱ期临床试验（Maiti et al.，2017）结果显示，65 例患者中 64 例患者（98%）获得 CR，1 例患者死于败血症，39 例患者（60%）达到 MRD 阴性。3 级与 4 级的不良反应极少见。随访 22 个月后，52 例患者（80%）生存；13 例患者（20%）复发，2 年 CR 率与总生存率分别是 76%与 81%。上述结果表明，O-Hyper-CVAD 治疗 CD20+ALL 患者是高效安全的。

依帕珠单抗（epratuzumab）是人源化抗 CD22 单克隆抗体，通过与 CD22 胞外区结合后进入胞内调控 B 淋巴细胞功能与信号转导。依帕珠单抗对化疗药物有增敏作用。Chevallier 等（2017）评估了 hyper-CVAD 方案联合依帕珠单抗治疗复发/难治性前体 B-ALL 患者的效果。结果表明，总反应率为 50%，其中 9 例 CR（30%），1 例 CRi（3%），5 例 PR（17%）。10 例患者中，4 例 MRD 为阴性。主要不良反应为 3/4 级骨髓抑制，依帕珠单抗无严重毒性。

阿仑单抗（alemtuzumab）是一种人源化抗 CD52 单克隆抗体，最早用于异基因造血干细胞移植时清除 T 淋巴细胞，预防移植物抗宿主病（GVHD）。在治疗 ALL 方面，效果并不理想（Farhadfar et al., 2016）。

2. ADC BESPONSA（Inotuzumab ozogamicin, InO）是辉瑞公司生产的人源性抗 CD22 单克隆抗体，与细胞毒物卡奇霉素偶联形成，2017 年被美国 FDA 批准治疗复发/难治性 CD22+B-ALL 患者。Kantarjian 等（2016a）进行了一项 III 期临床试验（NCT01564784），该试验入组 326 例复发/难治性、CD22+、费城染色体阳性或阴性的 B 细胞白血病患者，使其随机接受 InO（n=164）或研究者选择的化疗方案（n=162）。与化疗相比，使用 InO 的 CR 率显著升高（80.7% vs 29.4%）；MRD 阴性率提高（78.4% vs 28.1%）；中位缓解时间延长（4.6 个月 vs 3.1 个月）；PFS 明显延长（5.0 个月 vs 1.8 个月）；OS 明显延长（13.9 个月 vs 9.9 个月）。InO 治疗后，接受 HSCT 的患者明显多于接受化疗的患者（41% vs 11%）。在不良反应方面，接受 InO 治疗的患者更易出现 VOD，因此应该进一步寻找最适剂量，降低肝毒性发生。

SAR3419 是由人源性抗 CD19 抗体与抗有丝分裂剂美登素偶联形成的靶向药物。SAR3419 与 CD19+淋巴细胞接触后，释放美登素代谢物，诱导细胞凋亡。Kantarjian 等（2016b）进行了一项剂量递增的 II 期临床试验，以确定 SAR3419 的最佳剂量，但由于出现大量不良反应，试验被中止。

3. BiTE 博纳吐单抗（blinatumomab）是由 Micromet 公司研发的靶向 CD19/CD3 的双特异性 T 细胞单链抗体，主要治疗 ALL、NHL 和 CLL。博纳吐单抗可特异性结合 CD3+T 淋巴细胞和 CD19+

B 淋巴瘤细胞，介导 T 细胞对淋巴瘤细胞的细胞毒作用；2004 年，获美国 FDA 批准用于治疗成人费城染色体阴性复发/难治性前体 B-ALL，2016 年获得批准治疗相同适应证的儿童。2017 年，美国 FDA 批准其治疗费城染色体阳性复发/难治性 B-ALL。博纳吐单抗在治疗费城染色体阴性复发/难治性 B-ALL 患者 I 期和 II 期研究中，被证明具有显著的抗白血病活性，且毒性可控，主要包括神经毒性和 CRS（Guerra et al., 2019）。在一项 II 期临床试验（Martinelli et al., 2017）中，对 36 例患者给予博纳吐单抗治疗，60%的患者达到 CR，中位 OS 为 9.8 个月。在一项 III 期临床试验（Kantarjian et al., 2017）中，405 例费城染色体阴性复发/难治性 B-ALL 患者被分成两组，分别接受博纳吐单抗（n=271）和标准化疗（n=134）。与接受标准化疗的患者相比，接受博纳吐单抗治疗的患者 OS 有所改善，CR 率升高（34% vs 16%）；出现 3 级以上不良反应的比例无差别（87% vs 92%）（Dhakal et al., 2019）。

4. CAR-T 该治疗针对 ALL 细胞表面的靶点有 CD19 和 CD22。CD19 CAR-T 疗法在治疗复发/难治性 B-ALL 已经取得了显著的成效，可使 70%～90%的复发/难治性 B-ALL 患者获得 CR（Oluwole et al., 2016）。2017 年，美国 FDA 批准了一种由 CD19 CAR-T 嵌合而成的生物免疫制剂 tisagenlecleucel（CTL019）用于治疗复发/难治性 B-ALL 儿童与年轻患者。在一项 59 例患者接受 CD19 CAR-T 治疗的研究（Callahan et al., 2017）中，93%的患者在第 28 天出现完全反应，12 个月无进展生存率为 55%。此外，CTL019 使儿童、年轻复发/难治性 B-ALL 的 CR 率提升到 81%（Hucks et al., 2019）。

CD22 CAR-T 疗法是 ALL 的另一种重要疗法，可以弥补 CD19 CAR-T 疗法引发的副作用。对 34 例 CD19 CAR-T 治疗失败的 B-ALL 患者进行 CD22 CAR-T 治疗，30 例患者达到 CR 或 CRi。大部分患者经历 CRS 和神经毒性。11 例 CR 患者及时接受骨髓移植，其中 8 例接受移植的缓解时间为 4.6～13.3 个月，1 年无白血病生存率为 71.6%。未观察到复发患者 CD22 抗原的丢失或者突变（Pan et al., 2019）。这体现了 CD22 CAR-T 治疗复发/难治性 ALL 患者的高效性。

在 CAR-T 来源方面，自体 CAR-T 安全性较高，发生 GVHD 概率较低。国内外医疗机构主要采用自体 CAR-T。然而，对于复发患者，采用自体 CAR-T 不能满足需要的 T 细胞数量且肿瘤细胞污染易造成二次复发，因此国内外学者采用供体来源的 CAR-T 解决这两大问题。Brudno 等（2016）利用供体来源的 CD19 CAR-T 治疗异基因造血干细胞移植后复发的 B-ALL。20 例患者中，8 例患者达到 CR。此外，CAR-T 治疗对异基因造血干细胞移植后 MRD 阳性且供体淋巴细胞输注无效的患者也是安全有效的（Cheng et al.，2019）。

（三）免疫治疗药物在 CLL 中的临床应用

1. 单克隆抗体 奥滨尤妥珠单抗（obinutuzumab）是一种人源性抗 CD20 单克隆抗体，属于第三代抗 CD20 单抗，其 Fc 段经过了糖基化修饰，提高了抗体的特异性及与抗原结合的亲和力（由罗氏制药公司生产）。其 ADCC 与直接细胞作用强于利妥昔单抗；CDC 弱于利妥昔单抗。耐受性较好，常见的不良事件有中性粒细胞减少、血小板减少、贫血、发热（刘熠晗 等，2015）。2013 年，美国 FDA 批准奥滨尤妥珠单抗联合苯丁酸氮芥治疗 CLL 患者。Fischer 等（2019）研究了一项奥滨尤妥珠单抗治疗初治 CLL 患者的开放性Ⅲ期临床试验，432 例患者随机分成两组，一组给予维奈托克（venetoclax）和奥滨尤妥珠单抗（$n=216$），另一组给予苯丁酸氮芥联合奥滨尤妥珠单抗（$n=216$）。中位随访 28.1 个月后，维奈托克-奥滨尤妥珠单抗组 30 例 PD 或死亡，苯丁酸氮芥-奥滨尤妥珠单抗组 77 例 PD 或死亡。维奈托克-奥滨尤妥珠单抗组 24 个月无进展生存率明显高于苯丁酸氮芥-奥滨尤妥珠单抗组（88.2% vs 64.1%）。在 *TP53* 缺失的患者及 IGVH 未突变的患者中也观察到了这种益处。维奈托克-奥滨尤妥珠单抗组 3 级或 4 级中性粒细胞减少症发生率为 52.8%，苯丁酸氮芥-奥滨尤妥珠单抗组为 48.1%，3 级或 4 级感染发生率分别为 17.5% 和 15.0%。

2. CAR-T 依布替尼已经被批准治疗复发/难治性 CLL 患者。2016 年，其被美国 FDA 批准用于一线治疗 CLL。虽然依布替尼 ORR 较高，但 CR 率较低，且在依布替尼治疗期间进展的患者生存期较短。因此有研究者考虑对依布替尼治疗后复发/难治性 CLL 患者应用 CD19 CAR-T 治疗。研究入组 24 例患者，19 例为依布替尼治疗期间 PD，3 例为不能耐受依布替尼，2 例为依布替尼治疗后 PD；患者分别接受 3 种不同剂量的 CAR-T 治疗（2×10^5CAR-T/kg、2×10^6CAR-T/kg、2×10^7CAR-T/kg）。CAR-T 输注 4 周后，ORR 为 71%，20 例（83%）出现 CRS，8 例（33%）出现神经毒性，除 1 名患者外，其他所有患者均可恢复（Turtle et al.，2017）。以上结果表明 CD19 CAR-T 对依布替尼治疗失败后 CLL 患者具有较好的治疗效果。

三、小 结

免疫治疗在白血病治疗中已经取得了突破性进展，尤其为复发/难治性白血病患者提供了积极的治疗策略。以单克隆抗体药物、ADC、双特异性 T 细胞单链抗体、CAR-T、免疫检测点抑制剂、肿瘤疫苗为代表性的免疫治疗迅速发展并取得了较好的临床疗效，但同时也面临着一些亟待解决的问题，如免疫应答低下、肿瘤复发、细胞毒性等。目前，除了采用单一免疫治疗药物，临床上还将免疫治疗与传统化疗或其他治疗联合应用，增加抗肿瘤效果，但有些组合具有盲目性、低效性、尝试性，对联合治疗的安全性与疗效性的评估也存在很大争议。免疫治疗带来的问题与挑战不能忽视，相信未来免疫治疗可以为白血病患者带来更大的效益。

（陈泽慧 田 晨）

编者简介

田晨，副主任医师，副教授，硕士研究生导师，美国安德森癌症中心访问学者。任国家自然科学基金通讯评审专家、国际实验血液学会会员、美国血液学会会员、天津抗癌协会老年肿瘤专业委员会委员、天津市医师协会血液学专业委员会委员。为天津市"131"创新型人才培养工程第二层次、天津市卫生计生行业高层次人才"青年医学新锐"、天津市限制级抗生素会诊专家、天津医科大学卓越教师。获美国血液学会 Abstract Achievement Award。现就职于天津医科大学肿瘤医院血液科，擅长血液肿瘤如淋巴瘤、骨髓瘤、白血病等的诊断和治疗。承担国家课题 2 项，参与多项国家级、省部级课题。发表 SCI 文章 20 余篇，参编《基础血液学》《血液肿瘤精准治疗》。

第二十一章

皮肤癌及黑色素瘤

第一节　流行病学及分子生物学特点

皮　肤　癌

皮肤癌是人类常见的癌症之一，随着社会经济的飞速发展，人们生存环境及生活方式发生变化，皮肤长期暴露在外界环境中，诱导和产生皮肤恶性肿瘤的危险因素不断增加。皮肤癌的发病率逐年上升，已成为一个突出的社会公共卫生问题。

皮肤肿瘤（skin tumor）临床上可分为良性和恶性两类。其中恶性肿瘤又称为皮肤癌（skin cancer），因其易转移，危及生命，被临床和科学研究者广泛关注。恶性皮肤肿瘤包括基底细胞癌（basal cell carcinoma，BCC）、皮肤鳞状细胞癌（cutaneous squamous cell carcinoma，cSCC）、皮肤恶性黑色素瘤（cutaneous malignant melanoma，CMM）、梅克尔细胞癌（merkel cell carcinoma，MCC）、鲍恩病、蕈样肉芽肿（mycosis fungoides，MF）、皮肤淋巴瘤、乳房及乳房外 Paget 病、皮肤转移性肿瘤，以及其他表皮、附属器及结缔组织、脉管组织、神经组织来源的恶性肿瘤。其中最常见的三种为黑色素瘤、基底细胞癌和鳞状细胞癌，后两者属于非黑色素瘤性皮肤肿瘤（non-melanoma skin cancer，NMSC）。

（一）皮肤癌的流行病学

1. 基底细胞癌　基底细胞癌（BCC）和鳞状细胞癌（SCC）作为临床上两种常见的 NMSC，具有很多相似之处，但两者之间有不同的发病率和重要的病因差异。尽管死亡率非常低，但在世界范围内

BCC 是许多国家最常见的皮肤癌。在美国，BCC的发病率以每年 4%～8% 的速度递增，主要受日晒和人口老龄化的影响（Lai et al.，2018）。据估计，2012 年在 540 万例 NMSC 患者中有 330 万例 BCC患者，发病率高，转移率和死亡率分别仅为0.0028%～0.5% 和 0.12/10 万（Rogers et al.，2015），而且 ≥2cm 的 BCC 转移和死亡的风险为 6.5%（Kim et al.，2019）。对中国人群皮肤肿瘤的回顾性分析研究中发现，随着时间的推移，皮肤恶性肿瘤数量逐渐增加，其中 BCC 是最常见的类型（Huang et al.，2013）。

BCC 在 Fitzpatrick Ⅰ型和Ⅱ型皮肤中更为常见，终生出现的风险估计在 30%。罹患 BCC 的风险还包括浅色眼睛、雀斑、金色或红色头发（Lai et al.，2018），而紫外线照射是最重要的环境风险因素。其他还包括儿童晒伤、皮肤癌家族史、慢性免疫抑制、光敏药物、电离辐射和接触致癌化学物质（特别是砷）等风险因素（Robinson et al.，2013）。有研究发现，在 HIV 阳性患者中 BCC 的发生率为正常人的 2 倍，器官移植者是正常人的 5～10 倍（Silverberg et al.，2013）。大约一半的器官移植受者在移植后的 10 年内发生 BCC（Garrett et al.，2017）。皮肤肿瘤的发生更倾向于较薄的浅表组织学亚型，年轻患者多见。其次，甲氨蝶呤用于类风湿关节炎或银屑病关节炎患者已被证明与 BCC 的发生有剂量-反应关系（Lange et al.，2016）。

2. 皮肤鳞状细胞癌（cSCC）　是高加索人群中第二常见的皮肤癌，每年大约新增 100 万例（Jemal et al.，2010），在美国影响 7%～11% 的人群（Chahal et al.，2016）。2012 年基于人群的 Meta 分析研究估计，仅仅在美国高加索人群中有 18 万～

41 万名个体被确诊为 cSCC。有研究报道加拿大艾伯塔省 cSCC 的发病率约为 60/10 万，而在美国亚利桑那州的发病率为 290/10 万，相比欧洲人群 [（15～33）/10 万]明显升高（Green et al.，2017）。cSCC 在男性中发生的频率高于女性，并且随着年龄的增长而显著增加（Green et al.，2017）。大多数 cSCC 容易出现在头部、颈部等经常暴露于阳光的区域，而紫外线辐射诱导的 DNA 损伤则是导致疾病发生发展的主要病因（Madan et al.，2010），同 BCC 一样，免疫抑制、器官移植将使 cSCC 风险高达 100 倍（Rangwala et al.，2011）。日光浴床的使用、遗传疾病和医疗条件也与 SCC 有关，而其与 HPV 感染和肥胖之间的关系尚未确定（Green et al.，2017）。在受损皮肤上发生的光线性角化病（actinic keratosis，AK）是发生 cSCC 的重要因素之一，目前尚不清楚真正的 AK 恶性转化率，但有很小比例的 AK 是 cSCC 的前兆。

（二）皮肤癌的分子生物学特点

1. BCC 多种抑癌基因和原癌基因参与了 BCC 的发病机制，包括 Hedgehog 基因通路的关键成分、*PTCH1* 基因和 *SMO* 基因、*TP53* 抑癌基因及 *RAS* 原癌基因家族成员（Pellegrini et al.，2017）。Patched/Hedgehog 细胞内信号通路负责调控细胞生长和命运，激活这一途径导致 BCC 的发生与发展。Hedgehog 基因通路的异常激活是 BCC 发病机制中的分子驱动因素，大多数 BCC 携带体细胞点突变，主要是紫外光（UV）诱导的和（或）杂合酶在 *PTCH1* 基因中的复制缺失。最常见的是 *PTCH1* 基因的失活突变或激活突变，引起异常的 Hedgehog 基因通路激活而导致肿瘤的形成。*SUFU* 基因的一种功能缺失突变，作为发生在 Hedgehog 通路的负调控因子，在一部分 BCC 的发展中被鉴定到。其他常见突变，包括紫外线诱导特异性缺陷的 *TP53* 肿瘤抑癌基因突变，在一半 BCC 的发病机制中起着重要的作用（Bonilla et al.，2016）。TBX1 转录因子与 FGF、WNT 和 SHH 等信号通路有关，参与细胞增殖、细胞形状和细胞动力学的调节。在 BCC 细胞模型中发现，TBX1 的消耗将显著减少细胞迁移，表明 TBX1 参与促进 BCC 肿瘤发生的核心转录网络机制（Caprio et al.，2020）。

随着测序技术的进步，大量基因组突变被发现，从而确定新的基因和通路可能参与 BCC 的癌变。通过突变与功能分析研究表明，Hippo-YAP 通路的效应因子 *PTPN14* 和 *LATS1* 及 *MYCN* 是新的 BCC 相关基因（Bonilla et al.，2016）。此外，有研究报道，在 *TERT* 和 *DPH3-OXNAD1* 基因的调控启动子序列中经常发生非编码突变，其参与 BCC 发病（Populo et al.，2014）。由此可见，与癌症相关基因的遗传网络比之前假设的更复杂，其参与了 BCC 的癌变过程，对新的分子靶向治疗的发展具有潜在影响。

2. SCC 典型的 cSCC 表现为一系列进行性进展的恶性肿瘤，从前体光线性角化病到原位鳞状细胞癌（SCCIS）、侵袭性 cSCC，再到转移性 SCC。根据此模式，一个基因的突变，通常是肿瘤抑制因子，可能导致前体病变的发展，增加遗传不稳定性或失去细胞周期控制。与其他癌症一样，cSCC 表现出受损的基因组维持，这有助于获得新的突变（Hoeijmakers，2001），从而导致角质形成细胞基因组不稳定，其机制可能是 UVB 诱导的 P53 失活。约 58% 的 cSCC 含有 UVB 特征突变，如 CC→TT 和 C→T 转变（Brash et al.，1991）。cSCC 可散发，也可以发生在遗传性皮肤病中，如在着色性干皮病（*XPA-XPG* 基因、*XPV* 基因）、弗格森-史密斯综合征（*TGFBR1* 基因）、眼皮白化病（*TYR* 基因、*OCA2* 基因、*TYRP1* 基因）和疣状表皮发育不良（*EVER1* 基因、*EVER2* 基因）的患者中已经发现与 cSCC 相关的基因（Nikolaou et al.，2012）。这些基因突变与 DNA 修复、色素沉着或关键信号通路缺陷有关，并与不同的表型相关联。通过全基因组关联分析（GWAS）发现与 BCC 相关的位点也与 cSCC 有关（*EXOC2* 基因和 13q32）（Nan et al.，2011）。在欧洲人群中的 GWAS 中发现 *DEF8* 基因中 rs8063761 位点与 cSCC 关联性最强，该位点参与色素合成关联特征；其次 *ST3GALI*、*SRC*、*ERBB2IP* 和 *PARK2* 基因的单核苷酸多态性位点与 cSCC 相关联。在非西班牙裔人群 GWAS 中发现了 10 个基因座（Siiskonen et al.，2016），其中 6 个基因座也包含与色素沉着特征相关基因（*SLC45A2*、*IRF4*、*TYR*、*HERC2*、*DEF8*、*RALY*），其余基因如 *FOXP1* 和 *HLA-DQA1* 参与免疫应答，*TPRG1/TP63* 和 *BNC2/CNTLN* 的功能尚未完全阐明。其他 cSCC 的 GWAS 发现的易感基因座，如 11q23.3 *CADM1* 基因参与细胞介导的免疫力；7p21.1 *AHR* 基因参与抗凋亡通路；9q34.3

SEC16A 为致癌基因（Chahal et al., 2016）。复杂的基因网络包括 TP53、CDKN2A、NOTCH1、NOTCH2、EGFR 和 TERT 基因及分子通路，如 RAS/RAF/MEK/ERK、PI3K/AKT/mTOR 信号通路已被证明在 cSCC 的发病过程中发挥重要作用；TP53 与 CDKN2A 的表观遗传调控是具有吸引力的治疗 cSCC 的靶点，NOTCH 的激活能够恢复其肿瘤抑制的功能（Di Nardo et al., 2020）。不同的基因和信号通路已被证明在 cSCC 的发展和生长中起着核心作用。目前人类皮肤恶性肿瘤的许多病理生理特征已通过大量的实验技术和动物模型研究阐明，这促进了对皮肤癌分子途径的更全面了解，可能为治疗这些共同的病变提供新的治疗思路。

（高金平）

编 者 简 介

高金平，博士，硕士生导师，主治医师。就职于安徽医科大学第一附属医院，主要从事复杂性皮肤病，包括银屑病、自身免疫性大疱病、感染性疾病的遗传学研究，擅长皮肤常见良恶性肿瘤的诊治。发表 SCI 论文 20 余篇，主持国家自然科学青年科学基金 1 项、安徽省自然科学基金 1 项，参与多项国家自然科学基金面上项目、重点项目的课题研究，荣获中华医学科技奖一等奖 1 项。参编《今日遗传咨询》及《护肤与皮肤屏障》《皮肤性病学》电子版教材等书籍。

黑 色 素 瘤

黑色素瘤起源于神经嵴细胞，恶性程度高，其最常见发生部位为皮肤，也可见于黏膜（消化道、泌尿生殖道及呼吸道黏膜等）、葡萄膜、软脑膜等不同部位。黑色素瘤的流行情况在不同地区、种族、年龄、性别中存在差异。黑色素瘤的发病率增长迅速，已成为重大的公共卫生问题之一，这也促使了人们对其危险因素及病因的研究。在高风险地区预防战略的实施，已取得初步成效。

（一）发病状况

全球范围内，黑色素瘤仍属于少见肿瘤，据2018 年国际癌症研究机构（international agency for research on cancer，IARC）资料统计，黑色素瘤大约占全部肿瘤的 1.6%，年新发病率排在肿瘤发病率的第 21 位（Bray et al., 2018）。黑色素瘤在经济发达的国家中更为常见，超过 70%的新发病例及超过 60%的死亡病例发生于这些地区人群中。据 GLOBOCAN 2012 年资料报道，黑色素瘤在发达地区的男女发病率分别为 10.2/10 万和 9.3/10 万，死亡率分别为 2.0/10 万和 1.2/10 万；欠发达地区的男女发病率分别 0.8/10 万和 0.7/10 万，死亡率分别为 0.4/10 万和 0.3/10 万。在美国，黑色素瘤是第五大常见肿瘤，2008～2012 年男女发病率分别为 28.2/10 万和 16.8/10 万，死亡率分别为 4.1/10 万和 1.7/10 万。在澳大利亚，黑色素瘤发病率位居恶性肿瘤第 4 位，据 2011 年数据统计，男女发病率分别为 58.5/10 万和 39/10 万，死亡率分别为 9.6/10 万和 3.5/10 万。在欧洲，黑色素瘤男女发病率分别 8.6/10 万和 8.9/10 万，死亡率分别为 2.0/10 万和 1.3/10 万。亚洲国家黑色素瘤发病率显著低于欧美国家，但增长速度最快。据 2012 年 WHO 的数据显示，亚洲国家中黑色素瘤发病率在男性中为 0.5/10 万，女性中为 0.4/10 万；男女死亡率分别为 0.3/10 万和 0.2/10 万。东亚国家黑色素瘤的男女发病率分别为 0.6/10 万和 0.5/10 万，死亡率分别为 0.4/10 万和 0.3/10 万，均高于亚洲平均水平（Che et al., 2019；Ferlay et al., 2015）。中国黑色素瘤的发病率在东亚国家排在第 5 位。据中国肿瘤登记年报，2014 年我国皮肤黑色素瘤全国新发病例数为 6761 例，发病率为 0.49/10 万，死亡病例数为 3637 例，死亡率为 0.27/10 万，发病率及死亡率均位居全部恶性肿瘤的第 24 位（刘杰 等，2014）。

（二）流行特征

人群分布特点

（1）年龄：黑色素瘤的发病率随年龄增长稳步攀升，并在 70～80 岁时达到高峰，这一趋势在大多数高危人群中可见，包括澳大利亚、新西兰及北欧的个体。在美国，黑色素瘤发病率在 65～74 岁达到高峰，中位发病年龄为 65 岁，死亡率在 75～84 岁人群中最高。虽然黑色素瘤在 40 岁以下的人群中发病率较低，但它是全世界年轻人最常见的癌症之一。在美国，黑色素瘤在 20～29 岁女性常见肿瘤中排第 2 位。我国皮肤黑色素瘤发病率在 0~24 岁处于相对较低水平，自 25 岁后开始缓慢上升，50 岁开始快速上升，城市地区在 80~85 岁达到高峰，而农村地区在 85 岁以上人群中达到峰值。死亡率在 35 岁以前处于较低水平，40 岁左右开始缓慢上升，至 50 岁以后开始加速上升。男性死亡率在 80~85 岁达到高峰，85 岁以上人群有所下降，女性死亡率在 85 岁以上人群中达到峰值（Chen et al.，2016；曾红梅 等，2012）。

（2）性别：黑色素瘤的发病率和死亡率存在显著的性别差异，且性别差异受年龄及地区的影响。年轻女性比男性更易患黑色素瘤，这可能与女性普遍使用室内日光浴，增加了黑色素瘤患病风险有关。40 岁以后，男性黑色素瘤发病率高于女性，可能与雄激素驱动相关。在苏格兰及加拿大等高纬度、低发病率人群中，女性发病率曾明显高于男性，但近年来，男性黑色素瘤发病率的增加改变了女性曾经超过男性的领先地位；在这些地区，男性发病率已普遍超过女性。在美国、澳大利亚和新西兰等中低纬度地区，男性发病率高于女性。全球范围内，黑色素瘤的年龄标准化发病率和死亡率男性均高于女性。据 2017 年数据统计，男性黑色素瘤发病率超出女性的 60%，死亡率接近女性的 2 倍。男性患者在诊断时往往表现出更差的临床和组织学特征：溃疡发生率高，肿瘤更厚；而女性患者初诊时早期患者更多见。性别差异已被认为是黑色素瘤发病率和死亡率的独立预测因素（Karimkhani et al.，2017）。

（3）种族：与其他肿瘤相比，黑色素瘤在不同种族间的发病差异更大，超过 90% 的黑色素瘤发生于白种人，有色人种发病率低。在多种族的人群中，黑色素瘤的发病率与种族属性密切相关。在美国，非西班牙裔白种人黑色素瘤发病率最高，其次为美洲印第安人及阿拉斯加土著人，然后是西班牙裔白种人、亚洲/太平洋岛民，最后是非裔美国人。类似现象在其他国家也有报道。这种变化可部分归因于黑色素含量对日光保护作用的差异。众所周知，紫外线辐射会导致细胞死亡和恶性转化，是黑色素瘤的首要危险因素。深色皮肤中黑色素屏障的增加降低了通过皮肤的紫外线的辐射剂量（Swalwell et al.，2012）。

（4）解剖部位分布：发生于不同解剖部位的黑色素瘤的病因、分子遗传背景及生物学行为不一。黑色素瘤的常见发病部位在不同人种中的分布存在差异。在有色人种中，原发于足底、足趾、手指末端及甲下等部位的肢端黑色素瘤及黏膜黑色素瘤发病率显著高于白种人。我国一项 522 例黑色素瘤患者的统计资料研究显示肢端黑色素瘤占所有黑色素瘤的 41.8%，而黏膜型为 22.6%。在白种人中，90% 以上的黑色素瘤来源于皮肤，黏膜及肢端型患者仅占 1%~5%。在白种人中，黑色素瘤常发生于男性的背部和肩部及女性的下肢等间歇性日光照射部位。在澳大利亚等低纬度地区，最常见的发病部位为头、颈部皮肤等高日光暴露区。如果比较每单位皮肤面积患黑色素瘤的风险，在两性中，面部黑色素瘤发生率最高，其次是女性的肩膀、上臂和背部及男性的肩膀和背部。黑色素瘤发病率最低的部位是男性臀部和女性头皮（Chi et al.，2011）。

黑色素瘤的发病部位与年龄相关，躯干黑色素瘤在 50~60 岁人群发生率最高，而头颈部皮肤黑色素瘤在 80 岁以上人群中出现的频率更高。

（5）地区分布：黑色素瘤发病率受地理位置的影响，同种族的人群在不同地区黑色素瘤发病率不同。这可能是由于不同纬度、海拔、云量和季节都是影响紫外辐射的变量。1956 年，Lancaster 等发现，离赤道越近，黑色素瘤的死亡率越高，这种现象被称为"纬度梯度"。类似结果被陆续报道，在低纬度地区，黑色素瘤的年龄标准化发病率往往高于高纬度地区。海拔的差异也被认为是影响黑素瘤发病率的因素之一，在高纬度和低纬度地区的国家，海拔较高的地区黑色素瘤发病率较高。

在我国，城市地区黑色素瘤发病率及死亡率均高于农村地区。据中国肿瘤登记年报，2014 年我国城市地区黑色素瘤新发病例数为 4036 例，发病率为 0.54/10 万；农村地区新发病例数 2725 例，发病率为 0.44/10 万。城市地区死亡病例数 2360 例，死亡率为 0.32/10 万；农村地区死亡病例数 1277 例，死亡率为 0.21/10 万（刘杰 等，2014）。

（6）时间趋势：黑色素瘤是发病率增长最快的瘤种，年增长率为 3%~5%，而死亡率基本持平。黑色素瘤发病率和死亡率的趋势差异曾使得黑色素瘤的流行遭到质疑，认为发病率的增加可能是由于筛查技术的进步，而非黑色素瘤发病率的绝对升高。Waqas R. Shaikh 等根据 SEER 登记的数据分析发现，1989~2009 年，黑色素瘤发病率在所有厚度组均增加，且 T_3/T_4 期病变的肿瘤厚度增加，生存率的改善并不依赖于肿瘤厚度，提示黑色素瘤的流行可能是真实的，而不仅仅是早期病变检出率升高带来的假象。

我国黑色素瘤的发病率远低于欧美国家，但发病率增长快。据中国肿瘤登记年报，2004 年我国黑色素瘤发病率为 0.4/10 万，2009 年发病率增长至 0.55/10 万。

（三）危险因素及预防措施

黑色素瘤的发生是环境与遗传相互作用的结果，这些因素之间的复杂关系决定了肿瘤的发生及发展。目前，紫外线照射是黑色素瘤发生、发展的主要已知环境危险因素。其他危险因素还包括家族史和遗传易感性、肤色和发色类型、黑痣及免疫制剂等（Dimitriou et al.，2018）。

1. 日光暴露 超过 70%的皮肤黑色素瘤被认为是由紫外线辐射引起的。大量流行病学分析证实，间歇性强烈的日光照射及长时间的日光暴露会使个体罹患黑色素瘤的风险增加。UVA 是室内日光浴床的主要来源，因此室内日光浴会增加发生黑色素瘤的风险（Swalwell et al.，2012）。

2. 黑痣 29%～49%的非散发型黑色素瘤病例由黑痣恶变而来。黑痣向黑色素瘤的恶性转化通常发生在非慢性损伤的皮肤中，在有色人种中大部分皮肤黑色素瘤的发生与创伤等慢性刺激相关。痣的数量、大小、类型与黑色素瘤发病相关。痣的数量超过 100 个的个体，罹患黑色素瘤的风险增加了 7 倍。直径超过 5mm 的较大痣、巨大痣（直径＞20cm）及不典型痣是黑色素瘤的高危因素。出生时患有先天性黑色素细胞痣（CMN）的个体患黑色素瘤的风险较高，且其风险随着 CMN 大小的增加而增加。有 5 个非典型痣者，黑色素瘤发生率增加 6 倍。由黑痣发展而来的黑色素瘤，通常表现为发病更年轻，且多发生于躯干部位，以浅表扩散型多见（Rastrelli et al.，2014；Shaikh et al.，2016）。

3. 家族史及遗传易感性 家族史是黑色素瘤的重要危险因素之一。家族中有一人患病，则一级亲属发生黑色素瘤的相对危险度为 2.5；若有 2 人以上患病，则一级亲属发生黑色素瘤的相对危险度为 5.56。既往发生过黑色素瘤的个人，再次发生黑色素瘤的风险可能增加 10 倍。对遗传性黑色素瘤的家族进行分析发现，黑色素瘤存在明显的常染色体显性

遗传模式，周期蛋白依赖性激酶抑制剂 2A（*CDKN2A* 或 *p16*）突变是最常见的遗传异常。具有遗传易感性的黑色素瘤患者，发病年龄更小（＜40 岁），多原发性及浅表扩散型肿瘤更多见。另外，患有家族性癌症综合征（如家族性视网膜母细胞瘤、Li-Fraumeni 综合征和 Lynch Ⅱ型综合征）的患者患黑色素瘤的风险更高（Li et al.，2019；Soura et al.，2016）。

4. 肤色类型及皮肤对日光的反应 某些表型特征，如红色头发、白皙的皮肤、有大量雀斑、浅色眼睛、对阳光敏感和无法晒黑的人群中，发生黑色素瘤的风险增加约 50%（Dasgupta et al.，2015）。

此外，黑色素瘤在免疫抑制状态的人群中似乎更常见，包括器官移植者、血液系统恶性肿瘤或 HIV 感染的患者，以及服用免疫抑制药物的患者。

5. 黑色素瘤的预防 有效的一级和二级预防措施是减少黑色素瘤疾病负担的重要方法。一级预防通过消除或降低致癌因素减少发病率；二级预防通过对高风险人群进行筛查来提高早期诊断率，降低死亡率。

黑色素瘤的一级预防措施主要是避免儿童及青少年期受到过度的阳光暴露。建议在紫外线照射量最大时，在户外利用衣服、帽子或躲在阴凉处等自然防护措施减少紫外线暴露。在有色人种中，大部分皮肤黑色素瘤的发生与黑痣及慢性刺激相关，对发生在容易摩擦部位的色素痣，可通过手术切除减少恶变的可能性。早期诊断是降低黑色素瘤危害健康的第二个重要方法。应鼓励进行定期全身皮肤检查，尤其是对有黑色素瘤家族史或多痣的高危人群。

（四）分子生物学特点

黑色素瘤是高度异质性肿瘤，多种癌基因、抑癌基因、细胞周期调节蛋白、凋亡相关蛋白及转录因子参与了黑色素瘤的发生发展过程。基因突变的概率与黑色素瘤发生的部位有关。西方人皮肤黑色素瘤最常见的基因突变包括 *BRAF*、*NRAS* 和 *NF1*。中国黑色素瘤以肢端型与黏膜型为主，在中国黑色素瘤患者中，除了 *BRAF* 与 *NRAS* 突变外，CDK 通路异常及 *c-KIT* 基因突变也较常见。脉络膜黑色素瘤最常见的基因突变是 *GNAQ/GNA11* 突变，50%的脉络膜黑色素瘤存在 *BAP1* 突变（Cancer Genome Atlas Network，2015；Hayward et al.，2017）。黑色素瘤常见亚型及分子生物学特点见表 21-1。

表 21-1 黑色素瘤常见亚型及分子生物学特点

	皮肤黑色素瘤	肢端黑色素瘤	黏膜黑色素瘤	脉络膜黑色素瘤
危险因素	日光，黑痣	黑痣，外伤	尚不清楚	太田痣，遗传易感因素
转移途径	卫星灶及移行转移，淋巴道及血道转移	卫星灶及移行转移，淋巴道及血道转移	血道转移为主	大部分为肝转移
TMB	高	低	低	非常低
分子特征	BRAF、NRAS、NF1	BRAF、NRAS、KIT、CDKN2A	KIT、NRAS、rareBRAF	GNAQ、GNA11、PLCB4、BAP1、SF3B1、EIF1AX

1. 皮肤黑色素瘤

（1）*BRAF* 基因：是黑色素瘤的重要驱动基因。已发现 50 多种 *BRAF* 突变形式，其中 BRAF 蛋白第 600 位氨基酸的突变频率占所有 *BRAF* 突变位点的 80%以上，以缬氨酸（V）突变为谷丙氨酸（E）（*BRAF* V600E）最为常见，缬氨酸（V）突变为赖氨酸（K）（*BRAF* V600K）次之。由于分析方法的差异，不同实验室报告的 *BRAF* V600 型突变率存在差异。例如，北京大学肿瘤医院分析了 432 例黑色素瘤，*BRAF* V600 型突变率为 25.5%。其中，慢性日光损伤型、非慢性日光损伤型、肢端型、黏膜性和原发灶不明型肿瘤的 *BRAF* V600 型突变率分别为 18.2%、57.1%、15.5%、12.5%和 27.3%。中山大学附属肿瘤医院用二代测序的方法分析 78 例黑色素瘤，观察到 *BRAF* V600 型突变率为 32.1%（占所有 *BRAF* 突变位点的 85.9%）。其中，皮肤型、肢端型、黏膜型的 *BRAF* V600 型突变率分别为 48.9%、20%、20%。值得注意的是，黑色素瘤原发灶和转移灶之间、不同转移灶之间的 *BRAF* 突变可能存在异质性，不一致率高达 15%~26%。

BRAF V600 所具有的体内激酶活性是野生型的 500 倍。*BRAF* V600 突变体有别于野生型 *BRAF*。首先，野生型 *BRAF* 与 *ARAF*、*CRAF* 形成同源二聚体或异源二聚体才能活化下游通路，*BRAF* V600 突变体单体即能活化下游通路。其次，*BRAF* V600E 突变体下调 MITF 表达，而 MITF 在野生型 *BRAF* 黑色素瘤表现出癌基因活性。*BRAF* V600E 突变存在于癌前病变和瘤周正常细胞，20%~80%的良性黑色素细胞痣也具有这种突变，提示 *BRAF* V600E 突变是黑色素细胞转化的早期事件。尽管少数痣能够进展为恶性黑色素瘤，但大多数痣保持终生生长停滞状态，提示单纯 *BRAF* 突变不足以驱动痣细胞恶变，痣细胞恶变需要其他基因突变的参与，如

TP53 突变、*PTEN* 缺失等（Eskiocak et al.，2017；Ji et al.，2016）。

（2）*NRAS* 基因：*RAS* 基因是被克隆和分离的第一个人类癌基因，RAS 蛋白家族包括 HRAS、KRAS、NRAS 三个成员，这三种蛋白在哺乳动物体内广泛表达，以 RAS 为代表的 GTP 结合蛋白是很多 RTK 信号传递的汇聚点，是传递胞外信号的重要途径。*RAS* 基因突变是最常见的癌基因突变（约 25%），并存在高度热点区域，集中位于 12 号、13 号、61 号密码子。胰腺癌 *RAS* 突变频率最高，以 *KRAS* 为主，G12D 最多见；肺腺癌 *RAS* 突变频率为 20%左右，以 *KRAS* 突变为主，G12C 最为多见。皮肤黑色素瘤 *RAS* 突变频率为 25%左右，以 *NRAS* 突变为主，Q61R/K 突变频率最高。*NRAS* 的突变不仅在皮肤黑色素瘤中，在先天型痣及发育异常型痣中也可发现。在先天痣、原发灶和转移灶中 *RAS* 基因突变的频率分别约为 56%、33%和 26%。有研究表明，早年暴露于较强的紫外线辐射下所引起的黑色素瘤与 *BRAF* 突变有关，而在晚年暴露于较强的紫外线辐射下所引起的黑色素瘤与 *NRAS* 突变有关。NRAS 与 BRAF 基因突变均可引起相同的 MAPK 信号通路的激活，*NRAS* 突变与 *BRAF* 突变在黑色素瘤中是互斥的，提示 MAPK 信号通路的其中一个基因突变即可活化该通路，MAPK 信号通路激活是黑色素瘤重要的癌变机制之一（Papke et al.，2017）。

（3）*NF1* 基因：在皮肤黑色素瘤中的突变频率仅次于 *BRAF* 和 *NRAS*。NF1 是一种 GTP 酶激活蛋白，可抑制 RAS 信号。*NF1* 基因功能丧失将导致 RAS 信号激活，从而介导 MAPK 信号通路活化。在皮肤黑色素瘤中，*NF1* 突变多见于慢性日光损伤型黑色瘤，且以年老患者居多。促结缔组织增生性黑色素瘤中 *NF1* 基因突变频率极高。*NF1* 基因突变

常与较高的体细胞突变负荷相关，且与 *BRAF* 及 *NRAS* 突变互斥（Kiuru et al.，2017）。

2. 肢端黑色素瘤 有别于西方人群，中国黑色素瘤以肢端型与黏膜型为主。在肢端及黏膜黑色素瘤中，除了 *BRAF* 及 *NRAS* 突变，CDK 通路异常及 *C-KIT* 基因突变亦较常见。

（1）*c-KIT* 基因：位于染色体 4q11—12，其表达产物称 c-KIT 受体。其与多种细胞（如黑色素细胞、造血祖细胞及肥大细胞等）发育有关。c-KIT 属于Ⅲ型酪蛋白激酶家族，包括一个含 5 个 Ig 样基序的胞外区（结合干细胞因子）、一个较短的跨膜区（传导信号）和一个含酪氨酸激酶活性的胞质区。近膜区二聚化结构域及胞内的近膜结构域和激酶结构域常易发生突变。*c-KIT* 突变位点多变，已有 20 多种 *c-KIT* 突变形式被报道，热点突变为 D816K、K558-562del 和 L576P。部分突变导致 c-KIT 单体自发二聚化，从而活化 c-KIT 受体。c-KIT 能够激活多种信号转导途径，包括 Src、PI3K、JAK 及 MAPK 信号通路。在黏膜黑色素瘤、肢端黑色素瘤及慢性日光损伤型黑色素瘤中，*c-KIT* 基因的突变频率分别为 39%、36% 及 28%（Curtin et al.，2006）。

（2）CDK 通路：在黑色素瘤中扮演重要角色，其中以肢端型和黏膜型更常见。北京大学肿瘤医院分析了 428 例中国肢端黑色素瘤患者标本，发现约 80% 的患者存在 CDK 通路异常，主要为 *CDKN2A* 缺失、*Cyclin D1* 和 *CDK4* 扩增。中山大学肿瘤防治中心的数据同样提示在肢端黑色素瘤患者中，约 90% 存在 CDK 通路的异常。10%～40% 家族性黑色素瘤存在 *CDK2A* 基因突变，约 50% 的黑色素瘤存在 $p16^{INK4A}$ 的缺失（Kong et al.，2017）。

随着精准医疗技术的进步，除了以上常见的基因突变，还可能发现一些少见基因的突变，为黑色素瘤患者提供个体化的治疗选择（Manca et al.，2019；Rodrigues et al.，2019）。

（李丹丹）

编 者 简 介
李丹丹，肿瘤学博士，副主任医师，硕士研究生导师。就职于中山大学肿瘤防治中心医院生物治疗中心，主要从事黑色素瘤与肉瘤内科治疗、肿瘤生物治疗。作为项目负责人，先后主持国家级、省部级基金项目 8 项。发表 SCI 收录论文 30 余篇，他引超过 500 次。参编《黑色素瘤基础与临床》《信号转导》《自噬——生物学与疾病》《肿瘤免疫治疗概要》。入选广州市珠江科技新星人才、广东省"千百十人才工程"培养对象、广东特支计划"百千万工程青年拔尖人才"、广东省杰出青年医学人才。

第二节 靶向治疗药物及临床试验进展

皮 肤 癌

除黑色素瘤外，皮肤癌中关于靶向治疗的试验和药物不多，目前美国 FDA 已批准两款 Hedgehog 通路抑制剂 vismodegib 和 sonidegib 用于基底细胞癌靶向治疗，为晚期基底细胞癌患者提供了新的选择。

（一）vismodegib

1. ERIVANCE 研究 为一项多中心、单臂、开放标签、非随机的Ⅱ期临床试验（ERIVANCE，NCT00833417）（Sekulic et al.，2012）。研究共招募了 33 例转移性基底细胞癌和 63 例局部晚期基底细胞癌患者，使其每日口服 vismodegib 150mg。主要研究终点为独立评估的 ORR。主要的假设是局部晚期基底细胞癌患者的缓解率＞20%，转移性基底细胞癌患者的缓解率＞10%。结果显示：转移性基底细胞癌患者的 ORR 为 30%（95%CI，16%～48%；$P=0.001$），中位 PFS 为 9.5 个月。局部晚期基底细胞癌患者 ORR 为 43%（95% CI，31%～56%；$P<0.001$），13 例（21%）CR，中位 PFS 为 9.5 个月。两组患者中位 DOR 为 7.6 个月。超过 30% 的患者出现肌肉痉挛、脱发、味觉障碍、体重减轻和疲劳。25% 的患者报告有严重不良事件。2012 年 1 月 FDA 批准 vismodegib 用于皮肤基底细胞癌治疗。随后于 2015 年更新了随访结果，转移性基底细胞癌患者的 ORR 上升到了 33.3%，局部晚期基底细胞癌患者 ORR 上升到了 47.6%（Sekulic et al.，2015）。2017 年进一步更新了随访结果，转移性基底细胞癌患者的 ORR 增长到了 48.5%，且全部为 PR；局部晚期基底细胞癌患者 ORR 增长到了 60.3%，其中 20 例

达到 CR，18 例 PR。两组中位 DOR 分别为 14.8 个月和 26.2 个月；中位 OS 分别为 33.4 个月和尚不能评估（Sekulic et al.，2017）。

2. STEVIE 研究 为一项多中心、开放标签临床研究（NCT01367665）（Basset et al.，2015），研究共纳入 468 例局部晚期基底细胞癌和 31 例转移性基底细胞癌患者，接受 vismodegib 150mg，每日一次治疗。主要研究终点是安全性，次要研究终点是 ORR。结果显示 400 例（80%）患者中断治疗，其中 180 例（36%）因为不良事件，70 例（14%）因为 PD，51 例（10%）要求停止治疗。491 例（98%）发生不良事件，最常见的是肌肉痉挛（317 例，占 64%）、脱发（307 例，占 62%）、味觉障碍（269 例，占 54%）、体重减轻（162 例，占 33%）、虚弱（141 例，占 28%）、食欲下降（126 例，占 25%）、味觉障碍（112 例，占 22%）、腹泻（83 例，占 17%）、恶心（80 例，占 16%）等。多数为 1 级或 2 级不良事件，严重不良事件 108 例（22%）。在 31 例死亡患者中，21 例是不良事件所致。在 453 例局部晚期基底细胞癌患者中，ORR 为 66.7%，其中 153 例达到 CR，149 例达到 PR。在 29 例转移性基底细胞癌患者中 ORR 为 37.9%，其中 2 例达到 CR，9 例达到 PR。

3. RegiSONIC 研究（NCT01604252） 是一项多中心、前瞻性观察队列研究，旨在收集真实世界中晚期或局部晚期基底细胞癌患者（$n=66$）的诊断和治疗数据。中位随访时间 13.2 个月（0.16～26.8 个月），ORR 为 68%（95%CI，56%～79%），其中 29 例（44%）达到 CR，16 例（24%）达到 PR；DOR 为 5.95 个月（0.03～22.08 个月）。不良反应发生率为 80%（$n=53$），常见的有味觉障碍（56%）、肌肉痉挛（48%）、脱发（38%）、体重下降（20%）等。因与安全性无关的患者停药率高，已提前终止。

（二）sonidegib

BOLT 研究是一项多中心、随机、双盲Ⅱ期临床研究（NCT01327053）（Migden et al.，2015）。研究共纳入 230 例局部晚期或转移性基底细胞癌患者，将其按 1∶2 比例分别接受 sonidegib 200mg/d 或 800mg/d 治疗。主要研究终点为 ORR。中位随访时间为 13.9 个月。在 200mg 组 ORR 为 36%（$n=20$），800mg 组 ORR 为 34%（$n=39$）。与 800mg 组相比，

200mg 组较少发生导致剂量减少的不良事件[25 例（32%）vs 90 例（60%）]或停止治疗[17 例（22%）vs 54 例（36%）]。最常见的 3～4 级不良事件有肌酸激酶升高[5 例（6%）vs 19 例（13%）]和脂肪酶升高[4 例（5%）vs 8 例（5%）]。200mg 组有 11 例（14%）发生严重不良事件，800mg 组有 45 例（30%）发生严重不良事件。基于该项研究，2015 年 7 月美国 FDA 批准 sonidegib 用于治疗局部晚期基底细胞癌。

（王文俊）

编者简介

王文俊，博士，硕士生导师，主治医师；就职于安徽医科大学第一附属医院。主要从事皮肤病的发病机制研究，主持国家自然科学基金青年科学基金 1 项，参与国家自然科学基金面上项目、国际（地区）合作与交流项目等多项课题研究。发表 SCI 论文 20 余篇，获中华医学科技奖一等奖 1 项。参编《皮肤性病学学习指导与习题集》《今日遗传咨询》等书籍。

黑 色 素 瘤

2011 年美国 FDA 批准维莫非尼（vemurafenib）用于晚期黑色素瘤的治疗，标志着黑色素瘤终于迈入成熟的靶向治疗时代。多年来，学者们一直致力于探索黑色素瘤中细胞信号通路的作用，直到发现 *BRAF* 突变并研究出相应的药物，才打开了黑色素瘤靶向治疗的局面。除了 *BRAF* 突变相关的 MAPK 通路之外，还有多个信号通路在黑色素瘤的发生、发展中发挥作用，针对这些靶点的临床研究也一直在进行中。本部分针对这些通路及靶点的临床研究进行综述。

黑色素瘤的靶向药物包括针对基因突变表达产物的激酶抑制剂在黑色素瘤中广泛应用，如 BRAF（V600E/K）抑制剂（维莫非尼、达拉非尼、康奈非尼）、c-KIT 抑制剂（伊马替尼、尼洛替尼、达沙替尼）及 NRAS 下游的 MEK 抑制剂（曲美替尼、比美替尼）等，这一类药物通常具有针对性靶点，其效率显著高于传统化疗，但后续的耐药问题仍缺乏有效的手段。另一类药物则针对 VEGF 通路，包括单抗类药物（贝伐珠单抗）、血管内皮

抑制素，以及多靶点的小分子酪氨酸激酶抑制剂（索拉非尼等）。

（一）BRAF 抑制剂

BRAF 是位于细胞内 MAPK 信号通路的激酶。黑色素瘤中大部分 *BRAF* 基因活化突变位于 V600 位点，此位点的氨基酸残基被取代，使得激酶处于持续激活、磷酸化的状态，进而导致下游的 MEK 和 ERK 活化。*BRAF* 突变通常为 V600E，偶可为 V600K 或其他位点（Dong et al.，2003）。

针对 *BRAF* V600 位点的小分子靶向药物是目前在携带 *BRAF* 突变的晚期黑色素瘤患者中疗效最佳的药物。目前获得 FDA 批准的药物包括维莫非尼（PLX4032）、达拉非尼（GSK2118436），以及康奈非尼（LGX818）。我国于 2017 年批准维莫非尼上市，2019 年批准达拉非尼上市，用于 *BRAF* 突变的进展期黑色素瘤的治疗。

1. 维莫非尼（PLX4032） 在临床前研究中便显示出良好的体外抗肿瘤活性（Sondergaard et al.，2010），但 BRAF 野生型的肿瘤动物模型对 PLX4032 并无反应。

（1）BRIM-1 研究：2006 年开展了 PLX4032 的首个临床研究（BRIM-1），研究纳入了 32 例常规治疗失败的患者，56%的患者获得 PR，这一研究结果为晚期黑色素瘤的治疗注入了一针强心剂，后续的临床研究迅速开展，并将 960mg BID 锁定为推荐剂量（Flaherty et al.，2010b）。

（2）BRIM-2 研究：为 PLX4032 的 II 期临床研究，共入组 132 例 *BRAF* V600E 突变的晚期黑色素瘤患者，其中 M1c 期患者占 61%，LDH 水平升高患者占 49%，所有患者既往均接受过 1 种以上的全身治疗方案，结果显示有效率为 52.3%（95%CI，43%~61%），其中 2.3%为 CR，50%为 PR，29.5%为 SD，DCR 高达 81.8%，中位 PFS 为 6.2 个月。最常见的不良反应包括关节肌肉疼痛、皮疹、光敏性皮炎、乏力、脱发和瘙痒（Sosman et al.，2012）。

（3）BRIM-3 研究：是一项比较维莫非尼和达卡巴嗪单药在初治 *BRAF* V600E 突变晚期黑色素瘤患者中疗效的多中心 III 期随机对照研究，该研究共入组 675 例患者，分别随机接受口服维莫非尼 960mg BID，或达卡巴嗪 1000mg/m² 每 3 周注射一次（Chapman et al.，2011）。结果显示，维莫非尼组的

ORR 高达 48.4%，而对照的达卡巴嗪组只有 5.5%；维莫非尼组和达卡巴嗪组的 6 个月生存率分别为 84%（95% CI，78%~89%）及 64%（95%CI，56%~73%）。中期分析发现与达卡巴嗪组相比，维莫非尼可使死亡风险降低 63%，统计学有显著性差异（$P<0.001$）。维莫非尼组患者中，最常见的不良反应（≥30%的患者）为关节痛、皮疹、脱发、疲乏、恶心及光敏性，大部分不良反应为轻度或中度。最常见的治疗相关严重不良反应包括皮肤鳞状细胞癌（23.5%）。这一结果首次证实维莫非尼显著优于传统的标准治疗达卡巴嗪，并延长了患者的生存期。2011 年 8 月，维莫非尼获得 FDA 批准，成为晚期黑色素瘤治疗领域首个获批的靶向药物，维莫非尼的上市也成为黑色素瘤治疗的里程碑。

2013 年开展了维莫非尼对中国黑色素瘤患者的临床研究（Si et al.，2018）。该研究旨在探索维莫非尼在中国患者中的安全性及疗效，共计入组 46 例患者，ORR 达 52.2%，中位 PFS 为 8.3 个月，中位 OS 为 13.5 个月。主要的不良反应仍表现为皮肤反应，但皮肤鳞癌罕见，其他的安全性及疗效结果与国外报道的相似。基于这一研究，我国 NMPA 于 2017 年 3 月批准维莫非尼（vemurafenib）上市。它也成为我国晚期黑色素瘤领域首个获批的靶向药物。

靶向药物的上市对基因检测提出了新的挑战。目前我国的基因检测管理仍缺乏统一的标准，各地各机构的检测结果存在差异，进而可能影响到患者的治疗。因此，如何获得精准真实的检测结果是靶向治疗对检测手段提出的问题。

此外，靶向药物的不良反应也是上市后引起关注的问题，维莫非尼的发热、过敏是用药早期显著的不良反应，腹泻则是用药后期常见的不良反应，皮疹则贯穿始终。加强患者教育，及时处理不良反应，才能保障患者获得最大疗效。

2. 达拉非尼 可选择性地抑制突变的 BRAF 激酶，并具有极高的亲和力。其在临床前研究中亦表现出良好的抗肿瘤活性（Laquerre et al.，2009）。达拉非尼的 I 期临床研究始于 2009 年，共纳入 184 例患者，其中 156 例患者为转移性黑色素瘤患者（Falchook et al.，2012b）。在黑色素瘤患者中，3 例为 *BRAF* 野生型，153 例携带 *BRAF* 突变：V600E（130 例）、V600K（18 例）、V600G（1 例）、K601E（2 例）、V600K（1 例）及未知突变（1 例）。I 期

研究将 150mg Q12h 锁定为推荐剂量。其中 46 例黑色素瘤患者接受了该剂量的治疗，M1c 期患者占 89%，47%的患者 LDH 水平升高，73%的患者既往接受过全身治疗。在 36 例无脑转移的患者中，有效率为 50%，8 例患者存在 V600K 突变，有效率为 22%。V600E 和 V600K 患者的中位 PFS 并无明显差异（5.5 个月 vs 5.6 个月）。在 10 例有脑转移的患者中，9 例患者达到客观缓解，其中 4 名达到 CR，中位 PFS 为 4.2 个月。

（BREAK2）Ⅱ期研究共纳入 92 例患者，其中有 76 例 V600E 患者和 16 例 V600K 患者。达拉非尼对 V600E 突变患者的有效率为 53%，对 V600K 突变患者的有效率为 13%。两种患者的中位 PFS 分别为 6.3 个月和 4.5 个月。中位 OS 则分别为 13.1 个月和 12.9 个月（Ascierto et al.，2013a）。

在Ⅲ期临床研究中，将达拉非尼对照达卡巴嗪进行了疗效和安全性的比较。研究共入组 250 例Ⅳ期或不可切除的Ⅲ期患者，将其按 3∶1 比例分别随机分配至达拉非尼组和达卡巴嗪组，对照组患者进展后允许交叉到实验组。研究主要终点为 PFS。结果显示达拉非尼组的 PFS 为 5.1 个月，而达卡巴嗪组为 2.7 个月（HR=0.3；95%CI，0.18～0.51；$P<$ 0.001）。两组 ORR 分别为 50%和 6%。基于此项研究结果，2013 年 5 月美国 FDA 批准达拉非尼单药用于晚期黑色素瘤的治疗（Hauschild et al.，2012）。

3. 康奈非尼 是一种新型的 BRAF 抑制剂，临床前研究显示其具有较长的解离速率，对靶点的抑制作用更强。康奈非尼的半衰期长达 30 小时，高于维莫非尼（0.5 小时）和达拉非尼（2 小时）（Delord et al.，2017；Koelblinger et al.，2018）。Ⅰ期纳入 54 例 BRAF 突变患者，其中 29 例患者既往接受过 BRAF 抑制剂治疗。推荐Ⅱ期研究剂量为 300mg QD。在既往未行 BRAF 抑制剂治疗的患者中，ORR 为 60%，中位 PFS 为 12.4 个月，在既往接受过 BRAF 抑制剂治疗的患者中，ORR 为 22%，中位 PFS 为 1.9 个月。在Ⅰ期研究中，康奈非尼最常见的不良反应包括恶心、肌痛及手足红斑（Delord et al.，2017）。

（二）MEK 抑制剂

MAPK 通路中另一个重要的突变为 NRAS 突变，在黑色素瘤中占 10%～15%，并且与 BRAF 突变是互相排斥的（Ascierto et al.，2013b；Dummer et al.，2017）。由于当前缺乏针对 RAS 突变的药物，因此只能通过抑制 RAS 下游的 MEK 激酶来阻断 MAPK 通路（Ascierto et al.，2013b）。但 MEK 抑制剂对 BRAF 突变晚期黑色素瘤的疗效低于 BRAF 抑制剂，对 NRAS 突变黑色素瘤的研究数据又相对较少。现有的 MEK 抑制剂包括诺华公司的曲美替尼、辉瑞公司的比美替尼，以及罗氏公司的考比替尼。

1. 曲美替尼（GSK112-212） 是首个由葛兰素史克公司开发的 MEK1/2 抑制剂。Ⅰ期临床研究纳入 97 例黑色素瘤患者，其中 81 例为皮肤恶性黑色素瘤或原发不明恶性黑色素瘤患者，16 例为脉络膜黑色素瘤患者：包括 36 例 BRAF 突变型、39 例 BRAF 野生型，以及 6 例 BRAF 状态未知。有 11 例患者为 NRAS 突变，其中 2 例患者获得缩小的 SD。而该研究中 BRAF 突变患者的 ORR 达 40%。Ⅰ期研究的推荐剂量为 2mg QD（Falchook et al.，2012a）。

在Ⅱ期研究中，曲美替尼选定 BRAF 突变的患者作为研究人群，同样入组 97 例患者，其中 40 例患者既往接受过 BRAF 抑制剂的治疗，另外 57 例患者未接受过 BRAF 抑制剂的治疗。结果显示，在未接受过 BRAF 抑制剂治疗的患者中，ORR 为 25%，中位 PFS 为 4.0 个月（Kim et al.，2013）。

曲美替尼的Ⅲ期研究依然选择了 BRAF 突变的患者，研究筛选了 1059 例患者，其中 322 例为 BRAF 阳性，受试者按 2∶1 比例随机入组，分别接受曲美替尼 2mg QD 和传统的达卡巴嗪治疗。结果显示两组的 ORR 分别为 22%和 8%，中位 PFS 分别为 4.8 个月和 1.4 个月。主要的不良反应包括皮疹、腹泻、外周水肿（Flaherty et al.，2012b）。基于此项研究结果，2013 年 5 月美国 FDA 批准曲美替尼单药用于 BRAF 突变的晚期黑色素瘤的治疗。

2. 比美替尼（MEK162） 是最初由 Array 生物制药公司研发的非 ATP 竞争性异构性 MEK1/2 抑制剂。Ⅰ期临床研究在多个瘤种中进行，19 例入组的患者中，1 例携带 NRAS 突变的胆囊癌患者获得了 PR（Bendell et al.，2017）。因此在比美替尼Ⅱ期研究中选择部分 NRAS 突变阳性的黑色素瘤患者为目标人群，共纳入 71 例患者，其中 30 例为 NRAS 突变患者，41 例为 BRAF 突变患者。3 例 NRAS 突变的患者获得 PR，2 例 BRAF 突变的患者获得 PR（Ascierto et al.，2013b）。

比美替尼的Ⅲ期临床研究（NEMO）以 45mg BID 为标准剂量，以达卡巴嗪作为对照，共纳入 402 例患者，*NRAS* 突变位点主要位于 61 号密码子，结果显示，比美替尼组与达卡巴嗪组的 ORR 分别为 15.2% 和 6.8%，两组的 PFS 分别为 2.8 个月和 1.5 个月，但中位 OS 并无差异（Dummer et al.，2017）。但比美替尼并未以此研究结果申请在 *NRAS* 突变患者中上市，而是开展了与康奈非尼联合治疗 *BRAF* 突变黑色素瘤患者的Ⅲ期研究。2020 版的 NCCN 指南将比美替尼作为 NRAS 突变患者的治疗推荐，证据级别为 2B。

3. 考比替尼（GDC-0973） 早在 2007 年便开展了其单药的临床研究（NCT01271803），但结果一直未被发表。直到开展考比替尼与维莫非尼联合治疗 *BRAF* 突变的黑色素瘤患者的临床研究，考比替尼才以联合用药的形式获得批准。

（三）BRAF 抑制剂联合 MEK 抑制剂

有证据显示，即使阻断 BRAF，仍发现部分患者下游的 MEK 持续磷酸化，导致 MAPK 通路激活。因此，在临床前研究中，学者们便开始探索 BRAF 抑制剂联合 MEK 抑制剂的治疗模式，体外研究发现，在 BRAF 耐药的细胞中，使用 BRAF 抑制剂联合 MEK 抑制剂可以恢复对治疗的敏感性，这一现象为后续 BRAF 抑制剂联合 MEK 抑制剂的临床研究提供了理论依据（Flaherty et al.，2012a；Greger et al.，2012）。

1. 达拉非尼+曲美替尼 2010 年 2 月开始双药联合的首个 Ⅰ/Ⅱ 期研究，该研究的 C 组共入组 108 例患者，将其随机分入双药联合组和达拉非尼单药组，两组 ORR 分别为 76% 和 54%，中位 PFS 分别为 10.5 个月和 5.6 个月（Flaherty et al.，2012a）。基于这一研究结果，2014 年 1 月美国 FDA 批准达拉非尼联合曲美替尼用于 *BRAF* 突变的晚期黑色素瘤的治疗。

随后针对达拉非尼+曲美替尼（D+T）的联合模式开展了两项Ⅲ期临床研究，分别与单药维莫非尼和单药达拉非尼进行对照。与单药维莫非尼对照的研究又称为 Combi-V 研究，纳入 704 例患者，将其按 1:1 比例随机分入 D+T 联合组或维莫非尼单药组，结果显示两组的中位 PFS 分别为 11.4 个月和 7.3 个月，ORR 分别为 64% 和 51%（Robert

et al.，2015）。

与单药达拉非尼对照的研究又称为 Combi-D 研究，共纳入 423 例患者并将其按 1:1 比例随机分入 D+T 联合组或达拉非尼单药组，结果显示两组的中位 OS 分别为 25.1 个月和 18.7 个月，中位 PFS 分别为 11.0 个月和 8.8 个月，ORR 分别为 69% 和 53%（Long et al.，2015）。上述研究结果进一步证实联合治疗优于单药 BRAF 抑制剂的治疗。此研究是迄今为止随访时间最长的一项研究，显示患者可获得超过 5 年的 OS 和 PFS。2016 年在东亚地区开展了达拉非尼联合曲美替尼治疗晚期黑色素瘤的临床研究，研究共纳入 77 例 *BRAF* V600 突变黑色素瘤患者（其中包含 61 例中国大陆患者）。所有入组患者接受达拉非尼 150mg BID 和曲美替尼 2mg QD 的治疗。结果显示 ORR 为 61%，中位 7.9 个月，中位 OS 尚未达到。最常见的不良事件（AE）为发热（56%）。基于这一研究，我国 NMPA 于 2019 年 12 月批准达拉非尼联合曲美替尼用于 *BRAF* V600 突变的晚期黑色素瘤患者的治疗。

在 2019 年 ASCO 会议上，对 COMBI-V 和 COMBI-D 两项研究的 5 年生存数据进行了汇总分析：研究共纳入 563 例 *BRAF* V600E/K 突变的初治晚期黑色素瘤患者，均使其接受达拉非尼联合曲美替尼治疗。结果显示：联合治疗患者的 4 年无进展生存率为 21%，5 年无进展生存率为 19%。4 年总生存率为 37%，5 年总生存率为 34%。

2. 维莫非尼+考比替尼 维莫非尼虽然是最早上市的 BRAF 抑制剂，但与 MEK 抑制剂联合的研究直到 2012 年才开展。考比替尼与维莫非尼联合的Ⅲ期临床研究（coBRIM）纳入了 495 例患者，将其按 1:1 比例随机分至维莫非尼+考比替尼联合组和维莫非尼单药组，两组的 PFS 分别为 12.3 个月和 7.2 个月，中位 OS 分别为 22.3 个月和 17.4 个月。两组 ORR 分别为 70% 和 50%（Ascierto et al.，2016）。基于此项研究，2015 年 10 月美国 FDA 批准维莫非尼联合考比替尼用于 *BRAF* 突变的晚期黑色素瘤的治疗。

3. 康奈非尼+比美替尼 康奈非尼联合比美替尼的Ⅲ期研究（COLUMBUS）中，将新型的靶向联合方案 COMBO450 [康奈非尼（ENCO）+比美替尼（BINI）] 与单药康奈非尼（ENCO300）及最早上市的维莫非尼（VEM）进行对比，结果显示，

COMBO450 组的 PFS 为 14.9 个月，ENCO300 组为 9.6 个月，VEM 组为 7.3 个月；COMBO450 组的 OS 为 33.6 个月，ENCO300 组为 23.5 个月，VEM 组为 16.9 个月。三组 ORR 分别为 COMBO450 组 63%、ENCO300 组 51%、VEM 组 40%。与 VEM 相比，COMBO450 可显著降低死亡风险（HR=0.61；95%CI, 0.47～0.79；双侧 P＜0.001）（Dummer et al., 2018）。基于此项研究结果，2018 年 6 月美国 FDA 批准康奈非尼联合比美替尼用于 BRAF 突变的晚期黑色素瘤的治疗。

4. 脑转移　早在达拉非尼的 I 期研究中，便纳入了 10 例有脑转移的患者，其中 9 例患者达到客观缓解，4 例达到 CR，中位 PFS 为 4.2 个月。在此基础上，便开展了针对脑转移的 II 期临床研究（BREAK-MB），共计纳入 172 例脑转移患者，未接受过脑转移局部治疗的患者（A 组）ORR 达 39.2%，既往接受过脑转移局部治疗的患者（B 组）ORR 为 20%。两组中位 PFS 分别为 16.1 周和 16.6 周，两组中位 OS 分别为 33.1 周和 31.4 周（Long et al., 2012）。

COMBI-MB 是一项采用 D+T 治疗 BRAF V600 突变的黑色素瘤脑转移患者的 II 期研究。该研究根据患者是否进行过局部治疗及是否存在脑转移症状分为 4 组：A 组，V600E，未接受过局部治疗的无症状性脑转移患者；B 组，V600E，接受过局部治疗；C 组，BRAF V600D/K/R，有无局部治疗均可；D 组，有症状的患者，BRAF V600D/K/R，有无局部治疗均可。4 组患者均采用 D+T 联合治疗方式。A 组患者人数最多（n=76），中位年龄 52 岁，男性占 53%，37%患者 LDH 水平升高。A 组患者颅内 ORR 达 58%，颅内 DCR 为 78%。颅外的 ORR 和 DCR 分别为 55%和 79%。中位的颅内缓解时间为 6.5 个月，颅外缓解时间为 10.2 个月，总体缓解时间为 6.5 个月。中位的 PFS 为 5.6 个月。这提示 D+T 对颅内有效率高，但疗效不及无脑转移者持久（Davies et al., 2017）。

BRAF 突变在中国患者中的发生率低于西方人群（25% vs 50%）（Si et al., 2012），这一突变的好发人群为皮肤来源的年轻患者，因此对于具有这样临床特点的患者，必须检测基因突变。维莫非尼达拉非尼和曲美替尼已在国内上市。BRAF 抑制剂联合 MEK 抑制剂起效快，有效率高，对于瘤负荷较

小的患者疗效持续时间较长，但对于瘤负荷大的患者，容易发生耐药。因此，继续探索耐药后的治疗手段，依然是 BRAF 突变患者面临的重大挑战。

（四）c-KIT 抑制剂

c-KIT 是一种酪氨酸激酶，c-KIT 突变导致在没有配体的前提下，受体激活，并持续激活下游的 MAPK 和 PI3K 通路。已有研究发现肢端和黏膜黑色素瘤中 c-KIT 基因变异明显多于其他亚型（Curtin et al., 2006；Duensing et al., 2004），而这两种类型正是有色人种，包括亚裔黑色素瘤患者中最常见的亚型。2011 年发表于 Clin Can Res 杂志上的中国黑色素瘤患者 c-KIT 基因变异分析的研究结果显示，17%患者存在 c-KIT 基因变异，其中肢端和黏膜黑色素瘤亚型的 c-KIT 变异率分别为 19.2%和 19.8%，而高加索人种表浅扩散型黑色素瘤中 c-KIT 变异率仅为 1.5%（Kong et al., 2011）。目前针对 c-KIT 突变的小分子靶向药物主要包括伊马替尼、尼洛替尼、达沙替尼。

1. 伊马替尼　一项国内多中心 II 期临床研究探索了伊马替尼在 c-KIT 变异晚期黑色素瘤患者中的疗效，这一研究亦是迄今为止规模最大的一项相关临床研究（Guo et al., 2011）。该研究共纳入 43 例 c-KIT 基因突变或扩增的晚期黑色素瘤患者，均给予伊马替尼 400mg QD 治疗，结果显示，中位 PFS 为 3.5 个月，6 个月的无进展生存率为 36.6%。亚组分析显示，11 号或 13 号外显子突变患者的中位 PFS 较其他外显子突变的患者更长，此外，携带多种 c-KIT 变异的患者较单独变异患者的 PFS 长（但无显著性差异）。23.3%（n=10）的患者获得 PR，30.2%（n=13）为 SD，47%为（n=20）PD。虽然有效率不如 BRAF V600E 抑制剂，但对 c-KIT 突变患者仍具有一定的疗效：1 年总生存率达到 51.0%，中位 OS 达到 14 个月；在获得 PR 或 SD 患者中，OS 为 15 个月，显著高于 PD 的患者（P=0.036）。

另一项 II 期研究来自美国，采用伊马替尼 400mg BID 治疗，入组 28 例 c-KIT 突变的患者，ORR 为 16%，中位 TTP 为 12 周，中位 OS 为 46.3 周（Carvajal et al., 2011）。此后还有一项美国的 II 期研究主要入组原发肢端、黏膜、慢性日光损伤型皮肤来源的突变患者 25 例，初始给予伊马替尼 400mg QD 治疗，如无缓解则加量至 400mg BID，结

果显示 ORR 为 29%,均见于 *c-KIT* 突变的患者,*c-KIT* 表达扩增的患者无客观缓解（Hodi et al.，2008）。

基于上述研究结果,目前针对 *c-KIT* 突变的黑色素瘤患者,可选用伊马替尼进行治疗,部分患者可获得明显缓解,且这一药物不良反应较轻,主要以水肿、皮疹、恶心相对常见,患者耐受性好。

2. 达沙替尼 Woodman 等（2009）在两例 *c-KIT* L576P 突变的黑色素瘤患者中观察到达沙替尼的疗效,其中 1 例患者既往还接受过伊马替尼的治疗。达沙替尼的一项 II 期临床研究入组了 39 例患者,但未能达到 6 个月无进展生存率 30% 的目标（Kluger et al.，2011）。另一项 II 期临床研究（NCT00700882，ECOG2607）分为两个阶段,第一阶段：在 57 例患者中,有效率仅为 5.9%。第二阶段因入组太慢终止,但在可评价的 22 例患者中,4 例获得 PR（18.2%）。中位 PFS 为 2.1 个月,中位 OS 为 7.5 个月（Kalinsky et al.，2017）。

3. 尼洛替尼 同为二代 c-KIT 抑制剂的尼洛替尼疗效似乎要强于达沙替尼。韩国的一项单中心 II 期临床研究显示,共有 9 例患者可评估；其中 2 例患者获得 PR,疗效持续时间分别为 8.4 个月和 10.4 个月,4 例患者获得 SD。突变患者的两个突变位点均位于 11 号外显子,分别为 L576P 和 V559A（Lee et al.，2015）。美国的一项 II 期临床研究纳入接受尼洛替尼 400mg BID 治疗的 *c-KIT* 突变患者 19 例,将其分为两组,一组是既往接受过 c-KIT 抑制剂的患者,另一组是脑转移的患者。结果显示既往 c-KIT 抑制剂治疗失败的患者中,有效率为 18.2%；而脑转移的患者未见客观缓解（Carvajal et al.，2015）。2017 年的 TEAM 研究为全球多中心单臂 II 期研究,共入组 42 例患者,给予尼洛替尼 400mg BID 的治疗,ORR 为 26%,中位 PFS 为 4.2 个月,中位 OS 为 18 个月（Guo et al.，2017）。

4. 马赛替尼（masitinib）（AB1010） 是 AB 科学公司开发的 c-KIT 选择性酪氨酸激酶抑制剂。针对马赛替尼开展了大量的 I / II 期临床研究,1 例 *c-KIT* 突变的黏膜恶黑患者获得了 PR,但仅持续 2 个月后便出现 PD（Prosvicova et al.，2015）。马赛替尼对照达卡巴嗪的 III 期临床研究仍在进行中（NCT01280565）。

遗憾的是,大多数 c-KIT 抑制剂并没有进入到 III 期研究的阶段,唯一进入 III 期研究的马赛替尼迄今仍无相关研究结果报告。

目前由于 *c-KIT* 突变相对分散,c-KIT 抑制剂的选择性并不像 BRAF 抑制剂那么精准,因此,有效率偏低一直是未能解决的问题。通常伊马替尼失败后,二代 KIT 抑制剂并未作为首选,化疗或免疫治疗或许也有一定的疗效。

（五）抗血管药物

1. 重组人血管内皮抑制素 内皮抑制素最早由 O'Reilly 教授于 1997 年首次在患内皮细胞瘤的小鼠血清中分离获得,为大分子胶原蛋白XVIII的 C 端非胶原区片段,共由 183 个氨基酸残基组成,分子质量为 20kDa（O'Reilly et al.，1997；Yoon et al.，1999）。其抗肿瘤血管生成作用强于血管抑制素。内皮抑制素能特异地抑制内皮细胞增生,进而抑制肿瘤的生长和转移。采用内皮抑制素处理牛肺动脉内皮细胞可导致细胞凋亡,并显著减少抗凋亡蛋白 Bcl-2 和 Bcl-xl 的产生,但在其他非内皮细胞中并未观察到这种作用,提示内皮抑制素可能选择性地引起内皮细胞凋亡。近些年研究发现,内皮抑制素也可通过与成纤维细胞生长因子（FGF）竞争及通过阻止 G_0/G_1 期向 S 期转变等不同途径抑制内皮细胞增殖。内皮抑制素单药具有一定的抗肿瘤活性,同时还可以与传统的化疗、放疗联合应用,以形成协同作用（Kim et al.，2000；Yokoyama et al.，2000；Yoon et al.，1999）。根据 Folkman 的理念和前期基础研究结果,国内罗永章教授合成的重组人血管内皮抑制素成功解决了蛋白复性等技术问题,使重组人内皮抑制素得以商品化生产,并应用于临床。

临床前研究结果显示,重组人血管内皮抑制素联合达卡巴嗪在体外能够抑制 B16F10 黑色素瘤细胞增殖,与单药达卡巴嗪相比,不仅在体内抑制荷瘤小鼠黑色素瘤生长,还能延长黑色素瘤荷瘤小鼠生存期。这一研究结果为重组人血管内皮抑制素联合达卡巴嗪应用于临床、治疗晚期黑色素瘤提供了实验基础（李海夫 等，2010）。

国内开展了一项血管内皮抑制素联合达卡巴嗪与安慰剂联合达卡巴嗪的随机、双盲、多中心、对照的 II 期临床研究（NCT00813449）（Cui et al.，2013）。该研究旨在观察重组人血管内皮抑制素联合达卡巴嗪（DTIC）一线治疗晚期初治黑色素瘤患者的疗效及安全性。研究共入组 110 例一线治疗初治、ECOG 评分 0/1 分、不可手术切除的Ⅲc 期或Ⅳ期黑色素瘤患者。将其按 1∶1 比例随机分为 A 组（达卡巴嗪 250mg/m² D1～5+安慰剂 D1～14）和 B 组（达卡巴嗪 250mg/m² D1～5+重组人血管内皮抑制素 7.5mg/m² D1～14），每 21 天为 1 个周期。研究结果显示 110 例入组患者中，Ⅲc 期者占 0.9%，M1a 期者占 32.1%，M1b 者占 44.6%，M1c 者占 23.2%。A、B 组 ORR 分别为 3.7%和 8.9%，DCR 分别为 33.3%和 53.6%，$P=0.051$，无统计学差异。在生存情况方面，截至末次随访（2011 年 11 月），105 例患者 PD，27 例患者仍存活。A、B 组中位 PFS 分别为 1.5 个月和 4.5 个月（HR=0.58，$P=0.013$）。中位 OS 分别为 8.0 个月和 12.0 个月（HR=0.52；95%CI，0.33～0.82；$P=0.005$），1 年生存率分别为 22.5%和 49.7%，2 年生存率分别为 14.3%和 22.2%。A、B 组最常见的毒副作用为氨基转移酶水平升高（28.9% vs 56.1%）、白细胞减少（14.4% vs 13.4%），差异无统计学意义。3～4 级不良反应仅为 1.7%（A 组氨基转移酶水平升高及血小板减少），治疗耐受良好。该项研究结果显示，与达卡巴嗪单药相比，重组人血管内皮抑制素联合达卡巴嗪一线治疗进展期晚期黑色素瘤，可明显延长无复发生存期及总生存期，患者耐受良好。

2. 贝伐珠单抗　是重组的人源化单克隆 IgG1 抗体，可选择性地与人血管内皮生长因子（VEGF-A）结合，阻断其与内皮细胞表面的受体（FLT1 和 KDR）结合，通过使 VEGF 失去生物活性而减少肿瘤血管形成，许多直径较小的肿瘤血管可被快速去除、退化。此外，贝伐珠单抗还能关闭 VEGF 依赖的血管通透性增加的内皮窗口和细胞间隙，使血管通透性下降，进而降低肿瘤组织内的压力，以改善化疗药物向肿瘤组织内的传递。随着黑色素瘤的增长，血管生成因子增多，肿瘤血供更丰富，这为贝伐珠单抗治疗黑色素瘤提供了理论依据。

多项Ⅱ期临床研究报道了贝伐珠单抗联合化疗的疗效。BEAM 研究按 2∶1 比例随机入组了 214 例初治患者，分别给予紫杉醇+卡铂联合贝伐珠单抗或安慰剂治疗，结果显示贝伐珠单抗组的 PFS 较长（5.6 个月 vs 4.2 个月，HR=0.78，$P=0.16$），生存期也有所延长（12.3 个月 vs 9.2 个月，HR=0.79，$P=0.19$），但均无显著性差异（Kim et al.，2012）。另一项Ⅱ期研究使用贝伐珠单抗 2 周方案联合卡

铂+每周紫杉醇方案治疗复治的 53 例患者，结果显示中位 PFS 和 OS 分别为 6 个月和 12 个月。但≥3 度血液学毒性发生率明显增高，中性粒细胞减少发生率高达 53%，白细胞减少为 38%，血小板减少为 11%。31 例患者出现 40 余次出血事件，包括 2 例 2 度支气管肺出血性疾病和致死性中枢系统出血（Perez et al.，2009）。一项Ⅱ期研究入组了 62 例患者，使其应用替莫唑胺（TMZ）150mg/m² 连服 7 天联合贝伐珠单抗 10mg/kg（每 2 周）治疗，结果显示 PFS 和 OS 分别为 4.2 个月和 9.3 个月（Dummer et al.，2010）。总体来说，贝伐珠单抗联合化疗的多项Ⅱ期临床研究表明其对晚期黑色素瘤有一定疗效，但仍缺乏Ⅲ期大规模随机对照研究的数据。

（六）其他非特异性靶向治疗

1. 索拉非尼　是一种口服的小分子多激酶抑制剂，对 RAF1、VEGFR-2/3、PDGFR-β、FLT3、c-KIT 蛋白及 RET 受体酪氨酸激酶有抑制作用。基础研究显示索拉非尼可在上游阻断 VEGF 及 PDGF 受体，在下游阻断 RAF/MEK/ERK，同时减少肿瘤的血管生成并抑制肿瘤细胞的复制，从而抑制肿瘤的生长，是首批用于治疗黑色素瘤的小分子多激酶抑制剂之一。然而 Eisen 等（2006）发现索拉非尼单药并未使晚期黑色素瘤患者明显获益。一项Ⅱ期对照临床研究应用达卡巴嗪联合索拉非尼或安慰剂治疗初治的晚期黑色素瘤患者，PFS 分别为 21.1 周和 11.7 周（HR=0.665，$P=0.068$），OS 分别为 45.6 周和 51.3 周（HR=1.002，$P=0.927$）（McDermott et al.，2008）。有两项Ⅲ期临床研究进一步验证了索拉非尼联合紫杉醇/卡铂（CP）的疗效。PRISM 研究比较了 CP 方案联合索拉非尼或安慰剂作为二线方案来治疗无法切除的Ⅲ期或Ⅳ期黑色素瘤患者的疗效。结果发现 PFS 和 OS 均没有明显改善：PFS 分别为 17.9 周和 17.4 周（HR=0.91，$P=0.49$）；OS 均为 42 周（$P=0.92$）（Hauschild et al.，2009）。E2630 研究进一步比较了索拉非尼联合 CP 方案或 CP 方案作为一线方案对黑色素瘤患者的疗效，该研究入组了 823 例初治患者，由于 75%的患者过早达到了研究终点，该研究提前结束并揭盲，两组 OS 无明显差别（11 个月和 11.3 个月），两组 PFS 也几乎相当（4.9 个月和 4.1 个月，$P=0.48$）（Flaherty et al., 2010a）。因此总体来说，索拉非尼单药或联合化疗可能仅对一小部分晚期黑色素瘤患者有效。

2. 舒尼替尼　一项舒尼替尼单药治疗肢端黏膜黑色素瘤的Ⅱ期研究显示，入组的 52 例患者 ORR 为 8%，DCR 为 44%（Buchbinder et al., 2015）。结果显示一些 *c-KIT* 突变阴性患者对舒尼替尼单药亦有效。这可能提示舒尼替尼并非只针对 *c-KIT* 突变发挥作用，其他的作用靶点亦可能对治疗黑色素瘤有效，包括 VEGFR、PDGFR 等。

3. 阿昔替尼联合 PD-1 单抗　近年来，免疫治疗成为非突变晚期恶性黑色素瘤治疗的主流，但对于肢端及黏膜黑色素瘤等特殊类型有效率偏低。单药 PD-1 单抗的临床数据显示其对黏膜黑色素瘤有效率偏低，因此郭军教授牵头开展了阿昔替尼联合 PD-1 治疗晚期黏膜黑色素瘤的Ⅱ期临床研究（Sheng et al., 2019）。该研究是一项开放性、单中心、剂量递增的Ⅰb 期临床研究。研究分为两个阶段，第一阶段为剂量递增阶段，以确定推荐剂量，纳入了 6 例患者；第二阶段为剂量扩增阶段，纳入了 27 例患者，观察疗效及安全性。结果显示，在 29 例未接受过化疗的患者中，14 例患者（48.3%）达到 PR 或 CR，DCR 达 86.2%，中位 PFS 达 7.5 个月，OS 尚未达到。这一研究结果奠定了靶向药物联合免疫药物在晚期黏膜黑色素瘤中的一线治疗地位，初步建立了黏膜恶性黑色素瘤的晚期治疗标准，这一联合模式与单药对照的研究将会开展，以进一步验证联合治疗的有效性。与其他的联合治疗相比，阿昔替尼联合 PD-1 单抗不良反应相对可控，不良反应可耐受。

（七）小结

近年来，国内自主研发的靶向药物在多个瘤种中的疗效得到了验证，针对黑色素瘤的临床研究正在进行中，包括阿帕替尼、安罗替尼等，期待相关研究结果为晚期黑色素瘤的治疗提供更多的依据。

随着二代测序检测技术的发达，晚期黑色素瘤的靶向治疗可能不仅仅限于 *BRAF*、*c-KIT*、*NRAS* 等热点突变，一些少见的突变也可能为黑色素瘤的治疗提供新的机会。未来靶向治疗和免疫治疗的结合也将为黑色素瘤领域打开新的局面。

（毛丽丽）

编者简介

毛丽丽，现为北京大学肿瘤医院肾癌黑色素瘤内科副主任医师。在以恶性黑色素瘤为主的皮肤肿瘤、肾细胞癌、以尿路上皮癌为主的泌尿系肿瘤诊治方面具有丰富的经验，一直致力于化疗、靶向治疗、免疫治疗的相关工作及研究。参与《黑色素瘤》、*Brain metastasis from primary tumor* 等专业著作的编译，在国内外医学杂志上发表多篇文章。任 CSCO 黑色素瘤专家委员会秘书、中国抗癌协会化疗专业委员会委员。

第三节　免疫治疗药物及临床试验进展

NCCN 近年来不断更新了关于皮肤癌临床实践指南，包括皮肤黑色素瘤、梅克尔细胞瘤、皮肤基底细胞癌、皮肤纤维肉瘤、皮肤鳞状细胞癌等多种肿瘤，其中免疫治疗药物和临床试验主要是针对皮肤黑色素瘤。

一、皮　肤　癌

除黑色素瘤外，皮肤癌免疫治疗的临床试验研究不多，如纳武利尤单抗治疗皮肤鳞状细胞癌的Ⅱ期试验、纳武利尤单抗和伊匹木单抗治疗皮肤基底细胞癌的Ⅱ期试验。这里主要介绍 FDA 批准上市的 cemiplimab 和阿维鲁单抗（avelumab）（PD-1 抑制剂）。

（一）cemiplimab

2018 年 9 月，美国 FDA 批准 cemiplimab（PD-1 单克隆抗体）用于治疗转移性皮肤鳞状细胞癌（cSCC）及治疗不适合根治性手术或根治性放疗的局部晚期 cSCC 患者，这是 FDA 批准的第一款针对晚期 cSCC 的免疫治疗药物。其基于两项研究结果：局部晚期或转移性 cSCC 扩大队列的Ⅰ期研究及Ⅱ期研究。Ⅰ期研究是开放标签、多中心的临床试验，主要研究终点是安全性和不良反应。Ⅱ期研究为非随机临床试验，主要研究终点是 ORR。两项研究的次要研究终点包括 DCR、PFS、OS 等。在这两项研究中，患者每 2 周接受一次 cemiplimab（3mg/kg）治疗，Ⅰ期研究用至 48 周，Ⅱ期研究用至 96 周或者 PD 或出现不可耐药的毒性。I 期研究纳入了 26 例晚期 cSCC 患者,中位随访时间为 11.0 个月(1.1～17.0 个月),最常见 irAE 是疲惫(27%),其次是便秘、食欲减退、腹泻、高钙血症、低磷血症、恶心和尿路感染(各占 15%),3 例患者因为 PD 而死亡,1 例因为 irAE 而死亡;ORR 为 50%(95%CI,30%～70%),其中 13 例(50%)PR,6 例(23%)SD;DCR 为 65%(95%CI,44%～83%)。II 期研究共纳入 59 例转移性 cSCC 患者,ORR 为 47%(95%CI,34%～61%),DCR 为 61%(95%CI,47%～74%),其中 4 例(7%)达到 CR,24 例(41%)PR,9 例(15%)SD。估计 12 个月无进展生存率为 53%(95%CI,37%～66%),估计 12 个月总生存率为 81%(95%CI,68%～89%)。最常见不良反应为腹泻(27%)、疲惫(24%)、恶心(17%)、便秘(15%)和皮疹(15%)。有 4 例患者因为不良事件而中断治疗,有 8 例因为 PD 而死亡,有 3 例因为不良事件而死亡(Michael et al.,2018)。

(二)阿维鲁单抗

JAVELIN Merkel 200 研究是一项国际、多中心、开放标签的 II 期临床研究(NCT02155647)。研究纳入了 88 例 IV 期梅克尔细胞癌患者,使其接受阿维鲁单抗 10mg/kg 治疗,每 2 周一次。主要研究终点是 ORR。中位随访时间为 10.4 个月。ORR 为 31.8%(n=28,95%CI,21.9%～43.1%),其中 8 例(9%)达到 CR,20 例(23%)达到 PR,9 例(10%)SD。中位 PFS 为 2.7 个月(95%CI,1.4～6.9 个月),6 个月无进展生存率为 40%(95%CI,29%～50%);中位 OS 为 11.3 个月(95%CI,7.5～14.0 个月),6 个月总生存率为 69%(95%CI,58%～78%)。62 例(70%)患者发生 irAE,还有疲劳(24%)、腹泻(9%)、恶心(9%)、皮疹(7%)、食欲下降(6%)等不良反应(Howard et al.,2016)。2017 年 3 月 FDA 批准阿维鲁单抗用于治疗 12 岁以上的转移性梅克尔细胞癌,包括未接受过化疗的患者。在针对该研究的长期有效性和安全性数据分析显示阿维鲁单抗对转移性 MCC 患者的长期生存有意义(D'Angelo et al.,2019)。

二、黑 色 素 瘤

免疫系统识别并摧毁某些恶性细胞的过程称为免疫监视。免疫系统受损可能导致肿瘤细胞逃避免疫监视。CTLA-4 和 PD-1 在与配体结合时触发信号级联,抑制 T 细胞活化,限制免疫反应。针对这些受体的抗体(如伊匹木单抗、纳武利尤单抗、帕博利珠单抗)可以阻止受体与配体的相互作用,消除对 T 细胞活化的抑制。黑色素瘤免疫治疗的相关临床信息见表 21-2。

(一)伊匹木单抗

伊匹木单抗(ipilimumab)是一种能结合并阻断免疫检查点受体 CTLA-4 功能的单克隆抗体,已被证明能显著改善无法切除或转移性黑色素瘤患者的 OS 和 PFS。两项 II 期临床试验支持伊匹木单抗用于晚期黑色素瘤患者的 III 期或 IV 期治疗。

表 21-2　黑色素瘤免疫治疗药物临床试验

药物名称	靶点	临床试验编号	分期	申办者	招募情况	参考文献
伊匹木单抗	CTLA-4	NCT00094653	III	Medarex 和 Bristol-Myers Squibb	已结束招募	(Hodi et al.,2010)
		NCT00324155	III	Bristol-Myers Squibb	已结束招募	(Robert et al.,2011)
		NCT01515189	III	Bristol-Myers Squibb	已结束招募	(Ascierto et al.,2017)
帕博利珠单抗	PD-1	NCT01704287	II	Merck Sharp & Dohme	已结束招募	(Hamid et al.,2017;Ribas et al.,2015)
		NCT01866319	III	Merck Sharp & Dohme	已结束招募	(Robert et al.,2015b;Schachter et al.,2017)
纳武利尤单抗	PD-1	NCT01721746	III	Bristol-Myers Squibb	已结束招募	(Larkin et al.,2018;Weber et al.,2015)
		NCT01721772	III	Bristol-Myers Squibb	已结束招募	(Ascierto et al.,2019;Robert et al.,2015a)
		NCT01844505	III	Bristol-Myers Squibb	已结束招募	(Hodi et al.,2018;Larkin et al.,2015b;Wolchok et al.,2017)
		NCT03834233	II	Instituto do Cancer do Estado de São Paulo	招募中	
伊匹木单抗 纳武利尤单抗	CTLA-4 PD-1	NCT03521830	II	Sidney Kimmel Comprehensive Cancer Center at Johns Hopkins	招募中	
阿维鲁单抗	PD-1	NCT03271372	III	University of Washington	招募中	

NCT0094653 是一项随机、双盲、Ⅲ期研究，共纳入 676 例 HLA-A*0201 阳性的无法切除的Ⅲ期和Ⅳ期黑素瘤患者，将其按 3∶1∶1 比例随机分为三组，分别接受伊匹木单抗联合糖蛋白 100 肽疫苗（gp100）（n=403）、单用伊匹木单抗（n=137）和单用 gp100（n=136）治疗，其中伊匹木单抗剂量为 3mg/kg，每 3 周一次，共计 4 次（诱导期）。最初设定主要研究终点是 ORR，后修改为 OS；次要研究终点为 DOR、PFS。结果显示，联合治疗组、单药 gp100 组、单药伊匹木单抗组中位随访时间分别为 21.0 个月、17.2 个月、27.8 个月。联合治疗组中位 OS 为 10.0 个月（95%CI，8.5～11.5 个月），单药 gp100 组中位 OS 为 6.4 个月（95%CI，5.5～8.7 个月）（HR=0.64，$P<0.001$），单药伊匹木单抗组中位 OS 为 10.1 个月（95%CI，8.0～13.8 个月）（与单独使用 gp100 相比，HR=0.66，$P=0.003$），联合治疗组和单药伊匹木单抗组没有差异（$P=0.76$）。联合治疗组、单药 gp100 组和单药伊匹木单抗组 12 个月的总生存率分别为 43.6%、25.3%、45.6%，18 个月的总生存率分别为 30.0%、16.3%、33.2%，24 个月的总生存率分别为 21.6%、13.7%、23.5%；三组中位 PFS 分别为 2.76 个月、2.76 个月、2.86 个月，中位 DOR 分别为 11.5 个月、未达到（not reached，NR）、NR。联合治疗组 ORR 为 5.7%，其中 1 例（0.25%）达到 CR，22 例（5.5%）PR；单药 gp100 组 ORR 为 1.5%，其中无 CR 患者，2 例（1.5%）PR；单药伊匹木单抗组 ORR 为 10.9%，其中 2 例（1.5%）达到 CR，13 例（9.5%）PR。三组 DCR 分别为 20.1%、11.0%、28.5%。在接受伊匹木单抗治疗的患者中，10%～15% 发生 3 级或 4 级 irAE，而单独使用 gp100 治疗组为 3%。与 irAE 相关的死亡 7 例。伊匹木单抗提高了以前接受过转移性黑色素瘤治疗的患者的总体存活率。其不良事件可能是严重或长期的，或两者都有，但大多经恰当治疗后可逆（Hodi et al.，2010）。

另一项随机、双盲的Ⅲ期研究（NCT00324155），共纳入 502 例未经治疗的转移性黑色素瘤患者，将其按 1∶1 比例随机分为两组，伊匹木单抗（10mg/kg）联合达卡巴嗪（850mg/m²）组及安慰剂联合达卡巴嗪（850mg/m²）组，在第 1 周、4 周、7 周和 10 周接受治疗，并在随后每 3 周接受达卡巴嗪单药治疗至第 22 周，病情稳定或有客观反应且

无剂量限制毒性作用的患者，从第 24 周开始每 12 周接受伊匹木单抗或安慰剂作为维持治疗。初始设计的主要研究终点为 PFS，随后改为 OS；次要研究终点为 PFS、ORR、DCR、DOR、安全性等。伊匹木单抗加达卡巴嗪组和安慰剂加达卡巴嗪组的中位 OS 分别为 11.2 个月（95%CI，9.4～13.6 个月）和 9.1 个月（95%CI，7.8～10.5 个月），1 年生存率分别为 47.3% 和 36.3%，2 年生存率分别为 28.5% 和 17.9%，3 年生存率分别为 20.8% 和 12.2%（$P<0.001$），DCR 分别为 33.2% 和 30.2%（$P=0.41$），ORR 分别为 15.2% 和 10.3%（$P=0.09$），中位 DOR 分别为 19.3 个月（95%CI，12.1～26.1 个月）和 8.1 个月（95%CI，5.19～19.8 个月）（$P=0.03$）。伊匹木单抗联合达卡巴嗪组及达卡巴嗪加安慰剂组 3 级或 4 级 irAE 的发生率分别为 56.3% 和 27.5%（$P<0.001$）（Robert et al.，2011）。高剂量伊匹木单抗的Ⅲ期研究中 3～4 级 irAE 明显增加（Ascierto et al.，2017），FDA 推荐伊匹木单抗的临床剂量为 3mg/kg。2011 年 3 月 25 日 FDA 批准伊匹木单抗注射用于无法切除或转移性黑色素瘤患者的治疗。近期公布的一项Ⅲ期临床试验 E1609 显示，相较高剂量干扰素，3mg/kg 的伊匹木单抗对黑色素瘤的辅助治疗更有助于患者生存，10mg/kg 的伊匹木单抗毒性更大，而疗效并不突出(Tarhini et al.，2020)。

（二）帕博利珠单抗

KEYNOTE-001 研究是开放标签的Ⅰb 期临床研究（NCT01295827），纳入了 655 例曾治疗过或初治疗的晚期黑色素瘤患者，给予帕博利珠单抗 2mg/kg（每 3 周）、10mg/kg（每 3 周）、10mg/kg（每 2 周）治疗，直至 PD、不可耐受毒性或者患者/研究人员决定退出。中位随访 55 个月。在所有患者中，估计 5 年总生存率为 34%，而在初治疗患者中为 41%；中位 OS 分别为 23.8 个月（95%CI，20.2～30.4 个月）和 38.6 个月（95%CI，27.2 个月～NR）；估计 5 年无进展生存率分别为 21% 和 29%；中位 PFS 分别为 8.3 个月（95%CI，5.8～11.1 个月）和 16.9 个月（95%CI，9.3～35.5 个月）。86% 患者发生治疗相关不良事件，其中 17% 患者发生 3/4 级治疗相关不良事件。KEYNOTE-001 的 5 年分析是迄今为止对帕博利珠单抗最长的随访，证实了帕博利珠单抗在晚期黑色素瘤中的持久抗肿瘤活性和

耐受性（Hamid et al.，2019）。

为评估两种帕博利珠单抗剂量与研究者选择的化疗方案对伊匹木单抗难治性黑色素瘤患者的疗效和安全性，针对 24 周内接受两个及以上伊匹木单抗剂量或 *BRAF* V600 突变而使用 BRAF 和 MEK 抑制剂或两者均使用过的患者开展了一项 12 个国家的随机Ⅱ期试验。患者必须将所有伊匹木单抗相关不良事件降为 0～1 级，应用泼尼松 10mg/d 或更少持续至少 2 周，研究将患者按照 1∶1∶1 比例随机给予每 3 周静脉注射帕博利珠单抗 2mg/kg 或 10mg/kg 及研究者选择的化疗（investigator's choice of chemotherapy，ICC）（紫杉醇加卡铂、紫杉醇、卡铂、达卡巴嗪或口服替莫唑胺）。随机化按 ECOG 体力状态、LDH 浓度和 *BRAF* V600 突变状态分层；帕博利珠单抗和化疗之间的个体治疗分配是开放标签的，但研究者和患者对帕博利珠单抗的剂量分配是盲法的。研究共纳入 540 例患者，将其随机分配接受帕博利珠单抗 2mg/kg（$n=180$）、帕博利珠单抗 10mg/kg（$n=181$）、化疗（$n=179$）治疗。主要研究终点为 PFS。结果显示与化疗组相比，帕博利珠单抗 2mg/kg 组（HR=0.57，95%CI，0.45～0.73；$P<0.0001$）和 10mg/kg 组（HR=0.50，95%CI，0.39～0.64；$P<0.0001$）患者的 PFS 得到改善，6 个月无进展生存率在帕博利珠单抗 2mg/kg 组、10mg/kg 组和化疗组分别为 34%、38% 和 16%。帕博利珠单抗 2mg/kg 组发生 20 例（11%）3～4 级 irAE，10mg/kg 组发生 25 例（14%），化疗组发生 45 例不良事件（25%）。在帕博利珠单抗组中，最常见的治疗相关 3～4 级不良事件是疲劳（NCT01704287）（Ribas et al.，2015）。与化疗相比，使用帕博利珠单抗治疗相关不良事件的发生率略低，但唯一与治疗相关的致命不良事件发生在使用帕博利珠单抗治疗的患者中，且 irAE 主要局限于帕博利珠单抗组。长期随访显示，尽管帕博利珠单抗和伊匹木单抗都提供了较长的生存应答，但与伊匹木单抗单药治疗比较，帕博利珠单抗在 PFS 和 OS 上提供了长期的改善（Hamid et al.，2017）。

KEYNOTE-006 研究（NCT01866319）是另一项随机、对照、Ⅲ期研究，834 例晚期黑色素瘤患者按 1∶1∶1 比例分别接受每 2 周或每 3 周帕博利珠单抗（10mg/kg）及伊匹木单抗（3mg/kg，每 3 周）治疗。主要研究终点为 PFS 和 OS。估计 2 周帕博利珠单抗组的 6 个月无进展生存率为 47.3%，3 周帕博利珠单抗组为 46.4%，伊匹木单抗组为 26.5%（HR=0.58，$P<0.001$）；估计 12 个月生存率分别为 74.1%、68.4% 和 58.2%。与伊匹木单抗（11.9%）相比，帕博利珠单抗每 2 周（33.7%）和每 3 周（32.9%）给药均提高了应答率（$P<0.001$）。在中位随访 7.9 个月后，3 组中分别有 89.4%、96.7% 和 87.9% 的患者出现了应答。同时帕博利珠单抗组治疗相关的 3～5 级严重 irAE 发生率（13.3% 和 10.1%）低于伊匹木单抗组（19.9%），证明与伊匹木单抗相比，帕博利珠单抗延长了 PFS 和 PS，并且在晚期黑色素瘤患者中毒性级别较低（Robert et al.，2015b）。长期随访显示，尽管帕博利珠单抗和伊匹木单抗都提供了非常长的生存获益，与伊匹木单抗单药治疗比较，帕博利珠单抗改善了 PFS 和 OS，且帕博利珠单抗治疗相关的毒副作用发生率较低，但经过长期随访，各治疗组治疗相关毒副作用的累积发生率相似，在研究治疗的前 12 周，伊匹木单抗的毒性率更高，而在伊匹木单抗方案（最多包含 4 个周期）完成后约 12 周，新的 irAE 频率逐渐减少；尽管在研究的前 12 周，帕博利珠单抗组的新 irAE 发生率较低，但由于患者继续接受积极治疗（没有预先指定的最长治疗时间），整个研究期间帕博利珠单抗组的新 irAE 仍在继续发展（Schachter et al.，2017）。2014 年 9 月美国 FDA 批准帕博利珠单抗用于治疗对其他药物无应答的晚期或不可切除的黑色素瘤。2018 年 7 月帕博利珠单抗在中国上市。近期报道的 KEYNOTE-029 ⅠB 期研究显示标准剂量帕博利珠单抗联合减量伊匹木单抗表现出明显的抗肿瘤活性、持久应答、良好的长期生存和毒性可控性（Carlino et al.，2020）。

（三）纳武利尤单抗

纳武利尤单抗是一种全人源性 IgG4 PD-1 免疫检查点抑制剂抗体，在伊匹木单抗和 BRAF 抑制剂治疗后进展的黑色素瘤患者中可产生持久的反应。CheckMate 037 研究是一项随机、对照、开放标签的Ⅲ期试验（NCT01721746），纳入了 631 例不可切除或转移性黑色素瘤，且在伊匹木单抗或伊匹木单抗和 BRAF 抑制剂治疗后进展的患者，研究将其随机分配至纳武利尤单抗组（$n=272$，3mg/kg，每 2 周）和研究者选择的化疗（ICC）（$n=133$，达卡巴嗪 1000mg/m² 或紫杉醇 175mg/m² 联合卡铂）组治疗，直至 PD 或出现不可耐受的毒性。主要研究终点为 ORR 和 OS。纳武利尤单抗组前 120 例患者中有 38 例（31.7%；95%CI，23.5%～40.8%）报告了已证实的客观缓解，而 ICC 组 47 例患者中有 5 例（10.6%；95%CI，3.5%～23.1%）；与纳武利尤单抗相关的 3～4 级不良事件包括脂肪酶水平升高、ALT 水平升高、贫血和疲劳；无治疗相关死亡发生（Weber et al.，2015）。经过大约 2 年的随访，纳武利尤单抗组和 ICC 组的中位 OS 分别为 16 个月和 14 个月（HR=0.95），中位 PFS 分别为 3.1 个月和 3.7 个月（HR=1.0），ORR 分别为 27% 和 10%，中位 DOR 分别为 32 个月和 13 个月。缓解的改善并没有转化为 PFS 或 OS 的改善(Larkin et al.，2018)。随后的两项 III 期临床试验证明，纳武利尤单抗对无法切除的 III 期或 IV 期黑色素瘤有效且前期未接受治疗的患者对纳武利尤单抗的应答率更高，与化疗相比，纳武利尤单抗提高了反应率，延长了 PFS 和 OS，3～4 级治疗相关不良事件最初在纳武利尤单抗组较化疗组低，但长期随访显示，纳武利尤单抗组治疗相关不良事件继续发展，使两组间的差异减少（NCT01721772）（Ascierto et al.，2019；Robert et al.，2015a）（NCT01844505）（Hodi et al.，2018；Larkin et al.，2015a；Wolchok et al.，2017）。2014 年 12 月美国 FDA 批准纳武利尤单抗用于治疗对其他药物无应答的晚期或不可切除的黑色素瘤患者。

CheckMate-067 研究是一项双盲、随机 III 期临床试验（NCT01844505），旨在评价纳武利尤单抗联合伊匹木单抗、纳武利尤单抗单药、伊匹木单抗单药对初治晚期黑色素瘤的疗效。研究纳入 945 例初治晚期黑色素瘤（包括 *BRAF* V600 突变体和野生型）患者，并将其按 1：1：1 比例随机分配至纳武利尤单抗联合伊匹木单抗组（n=314）、纳武利尤单抗单药组（n=316）、伊匹木单抗单药组（n=315）治疗。主要研究终点为 PFS 和 OS。结果显示联合治疗组、纳武利尤单抗单药组、伊匹木单抗单药组的中位 PFS 分别为 11.5 个月（95% CI，8.9～16.7 个月）、6.9 个月（95% CI，4.3～9.5 个月）、2.9 个月（95% CI，2.8～3.4 个月）。与伊匹木单抗单药和纳武利尤单抗单药相比，联合方案的疾病进展风险分别降低了 58%（HR=0.42；95%CI，0.34～0.51；P<0.0001）和 43%（HR=0.57；95%CI，0.47～0.69；

P<0.0001）；三组 ORR 分别为 50%、40% 和 14%；三组中位随访时间分别为 46.9 个月、36.0 个月、18.6 个月。数据显示：联合治疗组中位 OS 尚未达到（95%CI，38.2 个月至 NR），纳武利尤单抗单药组中位 OS 为 36.9 个月（95%CI，28.3 个月至 NR），伊匹木单抗单药组中位 OS 为 19.9 个月（95%CI，16.9～24.6 个月）。联合治疗组、纳武利尤单抗单药组、伊匹木单抗单药组的 3/4 级严重不良反应发生率分别为 59%、22%、28%；最常见的 3 级不良反应是腹泻（9% vs 3% vs 7%）。基于该项研究结果，2016 年 1 月 FDA 批准纳武利尤单抗联合伊匹木单抗用于治疗不可切除或转移性黑色素瘤（*BRAF* V600 野生型/突变型）（Larkin et al.，2015b，Wolchok et al.，2017，Hodi et al.，2018）。

CheckMate-238 研究是一项随机、双盲的 III 期临床试验（NCT02388906；Eudra-CT：2014-002351-26），旨在比较纳武利尤单抗与伊匹木单抗在 IIIB/C 期或 IV 期黑色素瘤完全切除术后辅助治疗的疗效。研究共纳入 906 例局部晚期或晚期黑色素瘤患者，并将其按 1：1 比例随机分至纳武利尤单抗组（3mg/kg，每 2 周一次，n=453）和伊匹木单抗组（10mg/kg，每 3 周一次，第 24 周开始每 12 周一次，n=453）治疗。主要研究终点为 RFS。结果显示：纳武利尤单抗和伊匹木单抗的 12 个月无复发生存率分别为 70.5%（95%CI，66.1%～74.5%）和 60.8%（95%CI，56.0%～65.2%）（HR=0.65；97.56%CI，0.51%～0.83%；P<0.001）。两组 3/4 级 irAE 发生率分别为 14.4% 和 45.9%。2017 年 12 月 FDA 批准纳武利尤单抗作为完全切除的淋巴结受累或转移性黑色素瘤的辅助治疗（Weber et al，2017）。

（四）小结

帕博利珠单抗成为国内首个获批用于治疗晚期黑色素瘤的 PD-1 抑制剂类免疫药物，也使我国黑色素瘤治疗步入免疫治疗时代。我国人群黑色素瘤以肢端型和黏膜型为主，需要进一步开展黑色素瘤免疫治疗药物的临床试验，同时开发原创性的适用于我国人群的黑色素瘤特异性免疫治疗药物。

（高金平　王文俊）

第二十二章

非基于肿瘤类型的靶向及免疫治疗

第一节　NTRK 靶向治疗

一、概　述

NTRK 包含 NTRK1、NTRK2、NTRK3，其编码对应的蛋白质即原肌球蛋白受体激酶（tropomyosin receptor kinase，TRK）A（TRKA）、B（TRKB）和 C（TRKC）。NTRK1 基因位于染色体 1q23.1，TRKA 蛋白是一种分子质量为 140kDa 的糖蛋白（Greco et al.，2010；Martin-Zanca et al.，1986）；NTRK2 基因位于染色体 9q21.33，TRKB 已被证明在人类细胞系中调节多种细胞效应（Klein et al.，1991；Squinto et al.，1991）；NTRK3 基因位于染色体 15q25.3，1998 年在先天性纤维肉瘤中报道了 NTRK3 基因与 ETV6 基因的融合（Ivanov et al.，2013）。NTRK 家族基因在神经系统发育过程中起着调节分化、凋亡和存活的重要作用（Brodeur et al.，2009；Kaplan et al.，1991）。TRKA、TRKB 和 TRKC 蛋白结构包括细胞外结构域、跨膜结构域和具有激酶结构域的细胞内结构域。TRKA、TRKB、TRKC 分别可被不同的配体如神经生长因子（nerve growth factor，NGF）、脑源性营养因子（brain-derived neurotrophic factor，BDNF）、神经营养因子-3（neurotrophin-3，NT3）激活。细胞外结构域与特定的配体结合后导致细胞内细胞质激酶结构域磷酸化，激活 RAS/RAF、PI3K/AKT 信号通路，从而调节细胞增殖、分化等（Gatalica et al.，2019；Knezevich et al.，1998；Shaw et al.，2013）。

研究者在非小细胞肺癌、乳腺癌、结肠癌等多种肿瘤中发现了 NTRK 基因融合、扩增、单核苷酸变化及 TRK 蛋白质高表达等，且与肿瘤发生发展有一定关联。NTRK 融合导致的癌症在美国的发病率仅为 0.1%（每年 1500～5000 例）（Kheder et al.，2018），在中国发病率约 0.37%（Ling et al.，2018）。NTRK 融合虽然发生率很低，但是目前已知在多种人类肿瘤类型中存在（NTRK 融合发生率<5%），如肺腺癌、肺大细胞神经内分泌癌、结直肠癌、胰腺癌、胆管癌、乳腺癌、肉瘤、黑色素瘤。然而，值得注意是其在罕见肿瘤类型中（＞75%）的发生率明显增加，如婴儿纤维肉瘤、分泌性乳腺癌等。5%～25%甲状腺乳头状癌、先天性中胚层肾瘤、Spitz 肿瘤和桥脑胶质瘤中存在 NTRK 融合。NTRK 基因的 3'区（编码激酶域）通过染色体内或染色体间重排与 NTRK 基因融合伙伴的 5'区连接，融合基因可活化 TRK 激酶结构域，由此产生的 TRK 融合激酶被激活，导致下游细胞信号失调，成为致癌的"驱动器"，因此，NTRK 融合被认为是一个独特的孤立分子实体。虽然 NTRK 融合总体上是罕见的，但不基于肿瘤类型，这对肿瘤基因组引导的分子靶向治疗具有相当大的影响（Drilon et al.，2018a；Gao et al.，2013；Kheder et al.，2018）。

二、已上市的 NTRK 抑制剂

2017 年 5 月美国 FDA 批准第一款"广谱抗癌药"PD-1 抗体帕博利珠单抗用于 MSI-H 或 dMMR 的不可切除或晚期实体瘤，成为首款不依据肿瘤来源而依据生物标志物进行区分的抗肿瘤药物，引起了广泛的关注（Le et al.，2017；Le et al.，2015）。随后 FDA 于 2018 年 11 月 26 日批准第二款"广谱抗癌药"拉罗替尼（larotrectinib）上市用于治疗 NTRK 阳性的实体瘤患者（不论患者年龄及肿瘤来源）；紧接着日本卫生、劳动和福利部（MHLW）

率先于 2019 年 6 月 18 日批准第三款"广谱抗癌药"恩曲替尼（entrectinib）上市用于治疗成人和儿童 *NTRK* 融合阳性、晚期复发性实体肿瘤，随后 2019 年 8 月 FDA 加速批准恩曲替尼上市。

（一）拉罗替尼

Bayer 和 Loxo Oncology 共同开发的泛癌种靶向药拉罗替尼（larotrectinib）于 2018 年在美国上市，用于治疗成人和儿童携带 *NTRK* 基因融合的局部晚期或转移性实体瘤。该批准基于三个多中心、开放标签、单臂临床试验的数据：LOXO-TRK-14001（NCT02122913）、SCOUT（NCT02637687）和 NAVIGATE（NCT02576431）。主要疗效评价指标为 ORR 和反应持续时间，由独立评审委员会根据 RECIST 1.1 确定。研究招募了 55 例 4 个月到 76 岁 *NTRK* 基因融合且不可切除的或转移性实体肿瘤患者，其中 12 例患者年龄<18 岁。共有 12 种癌症类型，其中最常见的是唾液腺肿瘤（22%）、软组织肉瘤（20%）、婴儿纤维肉瘤（13%）和甲状腺癌（9%）；17 种独特的 *NTRK* 融合阳性类型。结果显示：ORR 为 75%（95%CI，61%～85%），包括 22%患者达 CR，53%患者达 PR。73%的患者的反应持续时间为 6 个月或更长，63%的患者为 9 个月或更长，39% 的患者为 12 个月或更长。在这三项临床试验中，共有 176 例患者接受了拉罗替尼的安全性评估，其中包括 44 例儿童患者。最常见的不良反应（≥20%）为疲劳、恶心、头晕、呕吐、AST 水平升高、咳嗽、ALT 水平升高、便秘、腹泻；不良事件以 1 级为主，与拉罗替尼相关的 3 级或 4 级不良事件发生率均未超过 5%。没有患者因药物相关不良事件停用拉罗替尼。推荐的拉罗替尼剂量为成人口服 100mg BID；儿童口服 100mg/m² BID（每次最大剂量为 100mg）（David et al.，2019b；Drilon et al.，2018a）。

（二）恩曲替尼

基于 Ⅰ 期 STARTRK-1 试验（NCT02097810）和 Ⅰ 期 ALKA-372-001 试验（EudraCT 2012-000148-88）的数据、Ⅱ 期 STARTRK-2 试验（NCT02568267）及 Ⅰ/Ⅰb 期 STARTRK-NG 试验（NCT02650401）的数据，FDA 加速批准恩曲替尼用于治疗 12 岁及以上 *NTRK* 基因融合且无已知获得性耐药突变的实体瘤成年和儿童患者；同时 FDA 还批准恩曲替尼用于 *ROS1* 阳性转移性 NSCLC 的成年患者。在 ALKA-372-001、STARTRK-1、STARTRK-2 这三项临床试验中，共有 54 例 *NTRK* 阳性实体瘤成年患者接受了不同剂量和时间安排的恩曲替尼治疗：94%的患者每日口服恩曲替尼 600mg。最常见的肿瘤类型有肉瘤、NSCLC、乳腺癌、甲状腺癌和结肠直肠癌。结果显示：经独立复查确定的 ORR 为 57%（95%CI，43%～71%），68%的患者反应持续时间为 6 个月或更长，45%的患者反应持续时间为 12 个月或更长。恩曲替尼最严重的不良反应是心力衰竭、中枢神经系统影响、骨折、肝毒性、高尿酸血症、QT 间期延长和视力障碍。最常见的不良反应是疲劳、便秘、嗅觉障碍、水肿、头晕、腹泻、恶心、呼吸困难、肌痛、认知障碍、体重增加、咳嗽、呕吐、发热、关节痛和视力障碍（Drilon et al.，2017b，Drilon et al.，2017c）。STARTRK-NG 是一项 Ⅰ/Ⅱ 期开放标签剂量递增和扩大研究，评估恩曲替尼对儿童和青少年患者的安全性和有效性，纳入了 29 例年龄在 4.9 个月到 20 岁之间的儿童和青少年。在可评估的 28 例患者中，推荐剂量为每天 550mg/m²，所有反应均发生在剂量≥400mg/m² 时。在中枢神经系统肿瘤（$n=6$）中，1 例 CR（*ETV6-NTRK3*）、3 例 PR（*TPR-NTRK1*、*EEF1G-ROS1*、*EML1-NTRK2*）、1 例获得未经确认的 PR（*GOPC-ROS1*）；在颅外实体瘤（$n=8$）中，1 例 CR（*DCTN1-ALK*）、5 例 PR（*TFG1-ROS1*、*EML4-NTRK3*、*ETV6-NTRK3*、*KIF5B-ALK*、*ETV6-NTRK3*）。在神经母细胞瘤（NBL，$n=15$）中，1 例 CR（*ALK-F1174L*）。所有患者的平均治疗时间为 85 天（6～592 天），平均反应时间为 57 天（30～58 天）（Giles et al.，2019）。

三、未上市的 NTRK 抑制剂

第一代 NTRK 抑制剂拉罗替尼和恩曲替尼对 *NTRK* 融合实体瘤疗效非常好，但同其他 TKI（如厄洛替尼、克唑替尼）等一样，最终将不可避免地出现耐药，最常见的耐药原因是 *NTRK* 基因突变，如溶剂前沿突变（solvent front mutation，SFM）：*NTRK1* G595R、*NTRK3* G623R；Gatekeeper 突变：*NTRK1* F589L、*NTRK3* F617I；复合突变：*NTRK1* G595R/F589L 等。为了解决耐药问题，拜尔（Bayer）公司开发了第二代靶向 NTRK 药物 LOXO-195。2019 年 AACR 大会报道，31 名 *NTRK* 融合患者（7

例儿童，24 例成人；11 种癌症类型）（NCT03215511）此前至少接受过第一代 *NTRK* 靶向治疗，耐药前 NTRK 抑制剂的中位持续时间为 9.5 个月（2～30 个月）。LOXO-195 药物剂量由 32mg QD 至 150mg BID，截至 2018 年 12 月，10 例患者 CR 或 PR（34%）。最常见不良反应包括头晕/共济失调（65%）、恶心/呕吐（50%）、贫血（30%）及肌痛、腹痛、疲劳（所有 20%）。5 例患者（均为成人）存在剂量限制性毒性：共济失调/头晕（4 例）和共济失调/呕吐（1 例）（David et al.，2019a；Drilon et al.，2017a）。

洛普替尼（repotrectinib，TPX-0005）是 Turning Point（TP）Therapeutics 公司研发的针对 *NTRK*、*ALK* 和 *ROS1* 的小分子激酶抑制剂，有效针对野生型（wild type，WT）和多种获得性突变，包括 *NTRK* G595R、*ALK* G1202R、*ROS1* G2032R 等。和

LOXO-195 相比，洛普替尼对 *NTRK* 野生型和 SFM 的效价高 10 倍，对 Gatekeeper *NTRK1* F589L 和 *NTRK3* F617I 的效价高 100 倍以上。此外，洛普替尼对顺式复合突变 *NTRK1* G595R/F589L 也具有活性。正在进行的洛普替尼 TRIDENT-1 试验（NCT03093116）中，在 3 例 TRK 抑制剂耐药患者的基线血浆 cfDNA 样本中检测到 *NTRK1* G595R、*NTRK3* G623R、*NTRK3* G623E 及 *NTRK1* F589L 突变。一例恩曲替尼耐药的唾液腺肿瘤患者伴随 *NTRK3* G623E 突变，经洛普替尼治疗后达到 PR。一例拉罗替尼耐药胆管癌患者伴随 *NTRK1* G595R/F589L 反式突变，经洛普替尼治疗后肿瘤消退 33%（Drilon et al.，2019；Drilon et al.，2018b）。

除了以上的 NTRK 抑制剂外，目前还有其他的 NTRK 抑制剂正在开展临床试验，见表 22-1。

表 22-1　正在招募中的临床试验

药物名称	靶点	临床试验编号	研究阶段	申办者	招募情况
拉罗替尼	NTRK	NCT02576431	Ⅱ 期	Bayer	招募中
拉罗替尼	NTRK	NCT02637687	Ⅰ/Ⅱ 期	Bayer	招募中
拉罗替尼	NTRK	NCT03213704	Ⅱ 期	National Cancer Institute	招募中
拉罗替尼	NTRK	NCT03834961	Ⅱ 期	Children's Oncology Group	招募中
恩曲替尼	NTRK、ROS1、ALK	NCT02568267	Ⅱ 期	Roche	招募中
恩曲替尼	NTRK、ROS1、ALK	NCT02650401	Ⅰ 期	Roche	招募中
LOXO-195	NTRK	NCT03215511	Ⅰ/Ⅱ 期	Bayer	招募中
repotrectinib	NTRK、ROS1、ALK	NCT03093116	Ⅰ/Ⅱ 期	Turning Point Therapeutics	招募中
卡博替尼	ROS1、NTRK、MET、AXL	NCT01639508	Ⅱ 期	Memorial-Sloan Kettering Cancer Center	招募中
merestinib	NTRK	NCT02920996	Ⅱ 期	Dana-Farber Cancer Institute	招募中
MGCD516	MET、AXL、MER、VEGFR、PDGFR、DDR2、NTRK	NCT02219711	Ⅰ 期	Mirati Therapeutics	招募中
VMD-928	NTRK1	NCT03556228	Ⅰ 期	VM Oncology	招募中

四、小　结

2018 年底 FDA 批准了第一个 *NTRK* 抑制剂上市，虽然对具有 *NTRK* 融合基因阳性的多种恶性肿瘤有显著临床疗效，但是最终不可避免会产生耐药，这是最棘手也是急需解决的最大问题。为了进一步优化针对 *NTRK* 融合阳性肿瘤的个性化治疗，仍然需要鉴定原发或获得性耐药机制，以及开发针对耐药机制的新药物，目前开发第二代 NTRK 抑制剂（如 LOXO-195）的临床研究已经在积极进行中。此外，单一靶向药物治疗是否是最好的选择，是否可以联合免疫疗法或其他治疗方法等仍有待进一步

研究。"篮子试验"设计的成功，为寻找新的治疗靶点及设计新的临床试验提供了更多的思路和参考。

（朱　琳）

编者简介
朱琳，南方医科大学八年制临床医学博士，现就职于遵义医科大学第二附属医院，为美国宾夕法尼亚州立大学和西弗吉尼亚大学访问学者。参编 *ASCO Educational book*（2018）、*Targeted Therapies for Lung Cancer*（2019）。主持及参与多个研究项目。

第二节 微卫星高度不稳定/错配修复缺陷免疫治疗

随着肿瘤免疫治疗的初步成功，免疫治疗已快速成为多种类型实体瘤的重要治疗方式。尤其对于患有微卫星高度不稳定（MSI-H）/错配修复缺陷（dMMR）的肿瘤患者，免疫治疗为其提供了一个新的治疗方向。目前主要包括以下免疫治疗方法：一种是纳武利尤单抗（nivolumab）或帕博利珠单抗（pembrolizumab）进行单药治疗。在临床试验中，这两种PD-1抑制剂的ORR是30%～50%，并且部分缓解持久。美国FDA已经批准这两种药物用于治疗某些特定的恶性肿瘤，但各自的优势需要经过大量临床试验来验证。另一种免疫治疗方法是将纳武利尤单抗与伊匹木单抗联合使用。尽管尚无直接比较纳武利尤单抗和帕博利珠单抗联合治疗与单一治疗的随机临床试验，但CheckMate-142试验间接表明，联合免疫疗法比抗PD-1单药疗法具有更高的疗效，并且具有良好的安全性。美国FDA批准两者联合方案用于治疗MSI-H或dMMR的转移性结肠癌（mCRC）患者。值得注意的是，MSI-H或dMMR可能表现为Lynch综合征，这是一种遗传性疾病，易导致多种癌症，包括CRC。目前，学者们普遍认为，与以往比较，Lynch综合征发生更加频繁，因此，无论其家族史如何，所有具有dMMR实体瘤的患者均应接受Lynch综合征的种系遗传学评估。MSI-H和dMMR免疫治疗药物临床试验总结见表22-2。

表 22-2　MSI-H 和 dMMR 免疫治疗药物临床试验

药物名称	靶点	临床试验编号	研究阶段	申办者	招募情况
帕博利珠单抗	PD-1	NCT02460198	Ⅱ期	默沙东	已结束招募
		NCT02563002	Ⅱ期	默沙东	已结束招募
		NCT03257163	Ⅱ期	罗格斯大学	招募中
		NCT04014530	Ⅰ～Ⅱ期	默沙东	招募中
		NCT04082572	Ⅱ期	默沙东	招募中
		NCT03407976	Ⅱ期	犹他大学	招募中
		NCT03638297	Ⅱ期	中山大学	招募中
纳武利尤单抗	PD-1	NCT02060188	Ⅱ期	百时美施贵宝	招募中
		NCT03638297	Ⅱ期	中山大学	招募中
		NCT03350126	Ⅱ期	GERCOR-多学科肿瘤合作组	已结束招募
		NCT04019964	Ⅱ期	约翰·霍普金斯大学	招募中

一、MSI-H 和 dMMR

MSI指由于体细胞中DNA错配修复系统发生缺陷，无法修复DNA复制过程中发生的错误，从而引起微卫星（microsatellite，MS）序列长度改变的现象，可分为稳定（microsatellite stable，MSS）、低度不稳定（microsatellite instability-low，MSI-L）和高度不稳定（MSI-H）。MMR是在维持基因组稳定性中起关键作用的DNA修复途径，分为错配修复缺陷（mismatch repair deficiency，dMMR）和错配修复完整（mismatch repair proficiency，pMMR）。错配基因经转录翻译后表达的错配修复蛋白缺失，造成了细胞的错配修复功能缺陷，进而丧失对DNA复制过程中碱基错配的修复功能，然后错误不断累积，最终导致MSI的发生。当分析的五个微卫星标记中存在两个及以上不稳定标记时，则为MSI-H。MSI-H等同于dMMR，而pMMR等同于MSI-L或MSS。

MSI最初被发现于结直肠癌（CRC）患者中，并发现其与CRC患者预后相关，NCCN指南建议所有的CRC患者都需要检测MSI。但在随后的研究发现，MSI 存在于其他多种类型的肿瘤中。2016 年 Ronald J Haus 等利用基因组全外显子测序的技术，分析了 MSI-H 在 18 种癌症 5930 个基因组的出现比例，结果发现 MSI-H 比例最高的瘤种是子宫内膜癌、CRC（发生率约 30%）、结肠腺癌（发生率 19%）和胃腺癌（发生率 19%）。在 2019 年 ASCO 年会上，美国纪念斯隆-凯特林癌症中心的一个最新摘要（late breaking abstract, LBA）显示，采用二代测序技术检测来自超过 50 个瘤种的 15 000 多个肿瘤标本的 MS，结果发现，MSI-H 比例最高的瘤种是小肠肿瘤（25%，14/57）、子宫内膜癌（16%，86/525）、结直肠癌（14%，115/826）和胃癌（6%，13/211）。该项研究还首次发现，MSI-H/MSI-L 在肾上腺皮质肿瘤中占 41%（18/44）。

二、MSI-H 和 dMMR 肠癌患者的免疫治疗进展

2015 年，美国约翰·霍普金斯医院的 Le 等首次发现了具有 dMMR 或 MSI-H 分子表型的 mCRC 患者可以从帕博利珠单抗免疫治疗中显著获益，开启了 CRC 免疫治疗的 MSI 时代。

2017 年，美国 FDA 批准帕博利珠单抗治疗 MSI-H/dMMR 的实体瘤患者，并批准帕博利珠单抗和纳武利尤单抗用于治疗接受氟尿嘧啶类、奥沙利铂和伊立替康药物治疗后进展的 MSI-H/dMMR 结直肠癌患者。这是美国 FDA 批准的全球首款按照生物标志物而不是按照肿瘤来源进行区分的抗肿瘤疗法。

（一）MSI-H 型 mCRC 的后线免疫治疗

相对于 MMR 正常的肿瘤细胞，错配修复基因先天功能缺陷的 MSI-H/dMMR 型肿瘤更容易在 DNA 合成过程中积累突变，产生的异源抗原就成为机体免疫系统潜在识别和攻击的靶点，从而可获得更好的免疫治疗效果。此外，MSI-H/dMMR 型肿瘤细胞微环境使其更易表达 PD-L1，而肿瘤细胞膜上的 PD-L1 与效应 T 细胞膜上的 PD-1 结合，抑制了 T 淋巴细胞对肿瘤细胞的免疫杀伤效应，因此，基于免疫检查点抑制剂的免疫治疗对 MSI-H/dMMR 型肿瘤能产生良好应答，这在最近的多项临床研究结果中不断得到验证。

1. PD-1 单抗单药免疫治疗　KEYNOTE-016 研究结果显示，在 MSI-H/dMMR 肿瘤免疫治疗的研究中，标准治疗失败后的 mCRC 患者，接受帕博利珠单抗（10mg/kg）治疗后，54%（7/13）dMMR 患者达到客观缓解，所有患者均未达到中位 PFS 和 OS（Le et al., 2015）；但是 25 例 pMMR 患者均未达到客观缓解，中位 OS 和 PFS 分别仅为 2.2 个月和 5.0 个月。因 MSI 或 MMR 状态的不同，患者对 PD-1 单抗疗效表现出显著差异。基于 5 项临床研究共 149 例 MSI-H/dMMR 实体瘤患者（其中 90 例为结直肠癌）中 ORR 为 39.6% 的研究结果（Kreuzer et al., 2015），2017 年 5 月美国 FDA 批准帕博利珠单抗用于携带 MSI-H/dMMR 这一特定基因特征且既往接受过治疗的 MSI-H/dMMR 晚期实体瘤的治疗，不需考虑肿瘤的类型和部位。随后开展的 KEYNOTE-164 临床研究招募了更多标准治疗失败的 MSI-H/dMMR 型 mCRC 患者（n=63），给予帕博利珠单抗（200mg/3 周）单药治疗，结果显示 ORR 为 32%，其中 2 例患者达到 CR，18 例为 PR，中位 PFS 为 4.1 个月（95% CI，2.1 个月至未达到），中位 OS 尚未达到，12 个月总生存率为 76%（Le et al., 2018）。

除了针对帕博利珠单抗开展了 MSI-H/dMMR 型 mCRC 患者的临床研究外，对纳武利尤单抗也开展了类似研究（CheckMate-142），研究纳入了 74 例 mRCC 患者，ORR 为 34%，其中 7 例达到 CR，中位 PFS 为 6.6 个月（95%CI，2.1 个月至未达到），中位 OS 尚未达到，12 个月总生存率为 72%（Overman et al., 2018）。基于这些研究结果，2017 年 8 月美国 FDA 批准了纳武利尤单抗用于治疗 MSI-H/dMMR 的成年 mCRC 患者和 >12 岁的 mCRC 患儿（Au et al., 2015）。

帕博利珠单抗和纳武利尤单抗在 MSI-H/dMMR 型 mCRC 后线单药治疗中的疗效十分类似，乃至扩展到 MSI-H/dMMR 型泛实体瘤的疗效也是相似的。

2. PD-1 单抗联合细胞毒性 CTLA-4 单抗联合免疫治疗　伊匹木单抗（ipilimumab）是靶向 CTLA-4 的单克隆抗体，与 CTLA-4 结合后能够有效阻断 CTLA-4 与其配体 B7 分子的结合，进而保障 T 淋巴细胞的增殖与活化。简单来说，CTLA-4 单抗的作用是阻断免疫检查点 B7/CTLA-4 抑制性信号通路，增强 T 淋巴细胞活化，从而杀伤肿瘤细

胞。因此，PD-1 单抗与 CTLA-4 单抗联合的双免疫疗法，可从淋巴细胞对肿瘤细胞识别和淋巴细胞自身功能活化两个方面来发挥效应，起协同作用。

CheckMate-142 研究是目前肠癌领域 PD-1 和 CTLA-4 单抗联合的双免疫疗法的最大型研究（Overman et al.，2017），119 例标准治疗失败的 MSI-H/dMMR 型 mCRC 患者接受纳武利尤单抗（3mg/kg，每 2 周）联合伊匹木单抗（1mg/kg，每 6 周）治疗。ORR 为 55%，其中 4 例达到 CR；DCR 为 80%，中位 OS 和 PFS 均尚未达到，9 个月无进展生存率为 76%。由此可见，与 PD-1 单抗单药治疗方法比较，联合 CTLA-4 单抗的双免疫疗法可以提高疗效（ORR、PFS），验证了前面所述的协同作用机制。但是联合治疗也面临毒性增加的问题，在 CheckMate-142 研究中，与纳武利尤单抗单药组比较，纳武利尤单抗联合伊匹木单抗治疗组的 3/4 级治疗相关毒性发生率从 20% 增加到 32%，严重不良事件发生率也从 12% 增加到 20%（Andre et al.，2018）。由于肿瘤免疫治疗的相关毒副作用及其处理与传统抗肿瘤治疗（化疗、靶向治疗等）大相径庭，在临床实践中，医生在追求疗效的同时，也要密切关注并谨慎对待治疗相关毒性。

（二）MSI-H/dMMR 型 mCRC 的一线治疗

CheckMate-142 研究一共包含 3 个队列：晚期后线治疗的 2 个队列（纳武利尤单抗单药组和纳武利尤单抗+伊匹木单抗联合组）和晚期一线治疗的 1 个队列。其中一线治疗队列治疗方式是接受每 2 周纳武利尤单抗 3mg/kg+每 6 周伊匹木单抗 1mg/kg，主要研究终点为 ORR。2018 年 ESMO 年会报道了初步结果，一线队列中 45 例患者可评估，中位随访 13.8 个月以后，DCR 为 84%，ORR 达到 60%。2019 年 ASCO 年会更新了研究结果，至今中位随访 19.9 个月，与基线肿瘤负荷相比较，82%（37/45）的患者肿瘤负荷均有不同程度的降低；而 BRAF 突变亚组的 17 例患者的 ORR 高达 71%；肿瘤中位治疗应答时间为 2.6 个月，12 个月总生存率是 83%，12 个月无进展生存率是 77%，此外，OS 和 PFS 生存曲线出现较长的拖尾效应，说明患者生存获益持续时间比较长；而且耐受性良好，总体不良事件与既往报道基本一致，主要发生在皮肤、肝脏、胃肠道和内分泌系统等（LENZ H-J J）。纳武利尤单抗联

合小剂量的伊匹木单抗有望成为 MSI-H/dMMR 型晚期 CRC 患者的新型标准一线治疗，尤其是对于 MSI-H/BRAF 突变的特殊亚型。虽然该队列研究结果存在样本量小、生存数据不成熟等问题，但我们相信，免疫治疗终将会成为 MSI-H 型 mCRC 患者的一线治疗方法。那么免疫治疗将会以何种形式走入一线治疗：单药免疫治疗、联合免疫治疗，还是与化疗或者靶向治疗等联合治疗？CheckMate-142 研究给出了一个全新的答案，即单纯联合应用免疫治疗。同时我们期待同类型一线帕博利珠单抗+FOLFOX+贝伐珠单抗（KEYNOTE-177）的研究取得好的疗效。

（三）MSI-H/dMMR 型早期结肠癌术前新辅助免疫治疗

NICHE 研究为针对早期结肠癌而采用的一种双联抗体新辅助治疗法，2018 年的 ESMO 年会首次报道了相关结果，在荷兰入组的 I～III 期结肠癌患者中，dMMR 和 pMMR 患者各 7 例，采用伊匹木单抗 mg/kg D1 和纳武利尤单抗 3mg/kg（D1、D15）联合治疗，随后患者在 6 周内接受手术。该项研究显示，新辅助免疫治疗在 dMMR 结肠癌患者中取得了惊人的效果，7 例 dMMR 患者都达到了主要病理缓解标准（major pathological response，MPR），即术后病理检查残留的活性癌细胞＜10%；其中 4 例患者达到 pCR，另外的 3 例患者肿瘤残留比例均≤2%。但是新辅助免疫治疗对 pMMR 或 MSS 的结肠癌患者均未显示出疗效，所有患者肿瘤残留比例均≥85%。该研究的另一个亮点是后续扩展的标志物分析结果：dMMR 和 pMMR 两组间 TMB 有显著性差异（$P=0.008$），治疗前肿瘤浸润 CD3 淋巴细胞（$P=0.662$）、IFN-α（$P=0.56$）均未能预测疗效；治疗后两组肿瘤浸润 CD8 淋巴细胞均有显著增加，dMMR 组增加了 2.4 倍，而 pMMR 组增加了 4.8 倍；治疗后肿瘤浸润 CD3 淋巴细胞未见于 pMMR 肿瘤组（$P=0.461$），仅在 dMMR 组中增加（$P=0.031$）（HALABI M）。

NICHE 研究是免疫治疗第一次针对早期结肠癌的新辅助治疗的临床研究，证实了 PD-1 单抗+小剂量 CTLA-4 单抗的双免疫疗法是安全可行的；而且治疗剂量小、起效快、疗效好。

总之，NICHE 研究是免疫治疗在 CRC 新辅助

治疗领域的探索和尝试，在接下来的几年里，该领域中类似研究会陆续出现，期待免疫治疗给 CRC 新辅助治疗带来更高的效果。

三、MSI-H 和 dMMR 其他实体瘤患者的免疫治疗进展

KEYNOTE-016 研究纳入了 9 例 dMMR 的非结直肠癌患者（包括胆管癌、子宫内膜癌、胃癌等），使其接受帕博利珠单抗治疗，结果显示，20 周时免疫相关的无进展生存率为 67%（95%CI，22%～96%），irORR 为 71%（95%CI，29%～96%），其中 1 例（14%）达到 CR、4 例（57%）达到 PR（Le et al. 2015）。在包含 14 个非 CRC 瘤种的 MSI-H/dMMR 患者中，帕博利珠单抗作为二线及之后治疗方案的 ORR 可以达到 46%。因此，很期待帕博利珠单抗一线治疗非 CRC 瘤种的疗效。综上所述，可以使用 MSI-H/dMMR 这一特殊的分子标志来区分肿瘤患者中对免疫检查点抑制剂敏感的免疫治疗"优势人群"，目前的临床研究结果已有迹象表明，这类特殊群体可能从免疫治疗中获益，由此可以预见，在未来免疫治疗很可能会成为这一群体的主流治疗手段。

四、小　　结

为提高 MSI-H 群体免疫治疗效果，未来除了上述的联合治疗以外，如何进一步筛选/富集"优势人群"是另外一个重要的方向。因为即使在这一类特殊的免疫治疗"优势人群"中，免疫治疗有效率也仅有 40% 左右，说明该群体中还有很多患者并没有获益。能否在 MSI-H 这一表型基础上，结合肿瘤新抗原、TMB 等或者通过进一步细分 MSI-H 的类型来富集"优势人群"？对于 MSI-H 但 TMB 不高的那些患者，免疫治疗是否也无效？这些问题将是未来探索的热点。

（马文娟）

编者简介

马文娟，肿瘤学博士，主治医师。毕业于中山大学，现就职于中山大学肿瘤防治中心。发表 SCI 论文 12 篇，其中第一或共同第一作者或通讯作者发表论文累计 9 篇，总 IF 为 40，IF＞10 的 1 篇，单篇 IF 最高 12.353。

第二十三章

靶向药物及免疫治疗药物不良反应及处理

第一节　靶向治疗药物不良反应及处理

很多临床试验证实，相对化疗药物，靶向治疗药物的不良反应较轻（Livingstone et al.，2011），且能够耐受，但是还是会有一些不良反应需要引起临床医生和患者的重视，并进行全程的治疗和管理（Bossi et al.，2019；Coquan et al.，2012）。

一、皮肤黏膜毒性

皮肤黏膜毒性是靶向治疗药物最常见的不良反应之一，而且不同的靶向药物所导致的不良反应的发生率和临床表现各不相同。一般抗 EGFR 及抗 VEGF 的靶向药较容易出现皮肤黏膜毒性。临床上可以表现为皮疹、手足综合征、皮肤瘙痒、甲沟炎、脱皮、色素沉着、黏膜炎等（Livingstone et al.，2011）。

（一）临床表现

1. 皮疹　EGFR-TKI 吉非替尼、厄洛替尼（Bachmeyer et al.，2013）及单克隆抗体西妥昔单抗、尼妥珠单抗等引起皮疹的发生率较高，据文献报道，发生率最高可达 79%～88%（Curry et al.，2014），最常见的是痤疮样皮疹，有时可伴有瘙痒，严重时可出现丘疹脓疱疹伴化脓性毛囊炎（Curry et al.，2014），通常发生于面部 T 区、颈部、耳后、肩部、上背部及胸部，少部分发生于下背部、臀部、腹部。一般在用药 1～3 周出现，3～5 周可达高峰（图 23-1）。

有多项临床研究证实皮疹的出现及其严重程度与部分靶向治疗药物对肿瘤的控制率和临床获益率呈正相关（Gu et al.，2016），尤其在厄洛替尼治疗的相关研究中（Hubner et al.，2018），如在 BR21 研究中，0 级皮疹的中位 OS 为 3.3 个月，1 级皮疹的中位 OS 为 7.7 个月，2 级及以上皮疹的中位 OS 则达到 11.1 个月（Wacker et al.，2007）。另外，在一项比较西妥昔单抗联合伊立替康与西妥昔单抗单药治疗转移性结直肠癌的随机Ⅱ期试验中，西妥昔单抗治疗后出现皮肤反应的患者有效率最高可达 25.8%，而未出现皮肤反应的患者的有效率为 6.3%（Fakih et al.，2010）。

2. 手足皮肤反应　很多靶向治疗药物如舒尼替尼、索拉非尼、伊马替尼、贝伐珠单抗等会引起手足皮肤反应（Yuan et al.，2015），通常表现为手掌或足底的红斑、红肿疼痛等症状（图 23-2）。大部分药物在治疗开始后的前 6 周，尤其是前 1～2 周容易出现。接受舒尼替尼或索拉非尼治疗的患者中，手足皮肤反应的发生率分别为 10%～28%（Bansal et al.，2014）和 10%～62%（Wang et al.，2019）。虽然手足皮肤反应一般发生在肢端，并不会危及生命，但是却能明显降低患者的生活质量，甚至使其中断治疗。

3. 黏膜炎　口腔黏膜炎是一些激酶抑制剂如舒尼替尼、mTOR 抑制剂如依维莫司等的常见不良反应，常表现为口腔疼痛、发音障碍、吞咽困难等（Li et al.，2012），胃肠道黏膜炎常表现为腹痛、腹胀或腹泻等症状（Hirsh，2011）。舒尼替尼在治疗晚期肾癌的临床试验中，黏膜炎的发生率为 33%，其中 3～4 级的发生率超过 10%，腹泻的发生率为 45%（Zhang et al.，2018b）。依维莫司治疗 3 周后出现黏膜炎的比例高达 52.6%，且有 10.5% 需要中断治疗（Conforti et al.，2016）。

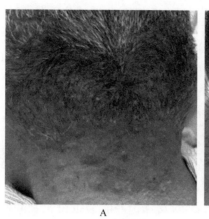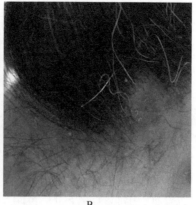

图 23-1　吉非替尼（A）和厄洛替尼（B）引起的皮疹

扫封底二维码获取彩图

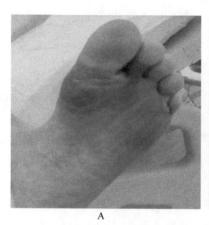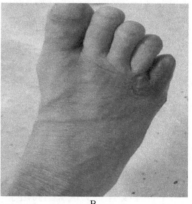

图 23-2　索拉非尼引起的手足皮肤反应

扫封底二维码获取彩图

4. 其他　甲沟炎或甲裂也是靶向治疗药物常见的皮肤不良反应，发生率为 6%～12%，容易在甲周形成肉芽肿，有疼痛感，伴有红斑，少部分出现化脓性改变，一般用药 2～4 个月可以出现（Melosky et al.，2015）。另外，皮肤干燥甚至脱皮的发生率也不低，为 4%～35%。某些抗 VEGF 的靶向药物如贝伐珠单抗有延迟伤口愈合的不良反应。Clark 等研究发现术前接受贝伐珠单抗治疗的患者出现伤口愈合延长并发症者为 35%，而未接受贝伐珠单抗治疗的患者出现伤口愈合并发症者只有 10.0%（Clark et al.，2011）。

（二）发病机制

靶向治疗药物的皮肤黏膜毒性的发病机制并不完全明确。以最常见的 EGFR 抑制剂为例，因 EGFR 广泛分布于上皮细胞表面，能够调节皮肤的屏障、炎症及保障功能，对维持表皮的正常功能和生长发育至关重要，一旦 EGFR 的表达被抑制或下调，皮肤中的巨噬细胞和趋化因子减少，会导致发生相应的皮肤改变（Mascia et al.，2013）。也有文献报道，索拉非尼在治疗过程中会引起患者 TNF-α 的高表达，从而推测不良反应手足综合征可能与 TNF-α 的表达相关。另外，抗血管生成靶向药物抑制肿瘤血管生成的作用，也会引起皮肤黏膜出血或愈合不良（Chen et al.，2014）。

（三）处理

轻度皮疹不会对患者的生活产生较大影响，可局部涂抹外用药物，如皮质激素、四环素和皮肤保湿剂等（Califano et al.，2015；Matsuhashi et al.，2016），同时保持皮肤清洁、湿润。

有临床研究报道，如果是 2 级以下的皮疹，通过预防性用药，如 4 周预防性用四环素、8 周预防性用米诺环素，可以降低 50% 左右的发生率。如果停药 4 周，大部分皮疹可以消退（Califano et al.，2015）。

对于手足皮肤反应，在靶向药物的治疗过程中，尤其是治疗早期，应常规观察，同时应尽量减少对手足皮肤的刺激和摩擦。一旦出现手足综合征，可能需要减量或停药。同时，需要使用减轻疼痛、预防感染的药物，如过度角化或脱皮的部位可以外用尿素软膏和 5%水杨酸制剂。预防性使用维生素 B$_6$、甲钴胺和 COX-2 抑制剂如塞来昔布能够减轻化疗所致的手足综合征，但是这些经验是否同样适用于靶向治疗药物所致的手足皮肤反应仍然不明确，需要前瞻性的随机临床研究来证实。局部或全身使用皮质激素也是处理靶向治疗药物所致手足综合征的有效药物，其作用机制在于能够减轻局部炎症反应，但是长期使用皮质激素会导致皮肤变薄，甚至加重症状。如果经对症支持治疗后 2 级手足皮肤反应持续存在、超过 7～10 天没有缓解，或出现 3 级手足皮肤反应，应中断靶向药物治疗，直至不良反应减轻至 0～1 级后才能继续治疗，但靶向药物的剂量应降至下一个剂量组。

靶向治疗药物引起的黏膜炎一般具有自限性，2～4 周后可自行缓解。目前并没有十分有效的预防措施，但口腔黏膜的严重程度与口腔清洁和护理相关。如果口腔黏膜炎症状明显时，可以适当用黏膜保护剂、外用麻醉剂等。一般因为口腔黏膜炎而减量或停药的情况比较少见，但是如果症状明显，而且影响进食，则需考虑靶向药物减量或停药（Kawata et al.，2015）。

使用抗 VEGF 靶向药物治疗的患者如需进行手术治疗，至少应该在停药 28 天后进行。如需要进行急诊手术，应在多科协作下进行。

二、心脏毒性

（一）临床表现

靶向治疗药物的心脏毒性在临床上主要表现为心肌缺血、心肌梗死、QT 间期延长、左心室功能障碍/左室射血分数（LVEF）下降、心力衰竭等（Shim et al.，2017）。文献报道中 VEGF 抑制剂出现心脏毒性的比例为 2%～10%。同时，心脏毒性是 HER-2 过度表达的曲妥珠单抗最主要的不良反应（Isla et al.，2017），临床表现为胸闷、气促、心悸等。单药曲妥珠单抗所致的无症状性 LVEF 下降的发生率为 3%，严重的慢性心力衰竭发生率为 0.6%（Kawata et al.，2015）。而与化疗联合时，心脏毒性的发生率明显升高（Wittayanukorn et al.，2017）。

（二）发病机制

部分靶向治疗药物亦会导致 QT 间期延长，其具体机制目前尚不清楚。HER-2 能够促进心肌细胞的发育，并能够维持正常心脏的功能，因此使用 HER-2 抑制剂可能激活线粒体凋亡，使心肌功能受损，诱导心肌毒性，使 LVEF 下降，甚至引起心力衰竭（Kawata et al.，2015）。

（三）处理

既往有 QT 间期延长的患者或服用抗心律失常药物的，需定期检查心电图及电解质。对曲妥珠单抗引起的心力衰竭采用包括血管紧张素转换酶抑制剂（angiotensin converting enzyme inhibitor，ACEI）和 β 受体阻滞剂在内的预防性干预措施是否有效，目前仍然存在争议（Leemasawat et al.，2019）。对于高龄的患者、既往有心脏病史或胸部放疗史及蒽环类等有心脏毒性的药物使用史者，曲妥珠单抗的心脏毒性都会增加。因此，在接受上述药物治疗时，必须检查心电图、心脏彩超及心肌损伤标志物。一旦出现典型的心力衰竭症状时，应先暂停靶向治疗药物，并进行积极抗心力衰竭治疗。

三、高 血 压

（一）临床表现

高血压是很多靶向药物特别是抗血管生成药物，如抗 VEGF/VEGFR 等抑制剂及 mTOR 抑制剂最常见的不良反应之一，在该类靶向药物治疗过程中，可导致继发性高血压或使患者原有的高血压病情加重。贝伐珠单抗对血压的影响具有剂量依赖性，高剂量组的患者中高血压的发生率明显高于低剂量组（Zhang et al.，2018a）。

在各项临床研究中，研究者观察到各类靶向药物的高血压发生率为 2%～49%。比如，抗 VEGFR-2 的单克隆抗体雷莫芦单抗引起各级高血压的发生率为 2.21%（Abdel-Rahman et al.，2016），而索拉非尼或舒尼替尼引起高血压的发生率高达 49%（Alivon et al.，2015）。

（二）发病机制

VEGF 可以通过 NO 通路和 PGI_2 扩张血管，而 VEGF 抑制剂可以使 NO 和 PGI_2 下调、血管阻力增加，最后引起血压升高。另外，也有文献指出，VEGF 抑制剂可以抑制小动脉新生血管，使其数目减少，最终引起血压升高（Ghate et al.，2018）。有回顾性研究指出，高血压的发生与治疗反应和临床疗效有关，使用抗血管生成靶向药物发生高血压的患者与那些没有血压升高的患者相比，显示出更高的有效率和更长的 PFS（Gennari et al.，2011）。

（三）处理

目前并没有相关指南针对靶向治疗药物引起高血压的治疗，患者在开始应用抗血管生成靶向药物前及治疗中应定期监测血压情况，对于有高血压病史但血压控制不稳定的患者，需等血压控制稳定才开始抗血管生成靶向药物的治疗。如血压控制稳定的患者在接受抗血管生成靶向药物治疗后出现血压升高，应考虑原有降压药加量或加用另一种降压药物。常用的降压药物有钙通道阻滞剂、ACEI 等（Small et al.，2014）。如果口服降压药无法控制高血压，则应终止抗血管生成药物的使用。

四、蛋　白　尿

（一）临床表现

蛋白尿是 VEGF 抑制剂常见的不良反应，如贝伐珠单抗联合化疗治疗晚期结直肠癌的研究中，蛋白尿发生率为 32%，主要为 1/2 度蛋白尿，3 度、4 度蛋白尿非常少见（Khoja et al.，2014）。

（二）发病机制

关于靶向治疗药物引起蛋白尿的机制有多种说法，目前认为与 VEGF 信号传导通路相关（Paschke et al.，2018），因为肾小球足细胞表达的 VEGF 是维持肾小球内皮细胞正常结构和功能所必需的，抑制 VEGR 则可能导致肾小球内皮细胞和上皮细胞（足细胞）的破坏，即肾小球的滤过屏障被破坏（Inomata et al.，2016），最终形成蛋白尿。既

往有肾小球损伤的可能会增加 VEGF 抑制剂导致蛋白尿的发生率。

（三）处理

蛋白尿一般是可逆的，通常无临床症状，所以对于接受 VEGF 抑制剂治疗的患者，需要严密检测肌酐、尿素氮、血液、尿常规、尿蛋白，一旦出现肾损伤或肾病综合征（4 度蛋白尿），则需要停药并进行专科治疗。

五、血液学毒性

（一）临床表现

大部分靶向治疗药物的血液学毒性相对较轻，主要是白细胞减少、粒细胞减少、血小板减少、贫血等，也有部分可以出现Ⅲ度至Ⅳ度骨髓抑制。在目前已经进入临床治疗的靶向药物中，舒尼替尼引起血液学毒性的发生率较高。有文献报道，舒尼替尼在治疗过程中 75%的患者会出现中性粒细胞减少，其中 12%为Ⅲ度以上；65%的患者会发生血小板减少，其中 8%为Ⅲ度以上。蛋白酶抑制剂硼替佐米引起的血液学毒性也比较常见，特别是血小板减少，有文献报道，硼替佐米导致Ⅲ度以上血小板减少的比例为 20%，特别是与化疗药物联用时。另外，治疗肝癌的索拉非尼引起血液学毒性的比例在 70%左右，但是大部分为Ⅰ度和Ⅱ度。CDK4/6 抑制剂在使用过程中也会引起Ⅲ度以上中性粒细胞减少（Martel et al.，2018）。

（二）发病机制

靶向治疗药物单独使用一般很少出现血液学毒性，如应用舒尼替尼及索拉非尼会出现高比例的血液学毒性，主要是因为这些药物能够使 c-KIT、PDGFR 的表达下调，使造血前体细胞受到损害，从而产生骨髓抑制作用。

（三）处理

一般来说，出现Ⅰ度血液学毒性，不需要调整治疗剂量；如出现Ⅱ度及以上血液学毒性，应给予粒细胞集落刺激因子升白细胞或重组人血小板生成素升血小板治疗；出现Ⅳ度骨髓抑制应暂时停药，如果能迅速恢复，则继续用药，但是需要严密

监测血常规，并适当调整剂量；如出现持续性骨髓抑制不能恢复，则考虑终生停药或换药。

六、消化道反应

（一）临床表现

靶向治疗药物在治疗的任何阶段都可出现消化道反应，包括恶心、呕吐、食欲减退、腹泻等。其中，EGFR-TKI 引起腹泻的发生率比较高（Zhou et al.，2019），如吉非替尼的发生率为 48%～67%、厄洛替尼的发生率为 48%～54%（Gu et al.，2016）、索拉非尼的发生率为 43%～55%、舒尼替尼的发生率为 40%～58%。

在 ALK-TKI 克唑替尼的相关临床研究中，恶心、呕吐的发生率很高，但是大部分为 1 级和 2 级，患者基本能够耐受，而且餐后给药的方式可以减少发生率。

另外，胃肠道穿孔是抗血管生成靶向药物贝伐珠单抗的严重不良反应，穿孔部位包括胃、小肠或结肠，发生率为 1.5%，局部缺血的组织在治疗过程中更易出现坏死和穿孔（Ghate et al.，2018）。胃肠道穿孔虽然很少见，但是却可能危及生命，所以一旦出现穿孔迹象，应立即终止抗血管生成靶向药物的治疗。

（二）发病机制

出现腹泻可能是因为靶向治疗药物抑制了胰腺的外分泌功能，部分靶向药物可以损伤胃肠道黏膜（Ghate et al.，2018），并使正常菌群失调，另外 EGFR 本身可以抑制胃肠道的氯分泌，而使用 EGFR 抑制剂则会增加氯分泌而引起腹泻。VEGF 通路参与了胃肠道黏膜的修复，当它被 VEGF 抑制剂抑制时，可使胃肠道壁黏膜缺血而发生坏死。

（三）处理

应用靶向治疗药物出现恶心、呕吐的症状相对较轻，给予质子泵抑制剂或 H_2 受体拮抗剂、多巴胺受体拮抗剂等对症处理可以缓解。如出现腹泻，主要采取的治疗包括止泻、补液、纠正水电解质及酸碱平衡，适当使用抗生素，特别是在合并Ⅳ度粒细胞减少的情况下。Ⅰ度及Ⅱ度腹泻比较容易控制，使用蒙脱石散或洛哌丁胺等对症治疗即可缓解，

几乎不需要调整靶向治疗药物剂量。但是，如果去除相关诱因后，经过治疗后仍持续存在腹泻，则需要调整靶向治疗药物剂量，暂时停药或终止治疗。

七、血栓栓塞和出血

（一）临床表现

血栓栓塞比较少见，包括动脉血栓栓塞（ATE）和静脉血栓栓塞（VTE），临床常表现为缺血性肠坏死、短暂性脑缺血发作、心肌缺血、心肌梗死、静脉血栓等。贝伐珠单抗联合化疗发生静脉血栓栓塞的风险为 11.8%，3 级以上栓塞的发生率为 6.8%。抗血管生成靶向药物引起出血的发生率也较高，如贝伐珠单抗导致出血的概率为 30%，以轻度鼻出血为主。索拉非尼或舒尼替尼也可增加出血风险。

（二）发病机制

抗 VEGF 药物可以使促凝血磷脂暴露（Costagliola et al.，2019），NO 生成减少，血小板聚集及黏附血管内皮细胞增加，最终激活凝血系统，导致血栓形成（Pereg et al.，2008）。例如，使用贝伐珠单抗可增加 ATE 和 VTE。另外，靶向治疗药物如果引起 VEGF/VEGFR 活性的抑制，使内皮细胞更新能力下降，也会在一定程度上引起出血症状。

（三）处理

对于年龄比较大的患者，如果已经出现血栓栓塞的临床症状，应该适当进行抗凝、抗血小板治疗。小剂量的阿司匹林可以减少贝伐珠单抗发生血栓栓塞的风险（Pereg et al.，2008）。如果出现严重的动脉血栓栓塞，应先立即停药。大部分靶向治疗药物引起的出血症状是比较轻微的，经过保守治疗后即可缓解。但是非小细胞肺癌患者出现的肺出血（约为 2%）则可能是致命的。另外，使用 VEGF 抑制剂时应监测凝血功能。

八、间质性肺疾病

（一）临床表现

间质性肺疾病（interstitial lung disease，ILD）是靶向治疗药物（特别是 EGFR-TKI 和 mTOR 抑

制剂）比较严重的不良反应，通常累及肺泡、肺间质或细支气管，是一种弥漫性肺部疾病。临床表现为突然出现的呼吸困难、咳嗽、咳痰、低氧血症或限制性通气障碍等。韩国首尔国立大学医院进行的一项大型回顾性分析得出，吉非替尼治疗后出现ILD的概率为1.3%（Beom et al.，2016），美国FDA报道吉非替尼引起ILD的发生率在1%左右；而日本患者使用吉非替尼出现 ILD 发生率相对较高，为2%左右。吉非替尼剂量的增加并不会增加 ILD 的风险（Kawata et al.，2019）。mTOR 抑制剂依维莫司治疗过程中发生间质性肺炎的中位时间为108天。

（二）发病机制

靶向治疗药物引起 ILD 的损伤机制和危险因素目前尚未完全阐明。有研究提示，EGFR 抑制剂能够抑制气管上皮细胞的生长及损伤修复，并促进和活化巨噬细胞、T 淋巴细胞、中性粒细胞分泌炎症介质，使免疫炎症反应失控，最后引起间质性肺炎。另外，发病机制可能与基线较低的血清白蛋白水平有关。

（三）处理

目前缺乏前瞻性研究的证据，通常采用经验治疗。如果考虑出现间质性肺炎，则先停用靶向治疗药物，给予吸氧、激素及支持治疗包括机械通气、采用低潮气量的通气模式、限制输液等（Ghate et al.，2018）。尽管 EGFR-TKI 引发间质性肺炎较罕见，但是一旦发生，则会威胁到患者生命。

九、肝脏毒性

（一）临床表现

在治疗过程中引起的肝脏毒性主要以氨基转移酶水平升高、胆红素水平升高、肝炎等为主。厄洛替尼在用药过程中出现肝脏毒性的比例为 15%左右，且大部分为3级或4级。甲磺酸伊马替尼导致的肝脏毒性主要是氨基转移酶水平升高，一般在用药的 3 个月内出现（Chen et al.，2014）。

（二）发病机制

很多靶向治疗药物都是通过肝脏代谢的，有研究认为，EGFR-TKI 引起的肝脏毒性可能与细胞色素 P450 酶系活性降低及 CYP2D6、CYP2C19（Chen et al.，2014）的基因多态性相关。

（三）处理

在患者开始使用靶向治疗药物前和整个治疗过程中需要定期复查肝功能，如果出现肝功能损害，则需要用保肝药物，对于治疗前就有原发肝病（如乙型病毒性肝炎、肝硬化等）的患者，应该积极治疗原发病。合并乙型病毒性肝炎的患者在接受靶向药物如利妥昔单抗治疗的过程中，有因免疫力低下而出现急性重型肝炎最后死亡的报道，所以在使用利妥昔单抗时应该检测 HBV 的表面抗原、核心抗体和乙肝病毒 DNA 的载量，预防性使用拉米夫定、恩替卡韦、阿德福韦酯等抗乙肝病毒药物。当 ALT＞正常值上限 5 倍时，应暂时停药，给予护肝对症治疗，待指标恢复至基线水平再继续用药，当再次用药后，ALT 再次升高＞正常值上限 3 倍则需要永久停药。

另外在用药过程中，应避免联合使用有肝脏毒性的药物，如对乙酰氨基酚、中药制剂等。

十、甲状腺功能减退

（一）临床表现

甲状腺功能减退可出现于 VEGFR 抑制剂治疗后，据文献报道，舒尼替尼在治疗过程中出现甲状腺功能减退的比例高达48%，而且可作为 PFS 的一个良好预测指标（Buda-Nowak et al.，2017）。部分患者在治疗过程中会出现一过性甲状腺功能亢进，一般无须干预治疗，因为在随后的治疗过程中会向甲状腺功能减退演变。肾癌治疗指南推荐在使用舒尼替尼治疗期间，每个周期的第 1 天和第 28 天进行甲状腺功能的检测，以便及时发现甲状腺功能异常。

（二）发病机制

其发生机制尚未完全阐明，可能与 VEGFR 的阻断、碘摄取阻断、脱碘酶 3 的活性增加、甲状腺过氧化物酶的抑制和左甲状腺素的代谢增加相关（Buda-Nowak et al.，2017）。

（三）处理

在检测甲状腺功能的过程中，如果发现促甲状腺激素（thyroid stimulating hormone，TSH）＞10mIU/L 同时已经出现甲状腺功能减退的症状，则应该给予甲状腺激素的替代治疗。如果 TSH＜10mIU/L 且没有出现相应的临床症状，则无须处理，只要动态复查甲状腺功能即可。

十一、过 敏 反 应

（一）临床表现

过敏反应常发生于一些单克隆抗体，如利妥昔单抗、曲妥珠单抗、西妥昔单抗等，在第一次使用时尤其要注意观察。常见临床表现为发热、寒战、恶心、呕吐、皮疹、头痛、呼吸困难等症状，严重的可能会出现支气管痉挛、喉头水肿、血压下降、休克等。临床试验中有超过 50% 的患者第一次使用利妥昔单抗时就发生轻至重度的过敏反应，而曲妥珠单抗第一次用药时也有 40% 的患者会出现寒战、发热、头晕、恶心呕吐等症状，通过对症处理后，症状基本消失，并且再次应用就很少出现。

（二）发病机制

一般抗体进入人体后可能会发生过敏反应。研究发现，这些单克隆抗体发生过敏反应可能与细胞因子或化学介质释放相关。

（三）处理

对于容易发生过敏的靶向治疗药物，在使用前必须认真阅读药物说明书，如在使用利妥昔单抗前 30～60 分钟据使用要求进行预处理，口服吲哚美辛 25mg，肌内注射异丙嗪 25mg，静脉滴注地塞米松 10mg，过敏反应一般在用药过程中或用药后 1 小时内发生，所以需加强观察，用药过程中应全程心电监护。首次用药的患者应减慢滴速，一旦出现反应，应立即暂停用药，并按药物过敏处理。

十二、其他少见不良反应

（一）神经系统改变

靶向治疗药物很少出现神经系统改变，其中

可逆性后部白质脑病综合征（reversible posterior leukoencephalopathy syndrome，RPLS）是 VEGF 抑制剂的一种少见（＜1%）但是十分严重的不良反应。在贝伐珠单抗和舒尼替尼的临床应用中曾有报道（Costa et al.，2014）。临床上常表现为头痛、头晕、意识障碍、视觉障碍、肢体活动障碍或癫痫发作等，且多合并高血压。影像学表现为脑白质区广泛的血管源性水肿，多位于顶叶或枕叶。临床上一旦出现相应症状，应立即停药，并给予脱水、降压等对症治疗。如果处理及时，临床症状一般可以缓解，而且不会留下明显后遗症。

（二）水钠潴留和水肿

部分靶向治疗药物会引起水钠潴留和水肿，大部分为 1～2 级，3～4 级比较少见，仅有 1.6%，如舒尼替尼、伊马替尼（Fu et al.，2015）。主要临床表现为眼周水肿、下肢水肿或胸腔积液和腹水。文献报道，水肿的原因可能是靶向药物引起水钠潴留，且真皮层树突状细胞的 PDGFR 被抑制。轻度的不需要任何处理，如果是严重水肿或是大量胸腔积液和腹水，可加用利尿剂及调整靶向治疗药物剂量甚至停药。

（三）其他

有一些靶向药物如索拉非尼会引起高血糖症，贝伐珠单抗会引起低镁血症（Fornasier et al.，2018），一般不会引起严重的症状，可以在临床上通过降糖处理、补充电解质治疗后恢复正常。

十三、小 结

靶向治疗药物与传统的化疗药物相比，不但耐受性好，而且能够给恶性肿瘤患者带来越来越好的生存获益，作为临床医生，应该更积极地监测相关不良反应的发生，并采取适当的治疗手段，在保证药物安全性的同时，将靶向治疗药物的疗效最大化，保护重要脏器功能，提高患者依从性，让患者获得更大疗效，从而改善其生活质量，延长生存期。

（周悦乔　邱立新）

编者简介

邱立新，肿瘤学博士，就职于复旦大学附属肿瘤医院肿瘤内科。主要从事胃癌、肠癌等恶性肿瘤的化疗、靶向治疗、免疫治疗和研究。创办了肿瘤科普公众号"邱立新医生（qiulixinyisheng）"。发表 SCI 论文 65 篇，累计影响因子约 300，其中第一或共同第一作者 SCI 论文 40 篇，累计影响因子约 180。为《赢在论文·术篇》副主编，参编《实用循证医学方法学》。负责国家自然科学基金、中国临床肿瘤学科学基金等。获得教育部科学技术进步奖二等奖、上海市医学科技进步奖三等奖、上海医学院首届青年学者论坛二等奖等。

第二节　免疫治疗药物不良反应及处理

一、概　　述

近年来，随着以免疫检查点抑制剂、CAR-T 疗法为代表的免疫治疗在临床的广泛应用，在获得良好疗效的同时，irAE 也逐渐受到重视。2017 年癌症免疫治疗协会（Society for Immunotherapy of Cancer，SITC）最早制定了免疫检查点抑制剂相关毒性专家共识。2018 年美国 ASCO、ESMO、加拿大安大略癌症治疗中心（Cancer Care Ontario，CCO）分别发布了免疫治疗相关不良反应处理指南。2018 年 NCCN 发布了第一版免疫相关毒性处理指南。众多临床指南的出现给临床医生带来便利的同时也带来了诸多困惑，让其无从选择，为此笔者参考目前发表的相关指南及免疫相关不良反应的文献报道，编写本部分内容，希望能服务于临床一线医生。

目前获得美国 FDA 批准的免疫新疗法包括 ICI 和 CAR-T 疗法。ICI 靶向免疫细胞"检查点"，包含 PD-1 抗体（如纳武利尤单抗、帕博利珠单抗等）和 PD-L1 抗体（如阿替利珠单抗、阿维鲁单抗、度伐利尤单抗等），以及 CTLA-4 抗体（如伊匹木单抗、曲美母单抗）。ICI 的适应证已经扩大到多种肿瘤，包括肺癌（非小细胞癌和小细胞癌）、头颈癌、膀胱癌、肾癌、胃癌、卵巢癌、肝癌、黑色素瘤、霍奇金淋巴瘤及缺乏 DNA 错配修复机制的实体肿瘤等，适应范围也从晚期二线、三线到早期一线用药，再到联合治疗方案。CAR-T 疗法采用基因工程技术改造自体 T 细胞，将 T 细胞激活，识别并杀死肿瘤细胞。目前批准的 CAR-T 疗法包括 axicabtagene ciloleucel（Yescarta）治疗 DLBCL，tisagenlecleucel（Kymriah）治疗 B 细胞前体 ALL 和 DLBCL。

免疫检查点抑制剂与 CAR-T 疗法作用机制迥异，免疫相关不良反应也具有较大差异，因此本部分将两种治疗方法分开讨论。

二、免疫检查点抑制剂相关不良反应

（一）概论

尽管免疫检查点抑制剂通常具有持久的临床获益，但其相关不良反应与其他传统全身治疗如细胞毒性化疗有很大不同。免疫检查点抑制剂相关不良反应可影响身体的多个器官，最常见于皮肤、胃肠道、肝、肺和内分泌器官。其余部位如肌肉骨骼、肾脏、神经、心血管和眼部等治疗过程中出现异常，也应该高度怀疑是否与免疫治疗相关。

现有的 ICI 相关不良反应发生率数据主要来源于帕博利珠单抗、纳武利尤单抗和伊匹木单抗的临床试验。单药 ICI 治疗相关的任何级别 irAE 的发病率在不同药物、不同临床试验中差异较大，从 15% 到 90%（Puzanov et al.，2017；Wang et al.，2014）。在单一药物中需要暂停或者终止治疗的严重 irAE 估计在 0.5%~13%；而在纳武利尤单抗/伊匹木单抗的联合治疗方案中，irAE 更常见和更严重（3 级以上发生率达 55%），且发生更早，并可能比单药治疗持续更长时间（Haanen et al.，2018；Larkin et al.，2015）。但由于 irAE 的特殊性、隐匿性及临床试验的差异，这些不良反应的实际发生率可能被低估了。2015 年 Bertrand 等报道的一项荟萃分析纳入了 22 项抗 CTLA-4 抗体临床试验（伊匹木单抗，$n=1132$；曲美母单抗，$n=133$），总体 irAE 发生率为 72%，而严重 irAE 发生率为 24%。最常见的发生部位是皮肤和胃肠道，其次是内分泌系统和肝脏。一项Ⅲ期黑色素瘤术后辅助的随机对照临床研究（EORTC 18071，$n=475$）中，伊匹木单抗（10mg/kg）与安慰剂对比，3~4 级常见 irAE 的发生率为 41.6%，5 例因不良反应死亡（1.1%），52% 的患者因无法耐受不良反应而终止治疗（Eggermont et al.，2015）。

在最近的 Meta 分析中，PD-1/PD-L1 抑制剂 irAE 总体发生率约 26.8%，严重 irAE 发生率为 6.1%。帕博利珠单抗、纳武利尤单抗和阿替利珠单抗的严重 irAE 发生率相似，为 5%~8%（Wang et al., 2017b）。De Velasco 报道了一项荟萃分析，研究纳入了从 1996 年至 2016 年进行的 21 项随机Ⅱ/Ⅲ期 ICI 临床试验，其中包括共 6528 例接受单药治疗的患者（阿替利珠单抗，n=751；伊匹木单抗，n=721；纳武利尤单抗，n=1534；帕博利珠单抗，n=1522）和使用安慰剂或标准化疗或生物制剂的 4926 例对照组患者。由于不同临床试验中少见的 irAE 判定标准不一致，因此这项 Meta 分析仅统计了 5 种常见 irAE 类型，包括结肠炎、肝毒性（AST 水平升高）、皮疹、甲状腺功能减退症和肺炎。总体 3/4 级不良反应的发生率为结肠炎 1.5%、肝毒性 1.5%、皮疹 1.1%、甲状腺功能减退 0.3% 和肺炎 1.1%。使用伊匹木单抗单药的患者中结肠炎和皮疹发生率明显高于接受 PD-1/PD-L1 抑制剂的患者（De Velasco et al., 2017）。目前 PD-L1 抑制剂的安全性数据仍在不断成熟过程中。

许多正在进行的临床研究中，化疗或靶向药物联合 ICI 虽然提高了疗效，但联合方案的毒性一般大于 ICI 单一疗法的毒性。一项Ⅲ期随机对照临床试验（CheckMate 067）中，试验方案为纳武利尤单抗联合伊匹木单抗、伊匹木单抗或纳武利尤单抗单药治疗（n=945，以 1:1:1 比例随机分组），接受联合治疗的患者中 irAE 发生率高达 96%，而单药组发生率为 86%。联合治疗组中 3/4 级 irAE 的发生率（59%）是单药纳武利尤单抗（21%）和伊匹木单抗（28%）的两倍多，而且在接受联合治疗组、纳武利尤单抗组和伊匹木单抗组中，因治疗相关的 irAE 而停止治疗的比例分别为 39%、12% 和 16%。不过初步结果表明，因 irAE 早期停药（中位数为 3 次）可能并不会影响最终生存获益（Hodi et al., 2018）。

（二）发生机制探索

尽管 ICI 相关 irAE 的病理生理学尚未完全阐明，但关于免疫检查点途径在自身免疫性疾病中的作用为我们提供了一些线索。CTLA-4 和 PD-1 突变与一些人类自身免疫性疾病有关，包括乳糜泻、糖尿病、系统性红斑狼疮、类风湿关节炎和自身免疫性甲状腺疾病等，而且免疫检查点抑制剂相关 irAE 谱与 CTLA-4/PD-1 基因突变的表型中存在较多的重叠（Boutros et al., 2016；Postow et al., 2018）。转化研究提供了一些证据表明 irAE 可能是由自身反应性 T 细胞、自身抗体和（或）促炎细胞因子（如 IL-17）等共同引起的（Esfahani et al., 2017）。另外一种潜在的机制是活化 T 细胞靶向的抗原不仅存在于肿瘤细胞上，也存在于受累的健康组织中。所以正常组织中的炎症可能是由 T 细胞活化导致的下游炎症细胞因子水平升高引起的（Feng et al., 2011；Harbour et al., 2015）。另外，PD-1/PD-L1/CTLA-4 抗体直接结合在正常组织中同样表达的靶点后可能激活了补体介导的炎症途径，而且免疫治疗也可能会升高已存在的自身反应性抗体的水平（Caturegli et al., 2016；Iwama et al., 2014；Osorio et al., 2017）。另外有研究提示 CTLA-4 在 Treg 细胞上高表达，CTLA-4 抑制剂在激活 T 细胞过程中也会诱发 ADCC，从而造成 Treg 种群细胞的耗竭，而这些细胞在机体抑制自身免疫方面起关键性作用，因此 CTLA-4 抑制剂造成了机体广泛的免疫激活，这也可以解释为什么 CTLA-4 抑制剂可以造成更广谱的不良反应（Boutros et al., 2016）。

迟发性 irAE 和用药初期发生的 irAE 发生机制可能不同，但目前尚未阐明。典型的初期发生的 irAE 常见累及全身的上皮性炎性反应，包括皮疹、结肠炎和肺炎。这种 irAE 主要涉及中性粒细胞浸润正常组织。而迟发性 irAE 通常不太常见，包括神经系统反应、垂体炎等，这些往往是更局限性的器官特异性反应。

（三）治疗药物及方法

1. 皮质类固醇　是大多数严重免疫相关不良反应的主要治疗方法。重要的是，目前研究发现短期使用皮质类固醇治疗免疫相关不良反应并未影响抗肿瘤疗效，而且适当维持并逐渐减量对于防止 irAE 的复发非常重要。对于大多数 irAE，推荐皮质类固醇缓慢减量来治疗不良反应并防止复发。除非出现禁忌证，否则在考虑免疫疗法恢复之前，患者应该逐渐减少皮质类固醇用量直至症状消失。

对严重或难治性 irAE，可能需要加用其他免疫抑制剂，如对于皮质类固醇治疗 48~72 小时无缓解的严重免疫相关不良反应患者，经多学科专家组讨论后，可加用其他免疫抑制剂。使用期间应进行密切监测和随访，以评估皮质类固醇和其他免疫抑制剂治疗 ICI 相关毒性的疗效及不良反应。

2. 肿瘤坏死因子抑制剂　是一类广泛用于阻断 TNF 在自身免疫性疾病中炎症反应的药物（Reimold，2002）。英夫利昔单抗（infliximab）是一种单克隆抗 TNF-α 抗体，英夫利昔单抗阻断 TNF-α 与其受体的相互作用，抑制促炎细胞因子（IL-1、IL-6）的产生并调节免疫效应白细胞、中性粒细胞和嗜酸性粒细胞的活性，用于治疗各种自身免疫性疾病，包括克罗恩病、溃疡性结肠炎、类风湿关节炎和银屑病关节炎及银屑病（Sfikakis，2010）。目前英夫利昔单抗已成为类固醇难治性 ICI 相关不良反应治疗的常用药物（Friedman et al.，2016）。对于严重 irAE，皮质类固醇治疗 48～72 小时无效的患者，多学科讨论后考虑给予抗 TNF-α 治疗，但治疗持续时间没有明确指南推荐，通常是单次用药。如果需要重复用药，一般在初次用药后 2 周使用。目前抗 TNF-α 药物（如英夫利昔单抗）在治疗免疫相关性结肠炎和炎性关节炎（inflammatory arthritis，IA）中特别有效，但不推荐用于治疗免疫相关性肝炎。

3. 整合素抑制剂　vedolizumab（Entyvio）是一种全人源化单克隆抗体，特异性拮抗整合素 α4β7 的作用，抑制整合素 α4β7 对肠道黏膜细胞黏附分子 MAdCAM-1 的结合，抑制 T 细胞穿过内皮细胞向炎症性胃肠道组织的迁移。vedolizumab 目前主要用于治疗中至重度活动性溃疡性结肠炎或克罗恩病，仅有个案报道用于 ICI 相关的肠炎（Bergqvist et al.，2017；Diana et al.，2018）。从理论上而言，vedolizumab 可为免疫相关性胃肠炎提供靶向的免疫抑制作用，从而保留全身免疫抑制和抗肿瘤免疫反应。

4. 霉酚酸酯类药物　吗替麦考酚酯（mycophenolate mofetil，MMF）是霉酚酸（mycophenolic acid，MPA）的 2-乙基酯类衍生物。MPA 是一种强效的、非竞争性和可逆性的次黄嘌呤单核苷酸脱氢酶（inosine 5′-monophosphate dehydrogenase，IMPDH）抑制剂，能够通过抑制鸟嘌呤核苷的合成途径阻断 DNA 合成。人体 T 淋巴细胞和 B 淋巴细胞的增殖完全依赖于嘌呤的合成，而其他细胞则不然，因此 MPA 具有抑制淋巴细胞增殖的作用，还可以抑制 B 淋巴细胞产生抗体，阻止白细胞进入炎症和移植物排斥反应的部位（Karnell et al.，2011）。

因此被广泛用于预防移植后器官排斥反应。既往研究报道了此类药物对自身免疫性疾病如自身免疫性肝炎、肌炎、间质性肺炎和狼疮性肾炎等也有确切疗效，因此有学者尝试将其用于治疗发生于肝脏、肾脏、胰腺和眼部的类固醇难治性免疫相关不良反应（Cheng et al.，2015；Pushkarevskaya et al.，2017；Tanaka et al.，2017）。

5. 免疫球蛋白　从健康献血者的血浆中收集的免疫球蛋白，已被广泛用于抑制多种自身免疫性疾病和慢性炎症（Gurcan et al.，2007）。免疫球蛋白目前已知能够调节 B 淋巴细胞和 T 淋巴细胞的活性及效应功能，影响抗原提呈、致病性自身抗体、补体系统和细胞因子等（Schwab et al.，2013）。在治疗神经炎症或自身免疫疾病如吉兰-巴雷综合征（Guillian-Bareér syndrome，GBS）、重症肌无力、风湿病、免疫相关性血液病等方面获得了确切疗效（Jolles et al.，2005；Lunemann et al.，2015）。

6. 其他药物及方法　另外一部分不常使用但可以作为后线免疫抑制剂的药物包括利妥昔单抗、他克莫司、托珠单抗（tocilizumab，Actemra）、环孢素、环磷酰胺、甲氨蝶呤和抗风湿剂（如柳氮磺吡啶、来氟米特）等，以及治疗银屑病效果较好的白介素-17 拮抗剂布罗达单抗。

血浆置换法通常用于二线治疗初始大剂量皮质类固醇疗效不佳的免疫相关性神经系统病变患者，但在一线治疗严重且快速进展的免疫相关性神经系统病变中也取得了成功（Touat et al.，2017）。

（四）免疫抑制剂对免疫治疗效果的影响

1. 免疫抑制剂在 irAE 发生后应用　尽管没有前瞻性数据，但回顾性数据表明，在 irAE 发生后开始给予免疫抑制治疗似乎不会降低 ICI 的疗效。最近公布了 4 项研究的汇总分析结果，其中收集了 576 例接受纳武利尤单抗治疗的晚期黑色素瘤患者，发生 irAE 的患者 ORR 高于未发生者（Curtis et al.，2006）。但这种以不良反应预测疗效可能存在偏差，因为部分患者在未出现不良反应时就已经去世或者删失，最后能够纳入统计的患者疗效自然比以上患者好，所以表面看来发生不良反应的这部分人群获得了更好的疗效，但真实情况需要进一步探索。在一项纳入 474 例患者的Ⅲ期临床试验中，114 例（24%）接受了系统的皮质类固醇治疗免疫相关不良反应，ORR 在接受皮质类固醇治疗和没有接受皮质类固醇治疗的患者之间没有显著性差异（Weber et al.，2017a）。一项 298 例接受伊匹木单抗治疗的转移性黑色素瘤的回顾性研究也报道了类似的结果（Horvat et al.，2015），该研究中，103 例（35%）需要皮质类固醇治疗免疫相关不良反应，其中 29 例（10%）需要加用抗 TNF-α 治疗，结果发现 OS 和肿瘤 TTF 与是否发生 irAE 及是否接受过皮质类固醇治疗无明显相关性。同样在 409 例接受纳武利尤单抗和伊匹木单抗联合对比单药纳武利尤单抗或伊匹木单抗治疗黑色素瘤的 CheckMate-067 和 CheckMate-069 结果中，使用皮质类固醇治疗免疫相关不良反应并未减少 ORR（Weber，2017b）。从现有回顾性分析结果看，皮质类固醇治疗 ICI 相关的不良反应并未明显影响 ICI 的治疗效果。部分研究也回顾性分析了其他免疫抑制剂对 ICI 治疗效果的影响。同样在 CheckMate-067 和 CheckMate-069 结果中，英夫利昔单抗治疗结肠炎似乎并没有改变 ICI 治疗的效果和耐受性（Schadendorf et al.，2017）。另一项汇总分析结果显示，接受皮质类固醇联合或者不联合英夫利昔单抗治疗免疫相关性胃肠炎与未接受免疫抑制剂治疗的患者的生存结果类似（Weber，2017b）。

2. 基线内（30 天）应用免疫抑制剂 ICI 相关临床试验通常在入组时排除基线应用过免疫抑制剂（包括皮质类固醇）的患者，因此对 ICI 治疗之前给予免疫抑制剂对 ICI 疗效的影响还知之甚少。最早 2017 年 ESMO 报道了一篇来自塞尔维亚 Gala Martínez Bernal 的研究，研究者收集了单中心 2012～2017 年使用 ICI 的非鳞非小细胞肺癌患者（$n=244$）数据，发现基线使用 >20mg/d 泼尼松的患者预后更差。但研究中纳入了 6%（$n=14$）的 *EGFR* 突变者、1%（$n=3$）的 *ALK* 阳性和 15% 的脑转移患者，对于研究结论具有较大影响，因此该研究结论需要谨慎解读（Martínez Bernal，2017）。2018 年 *J Clin Oncol* 刊登了另一项真实世界回顾性研究，研究纳入 640 例使用 PD-1/PD-L1 单药治疗的非小细胞肺癌患者，使其接受基线（30 天内）皮质类固醇治疗（主要针对呼吸困难、皮疹和脑转移缓解症状）。分析发现接受 >10mg/d 相等剂量泼尼松的患者（$n=90$）总体有效率、OS 和 PFS 明显差于 <10mg/d 剂量组（$n=550$）。但从一般资料看，>10mg/d 剂量组和 <10mg/d 剂量组之间体力状况及脑转移存在显著差别（$P<0.01$），而研究者并没有进行校正匹配分析来消除这种偏倚，因此得出的结论也需要慎重对待（Arbour et al.，2018）。另外一项研究中，根据糖皮质激素应用的指征，将其分为癌症相关的激素应用和非癌症相关的激素应用。其中癌症相关的激素应用指征包括脑转移、呼吸困难、骨转移和厌食；非癌症相关的激素应用指征包括化放疗引起的肺炎、风湿性关节炎、接触性过敏性皮炎、干燥综合征等自身免疫性疾病。在癌症相关适应证中，接受 >10mg 泼尼松组 PFS 和 OS 均显著短于 0～10mg 组（$P<0.001$），而在非癌症相关适应证中，接受 >10mg 泼尼松组 PFS 和 OS 与 0～10mg 组没有显著性差异（分别 $P=0.24$，$P=0.77$）（Ricciuti et al.，2019）。

3. 同时给予糖皮质激素 基于 Keynote-189 的临床试验结果指南推荐化疗联合 ICI 一线治疗非鳞非小细胞肺癌，并证实对比单纯化疗可使患者获得显著生存优势，从治疗方案中可以看到化疗时预处理使用了糖皮质激素。目前大部分化疗联合 ICI 的治疗方案预处理均使用了糖皮质激素，但从临床试验结果来看似乎并没有影响疗效。

4. 免疫治疗前使用抗生素 一项纳入了 360 例接受了免疫治疗的肾癌和非小细胞肺癌患者的回顾性研究发现，使用免疫治疗前 30 天内使用抗生素的患者 PFS 和 OS 均显著短于未使用抗生素的患者。但研究中使用抗生素的患者仅 64 例，样本量较小，结论需要更多循证医学证据（Derosa et al.，2018）。另外一项纳入了 218 例接受免疫治疗的非小细胞肺癌患者的回顾性研究发现，33 例免疫治疗前 2 个月内使用过抗生素的患者 PFS 及 OS 均显著短于未使用抗生素患者（$P<0.01$）（Schett et al.，2020）。一项小样本回顾性研究发现，抗生素静脉与口服的给药方式对免疫治疗效果都有显著影响，其中头孢菌素类抗生素和喹诺酮类抗生素可能影响更大，β-内酰胺类抗生素影响相对较小，然而研究发现免疫治疗过程中使用抗生素对 OS 无明显影响，但研究结论还需要更多证据支持（Kim et al.，2019）。

目前从上述结果来看，ICI 治疗过程中出现免疫相关不良反应而给予免疫抑制剂治疗不会影响疗效，与化疗联合治疗中给予糖皮质激素也不会影响最终疗效。ICI 单药治疗时基线内（30 天）给予免疫抑制剂可能会影响最终疗效，需要进一步研究以更好地了解 ICI 治疗开始前或期间皮质类固醇暴露的潜在影响。

（五）治疗期间监测

接受免疫抑制剂治疗免疫相关不良反应期间需要密切监测免疫抑制剂可能导致的不良反应。例如，长时间接受全身性糖皮质激素可造成血糖升高、消化道溃疡出血、细菌或真菌感染及骨质疏松症（Curtis et al.，2006；Williams et al.，2019；Youssef et al.，2016）。因此需要治疗期间进行血糖监测。对于消化道溃疡出血风险较高的患者（包括正在服用非甾体类解热镇痛药或抗凝血药的患者），在糖皮质激素治疗期间可预防性给予 H_2 受体拮抗剂或质子泵抑制剂。对于接受>20mg/d 等剂量泼尼松持续 4 周或更长时间的患者，应考虑预防肺孢子虫肺炎。对于接受>20mg/d 等剂量泼尼松 6 周或更长时间的患者，需要预防性给予抗真菌治疗（如给予氟康唑）。既往带状疱疹感染患者需要考虑预防带状疱疹再激活。最后，建议使用维生素 D 和钙补充剂来降低骨质疏松症的风险。

其他免疫抑制剂如抗 TNF-α 治疗可能会导致感染病毒或者病原菌重新激活，如病毒性肝炎或肺结核（Keane et al.，2001；Mori et al.，2015）。因此 NCCN 指南建议在 TNF 抑制剂应用前检测肝炎病毒 DNA 拷贝情况并在治疗期间密切监测。此外，在开始使用英夫利昔单抗治疗前同样建议进行潜伏/活动性结核病的检测。注意：治疗前结核病筛查不应该延误抗 TNF-α 治疗急性严重或难治性免疫相关不良反应。

（六）在特殊患者人群中管理 irAE

1. 既往存在自身免疫性疾病　对既往存在自身免疫性疾病的患者，给予免疫检查点抑制剂是否会加重自身免疫性疾病也是目前关心的热点之一。既往临床试验入组均排除这部分人群，因此目前缺少相关研究结果。基于少量回顾性研究的有限数据，ICI 在这部分人群中似乎同样有效，反应率为 20%～40%（Gutzmer et al.，2017；Johnson et al.，2016b；Menzies et al.，2017）。根据现有数据，对于大多数自身免疫性疾病暴发和免疫相关不良反应，可给予糖皮质激素或加用其他免疫抑制治疗，

但可能出现致命的不良反应（Abdel-Wahab et al.，2018）。

在一项接受伊匹木单抗治疗的 30 例晚期黑色素瘤伴有自身免疫性疾病的回顾性研究中，包括炎性肠病（$n=6$）、类风湿关节炎（$n=6$）、银屑病（$n=5$）、系统性红斑狼疮（$n=2$）、多发性硬化症（$n=2$）、自身免疫性甲状腺炎（$n=2$）和其他各种疾病，其中有 13 例正在接受免疫抑制治疗以控制自身免疫性疾病病情。使用伊匹木单抗后，27%的患者出现自身免疫性疾病的恶化，通常表现为复发或既往症状加重，对大部分患者给予糖皮质激素治疗可以成功控制，仅 2 例患者需要加用英夫利昔单抗。10 例（33%）患者出现与其基线自身免疫性疾病无关的严重 irAE（包括因结肠炎死亡 1 例）。3 例出现同时自身免疫性疾病加重和需要大剂量糖皮质激素控制的常见 irAE。然而，至少一半患者未出现自身免疫性疾病加重。可喜的是研究结果显示 30 例患者中 6 例客观有效，ORR 为 20%，其中包括 1 例 CR（Johnson et al.，2016b）。

既往研究也报道了 PD-1 抗体治疗伴有自身免疫性疾病的晚期黑色素瘤的结果，结果发现42%的患者出现自身免疫性疾病加重，并且 16%的患者出现了新的 irAE（Gutzmer et al.，2017）。在一项 52 例具有显著自身免疫性疾病症状（如类风湿关节炎、风湿性疾病、干燥综合征、免疫性血小板减少性紫癜、银屑病）的单独研究中，38%的患者出现症状加重，需要免疫抑制治疗，另外29%出现新的 irAE。有趣的是，既往伴有自身免疫性胃肠炎及神经系统疾病的患者却没有 1 例出现加重。另外大约10%的患者因新出现的不良反应而停止了 PD-1 抗体治疗。最终结果显示 ORR 达到 33%，同样获得了较好的疗效（Menzies et al.，2017）。

不可否认，既往存在自身免疫性疾病的患者使用 ICI 时，的确存在较高风险会引起自身免疫性疾病的加重甚至死亡，但给予糖皮质激素（必要时加用其他免疫抑制剂）可以有效控制，所以 ICI 治疗伴有自身免疫性疾病患者的安全性仍然比较可靠。重要的是即使长期应用糖皮质激素控制自身免疫性疾病的患者仍然可以从免疫治疗中获益，但其对总生存是否存在影响目前尚无结论。

2. 既往免疫治疗过程中出现过 irAE　多项研究回顾性分析了既往伊匹木单抗单药或联合 PD-1

抗体治疗过程中出现过 irAE 的患者接受其他 PD-1 抗体后对 irAE 影响（Menzies et al.，2017；Pollack et al.，2018）。其中一项 22 例接受伊匹木单抗出现 irAE 的研究中，患者接受 PD-1 抗体治疗后 4.5% 的患者出现免疫相反不良反应症状加重，23% 的患者出现新的 irAE。在另一项 67 例研究中，3% 的患者出现症状加重，34% 出现新的 irAE，但 ORR 达到 40%。总体而言，PD-1 抗体导致常见的免疫相关不良反应通常比较轻微、容易控制且不需要停止 PD-1 抗体治疗，而且部分患者治疗有效。

另一项研究中 80 例患者因 ICI 治疗中出现严重 irAE 而停止免疫治疗，对症治疗控制 irAE 后再次接受纳武利尤单抗或帕博利珠单抗单药治疗，其中 14 例（18%）患者再次出现相同的 irAE，而 17 例（21%）患者出现与既往完全不同的 irAE。共 40 例患者出现 irAE，其中 18% 患者出现严重 irAE，24 例（30%）患者因不良反应而中止 PD-1 抗体治疗。进一步分析发现再次出现免疫性结肠炎和神经毒性的可能性最小，而免疫性肝炎、胰腺炎、肾炎和肺炎则更容易复发，免疫性垂体炎及皮疹中度风险复发，而且恢复 PD-1 抗体治疗后更容易出现严重且不同的 irAE（21%）。研究者对比提出两种可能解释：首先，患者可能因 ICI 治疗激活免疫而易再次出现免疫相关不良反应；其次，可能是初次免疫治疗导致的 irAE 延迟出现，因此需要进一步研究来了解 ICI 治疗的安全性（Carroll et al.，2010）。

3. 既往 HBV/HCV/HIV 感染者接受 ICI 治疗
J Hepatol 发表了一项 I b 期研究，患者接受小剂量的单药纳武利尤单抗 0.3mg/kg（n=12），或联合 40U 的 GS-4774（一种 HBV 疫苗）（n=10）治疗 HBV DNA＜69IU/ml、乙型肝炎表面抗原（HBsAg）阳性、乙型肝炎 e 抗原（HBeAg）阴性的慢性乙型病毒性肝炎，结果提示在病毒拷贝被抑制的 HBeAg 阴性患者中，PD-1 抗体治疗耐受性良好，可以降低大多数患者的 HBsAg 水平（Gane et al.，2019）。CheckMate-040 是一项评估纳武利尤单抗在晚期肝细胞癌伴有或不伴有慢性病毒性肝炎患者中的安全性和疗效的研究，结果发现 HBV DNA 拷贝数＜100IU/ml 和 HCV 感染患者耐受性良好，在抗病毒治疗的前提下，纳武利尤单抗并不会重新激活 HBV 及 HCV 拷贝（El-Khoueiry et al.，2017）。另外一项亚洲非小细胞肺癌人群接受纳武利尤单抗治疗的安

全性研究提示，在抗 HBV 的前提下，HBV DNA＜500IU/ml 的患者接受纳武利尤单抗 240mg 治疗安全性良好，未见明显病毒激活情况（Lu et al.，2017）。至目前为止，尚无其他更新数据进一步指导临床。

大部分临床研究将 HIV 感染者排除在外，因此对于 HIV 感染者是否可以接受 ICI 治疗所知甚少。2017 年 *Ann Oncol* 报道了一项 ICI 治疗确诊感染 HIV 的转移性黑色素瘤（n=9）和梅克尔细胞癌（n=1）的研究，研究中包括 10 例患者（8 例男性，2 例女性，中位年龄 54.5 岁），其中 9 例在 ICI 治疗前开始进行抗逆转录病毒治疗，6 例患者基线时检测不到病毒载量，2 例未知。所有患者接受帕博利珠单抗（n=3）、纳武利尤单抗（n=1）、伊匹木单抗（n=3）或伊匹木单抗联合纳武利尤单抗（n=3）治疗。结果显示 2 例患者达到 CR，1 例患者达到 PR，中位 DOR 为 9 个月，PFS 为 3 个月，中位 OS 未达到。而且在 7 例监测病毒载量的患者中，治疗期间病毒载量未显示显著增加（Hentrich et al.，2017）。2018 年 *J Thorac Oncol* 发表了一项评估 PD-1 抗体治疗伴有 HIV 感染的非小细胞肺癌有效性和安全性的小样本研究，研究入组了 7 例患者，所有患者均接受抗逆转录病毒治疗，其中接受纳武利尤单抗者 2 例，接受帕博利珠单抗者 5 例，结果显示，3 例患者达到 PR（42.9%），未见 3～4 级 irAE，耐受性良好，该治疗安全有效（Ostios-Garcia et al.，2018）。其他个案报道也提示 HIV 感染者接受 ICI 治疗安全有效（Guihot et al.，2018；Hentrich et al.，2017）。因此对于这部分病毒感染患者，需要给予积极抗病毒治疗，而且应该在足够强度抗病毒治疗的前提下考虑 ICI 治疗。

4. 既往器官移植受者接受 ICI 治疗 PD-1 通路和 CTLA-4 通路在维持机体免疫平衡中具有重要作用，可以在免疫过度活化的情况下抑制免疫系统，从而保护机体。这两条通路都与移植后器官耐受有关，两条通路的异常可能导致移植器官的排斥，但目前尚无 ICI 在既往器官移植患者中应用的相关指南。一项回顾性分析报道了 12 例器官移植患者接受 ICI 治疗的结果，其中 4 例患者出现器官排斥反应。另外一项 Meta 分析一共纳入了 54 例器官移植后使用免疫治疗的患者，其中肾移植患者 29 例，肝移植患者 19 例，心脏移植患者 6 例。肿瘤类型包括 27 例恶性黑色素瘤、12 例肝细胞癌、7

例皮肤鳞状细胞癌、3 例非小细胞肺癌、1 例肺表皮样癌、1 例梅克尔细胞癌、1 例尿路上皮癌、1 例十二指肠腺癌、1 例恶性黑色素瘤合并皮肤鳞癌。免疫治疗总体缓解率为 32%（17/54），疾病进展率 44%（24/54），排斥反应发生率为 39%（21/54），其中肾移植受者的排斥反应发生率最高。17 例缓解肿瘤类型包括 8 例恶性黑色素瘤、6 例皮肤鳞癌、1 例梅克尔细胞癌、1 例肝癌及 1 例尿路上皮癌。19 例死亡原因包括 9 例 PD、7 例排斥反应、1 例潜在心脏病、2 例不明原因。

由此可见器官移植患者应用免疫治疗高达 39% 的患者出现器官排斥反应，疾病进展率高达 44%，因此，器官移植后不主张使用免疫治疗基本达成共识。除非患者强烈要求或者无其他治疗方案可选，在开始 ICI 治疗之前，必须与患者充分讨论潜在风险，包括移植器官可能发生排斥及 ICI 治疗可能的获益。

（七）分类及处理

1. 皮肤毒性　是最常见的 irAE，通常表现为多形性红斑、苔藓样（类似平顶、多角形，有时为鳞状或肥厚的扁平苔藓病变）、湿疹（炎症性皮炎，其特征为瘙痒、红斑、鳞状或结痂丘疹或斑块，易受重复感染）、牛皮癣状（易分辨的红斑、鳞状丘疹和牛皮癣斑块）及斑丘疹（一种非脓疱性、非疱疹性麻疹样皮疹）。斑秃、皮肤干燥综合征、毛发复黑少见（Belum et al.，2016；Lacouture et al.，2014；Sibaud，2018）。部分罕见的严重皮肤反应如史-约综合征、中毒性表皮坏死松解症、嗜酸性粒细胞增多症和全身性药疹也有报道（Rivera et al.，2017；Zarbo et al.，2017）。

皮肤 irAE 发生在 20%～40% 的患者中，通常在治疗第 3 周后开始，并在第 6 周达到峰值，可能持续存在数月甚至数年（Brahmer et al.，2018；O'Donnell et al.，1985）。伊匹木单抗皮肤毒性发生率远高于 PD-1/PD-L1 抗体。据报道，伊匹木单抗皮肤毒性发生率为 37%～70%，而 PD-1/PD-L1 抗体发生率为 17%～40%。严重皮肤 irAE 在所有 ICI 中发生率相似，均为 1%～3%（Kumar et al.，2017；Naidoo et al.，2016；Villadolid et al.，2015）。

大多数皮肤 irAE 等级低，主要发生在四肢或躯干上，且易于治疗。NCCN 指南分斑丘疹、瘙痒

和大疱性皮炎及重症皮炎分别建议，ASCO 分丘疹/炎性皮炎、大疱性皮炎和重症皮炎分别建议，SITC 指南分为斑丘疹性皮炎及瘙痒分别进行建议。而 ESMO 和 CCO 指南没有详细分类，总体建议，但简单容易记，有一定参考价值。1 级（grade 1，G1）[斑/丘疹覆盖＜10% 体表面积（body surface area，BSA），有或无症状] 皮肤免疫相关不良反应治疗的主要方法包括局部外用皮质类固醇，必要时使用抗瘙痒支持疗法，无须中断 ICI。中度（G2：斑/丘疹覆盖 10%～30% BSA，有或无症状，日常生活受限）病变局部外用皮质类固醇控制症状，如果症状持续超过 7 天，考虑口服 0.5～1mg/（kg·d）泼尼松控制症状，必要时给予冷敷及抗组胺治疗。0.5mg/（kg·d）泼尼松治疗使不良反应减轻到 0 级或者 1 级后，需 2～4 周逐渐减药；1mg/（kg·d）泼尼松治疗减轻至 0 级或者 1 级后，需 4 周逐渐减药；当 irAE 变得更加严重和（或）持续时（G3：斑/丘疹覆盖＞30% BSA，有或无症状，伴有局部二次感染，日常生活受限），建议进行皮肤活检明确，并开始 0.5～1mg/（kg·d）泼尼松控制症状，中断免疫治疗，如果病变降低至 0～1 级，则可以恢复；如果 12 周内没有改善，则需终止免疫治疗。G4（史-约综合征的症状或并发皮疹，全层皮肤破溃或坏死；危及生命）病变需要 1～2mg/（kg·d）静脉泼尼松龙控制症状，缓解后需 4 周以上逐渐停药，并终止免疫治疗。

当对全身性皮质类固醇无反应时，应考虑加用其他免疫抑制药物。具体用药需要联合皮肤科医师共同制订治疗方案。白癜风虽然是永久性的，但不需要任何治疗或停止 ICI 治疗。

2. 胃肠道毒性　是 ICI 中报告次数排第二位的常见不良反应，主要表现为腹泻或结肠炎症状，包括水样腹泻、腹痛、大便带血和黏液、发热等，症状通常在开始治疗后 6～8 周产生（Gupta et al.，2015；Wang et al.，2018c）。

一项纳入了 34 项研究 8863 例患者的 Meta 分析结果发现，应用 CTLA-4 抗体腹泻发生率高于 PD-1/PD-L1 抑制剂，多达 30%～40% 病例出现腹泻。而应用 PD-1/PD-L1 抗体联合 CTLA-4 单抗腹泻和结肠炎发生率最高（Gupta et al.，2015；Tandon et al.，2018）。应用联合方案发生不同程度结肠炎、严重结肠炎、严重腹泻的比例分别是 13.6%、9.4%

和 9.2%。伊匹木单抗单药引起不同程度结肠炎的发生率为 9.1%，重度结肠炎为 6.8%，重度腹泻为 7.9%。而应用 PD-1/PD-L1 抗体不同程度结肠炎发生率为 1.3%，重度结肠炎为 0.9%，重度腹泻为 1.2%。未观察到不同肿瘤类型（如黑色素瘤、非小细胞肺癌、肾细胞癌）的胃肠道 irAE 发病率存在差异（Wang et al.，2017a）。但一项回顾性分析发现，腹泻严重程度与内镜下活检的结肠炎程度无明显相关性，因此免疫相关性腹泻机制有待进一步探讨（Geukes Foppen et al.，2018）。

皮质类固醇激素通常是一线治疗方案。回顾性报道 40%～60% 的患者接受皮质激素可以控制症状（Geukes Foppen et al.，2018；Jain et al.，2017）。然而，最近一项回顾性分析发现，与短期激素加用英夫利昔单抗相比，长期使用皮质类固醇激素治疗的患者（＞30 天）发生感染风险增加，提示尽早加入其他免疫抑制治疗可能结果更好（Wang et al.，2018b）。既往个案报道使用英夫利昔单抗可成功治疗严重的伊匹木单抗相关的激素难治性结肠炎（Merrill et al.，2014）。也有系列报道使用 vedolizumab 可成功治疗 ICI 相关的激素依赖性或难治性结肠炎（Hsieh et al.，2016）。

对于出现轻度腹泻（G1：每天排便次数高于基础水平，但少于 4 次/日且无结肠炎症状）的患者，建议密切监测，如果出现症状加重，需要进一步检查。建议使用洛哌丁胺或地芬诺酯或阿托品，并补液，继续免疫治疗。中度（G2：每天排便次数高于基础水平，4～6 次/日，存在结肠炎症状，不影响日常生活活动）或严重（G3/4：每天排便次数高于基础水平，超过 6 次/日，存在结肠炎症状，干扰日常生活活动，血流动力学不稳定，需要住院治疗，伴有其他严重的并发症，如缺血性肠病、穿孔、毒性巨结肠症）腹泻和结肠炎需要评估以排除感染性病因，包括腹部/盆腔增强 CT，必要时行结肠镜±食管胃十二指肠镜活检。对于中度腹泻/结肠炎（G2），NCCN 指南和 ASCO 指南建议暂停免疫治疗并给予口服泼尼松[1mg/（kg·d）]。如果在 2～3 天未发现任何改善，则将激素剂量增加至 2mg/（kg·d），并考虑加入英夫利昔单抗。但 CCO 指南和 SITC 指南均推荐从小剂量开始，先考虑口服 0.5～1mg/（kg·d）泼尼松控制症状，如果 3 天没有任何改善，考虑加用英夫利昔单抗 5mg/kg 静脉

滴注，每两周一次，或者激素加量至 2mg/（kg·d）。如果 0.5mg/（kg·d）泼尼松治疗减轻到 0 级或者 1 级，需 2～4 周逐渐减药；如果 1mg/（kg·d）泼尼松治疗减轻至 0 级或者 1 级，需 4 周逐渐减药，继续免疫治疗；重度结肠炎（G3/4），NCCN 指南建议给予甲泼尼龙 2mg/（kg·d）静脉滴注，如果在 2 天内无明显改善，继续应用甲泼尼龙并考虑添加英夫利昔单抗。如果出现英夫利昔单抗抵抗性腹泻或结肠炎，或者存在英夫利昔单抗禁忌的病例可以考虑 vedolizumab。而 SITC 指南推荐 1～2mg/（kg·d）泼尼松或者等剂量甲泼尼龙，如果 2～3 天没有改善，加用其他免疫抑制剂，改善至 0 级或者 1 级后需 4～6 周逐渐减药；而 ASCO 指南推荐 1～2mg/（kg·d）泼尼松或者等剂量甲泼尼龙，如果 3～5 天症状没有改善，考虑改为静脉滴注激素或者其他免疫抑制剂（如英夫利昔单抗）。CCO 指南推荐 1～2mg/（kg·d）甲泼尼龙静脉滴注，如果 3 天没有改善症状，考虑英夫利昔单抗 5mg/kg Q2W。CCO 指南建议 3/4 级不良反应即需要永久停止免疫治疗。而 NCCN/ASCO/SITC 指南均推荐 3 级改善至 1 级或者 0 级后可以考虑恢复免疫治疗，但 4 级需要永久停药。

由此可以看出不同指南，推荐治疗也不同，但结合临床，尤其是明确免疫相关胃肠道不良反应后，初始应给予足量糖皮质激素静脉滴注控制症状，改善后缓慢减药，如果 2～3 天没有改善，可以加用英夫利昔单抗 5mg/kg，每两周一次，继续糖皮质激素治疗直至症状改善至≤G1，然后在 4～6 周逐渐减量。适当时，从静脉滴注甲泼尼龙转换为口服泼尼松。当患者每天仍然服用≤10mg 泼尼松（或等效物）时，可以恢复免疫疗法。

3. 肝毒性 免疫相关的肝毒性发生率低于腹泻/结肠炎，一般比较轻微，极少数情况下可能危及生命（De Martin et al.，2018）。ALT 和 AST 水平无症状升高是最常见的肝毒性表现（Naidoo et al.，2015）。汇总分析发现，伊匹木单抗免疫相关肝毒性的发生率估计为 3%～9%，而 PD-1/PD-L1 单抗发生率为 0.7%～1.8%。应用两者联合方案肝毒性发生率为 29%，远高于单药，而且严重肝毒性发生率为 17%（Suzman et al.，2018）。免疫相关肝毒性中位出现时间为开始治疗后 5～6 周，也可发生在数月后（Ziemer et al.，2017）。但自身免疫性肝炎

和药物引起的肝炎往往难以区分，甚至需要通过组织活检进行区分。最新研究发现 CTLA-4 抗体与 PD-1/PD-L1 抗体介导的免疫相关肝炎病理类型明显不同（De Martin et al.，2018）。

在大多数 ICI 介导的肝毒性研究中，糖皮质激素是最常用的治疗方法。NCCN/ESMO 指南中将氨基转移酶水平升高和胆红素水平升高分开，建议胆红素水平升高 1.5 倍以上即按照重度肝功能异常处理。ASCO/SITC/CCO 指南均建议将两者统一分级，因此本部分参考这种分级方法。轻度肝功能异常（G1：氨基转移酶水平升高<3 倍正常值上限或总胆红素水平<1.5 倍正常值上限）无须给予激素治疗，密切观察即可。如果 G1 持续时间>14 天或者情况加重至中度（G2：3 倍正常值上限<氨基转移酶水平升高<5 倍正常值上限，或总胆红素水平升高 1.5～3 倍正常值上限）>3 天时，各大指南均建议暂停免疫治疗并给予口服泼尼松[0.5～1mg/（kg·d）]。ESMO 指南建议泼尼松以 1mg/（kg·d）为起始剂量，如果不适合泼尼松可以考虑口服布地奈德 9mg，每 3 天复查一次。CCO 指南建议 0.5mg/（kg·d）治疗减轻到 0 级或者 1 级后，需 2～4 周逐渐减药；1mg/（kg·d）治疗减轻至 0 级或者 1 级后需 4 周逐渐减药至 10mg/d 时，可以继续免疫治疗；NCCN、ASCO 和 SITC 指南建议至少 4 周逐渐减量。如果 72 小时没有缓解或者加重至重度肝炎（G3：氨基转移酶水平升高 5～20 倍正常值上限，或总胆红素水平升高 3～10 倍正常值上限），则永久终止免疫治疗，NCCN 指南建议给予泼尼松 1～2mg/（kg·d）或等剂量其他治疗药物。CCO 指南建议 G3/4 时给予甲泼尼龙 1～2mg/（kg·d）静脉滴注。而 ESMO 指南建议如果 ALT/AST<400，国际标准化比值（INR）/白蛋白（albumin）/胆红素（bilirubin）正常，则口服泼尼松 1mg/（kg·d）；如果 ALT/AST>400，INR/albumin/bilirubin 正常，则静脉注射甲泼尼龙 2mg/（kg·d）。如果在 3 天内无明显改善，ASCO 指南建议考虑应用吗替麦考酚酯或硫唑嘌呤。虽然没有明确证据证实英夫利昔单抗能够引起肝毒性，但其不是治疗免疫相关肝毒性的最佳选择。NCCN 指南不建议英夫利昔单抗用于免疫相关肝毒性治疗。而 SITC 指南推荐对 G3/4 同样给予 1～2mg/（kg·d）泼尼松，如果 2～3 天没有改善，则加用其他免疫抑制剂。如果病情继续加重

至 G4（氨基转移酶水平升高>20 倍正常值上限或总胆红素水平升高>10 倍正常值上限），则永久终止免疫治疗，NCCN 指南建议给予泼尼松 2mg/（kg·d）或等剂量其他治疗药物，每日监测肝功能。ESMO 指南建议静脉注射甲泼尼龙 2mg/（kg·d），必要时进行肝脏活检。各大指南均建议改善至 0 级或者 1 级后，需 4～6 周逐渐减药；CCO 指南建议静脉注射甲泼尼龙 1～2mg/（kg·d）后逐渐减量至 1～2mg/（kg·d）泼尼松口服，然后 4～6 周逐渐减量。另一项研究报道了环孢素作为一种替代免疫抑制剂在激素难治性肝毒性中有一定效果。小样本病例报告还表明，他克莫司（tacrolimus）可能对难治性 ICI 相关性肝炎有效（Grover et al.，2018；Spankuch et al.，2017）。

4. 肺部毒性　ICI 相关的肺部 irAE 最常见的是肺炎，也是免疫治疗相关死亡中重要的原因之一。影像学上肺炎可以表现为五大类：隐源性机化性肺炎（cryptogenic organizing pneumonia，COP）、非特异性间质性肺炎（nonspecific interstitial pneumonia，NSIP）、过敏性肺炎（hypersensitivity pneumonitis，HP）或普通型间质性肺炎（usual interstitial pneumonia，UIP）/肺纤维化（pulmonary fibrosis）。临床症状包括呼吸困难（53%）、咳嗽（35%）、发热（12%）和胸痛（7%），可能出现缺氧并迅速进展，导致呼吸衰竭。影像学最常表现为双下肺叶散在毛玻璃样结节或者斑片状病变，但往往是局限性的，与靶向药物相关的弥漫性肺炎在影像学上有很大不同。当影像学表现比较典型时，一般不需要活检，但经支气管活检可能有助于排除其他病因，包括感染或肿瘤淋巴管扩散。然而，目前免疫相关性肺炎尚无特定的病理学表现。除了肺炎的典型表现外，类似结节样肉芽肿反应，包括胸膜下模糊小结节和肺门淋巴结肿大，以及胸腔积液，都是 ICI 治疗相关肺毒性的不典型表现（Bashey et al.，2009；Chuzi et al.，2017；Tirumani et al.，2015）。

随着免疫治疗的适应证扩大，以及更多更复杂方案的使用，肺炎的发生率在逐步增加。一般应用 PD-1/PD-L1 单药免疫相关性肺炎的发生率均低于 5%，而严重（高等级）肺炎则为 1%（Naidoo et al.，2017）。与大多数其他 irAE 的模式不同，应用伊匹木单抗单药肺炎的发生率（低于 1%）比应用 PD-1/PD-L 发生率低（Wolchok et al.，2010）。据报

道，肺部 irAE 发生的时间差异较大，中位时间为治疗开始后 2.5 个月，但应用联合治疗方案免疫相关肺毒性发生时间要比应用单药方案早。据报道，非小细胞肺癌中肺炎发生中位时间为 2.1 个月（0.2~27.4 个月），而恶性黑色素瘤人群中肺炎发生中位时间为 5.2 个月（0.2~18.1 个月）（Chuzi et al.，2017）。2016 年一项纳入了 20 项 PD-1 抗体临床试验的 Meta 分析显示，4496 例黑素瘤、肺癌或肾癌患者的肺炎总体发生率为 2.7%，严重（高等级）肺炎发生率 0.8%；应用联合治疗方案（PD-1/PD-L1 单抗加 CTLA-4 单抗）肺炎发生率高于单一用药（总体，6.6% vs 1.6%，$P<0.001$；高等级，1.5% vs 0.2%，$P<0.001$）。非小细胞肺癌/肾癌患者肺炎发生率高于黑色素瘤患者（Nishino et al.，2016）。一项纳入了 916 例患者的汇总分析发现，应用联合治疗方案（PD-1/PD-L1 单抗加 CTLA-4 单抗）肺炎发生率为 10%，远高于单一用药的肺炎发生率 3%（$P<0.001$），但应用 PD-1 和 PD-L1 单抗患者之间肺炎发生率没有显著差别。在黑色素瘤和 NSCLC 人群中也观察到类似的现象（Barjaktarevic et al.，2013）。在另外一项大型多中心回顾性研究中，吸烟或者有吸烟史的患者肺炎发生率为 56%，而从不吸烟者肺炎发生率为 44%（Naidoo et al.，2017）。

肺炎虽然不常见，但是最严重的免疫不良反应之一，因此治疗与其他不良反应不同。CCO 指南建议对于轻度肺炎（G1：无症状，局限于单个肺叶或<25%的肺实质，只需行临床观察或诊断性检查观察）给予 1mg/（kg·d）泼尼松口服或者 1mg/（kg·d）甲泼尼龙静脉滴注，治疗期间可暂停免疫治疗，治疗 3~4 周后复查影像学（CT）评价。NCCN 指南建议暂停免疫治疗，1~2 周后再次评估。SITC/ASCO/ESMO 指南建议暂停免疫治疗，无须激素治疗，每 3 周复查影像学评估。如果病情进一步进展至中度（G2：出现新的症状/症状恶化，包括呼吸短促、咳嗽、胸痛、发热和需要吸氧），NCCN 指南建议暂停免疫治疗并给予泼尼松/甲泼尼龙[1~2mg/（kg·d）]，需排除感染，如果感染不能完全排除，考虑经验性使用抗生素。建议 3~4 周复查影像学。CCO 指南建议给予 1~2mg/（kg·d）泼尼松口服，如果 48 小时或 72 小时无明显改善，考虑按照 G3 处理。ESMO/SITC 指南建议泼尼松以 1mg/（kg·d）为起始剂量；ASCO 指南建议暂停

免疫治疗，给予 1~2mg/（kg·d）泼尼松口服，症状缓解后每周 5~10mg，逐渐减量 4~6 周以上。症状减轻到 0 级或者 1 级后可以继续免疫治疗，如果 48 小时或 72 小时无明显改善，考虑按照 G3 处理。如果 72 小时没有缓解或者加重至重度肺炎（G3/4；G3：严重的症状、累及所有肺叶或＞50%的肺实质、无法自理；G4：危及生命的呼吸并发症），永久终止免疫治疗，NCCN/ASCO 指南建议给予 1~2mg/（kg·d）甲泼尼龙静脉滴注，如果 48 小时没有缓解，考虑加用英夫利昔单抗 5mg/kg 静脉滴注，如果没有缓解，则考虑 2 周后再次给药，或者口服吗替麦考酚酯 1~1.5g BID 或丙种球蛋白 0.4g/（kg·d），连用 5 日。CCO 指南建议 G3/4 时给予甲泼尼龙 2~4mg/（kg·d）静脉滴注，如果 48 小时没有缓解或者加重，考虑加用英夫利昔单抗，永久停止免疫治疗，缓解后至少 6 周以上逐渐减量。ESMO 指南建议 G3/4 时应用甲泼尼龙 2~4mg/（kg·d），症状缓解后至少 8 周时间逐渐减量。如果 48 小时内无缓解，考虑加用英夫利昔单抗或吗替麦考酚酯。SITC 指南建议 G3/4 时应用甲泼尼龙 2mg/（kg·d），症状缓解后至少 8 周时间逐渐减量。如果 48 小时内无缓解，考虑加用英夫利昔单抗或吗替麦考酚酯。

5. 内分泌毒性 与其他由免疫检查点封锁引起的 irAE 相比，内分泌不良反应是独特的，因为其表现通常是不可逆的（Sznol et al.，2017）。垂体、甲状腺、胰腺和肾上腺是内分泌器官，通常受到免疫检查点抑制剂的影响（Callahan et al.，2013）。垂体包括垂体前叶和后叶两个不同的区域，其活动主要受下丘脑影响。垂体前叶（腺垂体）的分泌受到下丘脑释放激素和下丘脑抑制激素的控制，这些激素是由下丘脑响应传入信号和靶器官释放激素水平而产生的。下丘脑激素通过专门的毛细血管网转运至垂体前叶。垂体后叶（神经垂体）的分泌通过下丘脑和垂体后叶之间的神经信号网络控制。垂体前叶分泌的主要激素包括生长激素、促肾上腺皮质激素（adrenocorticotropic hormone，ACTH）、TSH、催乳素和促性腺激素，而垂体后叶分泌的激素包括血管升压素和催产素。ACTH 刺激肾上腺皮质产生糖皮质激素和雄激素，而 TSH 控制甲状腺激素的分泌速率，主要是甲状腺素（T_4）和三碘甲腺原氨酸（T_3），它们有助于调节代谢，是几乎所有组织正常

功能所必需的。由于内分泌系统的正常运转是通过器官系统之间的微调反馈回路来调节的，因此单个腺体的炎症不仅导致器官本身受影响，而且导致下游靶器官功能障碍。例如，尽管垂体引起头痛，很少出现视野缺损，但由于垂体对肾上腺皮质、甲状腺和其他器官/腺体的影响，潜在的症状是多种多样的。ICI 诱发内分泌腺体器官发生自身免疫反应，导致垂体、甲状腺、肾上腺和胰腺等功能障碍，主要表现为垂体炎、甲状腺功能减退症、甲状腺功能亢进症、1 型糖尿病和原发性肾上腺皮质功能不全等。

2018 年发表的一项 Meta 分析统计了 38 项临床试验中内分泌 irAE 的发生率，共纳入 7551 例接受 PD-1/PD-L1 单药、CTLA-4 抗体单药和 PD-1/CTLA-4 单抗联合治疗的患者，其中使用伊匹木单抗后甲状腺功能减退的发生率为 3.8%，而联合治疗组发生率为 13.2%。与伊匹木单抗相比，PD-1 单抗与甲状腺功能减退的风险更相关（OR=1.89；95%CI，1.17～3.05；P=0.03）。与 PD-L1 单抗相比，应用 PD-1 单抗甲状腺功能亢进的风险更高（OR=5.36；95%CI，2.04～14.08；P=0.002）。联合治疗组观察到的垂体炎发生率为 6.4%；CTLA-4 抗体组为 3.2%；PD-1 抗体组为 0.4%；PD-L1 单抗组低于 0.1%。与 PD-1 单药相比，伊匹木单抗单药（OR=0.29；95%CI，0.18～0.49；P=0.001）和联合治疗（OR=2.2；95%CI，1.39～3.60；P=0.001）更容易引发垂体炎。而原发性肾上腺皮质功能不全和 1 型糖尿病罕见，无法统计不同 ICI 方案之间的差异（Barroso-Sousa et al.，2018；Byun et al.，2017；Sznol et al.，2017）。一般伊匹木单抗所致中重度内分泌 irAE 出现时间为 1.75～5 个月，而应用 PD-1 单药内分泌 irAE 出现时间为 1.4～4.9 个月。

（1）免疫相关性垂体炎

1）发病率：据报道，接受 CTLA-4 抗体治疗的垂体炎的发生率在 0.4% 至 17% 不等（Ryder et al.，2014），最初研究中报道的垂体炎发病率较低，这与垂体相关激素监测及垂体炎的诊断差异有关（Torino et al.，2013）。在两份专门研究 CTLA-4 抗体相关垂体炎和其他内分泌 irAE 的报告中指出，垂体炎的发生率为 8%～13%（Faje et al.，2014；Ryder et al.，2014）。伊匹木单抗联合 PD-1 单抗发生率为 8.5%～9.0%。在纳武利尤单抗的临床试验和回顾性综述中，笔者小组发现 9.1% 的患者发生了

垂体炎（184/2017）；总体而言，许多研究缺乏特定的内分泌数据，因此需要进行深入的研究。据报道，CTLA-4 相关垂体炎的发生率与所接受的治疗剂量有关（Landek-Salgado et al.，2012），但不同报告结论不同，另外一项研究报道在接受 3mg/kg 和 10mg/kg 的人群中，垂体炎的发生率并没有显著性差异（Faje，2016）。一些研究者认为药物累积作用可能会影响垂体炎出现的时间，因为许多患者在第一次给药后 11 周左右才出现垂体炎（Dillard et al.，2010；Juszczak et al.，2012）。垂体炎发生的时间从治疗后 6 周到 12 周不等，但部分患者最早可以在第 4 周，最晚在第 16 周出现（Min et al.，2012）。与 CTLA-4 抗体治疗相关的垂体炎可能在男性中比在女性中更常见。据报道，CTLA-4 相关性垂体炎在男性中发生率为 15.6%，在女性中为 3.6%（OR=4.73；95%CI，1.27～30.79；P=0.02）。这一发现与特发性自身免疫性垂体炎相反，后者在女性中更常见（男性与女性比例为 1：3）（Blansfield et al.，2005）。但这种现象被认为是这些临床试验中黑色素瘤男性患病率增加的结果（Ryder et al.，2014）。在年龄方面，一项研究报道老年人群更容易出现[（68.2±2.4）岁 vs（59.9±1.0）岁，P=0.005]伊匹木单抗相关垂体炎（Faje et al.，2014）。

2）临床表现：头痛、疲劳、肌肉无力（89% 被诊断患有垂体炎的人群中出现）似乎是最常见的与抗 CTLA-4 治疗相关垂体炎的症状。然而，这些症状是非特异性的，并且可能被误解为与癌症相关的一般症状。其他症状如恶心、厌食、体重减轻、视力改变、精神状态改变、温度不耐受和关节痛不太常见（10.5%～21.1%）（Torino et al.，2013）。在 CTLA-4 相关垂体炎患者中也有发生低钠（113～134mmol/L）的报道，一些研究报道 47%～56% 的患者出现低钠血症（Ryder et al.，2014），但并不是所有研究均报道了该现象（Dillard et al.，2010；Weber et al.，2013）。研究者认为，CTLA-4 相关性垂体炎引起的死亡主要与继发性肾上腺皮质功能不全有关，如果不治疗，可能会危及生命。肾上腺危象的症状包括低血压、脱水和电解质紊乱，需要引起高度注意。但开始用皮质类固醇治疗后数天内，垂体炎的症状可以迅速改善。

ACTH 和 TSH 分泌不足是最常见的垂体炎引起分泌异常的激素。在 CTLA-4 相关垂体炎发病人

群中，垂体前叶激素分泌不足比垂体后叶激素分泌不足（如尿崩症，仅 1 例 CTLA-4 相关尿崩症病例报告）更为普遍（Juszczak et al.，2012）。促性腺激素分泌不足引起的性腺功能减退也有报道，但这可能容易与其他严重疾病（如败血症）引起的性功能减退相混淆（Torino et al.，2013）；也可能引起 IGF-1 水平降低，但生长激素轴的评估较少，因为生长激素替代治疗也是恶性肿瘤治疗方案（Torino et al.，2013）。也有报道在抗 CTLA-4 相关垂体炎患者中催乳素水平降低（Corsello et al.，2013）。CTLA-4 相关垂体炎引起的继发性肾上腺功能不全通常是永久性的，这类患者通常需要终生的皮质类固醇替代治疗（Min et al.，2015）。据报道，继发性甲状腺功能减退可能会恢复，但发生率从 6% 到 64% 不等（Dillard et al.，2010）。另外，性腺轴恢复的概率从 11% 到 57% 不等（Blansfield et al.，2005；Corsello et al.，2013；Min et al.，2012）。对于正在接受治疗的癌症患者，TSH 和促性腺激素功能的评估比较复杂，因为这种情况下甲状腺和性腺相关实验室指标与垂体功能减退时观察到的指标水平相似。癌症缓解后这些相关激素水平也会恢复正常化（如病态甲状腺功能综合征或癌症引起的性腺功能减退）。因此，明确区分甲状腺或性腺激素分泌水平恢复是由于垂体炎的改善还是由于基础疾病缓解是有难度的。

MRI 通常显示 CTLA-4 相关垂体炎患者蝶鞍区垂体轻度至中度弥漫性增大，对比增强后可明显强化，垂体柄可能会变厚。在一项回顾性研究中，MRI 上垂体增大出现在垂体炎临床诊断之前，而且垂体增大出现的中位时间在垂体功能减退的生化证据前 1 周进一步证实了这一结果（Min et al.，2015）。一般认为垂体会在 4~12 周缩小，随后腺体萎缩（Carpenter et al.，2009；Phan et al.，2003）。然而，重要的是正常的 MRI 不能排除垂体炎症，应该参考临床表现和垂体激素水平（Voskens et al.，2013）。

3）发病机制：目前 CTLA-4 抗体介导的内分泌毒性的机制仍不清楚，据 David J. Byun 报道，使用伊匹木单抗后出现垂体炎患者（7/7）全部出现靶向垂体的自身抗体，而使用伊匹木单抗后没有出现垂体炎的患者（13/13）均未发现相关自身抗体。同样，使用了伊匹木单抗后出现垂体功能减退症的所有患者均发现 TSH 特异性抗体（n=7），以及其他

自身特异性抗体（5 例出现 FSH 分泌细胞特异性抗体和 3 例 ACTH 分泌细胞特异性抗体）（Iwama et al.，2014）。研究人员认为，垂体炎是由针对垂体腺产生的免疫抗体激活补体引起的（Iwama et al.，2014）。具体而言，正是由于垂体细胞上表达异位的 CTLA-4 蛋白引起的 II 型超敏反应导致了垂体的损伤（Quirk et al.，2015）。另外一个有趣的现象是用 PD-1 或 PD-L1（IgG4 抗体）治疗的患者极少发生垂体损伤（Brahmer et al.，2012；Gettinger et al.，2015；Robert et al.，2014），而伊匹木单抗采用的是 IgG1 抗体修饰，因此研究人员假设 IgG1 激活经典补体途径可能是 CTLA-4 抗体相关性垂体炎的发生机制。为了验证这一假设，与接受曲美母单抗（IgG2b）的患者相比，接受伊匹木单抗（IgG1）的人群中垂体炎的发生率显著升高（9.1% vs 1.3%）（Camacho et al.，2009；Ribas et al.，2005）。然而，数据偏倚可能会影响相关结论，具体机制仍有待于进一步研究。

4）处理方法：NCCN 指南建议停止免疫治疗，并给予泼尼松或甲泼尼龙 1~2mg/（kg·d），如果出现急症（如头痛/恶心/呕吐、发热），应根据指征给予大剂量的类固醇，直到症状消失（1~2 周），然后快速递减至生理替代的剂量。垂体受损的激素替代治疗应包括类固醇替代治疗[氢化可的松 20mg，上午（AM）口服；10mg，下午（PM）口服]；激素替代治疗包括左甲状腺素治疗中枢性甲状腺功能减退及给予男性患者睾酮补充治疗。患者可能需要无限期地接受生理剂量水平的激素替代治疗。CCO 指南建议 G1 垂体炎暂不需要给予激素治疗，但如果上午皮质醇<250nmol/L 或随机皮质醇<150nmol/L，则需要补充氢化可的松，口服一天 3 次（20mg，上午 1 次/10mg，下午 1 次/10mg，临睡前 1 次）。如果游离 T_4（FT_4）水平下降，则考虑甲状腺素替代治疗（0.5~1.5mg/kg）。G2/3/4 垂体炎时给予泼尼松 1mg/（kg·d）口服，如果血压低，则给予静脉滴注甲泼尼龙 1~2mg/（kg·d），3~5 天后改为 1~2mg/（kg·d）泼尼松口服，并逐渐减量持续 4 周以上。需谨慎减量，否则容易出现危象。大部分患者出现 G2 以上的垂体炎时一般垂体功能很难恢复，需要终生替代治疗。G2 垂体炎缓解后经充分评估可以考虑继续治疗，出现 G3/4 垂体炎时需终止免疫治疗。ASCO 指南建议出现 G1/2

垂体炎时暂停免疫治疗，给予激素替代治疗（同上），症状稳定后可以考虑继续免疫治疗。对G3/4 垂体炎给予 1~2mg/（kg·d）泼尼松口服，1~2 周逐渐减量。症状稳定后继续免疫治疗。SITC指南建议出现 G1 垂体炎时暂停免疫治疗，如果皮质醇水平不足，则给予氢化可的松 10mg/m^2（15mg AM，5mg 3PM），第一年每 3 个月评估，后6 个月评估皮质醇水平。如果中枢性甲状腺功能减退，则补充甲状腺素（1μg/kg），6~8 周后复查，第一年每 3 个月评估，后 6 个月评估。如果出现肾上腺危象，则急性期给予甲泼尼龙或泼尼松1mg/（kg·d），1 月内逐渐停用。ESMO 指南建议轻中度垂体炎给予 0.5~1mg/（kg·d）泼尼松口服，如果 48 小时无改善，改为 1mg/（kg·d）甲泼尼龙静脉滴注，症状改善后逐渐减量超过 4 周，5mg 泼尼松终生维持，指南强调不能停止。激素替代治疗同上。

（2）免疫相关性甲状腺功能障碍

1）发病率：在伊匹木单抗的临床试验中，继发性甲状腺功能减退发生率为 7.6%（4.3%~11.0%），5.6%的患者报告原发性甲状腺功能减退（5.2%~5.9%）（Hodi et al.，2010）。然而，部分试验信息采集不够详细，导致结果中未明确的甲状腺功能减退发生率有明显差距，从1.5%至8.8%不等（Downey et al.，2007；Ku et al.，2010）。例如，手术后无影像学残留的黑色素瘤接受高剂量（10mg/kg）伊匹木单抗的患者中发病率就高达 8.8%。在伊匹木单抗的临床试验的回顾性分析中，137 例患者中 9 例患者（没有联合 PD-1 单抗）明确发生原发性甲状腺功能减退（Ryder et al.，2014）。在这些患者中，甲状腺功能减退的发病时间范围从最早第 5 个月至 3 年，但没有甲状腺自身抗体检测数据。这部分患者中也有 3 例（其中 2 例与贝伐珠单抗合用）在接受伊匹木单抗后出现自身免疫性甲状腺炎，6 例（4%）患者出现亚临床甲状腺功能减退（TSH 水平为 5~10mIU/ml，FT$_4$ 水平正常）。此外，也有 Graves 眼病的个案报道。

据报道，用 PD-1 抗体治疗的患者中，有39.0%~54.2%经历过内分泌 irAE。在这些患者中，4.7%~6.0%出现 3 级或 4 级内分泌 irAE；PD-1 抗体报道最多的是甲状腺功能减退，发病率为 6.2%（160/2573），而甲状腺功能亢进发生率在 1.0%~4.7%（平均 3.3%；71/2153 例）（Brahmer et al.，2015；

Rizvi et al.，2015）。据报道原发性甲状腺功能减退发生在 PD-1 抗体治疗后 5 个月至 3 年，但这些数据包括伊匹木单抗-纳武利尤单抗联合用药方案结果（Ryder et al.，2014）。在 10 例纳武利尤单抗相关甲状腺炎的报告中，甲状腺功能异常发生于纳武利尤单抗用药后 3~8 周，其中 6 例在短暂的甲状腺毒症阶段即确诊。所有患者均未检测到 TSH 受体抗体，但有 4 例 TSH 结合抑制性免疫球蛋白和（或）甲状腺过氧化物酶（thyroid peroxidase，TPO）抗体阳性（Orlov et al.，2015）。在其余 4 例中，在纳武利尤单抗治疗后 6~8 周发现甲状腺功能减退，但没有出现甲状腺毒症；其中 3 例检测到抗甲状腺球蛋白，2 例检测到抗 TPO 抗体。

2）临床表现：区分原发性甲状腺功能障碍与继发于垂体炎的甲状腺功能障碍对于治疗非常重要。在原发性甲状腺功能减退中可见 TSH 水平升高，FT$_4$ 或游离 T$_3$（FT$_3$）水平降低。而继发于垂体炎的甲状腺功能减退，血清 FT$_4$ 降低，TSH 水平降低或正常，值得指出的是，急性期检测 T$_3$ 水平可能不准确（Kaplan et al.，1982）。其他研究者报道，在甲状腺炎中，原发性甲状腺功能减退[TSH 升高和（或）FT$_4$ 降低]出现之前，可能出现短暂性甲状腺功能亢进[TSH 水平降低，FT$_4$ 升高和（或）FT$_3$ 升高]（Ueda et al.，2003）。除亚临床甲状腺功能紊乱需通过实验室检测才能明确外，甲状腺功能减退可以表现为疲劳、肌肉无力、畏寒和心动过缓等症状。

3）发病机制：在一些报道中，CTLA-4 的多态性也被证实可导致更高的自身免疫性疾病发病率，如 Graves 病和桥本甲状腺炎（Sanderson et al.，2005）。在另一项研究中，75%具有单核苷酸多态性的患者发生了自身免疫不良反应，如青少年糖尿病。然而，这一发现并未得到其他研究的支持。PD-1抗体引起甲状腺功能障碍的机制尚不清楚。在 PD-1抗体治疗后出现无痛性甲状腺炎和甲状腺功能减退症的病例中，10 例患者中有 8 例抗甲状腺球蛋白和抗 TPO 抗体阳性患者，并且所有病例 TSH 结合抑制性免疫球蛋白均阴性。虽然没有得到证实，但研究人员推测某些个体 PD-1 基因的多态性变异可能使他们的内分泌功能障碍风险增加（Orlov et al.，2015）。

4）处理方法：NCCN 指南建议无症状或亚临床甲状腺功能减退者可以继续免疫治疗，如果 TSH

水平＞10mIU/ml，FT₄正常，则考虑给予左甲状腺素（1.6μg/kg QD）治疗，老年人或者合并症的人群中减少 10%剂量。如果 TSH 水平正常或者降低，FT₄ 水平降低，则评估垂体功能，按照继发性甲状腺功能异常治疗。如果有临床症状，则继续免疫治疗，并补充甲状腺激素，监测 TSH 及 FT₄ 水平，每4～6周一次。如果出现甲状腺毒症，TSH 水平降低，FT₄升高，则考虑给予普萘洛尔 10～20mg，每4～6小时按需给药，或者阿替洛尔或美托洛尔按需给药，直至甲状腺毒症消退。4～6 周后复查甲状腺功能。如果 TSH 水平＞10mIU/ml，则开始给予左甲状腺素（1.6μg/kg QD 或者 75～100μg 口服）治疗，使 TSH 降低至参考范围。CCO 指南分为甲状腺功能减退和甲状腺功能亢进两种情况。对于 G1 甲状腺功能减退，无须处理，可以继续免疫治疗；G2时建议给予左甲状腺素（0.5～1.5μg/kg QD）治疗。如果有心脏疾病，则考虑初始 12～25μg QD，4～6周缓慢加量，症状控制后继续免疫治疗。G3/4 时给予甲泼尼龙 1～2mg/（kg·d）静脉滴注，症状缓解后逐渐减量 4 周以上，G4 时需永久终止免疫治疗。而 G1 甲状腺功能亢进时无须处理，可以继续免疫治疗；G2 时建议给予 1mg/（kg·d）泼尼松控制急性症状。如果有症状，则给予普萘洛尔 10～20mg QID 或者阿替洛尔 25～50mg/d，如果出现急症，则给予甲巯咪唑 20～30mg/d，症状缓解后 4～6 周减量至 5～15mg/d 维持。G3/4 时给予甲泼尼龙 1～2mg/（kg·d）静脉滴注，症状缓解后逐渐减量 4 周以上。需谨慎减量，否则容易出现危象。G4 时永久终止免疫治疗。ASCO 指南也分为甲状腺功能减退和甲状腺功能亢进两种情况。对于 G1 甲状腺功能减退无须处理，可以继续免疫治疗；建议 G2 TSH＞10mIU/ml 时暂停免疫治疗，补充甲状腺素，每6～8周复查 TSH，恢复至基线时继续免疫治疗。G3/4时暂停免疫治疗，恢复基线后继续免疫治疗。而 G1 甲状腺功能亢进无症状或者轻微症状时给予激素替代治疗，泼尼松 5～10mg/d 或者氢化可的松 10～20mg AM，5～10mg PM，根据症状调整剂量。G2 中度症状时给予泼尼松 20mg/d 或者氢化可的松 20～30mg AM，10～20mg PM 控制急性症状。G3/4 时给予氢化可的松 100mg 静脉滴注或者地塞米松 4mg 静脉滴注，症状缓解后 7～14 天逐渐减量至维持剂量，症状稳定后可以考虑继续免疫治疗。SITC

指南建议 G3 甲状腺功能减退及以上时暂停免疫治疗，如果症状缓解降至 G2 及以下，则可以恢复免疫治疗。开始使用甲状腺激素替代治疗，健康年轻者给予足剂量 1.6μg/kg 补充甲状腺素，年老及有心脏基础疾病者给予 20～25μg。4～6 周复查 TSH。对于甲状腺功能亢进 G3 及以上者暂停免疫治疗，在功能亢进时期，患者可能从 β 受体阻滞剂中获益（阿替洛尔 25～50mg/d，控制心率＜90 次/分），每2 周复查 FT₄，如果转变为甲状腺功能减退，则补充甲状腺素。ESMO 指南建议 CTLA-4 抗体治疗期间每次治疗均检测甲状腺功能，4 个疗程后每4～6次治疗检测甲状腺功能。PD-1/PD-L1 单抗治疗期间前 3 个月每次检测甲状腺功能，3 个月后每 2 个周期复查。如果 TSH 水平升高、FT₄ 水平降低或者 TSH 水平＞10mIU/ml、FT₄ 水平正常，则补充甲状腺素（0.5～1.5μg/kg）治疗；年老及有心脏病史者，从小剂量开始。如果有症状，则给予普萘洛尔或者阿替洛尔；如果 TSH 受体抗体阳性，则给予甲巯咪唑；如果甲状腺炎引起疼痛，则考虑给予泼尼松 0.5mg/（kg·d）口服，并逐渐减量。如果症状得以控制，则可以考虑继续免疫治疗。

（3）免疫相关性 1 型糖尿病

1）发病率：PD-1 单抗导致糖尿病比较罕见。有一项研究报道 PD-1 单抗明确诱发了 8 例 1 型糖尿病（type 1 diabetes，T1DM），另 1 例患者在接受抗 PD-L1 治疗时发现。9 例 T1DM 中有 7 例最初表现为糖尿病酮症酸中毒（diabetic ketoacidosis，DKA），其余 2 例表现为严重高血糖（Gaudy et al.，2015；Mellati et al.，2015）。一项纳入 2960 例患者的回顾性研究报道了 27 例新发 1 型糖尿病，这部分患者接受 ICI 治疗超过 6 年（0.9%的患病率）（Stamatouli et al.，2018）。所有患有接受抗 PD-1/PD-L1 单抗治疗后糖尿病均出现进展或者加重（出现的中位时间是第 1 次治疗后 20 周）。其中 59%的患者出现酮症酸中毒，42%出现胰腺炎，40%检测到一种或多种阳性自身抗体。在 70%出现免疫相关性糖尿病的个体中发现其他并发 irAE，包括其他内分泌不良反应。

2）发病机制：尽管接受 PD-1 免疫疗法的患者发生 T1DM 的机制尚不清楚，但出现免疫相关糖尿病的人群中有 76%具有 *HLA-DR4* 基因，显著高于一般人群出现的频率，表明该 irAE 发展可能存在高风险等位基因（Stamatouli et al., 2018）。另外一项研究中5例患者中有3例出现T1DM特异性自身抗体（GAD65），2例出现靶向T1DM抗原的CD8$^+$T细胞增加，然而，需要进一步进行研究（Hughes et al., 2015）。

3）处理方法：NCCN指南建议首选监测空腹血糖，如果新发高血糖<11.1mmol/L、既往有2型糖尿病史，则发生酮症酸中毒可能性小，可以继续免疫治疗，但需要监测血糖变化。如果新发空腹血糖>11.1mmol/L或者随机血糖超过13.9mmol/L或者有2型糖尿病史伴空腹或随机血糖>13.9mmol/L，考虑为新发1型糖尿病，应评估是否存在糖尿病酮症酸中毒，如果没有，则可以继续免疫治疗，监测血糖，如果存在酸中毒，应考虑停止免疫治疗，请内分泌专家会诊，处理糖尿病酮症酸中毒，并使用胰岛素。ASCO指南建议G2 irAE随机血糖在8.9～13.9mmol/L时，口服降血糖药物，必要时加用胰岛素，请内分泌专科会诊。G3血糖13.9～27.8mmol/L、G4血糖>27.8mmol/L时，给予胰岛素治疗，并请内分泌专科会诊，如果存在酮症酸中毒，则积极处理。血糖控制后可以考虑继续免疫治疗。ESMO指南建议既往有2型糖尿病史患者可能出现糖尿病酮症酸中毒，应按照相应处理原则进行处理。给予胰岛素控制血糖，稳定后考虑继续免疫治疗。一般不建议使用糖皮质激素治疗。其余指南均未纳入高血糖处理方案。

（4）免疫相关性肾上腺功能异常

1）发病率：肾上腺功能不全可根据病因分类。如果肾上腺受损，则提示为原发性肾上腺功能不全（PAI）；如果由于下丘脑-垂体轴衰竭，则归为继发性肾上腺功能不全（SAI）（Neary et al., 2010）。伊匹木单抗治疗相关的肾上腺炎及随后发生的原发性肾上腺皮质功能不全极为罕见，据报道在临床试验中发病率为0.7%。

2）临床表现：如果肾上腺皮质功能不全，肾上腺要产生足够的皮质醇，患者则可能会出现疲劳和一些非特异性症状，如低血压、脱水和电解质异常（Baroudjian et al., 2019）。监测早晨皮质醇、ACTH、醛固酮和肾素水平有助于诊断；早晨皮质醇<80nmol/L强烈提示肾上腺功能不全（Gonzalez-Rodriguez et al., 2016）。

3）处理方法：ICI应永久停用，建议评估ACTH

和皮质醇水平，并监测电解质、血糖和肾素水平。NCCN指南推荐给予皮质类固醇替代治疗，避免出现肾上腺危象。类固醇替代治疗方案包括氢化可的松20mg AM, 10mg PM，根据症状滴定剂量；或者泼尼松首剂量7.5mg或10mg，然后酌情减少为5mg QD；或氟氢可的松0.1mg，隔日1次，根据血压、水肿和实验室检查滴定。如果血流动力学不稳定，则给予高剂量激素，低血压者需要补液。肾上腺危象危及生命，一旦出现需要立即住院并静脉给予大剂量盐皮质激素（氟氢可的松），纠正严重的低血压和低血容量性休克，并立即排除其他感染性原因。CCO指南中G1无明显症状（或轻度乏力），可以密切观察并继续免疫治疗；G2为中度症状，应暂停免疫治疗，并给予每天60～80mg泼尼松，症状缓解后可以考虑继续免疫治疗。G3/4为症状严重或者危及生命的肾上腺危象，应立即住院，排除脓毒症后静脉激素治疗（地塞米松4mg，静脉滴注，Q12h），原发性皮质功能减退患者应给予盐皮质激素替代治疗，并给予补液扩容等治疗。ASCO指南建议G1无明显症状（或轻度乏力）时，暂停免疫治疗，并给予每天5～10mg泼尼松口服或者氢化可的松10～20mg AM, 5～10mg PM。如果出现原发性肾上腺功能不全表现，则给予盐皮质激素替代治疗（氟氢可的松0.1mg/d），根据症状调整剂量；出现G2中度症状时暂停免疫治疗，并给予每天20mg泼尼松口服或者氢化可的松20～30mg AM, 10～20mg PM控制急症。出现G3/4症状严重或者危及生命的肾上腺危象时，应立即住院，排除脓毒症后静脉负荷剂量激素治疗（地塞米松4mg，静脉滴注，Q12h或者氢化可的松100mg），症状控制后用7～14天逐渐减量至维持剂量，并给予补液扩容等治疗。ESMO和SITC指南未见相关内容。

（5）小结：ICI介导的内分泌毒性常常导致永久性器官损伤，并且通常需要终生激素替代治疗（Faje et al., 2014; Jorgensen et al., 2017）。迄今为止，并无证据表明大剂量激素治疗可减轻大多数ICI介导的内分泌病变的器官损害。然而，激素治疗可能有助于缓解急性炎症的症状，包括垂体炎、肾上腺炎或某些情况下的甲状腺毒症。专家一般不建议使用皮质类固醇治疗甲状腺功能减退症或1型糖尿病（Jorgensen et al., 2017）。

长期使用外源性类固醇可能导致肾上腺功能

下降和 ACTH 水平降低，每天服用 8mg 泼尼松或其等效物（如 1.2mg 地塞米松和 30mg 氢化可的松）可能会抑制内源性皮质醇的产生。

6. 胰腺毒性 ICI 治疗可引起淀粉酶和（或）脂肪酶升高，但通常是无症状的，目前机制尚不清楚，但通常不建议根据这些结果推荐停止治疗。ICI 引起的急性胰腺炎罕见，也有免疫相关性胰腺炎于再次使用 PD-1 抗体后复发的个案报道。根据 *J Clin Oncol* 刊登的一篇摘要报道，胰腺炎的发病率为 3% 左右，高等级发病率占胰腺炎发病人群的 4%（2%～6%），而应用联合治疗方案的免疫相关性胰腺炎发生率为 5%（3%～7%），高等级发生率占胰腺炎发病人群的 9%（5%～12%），但大部分报道均提示发病罕见，故此研究中 ICI 相关胰腺炎发病率数据需谨慎解读（Faisal Ali，2019）。

NCCN 指南建议如果临床不考虑胰腺炎，则无须进行基线淀粉酶/脂肪酶评估和胰腺影像学检查。对于淀粉酶和（或）脂肪酶持续中度/重度升高，建议排除胰腺炎可能，包括临床评估和影像学检查，排除其他引起胰腺酶升高的潜在原因。影像学检查需要包括腹部 CT 造影或磁共振胰胆管造影。对于淀粉酶和（或）脂肪酶的中度/重度升高，如果未发现胰腺炎的证据，则可以考虑继续免疫治疗。如果出现急性胰腺炎表现，包括症状和（或）影像学表现，轻度 G1 时考虑转胃肠专科治疗，中度 G2（满足其中 2 项：淀粉酶/脂肪酶＞3 倍正常值上限，或者放射学检查或临床发现考虑胰腺炎）时停止免疫治疗，并给予甲泼尼龙或者泼尼松 0.5～1mg/（kg·d）控制急性胰腺炎。对于重度（G3/4）胰腺炎（淀粉酶/脂肪酶升高±放射学发现±重度腹部疼痛或呕吐和血流动力学不稳定），永久停止 ICI 治疗，并给予甲泼尼龙或者泼尼松 1～2mg/（kg·d）。如果给予全身性皮质类固醇激素治疗，应治疗至症状改善至≤G1，然后在 4～6 周逐渐减量。其余指南未见列出。

7. 肾毒性 根据初步研究，单药治疗所有级别肾毒性的发生率约为 2%，联合治疗发生率高达 4.9%（Sosa et al.，2018）。一项基于对 3695 例患者接受 ICI 治疗的Ⅱ期和Ⅲ期临床试验的回顾性研究报道，严重肾毒性的发生率为 0.6%（Cortazar et al.，2016）。然而，新的回顾性数据表明，免疫相关肾毒性的发生率可能更高。据报道，应用伊匹木单抗

的肾毒性出现时间为用药 6～12 周，但 PD-1 抑制剂在 3～12 个月时出现（Jhaveri et al.，2017；Wanchoo et al.，2017）。另外一项迄今为止最大样本量的研究报道，ICI 治疗后大约 3 个月开始出现肾毒性，但出现时间从 3 周到大约 8 个月不等。在这 13 例肾毒性患者中，7 例患者先出现肾外 irAE 后再发生肾毒性，8 例出现脓尿症（每高倍视野＞5 个白细胞）。病理结果提示 13 例患者中有 12 例出现急性肾小管间质性肾炎。接受糖皮质激素治疗的 10 例患者中，9 例肾功能恢复（完全恢复 2 例，部分恢复 7 例）。有 4 例需要血液透析，其中 2 例持续依赖透析（Cortazar et al.，2016）。

ICI 相关肾毒性主要表现为血清肌酐水平进行性升高，急性肾衰竭表现包括氮质血症、肌酐升高、酸/碱或电解质平衡紊乱及尿量变化。NCCN/ASCO 指南推荐轻度肾毒性（G1：血清肌酐水平比基线高 1.5～2 倍或≥0.3mg/dl）时考虑停止免疫治疗，且每 3～7 天随访肌酐及尿蛋白。中度肾毒性（G2：肌酐水平比基线高 2～3 倍）时停止免疫治疗，请肾病专科会诊，排除其他引起肾毒性因素后给予泼尼松 0.5～1mg/（kg·d）口服；如果 G2 持续超过 1 周以上或症状加重，给予甲泼尼龙或泼尼松 1～2mg/（kg·d）；监测体液电解质失衡情况和停用肾毒性药物。对于严重的肾毒性（G3：肌酐水平可能比基线高 3 倍以上，或＞4.0mg/dl）和危及生命的肾毒性（G4：肌酐水平比基线高 6 倍以上，有透析指征），永久终止免疫治疗，请肾病专科会诊，给予甲泼尼龙或泼尼松 1～2mg/（kg·d），必要时行肾脏活检。如果激素治疗 1 周后毒性仍＞G2，考虑接受硫唑嘌呤/环磷酰胺/环孢素/英夫利昔单抗/吗替麦考酚酯。缓解后 4～6 周逐渐减量。CCO 指南建议轻度（G1：血清肌酐水平比基线高 1.5～2 倍或尿蛋白＜1.0g/24h）者，每周监测肌酐水平及尿蛋白即可。中度（G2：肌酐水平比基线高 2～3 倍或尿蛋白 1.0～3.4g/24h）者请肾病专科会诊，必要时行肾脏穿刺活检，排除其他肾毒性病因。开始泼尼松 0.5～1mg/（kg·d）口服，停止有肾毒性药物，每 2～3 天监测肌酐水平，如果肌酐继续升高，考虑加血液透析，甚至加用吗替麦考酚酯（个案报道有效）。如果肌酐水平逐渐下降，考虑激素逐渐加量至 10mg/d 维持。重度（G3：肌酐水平比基线高 3 倍以上或尿蛋白＞3.4g/24h；G4：肌酐水平比基线高 6 倍以上或

危及生命）者请肾病专科会诊，必要时肾脏穿刺活检，排除其他肾毒性病因。每天监测肌酐水平，开始甲泼尼龙 1～2mg/（kg·d）静脉滴注，终止免疫治疗，如果肌酐继续升高，考虑加血液透析，甚至加用吗替麦考酚酯。ESMO 指南推荐对于轻度肾毒性（G1：血清肌酐水平比基线/正常值上限高 1.5 倍以内），考虑继续免疫治疗，并每周随访肌酐及尿蛋白。对于中度肾毒性（G2：肌酐水平比基线高 1.5～3 倍），暂停免疫治疗，请肾病专科会诊，排除其他引起肾毒性因素后给予泼尼松 0.5～1mg/（kg·d）口服；每 48～72 小时复查肌酐水平，必要时活检，如果症状减轻，激素减量至泼尼松 10mg，每日 1 次。对于严重的肾毒性（G3：肌酐水平可能比基线高 3～6 倍），每 24 小时复查肌酐水平，请肾病专科会诊，必要时活检，如果症状加重，给予甲泼尼龙或泼尼松 1～2mg/（kg·d）。如果出现危重肾毒性（G4：肌酐水平比基线高 6 倍以上），则永久终止免疫治疗，进行肾替代治疗。SITC 指南推荐对于轻度肾毒性（G1：血清肌酐水平比基线高 1.5～2 倍或≥0.3mg/dl）时考虑继续免疫治疗，但密切随访肌酐及尿蛋白。对于中度肾毒性（G2：肌酐水平比基线高 2～3 倍），暂停免疫治疗，肌酐恢复至 G1 时考虑恢复免疫治疗，排除其他引起肾毒性因素后开始激素治疗。对于严重的肾毒性（G3：肌酐水平可能比基线高 3 倍以上或＞4.0mg/dl），如果肌酐水平降低至 G1 以下，考虑继续免疫治疗，开始激素治疗；出现危及生命肾毒性（G4 有透析指征）时，永久终止免疫治疗，开始激素治疗，剂量根据个体决定。

8. 眼部 irAE　按眼部受影响的区域分为眼部炎症（如葡萄膜炎、巩膜炎、睑缘炎、周围溃疡性角膜炎）、眼眶炎症/眼眶病（如特发性或甲状腺诱发的眼眶病）、视网膜/脉络膜疾病（如视网膜病变或脉络膜新生血管）和视神经病变。干眼和葡萄膜炎是最常见的眼部 ICI 相关事件，据报道发生率在 1%～24%。另外一项共 745 例患者的前瞻性队列研究中，有 3 例出现中重度眼部 irAE，发生率为 0.4%。国家癌症中心也记录了另外 5 例中重度眼部 irAE。在这 8 例发生眼部 irAE 的患者中，5 例发生眼内炎症，2 例发生眼表疾病，1 例发生眼眶病。5 例患者（62.5%）伴发眼外 irAE，其中 4 例患者因眼部 irAE 永久终止 PD-1/PD-L1 抗体治疗（Abdel-Rahman et al.,

2017；Dalvin et al., 2018；Haanen et al., 2017）。

尽管人们提出了各种假设，但对这些眼部和腺体毒性的复杂机制通常知之甚少（Caspi, 2008）。ICI 相关性葡萄膜炎患者通常表现出多种病理类型，包括虹膜睫状体炎、急性旁中心中间型黄斑病变、视网膜血管炎、多灶性脉络膜炎和 Vogt-Koyanagi-Harada（VKH）综合征（Conrady et al., 2018）。VKH 是一种典型的葡萄膜炎，伴有听觉、脑膜和皮肤受累。黑色素相关抗原的致敏性是该综合征的病因，而 PD-1 阳性 T 细胞浸润是前/后葡萄膜炎可能涉及的机制（Broekhuyse et al., 1993；Chen et al., 2009）。据报道，接受伊匹木单抗、帕博利珠单抗和接受纳武利尤单抗的患者均可能发生 VKH 综合征（Matsuo et al., 2017；Tamura et al., 2018）。溃疡性角膜炎、特发性眼眶炎症、脉络膜新生血管和黑色素瘤相关性视网膜病变也有相关报道（Antoun et al., 2016）。诸如视物模糊/失真、色觉改变、盲点、畏光、眼痛、眼睑肿胀和眼球突出等体征或症状可能表明眼部 irAE 的发生，如葡萄膜炎、巩膜炎或睑缘炎。巩膜炎可能表现为眼睛的红色/紫色变色，而葡萄膜炎可能表现为眼睛发红，这突出了在用 ICI 治疗期间筛查眼部功能障碍和炎症的重要性。

根据病例报告，轻度眼部 irAE 通常可以通过局部类固醇成功治疗，而更严重的情况则需要全身性皮质类固醇治疗并停止 ICI 治疗。与眼科专家的密切合作对于迅速诊断和最佳治疗至关重要。NCCN/ASCO/SITC 指南建议葡萄膜炎的分级可分为轻度葡萄膜炎（G1）、前葡萄膜炎（G2）、后或全葡萄膜炎（G3）和葡萄膜炎引起的视力降低至 20/200 或更差（G4）。巩膜炎分为轻度（G1）、视力 20/40 以上（G2）、视力 20/40 以下（G3）或视力 20/200 以下（G4）。对于轻度（G1）葡萄膜炎、巩膜炎或睑缘炎，继续免疫治疗，提供人工泪液，并请眼科会诊。避免刺激眼睛，如戴隐形眼镜和涂抹化妆品。对于中度（G2）葡萄膜炎、巩膜炎或睑缘炎，暂停免疫治疗，症状控制或稳定后可考虑继续免疫治疗；请眼科紧急会诊，在眼科医生指导下开始泼尼松/甲泼尼龙局部或者全身治疗。对任何 G3 或 G4 眼部 irAE，永久终止免疫治疗，并请眼科紧急会诊，在眼科医生指导下开始泼尼松/甲泼尼龙局部或者全身治疗。对于高剂量全身性糖皮质激素难治的眼科疾病，应考虑添加英夫利昔单抗或抗代谢药物（如甲氨蝶呤）。ASCO 指南中详细指出 G4 患者系统治疗方案为静脉滴注泼尼松 1～2mg/（kg·d）或者甲泼尼龙 0.8～1.6mg/kg。效果不佳时，考虑加用英夫利昔单抗或者 TNF-α 阻滞剂。CCO/ESMO 指南未单独列出相关推荐。ESMO 指南建议脉络膜新生血管可以考虑给予抗 VEGF 治疗。

9. 神经系统 irAE ICI 介导的神经系统毒性涵盖了与中枢神经系统和（或）周围神经系统内自身免疫有关的多种疾病。由于非特异性症状及表现形式的差异，需要同其他疾病鉴别诊断（Kao et al.，2017）。目前报道的神经系统性 irAE 表现包括重症肌无力、吉兰-巴雷综合征（GBS）、中枢性和（或）周围神经病变、无菌性脑膜炎、脑炎和横贯性脊髓炎。除某些情况（如周围神经病变）外，神经系统的 irAE 默认情况下是较高级别的不良事件。据报道，接受 ICI 的患者发生严重的神经系统 irAE 时会导致死亡，如免疫介导的脑炎、重症肌无力/肌无力综合征和 GBS。最常导致死亡的神经系统 irAE 是脑炎和重症肌无力（Wang et al.，2018a）。

一项 Meta 分析纳入了 59 项病例报告和前瞻性临床试验（n=9208），其中 CTLA-4 单抗诱发的神经 irAE 总体发生率为 3.8%，PD-1/PD-L1 单抗的发生率为 6%，而联合治疗方案发生率高达 12%。头痛、脑炎和脑膜炎是最常报告的事件。一般而言，不同 ICI 方案中报告高等级神经系统 irAE 的发生率≤1%（Cuzzubbo et al.，2017；Zhu et al.，1988）。另一项全球药物学数据库报告接受纳武利尤单抗联合或不联合伊匹木单抗的晚期黑色素瘤患者中 146 例出现神经系统性 irAE（12 项试验，n=3763），有 35 例（0.93%）发生了 43 次严重的神经系统性 irAE，中枢性和（或）周围神经病变是最常报告的严重不良事件，仅 75% 的患者得到缓解。

据报道，接受伊匹木单抗的患者在开始治疗后 1～7 周会发生神经系统 irAE，其中重症肌无力出现时间为治疗后第 2～6 周，而 PD-1 抗体和抗 PD-1 抗体发生神经系统毒性在 4.5 周左右，接受联合治疗方案者在 2 周左右出现。一项回顾性分析研究证实了神经系统毒性中位出现时间为治疗后 6 周，适当控制后预期在 4 周内可部分或完全恢复（Touat et al.，2017）。

各个指南均将不同神经系统 irAE 分类后分别进行干预。NCCN 指南中针对重症肌无力建议：如

果怀疑患有重症肌无力，请进行神经内科咨询。评估应包括肺功能测试、肌电图（electromyogram，EMG）和神经传导，如果有中枢神经系统受累症状，则应考虑行脑和（或）脊柱 MRI。实验室检查应包括乙酰胆碱受体和肌肉特异性酪氨酸激酶抗体、红细胞沉降率（erythrocyte sedimentation rate，ESR）、C 反应蛋白（C-reactive protein，CRP）、肌酸激酶和血清醛缩酶检测。如果患者呼吸困难或肌酸激酶升高，则需进行心脏功能检查，包括 ECG、肌钙蛋白和超声心动图检查。对于中度症状（G2：有些症状会影响日常生活活动），暂停免疫治疗，并给予溴吡斯的明，根据症状逐渐增加至最大耐受剂量 120mg，每天 4 次。考虑低剂量口服泼尼松，每天 20mg，并逐渐增加至每天 1mg/kg 的目标剂量（每天不超过 100mg）。根据症状改善情况对这些药物逐渐减量，依具体情况决定是否恢复免疫治疗。对于严重病例（G3/4：活动受限并需要援助，虚弱限制行走，吞咽困难、面瘫、呼吸肌无力中的任一情况，或症状快速进展），需永久停用免疫治疗，住院并请神经内科会诊，考虑甲泼尼龙 1～2mg/（kg·d）。对于症状无改善或恶化的患者，应开始血浆置换或静脉滴注丙种球蛋白，总剂量为 2g/kg，分 2～5 天给药（建议给予 30g/d）。应避免使用会加重肌无力的药物，如 β 受体阻滞剂、环丙沙星和含镁的药物。CCO 指南建议对于 G1（无症状或者症状轻微），继续免疫治疗；G2（中度症状，有些症状会影响日常生活活动）时暂停免疫治疗，完成神经系统评估，并开始口服泼尼松 0.5～1mg/（kg·d），症状控制后逐渐减量，可以考虑恢复免疫治疗。重度（G3：新发严重症状如视觉改变，太虚弱无法自理或感觉减退但不立即致命；G4：危及生命急症）时永久终止免疫治疗，开始泼尼松 1～2mg/（kg·d）。如果症状加重，则考虑加用英夫利昔单抗（5mg/kg，每 2 周一次）或者吗替麦考酚酯 500mg，每天 2 次直至症状缓解。部分患者可能需要血浆置换或者丙种球蛋白治疗。ASCO 指南中无 G1 分级，G2 时暂停免疫治疗，请神经内科会诊，并口服溴吡斯的明 30mg，每天 3 次，根据症状逐渐增量至最大耐受剂量 120mg，每天 4 次；开始口服泼尼松 1～1.5mg/（kg·d），症状控制后逐渐减量，可以考虑恢复免疫治疗。重度（G3/4）时永久终止免疫治疗，继续甲泼尼龙 1～2mg/（kg·d）治

疗，并给予丙种球蛋白 0.4g/（kg·d）×5 天，或者血浆置换 5 天，每天评估神经系统功能。ESMO 指南没有详细建议。治疗原则同以上指南。SITC 没有相关建议。

（1）GBS：与特发性 GBS 不同，在免疫介导的 GBS 中，脑脊液（cerebrospinal fluid，CSF）中通常伴随蛋白和白细胞（WBC）计数升高。尽管在特发性 GBS 中通常不建议使用皮质类固醇激素，但如果考虑是由 ICI 治疗引起的，则是合理的。症状缓解后，建议缓慢减量，不建议重新采用免疫疗法。NCCN/ASCO 指南中对于中度（G2）或重度（G3/4）均建议住院接受 ICU 级别护理，请神经内科会诊，完善脊柱 MRI、腰椎穿刺、GBS 变体的血清抗体测试及肺功能测试。永久停止免疫治疗，给予甲泼尼龙 2～4mg/（kg·d）治疗；如果症状没有改善，则给予丙种球蛋白 0.4g/（kg·d）×5 天，甲泼尼龙每天 1g，冲击治疗 5 天，或者血浆置换 5 天。监测并发的自主神经功能障碍，并提供非阿片类镇痛药来控制神经性疼痛。CCO 指南中对所有神经系统 irAE 给予统一的建议（同上）。ESMO 指南没有详细治疗建议，治疗原则同上，只是建议甲泼尼龙 1～2mg/（kg·d）。

（2）周围神经病变：在评估轻度至中度周围神经病变时，需考虑其他潜在因素，包括药物治疗、感染、代谢或内分泌失调、血管或自身免疫性疾病和外伤等。肌层神经炎引起的胃肠道轻瘫是与 ICI 治疗相关的罕见毒性，可能表现为严重肠梗阻，建议尽早使用大剂量类固醇并配合多学科治疗。NCCN 指南中建议轻度 G1（不影响功能且正常不会引起患者担忧）病例，考虑暂停免疫治疗，并继续监测症状。对中度（G2：有些会影响日常生活活动，症状令患者担忧）考虑暂停免疫治疗，密切观察。如果症状恶化，则开始甲泼尼龙/泼尼松 0.5～1mg/（kg·d）治疗，并用加巴喷丁/普瑞巴林或度洛西汀治疗周围神经疼痛。如果进一步发展，则可增加剂量至 2～4mg/（kg·d）。严重的周围神经病变（G3/4：日常活动受限，需他人帮助，或虚弱限制行动或呼吸）不一定是 GBS，但治疗相似。ASCO 指南建议轻度 G1（不影响功能且正常不会引起患者担忧）病例，考虑暂停免疫治疗，并继续监测症状。对中度（G2：有些会影响日常生活活动，症状令患者担忧）考虑暂停免疫治疗，密切观察。如果症

状恶化，开始甲泼尼龙/泼尼松 0.5～1mg/（kg·d）治疗，并用加巴喷丁/普瑞巴林或度洛西汀治疗周围神经疼痛。如果情况缓解至 G1，则可以考虑恢复免疫治疗。对于严重的周围神经病变（G3/4：日常活动受限，需他人帮助，或虚弱限制行动或呼吸），永久停止免疫治疗，住院请神经内科会诊，给予甲泼尼龙 2～4mg/（kg·d），按照 GBS 处理原则治疗。SITC 指南建议 G1 者继续免疫治疗，如果症状没有缓解或者恶化，则考虑永久停用免疫治疗。对 G2 暂停免疫治疗，请神经内科会诊，如果症状没有缓解或者恶化，考虑永久停用免疫治疗。对 G3/4 考虑永久停止免疫治疗，给予甲泼尼龙 1～2mg/（kg·d），并预防性使用抗生素。CCO/ESMO 指南无详细建议。

（3）无菌性脑膜炎：在评估免疫治疗患者的脑膜炎时，应排除感染因素并考虑进行神经内科咨询。建议进行脑包括脑垂体增强 MRI。检测上午 ACTH 和皮质醇水平，排除肾上腺功能不全。腰椎穿刺可能有助于鉴别诊断，如果腰椎穿刺结果未能排除感染性因素，则预防性应用抗生素及抗病毒药物。细胞学检查可观察到反应性淋巴细胞或组织细胞。NCCN/ASCO 指南建议如果为轻至中度（G1/2），则继续进行免疫治疗。如果严重（G3/4），则住院治疗并永久终止免疫治疗，应给予 1～2mg/（kg·d）的甲泼尼龙治疗。一旦排除了感染性病因，则以 0.5～1mg/（kg·d）的剂量开始泼尼松治疗。症状缓解后，快速减量。其余指南没有列出。

（4）免疫相关性脑炎：同脑膜炎一样，需要排除感染性因素，请神经内科会诊并进行脑增强 MRI、腰椎穿刺和脑电图（electroencephalography，EEG）以排除癫痫。实验室检查应包括生化检查、全血细胞计数、甲状腺检查（包括 TPO 和甲状腺球蛋白）及自身免疫检查和副肿瘤综合征相关检查。如果怀疑存在血管炎，还应进行 CRP、ESR 和抗中性粒细胞胞质抗体检查。脑 MRI 可能显示典型的 T_2/FLAIR 变化。在自身免疫性脑炎脑脊液中白细胞计数升高，以淋巴细胞为主和（或）蛋白水平升高。

NCCN/ASCO 指南建议轻度病例（G1）可以继续免疫治疗，但如果发生中度或重度（G2/3/4）脑炎，则永久停用免疫治疗。严重脑炎需要住院治疗，可以尝试静脉滴注阿昔洛韦直到脑脊液常规检查结果排除感染因素。考虑使用甲泼尼龙 1～2mg/

（kg·d），如果症状严重或进展，或者脑脊液常规检查出现寡克隆带，考虑给予丙种球蛋白 0.4g/（kg·d）×5 天+甲泼尼龙每天 1 g，冲击治疗 5 天。如果在 1～2 周后观察到自身免疫性脑病抗体阳性且症状改善有限或者无改善，则考虑给予利妥昔单抗。其余指南无建议。

（5）横贯性脊髓炎：多表现为急性或亚急性无力或双侧感觉改变，通常伴深腱反射增强。应请神经内科会诊，建议行脑和脊柱 MRI、腰椎穿刺（细胞计数、蛋白质、葡萄糖、寡克隆条带、PCR 检测各种病毒、细胞学检查和肿瘤神经抗体）和尿潴留或便秘评估。实验室研究包括维生素 B_{12}、HIV、快速血浆反应素（RPR）、抗核抗体（ANA）、抗 Ro/La 抗体、TSH 和水通道蛋白-4、IgG 检测。NCCN/ASCO 指南建议住院治疗，永久终止免疫治疗。强烈建议给予甲泼尼龙冲击疗法（1g/d，持续 3～5 天）及丙种球蛋白0.4g/（kg·d）×5 天或血浆置换。

10. 心血管 irAE　心脏 irAE 是一类 ICI 相关的潜在致命性不良反应，包括多种可能表现，如心肌炎、心肌病、心肌纤维化、心力衰竭和心搏骤停。一项多中心 4 年统计数据报道了 35 例 ICI 相关的心肌炎患者，发生率为 1.14%，81%的事件发生在前4 个周期内，中位发生时间为治疗后 34 天，表明心肌炎通常发生在治疗的早期（Heinzerling et al.，2016；Mahmood et al.，2018）。但最新的证据表明，ICI 相关的心血管毒性，尤其是心肌炎，比统计数据可能更为常见。一项 2018 年发布的 WHO 数据库统计报告了 101 例 ICI 相关的严重心肌炎。其中，57%接受了 PD-1 单药治疗，27%接受了 PD-1/PD-L1 联合 CTLA-4 单抗治疗。在有剂量信息的病例（n=59）中，发生毒性反应时有64%（n=38）仅接受了 1 次或 2 次 ICI 治疗。诱发的严重心肌炎患者的死亡率为 46%（联合 ICI 治疗为 67%，而 PD-1 或 PD-L1 抗体单药为 36%）（Moslehi et al.，2018）。据报道，同时发生的严重 irAE 中最常见的是肌炎和重症肌无力，占 42%（Moslehi et al.，2018）。根据多中心登记数据，在接受 ICI 联合治疗和糖尿病患者中，心肌炎的发生率更高。被诊断为心肌炎的患者中，大约有一半经历了严重的心脏不良事件（major adverse cardiovascular event，MACE）（Mahmood et al.，2018）。肌钙蛋白水平≥1.5ng/ml 时，发生MACE 的风险会增加 4 倍（HR=4.0；95%CI，1.5～

10.9；P=0 .003）。该 irAE 导致死亡的高风险引起了广泛的担忧。对百时美施贵宝公司的药物警戒数据库的调查显示，在 20 594 例患者中有 18 例发生严重的 ICI 相关性心肌炎（0.09%）。接受纳武利尤单抗和伊匹木单抗联合治疗的患者严重心肌炎发生率（0.27%）高于单独接受纳武利尤单抗的患者（0.06%）。同样，接受联合治疗的患者心肌炎致死的可能性更高（5 例死亡 vs 1 例死亡，死亡率 0.27% vs 0.06%；P<0.001）（Johnson et al.，2016a）。

ICI 诱发的心肌炎的临床表现多种多样，从胸痛到急性呼吸困难和（或）急性循环系统衰竭。ICI 诱发心肌炎的机制再次暗示了机体自我调控的丧失。PD-1 抗体相关心肌炎患者尸检结果提示心肌组织有大量 $CD8^+T$ 细胞浸润，还有一些 $CD4^+$ 细胞和稀疏分布的 B 细胞。在另一份来自两例患者的观察报告中证实，在肿瘤浸润 T 细胞和心肌浸润 T 细胞之间存在共享的 T 细胞克隆性受体，而心脏中没有 IgG 沉积的迹象（Johnson et al.，2016a；Martins et al.，2019）。

NCCN 指南建议接受 ICI 的患者出现任何心脏功能不全或胸部不适的迹象时，应立即进行全面的心脏评估。另外，在开始用 ICI 治疗之前，建议进行基线心电图检查，因为心脏毒性可能表现为孤立的心律失常。此外，在治疗过程中定期监测血清肌钙蛋白和肌酸激酶水平。如果出现心肌炎、心包炎、心律失常和心功能受损等表现，则立即请心内科会诊，行心电图、肌酸激酶、肌钙蛋白、CRP、白细胞计数、ESR 和心脏 MRI（非必需）检查。无 G1/2，出现症状即重度 G3 时，需永久终止免疫治疗，给予甲泼尼龙或泼尼松 1～2mg/（kg·d），治疗至心功能恢复至基础水平，然后用 4～6 周逐渐减量。如果出现危及生命的心律失常、血流动力学（低血压/心肌病）>3×正常值上限（ULN）（G4），则永久终止免疫治疗，考虑给予甲泼尼龙每天 1g，冲击治疗 5 天，如果效果不佳或者病情恶化，考虑给予英夫利昔单抗。ASCO 指南对心脏毒性和血管毒性分开建议。对于 ICI 相关心脏 irAE，建议相关检查同上，G1（心电图及心肌酶异常，无症状）时暂停免疫治疗；对于 G2（检查结果异常伴有轻微症状）、G3（中度检查结果异常或症状明显）和 G4（心功能失代偿，需紧急介入或危及生命情况）irAE，建议永久停止免疫治疗，给予甲泼尼龙或泼尼松 1～

2mg/（kg·d），立即请心内科会诊及专科治疗。如果症状没有很快缓解，考虑给予甲泼尼龙每天 1g 冲击治疗（具体用药时间没有推荐，参考其他指南 5 天为宜，时间太久并发症容易出现）；如果效果不佳或者病情恶化，则考虑给予英夫利昔单抗/吗替麦考酚酯/抗胸腺球蛋白。血管毒性主要表现为静脉血栓，建议 G1 者（浅静脉血栓）继续免疫治疗，密切监测。建议 G2（需要治疗非复杂性深静脉血栓）和 G3 者（需要治疗的非复杂性肺静脉栓塞和非栓塞性心肌动脉血栓）继续免疫治疗，请心内科专科对症治疗。静脉注射适于短期应用，长期口服更方便。如果出现 G4（危及生命包括肺栓塞、脑血管事件、动脉灌注不足及血流动力学不稳定需要紧急处理），则永久终止免疫治疗，并请心内科专科对症治疗。低分子量肝素优于维生素 K 拮抗剂、达比加群、利伐沙班、阿哌沙班或依度沙班，推荐用于长期应用。根据症状调整治疗方案。CCO 指南和 ESMO 指南均没有详细推荐，建议早期转诊心脏病专家并配合大剂量皮质类固醇 [如泼尼松 2mg/（kg·d）]。如果症状不能迅速缓解，请考虑使用其他免疫抑制剂，如英夫利昔单抗和霉酚酸酯类药物。SITC 指南建议对 G1（心电图及心肌酶异常，无症状）继续免疫治疗，密切观察；对 G2（检查结果异常伴有轻微症状）积极控制心脏疾病风险因素；对 G3（中度检查结果异常如脑钠肽＞500pg/ml、肌钙蛋白阳性、心电图异常或症状明显）建议暂停免疫治疗，心内科会诊并对症治疗，如果情况稳定或者明显缓解，则考虑重新应用免疫治疗。对 G4（心功能失代偿，需紧急介入或危及生命情况）irAE 建议永久停止免疫治疗，给予甲泼尼龙或泼尼松 1mg/（kg·d），立即请心内科会诊及专科对症治疗。如果效果不佳或者病情恶化，则考虑给予其他免疫抑制剂。

11. 血液学 irAE　研究表明，与传统化疗药物相反，使用 PD-1/PD-L1 抗体治疗人群中，免疫相关血液学不良事件很少见但严重。一项发表在 *Lancet Haematol* 杂志中的研究，回顾性分析了 2014 年 6 月至 2018 年 6 月期间 3 个法国癌症数据库的登记数据，948 例接受免疫治疗的患者中有 35 例（3.7%）出现了 2 级或更严重的血液学不良事件。总体而言，35 例患者中位年龄为 65 岁，包括 21 例男性和 14 例女性；大多数患者接受纳武利尤单抗

（57%）、帕博利珠单抗（40%）或阿替利珠单抗（3%）治疗黑色素瘤（43%）、非小细胞肺癌（34%）或淋巴瘤（11%），中位出现时间为 10.1 周。在 35 例患者中，有 26%（n=9）发生中性粒细胞减少、自身免疫性溶血性贫血和（或）免疫性血小板减少，而全血细胞减少和再生障碍性贫血的发生率均为 14%（n=5）。双系减少占 6%（n=2，其中 1 例表现为血小板减少和贫血，1 例表现为中性粒细胞减少症和贫血），另外 1 例患者出现了纯红细胞再生障碍（3%）。尽管总体上 PD-1 和 PD-L1 抑制剂使用者的血液学 irAE 发生频率低，但在临床上常常是严重的，甚至危及生命。35 例患者中有 9% 的患者出现最高为 2 级的 irAE，14% 的患者出现 3 级 irAE，但 71% 的患者出现了 4 级血液学 irAE，其中 2 例因免疫相关中性粒细胞减少而死亡。随访结果显示血液学 irAE 在 60% 的患者中可以得到恢复。80% 患者永久停止使用 PD-1 或 PD-L1 抑制剂治疗，但 20% 的患者再次尝试其他免疫治疗药物时，其中 43% 的患者再次出现相同的不良事件（Haanen et al.，2019）。

尽管血液学 irAE 罕见，但根据报道依次使用纳武利尤单抗和伊匹木单抗治疗后反复出现自身免疫性血小板减少症的事件推测，相同或相似的 irAE 在随后用另一类免疫治疗药物时可能会重新出现（Aggarwal et al.，2012）。幼稚和（或）记忆 B 细胞同时表达 PD-1 可能在一定程度上解释了这种自身免疫反应性的增强（Daanen et al.，2017）。在老年人群中，有人提出 CD8$^+$T 细胞介导的严重骨髓发育不良是 PD-1 抗体相关不良反应的起因（Pushkarevskaya et al.，2017）。淋巴组织细胞增生症也是一种罕见但非常严重的并发症，死亡率高，其部分原因是由难以准确诊断而导致治疗延误。因此，出现严重炎性综合征并伴有发热、血细胞减少和脾大的患者应紧急进行全面检查，包括骨髓穿刺和（或）活检样本中是否存在噬血细胞等（Martins et al.，2019）。

NCCN/CCO 指南未见相关建议。ESMO 指南建议目前尚不清楚最佳治疗方案，需要同血液专科会诊后制订。ASCO 指南分为以下几种类型，包括自身免疫性溶血性贫血、血栓性血小板减少性紫癜、溶血性尿毒症综合征、再生障碍性贫血、淋巴细胞减少、免疫性血小板减少症及获得性血友病。

对自身免疫性溶血性贫血，建议 G1（血红蛋

白浓度>100g/L）时继续免疫治疗，密切随访。G2（血红蛋白浓度 80～100g/L）时建议永久停止免疫治疗，给予泼尼松 0.5～1mg/（kg·d）；G3（血红蛋白浓度<80g/L）时建议永久停止免疫治疗，请血液专科会诊，给予叶酸片 1mg，每天一次；给予泼尼松 1～2mg/（kg·d），如果贫血严重，则考虑输注红细胞；G4（危及生命需紧急处理的情况）时建议永久停止免疫治疗，请血液专科会诊，静脉滴注泼尼松 1～2mg/（kg·d），如果没有缓解或者症状加重，考虑给予其他免疫抑制剂（英夫利昔单抗、环孢素 A、吗替麦酚酯或丙种球蛋白）。必要时输注红细胞以纠正贫血。

血栓性血小板减少性紫癜需要早诊早治，及时请血液专科会诊，明确诊断。对于 G1（临床上无贫血、肾功能不全或血小板减少的红细胞破坏）和 G2（没有中度贫血和血小板减少症的临床表现的红细胞破坏），建议暂停免疫治疗，并给予泼尼松 0.5～1mg/（kg·d）。对于 G3（实验室检查符合血小板减少、贫血及肾功能不全 2 级以上）和 G4（危及生命的情况，如中枢神经系统出血或血栓或栓塞或肾衰竭），建议暂停免疫治疗，即使病情缓解后目前尚无证据支持重新开始免疫治疗；请血液专科会诊，根据需要进行血浆置换，血浆置换后立即给予甲泼尼龙 1g 连续静脉滴注 3 天，必要时给予利妥昔单抗。

溶血性尿毒症综合征以微血管病性溶血、急性肾衰竭和血小板减少为主要特征，G1（临床上无贫血、肾功能不全或血小板减少的红细胞破坏）和 G2（没有中度贫血和血小板减少症的临床表现的红细胞破坏）时建议继续免疫治疗，密切监测实验室检查指标，G3（实验室检查符合血小板减少、贫血及肾功能不全 2 级以上）和 G4（危及生命的情况，如中枢神经系统出血或血栓或栓塞或肾衰竭）时建议永久停止免疫治疗，开始 eculizumab 治疗，每周 900mg×4 次，后第五周开始给予 1200mg，随后每 2 周一次。

再生障碍性贫血是以骨髓造血细胞增生减低和外周血全血细胞减少为特征的骨髓造血功能衰竭性综合征，主要表现为出血、贫血和感染。G1（不严重，中性粒细胞>0.5×10⁹/L，骨髓增生程度<25%，外周血小板计数>20μl，网织红细胞计数>20μl）时暂停免疫治疗，给予集落刺激因子

治疗，密切随访，必要时输注治疗。G2（严重，骨髓有核细胞<500，骨髓增生程度<25%，外周血小板计数<20μl，网织红细胞计数<20μl）时建议暂停免疫治疗，进行集落刺激因子治疗，给予抗胸腺细胞球蛋白+环孢素 A，并进行 HLA 分型及骨髓移植筛选。G3/4（非常严重，骨髓有核细胞<200，骨髓增生程度<25%，外周血小板计数<20μl，网织红细胞计数<20μl）时建议暂停免疫治疗，密切监测实验室指标，请血液专科会诊，给予集落刺激因子，给予马源抗胸腺细胞球蛋白+环孢素 A，如果效果不佳，建议给予兔源抗胸腺球蛋白+环孢素 A 和环磷酰胺。对于难治性病例，给予 eculizumab 加对症支持治疗。

淋巴细胞减少症是以外周血淋巴细胞丢失为主要表现的综合征。G1/2（外周淋巴细胞 500～1000/μl）时建议继续免疫治疗；G3（外周淋巴细胞 250～499/μl）时每周复查血常规，继续免疫治疗。G4（<250/μl）时考虑暂停免疫治疗，并筛查一些病毒或者真菌感染等（包括鸟型分枝杆菌、HIV 和 EBV 等）。

免疫性血小板减少以血小板减少为主要表现。G1（血小板<100/μl）时建议继续免疫治疗，定期抽血复查。G2（血小板<75/μl）时暂停免疫治疗直至恢复至 G1 以下。给予泼尼松 1mg/（kg·d）口服，连续 2～4 周；如果需要快速升高血小板，需要应用丙种球蛋白联合激素。G3（血小板<50/μl）和 G4（血小板<25/μl）时建议暂停免疫治疗，请血液专科会诊；给予泼尼松 1～2mg/（kg·d），如果症状加重或者无明显改善，则永久停止免疫治疗。给予丙种球蛋白 1g/kg 冲击一次，必要时重复。如果仍然效果不佳，则考虑给予利妥昔单抗、血小板生成素受体激动剂或更强效免疫抑制剂。

对于获得性血友病 G1（轻度，血液中正常因子活性 5%～40%，全血 0.05～0.4IU/ml），建议暂停免疫治疗，请血液专科会诊，给予泼尼松 0.5～1mg/（kg·d），必要时输血治疗。G2（中度，血液中正常因子活性 1%～5%，全血 0.01～0.05IU/ml）时暂停免疫治疗，请血液专科会诊，进行凝血因子替代治疗（根据 Bethesda 单位大小），并给予 1mg/（kg·d）泼尼松±利妥昔单抗（每周 375mg/m²，连续 4 周）和（或）环磷酰胺[1～2mg/（kg·d）]；泼尼松、利妥昔单抗和环磷酰胺应给予至少 5 周。

G3/4（严重，血液中正常因子活性<1%，全血<0.01IU/ml）时建议永久终止免疫治疗，住院请血液专科会诊，进行凝血因子替代治疗（根据 Bethesda 单位大小），可能需要使用旁路途经抑制剂，并给予 1mg/（kg·d）泼尼松±利妥昔单抗（每周 375mg/m²，连续 4 周）和（或）环磷酰胺[1~2mg/（kg·d）]；必要时输血治疗。如果没有改善或者加重，则给予环孢素 A 或者其他免疫抑制剂。

SITC 指南按照三系异常分为贫血和血小板减少两部分内容，考虑 SITC 发表时间较早，划分比较笼统，建议参照 ASCO 指南。

12. 风湿性与骨骼肌肉 irAE　风湿性与骨骼肌肉 irAE 包括炎性关节炎、肌炎和肌痛。肌炎的表现为骨骼肌的炎症，而肌痛表现为某块肌肉或一组肌肉的明显不适。炎性关节炎通常是由于关节疼痛（关节痛）和（或）不活动后肿胀及僵硬而被发现。严重的肌炎尽管很罕见，但可能是致命的，在接受 PD-1/PD-L1 单抗的患者中更常见（Cappelli et al.，2017）。前瞻性队列研究和回顾性研究报告了接受 ICI 的患者中炎性关节炎或其他风湿性 irAE 的发生率在 1%~7%（Cappelli et al.，2017；Lidar et al.，2018）。系列个案报道及临床试验报告了 ICI 相关的多种风湿病表型，包括炎性关节炎、炎性肌病、血管炎和狼疮性肾炎。根据一项回顾性分析报告结果，在临床试验中，关节炎的发生率最高，为 1%~43%。其他肌肉骨骼和风湿病 irAE 发生较少，33 个临床试验中有 5 个报告了关节炎，只有 2 个报告了血管炎（Cappelli et al.，2017）。另外一项研究纳入从 2015 年 9 月到 2017 年 5 月 524 例接受 ICI 的前瞻性临床试验，其中 35 例出现风湿性与骨骼肌肉 irAE（6.6%）。中位出现时间为 70 天。有两种不同的临床表现：第一种为炎性关节炎（3.8%），如风湿性关节炎（n=7）、风湿性肌痛（n=11）、银屑病关节炎（n=2）；另外一种表现为非炎性肌肉骨骼疾病（2.8%；n=15）。19 例患者需要糖皮质激素治疗，2 例需要使用甲氨蝶呤。非甾体抗炎药、镇痛药和（或）物理疗法可治疗非炎性疾病。值得注意的是，除 1 例患者外，其余所有患者并未停止 ICI 治疗。与没有出现 irAE 的患者相比，出现风湿性与骨骼肌肉 irAE 的患者的肿瘤有效率更高（85.7% vs 35.3%；P<0.0001）（Kostine et al.，2018）。一项报告了 30 例接受各种 ICI 方案的回顾性研究，发现接受 PD-1/PD-L1 抑制剂单药治疗的患者倾向于以小关节炎性关节炎作为其唯一的不良反应，而采用联合治疗（PD-1/CTLA-4 阻滞剂）的患者更容易出现膝关节炎。30 例患者中有 10 例需要糖皮质激素以外的其他免疫抑制剂（如甲氨蝶呤或 TNF 阻滞剂）才能控制。据报道这部分病例通常免疫抑制治疗有效，但 1/4~1/3 的患者需要糖皮质激素以外的其他免疫抑制治疗（Cappelli et al.，2018）。

这类不良反应发生的机制尚不清楚。到目前为止，主要假设是这类 irAE 的发生是由于肿瘤新抗原和正常组织抗原可能是交叉反应的，从结果来看也是免疫反应充分激活信号而导致有效而持久的抗肿瘤反应。

NCCN 指南分为炎性关节炎和肌炎/肌痛两部分。炎性关节炎主要表现为关节疼痛、关节肿胀；炎症症状：不动后僵硬，热敷后缓解。轻度时建议继续免疫治疗，给予非甾体抗炎药治疗，如果效果不佳，考虑给予小剂量泼尼松 10~20mg，每天一次，连续 4 周；必要时根据关节部位和受累数目，局部关节内给予激素封闭治疗。中度时考虑暂停免疫治疗，给予泼尼松 0.5~1mg/（kg·d），连续 4~6 周，如果效果不佳，强烈推荐风湿专科治疗。重度（日常生活活动受限，伴或不伴不可逆的关节损伤）时永久停止免疫治疗，给予甲泼尼龙或泼尼松 1mg/（kg·d），对于激素或抗炎药物无效的难治性或严重性关节炎考虑给予英夫利昔单抗、甲氨蝶呤、托珠单抗、柳氮磺吡啶、硫唑嘌呤、来氟米特或丙种球蛋白。每 4~6 周检测 ESR、CRP 以监测疗效。ASCO/ESMO 指南建议 G1（轻度疼痛伴有炎性红肿）时继续免疫治疗，给予抗炎镇痛药如对乙酰氨基酚/布洛芬；G2（中度疼痛伴红肿，疼痛限制工具性日常生活）时建议升级镇痛药，使用双氯芬酸或萘普生或依托昔布，如果无法控制，则考虑给予泼尼松 10~20mg 或者大关节激素封闭治疗；暂停免疫治疗直至症状控制。G3（严重疼痛，不可逆关节损伤，限制自我照顾性日常生活）时建议停止免疫治疗，给予泼尼松 0.5~1mg/（kg·d），连续 4 周，如果没有改善或者症状加重，考虑加用 TNF-α 抑制剂并建议风湿病专科会诊。SITC 指南建议 G1（轻度疼痛伴有炎性红肿）时继续免疫治疗，给予抗炎镇痛药如对乙酰氨基酚/布洛芬；如果无法控制，则考虑给予泼尼松 10~20mg，每日一次，连续 2～4 周；如果≤2 个大关节受影响，则考虑关节内注射小剂量激素（泼尼松 10mg/d）。G2（中度疼痛伴红肿，疼痛限制工具性日常生活）时考虑给予泼尼松 20mg，每天一次，连续 2～4 周，如果无效，增加剂量至 1mg/（kg·d），如果症状缓解，则逐渐减量。G3（严重疼痛，不可逆关节损伤，限制自我照顾性日常生活）时建议停止免疫治疗，给予泼尼松 1mg/（kg·d），连续 2～4 周，如果没有改善或者症状加重，则考虑加用甲氨蝶呤、柳氮磺吡啶、来氟米特、TNF-α 抑制剂并建议风湿病专科会诊。如果症状在 4～6 周没有改善，则永久停用 ICI。

NCCN 指南建议对于轻度肌痛或肌炎（轻度肌力减弱，伴或不伴有疼痛）可以继续免疫治疗，动态监测肌酸激酶和醛缩酶水平。对于中度（中度疼痛伴肌力减弱；日常生活活动受限）、重度（对于肌痛的患者，中度疼痛伴肌力减弱；疼痛限制工具性日常生活；对于肌炎的患者，疼痛伴有严重肌力减弱；限制自我照顾性日常生活）或危及生命（只适用于肌炎；有紧急干预的指征）者，如果肌酸激酶/醛缩酶水平升高，建议暂停免疫治疗，直至恢复。给予泼尼松 1～2mg/（kg·d），对于重症或者难治性者，考虑肌肉活检；动态监测肌酸激酶和醛缩酶水平。ASCO 指南建议对于 G1 肌炎（轻度肌力减弱，伴或不伴有疼痛）可以继续免疫治疗，如果肌酸激酶升高，伴有肌力减弱，则考虑给予口服糖皮质激素；给予非甾体抗炎药。对于中度（中度肌力减弱伴或不伴有疼痛，工具性日常生活受限）建议暂停免疫治疗，症状缓解后或泼尼松减量至 10mg 以下时继续免疫治疗；请风湿病专科会诊，给予非甾体抗炎药；如果肌酸激酶水平升高，则考虑给予泼尼松 0.5～1mg/（kg·d）；对于 G3/4（重度肌力减弱伴或不伴有疼痛；自我照顾性日常生活受限）建议暂停免疫治疗，症状缓解后或泼尼松减量至 10mg 以下时继续免疫治疗；如果肌酸激酶/醛缩酶水平升高，则暂停免疫治疗直至恢复。请风湿病专科会诊，给予泼尼松 1mg/（kg·d）；对于影响呼吸、心跳等的严重肌力减退，考虑 1～2mg/（kg·d）甲泼尼龙静脉滴注或者冲击治疗，应用血浆置换或者丙种球蛋白；如果症状和肌酸激酶水平在 4～6 周后没有改善或恶化，则考虑使用其他免疫抑制剂疗法，如甲氨蝶呤、硫唑嘌呤或吗替麦考酚酯。利妥昔单抗也可用于原发性肌炎，但鉴于其代谢周期长，建议谨慎使用。

ASCO 指南单独列出多肌痛综合征，其特征是近端上肢和（或）下肢明显疼痛和僵硬，没有真正的肌肉炎性表现，如肌酸激酶水平升高或肌炎的肌电图表现；也没有真正的肌无力及与疼痛相关的主动运动困难。G1（轻度四肢僵硬和疼痛）时建议继续免疫治疗，排除禁忌证后给予非甾体抗炎药；G2（中度四肢僵硬和疼痛；工具性日常生活受限）时建议暂停免疫治疗，症状缓解后或泼尼松减量至 10mg 以下时继续免疫治疗；给予泼尼松 20mg/d 或同等剂量其他糖皮质激素，如果症状无明显改善，则 4 周后逐渐增加剂量并请风湿病专科会诊；如果症状改善，则 3～4 周后逐渐减量。G3/4（重度四肢僵硬和疼痛；自我照顾性日常生活受限）时建议暂停免疫治疗，虽然症状缓解后或泼尼松减量至 10mg 以下时继续免疫治疗，但有不良反应再次出现的报道。开始泼尼松 20mg/d 或同等剂量激素，如果没有改善或需要长时间维持高剂量水平，则考虑应用其他免疫抑制剂，如甲氨蝶呤或对 IL-6 有抑制作用的托珠单抗（注意：抑制 IL-6 可引起肠穿孔，尽管这种情况极为罕见，但为谨慎起见，避免用于患有结肠炎或胃肠道转移的患者）。

13. 其他少见 irAE 抗 PD-1 药物比抗 CTLA-4 药物更常见口腔毒性，如黏膜炎、牙龈炎和干燥综合征。口腔毒性的发生率是 6.5%。这类毒性可以通过支持治疗，包括局部用激素或利多卡因冲洗口腔，保持良好的口腔卫生来控制（Haanen et al.，2019）。

随着 ICI 在癌症治疗方案中的使用越来越多，临床医生必须了解与这些药物相关的症状、处理方法，以及如何监测它们。免疫治疗通常可以在存在轻度 irAE 的情况下继续进行，并进行密切监测。然而，中度至重度 irAE 可能与器官功能和生活质量的严重下降有关，并且有致死性相关报告，因此，这些毒性需要及早发现和妥善管理。

三、CAR-T 治疗相关 irAE

目前，在美国和欧洲，已经批准了两种靶向 CD19 的 CAR-T 产品 tisagenlecleucel（Kymriah）和 axicabtagene ciloleucel（简称：Axi-cel，商品名：

Yescarta）用于二线治疗后复发/难治性 DLBCL、高级别 B 细胞淋巴瘤和滤泡性 DLBCL。此外，Axi-cel 还被批准用于复发/难治性 PMBCL。第三种靶向 CD19 的 CAR-T 的产品 lisocabtagene ciloleucel（Liso-cel）也正在进行临床试验。这种细胞治疗产品是通过患者静脉血液采集外周血单个核细胞（peripheral blood mononuclear cell，PBMC），获取 T 细胞后分选、活化，然后通过逆转录病毒或慢病毒载体转导 CAR 基因至已活化的 T 细胞，使两者稳定结合后扩增至治疗剂量，洗涤浓缩成 CAR-T 药物，长期稳定表达 CD19 CAR 分子，靶向作用于表达 CD19 的 B 细胞，从而发挥作用。

一项单臂、开放性、多中心的 I / II 期临床试验（NCT02348216，ZUMA-I）旨在评估 Axi-cel 用于难治/复发性 NHL 患者的安全性及有效性。研究共纳入 9 例经二线及以上方案治疗的难治/复发性 DLBCL 患者，2 例在治疗前因疾病进展退出研究，7 例患者均在 Axi-cel 输注后 30 天内出现治疗相关不良事件，其中 4 例（57%）不良事件为 3 级，1 例（14%）为 4 级，出现细胞因子释放综合征（CRS）和神经系统不良事件（neurological adverse event，nAE），1 例（14%）出现剂量限制性毒性（dose-limiting toxicity，DLT），虽患者最后死亡，但研究者认为与 Axi-cel 治疗无关（Locke et al.，2019）。鉴于 I 期试验的良好结果，ZUMA-II 期临床研究涉及 22 个医学中心，共纳入患者 111 例，最终 101 例患者接受了 Axi-cel 治疗，包括 DLBCL 患者 77 例（76%）、tFL 患者 16 例（16%）和 PMBCL 患者 8 例（8%），中位年龄为 58 岁（23～76 岁），86 例（85%）为III期或IV期肿瘤，78 例（77%）先前接受过二线或二线以上治疗，结果显示 101 例患者中位应答时间为 1.0 个月（0.8～6.0 个月），ORR 为 82%（95% CI，73%～89%），其中 CR 55 例（54%）。在不良反应方面，所有患者均发生了不良事件，最常见的表现为发热（85%）、中性粒细胞减少（84%）和贫血（66%）；其中 96 例（95%）不良事件为 3 级及以上，最常见的表现为中性粒细胞减少（78%）、贫血（43%）和血小板减少（38%）。94 例（93%）患者发生 CRS，其中 37% 为 1 级 CRS，44% 为 2 级，9% 为 3 级，3% 为 4 级，1% 为 5 级，3 级及以上 CRS 最常见的表现为发热（11%）、低血压（9%）和低氧（9%），发生 CRS 的中位时间为 Axi-cel 输注后第 2 天（第 1～12 天），除 1 例患者因噬血细胞性淋巴组织细胞增多症（又称噬血细胞综合征）而死亡外，其余发生 CRS 的患者均恢复，恢复的中位时间为第 8 天。65 例（64%）患者发生 nAE，28 例（28%）表现为 3 级及以上，最常见的表现为脑病（21%）、意识模糊（9%）、失语（7%）和嗜睡（7%），nAE 发生前的早期信号为表达词语困难（言语障碍）、无法集中注意力、计算能力缺陷或无法书写等。发生 nAE 的中位时间为 Axi-cel 输注后第 5 天（第 1～17 天），恢复的中位时间为第 17 天（Neelapu et al.，2017）。在另外一项 99 例接受 tisagenlecleucel 治疗的患者中，86% 的患者经历了 3 级或 4 级不良事件。与其他 CAR-T 治疗一样，最常见的不良事件是 CRS，这种综合征发生在 58% 的治疗患者中；在 23% 的患者中为 3/4 级。15% 的患者接受了托珠单抗，11% 的患者接受了激素治疗 CRS，均获得了良好效果。虽然 21% 的患者（12% 为 3/4 级）发生 nAE，但没有与脑水肿有关的死亡。治疗后 30 天内有 3 例死亡，所有死亡均被认为与疾病进展有关（非治疗相关的不良事件导致）。由此可见 CAR-T 治疗不良反应常见，值得引起重视（Walton et al.，2019）。

目前只有 NCCN 指南将主要不良反应分为 CRS、神经系统毒性、CRS 期间的噬血细胞综合征/巨噬细胞激活综合征（HLH/MAS）和其他毒性。下面将参考 NCCN 指南进行详细论述。

（一）CRS

CRS 是与 CAR-T 免疫治疗相关的最常见的急性不良事件，CAR-T 进入体内识别肿瘤后释放大量细胞因子，触发全身性炎症反应。CAR-T 还可能激活旁观者免疫细胞，如巨噬细胞，继而释放出炎症细胞因子并促进炎症反应。CRS 一般出现在治疗后 2～3 天，持续 7～8 天，通常表现为发热、低血压、寒战、疲劳和食欲缺乏等，更严重的情况下会导致心房颤动、室性心动过速、心搏骤停、心力衰竭、肾衰竭、HLH/MAS 等（Lee et al.，2014）。但如果管理得当，CRS 是完全可逆的。血清 IL-6 水平与 CRS 的严重程度有关，IL-6 受体抗体托珠单抗阻断 IL-6 可以逆转 CRS。其他细胞因子和趋化因子如 IL-8、IL-10、IL-15、IFN-γ 和 MCP-1 也显示与 CRS 严重程度相关（Hay et al.，2017；Neelapu et al.，2017）。因此，如果仅靠 IL-6 阻断不足以治疗 CRS，则应使用皮质类固醇激素，因为其除了直接影响 CAR-T 的增殖和功能外，还可以产生全面的免疫抑制并减少多种不同细胞因子和趋化因子的产生（Neelapu et al.，2018）。

由于 HLH/MAS 病情严重，可能会危及生命，因此单独指出。HLH/MAS 的诊断标准如下：在 CRS 的情况下伴有血细胞减少症的铁蛋白水平快速升高（＞5000ng/ml），尤其是伴随以下任何情况：血清胆红素、AST、ALT≥3 级升高；≥3 级少尿或血清肌酐升高；≥3 级肺水肿；骨髓或器官中有吞噬细胞。

NCCN 指南中对 CRS 建议 G1（发热＞38℃）时通常接受支持治疗，包括退热药、静脉液体水化及经验性应用广谱抗生素，中性粒细胞减少症还可接受粒细胞集落刺激因子支持；如果症状明显，连续 3 天以上，则考虑给予托珠单抗（8mg/kg 静脉输注 1 小时以上）。G2（发热伴有低血压，无需升压药物，伴或不伴有低氧血症，需要低流量吸氧）时给予托珠单抗（8mg/kg 静脉输注 1 小时以上，每次剂量不超过 800mg），如果症状无改善，则 8 小时重复一次，24 小时不超过 3 次，总量不超过 4 次。如果应用 1~2 次托珠单抗后低血压无法改善，则考虑给予地塞米松 10mg 滴注，每 6 小时一次。继续支持治疗（包括静脉补液，如果治疗后低血压无法纠正，则给予血管升压药物，考虑转入 ICU，检测血流动力学指标，必要时行超声心动图）。G3[发热伴有低血压，需要一种血管升压药，可用可不用垂体后叶素和（或）低氧血症需要低流量吸氧]时继续给予托珠单抗（8mg/kg，静脉输注 1 小时以上，每次剂量不超过 800mg），如果症状无改善，则 8 小时重复一次，24 小时不超过 3 次，总量不超过 4 次；给予地塞米松 10mg 滴注，每 6 小时一次。转入 ICU，密切监测血流动力学，给予吸氧支持、静脉补液、对症支持治疗。G4[发热伴有低血压，需要多种血管升压药，不包括垂体后叶素和（或）低氧血症需要正压通气]时继续给予托珠单抗（8mg/kg 静脉输注 1 小时以上，每次剂量不超过 800mg），如果症状无改善，则 8 小时重复一次，24 小时不超过 3 次，总量不超过 4 次；给予地塞米松 10mg 滴注，每 6 小时一次。如果没有缓解，则考虑静脉滴注甲泼尼龙 1g/d，连续 3 天，然后迅速减量至 250mg，每 12 小时一次，维持 2 天后减量

125mg，每 12 小时一次，维持 2 天后减量为 60mg，每 12 小时一次，维持 2 天。转入 ICU，密切监测血流动力学，行机械通气，应用血管升压药物，进行静脉补液及对症支持治疗。对 HLH/MAS 的治疗同上，需要额外加用糖皮质激素。如果 48 小时症状没有改善，则考虑应用依托泊苷；神经系统毒性者考虑鞘内注射阿糖胞苷。

（二）神经毒性

细胞免疫治疗相关神经系统毒性（immune effector cell-associated neurotoxicity syndrome，ICANS）是用 CAR-T 治疗观察到的第二大最常见的急性毒性，可能发生在 CRS 期间，或更常见的是在 CRS 消退之后发生。通常表现为中毒性脑病，单词拼写困难、失语和神志不清，但在更严重的情况下可进展为意识水平下降、昏迷、癫痫发作、运动无力和脑水肿（Neelapu et al.，2018）。对 ICANS 的病理生理机制的理解不如 CRS 全面。像 CRS 一样，细胞因子、趋化因子和 CAR-T 的浸润程度与神经毒性的严重程度相关（Gust et al.，2017）。此外，在出现神经毒性的患者脑脊液中经常发现 CAR-T。然而，目前尚不清楚为什么在没有病变细胞的情况下，CAR-T 会被运输到中枢神经系统。内皮激活和血脑屏障破坏可能会与 CAR-T 运输至神经细胞产生神经毒性有关（Gust et al.，2017）。其他报道提示髓样细胞激活可能也在中枢神经系统毒性中起作用。最近在小鼠模型中进行的两项研究表明，IL-1 在 CRS 和神经毒性中均起作用，给予阿那白滞素（anakinra，一种 IL-1 受体拮抗剂）阻断 IL-1 可以阻止这两种毒性（Giavridis et al.，2018；Norelli et al.，2018）。高肿瘤负荷和高基线炎症状态也与更严重的毒性有关。此外，与治疗相关的因素，如治疗的强度、增加 CAR-T 剂量和 CAR 设计（如 CD28＞4-1BB），都可能增加 CAR-T 在体内的扩增和毒性。

NCCN 指南建议出现 G1 毒性时给予对症支持治疗即可，如果并发 CRS，则考虑给予托珠单抗治疗（参照 CRS 治疗）；G2 时在支持治疗的基础上给予地塞米松 10mg 静脉滴注，每 6 小时重复一次；如果症状加重，则考虑给予甲泼尼龙 1mg/kg，每 12 小时重复一次。如果并发 CRS，则给予托珠单抗，考虑转入 ICU。G3 时建议转入 ICU，给予地塞米

松 10mg 静脉滴注，每 6 小时重复一次；如果症状加重，则考虑给予甲泼尼龙 1mg/kg，每 12 小时重复一次。考虑每 2～3 天复查颅脑 CT 或者 MRI。如果并发 CRS，则给予托珠单抗。G4 时建议转入 ICU，行机械通气，应用大剂量激素（静脉滴注甲泼尼龙 1g/d，连续 3 天，然后迅速减量至 250mg，每 12 小时一次，维持 2 天后减量为 125mg，每 12 小时一次，维持 2 天后减量为 60mg，每 12 小时一次，维持 2 天，预防性抗真菌治疗），任何癫痫发作都要用抗癫痫药治疗，包括左乙拉西坦、苯巴比妥和（或）拉科酰胺。苯二氮䓬可用于急性发作的控制。合并 CRS 时加托珠单抗。脑水肿患者应立即接受大剂量皮质类固醇治疗，并采取各种降低颅内压的措施，包括机械通气，用甘露醇和（或）高渗盐水进行脱水治疗等。

（三）其他毒性

已有报道称 Axi-cel 和 tisagenlecleucel 输注后 30 天内在大约 30%的患者中仍观察到 3 级或 4 级血细胞减少。这些血细胞减少的病因尚不清楚，可能与持续激活的 CAR-T 破坏了骨髓造血功能有关，因为骨髓检查经常提示严重的造血细胞减少，但这种现象最终会在大多数病例中消失（Locke et al.，2019）。可以通过给予粒细胞集落刺激因子和输血来治疗中性粒细胞减少症、贫血和血小板减少症。患有 4 级中性粒细胞减少症的患者应考虑针对细菌和（或）真菌感染预防性应用抗真菌或抗生素。在 CAR-T 输注后的 3 周内或直到 CRS 消失之前，不

建议使用骨髓集落刺激因子（Neelapu，2019）。在 CAR-T 输注后，174 例复发/难治性急性淋巴细胞白血病（r/r ALL）或 r/r DLBCL 的患者中有 95 例（55%）出现感染，包括致命性感染。58 例患者（33%）经历了≥3 级感染，其中包括 2 例（3%）r/r ALL 患者和 1 例（1.7%）r/r DLBCL 患者出现致命性感染。CAR-T 输注后应密切监测患者的感染迹象和症状，并根据抗感染相关指南进行适当治疗。在针对 B 细胞行药物治疗的患者中，HBV 可能被重新激活，而导致急性重型肝炎、肝衰竭和死亡，密切监测，如有病毒重新激活的表现，则及时给予抗病毒治疗。有报道输注 CAR-T 后 CR 的患者可能发生与 B 细胞发育不全相关的低丙种球蛋白和无丙种球蛋白（IgG）血症。应监测免疫球蛋白水平，必要时使用感染预防措施。

（董　军）

编者简介

董军，肿瘤学博士，硕士生导师，主治医师。毕业于中山大学，现就职于中山大学肿瘤防治中心，擅长肺癌、肝癌的综合治疗及免疫治疗等。发表 SCI 论文 17 篇，ASCO 会议接收摘要 3 篇，总 IF 累计超过 40。目前主持国家自然科学基金 1 项，广东省自然科学基金 1 项，参与多项国家/省/市级基金项目，参编多部专著。

附录 1 目前已上市的肿瘤靶向治疗药物

1. 非小细胞肺癌（NSCLC）

靶向药名称	商品名	靶点	上市时间及国家	原研/生产	FDA 批准的适应证	剂量和用法	不良反应
吉非替尼（gefitinib）	易瑞沙（Iressa）	EGFR	2003（美国）2007（中国）	阿斯利康（AstraZeneca）	EGFR 突变的局部晚期或转移性 NSCLC（mNSCLC）的一线、二线或更多线治疗	250mg QD, 连续服用	痤疮样皮疹、腹泻、食欲降低、肝功能异常等
厄洛替尼（erlotinib）	特罗凯（Tarceva）	EGFR	2004（美国）2012（中国）	罗氏（Roche）	EGFR 突变的 mNSCLC 的一线、二线或更多线治疗	150mg QD, 连续服用	痤疮样皮疹、腹泻、食欲降低、恶心呕吐、疲乏、结膜炎、肝功能异常等
埃克替尼（icotinib）	凯美纳（Conmana）	EGFR	2011（中国）	贝达药业	EGFR 突变的 mNSCLC 的一线、二线或更多线治疗	125mg TID, 连续服用	痤疮样皮疹、腹泻、恶心呕吐、肝功能异常等
阿法替尼（afatinib）	吉泰瑞（Gilotrif）	EGFR	2013（美国）2017（中国）	勃林格殷格翰（Boehringer-Ingelheim）	EGFR 突变的 mNSCLC 的一线治疗；铂类化疗失败的肺鳞癌；非罕药罕见 EGFR 突变的 mNSCLC	40mg QD, 连续服用	腹泻、皮疹、恶心呕吐、甲沟炎、高血压、食欲下降、肝功能异常等
奥希替尼（osimertinib）	泰瑞沙（Tagrisso）	EGFR	2015（美国）2016（中国）	阿斯利康（AstraZeneca）	EGFR 突变的 mNSCLC 的一线治疗；EGFR-TKI 治疗失败后 T790M 突变的局部晚期或 mNSCLC 一线、二线治疗	80mg QD, 连续服用	皮疹、腹泻、皮肤干燥、指甲毒性、QTc 间期延长和中性粒细胞减少、肺炎和肺栓塞（罕见）
达克替尼（dacomitinib）	Vizimpro	EGFR	2018（美国）2019（中国）	辉瑞（Pfizer）	EGFR 突变的 mNSCLC 的一线治疗	45mg QD, 连续服用	腹泻、皮疹、甲沟炎、毛囊炎、皮肤干燥、心脏毒性、食欲下降、肝功能异常等
克唑替尼（crizotinib）	赛可瑞（Xalkori）	ALK、MET、ROS-1	2011（美国）2017（中国）	辉瑞（Pfizer）	ALK 阳性的局部晚期或 mNSCLC 的一线治疗；ROS-1 阳性的 NSCLC 的一线治疗	250mg BID, 连续服用	肝毒性、间质性肺炎、QT 间期延长、心动过缓、视觉障碍、头晕、晕厥、胸部不适等
阿来替尼（alectinib）	安圣莎（Alecensa）	ALK	2015（美国）2018（中国）	罗氏（Roche）	ALK 阳性的局部晚期或 mNSCLC 的一线治疗；克唑替尼耐药药的 ALK 阳性的 NSCLC 的二线治疗	600mg BID, 连续服用	间质性肺炎、肝毒性、心动过缓、严重肌痛和 CK 升高、胚胎-胎儿毒性等
色瑞替尼（ceritinib）	赞可达（Zykadia）	ALK	2014（美国）2018（中国）	诺华（Novartis）	ALK 阳性的局部晚期或 mNSCLC 的一线治疗；克唑替尼耐药药的 ALK 阳性的 NSCLC 的二线治疗	750mg QD, 连续服用	恶心呕吐、腹痛腹泻、高血糖、间质性肺炎、肝毒性、心脏毒性、胚胎-胎儿毒性等
布加替尼（brigatinib）	Alunbrig	ALK、EGFR	2017（美国）	日本武田（Takeda）	克唑替尼耐药的 ALK 阳性的 mNSCLC 的二线治疗；奥希替尼治疗 T790M 突变失败后耐药的 NSCLC 患者的二线治疗	90mg QD, 连续 7 日后若无严重副作用或不耐受则用 180mg QD	腹泻、皮疹、心脏毒性、同质性肺炎、视觉障碍、高血压、胚胎-胎儿毒性等
劳拉替尼（lorlatinib）	Lorbrena	ALK、ROS1	2018（美国）	辉瑞（Pfizer）	克唑替尼或至少一种非其他 ALK 抑制剂治疗后耐药的 mNSCLC	100mg QD, 连续服用	胆固醇水平升高、外周水肿、周围神经病、认知效应、呼吸困难、关节痛、腹泻等

续表

靶向药名称	商品名	靶点	上市时间及国家	原研/生产	FDA 批准的适应证	剂量和用法	不良反应
达拉非尼 (dabrafenib)	Tafinlar	BRAF	2013（美国）	诺华 (Novartis)	达拉非尼联合曲美替尼治疗 BRAF V600E 突变的 mNSCLC	150mg Q12h，连续服用	发热畏寒、腹泻、恶心呕吐、皮疹、皮肤干燥、出血、呼吸困难、心脏毒性、皮肤鳞癌和基底细胞癌等
曲美替尼 (trametinib)	Mekinist	BRAF、MEK1/2	2013（美国）	葛兰素史克 (GSK)	达拉非尼联合曲美替尼治疗 BRAF V600E 突变的 mNSCLC	2mg QD，连续服用	发热寒战、恶心呕吐、皮疹、左室射血分数降低、新原发恶性肿瘤、出血、间质性肺疾病、眼毒性等
卡马替尼 (capmatinib)	Tabrecta	MET	2020（美国）	诺华 (Novartis)	局部晚期或转移性 MET Δex14 非小细胞肺癌	400mg BID，连续服用	水肿、恶心、呕吐、呼吸困难、食欲下降
贝伐珠单抗 (bevacizumab)	安维汀 (Avastin)	VEGFR-1/2/3	2004（美国） 2017（中国）	基因泰克 (Genetech)	贝伐珠单抗联合卡铂与紫杉醇治疗局部晚期、转移性或复发性非鳞 NSCLC 的一线治疗；贝伐珠单抗联合厄洛替尼用于 EGFR 突变阳性 mNSCLC 的一线治疗	联合化疗，推荐剂量为 15mg/kg Q3W	疲劳或乏力、高血压、外周神经病、腹痛腹泻、恶心呕吐、蛋白尿、肾功能损害、肺出血或咯血等 **黑框警告**：胃肠道穿孔、手术和伤口愈合并发症、出血
雷莫芦单抗 (ramucirumab)	Cyramza	VEGFR-2	2014（美国）	礼来 (Lilly)	与多西他赛联用，用于铂类耐药的 mNSCLC	在多西他赛前使用，10mg/kg Q3W	胃肠道出血、动脉血栓、高血压、胃肠道穿孔、注射引起的反应、白质脑病综合征、甲状腺功能不全、胚胎毒性等
安罗替尼 (anlotinib)	福可维	VEGFR-1/2/3、PDGFR-β	2018（中国）	正大天晴	进展或复发的局部晚期或 mNSCLC 的三线治疗	12mg QD，D1～14，Q3W	高血压、乏力、手足综合征、肝功能异常、高血脂、蛋白尿等
重组人血管内皮抑制素	恩度	VEGFR、PDGFR-β	2005（中国）	先声	联合 NP 化疗用于初治或复治复发治疗 III/IV 期 NSCLC	7.5mg/m² QD，D1～14，Q3W	胸闷、心慌、高血压、乏力、肝功能异常、皮疹、瘙痒等
耐昔妥珠单抗 (necitumumab)	Portrazza	EGFR	2015（美国）	礼来 (Lilly)	联合吉西他滨和顺铂用于转移性鳞状 NSCLC 的一线治疗	在吉西他滨和顺铂前用 800mg D1、8，Q3W	皮疹、低镁血症、电解质紊乱、心肺呼吸骤停、腹部或胃部痉挛、尿少等

2. 小细胞肺癌 (SCLC)

靶向药名称	商品名	靶点	上市时间及国家	原研/生产	FDA 批准的适应证	剂量和用法	不良反应
安罗替尼 (anlotinib)	福可维	VEGFR-1/2/3、PDGFR-β	2018（中国）	正大天晴	进展或复发的局部晚期或转移性 SCLC (mSCLC) 的三线治疗	12mg D1～14，Q3W	高血压、乏力、手足综合征、胃肠道反应、肝功能异常、高血脂、尿蛋白等

3. 乳腺癌 (BC)

靶向药名称	商品名	靶点	上市时间及国家	原研/生产	FDA 批准的适应证	剂量和用法	不良反应
曲妥珠单抗 (trastuzumab)	赫赛汀 (Herceptin)	HER-2	1998（美国） 2001（中国）	罗氏 (Roche)	单药用于已接受过 1 个或多个化疗方案的转移性 BC (mBC); HER-2 过表达或联合多西他赛用于既往未接受化疗的 mBC; 单药用于接受了手术、含蒽环类辅助化疗和放疗后 HER-2 过表达乳腺癌的辅助治疗	mBC: 初次负荷量为 4mg/kg，90 分钟以上；维持剂量为 2mg/kg，30 分钟，Q1W; BC 辅助治疗：初始负荷量 8mg/kg；维持剂量为 6mg/kg，90 分钟，Q3W	心肌毒性、输注反应、化疗引起的中性粒细胞减少症加重、肿毒性；发热、恶心呕吐、腹痛腹泻、感染、呼吸困难、皮疹等 **黑框警告**：心肌毒性、输注反应、肺毒性和胚胎毒性

续表

靶向药名称	商品名	靶点	上市时间及国家	原研/生产	FDA批准的适应证	剂量和用法	不良反应
曲妥珠单抗-美坦新偶联物（ado-trastuzumab emtansine）	T-DM1 Kadcyla	HER-2	2013（美国）	基因泰克（Genetech）	单药用于已接受曲妥珠单抗和紫杉烷类、单独或偶联治疗 mBC	3.6mg/kg Q3W	疲乏、恶心、肌肉骨骼痛、血小板减少、氨基转移酶增加和便秘、神经毒性等 黑框警告：肝毒性、心肌毒性和胚胎胎儿毒性
trastuzumab-dkst	Ogivri	HER-2	2017（美国）	Mylan Biocon	单药用于接受了手术、含蒽环类辅助化疗和放疗后 HER-2 过表达 BC 的辅助治疗；单药用于已接受过 1 个或多个化疗方案的 mBC；与紫杉醇或多西他赛联合用于既往未接受化疗的 HER-2 过表达的 mBC	mBC：初次负荷量为4mg/kg，90分钟以上，维持剂量为2mg/kg，30分钟，Q1W；BC 辅助治疗：初始负荷量 8mg/kg，维持剂量 6mg/kg，90分钟，Q3W	头痛、腹泻、恶心、发冷、发热、感染、充血性、失眠、咳嗽和皮疹、输液反应、骨髓抑制等 黑框警告：心肌病、肺毒性和胚胎-胎儿毒性
trastuzumab-pkrb	Herzuma	HER-2	2018（美国）	Celltrion	单药用于接受了手术、含蒽环类辅助化疗和放疗后 HER-2 过表达 BC 的辅助治疗；单药用于已接受过 1 个或多个化疗方案的 mBC；与紫杉醇或多西他赛联合用于既往未接受化疗的 HER-2 过表达的 mBC	mBC：初始负荷量为4mg/kg，90分钟以上，维持剂量为2mg/kg，30分钟，Q1W；BC 辅助治疗：初始负荷量 8mg/kg，维持剂量 6mg/kg，90分钟，Q3W	头痛、腹泻、恶心、发冷、发热、感染、充血性、失眠、咳嗽和皮疹、输液反应、骨髓抑制等 黑框警告：心肌病、肺毒性和胚胎-胎儿毒性
trastuzumab-anns	Kanjinti	HER-2	2019（美国）	安进（Amgen）	单药用于接受了手术、含蒽环类辅助化疗和放疗后 HER-2 过表达 BC 的辅助治疗；单药用于已接受过 1 个或多个化疗方案的 mBC；与紫杉醇或多西他赛联合用于既往未接受化疗的 mBC HER-2 过表达的 mBC	mBC：初次负荷量为4mg/kg，90分钟以上，维持剂量为2mg/kg，30分钟，Q1W；BC 辅助治疗：初始负荷量 8mg/kg，维持剂量 6mg/kg，90分钟，Q3W	头痛、腹泻、恶心、发冷、发热、感染、充血性、失眠、咳嗽和皮疹、输液反应、骨髓抑制等 黑框警告：心肌病、肺毒性和胚胎-胎儿毒性
trastuzumab-dttb	Ontruzant	HER-2	2019（美国）	Bioepis	单药用于接受了手术、含蒽环类辅助化疗和放疗后 HER-2 过表达 BC 的辅助治疗；单药用于已接受过 1 个或多个化疗方案的 mBC；与紫杉醇或多西他赛联合用于既往未接受化疗的 HER-2 过表达的 mBC	BC 辅助治疗：初始负荷量 8mg/kg，维持剂量 6mg/kg，90分钟，Q3W；mBC：初次负荷量为4mg/kg，90分钟以上，维持剂量为2mg/kg，30分钟，Q1W	发热、寒战、头痛、感染、充血性心力衰竭、失眠、咳嗽、皮疹、骨髓抑制等
帕妥珠单抗（pertuzumab）	Perjeta	HER-2	2012（美国）	基因泰克（Genetech）	联合曲妥珠单抗和化疗用于具有高复发风险的 HER-2 阳性早期 BC 患者和 mBC 患者的辅助治疗	初始剂量 840mg，60 分钟，后420mg，30 分钟；Q3W	腹泻、脱发、中性粒细胞减少、恶心、疲乏、皮疹和周围神经病变等 黑框警告：心脏毒性、输液反应、胚胎毒性

续表

靶向药名称	商品名	靶点	上市时间及国家	原研/生产	FDA 批准的适应证	剂量和用法	不良反应
拉帕替尼（lapatinib）	泰立沙（Tykerb）	HER-2	2007（美国）2013（中国）	诺华（Novartis）	用于联合卡培他滨治疗 HER-2 阳性、既往接受过包括蒽环类、紫杉醇、曲妥珠单抗治疗的 mBC	1250mg D1~21	胃肠道反应、皮肤干燥、皮疹、背痛、呼吸困难、失眠、左室射血分数下降、间质性肺炎等
吡咯替尼（pyrotinib）	艾瑞妮	HER-2	2018（中国）	恒瑞医药	联合卡培他滨用于 HER-2 阳性、既往未接受或接受过曲妥珠单抗治疗的复发 mBC	400mg QD	腹泻、恶心、呕吐、发热、肝功能异常、皮疹、手足综合征、心脏毒性、血液学毒性等
奥拉帕利（olaparib）	利普卓（Lynparza）	PARP-1/2/3	2014（美国）2018（中国）	阿斯利康（AstraZeneca）	用于治疗携带 BRCA 突变、HER-2 阴性的 mBC	300mg BID	恶心、呕吐、腹泻、便秘、头痛、食欲下降、肌肉、关节或背部疼痛、疲劳、胃痛或不适、味道变化、口苦或疼痛、焦虑、体重减轻、皮疹、喉咙痛、流鼻涕或其他感冒症状、小便疼痛等
他拉唑帕尼（talazoparib）	Talzenna	PARP-1/2	2018（美国）	辉瑞（Pfizer）	用于治疗携带 BRCA 突变、HER-2 阴性的局部晚期或 mBC	1mg QD	疲劳、贫血、恶心、中性粒细胞减少、头痛、血小板减少、呕吐、腹泻、脱发、食欲下降、骨髓生异常综合征、骨髓抑制、胚胎毒性等
alpelisib	Piqray	PIK3CA	2019（美国）	诺华（Novartis）	联合氟维司群用于治疗绝经后、HR 阳性/HER-2 阴性的 BC	300mg QD	高血糖、皮疹、腹泻、肾功能不全等
依维莫司（everolimus）	飞尼妥（Afinitor）	mTOR	2009（美国）2013（中国）	诺华（Novartis）	联合依西美坦用于来曲唑或阿那曲唑治疗失败的晚期 ER 阳性及 HER-2 阴性绝经后女性 BC	10mg QD	口腔溃疡、肾衰竭、非感染性肺炎、感染性肺炎、腹泻等
帕博西尼（palbociclib）	Ibrance	CDK4/6	2015（美国）2018（中国）	辉瑞（Pfizer）	联合来曲唑用于 ER 阳性、HER-2 阴性的绝经后 mBC 一线治疗	125mg D1~21，Q4W	三系减少、上呼吸道感染、恶心呕吐、腹泻、周围神经病变等
瑞博西尼（ribociclib）	Kisqali	CDK4/6	2017（美国）	诺华（Novartis）	与来曲唑联用于 ER 阳性、HER-2 阴性的绝经后 mBC 一线治疗	600mg D1~21，Q4W	中性粒细胞减少、腹泻、脱发、呕吐、便秘、头痛和背痛、肝功能损害等
玻玛西尼（abemaciclib）	Verzeni	CDK4/6	2017（美国）	礼来（Lilly）	单独或联合氟维司群于 ER 阳性、HER-2 阴性的晚期或转移乳腺癌绝经后患者的一线治疗	单药：200mg BID 联合：150mg BID	三系减少、腹泻、肝功能损害、恶心、呕吐、感染等
奈拉替尼（neratinib）	Nerlynx	EGFR、HER-2、HER-4	2017（美国）	Puma	用于已完成标准曲妥珠单抗辅助治疗、疾病未进展但存在任何高危因素的 BC	240mg QD，持续1年	腹泻、恶心、腹痛、呕吐、皮疹、肿胀和口腔炎（口腔炎）、肌肉痉挛、消化不良等
阿法替尼（afatinib）	吉泰瑞（Gilotrif）	EGFR	2013（美国）	勃林格殷格翰（Boehringer-Ingelheim）	HER-2 阳性的 mBC	40mg QD，连续服用	腹泻、皮疹、恶心呕吐、甲沟炎、头晕、高血压、食欲下降、肝功能异常等

续表

靶向药名称	商品名	靶点	上市时间及国家	原研/生产	FDA 批准的适应证	剂量和用法	不良反应
4. 胃癌 GC、食管癌							
阿帕替尼 (apatinib)	艾坦	VEGFR	2015（中国）	恒瑞	既往至少接受过两种系统化疗后进展或复发的转移性 GC（mGC）或胃食管结合部腺癌	850mg QD	出血、凝血功能异常、心脏毒性、肝功能损害、肾功能损害等
雷莫芦单抗 (rmucirumab)	Cyramza	VEGFR-2	2014（美国）	礼来 (Lilly)	联合紫杉醇用于既往含氟嘧啶或含铂化疗方案治疗后病病进展的 mGC 和胃食管结合部腺癌	8mg/kg Q2W	胃肠道出血、动脉血栓、高血压、胃肠道穿孔、注射引起的反应、白质脑病综合征、尿蛋白、甲状腺功能不全、胚胎毒性等
曲妥珠单抗 (trastuzumab)	赫赛汀 (Herceptin)	HER-2	1998（美国）	罗氏 (Roche)	与紫杉醇联合用于既往未接受化疗的 HER-2 阳性的 mGC	初次负荷量为 4mg/kg，90 分钟以上；维持剂量为 2mg/kg,30 分钟，Q1W；初始负荷量 8mg/kg；维持剂量为 6mg/kg，90 分钟，Q3W	心肌毒性、输注反应、化疗引起的中性粒细胞减少征加重、肺毒性等；发热、恶心呕吐、腹痛腹泻、感染、呼吸困难、皮疹等 **黑框警告：**心肌毒性、输注反应、肺毒性和胚胎毒性
5. 结直肠癌（CRC）							
西妥昔单抗 (cetuximab)	爱必妥 (Erbitux)	EGFR	2004（美国） 2013（中国）	默克 (Merck)	单用或与伊立替康联用于 EGFR 过表达、对以伊立替康为基础化疗方案耐药的 RAS 野生型转移性 CRC（mCRC）	每周给药一次，初始 400mg/m²，其后每周 250mg/m²	皮肤不良反应（痤疮样皮疹、瘙痒和指甲病）、头痛、腹泻和指甲感染、乏力、疲倦等 **警告：**严重输注反应、心搏呼吸骤停
帕尼单抗 (panitumumab)	维克替比 (Vectibix)	EGFR	2006（美国）	安进 (Amgen)	单用或与伊立替康、奥沙利铂、伊立替康为基础的化疗后疾病进展的 RAS 野生型 mCRC	6mg/kg Q3W	皮肤学毒性、腹痛腹泻、肺纤维化、电解质质耗竭、眼毒性等 **警告：**皮肤学毒性、输注反应
贝伐珠单抗 (bevacizumab)	安维汀 (Avastin)	VEGFR-1/2/3	2004（美国） 2017（中国）	基因泰克 (Genetech)	与以 5-Fu 为基础的化疗方案联用于 mCRC 的治疗	联合 FOLFOX、FOLFIRI 化疗方案时，5mg/kg Q2W	常见不良反应：疲劳或乏力、高血压、外周神经病、腹痛腹泻、恶心呕吐、蛋白尿、肾功能损害、血栓栓塞、肺出血或咳略血等 **黑框警告：**胃肠道穿孔、手术和伤口愈合并发症、出血
瑞戈非尼 (regorafenib)	拜万戈 (Stivarga)	RET、c-KIT、VEGFR-1/2/3	2012（美国） 2017（中国）	拜耳 (Bayer)	既往以 5-Fu、奥沙利铂、伊立替康为基础化疗，或抗 EGFR/VEGF 治疗（RAS 野生型）后疾病进展的 mCTC 的三线治疗	160mg D1～21，Q4W	乏力、食欲减低、手足综合征、腹泻、口腔黏膜炎、感染、高血压、发音困难、胃肠道穿孔、溃疡、伤口愈合并发症等
阿柏西普 (ziv-aflibercept)	Zaltrap	VEGF-A/B	2014（美国）	赛诺菲 (Sanofi)	与 FOLFIRI 方案联用于对奥沙利铂耐药或治疗后进展的 mCRC	联合 FOLFIRI 化疗方案 4mg/kg Q2W	白细胞减少、腹泻和脱水、蛋白尿、肝毒性、高血压、食欲减退、肾毒性、瘘管形成、动脉血栓栓事件（ATE）等
雷莫芦单抗 (rmucirumab)	Cyramza	VEGFR-2	2014（美国）	礼来 (Lilly)	联合 FOLFIRI 用于贝伐珠单抗、奥沙利铂和 5-Fu 治疗后疾病进展的 mCRC	在 FOLFIRI 化疗前使用，8mg/kg Q2W	胃肠道出血、动脉血栓、高血压、胃肠道穿孔、注射引起的反应、白质脑病综合征、尿蛋白、甲状腺功能不全、胚胎毒性等

续表

靶向药物名称	商品名	靶点	上市时间及国家	原研/生产	FDA批准的适应证	剂量和用法	不良反应
呋喹替尼 (fruquintinib)	爱优特 (Elunate)	VEGFR-1/2/3	2018 (中国)	和记黄埔	既往以5-Fu、奥沙利铂、伊立替康为基础化疗，或抗EGFR/VEGF治疗后疾病进展的mCRC的三线治疗	5mg D1~21, Q4W	高血压、蛋白尿、手足综合征、出血、发声困难、氨基转移酶增加、腹泻、口腔黏膜炎、感染、肝毒性等
6. 肝癌							
索拉非尼 (sorafenib)	多吉美 (Nexavar)	VEGFR-1/2/3, RET/PTC, BRAF	2005 (美国), 2006 (中国)	拜耳 (Bayer)	用于无法手术或远处转移的肝癌	0.4g BID	腹泻、皮疹、疲乏、手足综合征、高血压、脱发、恶心、呕吐和食欲缺乏、出血等
仑伐替尼 (lenvatinib)	乐卫玛 (Lenvima)	c-KIT, RET	2015 (美国), 2018 (中国)	卫材 (Eisai)	用于无法切除的肝细胞肝癌的一线治疗	体重≥60kg: 12mg QD; 体重<60kg: 8mg QD	高血压、疲劳、腹泻、关节痛肌痛、食欲下降、体重下降、恶心、口腔炎、头痛、呕吐、蛋白尿等
瑞戈非尼 (regorafenib)	拜万戈 (Stivarga)	RET, c-KIT, VEGFR-1/2/3	2012 (美国), 2017 (中国)	拜耳 (Bayer)	用于索拉非尼治疗失败的晚期肝癌	160mg D1~21, Q4W	乏力、食欲减低、手足综合征、腹泻、口腔黏膜炎、感染、高血压、发音困难、胃肠道穿孔、瘘管、伤口愈合并发症等
卡博替尼 (cabozantinib)	Cabometyx	VEGFR-1/2/3, RET, MET	2012 (美国)	Exelixis	用于肝癌二线治疗	140mg QD	腹泻、便秘、恶心、呕吐、口腔溃疡、鼻出血、食欲下降等
雷莫芦单抗 (rmucirumab)	Cyramza	VEGFR-2	2014 (美国)	礼来 (Lilly)	用于经索拉非尼治疗后且甲胎蛋白≥400ng/ml的肝细胞癌	8mg/kg Q2W	胃肠道出血、动脉血栓、高血压、胃肠道穿孔、注射引起的反应、白质脑病综合征、尿蛋白、甲状腺功能不全、胚胎毒性等
7. 胰腺恶性肿瘤							
厄洛替尼 (erlotinib)	特罗凯 (Tarceva)	EGFR	2004 (美国), 2012 (中国)	罗氏 (Roche)	联合吉西他滨治疗局部晚期、不可切除或转移性胰腺癌	150mg QD, 连续服用	痤疮样皮疹、腹泻、恶心呕吐、食欲降低、疲劳、结膜炎、肝功能异常等
依维莫司 (everolimus)	飞尼妥 (Afinitor)	mTOR	2009 (美国), 2013 (中国)	诺华 (Novartis)	用于治疗外科手术无法切除或转移性胰腺神经内分泌肿瘤	10mg QD	口腔溃疡、肾衰竭、非感染性肺炎、感染、腹泻等
舒尼替尼 (sunitinib)	索坦 (Sutent)	VEGFR-1/2/3	2006 (美国), 2007 (中国)	辉瑞 (Pfizer)	用于治疗外科手术无法切除或转移性胰腺神经内分泌肿瘤	50mg QD, 连服28天, 休14天	腹泻、恶心、食欲减退、皮疹、黏膜炎、高血压、肝功能损害、肾功能损害等
奥拉帕利 (olaparib)	利普卓 (Lynparza)	PARP-1/2/3	2014 (美国), 2018 (中国)	阿斯利康 (AstraZeneca)	用于携带胚系BRCA基因突变的胰腺癌患者的一线含铂化疗的维持治疗	400mg BID	恶心、呕吐、关节或背部疼痛、肌肉、腹泻、便秘、头痛、食欲下降、胃痛或不适、味觉变化、口苦或疼痛、疲劳、焦虑、喉咙痛、流鼻涕或其他感冒症状、小便疼痛等

续表

靶向药名称	商品名	靶点	上市时间及国家	原研/生产	FDA批准的适应证	剂量利用法	不良反应
8. 肾癌							
厄洛替尼 (erlotinib)	特罗凯 (Tarceva)	EGFR	2004(美国) 2012(中国)	罗氏 (Roche)	用于转移性肾癌患者的一线或二线治疗	150mg QD, 连续服用	痤疮样皮疹、腹泻、食欲降低、恶心呕吐、疲劳、结膜炎、肝功能异常等
依维莫司 (everolimus)	飞尼妥 (Afinitor)	mTOR	2009(美国) 2013(中国)	诺华 (Novartis)	用于舒尼替尼或索拉非尼单独或联合治疗后出现疾病进展的转移性肾癌	10mg QD	口腔溃疡、肾衰竭、非感染性肺炎、感染性肺炎、腹泻等
舒尼替尼 (sunitinib)	索坦 (Sutent)	VEGFR-1/2/3	2006(美国) 2007(中国)	辉瑞 (Pfizer)	用于治疗不可切除的肾癌	50mg QD, 连服28天, 休14天	腹泻、恶心、食欲减退、皮疹、肝功能损害、高血压等
索拉非尼 (sorafenib)	多吉美 (Nexavar)	VEGFR-1/2/3, RET/PTC, BRAF	2005(美国) 2006(中国)	拜耳 (Bayer)	用于治疗不可切除的肾癌	0.4g BID	腹泻、皮疹、恶心、疲乏、手足综合征、高血压、出血等
卡博替尼 (cabozantinib)	Cabometyx	VEGFR-1/2/3, RET, MET	2012(美国)	Exelixis	用于晚期肾癌一线治疗	140mg QD	腹泻、便秘、恶心、呕吐、口腔溃疡、鼻出血、食欲下降等
仑伐替尼 (lenvatinib)	乐卫玛 (Lenvima)	VEGFR-1/2/3, c-KIT, RET	2015(美国) 2018(中国)	卫材 (Eisai)	联合依维莫司治疗晚期或转移性肾癌	体重≥60kg: 12mg QD 体重<60kg: 8mg QD	高血压、疲劳、腹泻、关节痛、肌痛、体重下降、恶心、口腔炎、头痛、呕吐、蛋白尿等
培唑帕尼 (pazopanib)	维全特 (Votrient)	VEGFR-1/2/3, c-KIT	2009(美国) 2017(中国)	诺华 (Novartis)	用于晚期肾细胞癌一线治疗和曾接受细胞因子治疗的晚期肾细胞癌	800mg QD	腹泻、头晕、头痛、呼吸困难、体重下降、语言障碍、视物模糊、胸痛、寒战等
贝伐珠单抗 (bevacizumab)	安维汀 (Avastin)	VEGFR-1/2/3	2004(美国) 2017(中国)	基因泰克 (Genetech)	与α干扰素联用于转移性肾癌	联合α干扰素, 5mg/kg Q2W	疲劳或乏力、恶心呕吐、高血压、蛋白尿、肾功能损害、血栓栓塞、肺出血或咯血等 黑框警告: 胃肠道穿孔、手术和伤口愈合并发症、出血
9. 膀胱癌							
厄达替尼 (erdafitinib)	Balversa	FGFR-1/2/3	2019(美国)	强生 (Janssen)	用于晚期 FGFR 基因突变(FGFR1, FGFR2, FGFR3 融合突变或激活的点突变)的膀胱癌	最初 8mg QD, 根据血清磷酸盐水平和14~21天的耐受性增加至9mg QD	磷酸盐增加、口腔炎、疲劳、肌酐增加、腹泻、钠减少、口干、ALT增加、碱性磷酸酶增加、少等
10. 卵巢癌							
贝伐珠单抗 (bevacizumab)	安维汀 (Avastin)	VEGFR-1/2/3	2004(美国) 2017(中国)	基因泰克 (Genetech)	2014年, 联合紫杉醇、聚乙二醇化脂质体多柔比星或托泊替康, 用于治疗铂耐药复发性上皮性卵巢癌 2016年, 联合标准化疗治疗对铂类敏感的复发性卵巢癌 2018年, 与卡铂和紫杉醇联合治疗后继续用贝伐珠单抗单药用于晚期(Ⅲ期或Ⅳ期)卵巢癌患者初次手术后的治疗	5mg/kg Q2W	疲劳或乏力、恶心呕吐、高血压、外周神经病、肾功能损害、血栓栓塞、肺出血或咯血等 黑框警告: 胃肠道穿孔、手术和伤口愈合并发症、出血

续表

靶向药物名称	商品名	靶点	上市时间及国家	原研/生产	FDA 批准的适应证	剂量和用法	不良反应
奥拉帕利 (olaparib)	利普卓 (Lynparza)	PARP-1/2/3	2014(美国) 2018(中国)	阿斯利康 (AstraZeneca)	用于 BRCA 突变卵巢癌、输卵管癌及原发性腹膜癌患者一线化疗后达到 PR 或 CR 后的长期维持治疗	300mg BID	恶心、呕吐、腹泻、头痛、便秘、食欲下降、肌肉、关节或背部疼痛、疲劳、焦虑、胃肠部不适、味道变化、口苦或疼痛、皮疹、喉咙痛、流鼻涕或其他感冒症状、小便疼痛等
卢卡帕尼 (rucaparib)	Rubraca	PARP-1/2/3	2016(美国)	Colvis	用于携带胚系或体细胞 BRCA 基因突变且至少接受过两种化疗方案治疗的晚期卵巢癌	300mg QD	贫血、肝酶升高、中性粒细胞减少、乏力、血小板减少、恶心、呕吐等
尼拉帕尼 (niraparib)	Zejula	PARP-1/2/3	2017(美国)	Tesaro	用于接受铂类药物治疗后完全缓解但又复发的成人卵巢上皮癌、输卵管癌和原发性腹膜癌的维持治疗,且无须检测 BRCA 基因型	300mg QD	恶心、便秘、呕吐、腹胀、腹痛、口腔炎、腹泻、消化不良、口干、AST/ALT 值升高、高血压等 警告: MDS/AML、骨髓抑制、心脏毒性、胚胎-胎儿毒性
11. 头颈部肿瘤							
西妥昔单抗 (cetuximab)	爱必妥 (Erbitux)	EGFR	2004(美国) 2013(中国)	默克 (Merck)	联合化疗药物用于晚期(转移性)头颈鳞癌	每周给药一次,初始 400mg/m², 其后每周 250mg/m²	皮肤不良反应(痤疮样皮疹、瘙痒)、头痛、腹泻、乏力、疲惫等
尼妥珠单抗 (nimotuzumab)	泰欣生	EGFR	2008(中国)	百泰生物	联合放疗治疗 EGFR 阳性的 Ⅲ/Ⅳ 期鼻咽癌	100mg QW 共 8 周,与放疗联合	警告: 严重输注反应、心搏呼吸骤停 发热、血压下降、恶心、头晕、皮疹等
12. 甲状腺癌							
索拉非尼 (sorafenib)	多吉美 (Nexavar)	VEGFR-1/2/3、RET/PTC、BRAF	2005(美国) 2006(中国)	拜耳 (Bayer)	用于治疗对于放射性碘治疗无效的局部复发或转移性分化型甲状腺癌	0.4g BID	腹泻、皮疹、疲乏、手足综合征、高血压、脱发、恶心、呕吐和食欲缺乏、出血等
仑伐替尼 (lenvatinib)	乐卫玛 (Lenvima)	VEGFR-1/2/3、c-KIT、RET	2015(美国) 2018(中国)	卫材 (Eisai)	用于接受放射性碘治疗后疾病进展的分化型甲状腺癌	体重≥60kg: 12mg QD 体重<60kg: 8mg QD	高血压、疲劳、腹泻、关节肌痛、食欲下降、体重下降、恶心、口腔炎、头痛、呕吐、蛋白尿等
13. 淋巴瘤							
替伊莫单抗 (ibritumomab tiuxetan)	泽维灵 (Zevalin)	CD20	2002(美国)	(Spectrum)	复发或难治性低恶性的滤泡性或转化性 B 细胞 NHL	先单独滴注利妥昔单抗 250mg/m², 然后在 10 分钟内静脉注射固定剂量的 In-Zevalin 5.0mCi(总抗体量 1.6mg); 7~10 天后,先再次滴注利妥昔单抗 250mg/m², 然后在 10 分钟内静脉注射 Yb-Zevalin 0.4mCi/kg	乏力、感染、寒战、发热、腹痛、头痛、瘙痒、背痛、皮肤或皮肤黏膜反应、低血压、心动过速、恶心、呕吐、食欲缺乏、腹胀、便秘、腹泻、黑便、消化道出血、呕吐、消化不良、全血细胞减少等

续表

靶向药名称	商品名	靶点	上市时间及国家	原研/生产	FDA 批准的适应证	剂量和用法	不良反应
托西莫单抗 (tositumomab)	Bexxar	CD20	2003（美国）	葛兰素史克	表达 CD20 抗原的复发性或难治性低级别惰泡性 NHL	治疗分两个独立阶段（1）剂量测定阶段 7~14 天：①托西莫单抗 450mg，静脉输注；②¹³¹I-托西莫单抗（含蛋白 35mg，¹³¹I 5.0mCi），静脉输注（2）治疗阶段：①托西莫单抗 450mg，静脉输注；②¹³¹I-托西莫单抗（含蛋白 35mg，¹³¹I 5.0mCi）	中性粒细胞减少、血小板减少、贫血、感染、输液反应、无力、发热、恶心。警告：继发性恶性肿瘤、甲状腺功能减退、胚胎-胎儿毒性
伊布替尼 (ibrutinib)	亿珂 (Imbruvica)	BTK	2013（美国）	Pharmacyclics	治疗至少已经接受过一次治疗的 MCL；治疗 CLL/SLL；治疗携带 17p 缺失的 CLL/SLL	MCL: 560mg QD 其他: 420mg QD	恶心、腹泻、疲劳、外周水肿、淤血、皮疹、关节痛、肌肉骨骼疼痛、上呼吸道感染、肺炎等
本妥昔单抗 (brentuximab)	Adcetris	CD30	2011（美国）	Seattle	与化疗联合用于Ⅲ期或Ⅳ期经典型 HL 的一线治疗	1.8mg/kg Q3W	外周感觉神经病变、疲劳、恶心、腹泻、中性粒细胞减少症、上呼吸道感染和发热
艾德拉尼 (idelalisib)	Zydelig	PI3K	2014（美国）	吉利德 (Gilead)	单药用于既往接受过至少 2 种系治疗方案的复发性 FL 和 SLL 的治疗	150mg BID	腹泻、肺炎、皮疹、高血糖、恶心、呕吐等 黑框警告：严重肝毒性、严重腹泻和肠炎、严重或致命肠穿孔
库潘尼西 (copanlisib)	Aliqopa	PI3K	2017（美国）	拜耳 (Bayer)	用于既往至少接受至 2 次治疗的复发性或难治性 FL	60mg QW×3，休息 1 周	高血糖、高血压、恶心、腹泻、白细胞减少、中性粒细胞减少、血小板减少症、下呼吸道感染
泽布替尼 (zanubrutinib)	百悦泽	BTK	2019（美国）2020（中国）	百济神州	用于治疗至少一项治疗的成人 MCL；成人 CLL/SLL	160mg BID 或 320mg QD	中心粒细胞减少、血小板较少、血红蛋白减少

14. 白血病

靶向药名称	商品名	靶点	上市时间及国家	原研/生产	FDA 批准的适应证	剂量和用法	不良反应
伊马替尼 (imatinib)	格列卫 (Gleevec)	BRC-ABL, PDGFR, c-KIT	2001（美国）2002（中国）	诺华 (Novartis)	用于治疗各期慢性髓细胞性白血病	400mg QD; 600mg QD; 800mg QD	恶心、呕吐、腹泻、肌肉、肌肉痛性痉挛及皮疹、匿周或下肢水肿、中性粒细胞减少、血小板减少、贫血等
达沙替尼 (dasatinib)	施达赛 (Sprycel)	BRC-ABL, SRC, c-KIT	2006（美国）2011（中国）	百时美施贵宝 (Bristol-Myers Squibb)	用于对包括伊马替尼在内的治疗方案耐药或不能耐受的慢性髓细胞性白血病	慢性期：100mg QD，可增加至 140mg QD 进展期或费城期色体阳性（Ph⁺）的急性淋巴细胞白血病：初始剂量为 70mg，可增加至 100mg QD	体液潴留（胸腔积液）、腹泻、恶心、腹痛、呕吐、出血、发热、血小板减少等
奥滨尤妥珠单抗 (obinutuzumab)	Gazyva	CD20	2015（美国）	基因泰克 (Genetech)	联合苯丁酸氮芥治疗 CLL	对 6 个疗程推荐剂量（28 天疗程）：①在疗程 1 第 1 天 100mg；②在疗程 1 第 2 天 900mg；③在疗程 1 第 8 天和 15 天 1000mg；④在疗程 2~6 第 1 天 1000mg	白细胞减少、血小板减少、红细胞减少、肌肉骨骼痛、发热等 黑框警告：乙肝病毒再激活、进行性多灶性白质脑病

续表

靶向药名称	商品名	靶点	上市时间及国家	原研/生产	FDA 批准的适应证	剂量和用法	不良反应
艾德拉尼 （idelalisib）	Zydelig	PI3K	2014（美国）	吉利德 （Gilead）	联合利妥昔单抗治疗复发的 CLL，作为单药治疗复发性 FL 和复发性 SLL	150mg BID	腹泻、肺炎、皮疹、高血压、高血糖、恶心、呕吐等 黑框警告：严重肝毒性、严重腹泻和结肠炎、严重或致命肠穿孔
伊布替尼 （ibrutinib）	亿珂 （Imbruvica）	BTK	2013（美国）	Pharmacyclics	治疗至少接受过一次治疗的 MCL；治疗 CLL/SLL；治疗携带 17p 缺失的 CLL/SLL	MCL：560mg QD 其他：420mg QD	恶心、腹泻、疲劳、外周水肿、淤血、皮疹、关节痛、肌肉骨骼疼痛、上呼吸道感染、肺炎等
维奈托克 （venetoclax）	Venclexta	Bcl-2	2018（美国）	Abbvie 和 Genentech	至少接受过一次治疗、有或没有 17p 缺失的 CLL 或 SLL；联合阿扎胞苷或地西他滨或小剂量阿糖胞苷治疗 75 岁或 75 岁以上成人新诊断的 AML	20mg QD，共 7 天初始治疗，接着按照每周启动给药时间表至推荐的剂量 400mg/d	恶心、腹泻、血小板减少、便秘、中性粒细胞减少、发热性中性粒细胞减少、疲劳、呕吐、外周水肿、肺炎、呼吸困难、出血、贫血、皮疹、腹痛、败血症、背痛、肌痛、头晕、咳嗽、口咽痛、发热和低血压
博舒替尼 （bosutinib）	Bosulif	BCR-ABL	2012（美国）	辉瑞 （Pfizer）	成人慢性、加速或急变期的 Ph⁺之前耐受或不能耐受既往药的慢性粒细胞白血病的治疗	500mg QD	腹泻、恶心、呕吐、血小板减少、腹痛、贫血、发热和疲劳等
利妥昔单抗 （rituximab）	美罗华 （Rituxan）	CD20	1997（美国） 2008（中国）	基因泰克 （Genentech）	联合伊布替尼用于较年轻（≤70 岁）CLL 或 SLL 患者的一线治疗	375mg/m²	发热、发热、淋巴细胞减少、感染、寒战、感染、和衰弱等 黑框警告：致死性输注反应、致死性黏膜皮肤反应、进行性多灶性白质脑病等
奥法木单抗 （ofatumumab）	Arzerra	CD20	2009（美国）	葛兰素史克	不适合以氟达拉滨为基础治疗的初治 CLL	疗程 1 第 1 天 300mg，第 8 天 1000mg，后续所有疗程的第 1 天均为 1000mg，28 天为 1 个疗程，最少 3 个疗程或直到达到最佳应答或最多为 12 个疗程	中性粒细胞减少症、肺炎、发热、皮疹、腹泻、贫血、疲劳、恶心、支气管炎和上呼吸道感染等
吉列替尼 （gilteritinib）	Xospata	FLT3	2018（美国）	Astellas	复发或难治性成人 AML	120mg QD	关节或肌肉疼痛、肝功能损害、疲劳、发热、感染、体液潴留、皮疹、恶心、口腔损伤、头痛、低血压、腹泻、肺炎、头晕等
奥英妥珠单抗 （inotuzumab）	Besponsa	CD22	2017（美国）	辉瑞 （Pfizer）	成人复发或难治性 ALL	第一周期：第 1 天 0.8mg/m²；第 8 天，15 天 0.5mg/m²；21 天为 1 个周期 后续周期：①患者达到缓解时第 1 天，8 天，15 天 0.5mg/m²，28 天为 1 个疗程；②患者未达到缓解时第 1 天 0.8mg/m²；第 8 天，15 天 0.5mg/m²；28 天为 1 个周期	血小板减少、中性粒细胞减少、感染、贫血、白细胞减少、疲乏、出血、发热、呕吐、头痛、肝功能损害、QT 间期延长等

续表

靶向药名称	商品名	靶点	上市时间及国家	原研/生产	FDA批准的适应证	剂量和用法	不良反应
吉妥单抗（gemtuzumab）	Mylotarg	CD33	2017（美国）	辉瑞（Pfizer）	CD33阳性AML	诱导用药：在第1天、4天和7天与柔红霉素和阿糖胞苷合用，静脉注射3mg/m²（最多一个4.5mg小瓶）。对于需要第二次诱导周期的患者，勿在第二次诱导周期内使用吉妥珠单抗；巩固用药：第1天静脉输注3mg/m²（最多1个4.5mg小瓶），与柔红霉素和阿糖胞苷合用	发热、恶心、感染、疲劳、头痛、畏寒、出血、呕吐、血小板减少、疲劳、头痛、口腔炎、腹泻、腹痛和中性粒细胞减少
博纳吐单抗（blinatumomab）	Blincyto	CD19、CD3	2014（美国）	安进（Amgen）	用于治疗成人和儿童的复发或难治性ALL	1个疗程为42天，在疗程1中的第1～7天以9µg/d给药，第8～28天以28µg/d给药；在疗程2～5中的第1～28天以28µg/d给药	感染、发热、头痛、贫血、血小板减少症、面部肿胀、低血压和高血压
15. 黑色素瘤							
维莫非尼（vemurafenib）	佐博伏（Zelboraf）	BRAF	2011（美国） 2017（中国）	罗氏（Roche）	用于治疗BRAF突变的晚期转移性或不能切除的黑色素瘤	960mg QD	关节痛、皮疹、脱发、疲乏、光敏反应、恶心、瘙痒和皮肤乳头状瘤等 **黑框警告：** 严重超敏反应、严重皮肤反应、皮肤鳞状细胞癌、QT间期延长、严重眼科反应、皮肤鳞状细胞癌等
曲美替尼（trametinib）	Mekinist	BRAF V600、MEK1/2	2013（美国）	诺华（Novartis）	联合达拉替尼用于治疗BRAF V600突变阳性不可切除或转移性黑色素瘤	2mg QD	发热、皮疹、咳嗽、腹泻、腹痛、手足肿胀、便秘和肌肉痛等
达拉非尼（dabrafenib）	泰非乐（Tafinlar）	BRAF	2013（美国）	诺华（Novartis）	与曲美替尼联合用于治疗BRAF V600突变阳性不可切除或转移性黑色素瘤	150mg BID	角化过度、头痛、发热、关节痛、乳头状瘤、脱发和掌跖红肿疼痛综合征等
考比替尼（cobimetinib）	Cotellic	BRAF V600、MEK1/2	2015（美国）	基因泰克（Genetech）	与维莫非尼联合治疗携带BRAF V600E或V600K基因突变的转移或不能经手术切除的晚期黑色素瘤	60mg D1~21, Q28D	腹泻、光敏反应、反胃、发热、呕吐、γ-谷氨酰转肽酶（GGT）增加、CK增加、低磷血症、ALT和AST增加
康奈非尼（encorafenib）	Braftovi	BRAF V600	2018（美国）	Array	联合比美替尼用于治疗BRAF V600突变或转移性黑色素瘤	450mg QD	肌酐升高、恶心、呕吐、贫血、肝功能损害、高血糖、皮疹、出血、QT间期延长等
比美替尼（binimetinib）	Mektovi	MEK1/2	2018（美国）	Array	联合康奈非尼用于治疗BRAF V600突变或转移性黑色素瘤	45mg BID	心肌病、静脉血栓栓塞、肝功能损害、皮疹、肾功能损害等

续表

靶向药物名称	商品名	靶点	上市时间及国家	原研/生产	FDA批准的适应证	剂量和用法	不良反应
16. 胸腺瘤							
依维莫司（everolimus）	飞尼妥（Afinitor）	mTOR	2009（美国）2013（中国）	诺华（Novartis）	胸腺瘤和胸腺癌二线治疗	10mg QD	口腔溃疡、肾衰竭、非感染性肺炎、感染性肺炎、腹泻等
17. 软组织肿瘤、胃肠道间质瘤							
伊马替尼（imatinib）	格列卫（Gleevec）	BRC-ABL、PDGFR、c-KIT	2001（美国）2002（中国）	诺华（Novartis）	用于晚期或转移性胃肠道间质瘤；CD117阳性胃肠道间质瘤手术切除后高危患者辅助治疗3年；治疗不能切除、复发或发生转移的隆凸性皮肤纤维肉瘤	400mg QD；600mg QD；800mg QD	恶心、呕吐、腹泻、肌痛、肌肉痛性痉挛及皮疹、眶周或下肢水肿、中性粒细胞减少、血小板减少、贫血等
瑞戈非尼（regorafenib）	拜万戈（Stivarga）	RET、KIT、VEGFR-1/2/3	2012（美国）2017（中国）	拜耳（Bayer）	用于曾接受过伊马替尼和舒尼替尼治疗的局部晚期、不能手术切除或转移性胃肠道间质瘤	160mg D1~21，Q4W	乏力、食欲减低、手足综合征、腹泻、口腔黏膜炎、感染、高血压、胃肠道穿孔/瘘管、伤口愈合并发症等
舒尼替尼（sunitinib）	索坦（Sutent）	VEGFR-1/2/3	2006（美国）2007（中国）	辉瑞（Pfizer）	用于治疗伊马替尼治疗失败或不能耐受的胃肠道间质瘤	50mg QD，连服28天，休14天	腹泻、恶心、皮疹、黏膜炎、食欲减退、肾功能损害等
18. 多发性骨髓瘤（MM）							
埃罗妥珠单抗（elotuzumab）	Empliciti	SLAMF7	2015（美国）	百时美施贵宝（Bristol-Myers Squibb）	联合来那度胺、地塞米松治疗经1~3种药物治疗后MM	第一和第二周期：第1天、8天、15天和22天，埃罗妥珠单抗10mg/kg，之前3~24小时给予地塞米松28mg。第1~21天，末那度胺25mg 第三周期及以后：第1天和第15天，埃罗妥珠单抗10mg/kg，之前3~24小时给予地塞米松28mg。第1~21天，末那度胺25mg。埃罗妥珠单抗的第8、22天，地塞米松40mg	贫血、疲劳、恶心、腹泻、中性粒细胞减少和便秘等
达雷妥尤单抗（daratumumab）	Darzaiex	CD38	2015（美国）2019（中国）	Janssen	用于曾接受过蛋白酶抑制剂或免疫调节剂治疗后进展的MM	16mg/kg，第1~8周Q1W，第9~24周Q2W，第25周开始Q4W	输液反应、乏力、恶心、腰痛、发热、咳嗽和上呼吸道感染等
19. 前列腺癌							
阿比特龙（abiraterone）	Zytiga	CYP17	2011（美国）2015（中国）	Janssen	与泼尼松联合用于高风险转移性去势敏感性前列腺癌	1000mg QD	高血压、低钾血症、体液潴留、肾上腺皮质功能不全、肝毒性

续表

靶向药名称	商品名	靶点	上市时间及国家	原研/生产	FDA 批准的适应证	剂量和用法	不良反应
恩杂鲁胺 （enzalutamide）	Xtandi	AR	2012（美国） 2019（中国）	安斯泰来 （Astellas）	用于治疗转移性去势抵抗性前列腺癌	160mg QD	疲劳、背痛、腹泻、关节痛、潮热、外周性水肿、肌肉痛、头痛、上呼吸道感染、肌肉无力、眩晕、失眠、脊髓压迫症和马尾综合征、血尿、感觉异常、焦虑、高血压等
20. 非基于肿瘤类型							
拉罗替尼 （larotrectinib）	Vitrakvi	NTRK	2018 年（美国）Loxo Oncology		携带 *NTRK* 基因融合的局部晚期或转移性实体瘤的成年和儿童患者	成人 100mg BID；儿童患者 100mg/m² BID（每次最大剂量为 100mg）	疲劳、恶心、头晕、呕吐、AST 和 ALT 增加咳嗽、便秘、腹泻
恩曲替尼 （entrectinib）	Rozlytrek	NTRK	2019 年（日本、美国）Ignyta		治疗成人和儿童 *NTRK* 融合阳性、晚期复发性实体肿瘤	600mg QD	疲劳、便秘、嗅觉障碍、水肿、头晕、腹泻、恶心、呼吸困难、肌痛、认知障碍、体重增加、咳嗽、呕吐、发热、关节痛和视力障碍

附录 2 目前已上市的肿瘤免疫治疗药物

免疫治疗药物	商品名	靶点	上市时间	原研/生产	FDA 或 NMPA 批准的适应证	剂量和用法	不良反应
帕博利珠单抗（pembrolizumab）	可瑞达（K药）（Keytruda）	PD-1	2014（美国）2018（中国）	默沙东（MSD）	1. 黑色素瘤 用于治疗不可切除或转移性黑色素瘤；全切术后伴有淋巴结转移黑色素瘤的辅助治疗 2. 非小细胞肺癌（NSCLC） （1）联合培美曲塞和铂类作为无 EGFR 突变或 ALK 阳性的转移性非鳞 NSCLC 的一线治疗 （2）联合卡铂与紫杉醇或白蛋白结合型紫杉醇作为转移性鳞状 NSCLC 的一线治疗 （3）表达 PD-L1（TPS≥1%）的无 EGFR 突变或 ALK 阳性的不适合手术切除Ⅲ期或转移性 NSCLC 的一线治疗 （4）表达 PD-L1（TPS≥1%），基于铂类化疗后病情进展转移性 NSCLC；如果是 EGFR 突变或 ALK 阳性者，应在 FDA 批准的靶向治疗后疾病进展时应用 3. 小细胞肺癌（SCLC） 用于以铂类为基础化疗或至少另一种方案治疗后病情进展的转移性 SCLC 4. 头颈部鳞状细胞癌（HNSCC） （1）联合铂类和氟尿嘧啶用于转移性或不可切除的复发性 HNSCC 的一线治疗 （2）表达 PD-L1（CPS≥1）的转移性或不可切除的复发性 HNSCC 的一线治疗 （3）基于铂类化疗后病情进展的复发或转移性 HNSCC 5. 经典型霍奇金淋巴瘤（cHL） 成人和儿童难治性 cHL，或经过三线及以上治疗后复发的 cHL 6. 原发性纵隔大 B 细胞淋巴瘤（PMBCL） 用于成人和儿童难治性 PMBCL 的治疗，或在二线及以上治疗后复发者 7. 尿路上皮癌 （1）不适合含铂类化疗的局部晚期或转移性尿路上皮癌 （2）基于铂类新辅助化疗或辅助治疗中后，或在含铂类辅助治疗的12个月内出现疾病进展的局部晚期或转移性尿路上皮癌	2mg/kg Q3W，直至出现疾病进展或不可接受的毒性	免疫相关性肺炎、结肠炎、肝炎、肾炎、内分泌疾病（甲状腺功能亢进、甲状腺功能减退等）、皮肤不良反应等

续表

免疫治疗药物	商品名	靶点	上市时间	原研/生产	FDA 或 NMPA 批准的适应证	剂量和用法	不良反应
					（3）卡介苗无反应、高风险、无肌层浸润性膀胱癌		
					微卫星高度不稳定（MSI-H）肿瘤		
					8. 用于 MSI-H/dMMR 的不可切除或转移的成人儿童实体肿瘤		
					（1）用于 MSI-H/dMMR 的不可切除或转移的成人儿童实体肿瘤		
					（2）接受氟尿嘧啶类、奥沙利铂和伊立替康药物治疗后进展的结直肠癌		
					9. 胃癌		
					经过二线及以上治疗包括氟尿嘧啶和铂类治疗目表达 PD-L1（CPS≥1）的复发或局部晚期或转移性胃癌或胃食管结合部腺癌		
					10. 食管癌		
					经过一线或多线系统性治疗目表达 PD-L1（CPS≥10）的复发、局部晚期或转移性食管鳞癌		
					11. 子宫颈癌		
					化疗中或化疗后病情进展且表达 PD-L1（CPS≥10）的复发性或转移性宫颈癌		
					12. 肝细胞癌		
					曾接受索拉非尼治疗的肝细胞癌		
					13. 梅克尔细胞癌		
					成人和儿童复发性局部晚期或转移性梅克尔细胞癌		
					14. 肾细胞癌		
					联合阿昔替尼作为晚期肾细胞癌的一线治疗		
					15. 子宫内膜癌		
					联合仑伐替尼用于非 MSI-H 或 dMMR 且在之前的系统治疗后病情进展的不适合进行治疗性手术或放疗的晚期子宫内膜癌		
纳武利尤单抗（nivolumab）	欧狄沃（O药）（Opdivo）	PD-1	2014（美国）2018（中国）	百时美施贵宝（Bristol-Myers Squibb）	1. 黑色素瘤 （1）无法切除或对其他药物不再有反应的转移性黑色素瘤 （2）联合伊匹木单抗治疗 BRAF V600 野生型/突变型不可切除或转移性黑色素瘤 （3）完全切除的淋巴结受侵或转移黑色素瘤的辅助治疗 2. NSCLC （1）转移性鳞状 NSCLC （2）铂类化疗期间或化疗后病情进展的转移性 NSCLC	3mg/kg Q2W，直至出现疾病进展或产生不可接受的毒性	免疫相关性肺炎、结肠炎、肝炎、肾炎、内分泌疾病（甲状腺功能亢进、甲状腺功能减退等）、皮肤不良反应等

续表

免疫治疗药物	商品名	靶点	上市时间	原研/生产	FDA 或 NMPA 批准的适应证	剂量和用法	不良反应
					3. SCLC 基于铂类化疗后进展的转移性 SCLC 4. 肾癌 （1）转移性肾细胞癌 （2）联合伊匹木单抗治疗初治晚期肾细胞癌 5. 恶性淋巴瘤 自体造血干细胞移植后复发或进展的 cHL 6. 头颈鳞癌 基于铂类化疗后进展复发或转移性头颈部鳞状细胞癌 7. 尿路上皮癌 基于铂类化疗中或化疗后进展，或基于铂类新辅助治疗或辅助化疗后 12 个月内进展的局部晚期或转移性尿路上皮癌 8. 结直肠癌 （1）接受氟尿嘧啶、奥沙利铂和伊立替康药物治疗后进展且 MSI-H 或 dMMR 的成人和 12 岁以上的转移性结直肠癌 （2）联合低剂量伊匹木单抗（1mg/kg）治疗曾接受氟尿嘧啶、奥沙利铂和伊立替康治疗后进展且 MSI-H 或 dMMR 的成人和 12 岁以上的转移性结直肠癌 9. 肝癌 曾使用索拉非尼治疗的肝细胞癌（HCC） 10. 食管鳞癌 先前接受氟尿嘧啶和铂类化疗后病情进展的不可切除的晚期、复发或转移性食管鳞状细胞癌（ESCC）		
阿替利珠单抗（atezolizumab）	T 药（Tecentriq）	PD-L1	2016（美国）	罗氏（Roche）基因泰克（Genetech）	1. 尿路上皮癌 基于铂类化疗期间或化疗之后进展，或新辅助治疗或辅助治疗 12 个月内进展的局部晚期或转移性尿路上皮癌 2. NSCLC （1）联合贝伐珠单抗、紫杉醇和卡铂用于无 EGFR 突变或 ALK 阳性的转移性非鳞 NSCLC 的一线治疗 （2）联合白蛋白结合型紫杉醇和卡铂用于无 EGFR 突变或 ALK 阳性的转移性非鳞 NSCLS 的一线治疗 （3）基于铂类化疗后病情进展后转移性 NSCLC；如果是 EGFR 突变或 ALK 阳性者应在 FDA 批准的靶向治疗后疾病进展时应用	1200mg Q3W，直至出现疾病进展或不可接受的毒性	乏力，腹泻，恶心，瘙痒，发热，便秘等及免疫相关性肺炎，肠炎，肝炎

续表

免疫治疗药物	商品名	靶点	上市时间	原研/生产	FDA 或 NMPA 批准的适应证	剂量和用法	不良反应
					3. SCLC 联合卡铂和依托泊苷用于广泛期小细胞肺癌（ES-SCLC）的一线治疗 4. 三阴性乳腺癌（TNBC） 联合白蛋白结合型紫杉醇用于表达 PD-L1（IC≥1%）且无法切除的局部晚期或转移性 TNBC		
度伐利尤单抗（durvalumab）	I 药（Imfinzi）	PD-L1	2017（美国）2019（中国）	阿斯利康（AstraZeneca）	1. 局部晚期或转移性尿路上皮癌 2. 不可手术切除、同步放化疗后无进展的 III 期 NSCLC	10mg/kg Q2W，直至疾病进展或出现不可接受的毒性	疲乏、肌肉骨骼痛、便秘、食欲减退、恶心、外周水肿和泌尿道感染及免疫相关性肺炎、肝炎、肠炎、内分泌疾病、皮疹等
阿维鲁单抗（avelumab）	B 药（Bavencio）	PD-L1	2017（美国）	默克（Merck）辉瑞（Pfizer）	转移性梅克尔细胞癌、晚期或转移性尿路上皮癌	10mg/kg Q2W，直至疾病进展或出现不可接受的毒性	疲乏、肌肉骨骼痛、腹泻、恶心、输注相关反应、皮疹、食欲减退和周围水肿及免疫相关性肺炎、肝炎、肠炎、内分泌疾病、皮炎等
特瑞普利单抗（toripalimab）	拓益	PD-1	2018（中国）	君实生物	既往标准治疗失败的局部进展或转移性黑色素瘤 目前国内正在开展肺癌、鼻咽癌、胃癌、乳腺癌、尿路上皮癌等 10 余个适应证的 I～III 期临床试验	3mg/kg Q2W，直至疾病进展或出现不可接受的毒性	免疫相关性肺炎、结肠炎、肝炎、肾炎、免疫相关性内分泌疾病（甲状腺功能亢进、甲状腺功能减退、高血糖、1 型糖尿病等）、皮肤不良反应、皮肤及皮肤功能不全等
信迪利单抗（sintilimab）	达伯舒	PD-1	2018（中国）	信达生物	1. 经过二线系统化疗的复发难治性 cHL 2. 联合培美曲塞和铂类用于 EGFR 和 ALK 阴性、不可手术切除的局部晚期或转移性非鳞状 NSCLC 目前国内正在开展肺癌、食管癌、胃癌、肝癌等适应证的 I～III 期临床试验	200mg Q3W，直至疾病进展或出现不可接受的毒性	免疫相关性肺炎、结肠炎、肝炎、肾炎、免疫相关性内分泌疾病（甲状腺功能亢进、甲状腺功能减退等）、甲状腺相关不良反应等
卡瑞利珠单抗（camrelizumab）	艾瑞卡	PD-1	2019（中国）	恒瑞	1. 至少经过二线系统化疗的复发或难治性 cHL 2. 既往接受过一线化疗后疾病进展或不可耐受的局部晚期或转移性食管鳞癌 3. 接受过索拉非尼治疗和（或）含奥沙利铂系统化疗的晚期肝细胞癌 4. 联合培美曲塞和卡铂用于 EGFR 和 ALK 阴性、不可手术切除的局部晚期或转移性非鳞状 NSCLC	200mg Q2W，直至疾病进展或出现不可接受的毒性	反应性毛细血管增生症、贫血、发热、乏力、甲状腺功能减退、蛋白尿、咳嗽、食欲下降及免疫相关性肺炎、肝炎、结肠炎、内分泌疾病、肾炎等

续表

免疫治疗药物	商品名	靶点	上市时间	原研/生产	FDA 或 NMPA 批准的适应证	剂量和用法	不良反应
替雷利珠单抗（tislelizumab）	百泽安	PD-1	2019（中国）	百济神州	1. 至少经过二线系统化疗的复发或转移难治性 cHL 2. 含铂化疗失败的局部晚期或转移性尿路上皮癌 3. 联合化疗一线治疗局部晚期或转移性鳞状 NSCLC 目前国内正在开展肺癌、食管癌、胃癌、尿路上皮癌、肝癌、鼻咽癌等适应证的 I ～Ⅲ期临床试验	200mg Q3W，直至疾病进展或出现不可耐受的毒性	发热、甲状腺功能减退症、体重增加、瘙痒症、白细胞计数降低、上呼吸道感染
伊匹木单抗（易普利姆玛）（ipilimumab）	Yervoy	CTLA-4	2011（美国）	百时美施贵宝（Bristol-Myers Squibb）	单药或联合纳武利尤单抗用于单抗治疗晚期肾细胞癌；一线治疗晚期黑色素瘤，联合纳武利尤单抗治疗 dMMR/MSI-H 的转移性结直肠癌	单药：3mg/kg Q3W 联合用药：1mg/kg Q3W	寒战、发热、恶心、头痛、眩晕、严重者可出现低血压、血管神经性水肿、呼吸困难等，以及免疫相关性肺炎、肝炎、结肠炎、内分泌疾病、肾炎等

附录 3   中英文对照

A

癌症基因组图谱（the cancer genome atlas，TCGA）

癌症免疫治疗协会（society for immunotherapy of cancer，SITC）

B

边缘区淋巴瘤（marginal zone lymphoma，MZL）

标准治疗（standard of care，SOC）

表皮生长因子（epidermal growth factor，EGF）

表皮生长因子受体（epidermal growth factor receptor，EGFR）

丙氨酸转氨酶（alanine aminotransferase，ALT）

丙型肝炎病毒（hepatitis C virus，HCV）

病理完全缓解（pathologic complete response，pCR）

伯基特淋巴瘤（Burkitt lymphoma，BL）

补体依赖细胞毒作用（complement dependent cytotoxicity，CDC）

不良事件（adverse event，AE）

部分缓解（partial response，PR）

C

成纤维细胞生长因子（fibroblast growth factor，FGF）

成纤维细胞生长因子受体（fibroblast growth factor receptor，FGFR）

程序性细胞死亡配体 1（programmed cell death ligand 1，PD-L1）

程序性细胞死亡受体 1（programmed cell death protein 1，PD-1）

雌激素受体（estrogen receptor，ER）

促甲状腺激素（thyroid stimulating hormone，TSH）

促肾上腺皮质激素（adrenocorticotropic hormone，ACTH）

错配修复（mismatch repair，MMR）

错配修复缺陷（mismatch repair deficiency，dMMR）

D

单纯疱疹病毒（herpes simplex virus，HSV）

单核苷酸多态性（single-nucleotide polymorphism，SNP）

单克隆抗体（monoclonal antibody，mAb）

低氧诱导因子（hypoxia-inducing factor，HIF）

凋亡蛋白酶激活因子 1（apoptotic protease activating factor 1，APAF1）

独立评审委员会（Independent Review Committee，IRC）

端粒酶逆转录酶（telomerase reverse transcriptase，TERT）

E

二代测序（next-generation sequencing，NGS）

F

芳香化酶抑制剂（aromatase inhibitor，AI）

非霍奇金淋巴瘤（non-Hodgkin's lymphoma，NHL）

非小细胞型肺癌（non-small cell lung cancer，NSCLC）

分化型甲状腺癌（differentiated thyroid cancer，DTC）

风险比（hazard ratios，HR）

妇科肿瘤协作组（gynecologic oncology group，GOG）

G

肝细胞生长因子（hepatocyte growth factor，HGF）

肝细胞生长因子受体（hepatocyte growth factor receptor，HGFR）

宫颈上皮内瘤变（cervical intra-epithelial neoplasia，CIN）

共刺激免疫检查点（co-stimulatory immune checkpoint，CSICP）

共抑制免疫检查点（co-inhibitory immune checkpoint，CIICP）

骨髓源性抑制细胞（myeloid derived suppressor cell，MDSC）

骨髓增生异常综合征（myelodysplasia syndrome，MDS）

国家药品监督管理局（National Medical Products Administration，NMPA）

过继 T 细胞转移（adoptive T-cell transfer，ACT）

H

核转录因子-κB（nuclear factor-κB，NF-κB）

缓解持续时间（duration of response，DOR）

获得性免疫缺陷综合征（acquired immune deficiency syndrome，AIDS）

霍奇金淋巴瘤（Hodgkin's lymphoma，HL）

J

基底细胞癌（basal cell carcinoma，BCC）

基质金属蛋白酶（matrix metalloproteinase，MMP）

激活转录因子-2（activating transcription factor-2，ATF-2）

激素受体（hormone receptor，HR）

急性淋巴细胞白血病（acute lymphoblastic leukemia，ALL）

急性髓系白血病（acute myeloid leukemia，AML）

疾病进展（progressive disease，PD）

疾病进展时间（time to progress，TTP）

疾病控制率（disease control rate，DCR）

疾病稳定（stable disease，SD）

集落刺激因子-1（colony stimulating factor，CSF-1）

剂量限制性毒性（dose limited toxicity，DLT）

甲基化特异 PCR（methylation-specific PCR，MS-PCR）

间变性大细胞淋巴瘤（anaplastic large cell lymphoma，ALCL）

间质表皮转化因子（mesenchymal epithelial transition factor，MET）

间质性肺疾病（interstitial lung disease，ILD）

胶质母细胞瘤（glioblastoma，GBM）

结直肠癌（colorectal cancer，CRC）

经典型霍奇金淋巴瘤（classical Hodgkin's lymphoma，cHL）

巨细胞病毒（cytomegalovirus，CMV）

聚合酶链反应（polymerase chain reaction，PCR）

聚腺苷酸二磷酸核糖转移酶（poly ADP-ribose polymerase，PARP）

K

抗体偶联的 T 淋巴细胞受体（antibody-conjugate T cell receptor，ACTR）

抗体依赖细胞介导的细胞毒作用（antibody-dependent cell mediated cytotoxicity，ADCC）

抗原提呈细胞（antigen-presenting cell，APC）

客观缓解率（objective response rate，ORR）

L

酪氨酸激酶抑制剂（tyrosine kinase inhibitor，TKI）

立体定向放疗（stereotactic body radiation therapy，SBRT）

粒细胞集落刺激因子（granulocyte colony-stimulating factor，G-CSF）

粒细胞巨噬细胞集落刺激因子（granulocyte-macrophage colony-stimulating factor，GM-CSF）

临床获益率（clinical benefit response，CBR）

淋巴细胞活化基因-3（lymphocyte-activation gene-3，LAG-3）

磷脂酰肌醇 3-激酶（phosphoinositide 3-kinase，PI3K）

鳞状上皮内病变（squamous intra-epithelial lesion，SIL）

鳞状细胞癌（squamous cell carcinoma，SCC）

滤泡性淋巴瘤（follicular lymphoma，FL）

滤泡状甲状腺癌（follicular thyroid carcinoma，FTC）

M

慢性淋巴细胞白血病（chronic lymphocytic leukemia，CLL）

慢性移植物抗宿主病（chronic graft-versus-host disease，cGVHD）

梅克尔细胞癌（Merkel cell carcinoma，MCC）

美国癌症研究协会（American Association for Cancer Research，AACR）

美国国家综合癌症网络（National Comprehensive Cancer Network，NCCN）

美国临床肿瘤学会（american society of clinical oncology，ASCO）

美国脑肿瘤注册中心（Central Brain Tumor Registry of the United States，CBTRUS）

弥漫性大 B 细胞淋巴瘤（diffuse large B cell lymphoma，DLBCL）

免疫检查点抑制剂（immune checkpoint inhibitor，ICI）

免疫球蛋白 M（immunoglobulin M，IgM）

免疫球蛋白超家族（immunoglobulin superfamily，IgSF）

免疫相关不良事件（immune-related adverse event，irAE）

免疫相关的客观缓解率（immune-related objective response rate，irORR）

免疫相关无进展生存期（immune-related progression free survival，irPFS）

N

尿路上皮癌（urothelial carcinoma，UC）

O

欧洲药品管理局（European Medicines Agency，EMA）

欧洲肿瘤内科学会（European Society for Medical Oncology，ESMO）

P

皮肤恶性黑色素瘤（cutaneous malignant melanoma，CMM）

皮肤鳞状细胞癌（cutaneous squamous cell carcinoma，cSCC）

Q

嵌合抗原受体 T 细胞（chimeric antigen receptor T cell，

CAR-T）

全基因组测序（whole genome sequencing，WGS）

全基因组关联分析（genome-wide association study，GWAS）

全外显子组测序（whole exome sequencing，WES）

R

染色体不稳定性（chromosome instability，CIN）

热休克蛋白（heat shock protein，HSP）

人表皮生长因子受体 2（human epidermal growth factor receptor 2，HER-2）

人类白细胞抗原（human leukocyte antigen，HLA）

人类免疫缺陷病毒（human immunodeficiency virus，HIV）

人乳头瘤病毒（human papillomavirus，HPV）

乳头状甲状腺癌（papillary thyroid carcinoma，PTC）

S

三阴性乳腺癌（triple negative breast cancer，TNBC）

上皮间质转化（epithelial mesenchymal transition，EMT）

射频消融（radiofrequency ablation，RFA）

神经生长因子（nerve growth factor，NGF）

神经细胞黏附分子（neural cell adhesion molecule，N-CAM）

神经营养受体酪氨酸激酶（neurotrophic receptor tyrosine kinase，NTRK）

肾细胞癌（renal cell carcinoma，RCC）

实体瘤疗效评价标准（response evaluation criteria in solid tumor，RECIST）

食管鳞状细胞癌（esophageal squamous cell carcinoma，ESCC）

食管腺癌（esophageal adenocarcinoma，EAC）

食品药品监督管理局（Food and Drug Administration，FDA）

世界肺癌大会（World Conference on Lung Cancer，WCLC）

世界卫生组织（World Health Organization，WHO）

树突状细胞（dendritic cell，DC）

丝裂原活化蛋白激酶（mitogen activated protein kinase，MAPK）

死亡效应结构域（death effector domain，DED）

死亡诱导信号复合体（death inducing signaling complex，DISC）

随机对照试验（randomized controlled trial，RCT）

T

胎盘生长因子（placental growth factor，PlGF）

糖原合成激酶3β（glycogen synthesis kinase-3β，GSK-3β）

套细胞淋巴瘤（mantle cell lymphoma，MCL）

体重指数（body mass index，BMI）

天冬氨酸转氨酶（aspartate aminotransferase，AST）

调节性 T 细胞（regulatory T cell，Treg cell）

头颈部鳞状细胞癌（head and neck squamous cell carcinoma，HNSCC）

唾液酸结合性免疫球蛋白样凝集素（sialic acid-binding Ig-like lectin，Siglec）

W

外周 T 细胞淋巴瘤（peripheral T-cell lymphoma，PTCL）

完全缓解（complete response，CR）

微卫星不稳定性（microsatellite instability，MSI）

微卫星高度不稳定（microsatellite instability-high，MSI-H）

微卫星稳定（microsatellite stable，MSS）

胃癌（gastric cancer，GC）

无病生存期（disease-free survival，DFS）

无复发生存期（recurrence-free survival，RFS）

无进展生存期（progression-free survival，PFS）

无事件生存期（event-free survival，EFS）

X

细胞毒性 T 淋巴细胞（cytotoxic T lymphocyte，CTL）

细胞毒性 T 细胞相关抗原-4（cytotoxic T-lymphocyte-associated antigen-4，CTLA-4）

细胞间黏附分子（intercellular adhesion molecule，I-CAM）

细胞黏附分子（cell adhesion molecule，CAM）

细胞外基质（extracellular matrix，ECM）

细胞因子释放综合征（cytokine release syndrome，CRS）

细胞周期依赖性激酶 2（cycle dependent kinase 2，CDK2）

腺瘤性结肠息肉（adenomatous polyposis coli，APC）

腺相关病毒（adeno-associated virus，AAV）

相对危险度（relative risk，RR）

小淋巴细胞淋巴瘤/慢性淋巴细胞白血病（small cell lymphoma/chronic lymphocytic leukemia，SLL/CLL）

小细胞肺癌（small cell lung cancer，SCLC）

效应 T 细胞（effector T cell，Teff）

信号转导与转录激活因子 3（signal transducer and activator of transcription 3，STAT3）

血管紧张素转换酶抑制剂（angiotensin converting enzyme inhibitor，ACEI）

血管内皮生长因子（vascular endothelial growth factor，VEGF）

血管内皮生长因子受体（vascular endothelial growth factor receptor，VEGFR）

血管内皮细胞黏附分子（vascular cell adhesion molecule，V-CAM）

血小板-内皮细胞黏附分子（platelet endothelial cell adhesion molecule，PE-CAM）

血小板衍生生长因子（platelet derived growth factor，PDGF）

血小板衍生生长因子受体（platelet derived growth factor receptor，PDGFR）

循环肿瘤细胞（circulating tumor cell，CTC）

Y

严重不良事件（serious adverse event，SAE）

炎性肠病（inflammatory bowel disease，IBD）

胰岛素样生长因子 1 受体（insulin-like growth factor 1 receptor，IGF1R）

胰腺导管腺癌（pancreatic ductal adenocarcinoma，PDAC）

胰腺星状细胞（pancreatic stellate cell，PSC）

乙型肝炎病毒（hepatitis B virus，HBV）

异基因造血干细胞移植（allogeneic hematopoietic cell transplantation，allo-HSCT）

意向治疗（intention to treat，ITT）

吲哚胺 2，3-双加氧酶（indoleamine 2，3-dioxygenase，IDO）

荧光原位杂交（fluorescence *in situ* hybridization，FISH）

诱导性 T 细胞共刺激因子（inducible T cell costimulator，ICOS）

原发纵隔大 B 细胞淋巴瘤（primary mediastinal large B-cell lymphoma，PMBL）

Z

杂合性缺失（loss of heterozygosity，LOH）

早期乳腺癌（early breast cancer，EBC）

造血干细胞（hematopoietic stem cell，HSC）

造血干细胞移植（hematopoietic stem cell transplantation，HSCT）

治疗失败时间（time to treatment failure，TTF）

治疗相关不良事件（treatment-related adverse event，TRAE）

中国临床肿瘤学会（Chinese Society of Clinical Oncology，CSCO）

中枢神经系统（central nervous system，CNS）

肿瘤干细胞（cancer stem cell，CSC）

肿瘤坏死因子（tumor necrosis factor，TNF）

肿瘤坏死因子受体超家族（tumor necrosis factor receptor superfamily，TNFRSF）

肿瘤浸润淋巴细胞（tumor infiltrating lymphocyte，TIL）

肿瘤免疫治疗学会（Society for Immunotherapy of Cancer，SITC）

肿瘤突变负荷（tumor mutational burden，TMB）

肿瘤微环境（tumor microenvironment，TME）

肿瘤相关成纤维细胞（cancer associated fibroblast，CAF）

肿瘤相关巨噬细胞（tumor-associated macrophage，TAM）

肿瘤相关抗原（tumor-associated antigen，TAA）

肿瘤相关中性粒细胞（tumor-associated neutrophil，TAN）

周期蛋白依赖性激酶 4/6（cyclin-dependent kinase 4/6，CDK4/6）

主要病理缓解（major pathological response，MPR）

主要组织相容性复合体（major histocompatibility complex，MHC）

转化生长因子 α（transforming growth factor-α，TGF-α）

转化生长因子 β（transforming growth factor-β，TGF-β）

转移性结直肠癌（metastatic colorectal cancer，mCRC）

转移性尿路上皮癌（metastatic urothelial carcinoma，mUC）

转移性乳腺癌（metastatic breast cancer，mBC）

转移性三阴性乳腺癌（metastatic triple negative breast cancer，mTNBC）

自然杀伤细胞（natural killer cell，NK）

自体造血干细胞移植（autologous hematopoietic stem cell transplantation，ASCT）

总缓解率（overall response rate，ORR）

总生存期（overall survival，OS）

组蛋白脱乙酰酶（histone deacetylase，HDAC）

组蛋白乙酰转移酶（histone acetyltransferase，HAT）

最大耐受剂量（maximal tolerable dose，MTD）

其他

B 细胞受体（B cell receptor，BCR）

DNA 甲基转移酶（DNA methyltransferase，DNMT）

FAS 相关死亡结构域（FAS-associated protein with death domain，FADD）

TNFR 相关死亡结构域（TNFR-associated death domain，TRADD）

Toll 样受体（Toll-like receptor，TLR）

T 细胞免疫球蛋白黏蛋白-3（T cell immunoglobulin mucin-3，TIM-3）

T 细胞受体（T cell receptor，TCR）

后　记

"迟日江山丽，春风花草香"。在某日下班途中，我脑海里突然冒出一个想法，编写一本关于肿瘤靶向治疗及免疫治疗进展的书籍，便于肿瘤相关工作者使用，也期待为肿瘤医学事业贡献一点力量。当即致电梁文华教授和张荣欣教授，与两位专家进行了深入的交流及沟通。我们的想法不谋而合，于是立即付诸行动，并获得了科学出版社的认可。随后，我们联系了各大高校肿瘤医院及肿瘤相关科室的专家学者，大家一致肯定了这一想法，并认同本书的临床实用价值，愿意齐心协力支持本书的编写。在繁忙的临床工作之余，大家按时且高质量地完成了稿件的编写与校改，为此付出了大量的时间和精力。本书编纂工作的圆满完成，得益于各位编委做出的巨大贡献。在此，向各位编委表示最诚挚的谢意！

感谢孙燕院士在百忙之中为本书作序！

从想法萌芽到本书完稿，历时一年半，感谢我的家人对我工作的全力支持！

"吾生也有涯，而知也无涯"。知识海洋广阔，我们的知识掌握难免不够全面深刻，编写过程中可能存在不足之处，恳请广大读者批评指正。如有任何建议或意见，可直接与我们联系，以便本书再版时能够及时修正完善。另外，为节省版面，方便读者查阅，全书参考文献请扫封底二维码获取。感谢您的支持！

QQ：75598499　邮箱：wxlzzly@163.com

吴小亮

2020 年 10 月于贵阳